MÉLANGES

MÉDICO-LITTÉRAIRES.

Paris. — Imprimé par E. Thunot et Cᵉ, 26, rue Racine.

MÉLANGES

MÉDICO-LITTÉRAIRES.

Études médicales sur l'Algérie :

Étiologie, pathologie, thérapeutique, topographie médicale, acclimatement
et colonisation, médecine et chirurgie des Arabes modernes.

Études médicales sur l'Italie :

Histoire médico-chirurgicale de l'armée française ;
hôpitaux et secours publics ; critique de l'École de Rome ; études médicales,
critiques, morales, médico-artistiques, hygiéniques sur Rome, Naples,
Florence ; archéologie médicale, topographie, eaux thermales.

Littérature et organisation médicales :

biographies, chroniques, portraits, impressions, critiques, etc., etc.

PAR LE DOCTEUR

FÉLIX JACQUOT,

Médecin-major des armées, chevalier de l'ordre de Pie IX,
rédacteur de la Gazette Médicale de Paris, ex-médecin des hôpitaux d'Algérie et de Rome,
membre correspondant des Académies royales et impériales des Georgophiles
et médico-chirurgicale de Florence,
de l'Académie tibérine de Rome, des Académies de Ferrare, Lyon,
Nancy, des Sociétés médicales de Lyon, Montpellier,
Metz, Nancy, etc.

PARIS.

LIBRAIRIE DE VICTOR MASSON.
Place de l'École-de-Médecine, n° 1.

1854

A M. L'INSPECTEUR MICHEL LÉVY,

Membre du conseil de santé des armées,
de l'Académie impériale de médecine, du conseil consultatif d'hygiène publique,
médecin consultant de l'Empereur,
officier de la Légion d'honneur et de l'ordre de Pie IX, etc.

Il est malaisé d'aborder à la fois les conceptions fleuries de l'imagination et les œuvres austères de la réflexion. Dans ce livre, l'une et l'autre productions ont la témérité de se trouver réunies. Que j'aie quelquefois réussi ou toujours échoué, c'est débilité de l'imitateur et non pas absence d'un modèle, et l'hommage de mon œuvre revient naturellement à celui dont l'heureux exemple m'a soutenu et encouragé dans des travaux si divers.

FÉLIX JACQUOT.

PRINCIPALES PUBLICATIONS DU MÊME AUTEUR.

Expédition du général Cavaignac dans le Sahara algérien, en avril et mai 1847. Relation du voyage, exploration scientifique, souvenirs, impressions, etc. — 1 vol. grand in-8°. — Paris, 1849.

Lettres d'Afrique; dans la Gazette Médicale de Paris, 1846 et 1847, et in-8°, Paris, 1848.

De l'acclimatement et de la colonisation en Algérie; dans le Spectateur militaire, 1848 et 1849, et in-8°, Paris, 1849.

Recherches sur quelques points de l'histoire de la fièvre typhoïde; dans la Gazette Médicale de Paris, et in-8°, Paris, 1845.

Civita-Vecchia : topographie médicale, histoire de l'endémo-épidémie de 1849 et notice sur les eaux thermales; dans le Rec. de mém. de méd. mil.. et in-8°, Paris, 1853.

SOUS PRESSE :

Origine miasmatique des fièvres dites à quinquina; deuxième mémoire présenté à l'Académie. Pathologie, topographie, météorologie, climatologie, statistique et géographie médicales.

Lettres d'Italie. — 1 vol. in-8°.

Études sur les maladies des pays chauds; mémoires et cliniques.— vol. in-8°.

NOTICE

SUR LE DOCTEUR LACAUCHIE,

Médecin principal de première classe des armées,
ancien officier de santé en chef de l'armée d'Italie, professeur aux hôpitaux
d'instruction et de perfectionnement de Metz et du Val-de-Grâce,
professeur agrégé à la Faculté de médecine de Strasbourg,
officier de la Légion d'honneur et commandeur
de l'ordre de Saint-Grégoire-le-Grand, etc.

Nous l'avons vu tous, hier encore, arrivé à une robuste maturité, le corps sain, l'esprit débordant de séve ; il marchait au milieu de ses élèves, portant haute sa tête expressive et mâle, et souriant à chacun d'eux ; à nous, ses amis, il versait ses douces effusions, contait ses remarques scientifiques, et communiquait un entrain charmant, par sa vive conversation, miroitante, colorée et remplie d'images. Son zèle l'appelle à l'amphithéâtre, près d'un cadavre arrivé au dernier degré de la putréfaction ; c'en est fait, le poison miasmatique a touché mortellement notre regrettable maître et ami. Déjà Lacauchie n'est plus. Comme martyr de la science, illustration de la médecine militaire, et à cause des travaux qu'il a laissés, nous lui devrions un dernier souvenir, quand bien même l'amitié ne nous le commanderait pas.

Adolphe-Euclide Lacauchie est né à Paris, le 28 février 1806. Son père, attaché à la guerre, avait un emploi à l'École polytechnique. Le jeune Lacauchie, destiné par le vœu de sa famille à l'art vétérinaire, entra comme élève à Alfort, le 28 février 1822, et reçut le diplôme le 29 août 1826. Ses études avaient été trop brillantes, il possédait à un trop haut degré le talent d'exposition, sa parole était trop abondante et trop facile, pour que ses maîtres ne songeassent pas à utiliser pour l'enseignement de si heureuses dispositions. Il concourut l'année même de sa réception, et trouva pour compétiteurs des hommes qui, ayant persisté dans la carrière, sont aujourd'hui des sommités, MM. Renault, Hamont, Renard et Ravot. A la suite de ce concours, Lacauchie, alors âgé de

20 ans, fut nommé chef de service et sous-professeur à l'École vétérinaire de Lyon. Il n'y passa pas même l'année entière, l'École d'Alfort, jalouse de ce talent précoce, ayant su se l'attirer pour en enrichir son personnel enseignant.

Mais Lacauchie commença bientôt à trouver un peu borné l'horizon de son art; il ne put se résoudre à user toutes les ressources de son esprit à méditer sur une lésion, sur une maladie chez la brute, sans s'élever jamais aux rapports du physique et du moral d'un être pensant, et de là à l'étude de l'intelligence à l'état d'intégrité et de perversion; aussi, après cinq années de professorat, se démit-il volontairement, pour venir commencer sa médecine à Paris.

Autant pour utiliser ses travaux antérieurs que pour s'assurer immédiatement d'honorables moyens d'existence, Lacauchie demanda au ministre de la guerre d'être admis d'emblée comme chirurgien sous-aide, en franchissant ainsi les bancs de l'élève, et de faire transférer à sa nouvelle position militaire les bénéfices des cinq années de service qu'il avait passées, comme professeur, dans le ressort d'un autre ministère. Tout cela lui fut accordé, et Lacauchie fut nommé chirurgien sous-aide aux ambulances de l'Algérie.

Il débarqua en 1831 sur la terre africaine à peine conquise. A cette époque, un hôpital militaire d'instruction existait à Alger. Lacauchie n'y débuta point comme un novice qui, vide de connaissances et sans expérience, essaye ses premiers pas, et s'assimile avec peine et lenteur les enseignements du maître. Il se posa de suite comme un homme de sens rassis, d'une intelligence déjà mûre, d'un esprit assez exercé aux études et brisé aux méditations, pour franchir en un bond le terrain difficile sur lequel la jeunesse n'avance que péniblement. Aussi remporta-t-il le premier prix de chirurgie. En même temps, la publication officielle des MÉMOIRES DE MÉDECINE MILITAIRE, recueil dont l'accès n'est point des plus aisés, et qui ne s'ouvre guère qu'aux hommes d'expérience, accueillait un travail de Lacauchie, travail qui fut publié sous le titre de : RÉFLEXIONS SUR LES MALADIES DE L'ARMÉE D'OCCUPATION D'ALGER, ET SPÉCIALEMENT SUR LEURS CAUSES (t. XXV, p. 78, année 1833). Ainsi, au seuil de la carrière, cette jeune intelligence osait sonder le ténébreux chaos d'une pathologie encore inconnue; ainsi, sous le feu des combats, au milieu des travaux et des préoccupations qu'entraîne une conquête récente, cette jeune activité trouvait des loisirs studieux et des heures de méditation! Avec de pareils débuts, on marque de bonne heure sa place dans l'avenir.

En 1833, appelé, avec le même grade, à l'hôpital militaire de perfectionnement du Val-de-Grâce, Lacauchie y remporte encore le premier prix. La même année, il concourt pour le grade de chirurgien aide-major, et sort le premier de cette épreuve.

Le conseil de santé des armées, auquel les capacités de Lacauchie étaient connues, fit alors en sa faveur une démarche bien significative. Aide-major, Lacauchie avait été désigné pour un régiment, milieu de contagieuse oisiveté et de dissipation, où l'on perd ce qu'on a acquis, sans compenser ce déchet

par des gains proportionnels ; mais le conseil représenta au ministre que Lacauchie, deux fois lauréat, et destiné à l'enseignement par ses aptitudes, ne
pouvait être ainsi détourné de sa route déjà toute tracée. Dirigé sur l'hôpital
militaire d'instruction de Metz, il quitta bientôt cette ville pour Strasbourg, où
devaient naturellement l'attirer et les ressources scientifiques de la Faculté et
l'espoir légitime de s'y créer lui-même une place par son travail et son mérite.
En effet, reçu docteur en 1834, Lacauchie concourait la même année pour
l'agrégation, et se posait d'emblée à la Faculté de Strasbourg comme il l'avait
fait en Algérie parmi ses collègues de l'armée, c'est-à-dire en homme véritablement supérieur.

Quelques détails sur ce concours ne paraîtront sans doute pas dénués d'intérêt : ils sont nécessaires pour démontrer que Lacauchie a été jugé le plus digne,
tout en échouant ; ils serviront en outre à édifier sur ces luttes dites scientifiques, pour l'issue desquelles le savoir intervenait comme un simple élément,
trop souvent secondaire.

Au premier tour de scrutin, Lacauchie obtient 4 voix sur 7, et son compéti-
teur 2 ; il allait donc être proclamé, lorsqu'un juge rappela que le règlement
annule tout scrutin dans lequel se trouve un billet blanc. Il fut procédé à un
nouveau vote, qui donna 2 voix à Lacauchie et 5 à son concurrent.

Défiez-vous toujours du premier mouvement, disait un grand diplomate, plus
grand fourbe encore, défiez-vous en, parce qu'il est bon. Les savants juges de
Strasbourg, qui n'appartiennent heureusement pas à l'école de Talleyrand,
accueillirent les conseils de ce premier mouvement, et votèrent en conséquence.
Chacun sans doute voulait payer à la justice son petit tribut privé, comptant
peu sur pareil acte chez son voisin, et pensant ainsi ne point influencer le résultat définitif, désiré et prévu. Mais comme le voisin valait mieux que son
proche ne le croyait, Lacauchie eut deux fois autant de suffrages que son com-
pétiteur. Au second tour de scrutin, tout se trouve interverti, et le premier
devient de beaucoup le dernier. Ce fait est inouï, inexplicable ! Pardon, l'opinion
publique s'en rendit parfaitement compte. Lorsqu'un œuf a été couvé dans le
nid, lorsque l'oiseau débile et sans plumes s'y est laissé docilement réchauffer
sous l'aile maternelle et nourrir par la fidèle becquée, il est admis, devenu
grand, à prendre ses ébats sur l'arbre et à chanter sous l'ombre de ses branches ; quant aux autres oiseaux, arrière les étrangers, *procul este profani !*

Lacauchie était une de ces âmes honnêtes et droites qui se refusent à croire
le mal, parce qu'ils ne le croient pas possible. Aussi le voyons-nous se lancer
dans la carrière des concours ; il en subit cinq, dont deux avec succès, pour
l'agrégation et le professorat aux Facultés et aux Écoles militaires. Soit à Strasbourg, soit à Paris, il courait partout ; mais étranger partout, ne sortant d'aucun nid, né de lui-même, élevé par ses propres soins, il ne trouvait place nulle
part, aucune mère ne le reconnaissait. Il fut néanmoins reçu professeur agrégé
à la Faculté de Strasbourg, pour laquelle il n'était plus un inconnu, à la

suite d'un brillant concours, en l'année 1839. Sa première thèse pour l'agrégation avait pour titre : DES MÉTHODES DE TRAITEMENT DANS LES RÉTENTIONS
D'URINE ; la seconde roule sur le DIAGNOSTIC DES CALCULS VÉSICAUX, ET SUR L'AP
PRÉCIATION DES DIVERSES MÉTHODES RELATIVES A L'OPÉRATION DE LA TAILLE. Au
concours pour la chaire de pathologie externe, vacante à Strasbourg, Lacauchie écrivit un travail remarquable SUR LES SECOURS QUE LA CHIRURGIE EMPRUNTE
AUX SCIENCES ACCESSOIRES ; c'était en 1836. Enfin, en 1841, notre regrettable
maître et ami concourait à Paris pour la même chaire, et soutenait sa thèse sur
l'APPRÉCIATION DES DIFFÉRENTES MÉTHODES DE TRAITEMENT DES AFFECTIONS DE LA
MATRICE.

C'est dans la médecine militaire que Lacauchie était destiné à déployer son
rare talent professoral. Là, tous les œufs sortent du même nid, chacun a le
même droit de voler sous l'arbre, et, à moins qu'une partialité étrangère n'intervienne, les plus forts vont au plus haut.

En décembre 1836, un concours était ouvert au Val-de-Grâce, pour la chaire
d'anatomie de l'hôpital d'instruction de Metz ; Lacauchie s'y présenta, sortit le
premier des épreuves, et fut nommé à Metz, où il professa pendant près de cinq
années. La manière dont il s'acquitta de ses nouvelles fonctions, lui valut le
grade de chirurgien-major, le 26 octobre 1840.

Une vacance se présenta au Val-de-Grâce, en 1842. C'était la chaire d'anatomie topographique, occupée par Desruelles. Les mérites de Lacauchie l'y appelaient naturellement. Il y professa pendant quatre années, avec une distinction
qui lui gagna la première classe dans son grade de major, deux propositions
pour la position de premier professeur, et la croix de chevalier de la Légion d'honneur en 1845.

Jamais, en effet, plus exactes et plus attachantes descriptions anatomiques
n'avaient été jetées aux élèves attentifs, par une voix plus sonore et plus magistrale, remplissant de ses éclats le vaste amphithéâtre du Val-de-Grâce. Si le faste
d'une telle comparaison était permis dans une notice aussi humble, nous dirions
volontiers : la parole de Lacauchie était comme la cascade qui, tantôt se rue
impétueuse avec de grands bruits, tantôt se perd en vapeurs errantes, en filets
égarés, fine pluie émaillée par l'arc-en-ciel, ou perles étincelantes roulant sur le
gazon. Sa parole était abondante, facile, inépuisable ; sa période arrondie, cicéronienne ; le tour de phrase jamais commun ni vulgaire, toujours élégant et distingué ; son style animé, coloré, plein de figures ; enfin, des rapprochements ingénieux, des saillies, des traits d'esprit, achevaient de captiver l'attention toujours soutenue et à chaque instant excitée, des auditeurs accourus pour entendre
le maître. Le geste, plus sobre que la parole, était plein de distinction, et tempérait par sa réserve ce qu'il y avait parfois de surabondant dans la phrase. Le
port et la démarche de Lacauchie étaient nobles ; la nature l'avait doté d'une
physionomie très-caractérisée, ouverte, intelligente, et comme rayonnante quand
il parlait. L'œil était vif et pénétrant, le front large et bien moulé. Une abondante

forêt de cheveux flottants couronnait cette figure mâle et qu'on peut dire belle, car aujourd'hui le règne de la beauté plastique a fait place à celui de la beauté intellectuelle, et l'on consulte moins l'antique régularité que le reflet de l'esprit sur le voile mobile de la physionomie.

Jusqu'à quel point ce talent oratoire fleuri, imagé, toujours prêt à déborder, était-il approprié à l'enseignement de l'anatomie?

On se rappelle sans doute la rivalité de deux savants, l'un entouré de prestige, membre de l'Institut, Breschet; l'autre, Broc, connu des élèves seulement qui remplissaient son amphithéâtre libre, tandis qu'ils laissaient désert le cours officiel de la Faculté. C'est que l'anatomie est bien la plus aride, la plus sèche des sciences, quand on l'enseigne, comme le premier, avec une scrupuleuse exactitude, mais sans art, je dirai plus, sans stratagèmes oratoires, sans petits épisodes adroitement et sobrement mêlés à cette endormante rapsodie. L'émule de Breschet avait parfaitement compris tout cela; aussi ses leçons étaient-elles beaucoup plus suivies, mieux écoutées, et de là très profitables. Avant tout, il faut être entendu, si l'on veut instruire.

Grâce à son talent et à ses habiles ressources oratoires, Lacauchie attirait beaucoup de monde à ses cours d'anatomie; cédant à l'attrait du plaisir, on l'écoutait toujours; aussi fit-il de nombreux et bons élèves. Si sa carrière fut brillante, elle fut donc tout aussi utile.

Parfois, mais rarement, l'arbre débordant de séve jetait quelques rameaux superflus. Dans ces instants clair-semés d'oubli, dans ces débordements passagers d'une activité surabondante, le professeur semblait prendre le muscle le plus vulgaire, l'os le plus aride, pour le caresser, l'orner, le fleurir et le pailleter. Si une telle facilité, si un si grand prestige de parole avaient été appliqués à l'enseignement de la physiologie ou de l'histoire de la médecine, que n'eussent-ils point produit, dans ces régions où l'on trouve toujours des sujets à la hauteur de l'éloquence la plus élevée! L'esprit de Lacauchie se prêtait sans aucun doute aux conceptions les plus larges, aux abstractions et à la généralisation, mais son goût particulier et un penchant bien prononcé le ramenaient surtout aux recherches de détail, à la critique partielle, aux investigations anatomiques; ce qui n'excluait en rien la comparaison, car il étudiait les organes dans la série zoologique, et s'élevait à ce qu'on appelle l'anatomie transcendante, à laquelle il rendit les plus grands services, comme nous le verrons bientôt à propos de sa féconde découverte de l'hydrotomie. On comprend, d'après ce qui vient d'être dit, que, sinon par aptitude spéciale et exclusive, du moins par prédilection, Lacauchie dut poursuivre sa carrière profesorale dans l'enseignement de l'anatomie.

Lacauchie fut un instant distrait du Val-de-Grâce, en 1844, et envoyé au corps d'opérations de la Moselle, où l'on feignait alors de grandes batailles et le siège en règle de la ville de Metz. Attaché à l'état-major du duc de Nemours, il avait pour mission de suivre tous les mouvements, prêt à porter secours au prince et à son entourage, si un accident survenait.

Lacauchie exerçait un grand ascendant, je dirai plus, une véritable fascination sur les gens du monde qui l'approchaient. Que de personnes nous ont confessé leur étonnement, leur éblouissement, et sont restées frappées pour toujours, après quelques heures passées avec Lacauchie, à un dîner, dans une réunion, par exemple. En effet, on ne peut se faire une idée de son inépuisable faconde dans ces occasions ; c'était une mine sans fond de piquantes anecdotes relevées par un sel attique, ou d'émouvantes histoires contées dramatiquement ; c'était un courant sans intermittence, de finesse, d'esprit, de réparties pleines d'à-propos ; à d'agréables papillotages, il savait mêler d'instructifs enseignements, dont la forme aimable était toujours un passe-port assuré dans une conversation du monde ; telle était la variété des images, des couleurs, des scènes qui se déroulaient et se succédaient, qu'on écoutait toujours, tenu en émoi comme le spectateur attentif aux imprévus changements à vue d'un théâtre féerique. Entre les deux recrudescences qui signalèrent le début et la terminaison funeste de sa dernière maladie, il eut encore un de ces brillants éclairs, lueur suprême d'un flambeau qui allait bientôt s'éteindre !

Ce portrait nous dispensera de dire quel rôle joua Lacauchie à l'état-major du prince, quelle place il sut y conquérir comme savant et en tant qu'homme d'esprit. Il ajouta de puissants protecteurs à la liste de ceux qu'il s'était déjà acquis antérieurement, car les gens qu'il séduisait n'étaient point seulement du menu troupeau, mais appartenaient aussi, surtout même, aux fonctions les plus élevées. Le prince lui-même, devenu souffrant, l'appela près de son lit, et l'y retint bien souvent de longues heures, qui lui paraissaient plus courtes quand son médecin, après les conseils de son art, lui prodiguait tous les trésors de son esprit. Le duc était conquis. Aussi, en 1847, quand Lacauchie voulut quitter le professorat pour la position si recherchée, si enviée, de chirurgien major de la garde municipale, trouva-t-il une haute protection qui lui aplanit les voies et le fit réussir dans son entreprise.

Arrive la révolution de 1848 ; la garde municipale est licenciée, et son chirurgien-major se trouve en disponibilité par supppression d'emploi. Mais, le 20 mars de la même année, le Val-de-Grâce, où les échos de sa voix n'étaient point encore perdus, s'ouvre de nouveau pour lui ; il n'y professe plus, car sa place délaissée est occupée par un autre ; un service chirurgical lui est confié. Bientôt après, Lacauchie est promu chirurgien principal de seconde classe, et chirurgien en chef du nouvel hôpital militaire du Roule.

A peine l'épidémie de choléra de 1849 se terminait-elle, que Lacauchie fut nommé chirurgien en chef de l'armée d'Italie. Il partageait le pouvoir avec MM. Faure-Villar et Rollin, médecin et pharmacien en chef. Mais après la rentrée de ses deux collègues en France, en mai 1850, il demeura seul, et cumula les trois fonctions avec le titre d'officier de santé en chef du corps d'occupation des états pontificaux.

Jusqu'ici la carrière de Lacauchie a été purement scientifique ; il a pratiqué, concouru, professé, toujours avec distinction, souvent avec supériorité. Nous apprécierons bientôt ses travaux et ses découvertes. Le savoir et le talent dans son art ne sont plus les seules exigences de sa nouvelle position ; il va falloir naviguer à travers les difficultés sans cesse renaissantes des fonctions aujourd'hui mal déterminées d'officier de santé en chef d'un corps d'armée ; mer houleuse qui le ballottera, privé de voiles et de gouvernail, entre les écueils de la responsabilité médicale, des chatouilleuses susceptibilités administratives et de l'impccance de l'autorité militaire. Lacauchie est heureusement doué à la fois de réserve et d'initiative ; indépendant et ferme, il se roidit contre les mesures menaçantes pour sa dignité et pour l'honneur du corps qu'il représente ; mais il sait aussi louvoyer quand il est impossible de lutter de front, et tourner à temps le récif sur lequel il se briserait, lui et ceux qu'il mène dans sa nacelle.

Autrefois, sous la première république et du temps de l'empire, un médecin, un chirurgien en chef d'armée, occupaient une place bien déterminée ; Larrey marchait avec les généraux de division. Aujourd'hui ces fonctions sont tout et rien. Tout, car en temps d'épidémie et de calamité publique, sa responsabilité et son pouvoir sont immenses ; on l'invoque, on s'attache à lui, on lui redemande la santé, la vie ; il décide sans appel, exécute sans contrôle ; devenu nécessaire, il est par là même puissant, et marche l'égal des premiers. Mais avant et après l'épidémie, il n'est rien. Le militaire, habitué à jouer avec la vie et à peu compter sur l'avenir, agit trop souvent envers autrui comme à son propre égard ; le mal présent le préoccupe et le frappe ; mais il ne pense pas assez à prévenir le mal futur. Aussi n'a-t-on communément guère recours aux lumières médicales en temps de sécurité ; et pourtant l'expérience du pays et les données scientifiques généra'es permettraient de révéler au commandement la menace de bien des épidémies fortuites, ainsi que le retour certain et les caractères probables de celles qui, chaque année, reparaissent à la même époque, comme les nuées d'oiseaux de passage, pour me servir de l'heureuse comparaison de Pringle. Que de renseignements fourniraient aussi la science et l'hygiène sur certains sites prédestinés, où les hommes sont comme fatalement condamnés à la décimation par la maladie, mais qu'on occupe néanmoins, sauf à pousser de stériles regrets, quand l'épidémie en aura fait un hôpital, ou la mort un charnier. En pareilles circonstances, l'initiative, périlleuse quelquefois, est cependant un devoir, dût la prédiction passer et s'évanouir comme le cri de détresse de l'oiseau égaré, comme les prophéties de la fille de Priam dans l'incrédule Ilion.

Mon regretté maitre me disait souvent : Quand un militaire inconnu se présente dans un cercle, chacun, sans s'informer de sa valeur personnelle, reporte immédiatement sur lui une somme déterminée de considération, en rapport avec ses épaulettes ; car toujours, dans l'armée, la marque distinctive est la mesure de l'intelligence et le tarif des honneurs. Mais lorsqu'un médecin militaire fait son entrée quelque part, on se demande d'abord ce qu'il est, ce qu'il sait, ce qu'il vaut ; s'il n'est pas un intrus dans un cercle militaire, c'est tout au moins.

un être non classé, un objet *incertæ sedis* qui flotte devant le casier de la société sans y trouver de place. En effet, le médecin militaire, qui n'est assimilé à rien dans l'armée dont il partage les périls, ne porte point sur lui la commode étiquette de l'esprit qu'il est censé avoir, le facile et quelquefois menteur prospectus de ses mérites supposés. Aussi pendant que, chez les autres, chaque effort est suivi d'un repos et de paisible jouissance, la vie du médecin militaire n'est qu'un effort continuel, puisqu'à chaque changement de milieu, à chaque arrivée d'un nouveau chef qui tient la destinée dans les mains, il faut reconquérir sa place. Pour le médecin militaire, point de vieux lauriers dont l'ombre abrite pendant ce qui reste de jours; il faut que la séve soit perpétuelle et que de nouvelles pousses surgissent chaque année.

Le médecin de l'armée n'ayant point, comme fonctionnaire, de place déterminée dans la hiérarchie officielle, il faut que l'homme, par ses mérites particuliers, par l'éminence de ses services, par sa valeur personnelle, se fasse accorder, offrir de bon gré, une place dans la société où il est appelé à vivre, société souvent jalouse et ne concevant rien de beau ni d'utile hors de son étroit horizon.

Cette position, si laborieusement acquise, est néanmoins encore remplie d'appréhensions et de périls, car trop souvent, à l'improviste, le vertige du commandement peut s'emparer de quelques esprits; alors, adieu la paix de la compagnie, adieu les relations et les nivellements basés sur l'importance des fonctions, sur les valeurs individuelles, sur les sympathies du cœur, sur la rencontre des intelligences; vite, qu'on se classe brutalement par épaulette ou broderies, qu'on s'agrége par grade, l'ivraie avec le froment, l'esprit avec ce qui n'en est pas.

Dans ces difficiles occurrences, Lacauchie prit bien vite la détermination la plus sage: il ne parut pas souvent dans les salons militaires; mais tels étaient son éclat et le rayonnement de son mérite, que ces rares apparitions suffirent pour le poser haut dans la considération de l'armée. Il fréquenta un autre monde, le monde diplomatique qu'attiraient alors, au palais de l'ambassade de France, la bienveillance si distinguée du comte de Reyneval et l'inépuisable esprit de l'ambassadrice. Lacauchie conquit facilement une place élevée dans cette société d'élite; il devint même l'ami, l'intime de la maison.

Cependant les largesses pontificales pleuvaient abondamment sur l'armée française; la bienfaisante ondée venait par intervalle rafraîchir tous les coins du terrain; il n'en est de si exigu qui n'en reçût sa bonne part. Mais un pouvoir intermédiaire, trompé sans doute, avait placé entre le ciel et nous un tamis si serré, que pas une goutte ne nous en arriva. L'officier de santé de l'armée se trouve fort heureusement à la fois militaire et médecin. Lacauchie usant, pour un acte de juste réparation, de son influence à l'ambassade, nous fit quitter momentanément le parc trop bien clos où l'on nous tenait, humble et obéissant troupeau militaire; dès lors nous trouvant, libres médecins, sous la voûte découverte du ciel, jouissant un beau jour de notre part d'air et de lumière, nous reçûmes la manne à notre tour. La poitrine de huit d'entre nous s'orna de décorations pontificales, et la main du général Gémeau, commandant en chef, passa autour du cou de notre maître le cordon de commandeur de Saint-Grégoire-le-Grand. L'autorité militaire, en s'associant ainsi à l'acte de réparation, en consacrait hautement la justice et en reconnaissait l'opportunité.

Mais dès ce jour, après cet acte de vigueur et cette bataille gagnée sur l'autorité administrative, celle ci résolut de faire supprimer les fonctions d'officier de santé en chef, non par suite de rancune, comme on l'a supposé à tort, mais en s'appuyant sur des raisons qu'elle croyait sincèrement bonnes. L'erreur est de tous ; son erreur fut grande.

Il faut une centralisation portant sur les hôpitaux et sur les régiments, pour arriver à fournir à l'autorité des renseignements précis sur la salubrité relative des différents sites occupés par les troupes, et pour se rendre compte de l'origine, des foyers, des phases diverses et des caractères de l'endémo-épidémie annuelle. Le règne pathologique de Rome présente quelques particularités, alors incomplétement connues, et partant offre des indications thérapeutiques spéciales qu'il importe de reconnaitre et de savoir saisir. MM. Faure-Villard et Lacauchie avaient institué dans leurs salons des réunions hebdomadaires, véritables petites académies, où chacun venait, des régiments et des hôpitaux, apporter son tribut de faits, d'observations et d'inductions. Plus d'une vérité est sortie de ces discussions, plus d'une difficulté thérapeutique y a été levée, au grand bénéfice du soldat malade. En présence d'affections qui, sans être nouvelles, affectent des allures et des exigences souvent spéciales, l'observation individuelle conduit bien lentement à la vérité, tandis que les faits recueillis par la masse des médecins, réunis, comparés, débattus, mènent bien vite à la connaissance du règne pathologique. Si, au point de vue administratif, un officier de santé en chef n'était plus nécessaire, il était urgent de le conserver, pour le progrès de la science et pour le perfectionnement de la thérapeutique. Le grade détruit, le point de convergence supprimé, toute centralisation cessa; chacun observa pour son propre compte, livré à ses seuls efforts, ignorant de presque tout ce qui se passait autour de lui, ne profitant plus de l'exemple des autres et ne faisant plus bénéficier autrui de ses recherches.

Les fonctions d'officier de santé en chef ayant été abolies en décembre 1851, Lacauchie descendit, avec simplicité et noblesse, de cette dignité au plus modeste titre de chirurgien en chef de l'hôpital. Il ne se rendit pas néanmoins sans un légitime et bien louable regret, car il avait la conscience de pouvoir être utile encore. Redevenu le collègue de ses inférieurs, nous ne dirons pas qu'il leur tendit affectueusement la main, car il n'avait jamais cessé de tenir sa main dans les nôtres.

Avant de quitter Rome, Lacauchie parcourut une partie de la péninsule. Amant passionné de la nature plus encore que des arts, il fut vivement impressionné par les splendeurs du golfe de Naples. Il y avait, en effet, plus d'un rapport entre cette nature fleurie, luxuriante, et la chaude, la petillante imagination de celui qui la contemplait. Ce climat enivrant n'arrachait pas néanmoins Lacauchie aux sérieuses études, ne détachait point son esprit du positif pour le perdre dans un monde imaginaire; il méditait toujours ses chers et vieux auteurs, et, le scalpel en main, interrogeait la texture et la conformation des organes dans la série zoologique. Ce fut dans ces moments, les plus poétiques de son existence peut-être, qu'il fit de curieuses découvertes dans l'organisme de plusieurs espèces animales. Un des traits les plus caractéristiques de Lacauchie consiste assurément dans cette alliance si rare d'un esprit net, positif, se complaisant aux travaux exacts et patients, avec une imagination si vive, si libre et quelquefois même si vagabonde. C'est que la folle du logis était pour lui comme une frémissante et sauvage cavale qui emporte au loin celui qui l'enfourche, mais dont on descend à volonté pour se retrouver de pied ferme, et sans laquelle on part, quand on veut faire un paisible et prudent voyage.

Rentré à l'hôpital militaire du Roule, dont il était resté le titulaire, Lacauchie fut nommé officier de la Légion d'honneur et médecin principal de 1re classe, poste le plus élevé de notre hiérarchie après celui d'inspecteur. Il employa ses loisirs à rassembler toutes ses observations hydrotomiques, pour les publier en un volume destiné à appuyer sa candidature à la chaire d'anatomie de Montpellier.

C'est ici le lieu de faire connaître Lacauchie comme fond, après l'avoir surtout montré sous le rapport de la forme.

Deux genres d'études se partageaient son temps et se disputaient sa prédilection : les auteurs anciens et l'anatomie de texture et comparée.

Le principal titre scientifique de Lacauchie, c'est la découverte de l'hydrotomie, méthode d'investigation anatomique complétement nouvelle, véritable dissection par un courant d'eau continu dirigé dans les canaux circulatoires. Ce moyen si simple, et qui a reçu la sanction des premiers corps savants, amplifie les organes, dont les plus minimes dispositions deviennent ainsi plus saisissables; il sépare les couches, dénude les vaisseaux, dissèque les glandes, dissocie les fibres les plus enchevêtrées, et permet d'étudier facilement l'anatomie de texture des organes les plus compliqués. L'hydrotomie en est presque encore à ses débuts; nous lui devons déjà quelques découvertes, beaucoup de vérifications et de rectifications; mais il lui reste à remplir une tâche autrement vaste. Bien des années s'écouleront encore avant que l'hydrotomie n'ait passé en revue tous les organes et tous les tissus, comme l'a fait le microscope. Lacauchie a consacré une partie de sa vie à des investigations par la méthode hydrotomique; les matériaux qu'il a rassemblés sont importants et nombreux; son œuvre attend un continuateur. L'anatomie normale épuisée, restera l'anatomie pathologique, qui promet, elle aussi, une abondante moisson. Nous avons vu, en Algérie, M. Catteloup étudier par l'hydrotomie les lésions intestinales d'un dyssentérique, et arriver, avec une précision remarquable, à séparer les unes des autres les différentes couches hypertrophiées, criblées, mamelonnées, encroûtées; à isoler et à rendre très-visibles les décollements, les abcès, les fausses membranes, les gangrènes, les hémorrhagies, qui semblent, dans certains cas graves, se donner rendez-vous sur le gros intestin. L'hydrotomie est donc une découverte qui a déjà tenu sa promesse dans le présent, et qui promet bien plus encore pour l'avenir.

Le Traité d'hydrotomie, livre peu volumineux, mais plein d'une foule de faits, est une œuvre tout originale, dans laquelle on remarquera surtout : la découverte d'une nouvelle glande que renferme la langue; la constatation de fibres musculaires là où elles n'étaient guère admises que par analogie ou pour expliquer certains faits; la séparation de la peau en ses différentes couches, avec détermination exacte du siége et de la configuration des glandules, des conduits, etc., qui la traversent ou s'étalent entre ses feuillets; l'assimilation de la muqueuse intestinale à la peau, dont tous les éléments y sont représentés ; des particularités toutes nouvelles sur les absorbants, etc., etc. La muqueuse des voies digestives a été étudiée avec un soin extrême, qui a eu pour résultat, non-seulement de fixer sur des points en litige, mais aussi de véritables découvertes; la perforation des follicules agminés, si contestée, est parfaitement démontrée par l'hydrotomie. L'appareil hépatique et le système glandulaire en général n'ont pas été oubliés par l'inventeur de l'hydrotomie; l'étude des organes génito-urinaires l'a conduit aussi à rectifier des points au sujet desquels on était dans l'erreur.

Les études hydrotomiques ont été menées contemporainement sur plusieurs espèces d'animaux, expérimentations parallèles fort importantes, car elles permettent de saisir chez une espèce des dispositions peu marquées chez l'autre, et qui eussent échappé si l'on s'était livré d'emblée à leur examen.

Enfin, diverses déductions, qui profiteront à la physiologie et à la pathologie, ont été tirées en mainte occasion, par exemple, à propos de la circulation veineuse, et de ces absorbants qui se développent si vite au milieu des infiltrations pathologiques, ou au pourtour des dépôts collectionnés dans nos organes malades.

Nous avions donc raison d'avancer que Lacauchie, malgré sa prédilection pour les détails, pour la topographie et les menues investigations, n'omettait point de s'élever du particulier au général, des faits à leur signification, de la matière à l'esprit.

En avril 1853, Lacauchie lisait à l'Académie impériale un travail fort intéressant sur l'anatomie comparée de l'appareil génito-urinaire dans la série animale des mammifères, qui se partagent, sous ce rapport, en quatre classes, chez lesquelles cet appareil est de plus en plus compliqué, depuis l'homme et le chien, qui occupent la première, jusqu'au porc, chez lequel on observe le plus haut degré de complication. Cet animal présente une petite vessie toute spéciale, curieux organe découvert par Lacauchie.

A cette époque, Lacauchie s'était porté candidat au fauteuil académique, section de l'art vétérinaire. On sait qu'on ne parvient pas au temple de la science à la première tentative ; mais, déjà arrivé sous le péristyle, il eût certainement franchi la porte du sanctuaire à l'aide d'un second effort, si la mort ne fût venue l'arrêter au milieu de sa carrière.

Nous devons enfin à Lacauchie une ESQUISSE DE L'HISTOIRE DES AMPUTATIONS, NOTAMMENT DE LA MÉTHODE DE CELSE. Esprit investigateur, il a su découvrir, épars chez les anciens, et même dans Celse, exploré ou interprété incomplétement, de précieux documents, de l'importance desquels on ne se doutait pas. La chirurgie grecque et romaine était, dans l'art des amputations, plus avancée qu'on ne c oit généralement ; on procédait même quelquefois à la ligature des vaisseaux, fait relaté dans Heliodore et ailleurs encore ; mais les anciens n'attachaient pas à cette précieuse opération la valeur et le rôle capital qu'elle mérite, de sorte que la gloire de sa généralisation, de sa vulgarisation, n'en revient pas moins à notre Ambroise Paré.

En 1841, Lacauchie a trouvé une nouvelle méthode d'amputation, applicable surtout aux désarticulations. Elle consiste dans une section circulaire sur laquelle on abaisse ensuite une incision verticale ; on dissèque largement et facilement, l'article se montre à découvert, le couteau y pénètre sans gêne ; après l'ablation, la surface articulaire est recouverte par un large lambeau bien charnu. C'est la méthode de Ravaton, moins une incision ; on n'a qu'un lambeau, au lieu de deux. On a proposé, quand les tubérosités des os sont assez volumineuses et saillantes pour faire redouter la pénurie des chairs taillées suivant la méthode ovalaire, de pratiquer une incision longitudinale, et de commencer sur la partie inférieure de celle-ci les deux sections curvilignes qui doivent contourner le membre. Supposez la première incision plus longue et la section des chairs circulaire et perpendiculaire à l'axe du membre, au lieu d'être ovalaire et oblique, et vous aurez la méthode Lacauchie. Avec cette méthode, l'insuffisance du lambeau n'est jamais à craindre.

Elle nous semble applicable aux désarticulations dans lesquelles on redoute les dangers que nous avons dits ; elle serait également à essayer dans les désarticulations pour lesquelles il est reconnu que la méthode circulaire donnerait les meilleurs résultats, si elle ne présentait pas de difficultés de pénétration dans l'article. La méthode Lacauchie ne consiste, en effet, que dans la méthode circulaire, avec débridement de la manchette. Ce débridement, lorsqu'il est pratiqué à la partie déclive, permet le libre écoulement de pus. C'est à l'observation à nous apprendre dans quels cas peut rendre des services cette méthode, que son inventeur a essayée dans un petit nombre de circonstances.

Lacauchie, ayant ranimé les tisons encore chauds de son âtre du Roule, goûtait paisiblement les fruits mûrs de ses travaux et de ses services antérieurs, quand un nouveau concours le tenta : la chaire d'anatomie était vacante à Montpellier. Ce n'était plus un concours par la parole et par la plume, par l'argumentation et par la thèse, rude épreuve qui, préparée longtemps d'avance, ne laissait, dit·on, parvenir à la chaire disputée, que des hommes dont le travail et les veilles avaient abrégé les jours; assertion basée sur deux ou trois cas, déification posthume au moins fort hasardée! C'était un concours d'un autre genre, mais non sans fatigues. Il fallait d'abord augmenter ses titres scientifiques par des productions opportunes, instantanées. Tout cela n'est rien encore : nous les avons vus, tous tant qu'ils sont, chez eux et hors de chez eux, frapper à la porte des puissants, assister à leur petit-lever, employer la plume et la parole pour s'attirer leurs hautes grâces. Les démarches amenaient même parfois deux concurrents face à face dans l'antichambre d'un même personnage qui, sans doute, les berçait d'un pareil espoir. Ces sollicitations sont une conséquence forcée du mode d'admission actuellement en vigueur; il faut se décider à se faire solliciteur, ou ne pas songer à disputer la place. Une mesure qui impose aux candidats de telles conditions mérite-t-elle bien nos suffrages? Lacauchie, habitué à attendre que la justice vînt le trouver chez lui, et auquel il avait toujours répugné d'aller au-devant des faveurs, subit avec peine les nécessités de sa candidature; mais, se sentant appelé par ses mérites et par ses travaux, il persista. Malheureusement, tandis que toutes les influences du clocher se liguaient pour soutenir l'enfant du lieu, Lacauchie eut de grandes défections dans la famille militaire, trop souvent pleine de réticences à notre égard, quoiqu'elle nous demande un dévouement sans restrictions.

Bientôt, consolé de son honorable échec, Lacauchie fut tout à ses livres, à ses travaux, à ses amis et à sa famille. Il se jugeait si heureux, parvenu à sa haute position, d'avoir trouvé un nid qui lui donnât la tranquillité et lui assurât le bien-être, après tant de luttes et de pérégrinations, qu'il se prenait quelquefois à douter de la durée d'un bonheur si bien acquis; pressentiments passagers qu'il chassait bientôt, pour laisser toute la place à l'affection expansive et à la douce gaieté; pressentiments qui ne se sont néanmoins que trop vérifiés, car il ne devait plus vivre que des jours trop parcimonieusement comptés.

En juillet 1853, Lacauchie démontrait la médecine opératoire sur le cadavre putrescent d'un sujet qui avait succombé à une affection de mauvais caractère ; le méphitisme incommoda les élèves, mais toucha à mort le maître qui manqua défaillir et fut obligé de regagner la maison. En peu d'heures, une angine couenneuse se déclara, et son développement fut si rapide que, le surlendemain, la suffocation était imminente. Grâce aux soins des amis que Lacauchie comptait dans les régions les plus élevées de la science et de la hiérarchie, de MM. Bégin, Michel Lévy, Alquié, etc., la maladie fut arrêtée; mais il demeura brisé, languissant, sans force et sans réaction, portant sur son front profondément altéré, le stigmate du poison qui avait attaqué la vie dans son essence. A la fin d'août, après une amélioration qui avait donné le meilleur espoir, le mal revint, et l'hyposthénie croissante fit craindre que cette flamme pâlie ne s'éteignît à jamais. Appelé à siéger à un jury d'examen à Strasbourg, Lacauchie voulut répondre à l'appel et hâter sa guérison en allant demander à Baden ses distractions et son air vivifiant. Déjà martyr de la science, Lacauchie va s'offrir en sacrifice une seconde, hélas! et dernière fois! La fatigue du voyage achèvera l'œuvre commencée par le poison cadavérique.

En route, un effort d'expectoration amène des fausses membranes; il voit avec de funestes pressentiments que le mal qu'il croyait éteint couve encore sous la cendre. A Strasbourg, un long évanouissement lui apprend qu'il a plus de volonté que de forces. Sa famille l'accompagne. Le courage renaît; on arrive à Baden. La diphtérite reparaît; sa rapidité est effrayante; Lacauchie est perdu. Son organisme, accablé par une longue souffrance, se débat à peine contre ce nouveau mal. Son maître et ami, M. l'inspecteur Michel Lévy, accourt en toute hâte. Il était trop tard. La face est cyanosée, la poitrine s'épuise en mouvements précipités, la circulation lutte et s'éteint dans un dernier effort; la colonne d'air cherche en vain son passage à travers les fausses membranes qui bruissent et clapotent à chaque effort, sinistre bruit, trop certain présage de mort. L'intelligence demeure nette jusqu'au bout; il balbutie ici un adieu, là des souhaits, ailleurs des consolations, et assiste, lui médecin, à toutes les phases de développement d'une asphyxie croissante dont il prévoit le terme fatal.

Au moment d'arriver au fond du calice, en trouvant l'âpreté de la lie après le doux suc d'une existence heureuse malgré ses luttes, à l'approche de l'instant où la mort va ravir à tout ce qu'on aime, les rides passagères de l'amertume et du regret effleurèrent le front et les lèvres du mourant; mais les consolations divines ramenèrent bientôt une sérénité et une résignation qui ne s'éteignirent que par la mort. Autour du lit, tous les yeux avaient des larmes, tous les cœurs des angoisses, et l'âme s'envola calme au milieu du commun désespoir. Que Dieu nous donne, aux limites de la vie, cette force et cette sérénité puisées dans le témoignage d'une conscience sans reproches!

Lacauchie laisse une femme que son esprit distingué et son cœur affectueux rendaient si digne d'une telle alliance. Elle suivit partout son mari, pendant sa vie agitée, et ne le quitta qu'un jour, bien triste jour, le 4 septembre, lorsqu'on l'emporta évanouie de la chambre où s'exhalait, avec un dernier soupir, sa dernière espérance. La mère et deux enfants méritaient bien l'intérêt du gouvernement, car Lacauchie, mort pour la science et victime de son devoir, était grand et généreux. L'État vient d'adopter le fils de Lacauchie, en lui donnant une bourse dans un lycée, et la veuve ne sera point oubliée dans ces actes solennels de rémunération, si puissants pour engager ceux qui survivent à n'écouter que la voix du devoir et du dévouement, puisqu'avec eux ne s'éteint point le dernier appui de leur famille.

EXTRAIT DE LA GAZETTE MÉDICALE DE PARIS.
Avril 1848.

DE L'ACCLIMATEMENT

ET

DE LA COLONISATION

EN ALGÉRIE.

Perpendendæ et non numerandæ sunt
observationes.
(MORGAGNI.

A M. Boudin l'honneur d'avoir appelé l'attention des médecins français et des économistes sur les grandes questions d'hygiène et de pathologie comparée, que nous entrevoyions à peine, alors que les Anglais travaillaient activement à leur élucidation. Fidèle à ses précédents, ce savant confrère a pris encore l'initiative à propos de l'*acclimatement en Algérie*, point dont la discussion vient d'être mise par lui à l'ordre du jour. Pendant plusieurs années de séjour en Afrique, nous avons dirigé nos investigations sur l'objet en litige; c'est ce qui nous autorise à nous hasarder sur ce terrain difficile où il faut discuter au triple point de vue médical, social et politique.

M. Boudin a déposé ses remarquables travaux dans les ANNALES D'HY-GIÈNE PUBLIQUE et a ouvert la discussion dans L'UNION et la GAZETTE

Médicale. Ce dernier journal, après avoir donné place aux idées de l'honorable médecin, les a reprises et examinées. L'article inséré dans le numéro du 8 avril a établi la question sur ses véritables bases et a indiqué presque tous les arguments qu'on peut opposer à la doctrine du non-acclimatement ; mais ces arguments auraient besoin d'un homme connaissant le pays pour les féconder, les développer, les appuyer par des faits puisés *in visceribus rei.*

Avant de vouloir prouver par des faits et par des chiffres, il faut nettement déterminer le sens et l'étendue de la question ; il faut surtout rechercher si elle est simple ou complexe. Or la grande question de l'acclimatement est précisément un composé qu'il faut d'abord analyser, et non pas juger en bloc de prime abord.

On voit donc, d'après notre entrée en matière, que notre but est moins peut-être de chercher à résoudre la question que de déterminer les points fondamentaux qu'il importe d'ériger en principes avant d'entamer la discussion.

Quand on veut étudier une région quelconque, sous le rapport de son influence sur ses habitants anciens ou nouveaux, il faut considérer deux grands ordres de faits :

1° Les *conditions essentielles* de ce pays, de ce climat, conditions qui le constituent ce qu'il est et sans lesquelles il ne serait pas : ce sont les eaux, le sol, l'atmosphère avec les pluies qui la sillonnent, les orages qui la bouleversent, l'électricité qui la charge, les vicissitudes thermométriques et hygrométriques qui la perturbent avec plus ou moins de fréquence et de soudaineté. L'homme ne peut pas détruire ces influences.

2° Les *conditions accidentelles* que l'on sépare très-bien, par la pensée, de ce climat, de ce pays, et qu'il nous est donné d'annihiler ou au moins de mitiger. Les laboratoires qui fabriquent les émanations paludéennes figurent dans cette catégorie.

Énonçons de suite notre façon de penser tout entière : il est possible de s'habituer aux premières, tandis qu'on n'acquiert pas une immunité complète contre les secondes. Mais si la nature a créé le mal, elle a accordé à l'homme le pouvoir de le conjurer : en effet, si, d'une part, on ne peut détruire les *conditions essentielles* d'un climat, l'habitude, les modifications que les influences nouvelles amènent dans l'organisme, la succession des générations et le croisement des races, font naître peu à peu la tolérance de ce climat ; et, d'autre part, si la longueur du séjour dans ce pays, les transmutations de notre économie et la fusion de sang de l'indigène avec le sang du conquérant, ne détruisent pas entièrement l'impressionnabilité aux agents qui constituent notre seconde classe, il est donné à l'homme de tarir ou d'appauvrir ces sources d'intoxication.

L'acclimatement est donc possible, au prix de sacrifices de temps, d'hommes et d'argent.

Le premier coup d'œil jeté sur les tables de mortalité de l'armée anglaise, dans ses différentes colonies, apprend que les décès sont plus nombreux que dans la métropole. Cela doit être, puisque les *conditions essentielles* d'un climat, aussi bien que ses *influences accidentelles*, causent d'abord et causeront quelque temps encore, chez les nouveaux habitants, des perturbations dont un surcroît de mortalité est la suite nécessaire.

Le second coup d'œil montre que cette mortalité est très-inégalement répartie, qu'elle est effrayante dans les régions qui réunissent les *conditions essentielles et accidentelles*, tandis qu'elle baisse considérablement dans les pays qui présentent à peu près exclusivement les premières. Ainsi le nombre des décès est de 14,1 sur 1,000 au cap de Bonne-Espérance (1), de 18 à Malte, de 22 à Gibraltar, de 30 à Maurice, etc., lieux où n'existent pas ou peu de foyers limniques ; tandis qu'il atteint les chiffres énormes de 63 au Bengale, 200 à Bahama, 483 à Sierra-Leone, régions où l'étendue et l'énergie des laboratoires effluviaux créent la grande famille de maladies dont l'infection palustre, comprise dans sa plus large acception, est la cause, à savoir : le choléra au Bengale, la fièvre jaune aux Antilles, la fièvre jaune encore et les pyrexies pernicieuses au Sénégal.

En cherchant nos preuves dans un champ d'investigation moins large, c'est-à-dire dans une circonscription territoriale limitée, nous arrivons à la même démonstration. Ainsi l'îlot volcanique de Gorée est beaucoup plus salubre que Saint-Louis, situé à peu de distance, sous le même parallèle, dans les terres basses et humides annuellement inondées par le fleuve ; ainsi encore la zone montagneuse de l'Algérie *et même certains lieux du littoral*, Oran, par exemple, sont bien plus sains que Le Fondouck, Boufiarick, etc., noyés dans les méphitiques vapeurs qui s'exhalent des plaines marécageuses. Or comme les *conditions essentielles* sont à peu près les mêmes dans certains lieux salubres que dans certains autres, leurs voisins, renommés par leur influence funeste sur leurs habitants, il s'ensuit que ce sont les *conditions toxiques accidentelles* qui amènent la mortalité.

____

(1) Boudin, HYGIÈNE MILITAIRE COMPARÉE ET STATISTIQUE MÉDICALE. Paris, 1848. P. 72.

Bien plus : enlevez à une région ces *influences accidentelles*, elle rentrera dans la catégorie des pays qui ne sont soumis qu'aux *conditions climatologiques essentielles*, et la mortalité diminuera de 1/3, 1/2 et même de 2/3, ainsi que cela résulte des tables communiquées à M. Boudin par le colonel Tulloch. La même progression décroissante dans la mortalité a été observée sur les troupes en Algérie, sous l'influence des améliorations qu'on a successivement introduites ; c'est ce que prouve le tableau suivant (1).

En 1841,	108 décès sur 1,000 hommes.
1842,	79
1843,	74
1844,	54
1845,	50
1846,	62,5 (2)

Nous pensons avoir suffisamment établi qu'il y a impérieuse nécessité de distinguer, quand on aborde la question d'acclimatement, le climat des influences toxiques accidentelles.

Il s'agit maintenant de prouver qu'on ne s'habitue pas entièrement à celles-ci, tandis qu'on finit par tolérer impunément le premier, sous certaines conditions que nous aurons soin de spécifier.

§ I. — *On n'acquiert pas l'immunité complète contre les influences toxiques.*

Nepple nous a représenté les habitants de la Bresse, traînant misérablement leur vie, courte et souffreteuse, au milieu de leurs plaines marécageuses ; Hippocrate nous avait déjà dépeint, avec des couleurs à peu près semblables, les populations du Phase et des Palus-Méotides. En Afrique, des tribus presque entières sont quelquefois atteintes de fièvres à quinquina. Il nous est maintes fois arrivé, lorsque nous visitions les douars pendant la saison d'automne, d'être assailli par la foule pâle et tremblante qui se traînait à nos pieds, baisait notre manteau, nous suppliait, nous implorait..... Il fallait entrer dans toutes les demeures et voir presque tous les habitants de chaque tente. Les fièvres sont à peu près aussi nombreuses chez les Arabes des plaines que chez nos troupes d'occupation, seulement elles ont en général moins de gravité ; elles revêtent surtout bien plus rarement ce caractère franchement pernicieux qui les rend si vite mortelles.

---

(1) Boudin, Loc. cit., p. 105.

(2) L'accroissement de la mortalité en 1846 s'explique par des circonstances accidentelles de guerre et d'insalubrité temporaire sur lesquelles nous regrettons de ne pouvoir nous étendre ici.

25

Aux Antilles, en Égypte, dans la Sénégambie, dans la presqu'île Indo-
Gangétique, on a très-souvent vu, dans les vastes épidémies, les indigènes
aussi sujets que les étrangers à la fièvre jaune, à la peste, aux pyrexies pernicieuses et au choléra asiatique. Il y a plus : quelques épidémies ont sévi
plus cruellement sur les aborigènes que sur les Européens. « Les épidémies intenses, dit M. Périer, dans son ouvrage si remarquable (1), frappent
aussi bien les régnicoles que les étrangers ; les premiers succombent, si
l'on peut ainsi dire, parce qu'ils sont trop modifiés par le climat ; les seconds, parce qu'ils ne le sont pas assez. »

Nous pouvons établir cette loi : on n'acquiert pas la tolérance complète
du poison paludéen. Mais il faut reconnaître que les indigènes ont une force
de réaction et de résistance qui les rend, jusqu'à un certain point, réfractaires à l'agent toxique, quand celui-ci n'est pas trop énergique ; et il faut
ajouter que l'étranger peut gagner cette faiblesse d'impressionnabilité si désirable, qui est l'apanage du regnicole. Or c'est la tolérance des *conditions
essentielles* du climat qui émousse l'impressionnabilité en faisant croître
les forces de résistance vitale. Il est bien évident que les vicissitudes atmosphériques et tous les autres accidents qui surviennent dans les circumfusa, offensent l'organisme des nouveaux venus, jettent la débilitation et le
trouble dans l'économie, et jouent ainsi le rôle de causes occasionnelles qui
favorisent singulièrement l'imprégnation miasmatique, contre laquelle luttent au contraire victorieusement la constitution saine et robuste des regnicoles, ou des étrangers qui jouissent du bénéfice de l'acclimatement.

Notre grande division des influences climatologiques en *essentielles* et
accidentelles, nous permet de suite d'expliquer des faits appartenant à
l'histoire des peuples, faits dont on ne s'est pas rendu parfaitement compte
jusqu'à présent.

La race européenne et la race noire ne peuvent prospérer en Égypte : les enfants, même ceux qui naissent d'étrangers et de femmes indigènes, résistent
bien difficilement aux nombreuses causes de destruction qui assaillent leur
frêle organisme naissant ; aussi les anciens dominateurs de cette contrée, les
Turcs, alimentaient la milice mameluque avec des sujets ayant dépassé la première enfance, achetés sur les marchés d'esclaves ou fournis par les captures
de leurs corsaires. En Algérie, les choses se passent bien différemment : les

---

(1) Exploration scientifique de l'Algérie publiée par ordre du gouvernement :
DE L'HYGIÈNE EN ALGÉRIE; par J.-A.-N. Périer. — 2 vol. in-8" jésus Paris,
1847.

nègres jouissent d'une robuste santé, et les descendants croisés des Turcs constituent la belle race des Coulouglis. La raison de cette dissemblance capitale est facile à trouver : en Algérie, les sources d'impaludation sont infiniment moins puissantes que dans la Basse-Égypte, et on peut les fuir en habitant certaines villes ; c'est ce qu'ont fait les Coulouglis de Tlemcen, par exemple. En Égypte, au contraire, l'inondation périodique du Nil change chaque année toutes les rives en un vaste marais ; les causes de fertilité sont aussi les causes de mortalité, et l'homme est condamné à subir ces *influences toxiques*, d'abord à cause de cette alliance de la vie et de la mort, ensuite parce qu'elles sont développées sur une si vaste échelle qu'elles se joueraient de ses impuissantes tentatives de destruction.

Ce que nous disons des plaines qu'arrose le Nil, nous pourrions le répéter à propos des plages baignées par le Sénégal et la Gambie, à propos du delta du Gange et de certaines contrées américaines que les débordements annuels changent en de véritables mers, dont Buffon nous a tracé un si magnifique tableau.

§ II. — On acquiert, contre les influences ou conditions essentielles du climat, *une immunité qui devient de plus en plus complète.*

On s'acclimate sous des conditions nombreuses, avec des sacrifices prolongés, pénibles, coûteux, qui ont paru des impossibilités à notre habile confrère et chef, M. Boudin. Il faut, pour gagner une immunité complète, plusieurs générations peut-être, se succédant dans un espace de temps assez long pour que M. Boudin ait été conduit à le traduire par *jamais.* Le peuple nouveau dépérit, périclite d'abord momentanément, le nombre des décès l'emporte sur celui des naissances ; puis l'équilibre se rétablit et se rompt bientôt en faveur de celles-ci : la race est fondée, dure et vivace, douée d'une constitution en rapport avec les exigences des milieux au sein desquels elle est appelée à vivre. M. Boudin, considérant les premières périodes de cette progression, a désespéré de l'avenir de la race qui arrive ; et son mélange, sa fusion avec les peuples primitifs, a bien pu lui faire croire à la disparition de la race conquérante, qui pourtant existe toujours, modifiée, presque métamorphosée.

Puisque les évolutions que doit parcourir une race qui s'implante sur un nouveau sol, pour arriver au complet acclimatement, se déroulent dans un espace de temps si prolongé, les statistiques de quelques années sont des matériaux sinon stériles, du moins impuissants ; ouvrons donc l'histoire des peuples, je dirais presque l'histoire du monde.

Si une race ne pouvait prospérer dans un climat étranger, il s'ensuivrait que tout peuple né sous un ciel devrait grandir, se civiliser, parcourir, en un mot, sous ce ciel, toutes les phases de sa vie comme nation, depuis sa naissance jusqu'à sa mort; et qu'après lui régneraient éternellement le silence et la solitude, puisque les peuples vainqueurs, accourus quelquefois de climats bien différents, seraient incapables de s'acclimater, et conséquemment de florir et de se perpétuer sur la terre qu'ils auraient conquise. Le Créateur, en imposant ces lois à l'espèce humaine, l'eût condamnée à mort en la créant, car les peuples se conservent et se régénèrent par leur alliance entre eux, comme les familles par les mariages qui lient les enfants issus de diverses souches.

La plus grande partie des pays du globe est peuplée d'une race hybride, créée par le croisement des aborigènes et des conquérants; et dans quelques régions, ce sont ceux-ci qui sont restés à peu près seuls, détruisant ou absorbant les races primitives. Les républiques de l'Amérique méridionale et l'empire du Brésil sont à peu près entièrement peuplés par les descendants des Espagnols et des Portugais, premiers découvreurs et colonisateurs du continent : les Indiens fuient devant la civilisation qui les refoule et les fait disparaître. — Les États-Unis de l'Amérique du Nord ont emprunté leurs populations aux races européennes, à l'Angleterre, à la France, à l'Allemagne; pourtant, quelle différence de température entre celle des provinces centrales et le climat de la brumeuse Albion ! Je ne parle pas ici des districts méridionaux, comme les Florides, la Caroline du Sud et la Nouvelle-Orléans, car je n'envisage, dans ce chapitre, que les *conditions climatologiques essentielles ;* or il existe ici de nombreuses et puissantes *influences toxiques accidentelles*. — Haïti ne compte peut-être plus aucun de ses habitants primitifs; elle est peuplée par les races noires, qui d'abord y étaient décimées par la phthisie, et par quelques blancs, qui dans l'origine y mouraient de la fièvre jaune. La race nouvelle y vit et s'y multiplie, malgré l'anarchie, et quoique (notez bien ceci) elle ne soit pas alimentée par l'immigration. Ce fait nous paraît très-probant.—Les Anglais et les Français se sont aussi assez bien acclimatés à Maurice et à Bourbon, à la Nouvelle-Galles du Sud, etc., etc..... — Nous pensons, avec Dumont d'Urville, Rienzi et beaucoup d'autres ethnographes, que les îles innombrables de la Polynésie et de la Micronésie ont été successivement peuplées par la race malaise que les tempêtes, d'aventureuses navigations, et peut-être la Providence, ont jetée sur les noyaux madréporiques et volcaniques qui constituent ces archipels. Les familles égarées sur ces terres, isolées du reste du monde ont grandi et multiplié au point de peupler des îles fort étendues.

Or le climat de quelques-unes de ces îles est bien différent de celui de la Malaisie, mère du Polynésien : comparez, par exemple, la Nouvelle-Zélande, dont le ciel est semblable à celui de la Provence, avec les terres malaises, brûlées par le soleil tropical. — Enfin, chacun a retenu la dramatique histoire de l'équipage révolté de Bligh, fondant à Pitcairn une petite colonie qui vécut et s'agrandit tranquille et ignorée, jusqu'à ce qu'elle fût découverte par un navire anglais, etc., etc.

Mais ces excursions dans le domaine si vaste de l'histoire et de l'ethnographie nous conduisent beaucoup trop loin. Restreignons-nous à l'Algérie.

Les Berbères passent pour les premiers habitants de notre Afrique septentrionale, et les Arabes pour des conquérants qui ont refoulé les premiers. Or les Arabes se sont fixés dans le Tell, c'est-à-dire dans la zone cultivable qui borde le rivage, large bande composée de plaines ou de montagnes coupées de larges vallées ou de plaines basses et humides ; la race nouvelle a donc pu florir dans la contrée qui réunit les conditions les plus défavorables, climatologiques et accidentelles. Les Berbères, cédant peu à peu le terrain, se sont éloignés du rivage qui les avait vus naître et se sont réfugiés dans une contrée bien différente, à savoir dans les dernières montagnes qui séparent le Tell du désert, et dans le Sahara algérien, vaste océan de sable coupé de vertes oasis. Quelques hordes de conquérants se sont aventurées dans ces régions et y ont rencontré les vaincus fugitifs : là, devant une ingrate nature qui nourrit à peine ses enfants, la paix a surgi de la nécessité ; le vainqueur a continué sa vie nomade, il s'est fait pasteur ; et le vaincu, conservant ses goûts sédentaires, s'est fait agriculteur : il a fondé les ksours, villages noyés dans la verdure des oasis. Les deux peuples vivent aujourd'hui côte à côte, procréant et se perpétuant dans ces régions qui n'ont pas donné le jour à leurs premiers pères (1).

Sans remonter ainsi presque dans la nuit des temps, envisageons les races qui ont successivement occupé l'Algérie comme dominatrices, savoir : les Romains, les Vandales, les Turcs, les Espagnols. Les deux premiers ont disparu de l'Afrique comme des autres régions dans lesquelles ils s'étaient fixés. Pourquoi et comment ? C'est là une question difficile à bien établir et fort longue à exposer. Les Espagnols n'ont jamais eu qu'une occupation

---

(1) Voy. F. Jacquot, Expédition du général Cavaignac dans le Sahara algérien, 1 vol. in-4° illustré, sous presse ; — Écho d'Oran, 1847 ; — in Illuslustration, 3 juillet 1847.

très-restreinte ; la victoire des Arabes les a chassés, et ils ont regagné leur pays. Restent les Turcs ; or les Turcs subsistent toujours, non plus maîtres par la puissance et le nombre, mais par l'intelligence et la beauté de leur race. Croisés avec les femmes indigènes, ils ont produit les *Coulouglis*. Peut-être devrait-on distinguer parmi ceux-ci la variété appelée *Turcos*, qui descendrait des Turcs par les hommes et par les femmes ; mais cette question est obscure, et je la laisse de côté. Les Coulouglis habitent les villes, et ne sont pas nomades et pasteurs comme les Arabes. Ils sont nombreux à Tlemcen, où nous les avons constitués en milice urbaine. Ils sont moins sujets aux maladies que les Arabes de la plaine ; ils présentent moins de mortalité, surtout chez les enfants. Enfin ils offrent un moins grand nombre d'individus malingres, étiolés. Sans doute une partie de leur immunité est due à leur habitation, à leur aisance, à leur soustraction aux vicissitudes atmosphériques, que ne peut éviter l'Arabe qui vit sous la tente ; mais toujours est-il qu'ils sont parfaitement acclimatés, et que leur tolérance est telle que, sous ce rapport, ils ne diffèrent ni des Berbères ni des Arabes.

Le problème de l'acclimatement est complexe à l'égard des Coulouglis : en effet, nous n'avons pas affaire à une race conservant la pureté de son sang et arrivant, après des oscillations, à l'immunité contre les influences climatologiques ; il y a croisement, fusion des deux peuples. Notons pourtant que ce croisement n'a eu lieu que dans l'origine, et que les familles de Coulouglis se marient aujourd'hui entre elles ; leur haine et leur mépris pour les Arabes s'opposent à tout mélange ultérieur. La question est donc ici assez simple ; mais nous allons la trouver tout à fait dégagée de complication en envisageant la population juive.

La nation judaïque n'a point de patrie ; mais son intelligente et humble patience lui a fait une place chez tous les peuples. Elle a conservé son type primitif en évitant de mêler son sang à celui des nations qui lui donnent l'hospitalité ; mais tout en gardant sa physionomie caractéristique, elle a revêtu une constitution pareille à celle des différents peuples chez lesquels elle vit. Or cette métamorphose de la constitution est l'indice de l'acquisition de l'acclimatement (1). Les Juifs vivant ainsi et prospérant, répandus dans tous les pays, du pôle à l'équateur, nous forcent inévitablement,

____

(1) Un élégant écrivain a parfaitement présenté toutes ces circonstances, dans un livre plein de faits et de pensées. (Voy. Michel Lévy, HYGIÈNE ; 2 vol. in-8".)

fatalement, à accepter l'acclimatement des races comme un principe incontestable.

Nous avons trouvé des Juifs, en Algérie, depuis le rivage jusque dans les ksours du désert. C'est en général une belle race ; mais nos éloges s'adressent surtout aux femmes, qui sont plus belles et plus fortement constituées que les hommes ; leur embonpoint est pourtant exagéré, à Oran surtout ; leur fécondité est proverbiale à juste titre. L'acclimatement complet de la nation judaïque en Algérie est d'autant plus remarquable qu'il a été contrarié par la tyrannie et les incessantes vexations des vainqueurs, et l'immunité morbide est d'autant plus significative, que les Juifs, dédaigneux de tout soin hygiénique, habitent, entassés les uns sur les autres (1), des quartiers resserrés, obscurs, quelquefois souterrains, dans lesquels, avant notre conquête, on les parquait chaque soir en fermant l'unique porte de leur labyrinthe. Néanmoins la mortalité est moins considérable chez eux que chez les musulmans, ainsi que nous l'apprend M. Boudin lui-même par le tableau suivant inséré dans L'UNION MÉDICALE du 4 avril 1848.

	1844.	1845.
Musulmans .	32,4	40,8 décès sur 1,000
Juifs.	21,6	36,1
Européens. .	42,9	45,5

Les races s'acclimatent donc dans des régions très-différentes de leur pays natal ; ce que les autres ont pu, les Français ne le pourraient ils-pas ?

Le nombre des décès l'emporte sur celui des naissances. Voilà le chiffre, la donnée de la statistique première. Interprétons-la , et voyons si nous arriverons aux mêmes conclusions que notre savant confrère et chef : les races périclitent et ne s'acclimatent pas.

D'abord, il est évident que si l'on considère la population européenne en bloc, la partie civile et la partie militaire réunies, on trouvera un chiffre considérable de décès comparativement à celui des naissances, par la raison que le soldat est célibataire, et qu'il constitue une forte proportion de la population totale. Or le soldat meurt par la maladie, meurt par les combats et ne procrée pas. En France, où la population militaire est presque insignifiante comparée à la population civile, on peut les soumettre simultanément à la même statistique ; mais en Afrique, il faut diriger séparément

---

(1) Félix Jacquot, LETTRES D'AFRIQUE, GAZETTE MÉDICALE, 1846-1847, lettre X.

ses études sur l'une et l'autre grande classe, parce qu'elles constituent deux éléments tous deux également importants et placés dans des conditions fort différentes. Ce principe étant bien établi, envisageons la population civile isolément, comme cela a été fait du reste.

Mais, comme l'a parfaitement établi la GAZETTE MÉDICALE, dont nous reprenons et complétons ici les idées, la colonisation civile, considérée séparément, doit aussi, dans l'état actuel des choses, fournir plus de décès que de naissances ; en voici les raisons. L'acclimatement n'est pas achevé, et le défrichement des terres vierges donne naissance à des miasmes fébrifères ; ensuite il existe un grand nombre de célibataires ou d'unions improductives. Beaucoup de colonisateurs laissent leur famille dans la mère patrie ; d'autres arrivent garçons et retournent pour se marier et se fixer en France, quand ils ont amassé en Algérie un petit pécule ; enfin un certain nombre vivent dans d'illégitimes liens, et font tous leurs efforts pour ne pas engendrer des enfants qui seront une cause de gêne, d'embarras, et qui n'auront pas d'existence légale. A cela ajoutez la misère, les influences morales dépressives, l'isolement, et vous verrez que la population européenne de nos possessions africaines est passagèrement dans une position exceptionnelle. Nous ne pouvons donc comparer ce qui lui arrive avec ce qui advient dans la métropole. Quand les conditions seront analogues, et elles peuvent le devenir, alors seulement nous pourrons comparer et tirer des conclusions de la prépondérance du chiffre des morts sur celui des naissances.

Nous arrivons à un des arguments qui méritent le plus de considération. La mortalité, dira-t-on, va croissant avec le nombre d'années de séjour ; donc l'acclimatement est une chimère ; donc, au lieu de gagner l'immunité, on devient de plus en plus impressionnable. Fidèle au plan que nous nous sommes tracé, et qui est aussi celui de la GAZETTE MÉDICALE, acceptons encore les chiffres, sauf à les interpréter.

D'abord la mortalité, au lieu d'augmenter dans l'armée, diminue ; c'est ce qui résulte d'un tableau que nous avons donné. Une progression contraire aurait lieu pour la population civile, d'après la statistique suivante, empruntée à M. Boudin (1) :

<pre>
1843. . . . . 44,2 morts sur 1,000.
1844. 44,6
1845. 45,5
</pre>

---

(1) UNION MÉDICALE, 4 avril 1848.

« Dans les campagnes, continue M. Boudin, la mortalité est plus forte encore. Ainsi en 1843, à Staouéli, les trappistes ont perdu 8 des leurs sur 38 en moins d'une année. Sur 152 militaires condamnés mis à la disposition des trappistes, 37 étaient morts avant la fin de l'année. » Nous avons cité nous-même (1) des faits plus remarquables encore mettant hors de doute que le remuement des terres vierges donne lieu au dégagement des miasmes les plus délétères. Or ces faits, qui nous sont propres, comme ceux qui appartiennent à M. Boudin, ne prouvent point qu'on ne s'habitue pas aux *conditions climatologiques* essentielles. En effet, il ne s'agit pas de ces *conditions essentielles*, mais de ces *influences toxiques* contre lesquelles on n'atteint qu'une certaine immunité, et qui offensent à peu près toujours quand elles viennent inopinément et accidentellement, comme c'est ici le cas, à acquérir une énergie très-considérable.

Il est si vrai que l'acclimatement s'acquiert par la prolongation du séjour, que les régiments nouvellement arrivés en Afrique fournissent beaucoup plus de malades et de morts qu'ils n'en offriront après quelques années. Les 5ᵉ et 44ᵉ de ligne et le 12ᵉ léger, arrivés à peu près à la même époque dans la province d'Oran, ont invariablement suivi cette marche. Ici, du reste, comme presque toujours, la question est complexe, parce que la fatigue figure incontestablement parmi les causes efficientes ou occasionnelles des maladies; or il est reconnu qu'on se fait, qu'on s'habitue à la fatigue. M. Boudin nous a cité deux régiments qui, récemment arrivés de France, se joignirent aux anciennes troupes et participèrent à la seconde campagne de Constantine. Pendant que ces dernières souffrirent considérablement et donnèrent beaucoup de malades et de morts, les deux régiments se conservèrent frais, valides et dispos. Cette circonstance est d'autant plus remarquable qu'elle est positivement exceptionnelle; car tous les vieux militaires de la province d'Oran, chefs et subordonnés, que nous avons consultés, s'accordent à dire que les troupes vieillies en Afrique sont de beaucoup supérieures aux nouvelles. Les zouaves, ces infatigables marcheurs, ces hommes durs et réfractaires aux fatigues et aux influences morbides, les zouaves sont *en permanence* en Afrique ; j'en dirai autant de la légion étran-

---

(1) Recherches sur les causes des fièvres a quinquina en général, et en particulier sur les foyers qui leur donnent naissance en Algérie ; mémoire présenté à l'Académie nationale de médecine en 1846. Rapport de M. Gaultier de Claubry, février 1848.

gère et des bataillons légers, troupes très-irrégulières dans leur bon vouloir, mais capables de grandes choses quand elles le veulent.

D'ailleurs, nous le répéterons à satiété, aucune de ces questions n'est entièrement simple. Ainsi un régiment voit sa mortalité diminuer de jour en jour par le bénéfice de l'acclimatement qu'il gagne progressivement ; mais il peut advenir que cette amélioration soit interrompue par la station dans un lieu essentiellement malsain, sous l'influence duquel le chiffre des décès augmentera soudain. En conclura-t-on que l'on n'acquiert pas la tolérance du climat ? Non, sans doute.

Ainsi, pour que le chiffre croissant de la mortalité fût significatif et prouvât l'impossibilité de l'acclimatement, il faudrait qu'il fût pris pendant plusieurs générations sur une population permanente, non renforcée par des arrivages, colonisant et cultivant.

Rien n'est donc si difficile que de tirer des conclusions inattaquables des statistiques. C'est une vérité qu'ont reconnue quelques médecins de l'école numériste.

La question du croisement pour créer des immunités et pour hâter l'acclimatement de la race conquérante est d'une importance capitale. Elle vient d'être remise sur le tapis et estimée à sa juste valeur par la GAZETTE MÉDICALE dans le numéro du 8 avril. Le général Pélissier (1) l'a pressentie et indiquée il y a plusieurs mois déjà, et M. Périer l'a envisagée d'une manière assez complète dans son HYGIÈNE EN ALGÉRIE (2).

Nous pensons que les peuples, comme les familles, se vivifient et se régénèrent par leurs alliances, qu'ils détruisent ainsi leurs vices et doublent leurs qualités. L'histoire nous montre tant d'exemples d'amélioration des races et de consolidation des conquêtes par le mélange de deux sangs, que la plus succincte indication nous entraînerait hors des limites qui nous sont imposées (3). Notre croisement, en Algérie, avec les femmes indigènes, est donc de la plus haute importance sous le point de vue social, politique, médical ; il favorisera la civilisation, consolidera notre domination, accélérera l'acclimatement et créera une race vivace capable de supporter les influences qui nous accablent aujourd'hui. L'autorité n'a pas compris cette haute et féconde question ; sous prétexte d'éviter des froissements, elle

---

(1) Pelissier, ANN. ALG., t. II, p. 441 et *seq*. Paris, 1836-1839.

(2) Périer, *loc. cit.*, t. I, p. 64 et *seq*.

(3) Voy. Périer, *loc. cit.*, p. 67 ; — Montesquieu, ESPRIT DES LOIS, livre X, chap. 13.

n'essaye pas même de déraciner peu à peu les préjugés de caste, de religion et de combler les distances. Le rapprochement nous paraît pourtant plus facile qu'on n'est porté à le croire au premier abord, et nous ne doutons pas que beaucoup de musulmans *vendraient* ou *marieraient*, ce qui revient à peu près au même, leurs filles aux chrétiens, si ces alliances devaient procurer à celles-ci une position convenable et rapporter au père un bénéfice quelconque. On m'objectera la moralité; mais c'est là un point très-peu gênant en Afrique. D'abord les intérêts sociaux et politiques sanctifient tout; ensuite le tableau que nous avons tracé des mœurs des Européens en Algérie (1) montre assez que ces mariages utiles seraient beaucoup plus moraux que les liaisons éhontées qui subsistent aujourd'hui. La création des Coulouglis par le mélange du sang turc avec le sang arabe, la persistance de cette race florissante, sont un frappant exemple proposé à notre imitation.

Il ne nous reste plus qu'un point à traiter. On pourrait conclure, des recherches laborieuses et méritoires de M. Boudin, qu'il faut conserver l'Algérie, mais que l'on doit se contenter de l'occuper sans songer à la coloniser. Nos conclusions sont semblables quant à la conservation, opposées quant au mode de conservation : nous pensons que la culture et la colonisation sont les bases fondamentales de notre établissement définitif.

Jeter en Afrique des poignées d'hommes qui y séjournent plus ou moins de temps, et reviennent décimés dans la mère-patrie qui en enverra d'autres pour les remplacer, ce n'est rien établir, rien fonder; c'est sacrifier le présent à l'avenir; c'est se contenter d'un usufruit passager; c'est couper une moisson sans s'approprier le champ. Puisque l'acclimatement ne s'acquiert que par l'habitude, par le temps et la succession des générations, il faut évidemment coloniser, c'est-à-dire implanter sa race sur le sol. On sait que les premiers temps coûteront des pertes d'hommes et d'argent; il faut s'y résoudre d'avance, comme à une nécessité tyrannique dont le règne sera court. Les premiers qui remueront la terre pour défricher mettront à nu des laboratoires empoisonnés; mais leurs enfants trouveront un gage de salubrité dans les cultures établies par leurs pères. Peu à peu la race naissante tolérera les influences climatologiques et détruira les sources toxiques accidentelles; et bientôt, aguerrie et complétement acclimatée, elle se multipliera et parcourra son existence prospère sous un climat contre lequel

---

(1) F. Jacquot, XIVe Lettre d'Afrique, *De la prostitution en Algérie*, Gaz. Méd. 1847, p. 937.

elle a désormais acquis l'immunité, grâce à la sage opiniâtreté et aux sacrifices productifs de ses ancêtres.

Nous disons qu'il faut coloniser l'Afrique ; nous ne serions pas aussi disposé à donner le même conseil s'il s'agissait de contrées infectées par de
puissantes sources toxiques dont le destruction est au-dessus des efforts de
l'homme. C'est ce que les Anglais semblent avoir bien compris : ils *colo-
nisent* la Nouvelle-Galles du Sud, tandis qu'ils *occupent* le Bengale et la
Sénégambie.

Au reste, l'exemple est là pour nous prouver qu'il faut coloniser pour
fonder une race durable. Les Romains, les Vandales, les Espagnols n'ont
pas colonisé, selon M. Boudin ; je l'accorde de grand cœur ; aussi ont-ils
disparu. Les Turcs ont colonisé, aidés des peuples vaincus qu'ils avaient
façonnés à leur civilisation ; aussi l'un et l'autre sont-ils restés sur le sol de
l'Algérie, parmi les débris des nations qui les avaient précédés.

Établissons en quelques mots la réalité de la colonisation turque.

Partout dans la province d'Oran, la seule dont nous parlerons, parce
que nous la connaissons à fond tandis que nous n'avons pas visité les autres,
partout l'on trouve les traces de barrages destinés à élever le niveau des
eaux pour les déverser sur la campagne. Ils sont à peu près tous d'origine
turque. Nous avons construit sur la rivière du Sig un barrage destiné à
répandre l'eau sur l'immense plaine de ce nom, vaste espace autrefois couvert de cultures et de plantations, et naguère encore inculte et désolé ; ce
barrage dont on a fait tant de bruit et qu'on a voulu représenter presque
comme un gigantesque ouvrage, est situé à quelques mètres en amont d'un
ancien barrage turc dont on retrouve de beaux restes. Je crois qu'il existe
aussi quelques ruines romaines dans le lit de la rivière. Sur l'Isser, nous
avons trouvé deux barrages plus considérables encore, que le général Cavaignac a tenté de relever. Ils fertilisaient une assez grande plaine autrefois habitée et féconde, ainsi qu'en témoignent les chroniques et des ruines
de villages et de mosquées. Ce ne sont pas là les seuls vestiges qui attestent
la colonisation turque ; d'autres restes de barrages existent sur les principales artères de cette province. Les ruisseaux avaient aussi été barrés pour
favoriser l'irrigation ; c'est ce que nous avons observé à Aïn-Tirnifiac, près
de Mascara, et en maint autre endroit. Les environs de Tlemcen ont été
jadis admirablement cultivés et richement peuplés ; on trouve de nombreuses
maisons de campagne aujourd'hui ruinées, des parcs clos de murailles,
des aqueducs protégés ou non par des tours de défense, des moulins éche-
lonnés le long de l'Isser et surtout de la Sayfsel, enfin beaucoup de bas-

sins d'origine évidemment turque. Quelques-uns ont coûté des travaux considérables ; l'un d'eux, véritablement gigantesque, restauré dernièrement par le général Cavaignac, est un petit lac Mœris.

M. Boudin croit que les Romains ont *occupé*, mais non pas *colonisé* ; nous ne partageons pas tout à fait cette opinion ; nous pensons seulement que leur occupation agricole a été établie sur une bien moins vaste échelle que leur occupation militaire. On trouve, dans toutes les provinces, les vestiges de villes considérables, de camps retranchés, de cirques, de tombeaux, etc.; mais peu de ruines de travaux établis dans le but de développer l'agriculture. Nous nous portons garants de la vérité de cette assertion, pour la province d'Oran du moins.

Nous avons établi : 1° qu'on s'habitue à un climat, mais pas entièrement à ses influences toxiques accidentelles, c'est-à-dire qu'il est donné à l'homme de se faire aux conditions qui lui sont imposées et qu'il ne peut détruire, tandis qu'il n'acquiert pas l'immunité complète contre les conditions qu'il est en son pouvoir de faire disparaître ou d'amoindrir ; 2° que la colonisation, la culture, l'établissement permanent, la succession des générations, la fusion des races, sont les meilleurs moyens d'assurer la conquête, d'amener l'acclimatement complet, de créer un peuple vivace.

Conclusion : Il faut garder l'Algérie et la coloniser avec activité et persévérance.

EXTRAIT DE LA GAZETTE MÉDICALE DE PARIS
du 26 août 1848.

RÉORGANISATION

DU

CORPS DES OFFICIERS DE SANTÉ MILITAIRES.

Deuxième article (1).

QUELQUES MOTS SUR LA FUSION ;
LA PHARMACIE DOIT ÊTRE SPÉCIALISÉE ET FIGURER A PART ;
MÉDECINS-ADJOINTS ;
VICES DANS LEUR MODE DE RECRUTEMENT ET DE CLASSEMENT ;
PROJET DE RÈGLEMENT.

Dans un premier article sur la réorganisation du corps des officiers de santé militaire, nous avons abordé la question capitale de la fusion des trois ou de deux professions en une seule. Voici quelle était et quelle est encore notre opinion à ce sujet : « Il est grossièrement évident que cette fusion est possible sous le rapport matériel ; ainsi, rien n'empêche de ranger toutes les aptitudes sous le même titre et de les revêtir du même uniforme. Mais, pratiquement et rationnellement, c'est-à-dire au point de vue de l'intérêt du malade et du progrès de la science, il existera toujours des spécialités, des médecins et des chirurgiens. » Plus loin : « La fusion, complète dans les mots et les règlements, sera toujours incomplète dans les choses, dans la pratique. »

La fusion a donc des avantages et des inconvénients ; si certaines consi-

____

(1) Voir p. 37.

4

dérations militent en sa faveur, d'autres la combattent manifestement. Faisons la part de ces deux ordres de considérations.

La fusion procurerait les bénéfices suivants : économie du personnel et conséquemment de budget, produite par le cumul des fonctions médicales et chirurgicales dans les petits postes ; en second lieu, plus d'homogénéité, plus d'ensemble aux yeux de l'armée ; enfin, fonctionnement plus facile et simplifié de notre corps, quand il se gouvernera lui-même.

Mais elle entraînerait fatalement les inconvénients qui suivent : violence faite aux aptitudes, à moins qu'on ne conserve les spécialités, cas où la fusion n'existerait que dans la forme et non dans le fond ; moins d'habileté dans la médecine, la chirurgie et la pharmacie qu'on serait obligé d'étudier et de pratiquer, et, partant, soins moins éclairés pour le soldat malade, ce qui est un vice capital ; enfin, les connaissances perdraient évidemment en profondeur ce qu'elles gagneraient en étendue superficielle. La position spéciale de l'officier de santé militaire, soit aux armées où l'agglomération fait naître de grandes épidémies, soit dans des pays, comme l'Algérie, dont le règne pathologique était très-peu connu, lui livrent de nombreuses observations qu'il doit féconder par l'induction scientifique et la généralisation, dans l'intérêt de la médecine et de l'humanité. Or que de faits précieux seraient perdus si la nécessité de tout embrasser dans ses études et dans sa pratique empêchait les médecins militaires de diriger les efforts de leur intelligence, l'un sur l'hygiène, l'autre sur la pathologie médicale ou chirurgicale, sur les épidémies, les sciences accessoires, etc., etc. Du temps de l'empire, des besoins impérieux et incessants nous avaient incorporé des éléments de médiocre valeur ; aujourd'hui notre corps s'est épuré et son recrutement est judicieux, aussi voit-on communément quelque officier de santé militaire mêlé à toutes les grandes questions qui surgissent sur la scène médicale ou scientifique : aussi les grandes questions d'hygiène et de pathologie comparées ont-elles été mises à l'ordre du jour par l'un d'eux ; aussi leur devons-nous la connaissance des maladies des pays chauds, notamment de certaines fièvres paludéennes que la science n'apercevait encore qu'à travers le vague de l'incertitude. Il serait malheureux pour tous qu'on arrêtât cette période progressive et ascendante.

Depuis l'impression de notre premier article, M. Durand (de Lunel) a publié, dans l'Écho du Val-de-Grace, un remarquable article destiné à faire ressortir tout le préjudice que la fusion porterait aux officiers de santé militaires considérés comme corps scientifique. Nous connaissons depuis longues années M. Durand, et nous n'avons pas été surpris de trouver dans son travail tant de rigueur de logique et un esprit si ingénieux ; nous attendions tout cela de lui. Notre habile confrère a fait ressortir le point qu'il a abordé avec tant de vérité et de bonheur, que son argumentation, jointe à d'autres causes que nous allons indiquer, a fait varier, ainsi qu'on va le voir, la nuance de la couleur sous laquelle nous marchons.

Il nous semble qu'on peut parfaitement résumer en deux mots les avantages et les inconvénients de la fusion : militairement, nous y gagnerons ; scientifiquement, nous y perdrons. Or sommes-nous militaires avant d'être médecins, ou médecins avant d'être militaires ? La solution sera diamétralement opposée, selon qu'on croira devoir se ranger dans l'une ou l'autre catégorie : mais les raisons arguées pour ou contre la fusion n'en demeureront pas moins là, avec leur rigueur et leur justesse.

Nous avons, depuis l'époque de notre article, recueilli bien des opinions, et nous nous sommes éclairé par des conférences avec beaucoup de nos confrères ; eh bien ! nous avons trouvé très-généralement qu'ils partagent notre hésitation, si légitime devant ces raisons *pour* et *contre*, presque également puissantes ; mais, nous devons le dire, tandis que nous penchions à l'acceptation du projet de fusion, la majorité de nos collègues eut une tendance contraire. Avouons-le, cette généralité d'opinion, l'exposition si claire de M. Durand et la cessation de l'influence trop exclusivement militaire sous laquelle nous nous étions placé dans nos raisonnements, nous donnent une velléité bien entraînante de virer de bord pour naviguer dans les eaux de ces messieurs.

Nous avons soulevé, dans notre premier article, une autre question aussi importante que délicate : c'est celle du sort réservé à la pharmacie si la fusion a lieu.

Après avoir établi que la médecine et la chirurgie ne sont que deux points de vue d'une même science, de la science iatrique, trop vaste pour qu'on puisse l'embrasser dans son ensemble, nous en avons conclu que la fusion des deux professions réunirait deux éléments similaires : puis, considérant la pharmacie, nous avons trouvé qu'elle a une spécialité et une nature si différentes de celles de la médecine et de la chirurgie, qu'elle ne peut leur être réunie, dans l'état actuel des choses, sans entacher de la plus flagrante hétérogénéité le travail qui a pour but de produire une fusion complète et radicale. Nous avons proposé deux moyens pour sortir de ces embarras : 1° constituer à part le corps pharmaceutique ; 2° l'englober dans la fusion générale en exigeant du pharmacien le diplôme de docteur en médecine.

Ce dernier projet, auquel nous nous étions arrêté, a paru dicté par de louables sentiments de camaraderie et de fraternité républicaine ; mais, il faut bien que nous le disions, il a été presque unaniment rejeté par les chirurgiens et les médecins. A bien peu de personnes a souri l'idée d'imposer, en permanence ou par intervalles, les manipulations pharmaceutiques aux docteurs en médecine. Ajoutons que, tout en nous blâmant de nous être laissé trop entraîner par des sentiments de républicaine fraternité, nos confrères du corps militaire de santé n'en sont pas moins animés d'un esprit de justice et d'un excellent vouloir pour la pharmacie ; ils l'excluent pour *hétérogénéité* et non pour *infériorité*, et entendent que les pharmaciens continueront à jouir des mêmes droits et avantages qu'auparavant ; en un mot, ils ne veulent ni expulser ni éliminer la pharmacie, mais seulement la distinguer et la spécialiser.

Nous sommes si ami de l'unité et de la véritable entente cordiale, et nous haïssons tant de marcher sous une bannière qui ne soit pas à l'unisson de la couleur arborée par nos confrères, que nous déclarons sacrifier notre opinion à celle de la majorité ; et nous formulons ainsi le vœu général : séparation de la pharmacie, avec conservation des avantages dont elle jouit à si juste titre.

Après la question de la fusion, qui est sans contredit l'une des principales de la matière, nous en trouvons une foule d'autres sur lesquelles il importe d'appeler l'attention. Le règlement qui doit reconstituer notre corps n'ayant pas encore paru, mais devant bientôt être mis au jour, il est du devoir de chacun de simplifier et de préparer la besogne de ceux qui sont chargés de le rédiger, en discutant les dispositions actuelles qui présentent le plus de vices et qui demandent conséquemment le plus de réformes. Ce qui échappe à l'un est aperçu par l'autre, et ce n'est qu'en réunissant tous les avis qu'on parvient à découvrir toutes les imperfections et tous les points défectueux. Autant nous prêcherons l'indulgence pour les parties faibles du règlement une fois promulgué, autant nous recommanderons d'accepter sans murmure et sans récriminations ceux de ses articles qui blesseront quelques susceptibilités ou léseront certains intérêts partiels, autant nous sollicitons aujourd'hui à battre en brèche les portions du vieil édifice qui ne peuvent être utilisées pour la nouvelle construction.

Nous appellerons dans cet article la sollicitude de la commission sur les médecins adjoints, parce que c'est la fraction du corps militaire de santé dont les intérêts nous semblent réglés de la manière la plus arbitraire et la plus injuste.

Dans la première partie de ce travail, nous avons fait ressortir en quelques mots toute l'importance des fonctions de médecin adjoint; c'est là, du reste, un fait acquis que personne ne songe à contester. Nous allons aujourd'hui examiner les prescriptions réglementaires qui déterminent le mode de recrutement et de classement. Pour étudier ces questions d'une manière complète et prévoir tous les cas, il faut se placer à deux points de vue différents, c'est-à-dire supposer d'abord que la fusion aura lieu, et ensuite raisonner dans l'hypothèse probable que cette fusion sera rejetée.

Admettons pour le moment que le projet d'identification soit accepté.

D'après le règlement actuel, les chirurgiens aides-majors (brevetés) ayant deux ans de grade au moins, et les pharmaciens aides-majors réunissant les mêmes conditions et munis du diplôme de docteurs en médecine, sont admis à se faire inscrire pour prendre part au concours de médecin adjoint.

Des médecins adjoints doivent être considérés en tout et pour tout comme des aides-majors ayant obtenu la première classe, après les délais voulus, par le mode le plus probant en faveur de leur capacité; par le mode qui, malgré ses imperfections, est néanmoins le plus exempt de favoritisme et d'intrigue; par le mode usité, dans la médecine civile et militaire, pour apprécier la valeur de chacun; en un mot, par le concours. Les médecins adjoints portent les insignes de la première classe (la dent de loup) et touchent la même solde; ils sont donc assimilés en tout, si ce n'est qu'ils subissent un classement irrationnel et préjudiciable.

Si la fusion a lieu, les médecins adjoints doivent conserver la première classe, et leur ancienneté dans cette classe doit compter de leur entrée dans la médecine.

S'il n'y a pas fusion, il est indispensable d'introduire une réforme dans le mode de classement et de recrutement.

Le recrutement dans la pharmacie est une anomalie qu'il importe de faire disparaître. L'article qui ouvre à la pharmacie une porte dans la médecine a été arraché, si je ne me trompe, par les instances d'un ancien pharmacien-inspecteur, homme auquel ses liaisons avec les plus grands personnages de l'époque donnaient une puissance factice que sa valeur ne légitimait point, et qui était parvenu, à l'aide de ses protecteurs, à primer les Larrey, les Desgenettes et les Broussais. Une telle origine jette déjà un mauvais vernis de favoritisme et de privilége; mais examinons le fait au point de vue de la justice, de l'humanité et de la science.

Le médecin militaire doit connaître à fond le soldat, ses mœurs, ses habitudes, son moral et son physique; car il est appelé et à soigner son corps malade, et à relever son moral affaibli, et enfin à discuter sur les grandes questions d'hygiène militaire. Pour arriver à posséder tous ces éléments, il faut avoir vécu avec le soldat dans les régiments, avoir partagé ses peines, ses fatigues, ses joies, avoir étudié ses différentes aptitudes ou prédispositions morbides, et surtout la spécialité des causes de maladies auxquelles il est exposé. Les deux ans passés dans le grade de chirurgien aide-major, qu'on exige du candidat, sont à peine suffisants pour acquérir ces connaissances multiples. Mais le sous-aide qui entre dans la pharmacie pour jouir du privilége anticipé d'une vie tranquille et d'une position sédentaire, par calcul enfin et avec le dessein bien arrêté de sortir le plus tôt possible de cet état transitoire qu'il subit impatiemment et dont il remplit nonchalamment les fonctions, ce pharmacien, qui ne fait rien en dehors de son officine et n'est en contact avec aucun soldat, n'allez pas l'admettre à traiter des hommes qui lui sont inconnus, et à statuer sur des choses qui lui sont étrangères.

Le véritable médecin militaire a des formes, des paroles et des allures en rapport avec le genre de malades qu'il est appelé à traiter ; tout en lui porte un cachet spécial et caractéristique ; il ne ressemble point, dans ses salles militaires, à son confrère civil exerçant dans un hospice. Ses ordres ou ses conseils sont précis et formels ; il ne prononce jamais qu'après avoir mûrement réfléchi, aussi évite-t-il cette hésitation, les concessions ou les retours qui, aux yeux du soldat habitué à la formule inflexible et à la presque infaillibilité du commandement, passent pour de la faiblesse, pour le fait d'un esprit peu éclairé ou d'une opinion indécise, et ne manquent jamais de diminuer la confiance du malade dans son médecin. Ses ordonnances ont le double prestige de la sollicitude et du commandement ; aussi est-il bien rare qu'on ne s'y conforme pas scrupuleusement. Ses paroles de consolation, l'assurance qu'il donne d'un rétablissement prochain, entraînent bien plus sûrement la conviction et acquièrent un bien plus grand poids, quand il sait employer un heureux et judicieux mélange de douceur, de bienveillance paternelle, avec cette brusquerie militaire si franche et si bonne à laquelle il est habitué et qu'il a appris à estimer et à aimer. En un mot, le médecin militaire doit avoir la parole douce, compatissante et persuasive de son confrère civil, mais il faut, en outre, qu'il ait recours, dans certaines circonstances, à un ton qui commande l'obéissance et à des termes énergiques qui réveillent et qui stimulent. Il n'oubliera jamais du reste que la souffrance change singulièrement le moral et qu'il ne doit point parler à l'homme malade comme à l'homme bien portant.

Ces délicates nuances dont chacune a son indication et son opportunité.
on ne peut parvenir à les saisir, à les apprécier et à les employer judicieu-
sement, que par l'étude approfondie de la nature du soldat. Or où le pharmacien a-t-il pu gagner ce tact que j'appellerai médico-militaire ? Nulle
part. Il a pris, au contraire, dans son officine, des habitudes spéciales en
harmonie avec le caractère de ses fonctions. Celui qui pèse, broie, mesure,
roule de petites boules ou plie de petits papiers, tous les jours et pendant
plusieurs années, aura beau s'en défendre et chercher à s'y soustraire, toujours et inévitablement ses occupations déteindront sur sa personne physique et morale.

Mais qu'on nous comprenne bien, qu'on saisisse bien nos intentions et le
genre de notre critique : nous n'entendons pas faire ici une comparaison
dans le but de déterminer lequel du pharmacien ou du médecin a le plus
de dignité dans sa personne, de distinction dans ses habitudes et ses mœurs,
de portée dans les conceptions de son esprit, de noblesse et d'élévation
dans son art ou sa profession ; en un mot, il ne s'agit aucunement de chercher s'il existe une supériorité quelconque chez l'un ou chez l'autre, mais
tout simplement d'établir que chacun a sa spécialité, son aptitude, sa tournure d'esprit et son genre de connaissance. Nous voulons que le pharmacien reste pharmacien jusqu'au bout et n'intercale point dans la médecine
un élément disparate, tout comme nous désirons que le médecin demeure
médecin et ne fasse pas irruption dans l'officine.

Nous devons nous hâter d'ajouter que des hommes à intelligence d'élite
se sont laissés aller à la séduction de la vie tranquille qu'offre transitoire-
ment la pharmacie, et sont ensuite entrés dans la médecine qu'ils honorent
par leur caractère et leur talent. Ainsi deux chaires de médecine de nos hôpitaux de perfectionnement et d'instruction sont dignement occupées par
des hommes qui ont pour nous une bienveillance dont nous sentons tout le
prix et pour lesquels nous professons l'estime et l'affection les plus sincères ;
or tous deux sortent de la pharmacie. Après avoir cité ces brillantes exceptions, nous devons dire que, chez la majorité des médecins militaires recrutés dans la pharmacie, toute trace de leur origine s'efface peu à peu, et
qu'ils arrivent à connaître complétement les hommes et les choses militaires ; mais il leur faut des années pour parvenir à l'état dans lequel ils
eussent été de prime abord s'ils fussent sortis des cadres de la chirurgie.

D'ailleurs il s'agit moins de chercher si les produits sont bons que d'examiner la légitimité du mode de recrutement; or il n'est point soutenable que
celui-ci s'appuie sur la justice et la raison. Bien plus, la pharmacie elle-

même devrait protester la première, et se révolter contre un article qui permet à quelques sujets distingués de l'adopter provisoirement, comme pis aller, pour l'abandonner aussitôt que cela leur sera possible. La dignité professionnelle de la pharmacie ne peut pas tolérer un pareil état de choses, résultant d'un privilége perfide. La pharmacie est une science assez large pour retenir dans son sein des hommes de choix et leur fournir une laborieuse et utile carrière.

Au point de vue de la légalité, des analogies et des lois ou habitudes militaires, le privilége des pharmaciens constitue une exception intolérable. Une fois qu'un sujet a embrassé la carrière médicale il ne peut plus entrer dans la chirurgie, et quand on a atteint le grade de chirurgien-major, on n'a plus de droits à la médecine. Si la couleur médicale ne commence à exister qu'après deux ans écoulés dans la chirurgie des régiments, c'est parce que la loi a reconnu qu'on ne peut bien la porter qu'après avoir vécu avec le soldat et avoir acquis de l'expérience et de la maturité; mais deux ans passés dans la pharmacie ne conduisent point à tous ces résultats; donc on méconnait les intentions du législateur.

Partout chacun reste chez soi une fois qu'il a commencé sa carrière et embrassé sa spécialité : l'artillerie, le génie, l'infanterie, etc., ne font point d'irruption l'une sur l'autre, la médecine et la chirurgie marchent parallèlement sans se mêler; je ne vois qu'une exception, celle des pharmaciens se glissant dans les cadres de la médecine.

Enfin, pourquoi autorise-t-on le pharmacien à concourir pour la médecine et non pour la chirurgie ? En vérité, je ne vois aucune raison qui motive cette distinction. Le *tuto cito et jucunde* serait-il plus difficile à acquérir que le tact médical ? Non ; mais le pharmacien aime sa tranquillité et se donnerait garde d'embrasser la vie nomade du chirurgien des corps de troupes. Il arrive à une position à peu près sédentaire sans avoir payé, comme le médecin qui sort de la chirurgie, sa dette à la vie active des camps ou des régiments.

Nous avons fait ressortir les vices radicaux du mode de recrutement des médecins adjoints ; nous allons voir que le classement n'est pas moins défectueux.

Nous avons prouvé que le médecin-adjoint doit être considéré comme un chirurgien aide-major de première classe, et nous avons dit qu'il jouit de la même solde et porte les mêmes insignes; mais ses droits acquis sont violés par le mode de classement.

Tout individu qui obtient un grade quelconque ou une classe, reçoit un classement, un numéro d'ordre qui lui permet de calculer l'avenir et lui garantit la jouissance des bénéfices que lui promet le rang auquel il a été primitivement placé. Il n'y a qu'une exception , et c'est au préjudice des médecins adjoints : les aides-majors successivement reçus sont classés dans les cadres médicaux, non pas par date de réception dans ces cadres , mais d'après leur ancienneté comme aides-majors ; de sorte qu'un nombre indéfini de nouveaux sujets peut se glisser avant les médecins adjoints revêtus de ce titre depuis longtemps.

C'est contre ces dispositions réglementaires que nous nous élevons.

Au point de vue de la légalité, le chirurgien aide-major de deuxième classe promu médecin adjoint ne doit jamais, quelle que soit son ancienneté, être placé avant ses collègues admis aux précédents concours , *puisque ceux-ci ont acquis avant lui la première classe par le fait même de leur concours et de leur réception*. Ceci nous paraît bien clair et bien simple.

Au point de vue de la raison et de la science, le mode que nous critiquons est tout aussi défectueux.

L'admission tardive d'un sujet repose sans doute sur les mêmes épreuves que l'admission d'un autre sujet qui a subi victorieusement son concours après le temps strictement exigé ; la parité de ces épreuves scientifiques fournit de semblables garanties pour l'un et pour l'autre, leur valeur est donc la même ou à peu près : sans doute , sauf quelques restrictions ; mais *celui qui a mérité plus tard doit être récompensé plus tard* ; or , dans l'état actuel des choses, *vous donnez à ses épreuves probatoires un effet rétroactif*, vous leur supposez une date antérieure à celles qu'elles ont en réalité. Vous agissez absolument comme si un aide-major, de première classe depuis quelque temps , se voyait devancer dans le cadre par un nouveau promu, sous le prétexte que celui-ci était aide-major de deuxième classe avant le premier.

Le mode de recrutement en vigueur aujourd'hui était acceptable à l'époque où deux classes n'avaient pas encore été créées dans chaque grade ; mais à présent c'est un anachronisme, bien plus, une injustice. Nous sommes porté à croire que, lors de la création de ces classes, on a oublié d'examiner si les prescriptions qui règlent l'avancement et le classement des médecins adjoints ne devaient pas subir des modifications par suite de l'organisation nouvelle. Cette fraction des officiers de santé supporte aujourd'hui tout le poids de cette mission, de cet oubli ; tandis que le corps militaire de santé en entier a plus ou moins profité, sous certains rapports, de cette création de deux classes, les médecins adjoints ont vu seuls cette mesure tourner à leur grand préjudice, ainsi qu'il nous sera très-facile de le démontrer.

Je suppose qu'un sujet laborieux arrive à la position de médecin adjoint aussitôt que les délais réglementaires lui permettent de se présenter au concours , c'est-à-dire après deux ans passés comme aide-major ; et que d'autres sujets , plus anciens que lui dans ce grade , dissipent leurs premières années, c'est toujours une supposition, et ne parviennent que beaucoup plus tard à se faire admettre : eh bien ! ils seront classés avant le sujet laborieux. N'est-il pas évident que ce dernier , par la continuité de ses études et l'assiduité de son application , avait des chances de passer de première classe avant ses collègues moins studieux à cette époque ? Ces chances d'avancement qui lui étaient acquises s'il eût persisté dans la carrière chirurgicale, il les perd donc en embrassant la médecine ! C'est une *fausse application* de la loi de l'ancienneté qui vient brutalement le *déclasser et le retarder, sans que ses travaux antérieurs puissent entrer en ligne de compte.* Et cela se passe dans un corps scientifique où la *valeur* des services doit être prise en considération autant que leur *longueur !*

Ne dites donc plus que la médecine est favorisée ; il n'y a d'avantages que pour les pharmaciens et les chirurgiens qui savent attendre, calculer les chances *et se glisser en temps opportun dans les cadres médicaux ;* mais ceux qui , obéissant à leur vocation , revêtent de bonne heure le collet noir , ah ! ceux-là ne trouvent que déceptions.

C'est en vain que nous retournons en tous sens, que nous considérons sous toutes ses faces le règlement ; nous lui trouvons peu de qualités , tandis qu'il foisonne de vices et de violations du bon sens : en voici un dernier exemple.

Quand on classe parmi les médecins adjoints un chirurgien aide-major premier, on fait dater son ancienneté de l'époque de son grade de chirurgien aide-major *breveté*, et on ne lui compte pas ses services comme *commissionné* c'est-à-dire *non docteur*. Donc , c'est à partir de l'obtention de son diplôme que commencent ses droits. Voilà une règle bien établie ; pourquoi donc souffre-t-elle une exception pour les pharmaciens ? L'ancienneté de ceux-ci est comptée non à partir de la date de leur diplôme de docteur en médecine, mais de celle de leur nomination de pharmaciens aides-majors brevetés, pour lequel grade on exige seulement la maîtrise. Pourtant, avant d'obtenir leur diplôme, ils étaient pharmaciens, exclusivement pharmaciens *et ne possédaient pas un droit ni un titre médical*, tout comme le chirurgien aide-major commissionné. Pourquoi donc agir différemment envers l'un et l'autre? pourquoi donner un effet rétroactif au diplôme du pharmacien, tandis qu'on le refuse à celui du chirurgien ?

Terminons cet article, dont on pardonnera peut-être la longueur en faveur de l'importance de la question qui y est débattue, terminons-le en le résumant sous forme de quelques articles que nous proposons pour le nouveau règlement.

ARTICLE 1.

Les chirurgiens aides-majors de deuxième classe obtenant, au même concours, le titre de médecin adjoint, sont classés d'après leur ancienneté comme chirurgiens aides-majors brevetés.

ARTICLE 2.

Le titre de médecin adjoint correspondant à celui d'aide-major de première classe et en conférant tous les droits, les chirurgiens aides-majors de deuxième classe, reçus à un concours, seront classés, quelle que soit leur ancienneté, après ceux qui ont été admis aux concours antérieurs.

ARTICLE 3.

Les chirurgiens aides-majors de première classe qui obtiennent le titre de médecin adjoint, sont classés d'après la date de leur nomination à la première classe, comparée à la date à laquelle sont entrés dans le cadre de médecin adjoint les sujets qui y figurent déjà.

ARTICLE 4.

Les chirurgiens aides-majors brevetés qui ont deux années de grade révolues, peuvent seuls se faire inscrire au conseil de santé pour être admis à prendre part au concours de médecins adjoints.

Ou ARTICLE 4, si l'on conserve le privilége des pharmaciens.

Les pharmaciens aides-majors promus médecins adjoints sont classés d'après la date de leur nomination à la première classe, s'ils sont docteurs depuis cette époque; ou, s'ils ne l'étaient pas encore, à partir du jour où ils ont obtenu leur diplôme, étant de première classe.

EXTRAIT DE LA GAZETTE MÉDICALE DE PARIS
du 2 septembre 1848.

DE L'ACCLIMATEMENT ET DE LA COLONISATION

EN ALGÉRIE.

Deuxième article (1).

> Perpendendæ et non numerandæ sunt observationes.
>
> MORGAGNI.

Dans un premier article sur la question importante de l'acclimatement et de la colonisation en Algérie, nous avons essayé de ramener la question sur son véritable terrain, c'est-à-dire sur celui des faits dûment interprétés. Au lieu d'accepter comme axiome cette maxime qu'on a voulu faire prévaloir dans ces derniers temps : « La vérité est dans les faits et non dans l'esprit qui les juge, » nous avons dit : « La vérité est dans les faits légitimement interprétés ; les chiffres sont une matière brute qui a besoin d'être fécondée par le raisonnement. »

Nous marcherons encore aujourd'hui sous la même bannière. Après avoir si franchement exprimé notre opinion, émanée d'une conviction sincère qui a sa source dans les faits, quelque hésitation à paraître de nouveau dans ce tournoi à armes courtoises, semblerait à notre savant et affectionné chef, M. Boudin, un doute jeté sur l'élévation de ses sentiments, et ne pourrait

____

(1) Voir p. 21.

manquer d'attirer sur notre indépendance des suspicions qui nous rendraient peu digne de l'affectueuse bienveillance dont il nous honore et dont nous sentons tout le prix.

Nous avons dit : Toute opinion doit s'asseoir sur des faits, mais sur des faits interprétés. Un exemple, tiré *de visceribus rei*, va faire sentir immédiatement la nécessité de se conformer à ce principe, sous peine de réunir sans fruits des documents prédestinés à n'avoir que bien peu de poids dans la balance.

Les trappistes fondent Staouëli et poussent rapidement, de prime abord, les travaux de desséchement et surtout de défrichement du sol vierge : 8 religieux meurent sur 28, et 47 militaires succombèrent, dans l'année, sur 150. En conclurez-vous que l'Européen ne peut cultiver le sol? Non. Une circonstance accidentelle bien connue est venue dégager de pernicieux miasmes; et voilà tout. En 1846, les travaux sont très-avancés, et la terre, remuée par la charrue et purgée des éléments délétères qu'elle recélait, est couverte de cultures et de moissons : on compte 2 décès seulement, en dix-huit mois, sur 150 à 200 personnes (Martin et Foley). Ce que nous venons de dire de Staouëli, nous pourrions le répéter, ou à peu près, à propos de Fondouck, de Saïda, etc.

Nous n'avons jamais écrit que l'Européen qui met le pied en Afrique trouve immédiatement des conditions favorables à sa prospérité et à sa multiplication; nous avons établi, au contraire, qu'il faut, dans beaucoup de lieux, que le présent paye pour l'avenir, et que les habitants actuels doivent acheter par leurs sacrifices la santé de leurs descendants. Si ces sacrifices s'accomplissent franchement et largement, c'est-à-dire si l'on défriche avec rapidité, une grande mortalité se trouvera concentrée dans un faible espace de temps, mais l'établissement de la salubrité sera accéléré; si les travaux s'exécutent avec lenteur, si surtout, comme cela s'est vu souvent, une suite d'occupations et d'expulsions d'un territoire mettent alternativement le sol en culture et en friche, la mortalité sera disséminée dans un plus grand nombre d'années, mais la salubrité définitive sera retardée de tout ce temps.

Ainsi donc, quand bien même les statistiques les plus incontestables établiraient que les décès l'emportent longtemps sur les naissances, dans un poste voisin de marécages ou situé dans une plaine humide et basse, poste que ses habitants agriculteurs dessécheraient ou défricheraient avec lenteur; il ne s'ensuivrait aucunement que l'acclimatement n'est pas possible pour les Européens qui cultivent la terre.

Avant de tirer de pareilles conclusions, attendez que la contrée soit assainie, soit délivrée, en un mot, des influences délétères accidentelles qu'il est donné à l'homme de détruire ou au moins d'amoindrir. M. Boudin a parfaitement compris la vérité de ce principe quand il a dit (1) que le degré d'aptitude hygiénique d'un peuple à coloniser un pays se déduit naturellement de son état sanitaire habituel, de la mortalité comparée aux naissances *dans les contrées saines ou assainies....* Nous sommes donc parfaitement d'accord : il ne serait pas juste de comparer les populations habitant une région saine ou assainie de la France, aux colons jetés sur des terres encore malsaines de l'Algérie. Ainsi ne parlons plus de Bouffarick ni des postes nombreux intoxiqués par des marais non desséchés, ou par d'humides plaines non cultivées, ou par le remuement et le défrichement des terres vierges. Or, comme l'hésitation et les demi-mesures du gouvernement ont naturellement amené l'hésitation et les demi-travaux des colons, il existe en réalité bien peu de postes assainis dans les parties basses du Tell ; les *statistiques valables* vont conséquemment se réduire beaucoup et se concentrer dans Alger, Oran, Mostaganem, etc., et quelques points agricoles. Les pièces justificatives du procès sont donc peu nombreuses, en nous plaçant au véritable point de vue qui a été indiqué par M. Boudin lui-même, et qui repose sur ce principe : ne comparez que des choses comparables.

Ainsi, *peu de valeur* aux statistiques de la mortalité générale de l'armée *qui habite ou parcourt plus ou moins souvent des contrées non assainies ; point de valeur* aux chiffres de la mortalité des colons *dans les régions non assainies.* Restent les lieux dont nous venons de parler ; là seulement sont les éléments qui peuvent servir à vider la question (2).

---

(1) Colonis. franç. en Algérie (Annales d'hygiène, t. XXXIX).

(2) Ici se présente une question incidente fort importante : Jusqu'à quel point l'assainissement est-il possible? Si ce que nous avons appelé marais-type (voy. nos Recherches sur l'étiologie des fièvres a quinquina, Gaz. Méd., 1848) peut être presque partout desséché, par contre, il existe d'autres foyers d'effluves qu'on ne pourra que fuir ou diminuer. Mais est-il bien nécessaire de pousser à fond l'assainissement pour rendre l'Afrique moins sujette aux maladies? Non, sans doute, en nous plaçant au point de vue de M. Boudin, puisque la permanence d'un certain degré d'impaludation est un sauf-conduit contre d'autres affections incompatibles, ainsi que notre savant chef l'a exposé avec un luxe bien remarquable d'érudition, de faits et d'arguments. Quoi qu'il en soit, d'après la loi de l'antagonisme, le mal a son bon côté dans la question qui nous occupe.

Or dans ces lieux la mortalité est bien moins forte que dans les contrées que nous avons exclues conjointement avec M. Boudin, et elle serait moins élevée encore si ces villes n'étaient des espèces de grands hôpitaux dans lesquels les régions malsaines versent leurs malades ou les convalescents.

Mais il y a plus : les statistiques établies dans ces villes ou dans les campagnes assainies et cultivées ne doivent pas même être prises à la lettre, tant s'en faut. Nous espérons démontrer cela, d'accord avec M. Boudin.

Notre savant confrère et chef s'exprime à peu près ainsi dans le travail déjà cité : Pour que l'acclimatement ait lieu, il faut que chez une population civile normale, c'est-à-dire composée des proportions ordinaires d'hommes, de femmes et d'enfants employés à tous les travaux y compris ceux du sol, le nombre des naissances l'emporte assez sur celui des décès pour rendre possible le peuplement du pays, sans le secours d'émigrations venues du dehors.

En effet, pour comparer les populations européennes habitant leur patrie avec celles qui ont été importées en Afrique ; pour les comparer, disons-nous, *sous le rapport des influences que le climat exerce sur elles*, il faut évidemment qu'elles se trouvent, sous tous les autres points de vue, dans des conditions à peu près semblables. Si l'on n'a pas le soin de dégager le débat de ces complications, il arrive qu'on additionne cent influences diverses avec celles qui résultent du climat, et qu'on attribue à celui-ci des conséquences dont il est tout à fait innocent ; aucune conclusion n'est donc possible. Or il n'est pas difficile de démontrer que les statistiques comprennent et confondent ainsi bien des éléments hétérogènes et sont conséquemment entachées d'un vice inné et radical de stérilité, au point de vue qui nous occupe du moins. Ce n'est donc pas la peine de tant discuter sur les chiffres ; il faut établir préalablement qu'ils ont une valeur bien réelle.

Les populations européennes transportées, avons-nous dit, ne sont pas dans les mêmes conditions que celles de la métropole, abstraction faite du climat. Si les circonstances dans lesquelles se trouvent les premières sont plus désastreuses, elles doivent évidemment assumer sur elles une partie de la mortalité ; et mettre celle-ci tout entière, ou à peu près, sur le compte du climat, n'est pas un procédé logique de raisonnement ; or il est bien évident que tout contribue jusqu'ici à entraver la progression ascendante des populations immigrées en Afrique : proportions des sexes et des âges, défaut de moralité ; ignorance ou violation des règles hygiéniques, misère, perturbation causée par la guerre, cultures temporairement malsaines à cause de la nécessité d'un défrichement préalable, etc., etc.

En France, plus de femmes que d'hommes ; en Afrique, les premières sont d'un tiers moins nombreuses. En Afrique, les enfants sont proportionnellement plus nombreux qu'en France ; or la mortalité porte sur eux principalement.

Le nombre des enfants mort-nés est fort considérable en Afrique ; mais il faut prendre en considération, d'abord que les avortements y sont très-souvent provoqués, non-seulement dans les unions illicites et chez les femmes galantes, mais aussi chez les femmes mariées, surtout espagnoles. Il est de notoriété publique que telle ou telle matrone se charge de faire avorter ; mais les procédés usités pour arriver à ce résultat sont en général assez vulgairement connus pour qu'on se passe de tous secours étrangers. Ensuite l'enfant né viable n'est trop souvent l'objet d'aucune sollicitude ; fréquemment même il crée des embarras dont on ne tarde pas à s'affranchir. A Oran, le dicton : une telle a confié son enfant aux juives ou aux Espagnoles, signifie : c'est un enfant qu'on veut perdre, qu'on veut sacrifier.

La misère, le souci d'autres occupations, l'ignorance ou le mépris de l'hygiène, les manœuvres ou les omissions criminelles ont certainement une très-large part dans la mortalité des enfants. Les femmes indigènes allaitent d'ordinaire leur progéniture jusque vers la fin de la première dentition, et nous avons vu quelquefois un enfant de 2 ans, debout entre les jambes de la mère accroupie, saisir une mamelle tandis que son jeune frère était pendu à l'autre sein. Cette coutume d'allaiter si tard les enfants, coutume probablement fondée sur les exigences du climat, ne pourrait-elle pas nous fournir quelques renseignements ? Certes, nos colons sont bien loin d'imiter cette conduite, quand ils sèvrent prématurément et donnent trop tôt des aliments de difficile digestion, dans un pays où l'impressionnabilité intestinale, partout si grande dans le jeune âge, est singulièrement exagérée. Il va sans dire que, pour s'acclimater dans un pays quelconque, il faut saisir les indications que dicte l'étude des milieux dans lesquels on est appelé à vivre.

Nous connaissons un médecin d'Oran qui, consulté par plusieurs familles, leur fit comprendre les exigences particulières du climat et leur donna des conseils, exactement suivis, qui furent si fructueux, qu'un capitaine, habitant une ville agricole (Mezerguin) bâtie au bord d'un grand marais salé (sebgha), éleva 9 filles de suite sans en perdre une seule.

M. Boudin fait observer avec beaucoup de raison (Gaz. Méd., 1848,
p. 644) qu'on ne pourrait pas mettre sur le compte de l'acclimatement
toute la diminution de la mortalité, d'année en année, d'un effectif séjour-
nant en Algérie, par la raison qu'une certaine diminution a lieu à l'état
normal et en France. Nous ferons remarquer, avec des motifs tout aussi
justes, qu'on ne doit pas attribuer au climat toute la mortalité des arrivants, puisque, selon ses propres expressions , « on a observé que, *quelle
que soit d'ailleurs la salubrité d'un pays*, un grand nombre des émigrants périssent, et qu'une portion notable revient à la métropole vers la
seconde année (1). »

Par quelque point que nous abordions la question, nous arrivons toujours
à trouver que, abstraction faite du climat, il existe d'autres causes de mortalité. Tant qu'on n'aura pas fait la part exacte de chacune d'elles,— et on
ne parviendra jamais peut-être à l'exprimer en chiffres,— les statistiques ne
seront pas d'un grand secours pour juger le débat.

M. Boudin a posé très-catégoriquement la question en disant que l'acclimatement et le peuplement, sans immigrations , sont impossibles, dans la
partie basse de l'Algérie , par l'Européen qui cultive le sol. On voit que
toute l'Algérie n'est pas condamnée pour insalubrité , mais que certaines
parties seulement sont frappées de proscription. Quoi qu'il en soit , c'est
certainement la culture du sol qui paraît à M. Boudin le plus grand obstacle
à la prospérité de la population , ou, en d'autres termes, l'élément le plus
délétère. Nous avons accordé et même contribué à établir que *la première
culture et le défrichement* sont de puissantes causes de maladies ; mais
c'est une dette qu'on paye une seule fois.

Les statistiques, en ne leur demandant que ce qu'elles peuvent donner,
prouvent-elles bien la haute nocuité de la culture des terres ? Le soldat, qui
ne cultive pas , quoique pourtant on l'occupe quelquefois à des travaux de
défrichement et de terrassement, le soldat a subi une mortalité moyenne
de 77,8 sur 1,000, dans une période de dix ans, de 1837 à 1846 ; et la population civile, qui fournit les cultivateurs, n'a eu que 44,45 décès sur 1,000,
pendant cinq ans, de 1842 à 1846, seule période sur laquelle nous possédons des documents.

Il est à remarquer que le chiffre de la mortalité de la population civile est
resté le même, à très-peu de chose près, pendant ces cinq années, ainsi que
cela ressort du tableau suivant :

____

(1) Annales, etc., *loc. cit.*

1842. . .   44,28 décès sur 1,000 habitans civils européens.
1843. . .   44,20
1844. . .   44,60
1845. . .   44,50
1846. . .   44,72
Moyenne   44,45

Les oscillations de la mortalité de l'armée se sont, au contraire, exercées, de 1837 à 1846, sur une très-large échelle et avec beaucoup d'irrégularité.

1837. . .   101,0 décès sur 1,000 militaires.
1838. . .   45,1
1839. . .   64,3
1840. . .   140,6
1841. . .   108,0
1842. . .   79,0
1843. . .   74,0
1844. . .   54,0
1845. . .   50,0
1846. . .   62,5
Moyenne   77,8

Ces différences s'expliquent facilement : les circonstances défavorables que subit la population civile sont, jusqu'ici, à peu près les mêmes chaque année, et la légère recrudescence de 1846 vient de la misère causée par la grande insurrection de l'année précédente. Le soldat, au contraire, est soumis à mille éventualités qui varient singulièrement selon l'état de paix ou de guerre, de repos ou d'expédition, de séjour dans des contrées saines ou malsaines.

M. Boudin disait, dans l'article des ANNALES que nous avons déjà cité : « Notre armée, parvenue à 100,000 hommes, éprouve, *sous le seul empire du climat*, une mortalité annuelle de 7,000 combattants. » Plus loin : « On voit que les pertes de l'armée d'Afrique en 1846, c'est-à-dire en pleine paix, ont été de 8,000 hommes. » Dans un article inséré par M. Boudin dans la GAZETTE MÉDICALE (1848, p. 646), on lit : « M. Gœdorp s'attache à établir que si le soldat français meurt huit fois plus en Algérie que la population civile du même âge vivant en France, cette mortalité n'est pas due exclusivement au climat. *Il n'est jamais entré dans ma pensée de soutenir la thèse opposée.* On voit que, par une très-rare exception, la pensée de notre savant et affectionné chef n'a pas été ici d'accord avec sa plume. Mais c'est là un lapsus qui vaut à peine un minime reproche. J'aborde le fond de la question

Si le soldat ne subissait que la seule influence du climat, je ne vois pas de raisons pour qu'il mourût beaucoup plus que le civil : or sa mortalité est bien plus forte ; et je ne vois pas plus pourquoi le chiffre des décès oscillerait d'une manière si irrégulière et si prononcée.

Mais, avant tout, ne rapprochez jamais la mortalité de l'armée d'Afrique de celle de nos troupes en France, *mais bien de celle des nos armées en campagne en Europe.* Supposez le soldat parcourant l'Allemagne, par exemple, comme il parcourt l'Algérie, par tous les temps, dans toutes les saisons, et passant quelquefois des mois entiers sous sa tente ; et alors seulement comparez-lui la population militaire de l'Algérie. Les résultats désastreux des fatigues, des privations, des souffrances morales et physiques, ne les attribuez pas au climat.

Nous ne pouvons pas non plus accepter comme exacte cette phrase déjà citée, qu'en 1846 nous avons perdu 8,000 hommes *en pleine paix.* La guerre ne consiste pas seulement *dans les seuls moments de bataille,* mais aussi dans les mouvements, dans les marches, dans les fatigues que nécessitent les opérations qui doivent amener les batailles ou les rencontres. Or une immense insurrection avait bouleversé toute l'Algérie dans l'automne de 1845, et la première moitié de l'année suivante fut certainement une des plus pénibles qu'on ait subies depuis la conquête, à cause des courses continuelles et des fatigues sans nombre de nos troupes. Ajoutons que celles-ci étaient composées en grande partie de régiments nouvellement débarqués, qui, *comme chacun le sait en Afrique,* offrent énormément plus de malades que les vieux régiments *ou que les troupes qui ne sortent pas de l'Algérie,* par exemple les zouaves et les chasseurs d'Afrique. Pour notre part, nous avons passé à peu près tout l'hiver de 1845-46 en campagne et sous notre tente. Des expéditions de très-long cours furent entreprises en 1846, témoin celle de Jousouf ; des razzias furent poussées jusque dans le désert d'Anghad, comme celle du colonel Roche ; enfin c'est aussi pendant cet hiver que nos prisonniers ont été massacrés dans le Maroc, par les ordres d'Abd-el-Kader.

Le climat n'est qu'à un rang très-secondaire dans tout cela.

Pour en finir avec la mortalité de l'armée d'Afrique, nous dirons un mot du mode d'enquête que M. Boudin a proposé pour vider la question de l'acclimatement de la population militaire : demander à chacun des 60 régiments ayant séjourné en Algérie d'indiquer leurs pertes et leur mortalité chaque année. Les statistiques dressées avec ces renseignements ne pourraient mettre presque aucun poids de l'un ou de l'autre côté de la balance.

puisque le nombre des décès dépend d'une foule de circonstances autres que le climat et d'éventualités susceptibles des plus grandes irrégularités. Exemple : un régiment commence par habiter en paix et en repos quelques villes saines du littoral ou de la zone montagneuse, il a fort peu de malades dans les premières années de son séjour ; ensuite il est envoyé dans les marais, ou bien il est *surmené*, et les maladies se déclarent nombreuses et graves dans ses dernières années d'Afrique. En conclurez-vous qu'on ne s'acclimate pas ? Mille fois non. Que ce régiment passe par ces deux périodes, mais en sens contraire et présente la même mortalité intervertie, en déduirez-vous qu'il s'est acclimaté ? Pas davantage.

Plus nous avançons, plus nous voyons que la statistique est un élément brut qui peut devenir la source d'erreurs d'autant plus graves, si on ne l'a analysée, décomposée et soumise à la critique et à la raison, que les erreurs chiffrées ont un faux vernis de vérité par laquelle la masse se laisse séduire. Je trouve réellement plus de signification à de simples faits, contés par des témoins oculaires qui les ont appréciés et jugés à mesure qu'ils se produisaient. Ainsi je ne puis m'empêcher d'accorder un grand poids à l'opinion des deux collègues de M. Boudin, le chirurgien et le pharmacien en chef de l'armée des Alpes (1), qui, *ayant passé chacun seize ou dix-sept ans en Afrique*, ont vu se dérouler sous leurs yeux toutes les péripéties et toutes les phases de notre colonisation, et ont été conduits, par leur vaste et longue expérience, à ce résultat, que la prolongation du séjour crée des immunités morbides, et que les foyers paludéens disparaissent ou s'amoindrissent par les travaux des hommes. Je ne puis pas plus me défendre d'accueillir, comme l'expression de la vérité, les conclusions auxquelles est arrivé notre excellent ami et collègue le docteur Rouis, après avoir consciencieusement observé et sainement apprécié ce qui se passait sous ses yeux dans le pays de Bougie et de la Chiffa. Voici ces conclusions : de deux fractions de troupes, dont l'une se livrait aux occupations militaires habituelles et dont l'autre était employée à des travaux agricoles, cette dernière offrait un nombre de malades de beaucoup inférieur. Les colons doivent le plus souvent leurs maladies à des excès, à la négligence de s'abriter la nuit, à la non-observation des règles hygiéniques et alimentaires qu'exige le climat. Entre autres faits remarquables que nous devons à notre collègue, et que les limites de cet article nous empêchent de consigner tous ici, nous

---

(1) Nous demandons pardon à ces messieurs de consigner ici, sans nous y être fait autoriser, le résultat de nos conversations particulières avec eux.

citerons seulement le suivant : trois cents faucheurs ou faneurs, occupés dans la plaine pendant tout le mois de mai, ont à peine présenté quelques fiévreux, tandis que la garnison avait un effectif énorme de malades à la chambre ou à l'hôpital. Ces faucheurs ne couchaient pas en plein air, mais revenaient le soir dans la ville. Ils ne faisaient aucun service militaire.

Résumons-nous.

1° Avant de s'escrimer contre chaque chiffre d'une statistique, il faut chercher si cette statistique a de la signification dans la matière qui fait l'objet du conflit : c'est ce que nous avons entrepris. Nous sommes arrivé à accorder très-peu de valeur aux chiffres bruts, et à reconnaître qu'il est très-difficile, à peu près impossible de les décomposer en éléments significatifs numériquement exprimés ; de sorte que l'expérience et l'observation des faits valent mieux peut-être, en dernière analyse, que toutes les statistiques actuelles, dans le débat qui s'agite aujourd'hui.

2° La mortalité des troupes et des populations européennes en Algérie étant le résultat de causes nombreuses, parmi lesquelles le climat occupe un rang secondaire, on ne peut logiquement lui imputer cette mortalité.

3° Pour comparer l'influence du climat sur les populations françaises de la métropole ou de l'Algérie, il faut ou que les autres influences soient égales de part et d'autre, ou qu'on puisse évaluer leur rôle ; or il existe inégalité manifeste, et l'appréciation n'a pas été faite.

On nous a dit : C'est par pure hypothèse que vous admettez la possibilité de l'acclimatement de l'Européen, à l'état de colon, dans les parties basses et sur le littoral de l'Algérie. Nous avons répondu en faisant ressortir que les statistiques invoquées pour établir que les populations périclitent au lieu de prospérer, ne prouvent pas du tout l'impossibilité de l'acclimatement, par la raison que le nombre des décès, provisoirement considérable, dépend de beaucoup de circonstances temporaires parmi lesquelles le climat joue souvent un faible rôle ; circonstances de nature à disparaître peu à peu par l'assiduité des travaux agricoles, la sollicitude et l'attitude franche du gouvernement, une meilleure entente de l'hygiène, etc.

Nous avons ensuite établi que l'acclimatement est érigé en réalité par les faits interprétés, ou, si l'on aime mieux, par l'expérience. Nous ajouterons que la grande majorité, la presque totalité des médecins qui ont passé plus ou moins de temps en Algérie, ont été conduits à la même conviction que la nôtre. Sans doute, on n'attend pas de nous l'interminable énumération de tous ces faits qui, pour demeurer significatifs, ne peuvent être présentés sous forme simplifiée et abrégée, c'est-à-dire en chiffres. Nous avons dû nous contenter d'en indiquer les principales catégories, savoir : diminution très-considérable des malades à mesure qu'un corps de troupe séjourne depuis plus longtemps en Afrique ; diminution de la mortalité après le défrichement achevé et la mise en culture des terres voisines du lieu dans lequel on observe ; robuste santé des corps qui restent continuellement en Afrique, comme les zouaves, etc.

Nous nous proposons de démontrer aujourd'hui que :

1° L'acclimatement de l'espèce humaine dans des régions très-différentes est une loi, un dogme. De là il résulte d'abord que nous ne faisons qu'appliquer la règle générale, quand nous disons que l'Européen peut prospérer en couvrant de cultures les parties basses de l'Algérie ; ensuite qu'en niant cet acclimatement ou même en le révoquant en doute, on cherche à constituer une exception. Il est évident que c'est à celui qui veut établir la réalité du fait exceptionnel à fournir des preuves ; or les statistiques sur lesquelles on cherche à baser celles-ci ne peuvent pas vider la question. Enfin, il ressort aussi qu'on doit substituer aux mots *l'hypothèse de l'acclimatement*, ceux-ci : *l'hypothèse du non-acclimatement*.

2° Que l'analogie prouve l'acclimatement du colon européen dans la basse Algérie.

3° Nous apprécierons quelques faits cités par la partie adverse.

I. — DOGME DE L'ACCLIMATEMENT.

Dans la GAZETTE MÉDICALE du 26 avril, nous avons cité quelques faits pour établir l'acclimatement des peuples dans diverses régions ; aujourd'hui ils se présentent en foule sous notre plume.

En promenant nos yeux sur la carte du monde, nous trouvons bien peu de pays qui soient encore peuplés par les purs descendants des autochthones ou habitants primitifs ; partout, au contraire, nous voyons les races se ruer les unes sur les autres, se pénétrer réciproquement, émigrer surtout du nord au sud, et quelquefois se déplacer mutuellement en masse, en subissant des oscillations alternatives de va-et-vient. Le plus petit nombre des races émigrées se conserve sans mélange ; les autres se combinent avec les peuples conquis de manière à effacer en partie ceux-ci ou à être elles-mêmes absorbées. La plupart de ces peuples cultivent, bâtissent, prospèrent et se perpétuent, jusqu'au jour où de nouvelles nations viendront jouer à leur égard le rôle qu'ils ont rempli autrefois envers les regnicoles. En réalité la foule vivante, qui pullule à la surface du globe, est donc agitée d'un perpétuel flux et reflux ; elle est incessamment brassée par des espèces d'ondulations qui produisent des substitutions ou des mélanges ; c'est la mobilité et le mouvement, et non pas l'inamovibilité de peuples naissant, vivant et mourant sur place comme un végétal.

Quoique, en général, les races des pays tempérés s'acclimatent moins facilement dans les zones plus chaudes, que les habitants de celles-ci dans les contrées plus froides, l'histoire nous montre pourtant presque toujours les peuples du Nord envahissant et domptant ceux du Midi ; la réciproque a lieu bien rarement. L'Europe, l'Asie, l'Afrique et l'Amérique sont soumises à cette grande loi.

La Grèce couvre de colonies florissantes l'Italie et l'Asie Mineure ; les filles ne tardent pas à devenir aussi puissantes que leurs mères. Les Phéniciens avaient, de leur côté, jeté quelques populations en Europe. Les Phocéens fondent, 599 ans avant Jésus-Christ, Marseille, Nice, Antibes, etc. Les Gaulois, mêlés aux Grecs, pénètrent dans l'Asie Mineure, se font ceder un territoire par Nicomède 1er, roi de Bythinie (278 ans avant Jésus-Christ), et prospèrent si bien que bientôt ils agrandissent leur pays par la force des armes, etc., etc.

Les nations hunique et gothique, peuples aux cheveux blonds, à la taille élancée et à la peau blanche, quittent l'Asie septentrionale, 500 ans à peu près avant Jésus-Christ, arrivent en Europe et s'établissent en Scandinavie. De là des hordes innombrables se précipitent sur l'empire romain et s'implantent dans tous les pays méridionaux de l'Europe, et passent même jusqu'en Afrique.

Les Hérules, les Lombards, et surtout les Ostrogoths, s'emparent de l'Italie : ils n'y passent pas comme un flot dévastateur, car les Lombards s'établissent dans le pays qui a conservé leur nom, et les Ostrogoths fondent un puissant empire. Sous Théodoric le Grand, ils cultivent, dessèchent les marais, élèvent des villes et des monuments. Peu à peu toutes ces populations nouvelles se combinent et se croisent avec les anciennes : il en résulte les Italiens modernes.

En Espagne, les Visigoths et les Vandales occupent la Bétique qui prend le nom de Vandalousie, d'où l'on a fait Andalousie ; de là ils passent en Afrique où nous les retrouverons bientôt. Ces hommes du Nord s'implantent et prospèrent sur le sol ibérien, jusqu'à ce que les Maures d'Afrique passent le détroit et refoulent le christianisme. Les musulmans s'acclimatent et fondent une civilisation qui avait peu de rivales à redouter à cette époque, dans toute l'Europe. Mais, en 718, don Pélage commence à reprendre l'offensive ; les Maures sont peu à peu repoussés, Ferdinand leur enlève leur dernier boulevard, et Philippe III achève d'exporter leurs dernières populations en les arrachant de vive force à la terre qu'elles ne voulaient point quitter. De la fusion des anciens Ibériens, des Romains, des Scandinaves, et même des Maures, sont nés les Espagnols de nos jours. — Ainsi, d'une part, les nations scandinaviques s'acclimatent en Espagne, se mélangent, et se perpétuent ainsi jusqu'à nous ; et, d'autre part, les Maures, venus d'Afrique, s'acclimatent également et prospèrent à un haut degré.

Les Normands, dont le nom indique l'origine, commencent à menacer les côtes de France, vers la mort de Charlemagne (814) ; bientôt ils s'établissent et procréent dans l'une de nos plus riches provinces. Quant à la nation française actuelle, c'est un mélange, en proportions inégales, de Gaulois, de quelques Romains et de Francs ; elle florit sur une étendue dont les deux points extrêmes, nord et sud, offrent entre eux plus de différence de température qu'on n'en observe entre nos côtes méditerranéennes et le littoral algérien.

L'Amérique nous offre un spectacle qu'on peut considérer comme l'analogue de l'envahissement de l'empire romain par les Barbares ; nous voulons parler de ces grandes migrations des peuples du Nord , qui , à partir de 648 jusqu'en 1196, se déversèrent des contrées boréales jusque dans l'Amérique du Sud , en fondant sur leur passage de durables populations et de puissants royaumes. Le Mexique reçoit successivement les Toultèques, les Chichimèques, les Nahualtèques, les Acalhues et les Astèques. On sait dans quel état de prospérité et de civilisation ces derniers furent trouvés par les conquérants espagnols : architecture, canaux et digues, agriculture, luxe, rien ne laissait à désirer sous Montésuma. Les Astèques n'avaient point traversé le pays en passagers d'un jour ; ils s'y étaient implantés. Et notons bien que toutes ces migrations appartiennent aux temps historiques : les monuments du Mexique et du Pérou nous en transmettent le souvenir.

Il y a plus, les philologues et les anthropologistes (1) sont très-généralement d'accord aujourd'hui sur le mode de peuplement primitif des deux Amériques : 1° peuples de l'Asie septentrionale ayant passé le détroit de Beering et s'étant répandus dans les deux Amériques, sous forme d'un grand courant dirigé du nord au sud ; 2° migrations de Malais, de Madécasses et d'autres Africains, de quelques Gouanches, Égyptiens et Phéniciens, peut-être même d'un petit nombre de Normands.

Les philologues que nous avons cités et beaucoup d'autres encore (2) établissent que la population américaine constitue une même race, modifiée dans ses caractères accessoires par les climats, l'altitude de son habitation et son régime de vie, et que c'est seulement dans les régions boréales et magellaniques qu'on observe de notables dissemblances. On nous dira sans doute : quelles analogies trouvez-vous entre ces peaux rouges et leurs prétendus pères sibériens ? Les linguistes dont nous avons parlé vous feront voir une parenté très-rapprochée entre certaines langues amé-

---

(1) Fischer, CONJECTURES SUR L'ORIGINE DES AMÉRICAINS. — Hervas, SAGGIO PRATICO DELLE LINGUE ; et VOCABOLARIO POLIGLOTTO. — George de Horn, DE ORIGINIBUS AMERICANIS, *libri* IV, 1699. — Humboldt, ESSAI POLITIQUE SUR LA NOUVELLE-ESPAGNE. — Humboldt et Bonpland, RELATION HISTORIQUE DU VOYAGE, etc. — Malte-Brun, PRÉCIS DE GÉOGRAPHIE UNIVERSELLE. — V. aussi le travail de M. Vater, dans le MITHRIDATES, etc., etc.

(2) Blumenbach, DE VARIETATE, p. 257, 146, 183, 194, 283. — De Humboldt, ESSAI, etc. — Félix de Beaujour, APERÇU DES ÉTATS-UNIS, p. 173. — G. Forster, VOYAGE AUX CÔTES NORD-OUEST DE L'AMÉRIQUE, III, p. 65, etc., etc.

ricaines et asiatiques ; dans un journal de médecine, nous ne pouvons insister sur ce sujet, pas plus que sur l'art monumental. Nous nous contenterons de faire observer que la combinaison de tant d'émigrants a dû produire des effets spéciaux, et que les nouveaux milieux dans lesquels on vit modifient singulièrement l'espèce humaine dans la suite de ses générations. Sous l'influence de ces deux causes combinées, les nations hunique et gothique se sont dépouillées d'une partie de leurs caractères primitifs en Italie et en Espagne. Mais les peuples qui ne se mélangent pas les ont conservés, sauf quelques modifications apportées par le climat : ainsi on reconnaît partout le Juif à son type particulier ; seulement, dans les contrées humides, il devient replet et lymphatique, et, dans les régions sèches, il est sanguin ou bilieux, selon que la froidure ou la chaleur accompagnent la sécheresse. Il existe, dans quelques points de l'Europe, des peuplades, les Cagots, qui sont restées assez pures de mélanges pour présenter encore des caractères bien accusés qui trahissent leur origine scandinavique ; et en Afrique, la grande tribu berbère des Chaouïa, qui habite les monts Aurès et les vastes plaines environnantes, est composée de beaucoup d'individus à peau blanche, à cheveux blonds et à taille élancée. Il résulte de plusieurs communications faites à l'Académie des sciences (1), par M. Guyon, chirurgien en chef de l'armée d'Afrique, que les Chaouïa sont les descendants des Vandales, comme les Cagots sont les enfants des Goths. Nous ferons remarquer en passant que ces Scandinaves se sont parfaitement acclimatés, quoique cultivant et arrosant leurs terres. On sait, du reste, que tous les Berbères sont agriculteurs, tandis que les Arabes, tout en cultivant aussi, sont surtout nomades et pasteurs.

Nous disions que le climat, abstraction faite de la fusion des races, imprime des changements aux populations ; en effet, le Français du Nord ne ressemble pas à celui du Midi, et l'enfant qui naît aux Antilles, de père et de mère européens, le créole en un mot, a aussi un cachet particulier. En jetant les yeux sur les nombreuses îles de la Malaisie, de la Mélanésie, de la Polynésie et de la Micronésie, on s'aperçoit bientôt que les races des Papous et des Malais revêtent des caractères accidentels spéciaux dans les différentes terres un peu éloignées les unes des autres ; qui ne connaît, par exemple, la grêle et chétive structure des indigènes de la Nouvelle-Hollande?

Ces considérations nous ont conduit loin de l'Amérique et des migrations qui ont oscillé dans ces deux péninsules. Nous ne pouvons pourtant pas

---

(1) Académie des sciences, séance du 5 juillet 1848.

quitter le Nouveau-Monde sans rappeler le fait de Haïti, où la race nègre se perpétue sans immigrations.

L'Afrique septentrionale a eu pour habitants les Libyens et les Gétuliens, les Maurusiens (Maures des Latins), les Carthaginois, les Romains, les Vandales, les Arabes, les Turcs, les Espagnols et les Français. Les habitants actuels sont les autochthones, augmentés des autres peuples, jusques et y compris les Vandales et les Turcs, qui se sont fondus avec eux en proportions diverses. Nous avons dit que certaines peuplades scandinaviques ne s'étaient que peu ou pas mélangées et avaient conservé leurs caractères primitifs : tels sont les Chaouïa. L'acclimatement est ainsi prouvé, dans la montagne et dans les plaines, pour les peuples septentrionaux cultivant eux-mêmes la terre. Les Turcs, nous l'avons dit également, se sont croisés d'abord avec les femmes indigènes et ont produit les Coulouglis, race vivace, forte et belle, qui se perpétue aujourd'hui sans nouvelles fusions.

Les Berbères, qui habitaient autrefois le littoral, ont été peu à peu repoussés dans l'intérieur et vivent aujourd'hui jusque dans les régions les plus torrides de l'Afrique centrale. La datte ne mûrit point dans le Tell, mais elle devient excellente dans les chaudes oasis de Souf, Tougourt, Ouargla, Guéléa et dans le pays des Touat; or la race berbère se retrouve et sur les sommets de l'Atlas et dans les terres basses (1) et calcinées des oasis du Sahara algérien. On comprend que nous avons parlé ici de la datte comme point de repère : la végétation nous a servi de thermomètre. Mais il y a plus, les Touareg, ces flibustiers du Sahara central, sont aussi regardés comme de race berbère. Répandus sur toute la surface du Falat (désert central), ils ont des villes populeuses sur les frontières du Soudan, où ils vivent côte à côte avec les noirs, sous le soleil le plus ardent ; et, d'un autre côté, certaines peuplades de la même nation sont perchées sur les monts Hoggar, immense pâté montagneux qui surgit, comme une grande île, du sein des sables de l'océan du désert. Il fait assez froid sur ces montagnes, pendant l'hiver, pour que les Touareg s'enveloppent dans des vêtements de laine doublés de pelleteries et pour qu'ils se renferment dans d'étroites tentes circulaires en peaux (2). Si la race blanche s'est répandue du littoral au Soudan, sur près de 600 lieues du N. au S., la race noire a aussi, de son côté, dépassé ses limites premières et a jeté, à travers le Falat, jusque dans les oasis du Sahara algérien, des populations qui vivent

_____

(1) L'oasis de Biskra n'a que 75 mètres au-dessus de la mer, d'après les observations de M. Fournel.

(2) LE SAHARA ALGÉRIEN, par le colonel Daumas. 1845, p. 329. Voyez aussi notre EXPÉDITION DU GÉNÉRAL CAVAIGNAC DANS LE SAHARA ALGÉRIEN.

côte à côte avec les blancs ou qui s'y sont mêlées de manière que des oasis florissantes sont entièrement habitées par une race croisée.

Plus nous avançons, plus nous trouvons que l'acclimatement est un dogme, un axiome; plus nous trouvons qu'une même espèce peut vivre et se perpétuer sous des cieux bien différents.

Notre sujet a pris tellement d'extension, que nous serons court en ce qui concerne l'Asie, ce berceau des peuples et de la civilisation. Nous l'avons déjà vue déverser en foule des enfants en Amérique et en Europe; qu'il nous suffise de rappeler, en terminant, les invasions réitérées des races tartare et mongole en Chine et dans l'Indoustan.

Parmi les peuples émigrants dont nous avons parlé, tous ne se sont point établis dans leurs conquêtes en y transportant leurs pénates, leurs familles, en un mot une population complète : plusieurs se sont contentés de former une caste aristocratique, une sorte d'oligarchie qui a conservé le pouvoir plus ou moins longtemps; mais beaucoup ont réellement transféré leur nationalité d'un ciel sous un autre, y ont vécu, prospéré et procréé.

Un homme qui a parcouru tant de pays de la terre, qui a tant vu et si bien vu, qui a cultivé un si grand nombre de sciences naturelles et anthropologiques, toujours avec distinction, souvent avec profondeur, Alex. de Humboldt, a donc raison de dire, dans un livre qui résume toute sa vie (1), que l'homme a une merveilleuse flexibilité d'organisation qui se plie à tous les climats.

II. — LES ANALOGIES, COMME L'EXPÉRIENCE, ÉTABLISSENT QUE L'EUROPÉEN S'ACCLIMATE EN ALGÉRIE.

C'est dans les ouvrages du savant que nous venons de citer que nous puiserons les documents propres à prouver à *fortiori*, en invoquant les analogies, que l'Européen peut s'implanter sur le sol africain.

Nous avons dit, dans la GAZ. MÉD des 22 et 26 avril, que les populations espagnole et portugaise se sont parfaitement acclimatées dans l'Améque méridionale et peuplent aujourd'hui à peu près seules tout le littoral, après avoir détruit ou refoulé les regnicoles. Nous allons prévenir l'objection qui attribuerait cet acclimatement à ce que les hauteurs compensent la latitude.

On a en général exagéré l'élévation des savanes, des campos, des llanos

---

(1) COSMOS, traduction par Faye, p. 422.

et des pampas. « Quant aux llanos de l'Amérique, dit M. de Humboldt (1),
j'ai trouvé par les hauteurs barométriques observées à Colabozo, à la villa
del Pao et à l'embouchure du Mela, qu'ils n'ont que 40 à 50 toises au-dessus du niveau de la mer. » Il n'accorde pas plus d'altitude aux llanos du
bas Orénoque, de Buenos-Ayres et de Caracas, qu'aux plaines de la Lombardie, qui ne dépassent pas de 60 toises le niveau de la Méditerranée.
Les vastes terres unies situées surtout entre le haut Orénoque, le Cono-
richite et le Cassiquaire, sont de véritables marécages temporaires qui se
dessèchent entièrement après avoir été couverts, pendant l'hivernage, de
nappes d'eau qui atteignent jusqu'à 12 ou 15 pieds d'épaisseur. Les villes
du littoral sont extrêmement chaudes, et les soins d'hygiène publique ne les
ont pas toutes débarrassées des foyers accidentels qui existent dans leur
sein ou aux environs. Ainsi Cumana (2) a des marais salés et des mangla-
res (3); Rio-Janeiro recèle des eaux stagnantes dans sa partie basse, etc., etc.
Pourtant les races européennes se multiplient dans ces pays, incomparablement plus chauds et plus humides que les parties basses de l'Algérie ;
elles y prospèrent, quoique les immigrations soient des plus insignifiantes
aujourd'hui, et que de perpétuelles tourmentes politiques arrêtent le commerce et les productions agricoles et industrielles. Je sais bien que le créole
ne remue point la terre de ses propres mains; mais il vit souvent dans ses
plantations, parmi ses esclaves, respire le même air, absorbe les mêmes
émanations.

Les pays compris autrefois, dans l'Amérique septentrionale, sous le nom
de Nouvelle-Espagne, nous offrent des analogies avec nos provinces africaines, en ce que le territoire s'élève graduellement du littoral jusqu'aux
provincias internas.

Les *tierras calientes* bordent l'Océan en forme de bande qui se renfle et
projette vers l'intérieur de vastes plaines que leur altitude, qui est de
300 mètres, je crois, ne préserve pas d'une moyenne de 25° à 26° centigrades, c'est-à-dire 8 ou 9 degrés de plus qu'à Naples (4), et 7 ou 8 de
plus qu'à Alger, où la température n'atteint pas 18°. Quand les Européens
non acclimatés, dit M. de Humboldt, fréquentent pendant longtemps ces
fertiles régions et s'y réunissent dans des villes populeuses, elles deviennent le site de la fièvre jaune. « Dans les pays très-chauds, mais secs à la

---

(1) Voyage de Humboldt et Bompland, relation historique, t. I, p. 150, 155.

(2) *Id.*, p. 324.

(3) On appelle ainsi les lieux plantés de palétuviers, *rhizophora mangla.*

(4) De Humboldt, Essai politique sur la Nouvelle-Espagne. Grand in-4°, t. I,
p. 39.

fois, continue le savant voyageur, l'espèce humaine jouit, » au contraire , « d'une *longévité peut-être plus grande que dans la zone tempérée...* Les Européens qui , à un âge un peu avancé, se transportent dans la partie équinoxiale des colonies espagnoles , y parviennent généralement à une belle et heureuse vieillesse. A la Vera-Cruz, « dans les *tierras calientes*, au milieu des épidémies de *vomissement noir*, les indigènes et les Européens déjà acclimatés depuis quelques années jouissent de la santé la plus parfaite. » Plus loin : que, dans les régions chaudes et humides (p. 60), la mortalité est considérable chez les jeunes gens et surtout chez les enfants, d'autant plus que ceux-ci sont laissés par leurs parents indigènes dans le plus affligeant abandon ; que le fléau de ces contrées consiste dans des fièvres intermittentes surtout tierces ; que , dans ces pays chauds et humides, la mortalité est si grande, que la population n'y fait *presque pas* de progrès sensibles; que dans la ville de Panuco (1), dont la température est aussi brûlante qu'à Vera-Cruz, les décès l'emportent sur les naissances , quoique la fièvre jaune n'y règne pas ; que , dans les contrées froides, au contraire , —nous verrons ce qu'on doit entendre par là, —les décès sont aux naissances comme 100 : 190, ou même comme 100 : 200.

La bande tempréeé, *tierras templadas*, a une moyenne de 20° à 21°, c'est-à-dire beaucoup plus élevée que celle des lieux les plus chauds de l'Algérie. « C'est le beau climat de Xalappa, de Tasco, et de Chilpanziago, trois villes célèbres par l'extrême salubrité de leur climat, » dit M. de Humboldt (p. 40).

En continuant de progresser du littoral vers l'intérieur, on arrive dans la bande appelée froide et dans les *provincias internas* ; c'est là qu'est située , à 1,168 toises au-dessus de l'Océan , la ville de Mexico, dont la moyenne thermométrique dépasse 16°, degré qu'atteint à peine Tlemcen , assise , en Algérie , à 300 mètres seulement au-dessus de la Méditerranée.

Il résulte de ces citations et en général de tout l'ouvrage de M. de Humboldt, que :

1° La population prospère dans les régions chaudes plus que dans les plaines basses de l'Algérie;

2° Les pays très-chauds et secs sont sains ;

3° Les contrées très-chaudes et humides (nous n'avons rien de comparable en Algérie) sont malsaines, et la population n'y augmente presque pas;

4° Les influences les plus délétères qui règnent dans ces contrées sont celles que nous avons appelées *conditions accidentelles ;*

---

(1) M. de Humboldt pense que la chaleur n'est pas la seule cause de cette mortalité.

5° La mortalité porte surtout, comme en Afrique, sur l'enfance, et le défaut de soins y est pour beaucoup ;

6° Tout ceci est applicable à l'Européen comme à l'indigène ; l'Européen
s'acclimate à peu près partout et *a même plus de chances de longévité
que le regnicole*, ainsi qu'on peut le voir par les tableaux suivants (p. 141
et seq.) :

> Sur 100 blancs créoles (Espagnols). . . 8 ont dépassé 50 ans.
> Sur 100 Indiens 6 4/5
> Sur 100 mulâtres. 7
> Sur 100 individus d'autres castes mêlées. 6

« Ces calculs, continue M. de Humboldt, en confirmant l'admirable uniformité qui règne dans toutes les lois de la nature, paraissent indiquer que
la longévité est un peu plus grande dans les races les mieux nourries et
dans lesquelles l'époque de la puberté est plus tardive.

Les chiffres suivants donneront une idée de la prospérité, de l'accroissement et de la composition des populations de la Nouvelle-Espagne à l'é-
poque du voyage du savant explorateur.

En 1803, la population totale pouvait être estimée à 5,200,000 âmes,
parmi lesquelles on comptait 1,200,000 Européens, 8,000 nègres seulement, et, en tout, de 9 à 10,000 esclaves. C'est donc la colonie espagnole où les noirs sont le moins nombreux. La proportion annuelle des
naissances aux décès est comme 170 : 100, d'où il suit que la population
doublerait chaque 19 ans si cette marche ascendante n'était pas entravée
de temps en temps par des circonstances perturbatrices, telles que les
fièvres paludéennes, le vomito-negro, la variole (1), les famines et le
matlazahualt, affection propre aux Indiens (p. 58, 65, 64). « Les progrès
(p. 75) que la population a faits au Mexique et dans l'Amérique septentrionale, ajoute M. de Humboldt, sont simplement dus aux effets d'un accroissement de la prospérité intérieure. » Les immigrations y ont peu contribué ; on peut les évaluer à 800 arrivants par année, de sorte qu'il faudrait
100 ans pour introduire 80,000 Européens.

Les terres sont cultivées par les noirs, par les esclaves et par les indigènes libres qu'on prend à la journée ; les Européens vivent, les uns dans
les villes, les autres dans leurs plantations.

Certes voilà une bien puissante analogie en faveur de l'acclimatement
dans nos provinces africaines ; et il est à noter que nous raisonnons *à for-*

---

(1) Selon le franciscain Torribio, la variole a enlevé en 1520 la moitié de la
population.

tiori, comme nous l'avons fait voir en comparant les trois bandes mexicaines aux observations thermométriques prises en Algérie.

Les parties basses de l'Andalousie sont aussi chaudes que les plaines du littoral algérien; *la canne à sucre y croît*. Personne n'a songé à révoquer en doute l'acclimatement de l'Espagnol qui cultive ces terres. Eh bien! cet Espagnol, transporté à Oran, présente plus de mortalité que dans sa patrie, quoiqu'il n'ait pas changé de température et qu'Oran n'offre que très-peu de fièvres paludéennes. C'est que l'immigrant en Afrique trouve temporairement bien d'autres causes de mortalité, parmi lesquelles le climat occupe un rang secondaire. Bien plus, en Andalousie l'Espagnol cultivait; en Afrique il est marchand. Où est donc la haute nocuité de la culture des terres au voisinage de la ligne isotherme 18°?

Nous ne craignons pas qu'on nous accuse d'avoir inconsidérément parcouru les quatre parties du monde et d'avoir en vain feuilleté l'histoire depuis ses premiers temps ou sondé les vieilles traditions, tout cela pour arriver à la question de l'acclimatement en Algérie. Notre but a été bien nettement annoncé : établir que l'acclimatement est une loi, une règle, un dogme. S'il existe des exceptions, c'est pour des contrées essentiellement différentes de l'Algérie, le Bengale et Java, par exemple. Supposer que l'Européen ne s'acclimate pas comme colon dans les parties basses de l'Algérie, c'est faire une hypothèse, c'est essayer de constituer une exception. La loi de l'acclimatement peut se tenir tranquille et se renfermer dans une sécurité parfaite, jusqu'à ce que ses antagonistes aient prouvé tout à leurs frais, que, par exception, il existe incompatibilité entre l'Européen et le littoral algérien. Or ils se sont appuyés sur des statistiques qui ne peuvent fournir ces preuves. A la rigueur, il n'y a donc pas lieu de se défendre, ou du moins il en serait ainsi si la cause du non-acclimatement n'avait trouvé dans M. Boudin un habile avocat qui a su répandre dans son plaidoyer l'attrait qui résulte toujours d'une conviction profonde et sincère et le prestige de son grand talent; si cette cause n'avait fait des prosélytes jusque dans la chambre législative (M. Desjobert); si, enfin, il n'importait de prévenir les conséquences désastreuses pour le pays qu'entraîneraient ces opinions si elles venaient à trouver créance.

III. — Examen de la valeur de quelques énoncés et de certaines catégories de faits.

« Dans les pays compris entre les deux lignes isothermes 18°, dit M. Boudin (1), la culture du sol ne devient possible à l'Européen que sur les

---

(1) Annales, etc., *loc. cit.*

points dont l'altitude anihile en quelque sorte la latitude géographique. »
D'après cet énoncé, on peut immédiatement conclure que l'Algérie, en général, est cultivable et colonisable, car toute la zone montagneuse, qui
occupe la plus grande partie de notre territoire, est loin d'atteindre 18°.
Tlemcen, qui n'est qu'à une douzaine de lieues de la Méditerranée, à une
altitude de 300 mètres, n'atteint déjà plus 16° en moyenne. Sebdou, à
9 lieues au sud de Tlemcen, présente une élévation de 600 mètres, et on
y a observé jusqu'à 7° au-dessous de 0. Mais il y a plus : beaucoup de
points du littoral n'arrivent pas à 18°, par exemple Oran et Alger. Bone
et Bougie dépassent un peu ce chiffre, et il en est probablement de même
de plusieurs plaines du littoral.

Qu'on cherche à établir, au point de vue de la doctrine ou de l'hygiène
locale, que l'Européen ne peut s'acclimater en cultivant les plaines du littoral, nous le concevons parfaitement; mais cette hypothèse fût-elle érigée
en réalité, il n'en résulterait nullement qu'on ne doit point coloniser l'Algérie en général : les marais de la Sologne n'entachent pas d'insalubrité
les pays environnants; le faible accroissement des populations dans les
tierras calientes du Mexique n'empêche pas que, dans tout le pays considéré en bloc, les naissances sont aux décès comme 170 : 100.

Dans le même travail, notre savant confrère et chef fait figurer parmi
les pièces du procès, les maladies qui ont décimé si rapidement les légions
romaines, près d'Utique, et les troupes de débarquement de Charles-
Quint, non loin d'Alger.

Ces faits bruts ne prouvent rien pour ni contre l'acclimatement, rien
pour ni contre la salubrité du pays. Le typhus a ravagé nos armées dans
les derniers jours de l'empire; des dyssenteries, des fièvres typhoïdes ont
bien des fois désolé les troupes dans leur patrie même, ce qui ne veut pas
dire qu'on ne s'acclimate pas chez soi. Diodore de Sicile (1) nous parle
d'une armée carthaginoise qui fut extrêmement maltraitée par une maladie
contagieuse, près de Syracuse, du temps de Denys : on voit que l'Europe
se conduit envers l'Afrique comme celle-ci envers la première. Mais la
même scène se passe aussi entre pays européens; car, suivant le même
auteur, une armée grecque avait essuyé une pareille épidémie dans les
mêmes lieux, quelque temps auparavant.

M. Boudin nous rappelle que les soldats romains, au dire d'un historien grave, ne pouvaient pas se perpétuer à Tarente ni à Antium. Ce fait
nous paraît incroyable; s'il est vrai, nous désirerions savoir dans quel
état se trouvait la Tarente d'alors, bien différente sans doute de la ville

---

(1) Diodore de Sicile, Ed. Panckouke. 7 vol. in-8°, 1837, t. IV, p. 358.

d'aujourd'hui dans laquelle je ne sache pas que la population périclite. Quoi! le Romain ne pourrait pas se perpétuer dans Tarente sa voisine! mais le Français s'éteindrait donc aussi en Corse, l'habitant de Cherbourg à Marseille ou à Toulon, le Navarrais à Cadix! L'homme, que nous regardions comme cosmopolite, n'est donc qu'un esclave attaché à la glèbe; il croît, grandit et meurt sur place, comme une plante ou un zoophyte. Les peuples qui se déplacent, se substituent l'un à l'autre, ou se refoulent, sont donc condamnés à périr tous sous des cieux étrangers! Enfin, si l'on vient à admettre ces opinions, il faut aussi supposer que le monde a été primitivement peuplé par une multitude de couples humains à caractères infiniment variés; que chaque région a eu ses autochthones, différents sur ses plages basses et sur ses hautes montagnes; que chaque île a eu son Adam et Ève ou son Deucalion et Pyrrha. Le moindre défaut de cette idée, *que je ne prête à personne*, serait d'être peu chrétienne; mais l'histoire et la cosmogonie la rejettent absolument, ce qui est beaucoup plus grave.

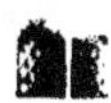

Quatrième article.

**I. Des colonies en général et de l'Algérie en particulier. — II. Fertilité
et productions. — III. Fusion des races.**

Malgré la grande extension donnée dans ces derniers temps, et à juste
titre, au domaine de l'hygiène publique, malgré les nombreux emprunts
qu'on fait à cette science pour la solution des questions relatives aux établissements industriels, à la construction des villes, aux travaux d'assainissement, à la colonisation, etc., il faut pourtant convenir que le triple point
de vue sous lequel nous allons envisager notre sujet ne rentre pas bien
rigoureusement dans la spécialité de la Gazette Médicale. Nous sommes
pourtant obligé d'aborder franchement ces faces de la question. Les Annales d'hygiène publique et de médecine légale ayant ouvert leurs
colonnes à un chapitre de M. Boudin, dans lequel ce savant confrère envisage son sujet sous les rapports économique et public, notre argumentation
ne serait pas complète si elle ne le suivait sur ce terrain, et l'on pourrait
croire que, tout en contestant l'exactitude des conclusions de notre honoré
chef relativement à l'hygiène, nous lui accordons pourtant raison quant à
ce qui regarde l'économie politique ; or il est loin d'en être ainsi.

Dans le paragraphe qui suit, l'auteur donne ses considérants :

« Depuis 1830, l'Algérie a englouti plus de 1,400,000,000 de francs ;
elle a donné la mort à 100,000 de nos meilleurs soldats. Son budget dépasse
aujourd'hui 120 millions ; son armée, parvenue à un effectif de 100,000
hommes, éprouve, sous le seul empire du climat, une mortalité annuelle
de 7,080 combattants ; elle demande chaque année un fils à plus de 20,000
familles. La masse croissante des importations en céréales et en bestiaux
atteste l'insuffisance des produits du sol, même pour la seule nourriture de
l'armée ; le blé récolté sur place atteint un prix presque double de celui du

blé d'Odessa. Après dix-huit années d'efforts inouïs, l'Algérie ne compte pas même 10,000 cultivateurs. Partout jusqu'ici la race arabe se montre réfractaire à la conversion religieuse, réfractaire à la civilisation européenne, réfractaire à la fusion. En résumé, les immenses sacrifices de notre sang et de nos trésors ont abouti jusqu'ici en Afrique : à une colonisation négative, à une diminution flagrante des forces de notre pays. De tels résultats ont une signification très-grave. Au moment où l'accomplissement d'une grande révolution commande à la France de ménager toutes ses ressources, il nous semble opportun d'examiner de nouveau si la stérilité de dix-huit années d'efforts en Algérie ne tiendrait pas à des difficultés inhérentes à la nature même de l'entreprise, plutôt qu'à des faits imputables à l'administration du régime déchu. »

Nous aborderons chacun de ces chefs en particulier, non pas tels qu'ils sont formulés dans ce résumé, mais bien tels qu'ils sont exposés dans les développements qui suivent cette exposition; mais avant d'entamer l'argumentation, nous ferons observer que nous nous sommes déjà attaqué à quelques points : ainsi nous avons démontré que les 7,000 hommes de perte annuelle ne doivent pas être mis *sous le seul empire du climat.* comme M. Boudin en est convenu lui-même plus tard. Nous ajouterons que les 100,000 hommes que nous avons perdus depuis 1830 ne sont pas *de nos meilleurs soldats*, mais des soldats en tout semblables aux autres.

I. — DES COLONIES EN GÉNÉRAL ET DE L'ALGÉRIE EN PARTICULIER.

L'opinion qui consiste à regarder les colonies comme profitables à la métropole paraît vieillie à M. Boudin : les colonies sont ruineuses; elles diminuent la force et la prospérité de la mère patrie. Notre savant chef invoque surtout le célèbre économiste anglais Adam Smith, qui pourtant, comme nous le verrons bientôt, est loin de lui prêter un bien puissant appui.

Mais d'abord les idées anticoloniales ont fait infiniment peu fortune, et, à voir les divers États européens conserver avec tant de soins leurs anciennes possessions et faire leurs efforts pour s'en créer journellement de nouvelles, on doit croire ou que les cabinets de l'Europe sont singulièrement aveuglés ou délirants, ou que les idées anticoloniales sont singulièrement erronées.

L'Angleterre, si riche déjà en possessions, se glisse à Bornéo et jette des colons à la Nouvelle-Zélande, et la France ne dédaigne pas les îlots de

Nosci-Bé, de Mayotte et de Nouka-Hiva. L'Autriche est peu jalouse de laisser échapper la Lombardie, quoique M. Boudin pense que ce territoire n'ajoute rien à sa puissance. Cuba, convoitée par les Anglais, paraît à l'Espagne un fleuron digne d'être conservé; je ne sache pas que les Philippines et Batavia seraient aisément abandonnées par leurs métropoles. L'Angleterre, loin de saisir, il y a quelques années, le prétexte de la révolution du Canada pour laisser échapper cette colonie, a étouffé la révolte et gardé sa possession. Demandez-lui si elle veut vous céder ses îles méditerranéennes, le Cap, Maurice, Sincapour ou l'Indoustan. L'empereur Napoléon ne regardait pas la presqu'île indo-gangélique comme une cause d'épuisement pour la Grande-Bretagne, car, ainsi que chacun le sait, la campagne d'Égypte n'était que le premier pas de sa route vers l'Indoustan : en frappant l'Angleterre dans cette colonie, il pensait la frapper mortellement au cœur. En effet, que serait la Grande-Bretagne sans sa marine et son commerce? Une nation secondaire. Et que seraient la marine et le commerce de l'Angleterre sans ses colonies? Peu de chose. Et la Russie, qui possède en Europe plus de terres qu'elle ne pourra en peupler d'ici à plusieurs siècles, pourquoi garde-t-elle donc les immenses steppes de la Sibérie et ses glaciâles possessions américaines ?

Mais, a-t-on dit, le quart seulement des exportations anglaises va dans ses colonies, et les trois autres quarts sont versés à l'étranger. C'est précisément parce que la Grande-Bretagne a des colonies, qu'elle peut si activement et si lucrativement exporter à l'étranger; c'est de ses colonies qu'elle tire les matières qu'elle confectionne ou les produits qu'elle raffine pour les jeter ensuite dans toutes les échelles commerciales du globe. Si l'Angleterre, privée de ses colonies avec leur sucre, leur coton, leur indigo, etc., était réduite aux seules provenances de son sol, son commerce serait presque réduit à néant. « Pour vendre, il faut produire ; pour pouvoir acheter, il faut avoir quelque chose à vendre. » dit M. Boudin. C'est à ce principe très-exact que l'Angleterre se conforme en récoltant dans ses colonies ce que la mère patrie se refuse à donner; elle cherche à produire les choses les plus variées et les plus nombreuses possibles, en se créant des possessions sous toutes les latitudes, dans tous les climats.

Plus la colonie prospère et se peuple, plus ses besoins croissent et plus elle doit conséquemment demander d'importations à la mère patrie; mais, d'un autre côté, sous l'influence de cet accroissement de population et d'industrie, la colonie se met à produire, pour ses propres besoins, les objets manufacturés qu'elle tirait jadis de la métropole : d'où il suit que, produi-

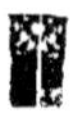

sant beaucoup plus de denrées coloniales en vertu de l'augmentation des bras et de l'industrie, et ne faisant pas à la mère patrie des demandes proportionnelles à cet accroissement, celle-ci est mise à même de verser davantage à l'étranger. Donc : 1° à des périodes bien différentes de leur évolution, les colonies sont utiles; 2° l'utilité d'une colonie pour la métropole ne se juge pas seulement d'après le chiffre des importations dans cette colonie.

Mais, objecte-t-on, la mère patrie pourrait tirer les mêmes provenances des pays qu'elle occupe aujourd'hui, quand bien même ils cesseraient d'être ses colonies : tout serait bénéfice pour elle, puisqu'elle n'aurait plus à payer de frais d'administration ou de défense. D'abord les productions sur lesquelles on peut réellement compter sont celles qui viennent sur son propre territoire : la guerre, des différends, des incompatibilités d'intérêts, peuvent rompre les relations d'un État européen avec les contrées étrangères, et d'ailleurs il est loisible à celles-ci ou d'exporter pour leur propre compte, si elles en ont les facilités, ou d'ouvrir leur commerce à toutes les nations. Ensuite il faut remarquer que si nous n'avions pas colonisé nos possessions extra-européennes actuelles, elles ne seraient point de vastes champs qui donnent en abondance mille produits qui enrichissent notre commerce, alimentent notre industrie et multiplient nos jouissances; leurs paresseux habitants, restés plus ou moins voisins de l'état sauvage, récolteraient seulement de quoi se nourrir et se vêtir, et s'endormiraient, ignorant nos besoins, oisifs sur cette terre qui leur fournit en un jour de quoi vivre pendant un mois. « Quoique, faute d'industrie, dit Adam Smith, les végétaux dont se nourrissaient les habitants des Indes occidentales ne fussent pas fort abondants, ils n'étaient pas tout à fait si rares que les animaux comestibles (1). » Si tous ces pays sont productifs aujourd'hui, c'est parce que la colonisation, c'est-à-dire une exploitation bien entendue, la culture et l'industrie les a faits productifs; si nous ne les avions pas colonisés, ils ne seraient la source d'aucune richesse. La colonisation est donc en général, à un pays barbare, ce qu'est l'exploitation à une mine enfouie dans les profondeurs de la terre.

Mais ces considérations nous conduisent à dire quelques mots de la doctrine d'Adam Smith.

---

(1) Adam Smith, RECHERCHES SUR LA NATURE ET LES CAUSES DE LA RICHESSE DES NATIONS, traduction de Blavet. Paris, 1801, t. III, ch. 8. Des colonies, première partie, *Des motifs pour établir de nouvelles colonies*.

« On conviendra sans peine, dit-il, que les découvertes et les établissements des Européens dans l'Amérique ont contribué à *augmenter l'industrie* (1); » et les jouissances, ajoute-t-il plus loin. « L'établissement des
colonies européennes en Amérique et dans les Indes-Orientales, continue
le célèbre économiste, ne fut point l'ouvrage de la nécessité, et quoiqu'il
en ait résulté *une grande utilité*, elle n'est pas tout à fait aussi claire et
aussi évidente (2) » que celle des colonies grecques et romaines.

Les colonies grecques étaient l'œuvre de la nécessité : quand la population se multipliait au delà de ce que la contrée pouvait *nourrir commodément*, et que cette contrée était enclavée entre des nations belliqueuses
aux dépens desquelles l'agrandissement était impossible, elle jetait des populations sur les côtes d'Asie Mineure, d'Italie ou même d'Afrique (3). Ces
établissements vivaient librement, sans dépendre de la métropole. Quant
aux Romains, ils émigraient surtout à cause de la difficulté qu'un homme
libre sans fortune trouvait à vivre dans sa patrie, en s'adonnant aux rares
travaux qui ne fussent pas ceux des esclaves, ce qui réduisait presque le
pauvre à se faire garçon de ferme. La colonie romaine différait essentiellement, sous le rapport politique, des établissements des Hellènes ; elle restait fidèle à la mère patrie. Le mot latin *colonia*, selon Adam Smith, signifie simplement *plantation* (p. 29), et, ajoute-t-il ailleurs, chaque colon
recevait une part de terres. Arrêtons-nous ici un instant, et tirons des inductions favorables à la colonisation agricole de l'Algérie par les Romains,
et contraires à l'occupation militaire soutenue par M. Boudin.

Adam Smith voudrait que les colonies européennes actuelles fussent af-
franchies comme les colonies grecques, et guidé dans cette circonstance
par les vues humanitaires les plus élevées, il désirerait qu'elles fussent
ainsi ouvertes à toutes les nations commerçantes, au lieu de ne profiter
qu'aux seuls peuples qui les possèdent aujourd'hui. Il insiste ensuite sur ce
point, que la métropole pourrait conserver une grande partie de son com-

---

(1) Adam Smith, *loc. cit.*, p. 94.

(2) Adam Smith, *loc. cit.*, p. 30.

(3) La florissante Cyrène a été fondée par les habitants de l'île de Théra, lesquels sortaient d'une triple source grecque : de la Laconie par les Achéens, de
Lemnos par les Minyens, de Thèbes (en Péloponèse) par les Cadméens. C'est
encore un exemple de l'acclimatement de la race européenne en Afrique, sous
une latitude qui implique une température plus élevée que celle de notre littoral
algérien.

merce avec sa colonie libérée, et ne serait plus tenue à des dépenses.
pour la gouverner et la défendre (1). C'est ainsi que l'affranchissement des.
États-Unis américains, loin d'être préjudiciable à l'Angleterre, a augmenté
ses importations dans la fédération affranchie. Mais d'abord l'accroissement
rapide de la population a dû produire une consommation plus active qui
n'était pas compensée par les produits manufacturés dans le pays même ;
cette consommation plus active eût également exigé une certaine augmentation d'importations, quand bien même la colonie fût restée sous le sceptre
de l'Angleterre. La perte des États-Unis a coïncidé avec l'assiette de la
puissance de la Grande-Bretagne dans l'Indoustan. L'Angleterre ayant
seule une marine marchande considérable, a naturellement presque mono-
polisé le commerce avec l'Union de l'Amérique du Nord. Enfin, les États-
Unis ne sont une source de lucre pour l'Angleterre que parce qu'elle les a
faits productifs en les colonisant. Donc : 1° c'est l'acte même de la colonisation qui est la pierre fondamentale de la prospérité que procurent à l'Angleterre ses relations avec son ancienne possession ; 2° l'Amérique non colonisée et parcourue seulement par quelques hordes de peaux rouges, ou
colonisée et abandonnée dès l'origine avec un faible noyau européen que
les sauvages eussent étroitement resserré et peut-être anéanti, l'Amérique
serait restée improductive ; 3° l'Angleterre seule, à cause de sa marine,.
était dans le cas de profiter, malgré l'affranchissement ; au lieu de la Grande-
Bretagne métropole, supposez une puissance pauvre en marine, et conve-
nez que ses rivales lui eussent arraché tout le bénéfice ou au moins lui en
eussent ravi une partie ; 4° enfin, l'Angleterre a gagné dans l'Indoustan ce
qu'elle avait perdu en Amérique, de sorte qu'elle n'a pas vu diminuer les
provenances coloniales qui font un des principaux objets de ses exportations à l'étranger.

La doctrine d'Adam Smith nous parait singulièrement provocante à la
colonisation de l'Algérie : de pays infécond, elle deviendra productive, et
si elle nous échappe dans un avenir lointain, elle sera néanmoins pour nous
une source de prospérité, pourvu que nous nous soyons créé une marine ;
or on ne peut nier que notre marine à vapeur surtout n'ait pris un grand
développement par l'Algérie. Mais abandonnez aujourd'hui ces provinces
africaines, qui commencent à prospérer malgré les fautes, les hésitations et

____

(1) Notons que les colonies espagnoles et portugaises ont contribué à la défense de la patrie et à l'entretien de son gouvernement civil, au lieu de lui demander des secours.

i es demi-mesures du pouvoir déchu, et vous perdrez tout sans rien acquérir.

Adam Smith regarde les colonies grecques comme une création rendue
nécessaire par l'état des populations enclavées parmi des nations belliqueuses dans un pays qui ne pouvait les nourrir commodément. Il n'est
pas difficile de voir que nous offrons quelque analogie avec l'ancienne
Grèce, en ce que, resserrés entre des puissances qui ne veulent point se
laisser entamer et qui d'ailleurs ont un nombre considérable d'habitants,
nous devons prévoir qu'un temps viendra où la France ne nourrira pas
commodément ses populations et présentera peut-être quelque analogie
avec la Chine, où l'infanticide est une pratique légale et dont les habitants
se jettent en foule sur les îles Malaises. Toute colonie est propre sans doute,
ou à peu près, à recevoir notre surplein, et la terre ne manquera pas avant
bien des siècles; mais il faut observer que l'Algérie était la seule terre, ouverte à nos conquêtes, qu'on pût considérer non pas comme une colonie,
mais plutôt comme une extension de notre territoire. On sait que les populations restent à peu près stationnaires dans les régions qui contiennent
autant d'habitants qu'elles en peuvent facilement nourrir, tandis que la
progression est très-rapide dans les pays fertiles dont les habitants sont
clair-semés (1) ; d'où il suit que l'Algérie met la France dans une position
presque aussi avantageuse que cette menaçante Russie dont l'immense territoire se peuple avec tant de rapidité. Enfin, nous ne pouvons laisser de
côté la question de la régénération de ces éléments peccants, de ces êtres dignes d'intérêt, pour la plupart, quoique la misère les pousse à la révolte,
de ces êtres aujourd'hui objets de réprobation, mais qui pourront, en colonisant l'Algérie, mériter notre estime et faire succéder dans leurs familles
l'aisance à la pauvreté et aux privations.

Il nous semble que, malgré les entraves apportées par la guerre et l'ancien régime, le passé peut déjà nous répondre de l'avenir. Ainsi, en dix-
sept ans, nous sommes parvenus à 113,032 habitants européens, et cet
accroissement est considérable et rapide, si on le compare à celui qui a eu
lieu dans d'autres colonies.

Nos premiers établissements au Canada datent de 1525, et « le gouverne-

----

(1) D'après M. de Humboldt (Ess. POL. SUR LA NOUV.-ESP., I, p. 63), en France
les naissances seraient aux décès comme 110 : 100; dans l'empire russe,
comme 166 : 10; dans l'État de New-Jersey (États-Unis d'Amérique), comme
300 : 100, etc.

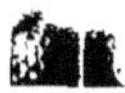
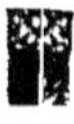

ment français, dit M. Boudin, ne négligea rien pour transporter dans ce pays, d'une salubrité incontestée, une population nombreuse et même des régiments entiers. » Eh bien ! deux siècles après, en 1717, « malgré les plus grands efforts, » on ne comptait que 27,000 Européens, et aujourd'hui il y en a environ 500,000.

Les États-Unis de l'Amérique septentrionale n'étaient peuplés, après deux cents ans, que de 2,000,000 habitants.

Le cap de Bonne-Espérance, occupé par les Hollandais en 1659, comptait en 1830, c'est-à-dire après cent quatre-vingts ans, 100,000 habitants libres.

Je ne parle ici que des pays que leur salubrité rapproche de l'Algérie et j'omets à dessein, pour ne pas comparer des choses dissemblables, diverses possessions, par exemple Sierra-Leone, où, d'après M. Boudin, l'Angleterre compte 100 habitants de race blanche, après avoir dépensé un demi-million pour coloniser.

Or en Afrique nous avons 113,032 Européens après dix-sept ans de maladresses et de tergiversations ! Ce résultat est bien significatif. En sept ans, a dit M. Dupin, c'est-à-dire de 1840 à 1847, la population civile est devenue sept fois plus considérable, et son revenu est monté de quelques centaines de mille francs à 15 millions.

Quant aux sommes réellement immenses que l'Algérie a englouties depuis 1830, on est loin d'être autorisé à les imputer entièrement aux tentatives de colonisation : la guerre, c'est-à-dire une nécessité passagère, en a absorbé une très-grande partie ; les constructions nécessaires dans les premiers temps de toute nouvelle occupation, telles que casernes, hôpitaux, villes, redoutes, fortifications, ports, routes, travaux d'assainissement, en ont consommé leur part ; enfin arrive en dernier lieu la colonisation proprement dite, la protection de l'agriculture, etc.

Je ne veux pas commencer ici la longue liste des avantages étrangers à la colonisation que nous a procurés l'Algérie ; pourtant je ne puis m'empêcher de faire remarquer que c'est son occupation qui a entretenu chez nous l'esprit guerrier et que, au moment de nous mesurer peut-être avec des ennemis redoutables, les premiers noms de généraux que nous prononçons sont ceux des chefs qui se sont formés en Afrique.

II. — FERTILITÉ ET PRODUCTIONS.

« Un fait digne d'être remarqué, dit M. Boudin, et qui contraste d'une manière remarquable avec l'opinion de la fertilité fabuleuse prêtée à l'A-

gérie, c'est que cette terre promise ne produit pas même le blé nécessaire à l'alimentation de la population européenne dont chaque accroissement est suivi d'un accroissement correspondant dans les importations de céréales, et de bestiaux, » a dit notre savant confrère et chef dans le paragraphe cité en tête de cet article. « Ainsi l'Algérie a dû acheter des farineux alimentaires :

En 1835 . . . . pour 5 millions.
1839 . . . . . . pour 10 —
1845 . . . . . . pour 16 —
1846 . . . . . . pour 18 —

Nous sommes encore obligé de pousser ici notre exclamation ordinaire : voilà un fait brut! Interprété, il est bien loin de prouver que nos provinces africaines ne fournissent pas de quoi nourrir leurs rares habitants actuels. Nous avons parcouru dans tous les sens la division d'Oran, jusqu'au désert et jusqu'au Maroc; eh bien! nous avons été tellement frappé de la fertilité des plaines et des coteaux de ce territoire, le plus stérile de l'Algérie, selon M. Boudin, que nous ne pensons même pas qu'il faille se donner la peine de relever cette parole éminemment fausse du général Bernard : L'Algérie est un rocher stérile sur lequel il faut tout apporter, excepté l'air et l'eau.

Je suppose que la guerre déchire la France et que les quatre cinquièmes des terres restent en friche, les productions seront bien minimes et les populations réduites à demander des blés à l'étranger. En conclurez-vous qu'on a bien gratuitement considéré la France comme fertile et qu'elle ne produit même pas de quoi alimenter ses habitants? Non, sans doute. Et pourtant c'est ce que vous faites pour l'Afrique! La population européenne s'accroit, mais *le défaut de tranquillité et d'assurances pour l'avenir* l'empêchent d'étendre ses cultures loin des centres bien défendus; et, d'autre part, les tribus arabes qui semaient émigrent, quittent notre territoire, sont dispersées ou détruites; d'où il suit que les consommateurs européens augmentant et les producteurs, tant européens qu'indigènes, restant stationnaires ou diminuant, il faut évidemment faire des demandes plus considérables. Tirer de cet état de choses cette conclusion que les circonstances sont *actuellement* peu favorables, c'est raisonner avec rigueur; mais en induire contre la fertilité du sol, c'est ne plus mériter le même éloge.

Non-seulement les terres restent en friche, mais nous nous vengeons souvent des tribus rebelles que nous ne pouvons atteindre, en vidant leurs immenses silos d'orge et de blé, ou bien encore en coupant et saccageant leurs cé-

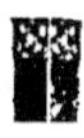

réales. C'est ainsi que nous n'avons pas laissé, dans notre expédition au Sahara, un seul épi debout dans cinq oasis, et que, dans d'autres circonstances, nous avons avarié ou détruit, ne pouvant les emporter, les provisions de céréales de tribus populeuses. La guerre a ses dures nécessités. Nous ajouterons qu'on a vu des tribus venir, mourant de faim, nous acheter ou mendier un peu d'orge : elles qui, pendant la paix, fournissaient de céréales le Sahara algérien et en exportaient même en Europe, ainsi que nous le verrons bientôt.

De ce qu'on importe des bestiaux en Algérie, conclurait-on que le pays ne peut pas nourrir de troupeaux ? Depuis la plus haute antiquité les historiens nous représentent les tribus nomades voyageant de pâturage en pâturage avec leurs immenses troupeaux, et naguère encore, avant d'avoir été ruinés par nous, les Hamian-Garabas, qui habitent le désert d'Anghad même, à son extrémité occidentale, c'est-à-dire la région réputée la plus ingrate, étaient tellement riches en troupeaux, qu'un seul Hamian comptait jusqu'à 8,000 moutons et 2,000 chameaux (1).

D'après le docteur Bodichon, cité par M. Boudin, nous aurions pris aux Arabes depuis 1830 :

18,720,000 moutons,
3,604,600 bœufs,
917,320 dromadaires.

Si nous en jugeons d'après ce que nous avons vu, nous n'avons guère profité que de la cinquième partie de ces prises. Nous avons fait des razzia qui nous ont rapporté jusqu'à 8,000 moutons : la plupart, obligés de suivre la marche rapide de la colonne, succombaient à la fatigue ; d'autres mouraient de misère ou restaient dans les boues des champs défoncées, et arrivés à destination, nous comptions à peine quelques centaines de têtes.

« Dans l'antiquité, dit M. Boudin, le nombre des évêchés et des villes appelées *colonia* diminuait dans une progression très-rapide de l'est à l'ouest. L'est renfermait plusieurs lieux appelés *horrea;* l'ouest n'en présentait aucun (Enfantin, COL. EN ALG., 1843). Dans tous les écrivains anciens, les passages rappelant la fertilité du sol se rapportent à l'est ; ceux qui rappellent l'aridité du sol et la férocité des habitants s'appliquent à sa partie occidentale. » C'est l'*Africa propria* seule, d'après M. Boudin, qui aurait été le grenier de Rome.

---

(1) LE SAHARA ALGÉRIEN, par le colonel Daumas ; 1 vol. in-8°; 1845; p. 257. Voy. aussi notre EXPÉDITION DU GÉNÉRAL CAVAIGNAC DANS LE SAHARA ALGÉRIEN.

Voyons d'abord jusqu'à quel point nos recherches dans les auteurs anciens concordent avec celles de M. Boudin.

Mais d'abord, un mot des délimitations adoptées du temps de la plus grande puissance de Rome en Afrique, et à l'époque où la chrétienté florissait sur ces terres aujourd'hui musulmanes. Ces divisions sont nécessaires pour bien apprécier la richesse et la fertilité de chaque région. De l'est à l'ouest, on trouvait : 1° la province tripolitaine, qui répond à Tripoli ; 2° les deux provinces proconsulaire et byzacène, qui constituent, avec l'arzugitaine, la régence de Tunis ; 3° la Numidie, qui commence aux frontières occidentales de la proconsulaire et s'étend à l'ouest jusqu'au fleuve Ampsagas (1) : Hippone royale était sa capitale ; 4° la Mauritanie sitifienne, qui comprenait Sitifis (Sétif) et *Saldæ* (Bougie), et se terminait à l'ouest un peu plus loin que *Saldæ* ; 5° la Mauritanie césarienne, capitale, *Julia cæsarea* (Cherchel, qui était séparée par le fleuve Mulucha (Moulaïa, dans le Maroc), de la Mauritanie tingitane, le moderne empire d'Abd-er-Rhaman.

Nous apprécierons avec rigueur le nombre des postes habités dans ces diverses circonscriptions, dont trois nous appartiennent, savoir : la Numidie et les Mauritanies sitifienne et césarienne.

Ne pouvant pas citer ici tous les passages de Strabon qui ont trait aux Mauritanies (qu'il appelle la Maurusie), nous nous contenterons de les résumer, en indiquant avec soin les pages auxquelles on les trouvera (2).

De Cyrène aux colonnes d'Hercule le pays est *fertile, bien habité, bien arrosé ;* il n'y a d'exception que pour l'intérieur, au sud de l'Atlas, région que Strabon a le premier comparée à une peau de panthère, à cause des terres fertiles semées, comme des taches, sur les sables du désert. Les environs des Syrtes (dans la régence de Tunis), quelques steppes vers le fleuve Mulucha ou Malva (dans le Maroc), le voisinage des colonnes d'Hercule, n'étaient pas aussi féconds. Les environs de Carthage et de Cyrène présentaient au contraire les campagnes les plus productives. Reste à savoir si cette plus grande production venait de plus de fertilité du terroir ou de ce que les Maurusiens, quoique leur pays fût excellent, restassent nomades et cultivassent peu, surtout dans l'origine, ainsi que nous l'apprend le célèbre

---

(1) Ampsagas, Oued-el-Kebir, d'après M. d'Avezac, *Afrique ancienne*, dans L'UNIVERS PITTORESQUE, p 163.

(2) Strabon, GÉOGRAPHIE DE STRABON, traduite du grec en français par Delaporte du Theil, Coray, etc., 1805, 5 vol. in-4°, t. I, p. 364, 366, 448, 453, 458, etc.

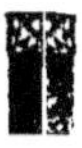

géographe. Quoi qu'il en soit, toujours est-il que tout le Tell algérien , de Tunis au Maroc, est représenté comme une très-bonne terre : c'est là que la fable plaçait les jardins où Atlas et Hespéris gardaient leurs filles vierges, à l'abri de la convoitise d'Osiris, roi d'Égypte. C'est là que du temps de l'occupation latine, Rome allait chercher des bois précieux et un coquillage qui passait pour donner un pourpre du plus beau brillant. C'est là enfin que Strabon place des épis gros comme le petit doigt et hauts de 5 coudées, rendant 240 pour 1, et cela deux fois l'an! Les vignes étaient si prodigieuses, que deux hommes en embrassaient à peine le tronc (1), etc. Laissons là ces exagérations, mais gardons-en au moins la preuve de la fertilité de la Maurusie. Ajoutons , comme revers de la médaille, qu'une foule d'affreuses bêtes parcouraient ce beau pays; mais n'oublions pas non plus que l'est n'en était pas exempt, ainsi que nous le prouvent les vilaines rencontres qui épouvantèrent si fort l'armée d'Ophellas (2) dans la Cyrénaïque.

La peinture que Pline le Naturaliste fait de la Mauritanie n'est pas moins attrayante : « C'est, dit-il (3), au sein des sables que s'élance vers les cieux un pic âpre et horrible (chaine de l'Atlas), du côté du rivage de l'Océan, auquel il a donné son nom; tandis que boisé, ombreux, traversé par des sources délicieuses, paré de cent fruits d'espèces diverses du côté de l'Afrique (le Tell), il n'est pas de désir qu'il ne puisse rassasier par sa richesse spontanée, etc., etc. »

Nous pensons que Pomponius Méla est à peu près le seul qui ait représenté la Mauritanie comme un pauvre pays. Nous laissons de côté les fictions d'Horace le poète. Les graves historiens en font une contrée riche, opulente, fertile et même commerçante. Il est à présumer que cette vaste région présentait des contrastes de barbarie et de civilisation, de richesse et de misère, et que Pomponius Méla ne l'aura envisagée que partiellement. Quoi qu'il en soit, la Mauritanie était très-florissante et possédait de grandes ressources sous ses rois Bocchus, Bogud et Juba. Juba II nous est repré-

---

(1. On rencontre assez souvent à Tlemcen des troncs de vigne plus gros que le corps d'un homme ; il en existe, entre autres, une qui est vraiment gigantesque, près de la grande mosquée, au milieu de la ville.

(2) Diodore de Sicile, éd. Panckouke, trad. Miot; 7 vol. in-8°, t IV, p. 296.

(3) Pline, éd. Panckouke, t. IV, livre V. 1.

senté comme un savant des plus distingués. M. Lacroix (1) a donc raison de dire que la Mauritanie, dernière acquisition des Romains, *n'était pas une des moindres provinces de leur vaste empire.*

Timée, d'après d'anciennes traditions, avait bien, lui, dépeint toute l'Afrique comme une contrée composée entièrement de sables stériles. Polybe (2) le relève vertement, et l'Afrique est pour lui un pays dont on ne saurait trop admirer la fertilité.

Examinons le nord de l'Afrique à l'époque où, sous les derniers empereurs de Rome et sous les dominations vandale ou byzantine, toute cette contrée était sillonnée de voies et d'aqueducs, et semée de villas et de cités comme l'Italie. Nous possédons, pour apprécier le nombre de villes que recélait chaque circonscription, de précieux documents, peu connus dans le monde : nous voulons parler de la Table pentingérienne, qui date de l'année même de la mort de Constantin et de l'Itinéraire d'Ethicus, dit d'Antonin, composé quarante ans plus tard. Enfin nous nous servirons de l'Histoire de la persécution des chrétiens, écrite en 487 par Victor de Vite, et de la carte de de l'Isle, que nous avons sous les yeux (3).

Il résulte de l'inspection de ces documents que les lieux habités, villes, villages ou postes, étaient aussi rapprochés dans la Numidie, qui fait partie de notre territoire, que dans les provinces proconsulaire et byzacène ; qu'ils l'étaient un peu moins dans l'étroit territoire appelé Mauritanie sitifienne, où ils ne s'étendaient pas aussi loin vers le sud : de là leur nombre décroissant jusqu'au fleuve Mulacha ou Malva (Moulaïa); qu'enfin, dans la Mauritanie tingitane, on ne trouvait plus guère, en fait de postes romains, que Mercurios, Tingis et Russader. Mais toute la partie occidentale de la Mauritanie césarienne n'en contenait pas moins beaucoup plus de postes que nous n'en possédons aujourd'hui. Ainsi, pour citer un seul exemple, on trouvait sur le rivage, de Tenez au Maroc : *Cartena colonia* (Tenez); *Arsennaria colonia* (Arzew) et son port, qui est probablement le *portus divinus ; Quinza* ou *Couiza* (Oran) et *Portus magnus* (Merz-el-Kebir), que Pline appelle une cité (t. IV, p. 17) ; *Siga colonia*, dont nous avons vu les rives sur la Tafna; *Gilva colonia*, qui est encore indéterminée ; *Gypsa-*

---

(1) *Histoire de la Numidie et de la Mauritanie*, etc.; par M. L. Lacroix, dans L'Univers pittoresque.

(2) Polybe, éd. du Panthéon littéraire, p. 331.

(3) *In notitiam ecclesiasticam Africæ tabula geographica, auctore G. de l'Isle, christianissimi Francorum regis geographo primario. Parisiis,* 1700.

ria colonia. Une seconde grande ligne d'établissements se rencontre à la hauteur de *Regiæ* (Tlemcen'. Enfin les oasis elles-mêmes avaient reçu la colonisation romaine, telle que Guélea, où nous n'avons pas pénétré encore, et dont les Berbères nous ont décrit les ruines de manière à ne pas nous laisser de doute. Nous ajouterons que si les villes étaient moins multipliées à l'ouest qu'à l'est, cela s'explique très-naturellement par la marche progressive de la civilisation, qui, partie de Carthage, a progressé vers les colonnes d'Hercule.

Quant aux lieux appelés *horrea*, l'important (si tant est qu'il n'y eût de fertilité que là où l'on a donné ce nom à des points habités, ce qui n'est pas soutenable), quant aux lieux appelés *horrea*, on en trouvait plusieurs sur notre territoire, notamment à une faible distance au S.-E. de Saldæ (Bougie). Notre collègue et ami le docteur Rouis a visité ce poste important, où se tenait encore à cette époque un marché arabe et kabile très-fréquenté. Nous parlerons plus tard d'Arzew qui était aussi un véritable grenier. Nous pourrions citer d'autres colonies dont le nom rappelle la fertilité en olives, etc.

Victor de Vite (1) donne les noms de 475 siéges épiscopaux, ainsi répartis en l'an 484 :

Province proconsulaire	54
— bysacène.	115
Mauritanie sitifienne	42
— cæsarienne	126
Numidie.	125
Province tripolitaine	5
— de Sardaigne	8
	475

D'où il suit que Tunis et Tripoli ne contenaient que 174 évêchés, tandis que nos possessions actuelles en avaient 293.

Quittons ces temps antiques, dans lesquels notre excursion n'eût pas été si longue si nous n'eussions été tenu à y suivre notre savant confrère et chef, et arrivons peu à peu à l'époque actuelle et à notre propre expérience.

Les historiens espagnols, et quelques Italiens qui ont écrit à la fin du seizième et au commencement du dix-septième siècle, parlent avec éloge de la fertilité et de la richesse du royaume de Tlemcen, qui comprenait toute la partie occidentale de l'ancienne Mauritanie césarienne. Leurs ouvrages

---

(1) Voy. aussi Morcel'i, AFRICA CHRISTIANA, t. I.

sont très-rares en province et même à Paris ; aussi les recherches bibliographiques ici consignées se trouvent fort restreintes. Mais comme nous avons habité deux ans le pays de Tlemcen, consulté les vieux historiographes et les chroniques arabes, et conféré avec M. l'abbé Bargès, envoyé en mission par le gouvernement, dans les lieux dont il doit retracer l'histoire d'après de précieux manuscrits arabes qu'il a découverts, il en résulte que nous possédons tous les documents nécessaires sur l'antique splendeur du royaume de Tlemcen, et que nous nous sommes assuré par nous-même de la fertilité de son territoire.

Quand nous avons pris la ville, on comptait encore trente-deux mosquées, c'est-à-dire plus de temples mahométans que Carthage, ce centre du christianisme en Afrique, n'a jamais renfermé de basiliques, églises ou couvents (1). Il n'est pas très-difficile de retrouver les ruines des sept enceintes qui protégeaient jadis plus de 200,000 habitants. En parcourant les environs, on rencontre à chaque pas de beaux marabouts (chapelles sépulcrales), des minarets, des villas, des parcs, de nombreux bassins, des plantations régulières de gigantesques oliviers, des conduits d'irrigation, des aqueducs, des moulins, des tours, etc., qui révèlent les nombreuses populations d'autrefois, ainsi que leur civilisation et leur opulence. Le Père-Lachaise est sans contredit moins étendu que les immenses cimetières, hérissés d'innombrables pierres tumulaires, où dorment aujourd'hui, autour de la ville ruinée, tant de générations éteintes. Les sultans du Maroc, qui convoitaient Tlemcen comme un riche fleuron, ont tenu la ville assiégée pendant six ou sept ans ; ils s'étaient bâti, à quelques kilomètres des murs, une vaste enceinte où leur armée campait au pied d'une mosquée dont on admire encore le beau minaret. Nous avons compté vingt tours, dont la plupart encore debout, sur une seule face de cette enceinte.

Tous ces détails peu connus ne paraîtront pas oiseux, nous l'espérons : ils donnent une idée de la splendeur de cette partie de nos provinces, que M. Boudin représente comme si disgraciée par la nature. La fertilité de la terre est en rapport avec l'antique opulence des habitants ; on ne saurait se faire une idée de l'exubérance luxuriante des jardins qui entourent la ville. Les plaines de Tlemcen et d'Ennaya sont également très-fertiles. Les bords de l'Isser étaient autrefois arrosés à l'aide de barrages dont on retrouve les

---

(1) Les bâtiments religieux de Carthage dépassaient le nombre 20, d'après Morelli (*loc. cit.*, t. I, p. 49), et Dureau de La Malle (RECHERCHES SUR LA TOPOGR. DE CARTHAGE, p. 214 et *seq.*).

vestiges, et ces campagnes, aujourd'hui peu peuplées, nourrissaient de nombreux habitants. Les rives de la Tafna, jusqu'à la mer, ne demandent qu'à produire, etc., etc.

L'auteur italien Birago Avogadro (1) disait en 1,600 et quelques années : « La province de Temezen a toujours passé pour la principale de la Barbarie, et a toujours été extrêmement peuplée. Elle contient plus de quarante villes et plus de trois cents châteaux. Tout le pays s'étend en de grandes plaines, dont les campagnes sont très-fertiles et abondent en toute sorte de fruits. » Il regrette que « ce bonheur des campagnes soit traversé par une multitude de lions qui les courent. » Nous ajouterons que la fertilité est restée, mais que les lions ont presque disparu : pendant plus de deux ans de courses, nous n'en avons entendu rugir qu'une seule fois, et nous n'en avons jamais aperçu.

Je lis dans un autre ouvrage, datant à peu près de la même époque : « Les plaines de Tezele (près Tlemcen) sont si fécondes en grain, qu'il y a pour nourrir toute la province (2). »

La plaine du Sig (entre Oran et Mascara) ne compte pas moins de quatorze lieues carrées. A sa suite on trouve les terres non moins fertiles de l'Habra, de Ceirate, de l'Illil et de la Mina. La plaine du Sig était jadis un immense jardin planté d'oliviers, de mûriers, de vignes et d'orangers ; mais les Turcs l'ont dévastée, et ce n'était plus qu'une plage monotone coupée seulement par deux ou trois chétifs bouquets de tamaris (*tamarix gallica*) et sillonnée par des races nomades, lorsqu'une société française, sous le nom d'Union agricole d'Afrique, s'est fait concéder, le 8 novembre 1846, 3,059 hectares de terres. *Avec de l'eau*, dit un proverbe arabe, *on ferait pousser des cailloux dans la plaine du Sig*. Or le génie militaire a relevé l'ancien barrage, et l'on peut arroser aujourd'hui une partie de la plaine. Le chirurgien en chef de l'armée des Alpes, le docteur Saigel, qui a parcouru l'Espagne et a habité ensuite la province d'Oran, assure que le territoire du Sig est aussi fertile que les terres ibériennes les plus fécondes. « Ce bassin immense sera un jour le plus riche de l'univers, écrivait dans

---

(1) Histoire africaine de la division de l'empire des Arabes, de l'origine et du progrès de la monarchie des Mahométans dans l'Afrique et dans l'Espagne ; écrite en italien par J.-B. Birago Avogadro. Traduction française, Paris, 1667, t. II, p. 289.

(2) Relation univeselle de l'Afrique ancienne et moderne, etc. ; par le sieur de La Croix, Lyon, 1678, t. II, p. 14.

L'Écho d'Oran un voyageur qui venait d'assister à la fête d'inauguration du barrage, présidée par le général Lamoricière.

Je lis dans le Moniteur de l'armée, 7 septembre 1848, à propos des terres concédées à l'Union agricole : « Nous avons acquis la certitude que les rendements ont été, cette année, de 30, 35 et même 40 pour 1. » Le correspondant du Moniteur ne dit point s'il s'agit de froment ou d'orge ; mais nous pouvons suppléer à son silence, ayant sous les yeux les comptes rendus de la société : sur les 111 hectares ensemencés en 1848, la plus grande partie était en orge. Le narrateur ajoute : « Les rendements seraient fabuleux si l'on ne se rappelait que, dans les années où les pluies sont abondantes et favorablement réparties, les orges de la plaine d'Eghris ont rendu 40, 50 et jusqu'à 60 pour 1. » Voici les prix auxquels il porte les différentes denrées au Sig : « Le blé vaut 10 francs l'hectolitre de 80 à 87 kilogr.; l'orge, 4 à 5 fr.; la viande, 35 cent. le demi-kilogr.; le kilogr. de pommes de terre, 10 cent.; les légumes sont presque pour rien. » Le vin de Mascara, qui rivalise avec certaines qualités d'Espagne, se vend 25 cent., c'est-à-dire ce à quoi revenait jadis le seul transport des vins d'Europe.

S'il n'y a pas d'exagération dans le chiffre du correspondant du Moniteur, on doit en conclure que l'année 1848 a été exceptionnelle par sa fécondité, en Afrique comme en France. Des documents qui méritent toute confiance établissent que, année commune, la plaine du Sig rend de 20 à 25 pour 1 d'orge et de 12 à 15 pour 1 de froment, *quoique la culture soit loin d'avoir atteint la perfection désirable*. En France, d'après les calculs de Lavoisier et Necker, le rendement ne serait que de 5 à 6 pour 1, *et de 15 dans les terres les meilleures et les mieux soignées*. En Afrique, les terrains choisis et bien arrosés dépassent certainement beaucoup ce chiffre, mais n'atteignent pas la prodigieuse fécondité en froment de certaines fermes du Mexique, où, selon M. de Humboldt (t. II, p. 384), on récolte jusqu'à 80 et plus pour 1, tandis que la moyenne générale (p. 385) oscille entre 22 et 25. Le froment ne s'en vend pas moins, à Mexico, de 40 à 70 fr. la charge de 150 kilogr., et de 20 à 25 fr. dans les lieux les plus favorisés.

La plaine d'Eghris, plus vaste que celle du Sig, s'étend sous Mascara. Nous avons tracé ailleurs la topographie de ce bassin fertile (1). La couche de terre végétale y est fort épaisse. Au Sig, la profondeur de cette couche

---

(1) Félix Jacquot, Recherches sur les causes des fièvres a quinquina, etc., Gaz. Méd. 1848, p. 585.

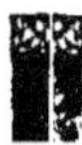

est telle, que les berges de la rivière, creusées quelquefois à 10 mètres au-dessous de la plaine, n'en atteignent point la limite inférieure.

Les Arabes du Tell oranais récoltaient tant de céréales, avant que nous ne fussions venus jeter la perturbation chez eux sans savoir profiter de notre conquête, qu'ils en écoulaient en Europe par différents points, surtout par Oran et Arzew. Dans cette dernière ville, l'ancienne Arsennaria des Romains, on trouve encore de très-grands magasins voûtés qui servaient de greniers à blé. L'importance d'Arzew, comme point de départ des exportations de céréales, est si bien connue, qu'Abd-el-Kader s'était réservé soigneusement ce port, dans son traité conclu, en 1834, avec le général Desmichels.

Le Tell algérien, du Maroc à Tunis, produit des céréales non-seulement pour ses habitants, mais pour l'Europe et pour les nombreuses et populeuses oasis du Sahara, où les grains croissent en quantité tout à fait insuffisante. Nous tenons les Sahariens par la famine; c'est ce qu'ils savent fort bien quand ils disent : *Nous ne sommes ni musulmans, ni juifs, ni chrétiens, mais tout ce que veulent les habitants du Tell, qui sont maîtres de notre ventre.* Ou encore : *La terre du rivage est notre mère; celui qui a épousé notre mère devient notre père et notre maître.* Les peuplades nomades du Sahara algérien se déplacent en masse chaque année, vers l'automne, pour se rapprocher de la lisière du Tell, où elles s'approvisionnent et pour elles et pour les Berbères sédentaires qui habitent les ksours et les oasis (1). Mais aujourd'hui que beaucoup de terres restent en friche, que la guerre coupe les communications, et que, dans la province d'Oran, par exemple, les principales tribus, comme les Beni-Amers, avec lesquelles les hordes sahariennes s'abouchaient, ont été ruinées, expulsées ou détruites, les habitants du désert vont demander au Maroc ce qu'ils ne peuvent plus trouver chez nous (2). Dans les premières années de l'occupation d'Oran, on voyait encore arriver dans cette ville de grandes caravanes de chameaux qui nous versaient les provenances du Soudan et du Sahara, ainsi que des masses énormes de laine, et s'en retournaient avec des céréales et des objets manufacturés. Aujourd'hui rien de pareil.

---

(1) Daumas, LE SAHARA ALGÉRIEN, p. 9, 10. - Voy. aussi Carette, RECHERCHES SUR LA GÉOGRAPHIE ET LE COMMERCE DE L'ALGÉRIE MÉRIDIONALE, t. II, des TRAVAUX DE LA COMMISSION SCIENTIFIQUE POUR L'EXPLORATION DE L'ALGÉRIE.

(2) Nous discutons ce sujet dans notre EXPÉDITION DU GÉNÉRAL CAVAIGNAC DANS LE SAHARA ALGÉRIEN.

Mais non-seulement le Tell approvisionne les oasis ; l'Europe, comme du temps de l'empire romain, lui demande aussi des céréales. La France, pressée par le besoin, avait acheté au dey d'Alger d'immenses quantités de céréales ; mille difficultés s'élevèrent pour le payement, et ce fut à la suite de nos lenteurs à nous acquitter qu'une altercation eut lieu et que notre consul reçut le fameux coup d'éventail qui amena l'expédition de 1830 et notre occupation définitive.

On ne peut donc pas soutenir que l'Algérie n'est point assez fertile pour nourrir ses habitants.

Le blé récolté sur place par les Européens, revient, dit-on, à un prix double du blé d'Odessa ; celui-ci est coté 12 fr., le premier 25 fr. l'hectolitre.

D'abord nous sommes porté à contester l'exactitude du prix moyen attribué au blé d'Odessa : nous savons qu'en 1846, à Oran, deux vaisseaux portant ce chargement n'ont livré qu'à 21 ou 22 fr. l'hectolitre. Nous n'entendons pas néanmoins généraliser ce fait ; nous ferons seulement remarquer que c'est le seul que nous connaissions et qu'il n'est pas conforme à la mercuriale donnée. Resterait à savoir si c'est par hasard.

Le taux de 25 fr., attribué au froment récolté par les Européens, nous semble avoir été fixé dans les années où les guerres ont empêché les cultures et singulièrement augmenté le prix des céréales indigènes. Il nous paraît impossible, surtout dans l'état actuel des choses, que l'Européen livre à 10 fr. l'hectolitre de blé, comme l'indique le Moniteur de l'armée ; c'est tout ce que l'on obtiendrait des Arabes. Mais il est certain que les colons peuvent donner à un prix bien moins élevé que 25 fr.; car on ne comprendrait pas alors comment plusieurs cultivateurs d'Oran, que nous nommerions au besoin, se fussent créé une petite fortune en ensemençant des champs dont on ne leur achèterait très-certainement pas les provenances si elles montaient à 25 fr. l'hectolitre, tandis que les blés d'Odessa seraient à moitié prix. On ne comprendrait pas plus comment deux boulangeries se sont élevées, à Oran et à Alger, et peut-être dans d'autres lieux, dans lesquelles on confectionnait, avec les farines du pays, d'excellent pain, très-riche en gluten, qu'on livrait à meilleur marché que dans les boulangeries tirant leurs blés de l'étranger.

Tous ces chiffres demandent conséquemment vérification.

Quand bien même les blés ensemencés par les Européens en Afrique reviendraient toujours plus cher que ceux d'Odessa, serait-ce une raison pour en condamner la culture ? Pas plus que pour la délaisser en France sous le

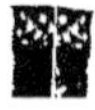

prétexte qu'on ne peut les livrer à 12 fr. l'hectolitre, prix des blés d'Odessa d'après l'article des Annales d'hygiène.

Les Arabes peuvent vendre leurs céréales à un prix très-modique, avons-nous dit. Cela devrait peut-être nous engager ou à abandonner la culture si simple des céréales aux indigènes en nous réservant les plus difficiles, ou à les faire travailler à la journée dans nos terres. Il faut évidemment, en économie politique bien entendue, profiter de tous les éléments de populalation que l'on possède, en donnant à chacun l'emploi le plus avantageux. Les journées de travail des Européens ne se payent guère moins de 3 fr. en Algérie, tandis qu'elles dépasseraient peu 1 fr. en employant les Arabes, les Kabyles ou les Marocains. Or ces Africains se prêtent volontiers à être employés, à la journée, à toute sorte de travaux. Si nous avons parlé des Marocains, c'est parce qu'ils quittent en grand nombre leur pays pour venir, dans la province d'Oran, travailler à très-bas prix pour les particuliers et pour le génie militaire. La moyenne de la journée de l'indigène africain n'atteindrait pas celle de l'indigène mexicain qui travaille à la terre ou dans les mines au taux de 1 fr. 30 c. à 1 fr. 60 c. (1); elle resterait bien au-dessous de celle des États-Unis de l'Amérique du Nord, qui est de 3 fr. 50 c. à 4 fr.; elle n'arriverait pas à celle de France qui est 1 fr. 50 c. à 2 fr.; mais elle dépasserait la journée du Bengale qui ne se paye que 30 c.

Le colon européen pourrait se livrer à bien d'autres cultures qu'à celle des céréales : le terroir et le climat se prêtent à des productions très-variées, entre autres à toutes celles du midi de l'Espagne et de l'Italie. C'est ce qu'a fort bien compris l'Union agricole d'Afrique : témoin cette phrase insérée dans le rapport de 1847 (2) : « En cultivant le blé, l'orge surtout, que les Arabes produisent à très-bas prix, nous cédons à des nécessités et à des convenances du moment, etc. »

La terre africaine est propre :

A l'olivier. Nos plus beaux oliviers de Provence ne sont que des embryons auprès des oliviers gigantesques de Mascara et surtout de Tlemcen. Eh bien ! faute de raffineries, Tlemcen a longtemps tiré et tire encore en partie ses huiles comestibles de Marseille. Si les Marseillais en concluaient que Tlemcen ne produit pas assez d'olives pour fournir d'huile ses habitants,

---

(1) De Humboldt, Essai, etc , t. II, p. 395.

(2) Union agricole d'Afrique, etc., Rapport sur l'état actuel de la colonie et sur son avenir. Besançon, 1847, p. 10.

ils commettraient une bien grosse erreur ; pour éviter un reproche presque aussi grave, il faut se garder de dire que l'Afrique ne produit pas les céréales nécessaires pour nourrir ses habitants, il faut se garder de le dire alors que les quatre cinquièmes de ses champs restent en friche.

Plusieurs espèces de mûrier, entre autres celui du Japon. Les vers à soie réussissent très-bien.

Le blé, l'orge, le seigle, le millet, le maïs.

Les plantes potagères d'Europe : choux, haricots, etc.

Le tabac. Les premiers choix de Bone valent les tabacs des colonies. C'est une culture très-lucrative.

Le figuier, l'amandier, le grenadier, l'oranger, le citronnier, le bananier, les arbres fruitiers d'Europe, selon les altitudes et les expositions.

La vigne.

On a vu de beau lin dans la Kabylie.

Le riz réussit parfaitement par la simple irrigation, de sorte qu'on évite la funeste influence des rizières proprement dites. (Expériences de M. Hardy, directeur du jardin d'essais.)

Le cotonnier.

Les prairies naturelles et artificielles.

La pomme de terre (choisir les espèces).

La canne à sucre croît en Andalousie. Il y en avait autrefois en Afrique, et la tradition fait remonter le nom de Mostaganem (suceur de canne) aux indigènes qu'on y a trouvés mâchant l'*arundo saccharifera*. M. de Humboldt (1) arrête la bonne culture de la canne entre 19 et 20°. Nous ne répondrions pas qu'elle produisît en Afrique un suc assez riche pour devenir la source de bénéfices bien réels ; mais nous savons qu'on a obtenu de très-beaux individus au jardin du Dey.

Le même auteur dit que le cafier exige au moins 18°. C'est une culture à essayer dans certains endroits.

On a fait, à Alger, quelques tentatives heureuses pour naturaliser la cochenille.

Le dattier croît dans les oasis du Sahara algérien. La datte est déjà excellente à Moghard, à une soixantaine de lieues de Daya ou de Sebdou, oasis que nous avons visitée avec le général Cavaignac.

Le commerce trouverait en outre des objets à exporter, dans les prove-

---

(1) De Humboldt, *loc. cit.*, t. II, p. 358.

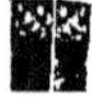

nances du Soudan, qui nous arrivaient autrefois par les caravanes, dans les laines des immenses troupeaux, le miel et la cire, les bestiaux, etc.

III. — DE LA FUSION DES RACES EUROPÉENNE CHRÉTIENNE ET AFRICAINE MUSULMANE.

« Nous ne pouvons pas empêcher, cela est certain, qu'avec le temps les indigènes ne s'assimilent à la population européenne en tout ou en partie. » Ces paroles ont été prononcées à la chambre par le général Cavaignac.

Les principaux points sur lesquels il faut que deux populations se rencontrent pour se fondre en une masse plus ou moins homogène sont la civilisation, les mœurs, coutumes, croyances politiques et idées de nationalité, la religion, l'idiome, les alliances entre elles, et surtout la solidarité d'intérêts. Il est urgent, pour que la fusion politique ait lieu, qu'un certain nombre de ces conditions soient remplies, mais il n'est point nécessaire de les réunir toutes.

Ainsi, chez nous, les protestants et les juifs n'en sont pas moins de véritables et bons Français, quoique restant fidèles à leur religion, et bien que la race israélite ne se mêle point aux chrétiens. On sait en quelle multitude de sectes religieuses sont partagés les États-Unis de l'Amérique du Nord. La religion ne s'oppose à l'assimilation que dans le cas où elle influe puissamment sur la politique, sur les mœurs, etc. C'est bien dans cette catégorie que rentre l'islamisme ; mais ceux qui ont vu de près les spahis et les tirailleurs indigènes et même les musulmans qui habitent en même temps que nous certaines villes, ont pu se convaincre qu'il n'est pas très-difficile de dépouiller le mahométisme de ses pratiques les plus hostiles à la fusion.

La vie nomade de l'Arabe, *qui n'est point l'aborigène algérien*, nous a toujours paru un obstacle à l'assimilation ; mais ses terres de parcours se rétrécissent à mesure que les populations s'accroissent et que nous faisons aux colons des concessions de terrain qui posent pour ainsi dire des bornes autour du territoire de chaque tribu. Aujourd'hui aucun douar ne peut plus transporter ses tentes dans un autre pâturage, sans en avoir averti le bureau arabe, qui connaît ainsi tous les emplacements aussi bien que s'il s'agissait de villages sédentaires. Les oscillations des tribus telliennes sont bien loin d'être aussi grandes que celles des peuplades du Sahara ; la culture des terres les ramène toujours vers certains points. En outre, *et ceci est un résultat extrêmement remarquable*, certaines tribus, entre autres les Douairs et les Smela, qui nous sont constamment restées fidèles depuis la conquête, commencent, dans la province d'Oran, à se loger dans des villages inamovibles que nous leur bâtissons en partie.

Quant aux Berbères ou Kabyles, *qui sont la race regnicole*, ils sont essentiellement agriculteurs et fixes ; leur soumission nous est garantie par la menace suspendue sur leurs propriétés.

Il est à regretter que la fusion, dont on remarque déjà les premiers symptômes, loin d'être accélérée par le *bureau arabe*, est au contraire retardée par la ligne de conduite qu'il s'est tracée et qui consiste trop souvent à sanctionner et à perpétuer les préjugés des indigènes, sans chercher à les déraciner peu à peu, sous le vain prétexte de ne pas heurter leurs mœurs et leurs croyances.

Il faut bien remarquer que non-seulement la race africaine fait quelques pas vers nous, mais que, de notre côté, nous marchons vers elle. Nous nous laissons si bien imprégner graduellement par les influences qui nous entourent en Algérie, la couleur locale du pays se répand si bien sur nos mœurs, nos habitudes, sur toute notre vie en un mot, que nous finissons par nous identifier avec ce pays et ses habitants ; de sorte que si l'on nous arrache, après un séjour prolongé, à cette Algérie que nous regardions d'abord comme une terre d'exil, nous la regrettons comme notre véritable patrie, et nous sentons que de puissantes attractions nous poussent vers elle.

La communauté, la solidarité d'intérêts, le besoin que deux peuples ont l'un de l'autre est sans contredit le lien qui les rapproche le plus étroitement. Or c'est précisément là ce à quoi on parviendra le plus facilement. Si nous n'avons pas jusqu'ici noué des relations plus intimes avec les indigènes, si les deux races ne se sont point encore pénétrées réciproquement, il faut en accuser notre état presque continuel d'hostilité. Dans ces circonstances, un commencement de fusion bien caractérisé ne pouvait être espéré ; mais de ce que le rapprochement des deux peuples a été peu sensible pendant la guerre, ne concluez pas qu'il en sera de même pendant la paix.

La Gazette des hôpitaux a trouvé très-jolie l'idée de tenter la cupidité des *babas* Arabes et de leur acheter leurs filles ; elle désirerait même savoir le prix d'une femme bien constituée et propre à remplir son office. Mon Dieu ! ce n'est pas plus difficile à lui dire que le prix du froment, selon les qualités, sur le premier marché venu. Nous connaissons de bons endroits où l'on a quelque chose de bien pour 2 à 300 francs. Ce n'est réellement pas cher. Que la marchandise soit trompeuse, qu'on ne puisse l'expérimenter auparavant, que les plus fins soient mis dedans.... ceci n'est point notre affaire : on peut d'ailleurs la rendre, sans se faire rembourser, par exemple, ce qui pare déjà à quelques inconvénients. Si vous trouvez singulière l'idée d'acheter une femme, pensez-vous que les Algériens ne s'étonnent pas au moins autant de voir qu'en France les femmes achètent les hommes en leur donnant une dot? Combien vaut un homme en France? Mon Dieu! ça dépend de la qualité, comme pour les femmes en Afrique ; la marchandise est tout aussi trompeuse, et l'épouse fraudée ne peut pas même s'en débarrasser : elle a acheté, et elle devient l'esclave de sa marchandise. C'est beaucoup moins rationnel qu'en Afrique. Mais enfin, combien coûte un homme en France? Prenons un exemple dans notre profession : un médecin qui fait 1,200 fr. de clientèle se cède, se vend à un beau-père pour 15 à 30,000 fr. de dot. Calculez le reste. — En France, une femme est un objet très-onéreux à vêtir, à nourrir et même quelquefois à contenter, et je comprends qu'on se fasse payer pour s'en charger; en Afrique, au contraire, c'est un instrument de plaisir, un objet de rapport, et je conçois qu'on l'achète. Nous espérons conséquemment ne pas nous disputer avec notre honorable confrère de la Gazette des hôpitaux : on a raison d'acheter les hommes en France et on a raison d'acheter les femmes en Afrique.

Nous avons dit, au commencement de ce chapitre, que pour obtenir l'identification de deux peuples, il n'est pas nécessaire de remplir toutes les conditions que nous avons énumérées, mais quelques-unes seulement. L'espace nous manque pour faire voir que presque aucune d'elles, considérée isolément, n'est indispensable. Mais un coup d'œil rapide jeté sur les États civilisés de l'Europe suffit pour se convaincre de cette vérité.

J'arrive à un autre point.

M. Boudin raisonne d'après l'hypothèse que toute fusion et toute solidarité d'intérêts sont impossibles, quand il établit les rapports suivants.

L'Algérie est peuplée par 4,000,000 d'indigènes qui, étant presque tous soldats, peuvent fournir 5 à 600,000 combattants; il nous faut au moins 100,000 hommes pour les contenir. D'où il résulte que l'Algérie ne pourra maintenir la paix intérieure, à l'aide de ses propres ressources, qu'à l'époque où elle aura 10,000,000 d'habitants européens; car, dans les conditions les plus favorables, cette population ne donne guère que 100,000 combattants, c'est-à-dire 1 sur 100.

Ce chiffre 10,000,000 nous paraît beaucoup trop élevé, pour les raisons qui suivent : 1° le nombre des indigènes, estimé à 4,000,000 par le maréchal Bugeaud, n'est porté qu'à 2,000,000 par beaucoup d'autres, notamment par le général Lamoricière, si nous ne nous trompons ; ce qui réduirait de moitié les combattants indigènes, et conséquemment la population européenne nécessaire pour les maintenir. 2° Il n'est vrai de dire que presque tous les hommes arabes et berbères sont combattants, que si on les envisage dans un court espace de temps ; s'ils font une campagne prolongée (et ceci s'applique principalement aux Berbères, qui sont agriculteurs), les troupeaux dépérissent, les terres restent en friche et la famine survient. Nous aussi nous nous levons en masse dans un instant donné ; mais il existe cette différence que nos levées en masse ne sont guère propres qu'à défendre les villes et leurs environs, tandis que chez les Africains, chez les Arabes surtout ces troupes sont facilement mobilisées. 3° La fusion et la réciprocité de besoins et d'intérêts diminueront peu à peu le nombre des individus hostiles. Nous pouvons déjà presque considérer les Coulouglis comme identifiés politiquement ; ils ont certainement plus de sympathies pour nous que pour les Arabes. A Tlemcen, il existe un bataillon nombreux de Coulouglis ou Turcos, formant une véritable garde urbaine ou nationale qui défendrait fort bien la ville.

A propos de la fusion des Africains et des Européens, fusion que le général Cavaignac regarde comme inévitable, nous sommes naturellement conduit à jeter un coup d'œil sur la race mauresque en Espagne. A cette question : Qu'est devenue cette race ? nous répondrons : Elle ne demandait qu'à s'identifier politiquement ; on l'en a empêché ; on l'a expulsée de vive force en presque totalité ; ce qui est resté s'est croisé ou fondu avec les Espagnols. Quelques considérations historiques très-rapides feront ressortir la vérité de ces conclusions.

Après la prise de Grenade par Ferdinand, un grand nombre de Maures sont transportés en Afrique ; mais il en reste davantage encore en Espagne. Les uns sont dispersés et internés dans les provinces purement espagnoles et s'identifient politiquement avec assez de rapidité ; les autres continuent à habiter les grands centres, surtout dans les royaumes de Grenade et de Valence. C'est de ces derniers que nous allons dire quelques mots.

Au lieu de chercher à se les assimiler graduellement, en confondant ses intérêts avec les leurs et en se gagnant leurs sympathies, on les persécute, on leur arrache leur religion, on exige le sacrifice de leurs mœurs, de leurs habitudes, et l'inquisition scrute même leurs plus secrètes pensées pour y découvrir des motifs d'accusation. Ils subissent tout ; car, comme le disait l'empereur dans son exil, l'homme qui a son champ et sa maison abjurera sa religion et se pliera à tout ce qu'on exigera de lui pour rester dans sa maison et garder son champ. Il n'est pas étonnant que, sous le poids de ces continuelles vexations, les Maurisques, comme on les appelait, se soient révoltés, et aient préféré quelquefois la transportation en Afrique à une si misérable vie en Espagne.

Un historien du cardinal-ministre Ximenès nous fait voir les Maures se convertissant en foule, à l'exemple d'un prince royal de leur nation (1). En 1525, les musulmans du royaume de Valence qui n'avaient point encore *abjuré* l'islamisme sont menacés de transportation en Afrique ; ils demandent des délais, et l'année suivante, ils se font presque tous chrétiens (2). Ceux de Bénaguacil résistent et 2,000 passent en Afrique. Plus tard les Maurisques grenadins, incessamment persécutés, se révoltent : c'est en 1568 ; ceux du quartier de l'Albaïcin restent fidèles, et empêchent ainsi la ville de tomber au pouvoir des révoltés (3). Une partie des musulmans soulevés est internée et dispersée dans les provinces. La paix est entièrement rétablie en 1570, et les Maurisques vivent tranquillement mêlés aux Espagnols. Mais le sombre et cruel Philippe II réveille les persécutions, et leur ordonne de quitter leurs costumes, leurs mœurs et jusqu'à leur langage. Il en résulte une révolte dans laquelle périssent plus de 10,000 victimes. Ceux qui restent ne quittent pas ce pays inhospitalier ; on les dissémine sur différents points du territoire espagnol, en 1616 et dans les années suivantes. Mais cette malheureuse nation n'est pas au bout de ses souffrances ; Philippe III, malgré les représentations des gens éclairés, arrache à leur patrie sans aucun motif et jette sur le continent africain un nombre de familles maurisques qu'on estime à 80,000 (4). Malgré tant d'exportations et de massacres, il reste encore des Maures : ce sont des plantes fixées au sol, et ne demandant que leur part de soleil. Peu à peu ils se fondent entièrement avec les Espagnols ; de sorte qu'en maint endroit, notamment au faubourg de Triana, à Séville, dont les habitants actuels passent pour

---

(1) Histoire du cardinal Ximénès, grand ministre d'État en Espagne ; par Michel Bavdier. Paris, 1635, p. 23.

(2) Histoire générale d'Espagne de Jean de Ferraras, traduite par M. d'Hermilly. 10 vol. in-4°, t. IX, p. 68. Paris, 1751.

(3) *Id.*, t. IX, p. 575.

(4) Anquetil, Précis de l'histoire universelle, t. VIII, p. 381.

posséder beaucoup de sang maure, les familles les plus fières ne peuvent plus répéter le vieux dicton : Je suis d'un vieux sang chrétien.

Nous croyons qu'en faisant la part des circonstances, on peut tirer de l'histoire cet enseignement, que la nation mauresque était assimilable à la nation espagnole.

Nous nous sommes restreint à ce seul exemple ; nous serions entraîné beaucoup trop loin si nous voulions chercher dans l'histoire la fusion de tant de peuples divers qui se sont combinés en un seul, malgré une apparente incompatibilité primitive. D'ailleurs, nous avons déjà touché cette question en parlant des grandes migrations. Nous nous contenterons de citer ici, sans sortir du territoire soumis à l'Espagne sur lequel nous venons de faire une excursion, nous nous contenterons de citer, en terminant, un exemple qui a une double signification.

Aux Canaries, les Espagnols, fidèles à leur système d'extermination, ont détruit la plus grande partie des Gouanches, et ceux qui ont survécu se sont tellement alliés et fondus avec les vainqueurs, qu'il ne reste pas aujourd'hui, au dire de M. de Humboldt (1), un seul Gouanche pur sang dans toutes ces îles, peuplées de 160,000 habitants. Les Normands ont aussi fourni leur contingent aux Canaries, et leurs descendants se reconnaissent encore aujourd'hui, après trois siècles, à la blancheur de leur peau (2). Les Espagnols, et même les Normands, se sont donc acclimatés aux Canaries, acclimatés en cultivant eux-mêmes ces terres, dans un climat plus chaud que le littoral algérien. La zone qui s'étend, à Ténériffe, du rivage jusqu'à 2 ou 300 mètres au-dessus du niveau de l'Océan, est la plus habitée et la seule qui soit cultivée avec soin (p. 138) ; or la moyenne de sa température peut être estimée à 21°, et, dans la ville de Santa-Crux de Ténériffe, elle s'élève à 21°,9 (p. 548).

Les Espagnols, et même les Normands, se perpétuent depuis trois siècles dans la zone comprise entre les deux redoutables lignes isothermes 18°; ils cultivent en grande partie eux-mêmes la terre, et les Normands n'ont que peu ou pas reçu le bénéfice du croisement des races ; de sorte qu'ils ont gardé un certain nombre de leurs caractères primitifs. Et l'Européen, le Français ne pourraient vivre en Algérie, où quelques plaines seulement

---

(1) Humboldt et Bonpland, relation historique de leur voyage dans l'Amérique du Sud, t. I, p. 192.

(2) *Id.*, p. 194.

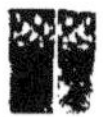

dépassent un peu la moyenne 18°! Si l'on veut établir que, par une bien malheureuse fatalité, le coin de terre que nous avons choisi dans la zone tempérée, pour y fonder une colonie, dévore *par son climat* ses habitants au lieu de les nourrir, on est naturellement appelé à prouver que cette exception existe bien réellement. Les faits et l'expérience des hommes de l'art qui ont longtemps habité l'Algérie militent en faveur de l'acclimatement ; on nous combat à l'aide de statistiques dont la nature est telle, qu'elles sont prédestinées à ne pouvoir fournir de preuves : le débat nous paraît donc jugé.

RECHERCHES

SUR LES CAUSES

DES FIÈVRES A QUINQUINA

EN GÉNÉRAL,

ET EN PARTICULIER SUR LES FOYERS QUI LEUR DONNENT NAISSANCE EN ALGÉRIE.

Sous ce titre nous avons présenté à l'Académie nationale de médecine, le 28 juillet 1846, un mémoire auquel cette savante assemblée accorda son assentiment, en acceptant les conclusions du rapport fait par M. Gaultier de Claubry, dans sa séance du 29 février 1848. Nous livrons aujourd'hui notre mémoire à la publicité, après l'avoir augmenté de nombreuses additions, fruit des observations que nous avons recueillies pendant nos continuels voyages dans la province d'Oran.

Nous avons évité toute théorie ; notre but a été de rassembler des faits ; seulement, après avoir groupé ceux-ci, nous les avons interprétés de manière à pouvoir en tirer des conclusions.

Nous voulons démontrer que l'on a donné une acception beaucoup trop restreinte au mot *marais*, en ne comprenant par ce mot que certaines circonstances topographiques et hydrographiques que nous appellerons *marais-type*, tandis qu'il existe une foule de conditions ou d'accidents qui amènent la décomposition végéto-animale, source des effluves fébrifères, ou au moins phénomène le plus apparent de tous ceux qui se passent dans les marécages. La démonstration de cette proposition constitue la base et la partie vraiment originale de ce travail. La plupart de nos chapitres sont consacrés à mettre en évidence le rôle impaludateur de ces différents foyers dont jusqu'ici on n'avait pas bien apprécié ou pas même soupçonné l'action, parce que leurs caractères les plus grossiers, les plus saillants ne les rapprochent pas du marais-type qu'on est trop habitué à considérer comme le seul laboratoire d'effluves.

A côté du *marais-type*, nous rangeons comme sources miasmatiques : les eaux infiltrées dans la terre des lieux déclives ou collectionnées en nappes souterraines ; les inondations et le séjour intermittent et plus ou moins prolongé des eaux sur les jardins et les cultures de l'Algérie ; le remuement et les fissures des terres, surtout des terres vierges ; divers foyers de décomposition végéto-animale qu'on trouve dans les villes ; les brouillards de la nuit, les rosées du matin, les pluies séparées par des jours de soleil : ces dernières conditions n'ayant toutefois pour effet que de permettre ou de favoriser la putréfaction des détritus laissés à nu par le retrait des eaux.

Plusieurs auteurs, notamment Chervin (1) et M. Boudin (2), ont cherché à établir que l'infection palustre est la cause des fièvres à quinquina qui règnent dans toutes les parties du monde, du choléra qui naît dans le delta du Gange, de la peste qui se développe dans celui du Nil, et de la fièvre jaune qui se produit dans celui du Mississipi et sur les côtes des Antilles ; mais ils n'ont pas décrit toutes les sources des miasmes fébrifères. Nous avons cherché à combler ces lacunes, quant aux pyrexies à quinquina.

Nous démontrons que de nombreux foyers, d'aspects très-divers, fabriquent le même miasme ; nous établissons que partout où règnent des fièvres paludéennes endémiques, on trouve quelques-uns de ces foyers. L'esprit satisfait peut alors rapporter à une cause identique ces maladies dont l'identité de nature est démontrée par leur curabilité à l'aide du même médicament, le quinquina. On n'est plus réduit à invoquer, comme cause de ces fièvres, l'humidité ou les variations thermo-hygrométriques, sous prétexte que, dans des contrées sans marais, ces influences règnent lors du développe-

---

(1) Chervin, De l'identité des fièvres d'origine paludéenne. Paris, 1841.

(2) Boudin, Essai de géographie médicale. *Passim.*

ment de certaines épidémies. Nous expliquons le rôle des perturbations atmosphériques et de l'humidité : elles permettent aux foyers de fabriquer des miasmes, mais elles sont incapables de les produire par elles-mêmes (1).

CHAPITRE PREMIER.

DES PLAINES CONSIDÉRÉES COMME FOYERS DE FIÈVRES PALUDÉENNES.

PLAINES DE L'ALGÉRIE EN GÉNÉRAL ; TOPOGRAPHIE DE L'UNE D'ELLES (PLAINE D'EGHRIS) ; EAUX SOUTERRAINES ; RIVES DES COURS D'EAU ; LALLA-MAGHRINA.

L'expérience a appris aux Arabes que les plaines sont insalubres, aussi leurs villes sont-elles à peu près toujours bâties sur des hauteurs ou derrière un rideau ou une arête qui les abritent contre les effluves : telles sont Oran, Tlemcen, Mascara, etc. Toutes les fois que nous nous sommes écartés de la ligne de conduite que les indigènes se sont tracée, nous avons fondé des postes funestes à leurs habitants, comme Lalla-Maghrina, le Fondouck, Bouffarick, etc. Les médecins n'ont pas été consultés pour l'assiette de ces redoutes ou de ces villes naissantes; on n'a pris en considération que la position purement militaire; on n'a pas même cherché s'il existait un moyen terme qui satisfît plus ou moins aux exigences de la topographie militaire et de l'hygiène publique. On n'a aperçu que le danger qui vient du côté de l'ennemi; on a oublié que celui qui vient du dedans, de l'infection

---

(1) La plupart des médecins croient ou penchent plus ou moins à croire que les miasmes palustres sont nécessaires au développement des fièvres endémiques, et que les autres causes ne produisent que des fièvres sporadiques accidentelles (Nepple, TRAITÉ DES FIÈVRES INTERM. SIMPLES ET PERNIC., p. 135. Maillot, TRAITÉ DES FIÈVRES OU IRRIT. CÉRÉB. SPIN. INTERM., p. 255. Segond, MÉM. SUR LES FIÈVRES DE CAYENNE, voy. le rapport à l'Académie, par Louyer-Villermay, 1ᵉʳ avril 1834). — C'est même l'opinion de Raymond Faure (voy. la rectification qu'il a insérée dans la GAZ. MÉD., 1840, p. 128); Lacauchie, RÉFLEXIONS SUR LES MAL. DE L'ARMÉE D'OCCUP. D'ALGER ET SPÉCIALEMENT SUR LEURS CAUSES (RECUEIL DE MÉM. DE MÉD. CHIR. ET PHARM. MILIT., t. XXXV, année 1833, p. 83); Froussart, TOPOGR. DE SIDI-BEL-ABBÈS (RECUEIL, t. LXIII). Voy. la thèse si remarquable de G. Tourdes, Strasbourg, 1822, etc., etc. — Ont attribué un rôle exagéré aux alternatives de température et d'hygrométrie : Lancisi, Torti, Pringle, Lind, Bailly, R. Faure, surtout Lavieille, C. Broussais qui croit que le climat lui seul suffit pour produire les fièvres (RECUEIL, NOTICE SUR LE CLIMAT. ET LES MAL. DE L'ALGÉRIE, t. LX, p. 120).

perpétuelle qui s'exhale des foyers limniques, est bien plus redoutable, puisque, en Algérie, nous ne perdons guère qu'un homme sur 80 par suite d'accidents de guerre.

M. Périer (1) nous apprend que les Arabes appellent *h'emma* les terrains bas ; or h'emma veut dire aussi fièvre. Ils ont donc parfaitement compris la relation de cause à effet. Ils ne campent guère dans les plaines, pendant la saison d'automne, que lorsque la nécessité les y force ; ils recherchent, pour planter leurs douars, les monticules, les gorges larges des montagnes, et ils ont même soin d'éviter celles qui présentent leur ouverture à la plaine, et dans lesquelles conséquemment le vent peut engouffrer les miasmes. Quand nous avons relevé Sebdou, forteresse bâtie par Abd-El-Kader dans une vaste plaine, au sud de Tlemcen, les Arabes nous ont avertis que ce poste était inhabitable à la fin de l'été. Nous avons méprisé leurs avertissements et nous avons jeté dans ce poste une garnison que les fièvres déciment fort souvent.

Plus la plaine est étendue et unie, plus elle est insalubre, parce que les effluves que le vent brasse et remue dans le bassin, n'étant retenus ou déviés par aucun obstacle, baignent incessamment de leurs ondes toujours renouvelées les habitations qu'on y a imprudemment aventurées. C'est pour ce motif que Lalla-Maghrina est beaucoup plus funeste à ses habitants que Aïn-Témouchent, Saïda, Daya, situés dans des pays accidentés. Nous verrons bientôt que Lalla-Maghrina réunit d'autres causes d'insalubrité.

Le maréchal Bugeaud a parfaitement compris le danger de la station prolongée, la nuit surtout, dans les lieux déclives. Dans son ordre daté de Sidi-Aïchoun, il recommande aux chefs de colonnes de ne pas camper au bord de l'eau, malgré la commodité de ce voisinage ; il désigne les hauteurs et les coteaux comme lieu d'assiette du camp. « Une seule nuit passée dans un bas-fond, dit-il, suffit quelquefois pour donner une centaine de malades sur un effectif de 3,000 hommes. » Nous avons bien des fois vérifié la haute sagesse de l'ordre de l'illustre maréchal.

Ce n'est pas seulement en Algérie que les plaines sont redoutées, mais dans beaucoup d'autres pays placés sous une latitude à peu près semblable ou plus rapprochés de l'équateur. Les savanes d'Amérique, les côtes basses de Madagascar, les plaines d'Italie, d'Espagne, les rives inondées du Niger, etc., sont évitées avec un égal soin. Quand les Corses sont obligés, à l'automne, de quitter les coteaux où s'étalent leurs villages, pour venir

---

(1) Périer, DE L'HYGIÈNE EN ALGÉRIE, etc.; 2 vol. in-8°, t. I, p. 238.

moissonner dans la plaine, ils retournent coucher dans leurs demeures, s'ils n'en sont pas trop éloignés ; mais si les distances s'opposent à cette migration journalière, ils se bâtissent des espèces de cages aériennes, sur lesquelles ils se hissent pour passer la nuit. Nous tenons ces faits de M. Moizin, membre du conseil de santé des armées, qui les a observés lors de son inspection des eaux minérales de Gouano.

Il est donc établi que les plaines, surtout si elles sont basses, humides et situées sous une certaine latitude, dégagent des effluves fébrifères. Les plateaux secs et balayés par les vents ne donnent pas lieu à ces exhalaisons. Reste à déterminer comment et pourquoi ces plaines sont ainsi une source d'émanations délétères. Comme la plaine d'Eghris ou de Mascara réunit plusieurs des circonstances qui donnent lieu à ces exhalaisons, nous allons en esquisser à grands traits la topographie succincte.

La plaine d'Eghris, longue de 5 à 6 myriamètres de l'E. à l'O., sur 2 ou 2 1/2 de largeur moyenne du N. au S., est encaissée de tous côtés par des montagnes continues et forme un bassin sans issues, dans lequel se précipitent toutes les eaux des pentes qui viennent mourir dans son sein. C'est là, comme on le voit, un lit creusé pour un lac ; il n'est même pas impossible qu'une nappe d'eau ait recouvert, à une époque éloignée, cette vaste excavation. Deux circonstances, que nous apprécierons, s'opposent à ce qu'il en soit de même aujourd'hui.

Les cours d'eau sont pour la plupart des ruisseaux presque à sec pendant l'été, torrentueux et abondants par les pluies de l'hiver. Quand ils ont à franchir quelques montuosités de la plaine, ils s'enfoncent dans un lit profond dont les rives sont taillés dans une terre végétale meuble et sans rocher ; ailleurs ils coulent à pleins bords, au niveau des gazons ou des cultures. Ils forment quatre groupes bien distincts. Nous réunirons, à cause de leurs analogies, celui du nord avec celui du midi.

Sept ou huit ruisseaux descendent des montagnes septentrionales ; ils coulent parallèlement entre eux du nord au sud. Arrivés dans la plaine, ils se perdent après un cours d'une demi-lieue à une lieue, terme moyen. A peine faut-il excepter l'Oued-Maoussa, le plus volumineux de ces ruisseaux, qui poursuit un plus long trajet avant de disparaître. Sur le versant méridional et dans ses gorges naissent également plusieurs cours d'eau qui se dirigent au nord et vont s'engloutir dans le sein poreux de l'Eghris.

A l'est, la plaine s'élève graduellement, et les eaux, sans atteindre les basses terres, bassin auquel elles ne se rendent pas, forment sur les limites de l'Eghris des courants qui convergent bientôt et se résument en une petite rivière, l'Oued Sidi-abd-Allah, qui s'échappe au nord-nord-est. Le système de l'ouest appartient, lui, au bassin fermé d'Eghris. Il recueille non-seulement les eaux des pentes occidentales, mais aussi plusieurs ruisseaux qui parcourent la plaine de l'est à l'ouest. L'Oued-Froha est leur aboutissant commun ; mais cette artère principale, au lieu de sortir de l'Eghris sans interrompre son cours, disparaît au pied des monticules élevés qui limitent la plaine de ce côté et la séparent de la vallée de l'Oued-F'kan, dirigée du nord-est au sud-ouest.

Que devient la masse d'eau fournie par ce vaste développement circulaire de montagnes, et celle que les pluies accumulent dans cette grande excavation ? Une partie se perd, avons-nous dit, et forme probablement des nappes souterraines courantes ou stagnantes. Mais l'Oued-Froha n'est pas englouti à tout jamais : de l'autre côté du monticule qui sépare la plaine de la vallée, cette rivière reparaît en partie à Oued-F'kan. Les sources de Oued-F'kan nous semblent devoir être divisées en deux groupes : les unes, qui sont tièdes, ne nous paraissent pas alimentées par l'Eghris ; les autres en proviennent au contraire, mais ne représentent pas la masse de l'Oued-Froha.

L'infiltration dans la terre, la réapparition de l'Oued-Froha sous le nom d'Oued-F'kan, voilà les deux causes qui empêchent la plaine de se convertir en lac.

Si les eaux se perdaient immédiatement et sans étendre leur lit, nous pourrions soupçonner des marécages internes, mais nous n'aurions point de mares superficielles ; or les deux espèces existent.

La masse de la terre, formée en partie de grès, en partie de calcaires, est perméable ; mais une épaisse écorce de terre végétale, compacte et souvent argileuse, recouvre presque partout le noyau central ; seulement elle s'amincit et disparaît d'espace en espace, et laisse à nu des îlots de sable pointant à travers ses solutions de continuité. Les eaux, avant de se perdre, s'étendent en nappes, détrempent les terres fortes sur lesquelles elles séjournent, et forment de véritables marais qui verdissent sous la végétation paludéenne et sont hantés par les oiseaux aquatiques. Quelquefois une partie seulement de l'eau du ruisseau peut s'infiltrer dans l'espace sur lequel elle s'étend d'abord ; ce qui n'est pas absorbé forme quelques filets, moins considérables dans leur ensemble que le ruisseau primitif, et va plus loin créer un autre marais dont la grandeur varie avec la perméabilité de la terre en cet endroit. Le cours de l'Oued est donc un filet qui s'épanouit de

temps en temps en renflements marécageux. Le moindre obstacle acciden-
tel, élevé par l'homme ou produit par l'accumulation des matériaux charriés, suffit pour donner naissance à une mare. Des soldats ayant jeté des
fascines de lauriers-roses et quelques gazons pour traverser plus facilement
un ruisseau, nous trouvâmes, au retour, une véritable inondation.

Abstraction faite de ces marais proprement dits, de ces marais-types,
comme nous les avons appelés, la plaine devient presque tout entière, à
certaines époques, un vaste champ de dégagements paludéens.

La surface de l'Eghris n'est pas entièrement plane, mais s'élève parfois en
légères ondulations au sommet desquelles blanchit un marabout. Quelques
oasis, comme Sidi-ben-Aklef, verdissent et fleurissent à sa surface. Le reste
est une plaine nue, monotone, sans arbres, coupée seulement de maigres
buissons de *chamærops humilis*, de jujubiers sauvages, d'asperges et de
garous. Ailleurs la charrue arabe a écorché superficiellement des lambeaux
de terre, ou bien les troupeaux tondent de larges gazons. Des haies d'aloès
(*agava americana*) autour des champs, des scilles et des asphodèles dans
les lieux un peu humides, des lauriers-roses le long des ruisseaux, des
figuiers et des *cactus-opuntia* dans les oasis, complètent la végétation assez peu variée de cette grande plaine.

L'Eghris est pauvre en eau pendant l'été ; mais, dans la saison des pluies,
ses ruisseaux se gonflent, débordent et inondent au loin les terres basses
comprises entre ces montuosités que nous avons signalées. L'eau se déverse
sur les terres labourées et les pénètre profondément ; elle demeure stagnante
sur les terrains argileux, et reste aussi quelque temps sur les circonscriptions plus poreuses, mais dont la perméabilité ne suffit pas pour engloutir
les masses d'eau que la continuité des pluies renouvelle sans cesse ; enfin
les pelouses, dont les herbes enlacent leurs profondes et inextricables racines, forment une sorte de feutrage bien propre à retenir les eaux. Tout se
fait marais.

Les chaleurs arrivent, et tous ces terrains, naguère inondés, se montrent
à nu et dégagent de pernicieux miasmes. Les fièvres se déclarent à Mascara
à des époques un peu différentes : à la fin de l'été, si les chaleurs ont succédé à des pluies médiocrement abondantes ; en automne, si les pluies ont
été torrentielles et ont ainsi accumulé les eaux en quantité assez considérable pour que les ardeurs d'un été tout entier soient nécessaires pour
dessécher les nappes et mettre à nu leur lit engraissé par des détritus végéto-animaux. Certes Mascara serait une ville des plus malsaines si elle était
située dans le sein de l'Eghris ; mais elle est bâtie à plus de 100 mètres au-

dessus de son niveau, sur le versant nord du bassin, derrière des anfractuosités montagneuses qui font dévier l'air chargé des effluves pompés dans la
plaine.

L'Eghris est donc une vaste excavation, un bassin fermé dans lequel affluent toutes les eaux qui tombent sur les pentes environnantes. Ces eaux
s'infiltrent dans les profondeurs de la terre et y forment, soit des nappes
limpides ou lacs souterrains, soit des nappes croupissantes ou marais recouverts d'une croûte solide, comme de véritables fondrières. La végétation
et les animalcules qui pullulent dans ces mystérieux marécages ne nous sont
pas bien connus ; mais leur existence a été mise hors de doute par M. de
Humboldt et par d'autres encore. Or pensez-vous que cette masse d'eau,
qui imbibe ainsi les couches de la terre, ne donnera pas lieu à des exhalaisons d'effluves, lorsque les chaleurs caniculaires gerceront la surface du sol
et ouvriront ainsi autant de soupiraux ? En automne, la terre est tellement
crevassée dans beaucoup de plaines algériennes, qu'on pourrait la comparer
à ces tableaux à l'huile dont le vernis, trop précipitamment appliqué sur la
pâte encore fraîche, s'est fendillé dans tous les sens en réseaux à mailles
serrées. Ces fissures de la terre, larges et profondes, rendent la marche
pénible et la promenade à cheval dangereuse. M. Grellois (1) et M. Cambay (2) pensent comme nous qu'elles font l'office de bouches vomissant des
miasmes fébrifères. Lind (3) admettait aussi que les effluves peuvent être
retenus dans le sein de la terre.

De même que, dans une circonscription restreinte, on redoute les lieux
déclives comme étant malsains, et qu'on évite les quartiers bas et humides
d'une ville, les pièces sombres et enterrées d'une maison, ainsi, dans une
région considérée tout entière, on devra fuir les plaines encaissées et les
vallées profondes riches en humidité et abritées contre les vents.

Il n'est pas nécessaire que la plaine forme, comme l'Eghris, un bassin
entièrement fermé pour que les eaux soient absorbées et retenues ; des espaces ouverts par des gorges donnant passage aux cours d'eau qui les tra-

---

(1) Grellois, Esquisse sur la topographie médicale d'Hammam-Mescoutin, *in*
recueil, t. LX, p 361.

(2) Cambay, Traité des mal. des pays chauds, et spécialement de l'Algérie,
t. I, p. 22.

(3) Lind, Maladies des Européens dans les pays chauds, trad. de Thion de La
Chaume.

versent, présentent souvent les mêmes conditions : c'est un point sur lequel a particulièrement appelé notre attention notre spirituel confrère et ami le docteur Delaunay. Les ruisseaux se perdent quelquefois dans la terre en tout ou en partie, alors même qu'ils parcourent des vallées bien tracées et dont la pente permettrait leur écoulement. Mais, abstraction faite de ces pertes, il est à remarquer que les rivières dans lesquelles se jettent de nombreux affluents sont loin de s'accroître en volume en proportion des tributs qui leur arrivent ainsi de tous côtés. Une partie des eaux est donc absorbée ; on dirait que la nature les met ainsi en réserve pour que, dans la saison torride, pendant laquelle l'atmosphère n'est jamais rafraîchie, les racines des plantes et des arbres trouvent dans la terre ce que l'air refuse à leurs feuilles. Cette infiltration de l'eau, qui se fait ainsi naturellement le long des rives, s'exerce également à une certaine distance de celles-ci, grâce aux canaux d'irrigation qui la portent sur les terres cultivées qui la boivent entièrement.

Dans les lieux déclives, plaines ou vallées, bassins fermés ou ouverts, tout contribue donc à imprégner les profondeurs du sol d'une abondante humidité ; mais des circonstances accidentelles peuvent venir augmenter les masses d'eau qui imprègnent la terre dans les années normales, et si des chaleurs considérables et le souffle desséchant du sirocco succèdent à une saison pluvieuse exagérée et long temps prolongée, tout le pays deviendra une vaste surface d'évaporation et de dégagements miasmatiques humatiles. Les Arabes savent très-bien que les années très-pluvieuses sont fécondes en fièvres. Notre collègue et ami Sonrier, chirurgien en chef de Sebdou, visitant une tribu voisine, dans l'automne de 1847, la trouva tellement moissonnée par des fièvres graves, que les habitants pouvaient à peine se traîner jusqu'à lui pour lui demander des secours. Depuis bien longtemps, lui dirent les Arabes, on n'a pas vu une si terrible épidémie ; mais on devait s'y attendre, parce que l'aloès a fleuri, *parce que la pioche a beaucoup travaillé cette année, et enfin parce qu'il a beaucoup plu.* Le remuement des terres et l'infiltration de masses liquides considérables dans la terre sont donc des causes de fièvres qui n'ont pas échappé aux Arabes. Dans un travail qui nous est commun avec M. Sonrier, nous tracerons bientôt l'histoire de cette épidémie, et nous insisterons sur son étiologie.

Dans le Tell algérien, c'est-à-dire dans la zone qui borde le littoral, les eaux sont, comme en France, les unes superficielles, les autres cachées sous le sol ; mais dans le Sahara algérien il n'en est plus ainsi, comme cela a parfaitement été établi par les travaux de la commission pour l'exploration scientifique de l'Algérie et par beaucoup d'observateurs isolés (1). Les eaux n'ont plus qu'un cours très-limité sur le sol, à la surface duquel elles ne font que de rares apparitions ; elles forment, au contraire, de véritables rivières et des lacs souterrains. Nous avons maintes fois vérifié l'exactitude de cette loi hydrographique, pendant l'expédition du général Cavaignac dans le Sahara algérien oranais (2). En creusant, à une profondeur quelquefois minime, dans le lit entièrement sec, aride et rocailleux des ravins, ou bien en déblayant le sable au pied des dunes calcinées par le soleil, on trouve souvent des nappes d'eau dont le niveau se maintient quelquefois constant, malgré l'énorme consommation que fait une colonne d'armée ; c'est ce que nous avons observé notamment au milieu des petites dunes de sable de Lambâa, dans le désert d'Anghad. Plusieurs des oasis que nous avons visitées, comme Moghard-Foukania, n'ont aucune source, aucun ruisseau visibles sur le sol ; mais partout on a pu, en creusant, ouvrir de larges puits dont l'eau atteint presque le niveau des jardins de l'oasis. Or ces eaux souterraines nous semblent rendre compte d'une manière satisfaisante des fièvres qui règnent dans ces contrées, dont la surface desséchée n'offre pourtant pas, au premier abord, le moindre trait d'analogie avec le marais-type. Du reste, nous ne sommes pas les premiers à apercevoir leur nocuité : « Ces nappes souterraines, dit M. Périer, nuisent presque toujours à la salubrité (3). » Monro (4) avait déjà fait observer qu'un terrain sec en apparence peut néanmoins être malsain, à cause des eaux souterraines qui gisent sous son écorce. Enfin on doit à Wan Swieten (5) de pareilles remarques.

Ouargla, grande ville du Sahara algérien (6), bâtie au bord d'un large thalweg entièrement à sec pendant l'été, est affectée de graves fièvres dans la saison des pluies, mais surtout au commencement et à la fin de cette saison. Or le territoire d'Ouargla est une vaste concavité, un bassin entièrement fermé dont la ville occupe l'un des endroits les plus déclives. Trente

---

(1) Carette, voy. t. II de la collection. — Daumas, LE SAHARA ALGÉRIEN. — Périer, *loc. cit.*

(1) Félix Jacquot, EXPÉDITION DU GÉNÉRAL CAVAIGNAC DANS LE SAHARA ALGÉRIEN. — Voy. aussi ÉCHO D'ORAN, 1837, n⁰ˢ 140à 158.

(3) Périer, *loc. cit.*, t. I, p. 12, 239, 240.

(4) Monro, MÉD. D'ARMÉE, traduction, p. 30 et *seq*.

(5) Wan Swieten, OBS. SUR LES MAL. DES ARMÉES, traduction, 1793, p. 54.

(6) Daumas, *loc. cit.*, p. 73.

ou quarante cours d'eau qui se dirigent du nord au sud, et l'Oued-Mia, rivière qui coule de l'ouest à l'est, alimentée par cent affluents enflés par les pluies diluviennes de l'hivernage, se précipitent vers le bassin d'Ouargla, qui les engloutit dans son sein. La ville est donc bâtie sur une nappe d'eau souterraine qu'on trouve partout, en creusant à une faible profondeur dans le lit du torrent. Les Arabes appellent cette nappe *la mer sous la terre, th'ar th'ât el' ard'*, ou *bah'ar el tah'atani*.

A partir de quelques journées de Biskra jusqu'à Tougourt, verdit une longue oasis, une bande de dattiers que les Arabes appellent, dans leur langage figuré, *la rivière de palmiers* (1). Ces dattiers puisent leur nourriture dans une terre humide traversée par un cours d'eau caché sous une couche de terrain sec ; aussi *la rivière de palmiers* est ravagée par des fièvres que les Berbères appellent k'tòbria (2). Quand le mois d'octobre arrive, le cheick fait avertir les étrangers de s'éloigner de ce lieu redoutable, où tous trouveraient la maladie et beaucoup la mort. Les marchands et les voyageurs se retirent alors plus au sud, dans l'oasis de Souf, qui est loin d'être aussi malsaine.

On m'a assuré que dans la plaine ou plutôt sur le plateau du Sersou, sur les confins duquel est située notre forteresse de Thiaret, on trouve en certains endroits de grands marécages souterrains couverts d'une croûte solide : une perche, après avoir percé cette croûte, s'enfonce et disparaît. En France, nous avons observé des conditions géologiques tout à fait semblables, notamment dans l'emplacement qu'occupent aujourd'hui les houblonnières du château de Chaumont, à Neuviller-sur-Moselle, près de Nancy. Après avoir enfoncé avec assez de peine une perche à houblon, longue de 6 à 7 mètres, on sent tout à coup la résistance cesser, et la perche disparait dans l'abîme souterrain. La croûte solide s'épaissit de jour en jour, bien moins par l'élévation du sol que par les concrétions successivement déposées sur la face interne et profonde de cette croûte. Autrefois quelques points marécageux se montraient à découvert, et les anciens du pays content que l'imprudent qui s'endormait le soir à la fraicheur des eaux marécageuses, était souvent saisi par la fièvre.

Ce qui est arrivé dans ce terrain prouve évidemment qu'il existe sous terre non-seulement des nappes d'eau limpide, mais aussi des nappes crou-

---

(1) Carette, *loc. cit*, p. 237. — Voy. aussi Daumas.
(2) Périer, *loc. cit.*, t. I, p. 6.

pissantes, de véritables marais; en effet, les générations successives ont pu suivre les progrès de la couche solide qui, réduite d'abord à la minceur de la pellicule qui cache les fondrières, s'est peu à peu épaissie et offre aujourd'hui assez de force pour porter des groupes d'hommes et des voitures chargées.

Nous avons cherché à établir qu'une plaine basse est malsaine *par cela seul que c'est une plaine*, un lieu déclive, abstraction faite de toute autre influence génératrice de miasmes; mais il est très-rare dans les pays barbares comme l'Algérie, qu'une plaine se présente avec ce degré de simplicité, pathogéniquement parlant. On a dit avec beaucoup de raison : tant vaut l'homme, tant vaut le sol; en effet, la nature n'a pas disposé la configuration du globe de manière que, dans toutes les circonstances et malgré tous les accidents possibles, les torrents et les rivières poursuivent imperturbablement leur cours dans un lit bien encaissé, sans se déverser sur leurs rives et produire ainsi des inondations passagères ou des marécages. Dans les pays civilisés, on enlève les obstacles au libre écoulement des eaux, on creuse des canaux, on élève des digues, et l'on parvient ainsi le plus souvent à faire régner la salubrité dans les lieux où la nature, non secondée par l'homme, semait l'effroi et la dévastation par la maladie; mais l'Arabe n'est pas si prévoyant et si éclairé sur ses véritables intérêts : il regarde presque nos travaux d'utilité publique comme des créations de luxe et laisse se perpétuer indéfiniment les causes de mortalité; il fuit devant elles, quand elles sont trop puissantes et redoutables, sans chercher à les faire fuir devant lui en les détruisant ou en les amoindrissant. Aussi de véritables marécages permanents ou temporaires se forment-ils dans presque toutes les plaines algériennes; la plaine de la Metidja (1) n'est presque qu'une vaste surface limnique, car chaque cours d'eau qui la sillonne est une sorte de chapelet de marécages alternativement renflés et rétrécis.

Nous ne décrirons pas ici la physionomie du marais-type : cette tâche a été remplie avec succès par M. Montfalcon (2); nous ne chercherons pas non plus à spécifier les différentes circonstances géologiques qui amènent la formation des marécages, nous renverrons, pour ce sujet, surtout aux

---

(1) Villate, TOPOG. MÉD. DE LA METIDJA (*In* RECUEIL, etc., t. LIII). D'Hamelincourt, FIÈV. PERNIC. OBSERVÉES DANS LA METIDJA, th. de Paris, 1842.

(2) Montfalcon, HIST. MÉD. DES MARAIS, 2ᵉ éd.

travaux de MM. Michel Lévy (1), Montfalcon, Rodde (2), Nepple (3), etc.
Nous ne devons pas oublier que nous nous sommes proposé, dans ce mémoire, non pas de décrire de nouveau ce qui est déjà connu, mais bien d'insister sur les circonstances qui ont été incomplétement étudiées ou qui n'ont même pas du tout fixé l'attention. Devant consacrer des chapitres spéciaux à l'examen de ces circonstances, nous ne parlerons en ce moment que d'une condition qui se présente ici naturellement à notre esprit, parce qu'elle se rencontre à peu près dans toutes les plaines de l'Algérie.

Les oued (cours d'eau), gonflés par les pluies torrentielles de l'hiver, et accélérés dans leur cours, minent et font écrouler les berges, car l'incurie arabe néglige de les protéger par des empierrages ou des fascines; l'eau entraine les terres éboulées, et la rivière forme ainsi, d'espace en espace, de nombreux petits golfes dans lesquels les lauriers-roses, les saules, les joncs et les roseaux étalent bientôt leurs feuillages luxuriants et confus, tandis que leurs inextricables racines trempent dans un terreau humide engraissé par l'incessante putréfaction des animalcules et des plantes. La chaleur et l'humidité qui règnent dans ces fouillis en font de perpétuels laboratoires de miasmes paludéens. Les mêmes conditions se présentent sur les bords des oued que la chaleur a taris en partie et dont le filet d'eau persistant n'occupe plus que le fond, tandis qu'une longue bande est abandonnée sur l'une et l'autre rive. Cette bande est envahie par la végétation, et l'humidité y est partiellement entretenue par les sources qui sourdent à sa surface; or c'est bien là la circonstance la plus favorable à la fermentation, celle-ci, comme on le sait, ne s'accomplissant ni par la sécheresse extrème ni quand le terrain est entiérement noyé en permanence.

Résumons-nous. Les plaines de l'Algérie sont insalubres : 1° parce que ce sont des lieux déclives dont la terre est abreuvée par des quantités considérables d'eau simplement infiltrées ou réunies en masses entre ses grandes stratifications; 2° à cause des circonstances que nous venons de signaler le long des oued; 3° à cause des inondations, à l'étude desquelles nous consacrerons un chapitre spécial. Enfin il est bien entendu que le marais classique joue le premier rôle; mais l'intoxication est possible sans lui.

---

(1) Michel Lévy, TRAITÉ D'HYGIÈNE, etc. 2 vol. in-8°.
(2) Rodde, ESSAI TOPOGRAP. SUR SIDI-BEL-ABBÈS, RECUEIL, etc., t. LXIII.
(3) Nepple, TRAITÉ DES FIÈVRES INTERMITTENTES SIMPLES ET PERNICIEUSES.

En adoptant notre manière de voir, c'est-à-dire en acceptant les nombreux congénères du marais-type que nous avons nommés, et en reconnaissant avec nous que toute ou à peu près toute plaine algérienne dégage des effluves, par cela seul que c'est un lieu déclive et humide ; en adoptant cette manière de voir fondée sur des faits, on s'explique pourquoi sont malsains plusieurs postes dont l'insalubrité avait été attribuée à des causes qui ne sont qu'adjuvantes. Je prends pour exemple Lalla-Maghrina, sur la frontière du Maroc. Cette redoute est à peu près adossée à une chaîne de montagnes qui lui enlèvent le bénéfice des vents du nord, mais qui repousse sur le poste et concentre dans la plaine les chaudes haleines du sud, qui viennent de balayer les terres planes s'étendant jusqu'à Ouchda, dans le Maroc. Comme la plaine de Lalla-Maghrina est sèche et poudreuse, on s'est dit : Il n'y a pas ici de marais qui puisse fabriquer des effluves ; c'est la concentration de la chaleur et la fréquence du sirocco qui produisent les fièvres. Mais ce raisonnement est loin d'être juste, car il existe de nombreuses sources d'impaludation. D'abord les Arabes nous ont nettement déterminé le gisement d'un vaste marais, situé du côté d'Ouchda, précisément sur le vent qui règne en été et en automne, c'est-à-dire au sud-ouest. En second lieu, l'Oued-Ouardefou qui coule aux pieds de la forteresse, et l'Oued-el-Abbès qui court un peu plus loin, parallèlement à la première rivière, présentent les conditions que nous avons signalées comme existant le long de presque tous les oued de l'Algérie. Nous devons indiquer aussi les inondations pendant l'hivernage, et la stagnation plus ou moins prolongée des eaux pluviales dans les dépressions que présentent les pentes à peine marquées qui bordent les cours d'eau. Enfin la nappe d'eau souterraine qui gît sous la plaine, et les innombrables et profondes crevasses qui labourent le sol, sont autant de causes de dégagements paludéens, et ceux-ci imprègnent facilement notre économie débilitée par les circonstances hygiéniques si défavorables dans lesquelles se trouve plongé l'habitant de Lalla-Maghrina. Il serait possible, du reste, que, dans cet aperçu rapide et probablement incomplet, quelques sources effluviales nous eussent échappé ; car la gravité trop justement célèbre des fièvres de Lalla-Maghrina implique des causes plus nombreuses et plus puissantes que dans beaucoup d'autres postes de la province. Dans l'automne de 1845, sur 523 militaires du 10ᵉ chasseurs d'Orléans, 15 soldats seulement et 3 officiers n'éprouvèrent aucune atteinte de la fièvre ; du 23 septembre au 1ᵉʳ janvier 1846, il y eut 113 morts par la fièvre ou ses suites. Un bataillon du 15ᵉ léger fut plus maltraité encore. Pendant l'automne de 1847, sur 75 zouaves 8 étaient valides et en état de faire leur service, et sur 110 hommes du 44ᵉ de ligne 3 seulement restaient bien portants. Deux de mes collègues, les docteurs Loir et Kaltner, ont payé de leur vie leur séjour dans ce lieu funeste ; plusieurs n'en sont sortis que mourants. Je serais tenté de croire que, sous l'ancien régime, on s'est opposé à la publication de ces chiffres si significatifs, pour cacher la faute qu'on a commise en fondant Lalla-Maghrina dans cette plaine empoisonnée qui reçoit chaque année des hommes robustes et ne rend que des morts ou des mourants.

Abstraction faite des raisons puisées dans la topographie particulière de chaque lieu, on peut opposer cet argument général à ceux qui attribuent à la concentration de la chaleur les fièvres de Lalla-Maghrina et de plusieurs autres localités : si la chaleur remplissait le rôle d'agent producteur, l'apogée des épidémies paludéennes coïnciderait avec l'époque la plus chaude de l'année ; or c'est lorsque la chaleur décroît, en automne, que l'épidémie se développe surtout.

Mais si l'élévation de la température ne peut pas créer de fièvres, elle nous paraît propre à en augmenter le nombre et la gravité Elle en augmente le nombre en rendant plus impressionnable par le poison limnique notre organisme débilité par la chaleur et jeté dans l'éréthisme par le sirocco ; elle leur imprime un cachet de perniciosité et une tendance à revêtir la forme céphalique, comateuse, délirante, convulsive, en dirigeant surtout vers le cerveau le molimen, le raptus sanguin, séreux et peut-être nerveux qui, dans les fièvres limniques, se produit dans nos organes intérieurs, dans le foie, la rate, l'encéphale, etc.

CHAPITRE II.

LES INONDATIONS PRODUISENT DES FIÈVRES A QUINQUINA.

On sait que, depuis quelques années déjà, il existe une forte tendance à englober dans la même grande famille les fièvres à quinquina avec la peste, la fièvre jaune, enfin le choléra asiatique ; or ces dernières maladies naissent dans des conditions dont les plus appréciables sont sans contredit les débordements périodiques qui inondent les delta du Nil, du Mississipi et du Gange.

M. Montfalcon cite de nombreuses épidémies de fièvres de marais qui se sont développées après des inondations (1). M. Nepple (2) s'exprime ainsi :

(1) Montfalcon, *loc. cit.*, article *Épidémie, passim.*

(2) Nepple, *loc. cit.*, p. 135.

« La fièvre intermittente ne s'est jamais développée d'une manière endémique que dans les contrées qui recèlent des marais ou des étangs, dans celles qui sont sujettes à être inondées.... » Pugnet a établi que l'inondation du Nil produit non-seulement la peste, mais aussi des fièvres de mauvais caractère. M. Thévenot (1) dit aussi que les fièvres pernicieuses naissent, au Sénégal, quand les eaux du fleuve débordé rentrent dans leur lit, laissant à nu une vaste surface humide couverte de débris en décomposition. Les pluies, ajoute-t-il, produisent aussi une véritable inondation dont les effets ne sont pas moins funestes.

MM. Montfalcon (2), Maillot, etc., appellent l'attention sur les marées qui refoulent l'eau des fleuves et inondent ainsi les rives. Les côtes des terres équatoriales sont bordées d'une bande d'épais mangliers et de palétuviers dont les racines sont tantôt noyées par la mer et les torrents, tantôt laissées à nu par le retrait des eaux. C'est là une des principales causes d'insalubrité des rivages de Madagascar. On doit aussi attribuer aux inondations des bords du Sénégal, de la Gambie, du Niger, les fièvres si rapidement mortelles qui ont assailli tant de fois l'équipage des petits navires que l'instinct de découverte et la passion mercantile des Anglais a aventurés sur ces fleuves.

Mais cherchons nos preuves dans le champ de notre propre exploration, c'est-à-dire en Algérie.

A la fin de l'été et dans l'automne de 1845, la province d'Oran fut ravagée par une épidémie de fièvres tout à fait insolite. Ayant, depuis cette époque, parcouru la province dans tous les sens, nous avons recueilli des renseignements exacts qui nous permettent d'établir que les localités les plus maltraitées ont été précisément celles où les débordements, généralement considérables cette année, se sont étendus sur le plus vaste terrain. C'est ce qui est arrivé à Saïda, à Thiaret, à l'Ouïsers, au Figuier, à Meserguin, à Aïn-Témouchent et surtout à Sidi-bel-Abbès.

Saïda couronne un monticule coupé à l'est par un ravin au fond duquel coule un ruisseau, rapide en cet endroit. D'autres ruisseaux, beaucoup moins encaissés, ou même courant à fleur de terre parmi les lauriers-roses, se rencontrent dans la plaine que domine la redoute ; mais nous ne connaissons dans les environs aucun marais-type. Les grands lacs salés des Chott

---

(1) Thévenot, TRAITÉ DES MALADIES DES EUROPÉENS DANS LES PAYS CHAUDS, p. 232 et 22.

(2) *Loco cit.*, p. 13, 14.

sont à plus de 6 myriamètres au sud, au dela d'une zone accidentée et montagneuse. Dans l'automne de 1845, tout le monde à peu près eut la fièvre, et cette épidémie coïncida avec l'inondation, bien plus considérable qu'à l'ordinaire, qui avait eu lieu dans la saison pluvieuse précédente.

Thiaret, assis au bord du plateau du Sersou, passe pour un établissement assez salubre. Pourtant les fièvres y furent nombreuses et graves en 1845, après le retrait des eaux, qui étaient sorties de leur lit beaucoup plus que de coutume.

Le poste-magasin de l'Ouïsers est situé, entre Mascara et Saïda, sur un monticule baigné par un cours d'eau. Il n'existe dans les environs aucun marais-type, à moins qu'on veuille nommer une petite mare dont on nous a indiqué le gisement, au sud-ouest, dans des mamelons boisés, à une lieue ou une lieue et demie du fort. Au commencement de 1845, l'inondation fut si forte et si rapide, qu'un pont provisoire formé de planches et de poutres non scellées fut emporté par la crue avant qu'on eût le temps d'enlever les matériaux. Une terrible épidémie se declara à la fin de l'été. La mortalité fut telle qu'on abandonna cet établissement, et le souvenir de l'épidémie est si présent encore qu'on n'a pas osé l'habiter depuis cette époque, quoique, en temps ordinaire, il ne paraisse pas devoir être insalubre. Ayant été chargé d'un service à Mascara, dans les premiers mois de 1846, nous avons retrouvé beaucoup de militaires atteints encore de fièvres gagnées à l'Ouïsers ; elles étaient très-rebelles et récidivaient avec une déplorable facilité.

Le poste du Figuier et la petite ville de Méserguin sont situés à 3 lieues d'Oran, le premier à la pointe orientale, la seconde sur la rive septentrionale du grand lac salé appelé Sebgha. Ces deux localités eurent de nombreuses fièvres à l'époque dont nous parlons ; or le lac était sorti de ses limites normales. L'année suivante, c'est-à-dire pendant l'automne de 1846, Méserguin fut en proie à une autre épidémie non moins meurtrière, et qui fut cause d'une enquête provoquée par M. le maréchal Bugeaud. Nous ne savons pas quel fut le résultat des recherches de la commission, mais nous pensons qu'on ne peut attribuer cette épidémie à une autre cause qu'au retrait, plus considérable que d'ordinaire, du Sebgha, qui n'avait été alimenté que par des pluies médiocrement abondantes, dans les derniers mois de 1845 et dans les premiers de 1846. La zone laissée à nu autour de la flaque centrale ayant été plus large qu'année commune, il en est résulté une plus vaste surface de dégagements paludéens.

Aïn-Témouchent, petite redoute située dans un pays boisé et un peu accidenté, à mi-chemin d'Oran et de Tlemcen, éprouva le même sort que les postes dont nous venons de dire un mot. Le ruisseau qui l'abreuve, serpentant dans les lauriers-roses, avait singulièrement débordé au commencement de l'année ; mêmes causes que celles que nous avons spécifiées, mêmes effets. Il n'y a, du reste, aucun marais-type au voisinage du fort ; mais, à une lieue et demie ou deux lieues à l'O.-S.-O., on trouve, à un niveau plus élevé que la redoute, deux marais assez étendus, cachés dans les anfractuosités des montagnes ; ils sont à peu près complétement à sec à la fin de l'automne, ainsi que nous nous en sommes assuré en les visitant en novembre 1847. Voulez-vous la preuve qu'on avait bien affaire à des fièvres paludéennes ? On vint à manquer de sulfate de quinine dans ce poste bloqué par les Arabes et privé de toute communication avec les villes, et dès lors il fut impossible de réprimer les fièvres.

La redoute et le petit village de Sidi-Bel-Abbès, distants de trois journées de marche d'Oran, occupent une légère élévation, sur la rive droite de la Mekerra ; les bords de cette rivière sont marécageux en plusieurs endroits, tout près du fort, et plusieurs nappes stagnantes isolées du cours d'eau, intoxiquent également le voisinage (1). Tous les ans il y a des fièvres à Sidi-Bel-Abbès, et ce lieu passe même pour être assez malsain ; mais pendant l'automne de 1845, elles n'épargnèrent à peu près personne de la garnison et revêtirent un caractère tellement pernicieux que les officiers de santé en chef s'en émurent, et qu'il fut question pour un instant d'abandonner le poste. Or l'inondation de la Mekerra avait été extrêmement considérable au commencement de l'année et les eaux, qui s'étaient amassées en flaques stagnantes dans les anfractuosités sans issue, avaient laissé à nu, après les chaleurs, de vastes surfaces exhalantes. Les Arabes dont les douars (villages de tentes) sont disséminés le long du cours de la Mekerra, de l'Habra, etc., furent obligés de lever leurs tentes et d'aller les planter dans les montagnes ; ils fuyaient un fléau sur la pathogénie duquel ils n'ont sans doute jamais disserté, mais dont l'irruption après les crues considérables des eaux, leur est démontrée par l'expérience.

Dans une notice sur la cause de ces fièvres, envoyée en janvier 1846 à M. Gasté, médecin en chef de l'armée d'Afrique, et dans ce mémoire présenté à l'Académie en juillet 1846, nous attribuons cette épidémie surtout à l'inondation insolite de la plaine par le débordement de la Mekerra. Nous

---

(1) Froussart, *loco cit.* Rodde, *loco cit.* — Notre ami le docteur Julia, médecin en chef de Sidi-Bel-Abbès, nous a aussi fourni des notes précieuses.

avons vu avec plaisir que, postérieurement et sans avoir connaissance de nos opinions pathogéniques, MM. Rodde et Froussart, médecin et chirurgien en chef de Sidi-Bel-Abbès, ont émis des idées tout à fait semblables. En 1844, dit M. Froussart, les eaux s'élevèrent peu au-dessus de leur niveau normal, et nous n'eûmes que 2 morts par fièvres pernicicieuses ; en février et mars 1845, elles couvrirent au contraire au loin toute la plaine, et, ne trouvant pas d'écoulement, formèrent pendant quelque temps des nappes stagnantes. Il y eut 24 décès par fièvres pernicieuses. En 1846, le débordement annuel se maintint dans les limites normales, et l'on n'eut, comme en 1844, que 2 morts de fièvre paludéenne. Enfin j'ajouterai, d'après les notes que m'a données le docteur Julia, qu'en 1847 la Mekerra ne subit qu'une crue ordinaire et que les fièvres à quinquina ne furent pas plus graves qu'en 1844 et 1846. Au contraire, quelques années avant la fondation du poste de Sidi-Bel-Abbès, Abd-el-Kader étant venu camper sur le petit mamelon où l'on voit aujourd'hui la redoute, son armée fut tellement décimée par les fièvres qu'il fut obligé de plier ses tentes et d'aller s'établir à 3,000 mètres plus loin, sur une hauteur, près du marabout de Muley-Abd-el-Kader ; or l'inondation avait été, au commencement de cette année, plus étendue que de coutume. — Ces faits nous paraissent tout à fait significatifs.

Nous ferons observer, en terminant, que, dans tous les postes de la topographie desquels nous venons de tracer une large esquisse, il existe des causes permanentes d'intoxication paludéenne, causes produisant, année commune, des fièvres dont le nombre et l'intensité sont connus ; et que, lorsque leur nombre et leur intensité viennent à s'accroître considérablement à la suite d'une inondation insolite, on est parfaitement fondé à attribuer cette recrudescence à l'inondation, surtout quand cette coïncidence se répète à plusieurs reprises.

CHAPITRE III.

L'IRRIGATION DES CULTURES ET DES JARDINS EST UNE DES CAUSES DES FIÈVRES A QUINQUINA.

Il est généralement accepté que les rizières sont les sources des plus funestes exhalaisons. Les voyageurs qui ont exploré le littoral des îles malaises, et les médecins anglais de la presqu'île indo-gangétique, sont à peu près unanimes sur ce point. Les mêmes remarques ont été faites dans les

contrées méridionales de l'Europe. M. Sorgoni (1) parle de rizières situées sur les bords de l'Aso, qui amenaient des fièvres endémiques auxquelles mit fin une ordonnance de Léon XII, enjoignant de ne plus cultiver le riz, pour cause d'insalubrité.

En Afrique, il n'y a guère que l'orge et le froment et quelques rares espèces végétales servant à l'alimentation, qui puissent se passer d'un arrosage artificiel. On conduit les eaux sur les champs de maïs et de millet, sur les plates-bandes contenant des légumes, des cucurbitacées, etc. Dans le désert, on arrose même les céréales et les dattiers. Cette irrigation, notons-le bien, est une véritable inondation journalière. Dans plusieurs localités, aujourd'hui désertes ou peu habitées, nous avons trouvé des restes de barrages (2) destinés à déverser les eaux sur de vastes étendues, à Aïn-Tirnifine, près de Mascara, sur les rivières Isser et Sig, et jusque dans les oasis du Sahara, à Thiout. L'inondation des cultures est donc un fait très-général et qui ne peut pas être négligé dans nos recherches étiologiques.

L'irrigation des jardins doit surtout appeler notre attention, par le motif que c'est précisément autour des villes, des douars et des habitations que les besoins et la commodité les accumulent. La plupart de ces jardins ont toute leur surface creusée de petits enfoncements, en forme de parallélogrammes, dont les bords sont faits de terre relevée en légères digues. Au moment opportun, une ou deux fois par jour, la pioche pratique une petite brèche à chaque digue, et l'eau afflue dans les parallélogrammes qui, pour un instant, forment autant de petits marais remplis d'humide végétation et de myriades d'insectes naissant et mourant dans le riche humus qui imprègne la terre. Mais bientôt le soleil brûlant pompe les eaux et la terre les boit; de sorte que la sécheresse succède à l'humidité. Or, ne sont-ce pas là de petites mares dont les alternatives de sécheresse et d'humidité se passent dans un temps fort court? Il va sans dire que ces jardins ainsi arrosés sont des sources bien moins puissantes de dégagements paludéens, que les marais à proprement parler.

Quelques villes, comme Oran et Tlemcen, par exemple, ne sont pas dans la sphère d'action du marais-type; pourtant les fièvres n'y sont pas rares, quoique bien moins nombreuses et surtout beaucoup moins graves qu'ailleurs. Parmi ces fièvres, il en est dont le germe a été gagné ailleurs que

(1) *In* Bulletino delle scienze mediche, 1843.

(2) Félix Jacquot. V. De l'acclimatement et de la colonisation en Algérie. Gaz. Méd., 1848, p. 325).

dans la ville, mais il en existe aussi chez des individus qui ne se sont soumis, hors des murailles, à aucune source d'intoxication. Or nous croyons que l'irrigation des jardins est l'une des causes génératrices de ces pyrexies.

Sans doute le Sebgha, grand lac salé, n'est qu'à quelques lieues sud-sud-ouest d'Oran (1) ; mais une grande portion de la ville est entièrement hors d'atteinte de ses effluves, et le reste est assez bien protégé contre leur action. Le quartier de la marine est adossé aux flancs verticaux de la haute montagne de Santa-Crux, et les émanations sont ainsi arrêtées, déviées, et arrivent à la mer sans intoxiquer cette portion de la ville. Les rues nombreuses groupées autour de l'hôpital militaire de la Mosquée, et le quartier échelonné sur le penchant de la hauteur que surmonte le Château-Neuf, se trouvent également abrités, d'une part par les rampes de la Vieille-Casbah, d'autre part par le flanc droit du grand ravin. Bien plus, toute la ville en général et le village de la mosquée de Karguentah qui l'avoisine sont assis sur une pente qui s'abaisse jusqu'à la mer, et dont l'arête supérieure doit certainement les garantir. Cette grande disposition est assez marquée pour que, en arrivant de l'intérieur, on n'aperçoive la ville qu'au moment d'entrer dans ses portes. Mais Karguentah est au milieu de jardins bien arrosés, et la ville d'Oran est traversée par une vallée qui la coupe en deux ; or cette vallée est plantée de jardins qui se prolongent, au sein de la cité, jusque près du rivage. Depuis la présentation de ce mémoire à l'Académie, M. Périer (2) a également accusé d'insalubrité le ravin dont nous parlons. Avant de quitter Oran, hâtons-nous d'ajouter que les émanations des jardins ne sont pas les seules causes des fièvres non importées qui se développent dans ses murs : les miasmes de la plaine peuvent être poussés dans l'atmosphère d'Oran et s'abattre sur la ville quand la fraîcheur du soir vient condenser les vapeurs aqueuses qui leur servent de véhicule.

Tlemcen, que nous avons habitée dix-huit mois, est justement renommée pour son immunité contre les fièvres paludéennes ; en automne, il survient pourtant une petite épidémie de fièvres peu graves qui sévit même contre les individus qui n'ont pas subi d'imprégnation miasmatique hors des murs (3). Nous attribuons la génération de ces pyrexies à quinquina aux

<hr>

(1) V. *In* Recueil, les topographies d'Oran, par Marseillan, Soucelyer, t. LII.

(2) Périer, *loco cit.*, p. 161.

(3) C'est aussi l'opinion de M. Cambay. Topogr. phys. et méd. du territ. de Tlemcen, *in* Recueil, t. LVII, p. 45.

brouillards qui s'élèvent de la plaine et mouillent Tlemcen, mais surtout aux immenses et humides jardins qui l'entourent de leur végétation luxuriante.

Nous nous exprimions ainsi dans le travail présenté à l'Académie : « Dans quelques années nous pourrons corroborer nos opinions en invoquant une preuve puissante, ou bien un fait grave viendra déposer contre nous. Le génie militaire termine un grand barrage sur la rivière du Sig, non loin de la ville naissante et de la colonie agricole de Saint-Denis-du-Sig. Les eaux doivent arroser une grande partie de la plaine, qui n'a pas moins de 3 myriamètres dans tous les sens. Si les irrigations ont l'influence funeste que nous leur croyons, les fièvres augmenteront en nombre et en gravité. »

L'expérience est venue nous donner pleinement raison.

Ce fut en 1846 qu'on commença l'irrigation, sur une partie de la plaine seulement. Eh bien ! des fièvres graves sévirent avec tant d'intensité, qu'on craignit pour l'avenir et même pour l'existence de la colonie et des villages, malgré leurs nombreux éléments de succès et de richesse. « Dans l'arrosage qui devait fertiliser le sol, dit L'ÉCHO D'ORAN (1), se trouvait le principe de l'insalubrité. L'année suivante (1847) on creusa des fossés de dérivation dans les parties où l'incurie des habitants laissait s'accumuler les eaux en nappes stagnantes, et l'on enjoignit aux Arabes de ne pas répandre les eaux sur de vastes espaces dont ils ne cultivaient que des parcelles. Le résultat de ces sages mesures fut une diminution très-considérable dans les fièvres. »

M. Rodde (2), dans sa remarquable topographie de Sidi-bel-Abbès, a reconnu l'influence funeste des irrigations. Les barrages grossiers construits par les Arabes, dit-il, « suffisent pour arrêter les eaux et les élever jusqu'à la hauteur d'un système de rigoles dont les ramifications, multipliées à l'infini, distribuent le liquide sur une vaste étendue de terrain. Une humidité constante se joint à l'action vivifiante du soleil, et imprime à la végétation des arbres et des plantes une force prodigieuse. Mais cette pratique, si avantageuse pour l'agriculture, n'est pas sans inconvénients au point de vue de l'hygiène publique. Ce qui active le développement du végétal peut devenir pour l'homme une source de maladies, et trop souvent une cause de mort. »

Sans chercher nos exemples en Afrique, nous pouvons en trouver en

----

(1) ÉCHO D'ORAN, n° 147, juillet 1847.

(2) *Loc. cit.*, p. 8.

France. Les prairies vosgiennes, sur lesquelles on fait séjourner l'eau une partie de la journée, à certaines époques, et qui sont ensuite laissées à sec, ne nous paraissent pas tout à fait innocentes, au point de vue de la pathologie des fièvres paludéennes. Nous connaissons des villages, des hameaux, des fermes dont le voisinage est arrosé par des ruisseaux dont les eaux claires courent rapidement dans un lit de granit ou de grès vosgien ; c'est bien là tout l'opposé des marais. Eh bien ! leurs habitants sont quelquefois affectés de fièvres d'accès que nous ne pouvons attribuer qu'à l'irrigation des prairies environnantes.

CHAPITRE IV.

REMUEMENTS DE TERRES, EXHALAISONS TELLURIQUES CONSIDÉRÉES COMME CAUSES DES FIÈVRES PALUDÉENNES.

On parle depuis longtemps déjà de l'influence funeste des exhalaisons humatiles qui s'échappent d'un sol qu'on vient à remuer. M. Périer (1), dans ces dernières années, a insisté surtout sur ce sujet en lui accordant l'importance qu'il mérite. M. Bégin a déclaré, dans la séance du 16 septembre 1844, à l'Académie nationale, que tous les grands travaux de terrassements exécutés par nos troupes en Algérie ont toujours amené des fièvres à quinquina. Personne ne se trouve mieux placé que M. Bégin pour juger la question, car c'est dans les mains du conseil de santé des armées, dont ce savant chirurgien est membre, que convergent tous les travaux et toutes les observations de ceux de nos confrères qui ont vu s'élever les différents postes d'Afrique. Ce qu'a avancé M. Bégin doit donc être considéré comme l'expression de faits nombreux et positifs.

Dans la première partie de ce chapitre, nous consignerons les observations qui nous sont propres ; dans la seconde, nous rangerons celles qui appartiennent à d'autres médecins ; et nous parviendrons ainsi à une démonstration rigoureuse résultant d'une masse de faits ignorés ou qu'on ne trouve qu'isolément dans les auteurs.

Cent cinquante hommes des compagnies de discipline travaillèrent, en 1843—44, à la fondation de Saïda, défrichant, remuant, nivelant, creusant des fossés ; au bout de six mois, les fièvres pernicieuses en avaient enlevé une cinquantaine, et tous les autres, sans exception peut-être, avaient été atteints. Nous tenons ces détails de MM. Lamonta et Noguès, chirurgiens qui ont assisté à la fondation de la redoute, et des soldats des compagnies

---

(1) Périer, *loco cit.*, et *in* JOURN. DE MÉD., 1844.

de discipline qui avaient échappé à l'épidémie. A l'époque où nous faisions le service de santé à ce corps de troupes, au commencement de 1846, nous avons encore vu des hommes affectés de temps en temps par les récidives des fièvres gagnées à Saïda.

Le camp d'Aïn-Bridia touche le grand lac salé appelé Sebgha ; on y trouve des marais couverts de roseaux et dont les eaux douces vont se verser dans le lac salé. On fut obligé d'aller *chercher en voiture* la garnison qui avait élevé les retranchements de terre. Dans l'automne de 1847, on entreprit quelques travaux de colonisation dans ce poste abandonné ; mais le nombre des maladies s'opposa à ce qu'on les continuât.

La fondation d'Orléansville, dans la province d'Alger, de Lalla-Maghrina, de Thiaret, de Sidi-Djellali-ben-Amar, de Sebdou, de Ouïsers, etc., dans la province d'Oran, a donné lieu à de redoutables épidémies de fièvres.

Dans l'automne de 1846, mon bataillon du 5e de ligne était campé dans les montagnes, à Aïn-Tak-Bâlet, entre Tlemcen et Aïn-Témouchent. On entreprit quelques travaux pour établir une route sur ces hauteurs, et on creusa dans les environs de la seule petite fontaine qui alimente le camp ; ces remuements de terre nous amenèrent un assez grand nombre de fièvres qui ne furent pas graves, du reste.

En septembre 1847, je campais avec les troupes dont la santé m'était confiée, à Oued-Chouli, près de Tlemcen, sur un petit plateau baigné par la rivière. L'état sanitaire était excellent à notre arrivée, mais il devint rapidement des plus mauvais : il se développa une épidémie de fièvres avec embarras gastrique, état bilieux très-prononcé et surtout symptômes graves du côté de la tête. Doit-on attribuer ces fièvres aux travaux peu considérables auxquels étaient employées les troupes, soit pour relever une ancienne redoute délabrée, soit pour établir un pont sur l'Oued-Chouli ?

De retour de l'Oued-Chouli, nous avons été camper sur les bords de l'Isser, dans un pays qui n'offre aucun marais-type. Une épidémie de fièvres graves se développa et les trois quarts des hommes furent atteints. J'étais obligé d'administrer le sulfate de quinine à 1, 2 et 3 grammes d'emblée, pour couper les accès, et d'insister longtemps sur cette médication, pour qu'ils ne reparussent point. Les travaux de terrassement et de défrichement entrepris pour établir une route doivent-ils être accusés ? Nous sommes disposé à le croire. Ces travaux s'exécutaient sur des hauteurs sèches ; mais les palmiers-nains (*chamærops humilis*), qui pullulent dans ces lieux, ont de profondes et fortes racines qu'on ne pouvait extirper qu'en remuant beaucoup de terre humide contenue entre leurs souches.

A peu près à la même époque, on a creusé des puits à la ferme du gouvernement, près de Tlemcen. Presque tous les soldats qui y ont travaillé ont été atteints de fièvres graves, tandis que les autres en ont été généralement exempts.

J'arrive aux faits qui nous sont fournis par les auteurs. Je ne parle pas de ceux qu'on trouve dans les ouvrages devenus classiques (1); je ne veux consigner que ceux qui sont épars, ignorés, perdus dans les recueils périodiques ou dans les ouvrages qui ne traitent pas des fièvres *ex professo*.

On lit dans un travail de M. Bertherand, sur la topographie de Blidah (2) : « Les travaux de la route commencée par la crête des Beni-Salah pour aller à Médéah, exécutés pendant les mois les plus chauds de l'année (juillet et août), avec des soldats fraîchement débarqués du 53ᵉ de ligne, sont venus encore augmenter le contingent de l'hôpital d'une manière notable. » Sur près de 1,700 hommes, ce corps, après six semaines de séjour en Afrique, avait envoyé 1,050 hommes aux hôpitaux et aux ambulances.

M. Cambay (3) a observé des faits semblables. En 1842, les 56ᵉ de ligne et 13ᵉ léger ont travaillé à établir les ponts de l'Isser et du Rio-Salado, et à creuser des passages qui ont exigé des remuements de terre considérables. Tous les quinze jours on relevait les travailleurs, qu'on remplaçait par d'autres, de manière à ne pas laisser trop longtemps les mêmes hommes dans cette atmosphère empoisonnée. « Presque tout le monde, dit M. Cambay, a été atteint de fièvres graves, soit immédiatement, soit après avoir quitté le camp. »

Écoutons un autre observateur, M. Gaudineau (4) : « Les causes des épidémies qui, chaque été, sévissent contre nos soldats et la population civile de Philippeville, sont les émanations miasmatiques et délétères qui s'élèvent d'un sol longtemps inculte et profondément remué aujourd'hui pour les constructions, pour les routes et pour la culture des jardins. »

---

(1) Alibert, Traité des fièvres intermittentes ; 3ᵉ éd., p. 240. — Vaidy, *in* Dict. des sc. méd. en 60 vol.

(2) Bertherand, Essai historique et médical sur Blidah. *In* Recueil, t. LII, p. 164.

(3) Cambay, *locis citatis.*

(4) Gaudineau, Essai sur la topographie médicale de Philippeville, 1840. *In* Recueil, t. LII, p. 217.

M. Finot (1) nous fournit des faits qui déposent dans le même sens.
« Quant aux travaux des routes, dit-il, ils ont le double inconvénient des
expéditions et des garnisons stables, et de plus, l'action terrible d'une terre
vierge dont les émanations sont malsaines sous l'influence de la haute température des mois d'été, tandis que, pendant l'hiver, cette action est à
peine sensible. Exemple : 4,000 hommes prennent part successivement aux
travaux de la route de la Chiffa pendant août et septembre ; successivement
aussi ils tombent malades : 1.800 hommes en quarante-sept jours entrent
au seul hôpital de Blidah, et donnent lieu à une forte mortalité. Dans l'hiver
de cette même année, 4,000 hommes aussi viennent travailler au fossé
d'enceinte de Blidah à Coléah, au milieu des marais mêmes de la Métidja,
et le nombre de nos entrants est à peine augmenté. »

« Nos troupes, dit M. d'Hamelincourt (2), occupées l'été dernier à creuser le fossé d'enceinte d'une partie de la plaine, furent atteintes de fièvres
graves dans les localités réputées salubres jusqu'alors. »

Selon M. Périer (3) : « Les exhalaisons du sol déterminent bien souvent
des affections véritablement palustres, en l'absence de toute eau stagnante
et de tout courant aérien chargé du miasme des marais proprement dit. »
Le même auteur cite (4) des épidémies arrivées à Constantine, à Djidjel et
aux divers camps de la Métidja, en 1838, 1839 et 1840, sous l'influence
des remuements de terre.

Je ne sais plus où j'ai lu que l'empereur Probus employait les loisirs de
ses légions à dessécher les marais de Sirmium, sa patrie, et que ce dangereux
travail excita une révolte dans laquelle il fut tué.

Quelques faits semblent, au premier abord, venir à l'encontre de l'opinion qui consiste à attribuer aux remuements de terres une funeste influence ; mais, considérés de près, ils déposent au contraire en faveur de
cette manière de voir.

400 hommes, dit M. Bonnafont (5), employés du 13 mars au 27 avril
1836 aux travaux de desséchement des marais de la Métidja, plongés dans

---

(1) Finot, COMPTE RENDU DU SERVICE SANITAIRE DE L'HÔPITAL MILITAIRE DE BLI-
DAH, EN 1842. *In* RECUEIL, t. LVI, p. 139.

(2) D'Hamelincourt, thèse citée, p. 6.

(3) DE L'HYGIÈNE, etc., t. II, p. 170. V. aussi t. I, p. 309.

(4) Périer, *id.*, t. II, p. 174.

(5) Bonnafont, LETTRE SUR LES TRAV. DE DESSÉCHEM. PRATIQUÉS DANS LA MÉ-
TIDJA, *in* RECUEIL, t. LIX.

la boue jusqu'à la ceinture et passant la nuit dans ces lieux, et 310 occupés aux mêmes travaux depuis cette époque jusqu'au 31 mai, n'ont fourni que 15 maladies développées sous l'influence des localités. — Certes ce fait est remarquable, et l'on devrait s'attendre à avoir plus d'hommes malades, quoique les travaux eussent eu lieu à une époque où les eaux noient les marais ; mais il n'en prouve pas moins la nocuité des remuements de terres, puisque, dit une note du travail que nous citons, ce fut la ferme modèle, où étaient campés ces hommes, qui éprouva le plus de pertes.

Nous avons déjà dit un mot des fissures et crevasses de la terre, que nous regardons avec MM. Périer, Grellois, Cambay, comme des soupiraux exhalant des effluves. Si, comme nous l'avons prouvé, les remuements de terre produisent des miasmes, en mettant à découvert les parties profondes du sol, il est évident que les crevasses doivent amener les mêmes résultats, puisqu'elles entr'ouvrent les terrains comme autant de sillons creusés par une puissante charrue, ou comme autant de fossés profonds et étroits.

CHAPITRE V.

FOYERS D'INTOXICATION PALUDÉENNE EXISTANT DANS LES VILLES.

Il n'est pas rare de rencontrer au sein des villes des foyers qui peuvent dégager des effluves. Nos cités populeuses de France n'en sont pas encore exemptes aujourd'hui, malgré les règlements relatifs à l'entretien de la propreté et les travaux de percement et d'élargissement des rues, entrepris dans l'intérêt de la santé publique. A Paris, quelques rues du quartier Latin et certaines ruelles de la Cité qui ont échappé aux améliorations dont leurs voisines ont reçu le bénéfice, sont de longs couloirs humides, non aérés, sillonnés par de fangeux ruisseaux. Nous avons trouvé des conditions tout aussi désavantageuses dans quelques rues de Lyon et d'autres villes qui ont conservé intacts leurs anciens quartiers. Chaque jour amène l'amoindrissement de ces causes de maladies résidant sur la voie publique ; mais la surveillance s'exerce avec bien moins d'efficacité dans les habitations particulières : le fond des cours obscures, les angles des toits, les corniches avancées sont trop souvent encombrés de détritus en pleine décomposition. Les médecins de Paris savent fort bien que c'est dans ces foyers qu'il faut chercher la cause de beaucoup de fièvres intermittentes qu'ils observent dans leur clientèle citadine.

Mais nos villes modernes sont infiniment supérieures, sous le rapport de la salubrité, aux villes du moyen âge. C'est là un sujet trop vaste que nous ne pouvons aborder ; nous nous contenterons de renvoyer à l'Histoire de Paris, par Dulaure : la peinture qu'il nous fait de la vieille Lutèce ne permet pas de douter que c'est aux foyers miasmatiques qui croupissaient dans son sein qu'il faut demander la raison de quelques-unes des épidémies qui l'ont affligée.

Transportons-nous sur notre terrain d'observation affectionné, jetons un coup d'œil sur les villes arabes, et nous allons trouver des sources d'intoxication aussi nombreuses et aussi délétères que dans les villes du moyen âge.

On ne peut se faire une idée exacte, si on n'en a été témoin, de ce qu'est une ville arabe qui tombe en notre pouvoir après avoir été dépeuplée par la misère et dévastée par nos armes. Si on se place sur un point élevé, on n'aperçoit qu'une masse informe de ruines ; si on pénètre dans ses murs, on ne trouve que des ruelles obstruées par les décombres, des galeries croulantes, des terrasses lézardées, des cours humides et des amas d'immondices. L'intérieur des habitations, mal closes et ruinées, reste exposé à l'air et aux intempéries des saisons : les matières organiques qui incrustent les murailles et les solives des lieux où on a longtemps logé, les débris végéto-animaux qu'on a laissés s'accumuler parmi les ruines, dans les cours, dans les écuries, subissent les alternatives des nuits fraîches et humides et des jours secs et chauds, et ne tardent pas à être travaillés par la fermentation. Des légions de rats énormes et des troupes de chiens à demi sauvages labourent et bouleversent incessamment ces monceaux de détritus et exposent alternativement à l'air toutes leurs parties. Il ne faut pas croire que ces immondices ne soient que des amas épars et peu considérables ; ils forment souvent au contraire d'énormes accumulations, même dans certains quartiers des villes bien habitées. Près de l'abreuvoir du quartier de la cavalerie, à Tlemcen, on trouve dans les ruines des masses fermentescibles réunies en couches de près d'un mètre d'épaisseur. Les soldats se réfugient dans ces ruines pour déposer leurs défécations, de sorte que les selles diarrhéiques et les urines s'infiltrent dans les larges porosités de ces fumiers et ne contribuent pas peu à faire entrer ces matières en putréfaction. Mais ce sont surtout les pluies qui abreuvent et détrempent ces accumulations d'ordures et amènent leur décomposition. Les terrasses à demi tombées laissent choir l'eau de tous côtés et ne la conduisent plus dans les lieux où s'ouvrent les bouches des conduits qui doivent les recevoir ; ceux-ci, d'ailleurs, laissent fuir l'eau, sont rompus, obstrués dans leur trajet ou bouchés à leur ouverture par les débris et la chute des murailles. Il se forme dans chaque cour, dans chaque appartement, dans les rues abandonnées, partout enfin, des bassins au fond desquels l'eau croupit sur des matières végéto-animales : ce sont là autant de petits marais. Des malheureux presque nus font pourtant leur habitation de ces ruines et s'accumulent, avec leur famille et leurs animaux domestiques, pêle-mêle dans les recoins qui peuvent encore leur fournir un abri : la misère, la faim, la malpropreté, une humidité fangeuse et la maladie règnent dans ces tristes demeures, qu'on se refuserait à croire occupées par des êtres humains, si, à travers les fentes des murailles, on ne voyait errer des enfants scrofuleux, des hommes amaigris et des femmes frappées dès leur première jeunesse du cachet de la caducité. La tolérance complète des influences climatologiques, l'habitude des privations et de la misère, la résignation et la tranquillité d'âme protégent un peu l'Arabe contre les maladies dont les causes sont si largement répandues autour de lui; mais le soldat n'a pas les mêmes bénéfices quand, arrivant dans une ville dévastée, abandonnée et tombant en ruines, il est obligé de chercher un asile au milieu de ces foyers d'infection. C'est pourtant ce qu'il a été obligé de faire lors de la prise de beaucoup de villes, de Blidah, de Medeah, d'Oran et de Mascara (1), en 1841. A cela, ajoutez le manque de vivres, de biscuit, de viande, de sel même, comme c'est arrivé un instant sous Mascara, et fort longtemps à Milianah; et vous comprendrez que de terribles maladies se soient alors développées. Nous dirons tout à l'heure un mot de quelques épidémies nées dans ces circonstances.

Il ne faut pas croire que ces conditions funestes ne se rencontrent que dans les endroits dont la population diminue par des causes quelconques, ou qui sont ruinées par la guerre; dans presque toutes les villes arabes que nous connaissons, on rencontre des ruines et des quartiers peu habités et délabrés. L'Arabe ne relève sa demeure que lorsqu'elle est devenue tout à fait inhabitable; quelquefois même il se loge ou bâtit à côté plutôt que de rétablir sa maison. La construction des habitations arabes et mauresques est d'ailleurs par elle-même très-propre à favoriser la stagnation des eaux et le non-renouvellement de l'air, et à maintenir une constante humidité.

---

(1) En 1846, le casernement du soldat était encore déplorable : un bataillon presque tout entier du 5ᵉ de ligne fut obligé, pendant l'hiver, de quitter ses logements, parce qu'il y pleuvait à peu près autant qu'en plein air et que l'eau s'y accumulait, sur le sol plus déclive que la rue, en véritables petits lacs. Or le soldat couchait par terre.

Nous avons ailleurs (1) tracé le tableau de ces cours enfoncées, de ces appartements presque sans ouvertures, de ces rues couvertes de treilles, de maçonneries, et quelquefois même souterraines. Nous devons nous hâter d'ajouter que les habitants aisés, surtout les Turcos, qui sont plus civilisés et plus éclairés que les Arabes, maintiennent leurs maisons en état de bonne conservation, les blanchissent soigneusement chaque année ou même plusieurs fois l'an, et attachent une importance extrême à ce que la propreté règne autour d'eux. Mais la misère et le délabrement complet des maisons croulantes qui servent de refuge aux habitants pauvres, les empêchent de s'entourer de ces précautions hygiéniques.

Les Arabes et même quelquefois les Coulouglis, mais ceux-ci bien plus rarement, s'enfouissent dans des villes souterraines qui ne sont que des grottes créées par la nature et agrandies par l'homme. Dans la subdivision de Tlemcen, nous avons rencontré au moins huit ou dix hordes vivant ainsi dans des hypogées. On conçoit que le défaut d'aération, la malpropreté et l'absence d'écoulement pour les eaux, doivent accumuler dans ces cryptes bien plus de circonstances défavorables encore que dans les villes bâties à la surface du sol.

Je ne quitterai point cet aperçu général sur les villes de l'Algérie, sans dire un mot de conditions spéciales qu'on rencontre à Tlemcen, et qui jouent peut-être un rôle dans la production des fièvres assez peu nombreuses qui règnent dans cette ville en automne, et qui ont pris naissance dans son sein. Tlemcen, qui contenait autrefois plus de 200,000 âmes, n'a plus aujourd'hui que 15,000 habitants. Le pâté qui constitue la ville actuelle n'occupe qu'un faible espace dans l'immense enceinte d'autrefois; il est assis sur un monceau de ruines superposées, romaines, turques et mauresques. Quand on creuse le sol pour établir de nouvelles fondations, on trouve des souterrains voûtés, des appartements, des lacunes restées entre les débris des murs écroulés. Or, dans plusieurs endroits, la nappe d'eau peu profonde qui s'étend sous Tlemcen a pénétré dans ces nombreux vides. Il est assez probable que ces masses liquides souterraines laissent échapper, dans certaines circonstances, des effluves pernicieux.

Les épidémies qui ont ravagé Milianah en 1840 et 1841, et Médéah en 1841, ont été dues en partie aux causes que nous avons énumérées dans les paragraphes précédents.

---

(1) Félix Jacquot, LETTRES D'AFRIQUE. *In* GAZ. MÉD., 1847, lettre X.

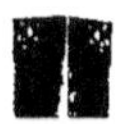

Milianah (1) fut prise le 3 juin 1840 ; on y laissa 1,200 hommes provenant du 3e léger, de la légion étrangère et des bataillons d'infanterie légère d'Afrique. En avril 1841, on vint pour relever la garnison ; mais la ville était à peu près déserte. Il y avait eu 3,104 entrées à l'hôpital et 876 morts, dont 304 dans le seul mois de septembre. M. Bruguière pense, et les documents que nous avons recueillis d'individus échappés à cette longue et douloureuse agonie, nous portent à penser avec lui que la moitié des décès a eu lieu par suite de fièvres pernicieuses, un quart par dyssenterie et le dernier quart par des maladies diverses. Il faut chercher des causes exceptionnelles à cette épidémie également exceptionnelle. Parmi les causes qui agissent en temps ordinaire, nous devons compter le sirocco, qui pousse sur la ville les miasmes dont il s'est chargé en passant, à deux lieues de là, sur les plaines marécageuses de la Chiffa, situées, il est vrai, à 600 mètres au-dessous du niveau de Milianah. L'éloignement de la plaine, et surtout l'altitude de la ville, nous portent à croire, avec M. Bruguière, que cette cause a été peu puissante ; pourtant nous lui accordons plus d'influence que ne le fait ce médecin, car nous ne pouvons oublier que, pendant la période dont nous parlons, le sirocco a soufflé quarante jours. Quoi qu'il en soit, ce n'est pas là la cause capitale : il faut la chercher ailleurs. L'ennemi, la disette et le découragement vinrent fondre à l'envi sur la malheureuse garnison. Avec des vivres *pour trois mois*, elle dut se nourrir pendant *la moitié d'une année*, et pourtant la ration réglementaire est à peine suffisante. Séquestrée du reste du monde, sans aucun secours, sans espoir, sans pain, elle était pourtant obligée d'être presque toujours sur les remparts pour repousser l'ennemi qui se ruait sur les murs délabrés, et ne laissait ni trêve ni repos. Mais ce ne sont pas là des causes déterminantes de fièvres paludéennes ; elles ne peuvent pas les créer de toutes pièces ; seulement elles sont essentiellement propres à rendre l'organisme appauvri impressionnable à l'imprégnation miasmatique, qui n'eût pu s'opérer si facilement sur un individu sain et robuste. Les causes efficientes, nous les voyons, avec M. Bruguière, dans la ville elle-même transformée en un vaste foyer par l'exagération de toutes les circonstances que nous avons énumérées plus haut en dépeignant une cité ravagée par la guerre. Les soldats étaient entassés dans d'humides réduits dans lesquels filtraient les eaux pluviales ; autour d'eux croupissaient de tous côtés des substances végéto-ani-

---

(1) Bruguière, Notice sur la topographie médicale de la ville de Milianah, in Recueil., t. LVI, p. 143.

males fouillées par une multitude d'insectes. La chute des constructions
renversées par l'incendie, ruinées par l'incurie ou la vétusté, formaient
partout des digues et des obstacles qui arrêtaient les eaux ; enfin les abords
des habitations étaient infectés par les défécations, qu'on n'avait ni le courage ni la force d'enlever.

Nous rapprocherons de l'étiologie invoquée par M. Bruguière à Milianah,
les sources d'intoxication paludéenne qui, selon M. Rietschel, faisaient l'insalubrité de Medéah (1).

La ville est ouverte aux émanations limniques de la Métidja par la coupure
de la Chiffa qui partage les montagnes, émanations qui arrivent quand le
vent du N. souffle ; elle est en outre intoxiquée par les miasmes du Chélif
lorsque c'est le vent du S.-O. qui donne. Or ces vents ont soufflé pendant
toute l'épidémie. Mais les redoutes et la ferme de Combavisse sont bien
plus exposées à ces vents, et pourtant elles ont eu bien moins à souffrir des
fièvres paludéennes de cette époque. Donc si ces effluves ont une action incontestable, il existe néanmoins une autre cause qui doit occuper une place
importante dans l'étiologie de cette épidémie de fièvres rémittentes et comateuses. Autrefois la ville était alimentée par un fort bel aqueduc, aujour-
d'hui délabré. L'eau qu'il amenait et celle qui provient d'autres sources
ne se répandaient pas en nappes sur les terrains clos de murs, mais
elle était conduite par des canaux souterrains dans les bassins de la ville,
dans les fontaines publiques et dans celles qui rafraîchissent les cours intérieures des maisons. D'autres canaux parallèles à ceux-ci étaient parcourus,
dans un sens opposé, des parties hautes de Médéah vers les parties déclives,
par le liquide qui n'avait pas été consommé, par les eaux ménagères, par
les eaux pluviales qui avaient lavé les rues et les immondices, et enfin par
le résidu des latrines rendu fluide par son délayement ; le tout était écon-
duit hors de la ville. Le temps, les changement de maîtres et la barbarie ont
détruit l'œuvre des Romains ; les démolitions ont comblé les canaux, et les
eaux, chargées de matières fécales et de débris végéto-animaux, se répandent sur la terre et s'infiltrent dans son sein, faute de bouches qui les reprennent et de tuyaux libres qui les éliminent. Il se forme, entre les pierres
enfouies, des masses croupissantes et fétides qui exhalent de pernicieux
miasmes. A ces causes délétères vient encore se joindre l'accumulation des
fumiers : M. Rietschel dit n'avoir jamais vu déblayer le parc aux troupeaux ;

------

(1) Rietschel, NOTE SUR LA TOPOG. MÉD. DE LA VILLE DE MÉDÉAH. *In* RECUEIL,
t. LV, p. 180.

quand il devenait par trop encombré on poussait les animaux plus loin. Parmi les foyers effluviaux de la ville, nous citerons la fontaine appelée Mâ-ed-Djin, la fontaine du Démon. Autrefois elle coulait à fleur de terre et ne produisait aucune flaque stagnante ; mais des décombres dont la chute remonte à une époque fort reculée ont accumulé tant de débris autour de la source qu'elle se trouve aujourd'hui dans un enfoncement de plus de 3 mètres (en 1841). Les détritus qui croupissent sur ses bords ont rendu son eau boueuse et fétide, de sorte que les soldats, malgré les avantages qu'ils trouveraient dans la proximité de la fontaine, ne viennent pas y puiser. Nous ne savons si dans le nom de Mâ-ed-Djin nous devons voir une pure superstition et l'indication de quelque histoire fantastique, ou bien s'il ne serait pas l'indice que les Arabes connaissent sa malfaisante influence. Le mahométan pare les faits de la couleur de la fable et peut-être, dans Mâ-ed-Djin, trouverait-on une allégorie qui serait le pendant des harpies du lac Stymphale et de l'hydre de Lerne, dont les travaux d'Hercule débarrassèrent la Grèce, ce qui veut dire qu'il dessécha les marais de ce nom.

En 1833, le duc de Rovigo nomma une commission pour rechercher les causes des fièvres graves qui venaient de sévir contre la ville de Bone. La commission (1) compta au nombre de ces causes « l'accumulation des immondices dans une ville ruinée et bouleversée par diverses causes et dont les égouts se trouvaient brisés ou obstrués presque partout. »

Voici un fait qui nous appartient. La redoute d'Aïn-Temouchent fut ravagée, pendant l'automne de 1847, par une épidémie de fièvres à quinquina de mauvais caractère, épidémie qui laissa à peine quelques hommes pour faire le service, même en employant, entre les heures de leurs accès, les individus que l'intensité de la maladie ne rendait pas trop souffrants pendant cet intervalle. La garnison était composée de soldats appartenant à mon régiment, le 5ᵉ de ligne, de sorte que j'ai pu suivre la maladie, sur laquelle, en outre, j'ai reçu des documents précis de M. Rioublan, chirurgien du poste d'Aïn-Temouchent. Au nombre des causes les moins contestables, nous croyons devoir ranger un travail de vingt jours, employant beaucoup de bras, ayant pour but de déblayer, pour le transporter plus loin, un immense tas d'immondices qu'on avait laissés s'accumuler pendant trois ans sous un coin du fort. On était obligé de relever tous les jours les hommes occupés à ce travail, dans une saison caractérisée par la chaleur des jours et par l'humidité des nuits. La fièvre de plusieurs des travailleurs

---

(1) Voy. Recueil, t. XXXV.

date du premier jour de leur emploi à ce déblayement. Ce fait, comme tant d'autres, controuve l'opinion de Parent-Duchâtelet qui prétendait qu'on accuse à tort d'insalubrité les matières animales en putréfaction. Celles-ci ne nous paraissent innocentes que par la chaleur sèche considérable, par la gelée, quand elles sont recouvertes entièrement d'eau, enfin lorsqu'elles sont en petite quantité et exposées à des courants d'air qui dispersent leurs émanations à mesure qu'elles se forment.

On ne saurait trop se persuader que, dans de très-nombreuses circonstances, des foyers d'infection palustre peuvent se former au sein des habitations. A en croire Blane (1) de tels laboratoires d'effluves seraient même quelquefois créés dans les vaisseaux, lorsque par exemple des matières putrescibles s'infiltrent dans le sable du lest.

CHAPITRE VI.

HUMIDITÉ PÉRIODIQUE : PLUIE, BROUILLARDS ET ROSÉE ; ALTERNATIVES DE TEMPÉRATURE ; LEUR RÔLE NE CONSISTE PAS A FABRIQUER DES EFFLUVES , MAIS A PERMETTRE AUX FOYERS MIASMATIQUES D'ENTRER EN ACTION.

Les sources effluviales ne donnent lieu à aucun ou à presque aucun dégagement par le froid intense qui congèle, ni par la grande sécheresse extrême qui enlève l'eau nécessaire pour la putréfaction , ni enfin par l'humidité arrivée au point de noyer les matières. Elles fabriquent et dégagent des miasmes : 1° dans les circonstances intermédiaires entre ces extrêmes ; 2° quand il y a alternative de froid et de chaud, surtout de sec et d'humide ; 3° la chaleur, jointe à l'humidité, semble être la condition la plus favorable à la production des émanations paludéennes. Les marais, compris dans le sens large que nous avons donné à ce mot, sont les seules sources des dégagements miasmatiques générateurs des fièvres à quinquina : ce sont les *causes productrices* de ces miasmes ; les alternatives de température et d'hygrométrie en sont les *causes occasionnelles*, en ce sens qu'elles fournissent à ces sources les éléments nécessaires pour qu'elles entrent en action. Ainsi, pour nous faire comprendre par un exemple, l'humidité, la chaleur et l'oxygène ne constituent pas la végétation, ne la font pas naître par leur propre puissance, en créant un germe qu'elles développent ensuite et font grandir ; mais, quand elles trouvent ce germe préexistant, elles lui fournissent de quoi parcourir ses périodes d'évolution.

(1) Chervin, DE L'IDENTITÉ DES FIÈVRES D'ORIG. PALUD., 1841.

Les alternatives de température n'ont jamais suffi seules à produire des pyrexies à quinquina endémiques ou épidémiques ; à peine des fièvres intermittentes sporadiques peuvent-elles se développer sous leur influence comme dans d'autres circonstances diverses (une sonde dans l'urètre, etc.). Mais ces alternatives, outre qu'elles font naître les effluves dans les marais, rendent également plus impressionnables à l'imprégnation, l'économie débilitée, surtout chez les sujets non acclimatés. Dans d'autres cas, venant à agir sur des individus qui n'habitent plus les foyers d'infection, elles troublent leurs fonctions et leur donnent une secousse telle que le miasme qui dormait silencieux, réprimé par la force de l'organisme, manifeste alors sa présence par la production d'un accès. Ce sont là des faits sur lesquels a particulièrement insisté M. Boudin (1). L'étendue des foyers miasmatiques et l'activité de fabrication qu'ils acquièrent temporairement sous l'influence de ces qualités et de ces perturbations des circumfusa, sont en rapport avec le nombre et la gravité des fièvres qui se développent alors. Nous avons toujours observé cette coïncidence en Afrique ; mais, dans les régions non infectées de marais, la fréquence et la brusquerie des changements thermo-hygrométriques ne donnent pas naissance à des épidémies de fièvres à quinquina. L'humidité seule ou le froid humide, auxquels M. Lavieille (2) a attribué tant d'importance en Algérie, n'ont pas plus d'efficacité que les perturbations atmosphériques. Si le froid humide était l'agent producteur, ce serait à l'époque des pluies et des inondations, au centre et à la fin de l'hiver, que les pyrexies régneraient surtout.

Les faits incontestables de fièvres limniques dans des postes situés sur des pitons ou dans une contrée montagneuse s'expliquent parfaitement sans avoir recours aux alternatives de température et d'hygrométrie. D'abord les vents poussent les effluves au loin et déjouent fréquemment (3) les calculs qui ont pour but de limiter leur sphère d'action en étendue horizontale et verticale. Nous ajouterons que l'eau qui, pendant la chaleur du jour, s'évapore dans les plaines basses en se chargeant de leurs miasmes, se condense le soir et laisse tomber les particules qu'elle tenait en dissolution. Or, quand l'élévation de la température et les courants qui agitent l'air ont disséminé ces vapeurs et leur ont fait atteindre une certaine altitude dans

---

(1) Boudin, Essai de géographie médicale, p. 59.

(2) Lavieille, Causes des fièvres périodiques endémiques en Afrique. V. le rapport à l'Académie ; par M. Bricheteau, 16 septembre 1845.

(3) Boudin, *loc. cit.*, p. 70 et seq.

l'atmosphère, cette condensation se fait sur les masses qui proéminent à la surface de la plaine ou qui l'entourent, masses qui se refroidissent rapidement par suite du rayonnement du calorique vers les espaces planétaires. Ce phénomène de condensation n'est pas différent de celui que nous voyons se passer si souvent sous nos yeux, quand la rosée se dépose en gouttelettes sur toutes les petites saillies qui hérissent le sol, sur les feuilles terminales des plantes, au sommet des brins d'herbe, etc. M. Finot (1) a remarqué, conformément aux principes que nous venons de poser, que, sur les hauteurs de Blidah, les vapeurs sont plus abondantes que dans les points centraux de la plaine, tels que Bouffarick, Oued-Lalleg, etc. Cette condensation vespérienne sur les monticules a été aussi aperçue par M. Montfalcon (2), qui cite des faits tendant à prouver que les mamelons peu élevés sont quelquefois plus malsains que la plaine. Nous avons nous-même fait souvent des observations semblables. Le fort en ruines de Santa-Crux, qui surmonte un piton aride au pied duquel s'étend la ville d'Oran, a été occupé par un poste de 25 hommes, dans les premiers temps qui ont suivi la conquête ; or cette petite garnison fut très-maltraitée par les fièvres, la dyssenterie et quelques affections thoraciques superficielles. Nous avons dit qu'Oran est protégé par une arête et par la montagne de Santa-Crux, qui font dévier ou repoussent les miasmes de la plaine; mais le piton, au contraire, doit se trouver dans leur atmosphère d'action. En automne, au printemps, et même pendant l'été, quand les jours ne sont pas trop chauds, on voit avec surprise, sur le fond d'azur d'un ciel qu'aucun nuage ne voile, une bande opaque de brouillards inonder le piton, renflée là où elle touche la montagne et se terminant en pointe à l'une et l'autre extrémité. Ce nuage semble se former à quelque distance du piton, du côté de la terre ; il marche vers ce pic en ondulation dont le cours est quelquefois bien visible ; il le dépasse ensuite et va se perdre sur la mer. Oran et son plateau sont très-souvent sans aucun brouillard, alors que cet humide panache surmonte la montagne qui domine les environs. Le fort de Saint-Grégoire, à mi-côte du piton, est beaucoup moins souvent mouillé par les vapeurs que Santa-Crux, situé à son sommet. L'état sanitaire n'y est pas mauvais. Quant aux maladies qui ont affecté le poste de Santa-Crux, fièvres à quinquina, dyssenteries et maladies de poitrine superficielles, il nous semble qu'on peut les expliquer par les brouillards chargés d'effluves, par l'humi-

---

(1) Finot, *loc. cit.*

(2) Montfalcon, *loc. cit.*, p. 85.

dité, les brusques changements thermométriques et le souffle des vents chauds de l'intérieur et des vents froids du nord-ouest.

Presque toutes les plaines d'Afrique sont entièrement ou presque entièrement recouvertes d'épais brouillards, dans les matinées du printemps et de l'automne. La plaine d'Eghris, vue des hauteurs de Mascara, ressemble alors à une vaste mer blanche qui s'étend jusqu'aux montagnes qui encaissent ce bassin fermé. Peu à peu, quand le soleil darde ses rayons, des îles se dessinent, elles s'étendent, se confondent, et bientôt l'on n'a plus sous les yeux qu'une surface plane chamarrée de buissons. Quelques heures après, si l'on parcourt l'Eghris, on est fort étonné de ne fouler qu'une terre sèche, et l'on se demande quelle peut être la source de l'abondante humidité qui la baignait naguère. Mais la couche superficielle est seule calcinée par le soleil : l'humidité abreuve la terre, cachée sous cette écorce. Les brouillards, ainsi que l'a établi M. Montfalcon, sont en rapport avec la quantité des eaux du sol. Ici la loi ne reçoit pas de démenti. On pourrait souvent, de la présence de brumes sur une terre sèche en apparence, induire qu'il existe des eaux dans son sein. Ces vagues brouillards qui s'élèvent le matin en certains endroits sont l'une des observations sur lesquelles l'abbé Paramel a fondé sa fantastique réputation de découvreur de sources.

Ce que nous avons dit de l'Eghris peut s'appliquer à presque toutes les plaines algériennes, à celle de Saint-Denis-du-Sig, et à celle d'Ennaya qui s'étend sous Tlemcen, etc., etc.

Mais c'est surtout au bord des ruisseaux et des rivières d'Afrique que les brouillards sont épais et s'abattent le matin en gouttes si nombreuses qu'on est quelquefois mouillé comme si l'on s'était exposé à une pluie fine et pénétrante. M. Cambay regarde ces brouillards comme ayant joué un certain rôle étiologique dans l'épidémie de fièvres paludéennes qui atteignit les soldats campés sur les rives du Rio-Salado et de l'Isser. Les environs de Gourief, dit Pallas (1), sont des plus malsains, à cause des brouillards qui les couvrent et qui participent à la nature des marais répandus dans ce lieu. Écoutons M. Fouqueron (2), qui a observé en Algérie : « Les brouillards qui s'élèvent vers la fin du jour, et qui existent encore la nuit et le

---

(1) Pallas, Voyages dans différentes provinces de la Russie et de l'Asie méridionale.

(2) Fouqueron, Essai topographique et médical sur la régence d'Alger, in Recueil, t. XXXIV, p. 97.

matin sur les terrains marécageux *et dans leurs environs,* peuvent devenir pernicieux ; il faut donc s'en éloigner et se soustraire à leur action autant que possible. »

Nous avons dit que l'humidité périodique , à savoir les pluies alternées
avec le beau temps, les brouillards et les rosées, sont des causes provocatrices de la fabrication des miasmes dans les foyers limniques. Cherchons
quel est le mécanisme de leur action , pour ainsi dire.

La chaleur de l'été pompe incessamment l'eau de la flaque centrale des
marais : cette flaque se rétrécit peu à peu, et laisse à nu une zone périphé-
rique formée de terreau riche en humus , de détritus végéto-animaux , et
recouverte le plus souvent d'une vivace végétation paludéenne, habitée par
une foule d'animaux qui parcourent, souvent dans un temps fort restreint,
les phases de leur éphémère existence. Beaucoup de ruisseaux sont entièrement taris pendant l'été et ne sont plus indiqués que par un thalweg, au
fond duquel verdissent des lauriers-roses , enlacés par les débris que les
eaux torrentueuses de l'hiver ont enchevêtrés dans leurs branches. Une terre
d'alluvion , formée par des débris appartenant aux trois règnes , fournit des
sucs nourriciers aux nombreuses racines de ces nerium (1), et une nombreuse faune cherche un abri dans leurs groupes touffus. — Les fleuves ne
se dessèchent pas entièrement comme ces ruisseaux ; mais leur filet , considérablement réduit , coule entre deux bandes analogues au lit des cours
d'eau moins forts , dont nous venons de peindre la physionomie.

Ces zones qui ceignent les marais, ces bandes qui longent les oued remplissent donc toutes les conditions nécessaires pour dégager des effluves :
mais la sécheresse momifie, en beaucoup d'endroits, les masses putrescibles
qu'ils recèlent en si grande quantité , et empêche le travail de décomposition de s'opérer. Pour que ces laboratoires se mettent en action , que leur
manque-t-il ? de l'humidité ? Or les brouillards , la rosée sont là pour leur
fournir le seul élément qui fasse défaut. Aussi , inactifs pendant les fortes
chaleurs de l'été, époque à laquelle l'atmosphère ne se rafraîchit jamais ,
commencent-ils à travailler énergiquement lorsque l'automne arrive et
amène les brumes de la nuit et la rosée du matin.

On sait que les marais temporaires sont les plus dangereux , parce que
tour à tour secs et mouillés, ils sont le siége d'une décomposition plus énergique. Eh bien ! nos zones et nos bandes marécageuses se trouvent dans
des conditions semblables : sécheresse et chaleur pendant le jour, fraîcheur

---

(1) *Nerium oleander,* laurier-rose.

et humidité pendant la nuit. Aussi les insectes et les mollusques vont pulluler et engraisser la terre de leurs cadavres ; les plantes vont naître en foule, mourir et se putréfier : les miasmes ne peuvent manquer de se dégager. La seule différence qui existe entre les marais temporaires et l'humectation par les brouillards et les rosées, c'est que, dans le premier cas, les alternatives se passent dans un temps fort long, tandis que, dans le second cas, elles se consomment dans la courte période d'un nycthémère. Il est bien entendu que tout en soutenant qu'il y a, de part et d'autre, fabrication d'effluves, nous ne prétendons pas qu'il y ait égalité de production.

Ce n'est pas seulement dans les circonscriptions très-restreintes dont nous venons de parler que l'humidité périodique occasionne des dégagements miasmatiques, des plaines tout entières, si elles sont riches en petits animaux et en végétation et si l'indigène laisse pourrir sur place la partie de ses récoltes qu'il ne peut ou ne veut pas utiliser, des pleines tout entières, disons-nous, deviennent sans doute, mais à un degré moindre, des sources d'effluves.

Si les brouillards et les rosées jouent un rôle bien évident, on devra *à fortiori* accorder une action manifeste aux pluies du printemps et surtout de l'automne, quand elles tombent par intervalles et sont séparées par des jours de splendide soleil. Par les chaleurs caniculaires, ainsi que Bailly (1) a surtout cherché à l'établir, les cadavres des animaux se dessèchent et ne se putréfient guère, les plantes sont rôties, la faune est pauvre et rare ; mais l'on comprend que, s'il survient des pluies accompagnées de chaleur, ces masses de détritus, que la putréfaction n'usait pas, seront saisies d'un énergique mouvement de décomposition. Au Sénégal (2), où la chaleur est bien plus considérable que dans l'Algérie, les fièvres ne règnent que pendant l'hivernage, c'est-à-dire la saison pluvieuse : elles sont à peu près impossibles pendant les mois de sécheresse. Lind (3) pensait que les effluves étaient enfermés dans la terre et restaient ainsi inactifs, jusqu'à ce que les premières pluies d'automne vinssent les délayer et permettre leur volatilisation.

Nous pensons qu'en Afrique les fièvres se développent surtout en automne, parce que c'est l'époque où les rosées, les brouillards et les pluies alternant avec des jours chauds, sèchent et humectent tour à tour

---

(1) Bailly, Traité anatomo-pathologique des fièvres intermittentes simples et pernicieuses, 1825, p. 127.

(2) Segond, *loco cit.* — Thévenot, *loco cit.*

(3) Lind, *loco cit.*

les surfaces à dégagements palustres. Au printemps il y a également humidité et chaleur, mais la génération des fièvres est beaucoup moins active, parce que les foyers sont encore noyés par suite des pluies d'hiver. L'été s'avance, poursuit son cours, et ces foyers sont peu à peu mis à nu par le retrait des eaux; mais le soleil est assez ardent pour les sécher à mesure qu'ils sont découverts et pour empêcher ainsi la putréfaction presque partout; et, d'autre part, les pluies, rares ou nulles à cette saison, ne viennent pas humecter les surfaces limniques. L'automne est donc la seule époque où la putréfaction végéto-animale soit réellement active, et où par conséquent les fièvres à quinquina puissent facilement se développer.

Nous avons observé bien des fois, en Algérie, la coïncidence de ces pluies, séparées par des journées chaudes, avec le développement de fièvres paludéennes. Nous ne sommes, du reste, pas le premier qui ayons fait cette remarque; cela n'a pas échappé à M. Huet (1), ni à la commission instituée à propos d'une épidémie de fièvres qui sévit à Bone en 1843 (2).

Nous avons dit qu'une des causes d'insalubrité des hauteurs qui entourent les plaines consiste dans les brouillards qui, pour ainsi parler, les saupoudrent de particules miasmatiques, quand ils se condensent le soir sur leurs rampes. Mais cette cause ne peut le plus souvent être invoquée que pour le penchant qui regarde la plaine, et pour quelques gorges rapprochées. Il existe, dans les régions montagneuses, d'autres sources effluviales, sur lesquelles nous devons nous arrêter un instant pour achever de démontrer qu'on n'est pas réduit, comme le pensent quelques médecins, à ne pouvoir accuser que les alternatives de température, le froid humide, etc.

Quand on dit qu'il n'existe pas de marais dans les montagnes, on s'énonce d'une manière trop générale : on n'en rencontre pas ou peu sur les pentes, mais on en trouve le long des vallées, sur les plateaux et dans beaucoup d'anfractuosités. De Humboldt en a vu dans les Andes; les médecins anglais en ont signalé dans l'Hymalaya, etc. Dans les montagnes des Vosges, même sur les sommets les plus élevés qu'on appelle les Chaumes, s'étendent de vastes couches d'une sorte de terreau humide, formé de nombreux filaments de végétaux enfouis depuis des siècles; ces tourbières sont de véritable marais. En Afrique, nous avons aussi trouvé des nappes stagnantes sur les montagnes : témoin les deux marais que nous avons signa-

---

(1) Huet, Histoire médicale du 55ᵉ de ligne, pendant la première année de son séjour a Rome, *In* Recueil, t. xxxv, p. 119.

(2) Même volume du Recueil.

lés près d'Aïn-Temouchent, etc. Mais là où n'existent point de marais-type, comme ceux dont il s'agit, on rencontre beaucoup de concavités plus ou moins étendues, dans lesquelles séjournent plus ou moins longtemps les eaux pluviales.

Dans les vallées à pente peu roide, les ruisseaux se renflent souvent d'espace en espace, en petites mares, au-dessus des digues qu'ils se sont formées eux-mêmes en laissant déposer les matières qu'il charrient et que les rares et insouciants habitants ne songent pas à déblayer. Dans presque toutes nos expéditions, nous avons trouvé des ravins marécageux couverts de joncs et de roseaux, dans lesquels se vautrent des bandes de sangliers.

Les sources elles-mêmes, quand elles sourdent sur un terrain peu incliné et que leur filet n'est pas assez considérable pour avoir une certaine force de poussée et pour se creuser un lit d'écoulement, s'entourent d'un véritable marais, comme M. Rodde (1) l'a parfaitement établi pour l'Algérie. L'eau s'étend en nappe et détrempe la terre de proche en proche, quelquefois assez loin, avant de suivre son cours vers les vallées. La terre humectée se couvre d'une épaisse végétation dont la production et la chute sont hâtées par l'humidité et la chaleur. Les femmes qui viennent puiser de l'eau piétinent les bords en cherchant à atteindre le point central de la petite mare, pour trouver de l'eau limpide ; les animaux sauvages et les troupeaux qui veulent boire pétrissent le terreau et leurs pieds creusent de petites dépressions qui forment autant de flaques. L'ignorance et la barbarie laissent se perpétuer ces marécages que quelques coups de pioche suffiraient souvent à dessécher. Si les Arabes établissent leur douar dans les environs, ils se contenteront de jeter quelques grosses pierres pour qu'on puisse plus facilement atteindre la place où la source sort de terre.

Enfin l'usage habituel de ces eaux marécageuses comme boisson n'est peut-être pas sans influence pour la génération de quelques fièvres à quinquina. M. Boudin (2) a cité à ce sujet un fait extrêmement remarquable.

RÉSUMÉ, CONCLUSIONS.

Nous avons terminé notre tâche. Nous croyons avoir établi qu'on a donné

---

(1) Rodde, *loc. cit.*, p. 17, 18.
(2) Boudin, *loc. cit.*, p. 53.

une acception trop restreinte au mot *marais*, en ne comprenant par ce mot que certaines circonstances topographiques et hydrographiques que nous appelons marais-type, tandis qu'il existe une foule de conditions ou d'accidents qui amènent la décomposition végéto-animale et deviennent la source d'émanations miasmatiques fébrifères. Nous avons énuméré la plupart de ces circonstances et de ces accidents, et nous avons fait voir que partout où il y a des fièvres, on rencontre quelques-uns de ces foyers. Enfin nous avons réduit à leur juste valeur étiologique les perturbations thermo-hygrométriques qui surviennent dans l'atmosphère : elles n'agissent qu'en permettant aux foyers de fabriquer des effluves.

CHAPITRE VII. — APPENDICE.

LES EAUX SALÉES DANS LA PROVINCE D'ORAN.

Quoique nous soyons arrivé aux conclusions, nous pouvons cependant considérer notre œuvre comme n'étant pas tout à fait terminée. En effet, tout en travaillant à amener ces conclusions, nous avons décrit la physionomie et les variétés si nombreuses que présentent en Algérie les foyers d'impaludation; mais pour que ce tableau soit à peu près complet, il manque quelques mots sur les eaux salées dans la province d'Oran.

Nous ne pouvons passer ce sujet sous silence, à cause de l'influence si pernicieuse que les auteurs ont attribuée à ces eaux salées lorsqu'elles viennent à se mêler avec les eaux douces.

Partout l'on cite, comme exemple de cette haute nocuité, l'histoire de Viareggio (1), tour à tour assainie et replongée dans l'*aria cattiva*, selon qu'on opérait la séparation des eaux de mer et des eaux douces, ou qu'on les laissait de nouveau se mélanger. M. Montfalcon (2) parle de l'insalubrité des bords de la mer, à l'embouchure des fleuves, insalubrité due à ce mélange redouté. M. Maillot (3) n'a pas omis ces circonstances comme causes des fièvres de Bone, et M. Bourdier (4) a fait les mêmes remarques dans les mêmes lieux : « La plaine de la Seybouse, qui se trouve au-dessous du niveau de la mer dans une grande étendue, offre, dans la saison des pluies,

---

(1) Montfalcon, *loc. cit.*, p. 69.

(2) *Id.* p. 13, 14.

(3) Maillot, *loc. cit.*

(4) Bourdier, Tableau médico-topographique de Bone et des environs, *in* Recueil., t. LII, p. 229. V. aussi Worms, Hygiène en Algérie.

un lac immense; puis, lors des chaleurs, un véritable marais, jusqu'à ce que le desséchement soit complet. Le mélange d'eau douce et d'eau salée rend plus active la décomposition des matières végétales et animales. » Nous pensons aussi que le voisinage de la mer n'est pas sans influence sur les fièvres endémiques graves des côtes de Hollande.

La province d'Oran est certainement une des régions dans lesquelles les eaux sont le plus chargées de sels. M. Delestre (1), faisant l'analyse des eaux d'Oran et d'Arzew, port situé à quelques lieues, a trouvé que parmi celles qui sont journellement employées comme boisson, il s'en trouve qui contiennent jusqu'à 21 fois autant de résidu salin que celles de la Seine. Mais l'eau d'Alger, analysée par M. Tripier, n'a pas fourni un résidu triple de celui que nous prenons pour terme de comparaison : soit 0,162 celui de la Seine; 0,470 celui d'Alger; 3,420 celui de l'eau des blockhaus d'Arzew, employée par la garnison ; 3,400 celui de la source de la Mosquée, à Oran, et 3,260 celui de la porte du Ravin, dans la même ville, sources qui servent aux besoins de la population. L'eau du puits de la Marine, à Arzew, donne 14,000 de résidu; il faut ajouter qu'on ne la boit pas, et que ce puits est probablement alimenté par la filtration des eaux de la mer. Ce n'est pas ici le lieu de parler de l'influence qu'on a attribuée à ces eaux pour la production des flux intestinaux, plus fréquents dans la province d'Oran que dans les deux autres provinces de l'Algérie. Nous nous sommes contenté de constater l'existence de cette salure.

Dans tout le Tell oranais on trouve des sources, des ruisseaux, des rivières, des lacs et des marais salés. Dans la circonscription de Mostaganem, d'Arzew, et jusque sur les montagnes qui séparent l'Oued-el-Hammam de Mascara, on voit blanchir sur le sol les efflorescences salines que les eaux laissent cristalliser. La rivière de Rio-Salado, entre Meserguin et Aïn-Temouchent, est toujours saumâtre, et sa salure la rend à peu près impotable quand les chaleurs de l'été ont diminué le volume des eaux, qui se trouvent ainsi plus chargées de sel.

Tous les lacs de la province, ou à peu près tous, sont salés : tels sont El-Melah ou les salines d'Arzew, entre cette ville et Oran, et le Sebgha, grande nappe occupant plus ou moins incomplétement un vaste lit qui n'a pas moins de 4 myriamètres et demi, de l'est à l'ouest, depuis le camp du Figuier, à trois lieues d'Oran, jusqu'aux puits de Bourchage, sur la route de Tlemcen. Heureusement que la géologie, la flore et la faune du Sebgha, sont de nature

---

(1) Marsielban, Topographie d'Oran, in Recueil., t. LII.

à diminuer l'influence funeste de cette masse d'eau stagnante. Le fond du Sobgha est fermé d'une terre sablonneuse qui, en quelques endroits, n'est tapissée d'aucun végétal, et qui partout ailleurs ne nourrit que des espèces peu variées et le plus souvent clair-semées. Les petits animaux ne se rencontrent pas non plus, à beaucoup près, en aussi grand nombre que dans certains marécages, dont la terre, plus riche en humus, se couvre d'une puissante végétation.

Le Sebgha dégage néanmoins des effluves fébrifères, surtout en automne, quand la sécheresse a mis à nu la plus grande partie de son fond, formé de terre humide et détrempée dans laquelle s'enfoncent souvent les hommes et les troupeaux qui veulent traverser le lac pour abréger leur chemin.

Étudions l'influence de ce voisinage sur le Figuier, Meserguin et Oran.

Nous avons déjà tracé en quelques mots la topographie d'Oran ; nous n'y reviendrons pas.

Le camp du Figuier est situé à la pointe occidentale du lac. Les fièvres règnent dans ce poste en automne, mais elles n'offrent rien de remarquable pour leur nombre ni pour leur gravité. Deux circonstances nous semblent devoir être invoquées pour expliquer cette impaludation, médiocrement intense, du voisinage du Sebgha. Aux environs de ce poste, le lac ne reçoit aucun tribut un peu notable ; l'eau douce manque à peu près complétement ; les puits actuels fournissent une eau détestable, et les tentatives faites pendant plusieurs années pour trouver un puits artésien démontrent que l'eau douce n'existe pas plus dans les profondeurs qu'à la superficie. Le mélange si redouté ne s'opère donc pas, si ce n'est quand les pluies d'hiver précipitent quelques filets torrentueux dans son sein. En second lieu, il faut remarquer que le Figuier est situé à la pointe est du Sebgha ; de sorte qu'il n'est pas plongé dans les miasmes dont les vents du sud, qui donnent en automne, seront chargés en passant sur le lac.

La petite ville de Meserguin, au contraire, est dans une position telle qu'elle doit être influencée le plus défavorablement possible. En effet, elle s'étale sur la rive septentrionale du lac, et se trouve ainsi noyée dans des miasmes que poussent sur elle les vents du sud. Ensuite, si nous nous en rapportons à la carte, c'est précisément vis-à-vis d'elle que les plus nombreux et les plus forts affluents versent de l'eau douce dans sa masse salée. Aussi Meserguin est-elle bien plus malsaine que le Figuier ; les fièvres qui y règnent sont bien plus nombreuses et plus graves : elles revêtent assez souvent le caractère pernicieux. Dans l'automne de 1846, M. Vitton, chirurgien-major des spahis, succomba en deux jours à une fièvre de cette nature.

Nous avons déjà dit quelques mots des fièvres qui, à deux reprises, ont forcé d'abandonner El-Bridia, poste situé à quelques lieues de Meserguin, sur la même rive. Nous avons eu soin de signaler la coïncidence du développement de ces fièvres avec les travaux de remuement de terres qui y furent entrepris. Nous devons ajouter qu'il existe à El-Bridia un marais d'eau douce qui va se déverser dans le Sebgha.

Pendant l'expédition du général Cavaignac dans le Sahara algérien, en avril et mai 1847, nous avons parcouru des régions que les Européens n'ont jamais visitées, et nous avons pu faire sur l'hydrographie de ce pays des observations tout à fait nouvelles (1). Occupons-nous ici des eaux salées seulement.

Toutes les eaux qui arrosent le Tell sont tributaires de la Méditerranée. Mais au delà des limites montagneuses du Tell, se trouve un autre grand bassin composé de deux vastes lacs, le Chott-el-Chergui et le Chott-el-Gharbi, qui reçoivent presque toutes les eaux pluviales qui arrosent le désert d'Anghad jusqu'à la chaîne des oasis. Le Chott-el-Chergui n'a pas moins de 20 myriamètres de longueur ; le Chott-el-Gharbi n'atteint que 14 myriamètres ; leur largeur moyenne peut être évaluée à 2 ou 2 myr. 1/2 seulement. Les mesures sont prises sur l'excellente carte du colonel Daumas.

Les deux Chott offrent certaines analogies avec le Sebgha. Ils recèlent de l'eau salée comme ce dernier, et le fond sur lequel elle repose est aussi à peu près semblable, mais la végétation paraît être plus puissante sur les bords (Alfa, Stipa tenacissima de Desfontaines, Chiah, Armen, Seunra, le phælipæa lutea et violacea, quelques soudes, peu de joncs et de roseaux). Au lieu d'être à fleur de terre, comme le Sebgha, ils occupent le fond d'une dépression brusquement taillée sur la surface du désert ; on dirait que la cavité a été évidée par un emporte-pièce. Pendant l'hiver des torrents se précipitent dans ces bassins ; pendant l'été ces oueds sont entièrement à sec, et nous croyons qu'on ne rencontre pas une goutte d'eau sur la surface des Chott. Des puits creusés dans le bassin même donnent, les uns de l'eau douce (Bou-Guern, Seunrha), d'autres de l'eau saumâtre, sulfurée, fétide et quelquefois énergiquement purgative (El-Merra, El-Beida, etc.)

On peut induire de cette courte description et des analogies qu'offrent les Chott avec le Sebgha dont le voisinage produit des effets connus. on peut

---

(1) Félix Jacquot, Expédition du général Cavaignac dans le Sahara algérien, IV, gr. in-8° avec atlas. Paris, 1849.

induire que les postes que nous serons tôt ou tard obligés de créer comme échelles commerciales, ne seront que médiocrement insalubres et ne dévoreront pas la population européenne qu'on pourrait y jeter. On voit par nos conclusions qu'un haut intérêt s'attache à la connaissance de ces régions, et que notre courte description n'est pas sans utilité puisqu'elle peut donner de précieuses indications au point de vue de l'hygiène publique.

Nous avons appris, dans notre voyage, que les nomades habitants de ce désert, notamment les Hamian Gharabas et Charagas, ne campent point au bord des Chott, près des puits, mais s'enfoncent dans les plaines, au risque d'être obligés d'aller chercher fort loin, chaque matin, leur provision d'eau. Nous ne pensons pas que ce soit l'insalubrité qui les éloigne du campement commode sur les rives des Chott, mais bien : 1° la crainte des bandes de maraudeurs armés qui doivent évidemment se rendre souvent aux puits ; 2° le besoin d'un changement continuel d'emplacement, leurs troupeaux tondant rapidement les herbes maigres et rares qui parsèment les sables.

Au delà du bassin des Chott, on trouve la ligne de montagnes qui cachent dans leurs vallées les oasis des Ouled-Sidi-Chicks ; les eaux qui arrosent ces oasis vont se perdre dans les sables du Sahara central. Le sel se rencontre encore dans plusieurs de ces oued, par exemple dans l'oued Selam, que nous avons longtemps côtoyé. Il paraîtrait aussi, d'après ce que nous ont dit les Berbères qui avaient suivi les caravanes de Timbouctou, qu'il existe dans le Sahara central des espaces fort étendus recouverts d'une couche de cristaux de sel. C'est même là une branche de commerce pour les caravanes.

EXTRAIT DE LA GAZETTE MÉDICALE DE PARIS
du 20 janvier 1849.

CAPTIVITÉ DU DOCTEUR CABASSE

CHEZ LES ARABES.

Dans la vie du médecin militaire, le drame se trouve presque toujours mêlé aux études scientifiques, et, dans ses récits, l'intérêt historique à l'intérêt médical. Ses devoirs comme homme de l'art et comme soldat sont si étroitement liés, surtout dans l'action et en campagne, que, à l'époque où une existence plus paisible lui permet de jeter un regard en arrière, sa mémoire ne lui retrace pas une image sans l'autre : sa vie passée lui apparaît comme une de ces scènes du théâtre, dans lesquelles les personnages ont des rôles tellement liés les uns aux autres, qu'on ne peut pas se la représenter sans les faire tous entrer en action.

Cette richesse, cette variété de souvenirs créent une foule de jouissances au médecin militaire, à l'âge où l'on ne vit plus guère que du passé. S'il veut récapituler sa carrière médicale, ce n'est point une liste sèche de faits scientifiques qui se déroule devant ses yeux, mais un tableau au vif coloris, une série d'observations et d'actes éclairés par le reflet des grands événements auxquels il a tour à tour assisté.

Les impressions du médecin militaire ne sont pas de celles qui, personnelles et intimes jusqu'à l'égoïsme pour ainsi dire, sont tellement inhérentes et spéciales à l'individu, qu'elles ne puissent exister hors de lui ; loin de là, le lecteur pour lequel il les écrit, les partage facilement et n'y trouve guère moins de charmes que s'il eût été lui-même acteur. J'en appelle à ceux qui ont parcouru les mémoires de Larrey, et à ceux qui liront la thèse dans laquelle notre ami

Cabasse esquisse la relation médico-chirurgicale de sa captivité chez les Arabes, et nous donne de curieux détails sur la médecine des indigènes algériens (1).

Quand, à la fin de 1847, un célèbre romancier, à la disposition duquel on avait mis princièrement un bateau à vapeur, vint poser le bout du pied sur la terre africaine, il eut le bonheur, lui, l'un des premiers, de recevoir dans ses bras les sept prisonniers français, reste de trois cents de nos frères massacrés à la deïra d'Abd el-Kader. Autour de moi j'entendais dire : Il a recueilli le récit de leur captivité; leurs *souffrances et leur courage trouveront en lui un habile interprète.* Mais moi, je gémissais à l'idée de voir la plume du romancier dénaturer une simple et naïve histoire, lui ravir tout son charme, tout son parfum, en la surchargeant de factices ornements et de pompeuses couleurs. Nous n'aimons pas les gens qui, après vous avoir conté un fait, s'attachent obstinément à votre personne, veulent absolument faire naître telle ou telle impression, prétendent que vous serez ému comme eux, gai ou triste à leur façon, et ne vous laissent pas même libre de vos passions et de votre pensée. Certes je préfère le récit sans parure artificielle et sans prétentions littéraires ni dramatiques, dans lequel notre confrère Cabasse nous conte modestement la longue année de souffrances de nos prisonniers ; je préfère ces scènes, tracées en quelques mots, dans lesquelles, malgré tout le soin qu'il met à se tenir en arrière, il ressort toujours sur le premier plan, comme l'ange consolateur de ses frères captifs, versant le baume sur les blessures de leur âme et de leur corps, restant là, près d'eux, parce qu'il se sentait nécessaire, restant là, sous la menace perpétuelle du feu et du poignard, alors que plusieurs occasions lui eussent permis de reconquérir la liberté par la fuite. Ce long dévouement durait depuis plus de sept mois, lorsque, par une nuit fatale, il devint inutile : les trois cents prisonniers venaient d'être massacrés, et une colonne de fumée, tourbillonnant sur les steppes de la Malouïa, annonçait que le feu achevait ce que le fer n'avait pu terminer. Six mois après, notre confrère, avec six ou huit compagnons seulement, était reçu, libre, dans le poste espagnol de Mellila.

Nous osons espérer que les lecteurs de la GAZETTE MÉDICALE, qui nous ont plusieurs fois si complaisamment suivi dans nos excursions en Afrique, nous permettront de les transporter de nouveau dans cette bonne Algérie dont on dit tant de mal.

En septembre 1845, quelques jours après la funeste affaire de Sidi-Brahim, où les 400 hommes commandés par le colonel de Montagnac, furent à peu près anéantis, une petite colonne de deux cents militaires, presque entièrement composée d'individus débiles ou à peine convalescents, reçut ordre de quitter Tlem-

---

(1) RELATION MÉDICO-CHIRURGICALE DE LA CAPTIVITÉ DES PRISONNIERS FRANÇAIS CHEZ LES ARABES (1845-46). Traits saillants de médecine arabe. Thèse soutenue à Paris le 11 août 1848.

cen, pour aller renforcer la garnison de Aïn-Temouchent, poste alors fortement
serré par les Arabes. La colonne devait voyager la nuit, par précaution, et franchir en onze heures 56 kilomètres, de manière à arriver à destination vers six
heures du matin ; mais, malgré la ferme volonté et l'ardeur des soldats, la troupe
n'arriva à huit heures qu'à 9 kilomètres de Aïn-Temouchent, au pied de la montagne que surmontent les marabouts de Sidi-Moussa. Là nos 200 fantassins furent tout à coup enveloppés par 4,000 cavaliers ennemis, et bientôt ils mirent
bas les armes, malgré l'attitude ferme de Cabasse, qui avait pris le commandement de l'une des faces du carré et avait proposé d'abattre les quelques chevaux
et mulets de la petite troupe, pour s'en faire un rempart. Ce fut la face opposée
à celle de Cabasse, qui perdit courage et laissa les Arabes se mêler à nos
soldats.

Dans cette affaire, qui eut un si triste retentissement, le commandant de la
colonne fut bien plus malheureux que coupable. Pendant les débats du fameux
procès qui s'agita à Oran, à la fin de 1846, Cabasse montra le plus généreux
caractère : il demeura toujours calme et juste envers l'officier qu'on poursui-
vait avec acharnement et que le conseil de guerre condamna à perdre la tête,
pour un instant de faiblesse, d'excusable, je dirais presque de prudente faiblesse.

Cabasse ne chercha pas à s'échapper en poussant son cheval vers Aïn-Temouchent ; il ne fut point saisi par les Arabes lorsque, arrivé tout près du poste, son
cheval fatigué s'abattit. Nous avons autrefois accueilli et rapporté à tort cette
version (1), à la véracité de laquelle nous pouvions croire, puisque nous l'avions
recueillie sur les lieux mêmes. Conduit par une troupe arabe, il se mit immédiatement en route avec ses compagnons d'infortune ; on les dirigeait sur la
deïra de l'émir, assise dans le Maroc, sur les bords de la Malouïa, à quelques
journées de marche des marabouts de Sidi-Moussa.

Le caractère vénéré et presque sacré du tébib (médecin) chez les Arabes, et
la considération que se sont attirée les médecins militaires en prodiguant leurs
soins aux indigènes amis ou ennemis, valurent à Cabasse quelques attentions
particulières : on lui laissa son cheval, son fusil, sa tente et une cantine contenant du linge et quelques médicaments. Ce fut à l'aide de ces dernières ressources qu'il commença le traitement de 70 blessés français et d'une foule
d'Arabes accourus pour consulter le tébib étranger. Sa réputation grandit si
rapidement près de ceux-ci, qu'il devint bientôt, grâce à son influence toujours
croissante, le protecteur de ses compagnons de captivité.

Le 3 octobre, on campa dans une oasis de figuiers et de vignes, près du petit
village marocain de Cherraa. Cabasse fut appelé par le kalifa d'Abd-el-Kader,
Sidi-Kadour, frère du fameux Sidi-Embarrack. Le kalifa avait reçu, onze jours

---

(1) Félix Jacquot, LETTRES D'AFRIQUE, lettre V, GAZ. MÉD., 1846.

auparavant, à l'affaire de Sidi-Brahim, une blessure dont le trajet est intéressant à déterminer. Lorsque, penché vers la tête de son cheval, il s'apprêtait à **faire** feu, une balle l'avait atteint à l'épine de l'omoplate qui fut brisée, avait glissé sous la peau du cou, pénétré dans la bouche au-dessous de la langue, du côté gauche, brisé les alvéoles de la canine et des deux premières molaires inférieures droites, et était enfin sortie par la joue du même côté, après s'être rompue en plusieurs fragments. Kadour accueillit avec bienveillance le tébib roumi, dont on lui avait déjà vanté les talents, en exaltant d'une façon particulière l'art miraculeux avec lequel il savait deviner l'âge d'un individu, rien qu'à voir sa figure et son port. Le chef arabe voulut immédiatement en faire l'expérience sur lui-même, et Cabasse fut assez heureux pour tomber juste en lui donnant 24 ou 25 ans. L'assistance fut ébahie et le kalifa enchanté accorda toute sa confiance à l'habile devineur. Bientôt la diffa de l'hospitalité fuma pour les convives accroupis en cercle sur une natte; c'était un mouton entier rôti aux ardeurs d'un immense brasier, un énorme plat de couscous, des fruits, et, pour couronner le repas, une tasse de café à l'arabe, c'est-à-dire une décoction dans laquelle on laisse le marc. Notre confrère, après avoir fait le plus grand honneur au festin, se mit en devoir de visiter la plaie.

Elle avait été pansée de la plus singulière façon par un tébib renommé, Sidi-Mohamed, de la puissante tribu des Beni-Snassen. Le premier jour, cautérisation du pourtour de l'ouverture d'entrée, à la manière arabe, c'est-à-dire en frappant légèrement la peau avec le dos d'un petit yatagan rougi au feu; puis le tébib avait, les jours suivants, bourré de miel le trajet de la balle; enfin un plumasseau de poil de chameau avait été maintenu à l'aide d'un mouchoir plié en triangle, aussi habilement appliqué que si la main du chirurgien de Lausanne s'en fût mêlée. Enfin notre confrère sauvage avait badigeonné d'une épaisse couche de goudron la périphérie de la blessure.

La plaie se trouvait dans un assez triste état: le sang caillé et le goudron formaient un épais mastic fort adhérent; l'inflammation était vive, et des esquilles entièrement libres encombraient le fond du trajet. Jamais Sidi-Mohamed n'extrait les esquilles, fussent-elles tout à fait détachées.

Les plus minutieuses précautions sont prises pour empêcher la pénétration de l'air dans la tente; les pans, relevés par des bâtons, sont abattus et ajustés hermétiquement. Cabasse prend alors de l'eau tiède et se met en devoir de nettoyer la blessure; mais le chef fait un geste de terreur, les assistants se troublent et la plus vive émotion se peint sur tous les visages. — Chrétien, tu veux me faire mourir, s'écrie le kalifa; les livres saints, les marabouts, les tébib et les tolba (savants) s'accordent tous pour proscrire l'eau comme mortelle dans le traitement des plaies. Prends garde à toi; je suis puissant, et je puis, à mon gré, te faire beaucoup de bien ou disposer de ta tête. — Quand un médecin français, répondit Cabasse sans se troubler, est appelé près d'un blessé ou d'un malade, il ne s'inquiète jamais de la faveur ou du discrédit que pourra lui valoir un traitement heureux ou malheureux ; il ne s'informe pas s'il a affaire à un ami ou à un ennemi ; ses soins sont pareils pour tous. Tu peux te remettre entre mes mains avec confiance ; j'agirai envers toi comme envers nos soldats. Si je me conduis autrement, Dieu sera mon juge.

Ces paroles rassurèrent les Arabes peu habitués à des sentiments si nobles et si généreux ; Cabasse put nettoyer la blessure sans empêchement ; il fit l'extraction de plusieurs esquilles, appliqua un plumasseau de charpie enduit de beurre frais, et le maintint à l'aide d'une bande ; puis il extirpa deux dents et plaça sur la joue perforée en plusieurs endroits, de petits morceaux de taffetas d'Angleterre qu'il avait par hasard dans sa trousse.

Le lendemain les prisonniers se mirent en route pour le camp d'Abd-el-Kader, situé sur la rive gauche de la Malouïa, à une petite journée de marche du village de Cherraa. Sidi-Kadour les y rejoignit bientôt, et les soins de Cabasse vinrent à bout de la grave blessure de son noble malade qui se rétablit promptement, malgré la persistance prolongée d'une fistule aboutissant à l'épine de l'omoplate.

A la deïra se trouvaient, entassés sur quelques herbes jetées par terre, 80 prisonniers dont 65 étaient blessés. Ces débris mutilés du désastre de Sidi-Brahim n'avaient pour abri qu'une mauvaise tente trouée par les injures du temps, sous laquelle la chaleur du jour se concentrait au point de devenir littéralement insupportable (1), tandis que pendant la nuit ou par la pluie, le froid et des torrents y pénétraient de toutes parts. Depuis cinq jours, nos malheureux blessés n'avaient reçu que les premiers soins du tébib Sidi-Mohamed. Plusieurs étaient réellement criblés de balles et hachés par l'yatagan, et l'Arabe a pu dire sur ces nobles débris, comme Pyrrhus sur les cadavres des Romains vaincus : Avec de pareils soldats je tenterais la conquête du monde.

« Nous nous jetâmes avec effusion dans les bras les uns des autres, écrit Cabasse, comme des frères qui se retrouvent après une longue absence, et, dans cette étreinte, unis par le malheur, nous semblions nous préparer à nous soutenir mutuellement.

» Je ne pourrai jamais décrire le bonheur que les blessés éprouvèrent en me voyant : la nouvelle de leur délivrance ne leur eût pas causé plus de joie. Les moins malades se traînèrent vers moi, et, tout en déplorant de me voir partager leur sort, ils me disaient que Dieu m'avait envoyé près d'eux pour les sauver. »

Nous ne suivrons pas notre ami Cabasse dans la description des blessures et des moyens qu'il mit en usage ; nous insisterons seulement sur les points qui présentent un intérêt spécial.

---

(1) Il fait quelquefois plus chaud sous la tente qu'en plein soleil ; nos expériences thermométriques nous l'ont plusieurs fois démontré. On nous a assuré que le maréchal Bugeaud a eu jusque 60° centigr. sous sa tente, à Lalla-Maghrina, dans la province d'Oran.

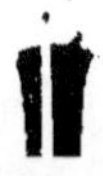

Le tébib de Beni-Snassen avait d'abord pansé les blessés français comme il l'avait fait pour Kadour; puis, afin de prévenir le développement des vers, accident fort redouté, il avait remplacé le miel par une pommade composée de beurre, de cire, de miel, d'huile et d'acétate de cuivre. Il en était résulté une très-vive inflammation et d'exubérants bourgeons charnus. Au dire des soldats, ce topique incendiaire leur causait de cuisantes douleurs, et frappait de mort les mouches qui s'étaient reposées sur la surface qui en était recouverte. Le tébib employait aussi, dans le but de prévenir les vers, des lotions de vinaigre, du savon noir, la poudre et la décoction de laurier-rose (*nerium oleander*).

Sidi-Mohamed, qui n'extrait pas les esquilles, comme nous l'avons déjà dit, met au contraire le plus grand soin à aller à la recherche des projectiles qui séjournent dans les plaies; pour agrandir celles-ci et pour arriver sur la balle, il se sert d'un cautère hastile qu'il applique linéairement jusqu'au contact du corps étranger; il l'enlève alors avec une pince ou avec un crochet, qu'il fait quelquefois chauffer eux-mêmes préalablement.

Il maintient les fractures simples ou compliquées avec la djebira, appareil fort ingénieux, assez bien connu aujourd'hui en France; on sait qu'il est composé de bâtons (1) coupés en deux dans leur longueur, fixés sur une pièce d'étoffe ou de peau, et appliqués par leur surface plane sur le membre malade. Après cette application, une ouverture est taillée en regard de la plaie, qui reste ainsi continuellement à portée de tous les moyens thérapeutiques, sans qu'il soit nécessaire de toucher à l'appareil.

Cabasse, après avoir pansé les blessés, s'occupa de les installer le mieux possible; grâce à son impulsion, un commode gourbi (baraque en branchages, recouverte en halfa, *stipa tenacissima* de Desfontaines), s'éleva bientôt au milieu du camp, et le service fut assuré à l'aide de soldats valides et intelligents qui remplirent les fonctions d'infirmiers. Les médicaments, et surtout le linge, ne tardèrent pas à manquer. Heureusement qu'une jeune Française, qui avait été prise par les Arabes à l'âge de 15 ans, habitait alors la deïra, où elle était mariée à un chef arabe, frère de lait d'Abd-el-Kader. La bonne Juliette, véritable sœur de charité, prodigua tous ses soins aux prisonniers français, et se dépouilla de son linge en leur faveur. Nous devions bien un mot de gratitude à cette excellente femme, qui, fidèle à son mari et à ses enfants arabes, tout comme elle a été dévouée autrefois envers ses compatriotes malheureux, partage aujourd'hui la captivité de sa famille au château d'Amboise.

Cependant une foule d'Arabes, malades ou blessés, venaient de tous les points consulter le tébib roumi; Cabasse, à bout de ressources, eut recours à un stratagème pour s'en procurer de nouvelles. Il proposa au kalifa Sidi-Kadour d'en-

---

(1) Non pas en fenouil, comme nous l'avons écrit dans nos LETTRES D'AFRIQUE, mais en tiges de diverses férules, ainsi que nous nous en sommes assuré plus tard.

voyer deux cavaliers demander, dans un poste français, du linge et des médicaments, destinés et aux prisonniers et aux Arabes eux-mêmes. Grâce à la sollicitude des généraux de Lamoricière et Cavaignac, les messagers revinrent quelques jours après, chargés d'une somme de 1,600 francs, qui devait procurer quelques douceurs aux captifs, et d'un paquet dans lequel M. Gama, chirurgien en chef de l'ambulance d'Oran, avait mis du linge, de la charpie, du cérat, du sparadrap, de l'opium, du sulfate de quinine, de l'émétique et de l'ipécacuanha.

La réputation du médecin français s'accrut de jour en jour, et il profita de son influence pour faire accorder quelques améliorations à ses compagnons d'infortune. Le fameux Bou-Maza vint lui-même le consulter pour une blessure par arme à feu, qui avait fracturé le condyle externe de l'humérus. Cabasse trouva dans les Arabes des malades dociles, mais il ne put vaincre leurs répugnances quand il proposa d'amputer une vieille femme dont l'astragale et le calcanéum avaient été brisés par une balle tirée presque à bout portant. Le KORAN défend de faire l'ablation d'une partie quelconque du corps ; mais les talba et les marabouts ont mitigé cette interdiction, en admettant des exceptions pour les cas où le zammam (gangrène) se déclare, où une violente hémorrhagie survient, et même pour ceux qui se compliquent d'une inflammation traumatique excessive.

Lorsque le petit magasin fut épuisé, Cabasse appela à son aide divers expédients. Il voulut composer du cérat avec de la cire et de l'huile, substances qu'on se procure facilement chez les Arabes ; mais l'huile avait une rancidité qui rendait le topique très-irritant. Il y suppléa avec du beurre et même avec du miel. Les Arabes regardent celui-ci comme un baume précieux, donné par Allah aux hommes pour guérir leurs blessures. Non-seulement ils en bourrent les plaies, mais ils font avec du miel cuit (dlill el acel) des sondes qu'ils laissent à demeure dans les trajets pathologiques. Pour composer des cataplasmes, Cabasse envoyait chercher des mauves sur les rives de la Malouïa. Enfin, à défaut de charpie, il eut recours à l'étoupe de chanvre dont les tuniques militaires sont rembourrées. Cette substance, débarrassée par le lavage de la poussière et de la sueur, rendit de bons services. On sait du reste que, dans les campagnes de l'empire, l'étoupe a été employée plus d'une fois par les chirurgiens militaires.

Le 8 novembre, Cabasse reçut un second envoi de linge et de médicaments et une boîte à amputation. Ces secours arrivèrent à temps, car une foule de vers pullulaient dans les plaies qu'on ne pouvait plus soigner convenablement. A propos de ces vers, que Cabasse attribue aux œufs de la *musca vomitaria* de Linné, nous nous demanderons si leur présence, infiniment plus fréquente chez les Arabes que chez les Français, ne compterait pas au nombre de ses causes le miel que les indigènes appliquent sur les plaies ; ce topique est essentiellement propre à attirer les mouches sur les surfaces traumatiques. Quoi qu'il en soit, ces vers se développaient quelquefois en foule, du jour au lendemain ; leur grosseur atteignait, dans quelques circonstances, celle d'une plume ordinaire, ce qui nous paraît énorme. Ils irritaient la partie, causaient d'insupportables démangeaisons, amenaient des décollements, et se glissaient même entre les muscles et le long des aponévroses. Larrey a observé, pendant la campagne d'Égypte, que la présence de ces vers, malgré l'incommodité qu'ils causent, hâte la cicatrisation des p'aies. Cabasse a fait les mêmes remarques : les bourgeons charnus poussent rapidement sur les surfaces traumatiques irritées par ces animaux.

Les instruments envoyés à Cabasse lui servirent que'ques jours après, à pratiquer l'amputation du bras à un soldat dont une balle avait traversé l'articulation huméro-cubitale. Trois officiers servirent d'aides à notre confrère. L'opéré allait très-bien, quand, dix-sept jours après l'amputation, il se procura des galettes arabes et mourut d'indigestion. Grâce aux soins les plus attentifs, et grâce aussi, il faut bien le dire, à l'envoi tardif de la boîte à amputation, Cabasse conserva plusieurs membres dont l'ablation immédiate eût été pratiquée en toute autre circonstance : par exemple, une main dont plusieurs métacarpiens avaient été broyés par une balle qui avait produit d'autres désordres encore ; un bras dont l'articulation avec l'avant-bras avait été entamée, avec fracture et détachement complet de l'olécrâne, etc. Ces succès firent réfléchir Cabasse sur les amputations immédiates, pratiquées quelquefois trop facilement.

De graves plaies de tête furent aussi menées à bien par Cabasse, entre autres celle de M. de Cognord, officier supérieur prisonnier des Arabes.

Malgré l'insuffisance de ses ressources, Cabasse eut généralement de beaux succès ; mais il fut bien plus heureux encore avec les Arabes : il n'en perdit pas un seul, si ce n'est la vieille femme qui avait refusé l'amputation et que la gangrène emporta. L'expérience de notre confrère confirme ainsi ce fait, déjà signalé par plusieurs observateurs, et sur lequel nous avons nous-même appelé l'attention, à savoir : que les blessures et les amputations sont plus aisément conduites à bonne fin chez les Arabes que chez nos troupes. Ce n'est pas qu'on doive en conclure, avec M. Furnari, que les tébib arabes traitent mieux les plaies par armes à feu que les chirurgiens français ; en effet, les mêmes soins prodigués par les officiers de santé de l'armée aux Français et aux indigènes, réussissent mieux chez ces derniers. Il s'agit ici, n'en déplaise à l'habile oculiste, d'une de ces questions de pathologie envisagée selon les races et selon les climats, questions mises à l'ordre du jour par notre affectionné chef M. Boudin. Si l'influence des races et du régime de vie est incontestable, celle du climat ne peut pas être davantage révoquée en doute. Les succès des chirurgiens militaires, opérant sur nos troupes en Afrique, sont de beaucoup supérieurs à ceux qu'obtiennent nos premières célébrités parisiennes. Nous ne pensons pas que nos camarades de l'armée aient la vaniteuse faiblesse de vouloir réclamer ces succès en faveur de leur habileté ; non, c'est tout simplement le climat qui les sert.

Trois sources thermales sourdent sur les rives de la Malouïa ; près de l'une d'elles, les Arabes ont creusé dans le roc un bassin en forme de baignoire, qui reçoit leurs eaux salutaires. Ces sources sont en grand renom parmi les tribus du voisinage, et les malades du salut desquels les tébib désespèrent viennent leur demander la guérison ou le soulagement de leurs maux. Leur température peut être estimée à 25° ou 28° centigrades, et des sels de fer paraissent surtout les minéraliser.

Les gens de la deïra buvaient habituellement de ces eaux, préférablement à celles de la Malouïa, qu'ils accusaient de produire la fièvre. Cabasse utilisa heureusement ces ressources que la nature lui offrait ainsi aux portes du camp. L'usage de ces eaux comme boisson maintint quelque temps la crase du sang dans les limites physiologiques, à l'époque où la nourriture commença à ne plus être suffisamment réparatrice. Comme bains thermaux, elles furent aussi utiles à beaucoup de blessés. Ces bains débarrassaient les plaies des vers qui s'y étaient développés, ils hâtaient la cicatrisation, et pendant que le malade était plongé dans l'eau, on pouvait laver et faire sécher son linge. Sidi-Kadour lui-même, qui avait manifesté une si grande aversion pour l'eau, se décida enfin à se rendre à la baignoire, et cette médication produisit le meilleur effet.

Jusqu'au commencement de février 1846, les prisonniers reçurent une ration journalière composée d'un kilogramme d'orge, qui pouvait fournir 720 à 750 grammes de pain ou de galette, et 500 grammes de viande provenant d'animaux malades ou épuisés. Nos sous-officiers avaient en outre, comme ceux des Arabes, une demi-ration supplémentaire, et pour les officiers l'orge était remplacé par du froment. A force de sollicitation, Cabasse obtint que le blé serait également substitué à l'orge pour les malades ; mais la cherté des vivres leur fit bientôt retirer ce bénéfice.

Outre ces distributions régulières, les prisonniers recevaient souvent du beurre, du café, du miel, un peu de sucre, des fruits secs, et les services qu'ils rendaient aux Arabes, en les aidant dans leurs travaux, leur procuraient aussi quelques aliments. Enfin les fortes sommes que leur firent parvenir, dans les premiers temps, les généraux Cavaignac et de Lamoricière, leur permirent aussi d'améliorer leur régime, d'entretenir leurs vêtements, d'acheter des chaussures, des chemises, du tabac.

Pendant cette première période, les prisonniers n'eurent pas beaucoup à souffrir : l'alimentation était suffisante et le camp stationnaire, et, d'autre part, l'espoir d'être bientôt délivrés, les égards que les Arabes leur témoignaient et le bon ordre maintenu par l'autorité toujours respectée des officiers, entretenaient un état moral satifaisant. Des professeurs d'armes et de danse conviaient la foule à leurs leçons ; on se livrait à des jeux improvisés, et le soir, pour chasser les ennuis et se rapprocher en imagination de la patrie, on entonnait quelque chant national, ou bien l'on se berçait dans la douce mélancolie des hirondelles de Béranger.

Le besoin, qui rend toujours si industrieux, apprit assez rapidement à construire des fours, et l'on put ainsi remplacer par du pain les indigestes galettes qu'on faisait cuire auparavant dans des plats de terre. On parvint aussi peu à peu à raffiner la farine qu'on obtenait en broyant le grain dans un moulin arabe, c'est-à-dire entre deux pierres dont la supérieure, perforée au centre, est mobile autour d'un axe fiché au milieu de la pièce inférieure. Des artistes sculptaient en bois des soldats et des canons ; des musiciens tiraient de roseaux façonnés des sons inconnus aux échos de la Malouïa ; des potiers fabriquaient des pipes, des plats, des vases, à la grande admiration des Arabes étonnés de tant d'industrie, de résignation et de concorde.

On retrouve, dans quelques-uns des passages où Cabasse nous esquisse avec simplicité ces tableaux, le charme qui nous séduit dans l'œuvre de Daniel de Foé. Mais hélas! quand on tourne la page, la scène change : on ne recueille plus que de navrantes impressions.

C'est d'abord une proposition faite au maréchal Bugeaud d'échanger homme pour homme nos frères captifs avec les Arabes que nous retenions prisonniers ; elle reste sans réponse, et avec elle un premier espoir s'envole.

Le 8 février, jour qui commence une longue série de souffrances et de malheurs, on aperçoit, à la nuit tombante, des feux de détresse sur les montagnes ; un grand mouvement se fait dans le camp, on plie précipitamment les tentes, on charge les mulets à la hâte, et bientôt on se met en route pour se jeter dans les montagnes qui bordent la mer. Les Arabes venaient d'apprendre que le général Cavaignac était parvenu, par une habile manœuvre, à dissimuler ses projets, et qu'il se disposait à surprendre la deïra et à enlever les prisonniers de vive force.

A partir de ce moment, la famine se fit sentir : on supprima la ration de viande et tous les accessoires, et l'on diminua même parfois le kilogramme d'orge qui constituait toute l'alimentation du soldat. Les changements de camp se répétaient à courts intervalles, les marches étaient longues et pénibles, et malheur à ceux que la fatigue ou la maladie forçaient à rester en arrière! Les soldats arabes les égorgeaient impitoyablement, et leurs cadavres abandonnés dans les buissons devenaient la proie des hyènes et des chacals. Les officiers se tenaient toujours à l'arrière-garde, encourageant, ranimant leurs compagnons d'infortune. Cabasse et le lieutenant Marin, qui avaient conservé leurs chevaux, faisaient néanmoins presque toute la route à pied ; leurs montures servaient à délasser successivement les hommes les plus malades et les plus fatigués. Quand on arrivait au camp, le soir, le chef de la bande leur jetait ces féroces paroles : Voilà encore un mouvement que nous font exécuter les Roumis, mais si les Français ou les Marocains essayent de vous arracher de nos mains, nous savons comment faire pour qu'ils ne vous prennent pas vivants.

Quelques prisonniers parvenaient de temps en temps à tromper la surveillance de leurs gardiens : un petit nombre put gagner les postes français ; d'autres furent ramenés au camp et expièrent sous le bâton leur tentative de reconquérir la liberté ; il en est enfin qui périrent de misère en route, furent tués par les Arabes ou retenus comme esclaves par les Marocains.

La deïra s'arrêta enfin dans un lieu qui lui parut sûr : c'était un entonnoir étroit et profond formé par une ceinture de montagnes ; on assit le camp près du puits du marabout d'Assi-Berkani. Dans ce bas-fond, l'atmosphère croupissait à l'abri des vents qui eussent pu la brasser et l'assainir ; une lourde chaleur y alternait avec la froide humidité que laissaient tomber en passant des bourrasques de la Méditerranée.

Un seul puits abreuvait la deïra et les tribus marocaines voisines, ainsi que leurs nombreux troupeaux : il était caché sous une voûte profonde à laquelle on ne parvenait qu'en rampant. Tout le jour, il était encombré de femmes et d'enfants qui piétinaient dans le cloaque, pétrissaient la boue et achevaient de troubler l'eau, naturellement un peu saumâtre, avec leurs peaux de bouc enduites de goudron et de poussière qu'entraînaient les eaux. Aussi, chaque soir, le puits n'était plus qu'une mare fétide.

Ces fâcheuses circonstances ne furent pas les seules qui accablèrent les prisonniers au campement d'Assi-Berkani, où l'on séjourna à peu près un mois. A la disette, à l'insalubrité des airs et des eaux, se joignirent bientôt le manque de chaussures, de vêtements, le découragement et la nostalgie, les fièvres, la diarrhée et la dyssenterie, enfin le scorbut.

Dans le déplorable état où se trouvaient nos soldats, il était difficile que chacune de ces affections se présentât isolément ; elles se groupaient pour envahir simultanément l'économie débilitée.

La fièvre était rémittente, et s'accompagnait d'affaissement du système de la vie de relation et d'allanguissement des fonctions assimilatrices. A l'état bilieux, aux selles nombreuses et aux vomissements répétés, à la céphalalgie et à la sensibilité épigastrique, succédaient du subdélire, un pouls misérable, puis l'insensibilité du coma et la mort. La langue ne se couvrait pas de fuliginosités, et aucune hémorrhagie ne se trahissait sous forme de taches lenticulaires ni de pétéchies. C'était là, non pas une fièvre typhoïde, mais une fièvre rémittente et quelquefois même continue, dont le mauvais caractère était commandé bien moins par l'intensité du miasme paludéen que par la réunion des influences qui avaient affaibli l'organisme. Les Arabes, placés dans de meilleures conditions physiques et morales, étaient atteints en assez grand nombre ; mais la maladie présentait de la bénignité et cédait à quelques prises de sulfate de quinine, aidées d'un éméto-cathartique.

Il est à remarquer que cette affection complexe, dans laquelle l'élément paludéen, les états bilieux et typhoïde, la dyssenterie et le désordre nerveux jouent chacun leur rôle, atteignit aussi, quelquefois mortellement, la plupart des quinze hommes qui, échappés au massacre de la colonne Montagnac, parvinrent à rentrer dans Djemma-Ghazouat. Ils n'avaient pas eu à subir de si longues souffrances que les compagnons de Cabasse ; mais d'inexprimables douleurs s'étaient accumulées sur eux pendant une courte période. Bloqués quatre jours dans le marabout de Sidi-Brahim, par une nuée d'Arabes qui les harcelaient sans cesse, ils avaient été réduits à boire leur urine pour tromper leur soif. Décidés à mourir en combattant, plutôt que de s'éteindre peu à peu dans le marabout, ils s'étaient dirigés sur Djemma ; mais arrivés dans le ravin, au pied de la ville, ils avaient vu tomber tous les leurs, les deux derniers officiers de la troupe et notre collègue Rosagutti, mort avec eux. Tant d'émotions avaient brisé tous les ressorts de leur âme ; ils déliraient presque tous en arrivant à Djemma.

Cabasse institua un traitement fort rationnel contre cette affection : l'émétique et l'ipéca étaient dirigés contre l'état bilieux, le sulfate de quinine contre l'intoxication paludéenne, et il luttait contre la diarrhée et contre la dyssenterie à l'aide de l'ipéca et de l'opium, et se servait aussi avec succès d'une tisane improvisée avec les fruits astringents et sucrés du caroubier. Sans doute, au-dessus de ces indications, il s'en trouvait de plus puissantes : de bonnes conditions hygiéniques, une alimentation substantielle et le calme d'esprit ; mais de celles-ci notre confrère ne pouvait malheureusement pas disposer.

Certes Cabasse est injuste à son égard quand il s'inquiète, craint de n'avoir pas été à la hauteur de la mission que la Providence lui avait confiée, et se demande s'il a bien fait tout ce qu'il pouvait pour ses compagnons d'infortune. Le résultat parle pour lui : pendant l'espace de sept mois, sur 300 hommes, dont 70 étaient blessés, il perdit 27 hommes, 20 par suite de maladies internes, 7 par suite d'affections chirurgicales. En faisant la part des circonstances, ce résultat doit paraître satisfaisant. Il fut plus heureux encore avec les Arabes, parmi lesquels il n'eut que trois morts.

On a pressenti que, placés dans ces fâcheuses conditions, les prisonniers ont dû voir bientôt leur corps se tacheter d'ecchymoses scorbutiques conflueutes, et leurs gencives ramollies tomber en détritus. Le scorbut prit en effet une rapide extension, sous l'influence d'une nourriture insuffisante, de l'humidité, des fatigues, du découragement et de la nostalgie. N'oublions pas que, depuis le 8 février, l'on n'eut plus que de l'orge pour toute nourriture. Le sel manquait aussi, le sel dont l'incorporation aux viandes conservées est accusée de produire le scorbut.

De la limonade citrique ou de l'orangeade, des bols de charbon, du nitrate de potasse tiré de la poudre à canon, quelques pilules de sulfate de quinine, la cautérisation des gencives avec le nitrate d'argent et même avec le fer rouge, tels sont les moyens que notre confrère put diriger contre l'affection scorbutique, qui, selon son expression, fit d'affreux ravages. Il va sans dire que le rare cresson qui croissait au bord des fontaines et des ruisseaux était précieusement recherché et avidement brouté.

Une circonstance digne d'intérêt s'est présentée. En examinant les gencives fongueuses et presque diffluentes, Cabasse trouvait, profondément incrustés dans leur tissu, des fragments de paille, de son et d'orge imparfaitement moulus. Réduits à une trop minime alimentation, les soldats ne triaient presque plus leur farine, de peur de perdre quelques parcelles nutritives. En présence de ce fait, dit Cabasse, « je me demandai si les symptômes du côté de la bouche, dans le scorbut, étaient consécutifs à la modification profonde apportée à l'économie dans cette maladie, ou bien s'ils étaient purement le résultat de l'irritation mécanique produite sur les gencives par la mauvaise qualité, la dureté des aliments. » Il est bien évident que le ramollissement des gencives est une des nombreuses manifestations de la maladie générale, mais que les corps étrangers qui s'enchâssent dans les gencives déjà fongueuses et friables accélèrent leur chute en détritus et en gangrène.

Tant de souffrances devaient avoir un terme, non pas dans la délivrance des prisonniers rendus enfin à leur patrie, mais dans un affreux massacre qui couronna leur douloureux martyre.

Le 15 avril, on sépara de leurs camarades les officiers et quatre soldats qui les servaient, sous le prétexte de les mener à une diffa offerte par Ben-Thamis, frère de l'émir. Trois jours après ils rejoignirent le camp, qu'on avait changé de place; mais leurs compagnons de captivité n'y étaient plus. On leur dit qu'on les avait conduits à Abd-el-Kader, à cause de la cherté des vivres dans ces parages du Maroc; mais des débris de vêtements, des boutons, des médailles et divers objets trouvés entre les mains des Arabes, firent bientôt naître les plus sinistres soupçons.

Quelques jours après, il n'était plus permis de douter, car on raconta aux officiers, comme la chose la plus simple et la plus naturelle du monde, qu'on avait massacré les prisonniers, à cause de la difficulté de les nourrir. On engagea en même temps les officiers à écrire au maréchal Bugeaud, dans le but d'amener l'échange des captifs contre 15 Arabes, prisonniers à Sainte-Marguerite, dont Abd-el-Kader indiqua lui-même les noms. Cette négociation fut menée avec une grande lenteur, car ce fut plus de cinq mois après que ces derniers arrivèrent à Oran. Mais, à cette époque, Abd-el-Kader, réduit à la plus grande misère, préféra 33,000 fr. à 15 de ses chefs, de ses parents, de ses amis qui avaient perdu la liberté en défendant sa cause.

Cependant le sort des derniers captifs devenait de plus en plus insupportable, et chaque soir, en s'endormant, ils se disaient adieu, ne pensant plus se revoir le lendemain. Un soir, ils entendirent mettre leurs têtes à l'enchère, dans un café voisin de leur gourbi; une autre fois ils surprirent les Arabes agitant la question de savoir si l'on assassinerait les 4 soldats. Il était bien évident que si on gardait les officiers, c'était uniquement parce qu'on espérait en tirer bon parti en les échangeant, et que leur vie se terminerait le jour où la lenteur des négociations ferait perdre patience à leurs gardiens. On leur défendit de sortir du camp, on les garda à vue, 20 sentinelles furent postées autour de leur de-

meure, enfin, on enleva le fusil et le sabre qu'on avait laissés à Cabasse jusqu'à
cette époque. Cependant, on oublia la boîte à amputation, et chaque prisonnier,
réveillé en sursaut au moindre bruit, portait la main sur un couteau placé à
son chevet, bien décidé, non pas à lutter contre des forces irrésistibles, mais à
vendre chèrement sa vie.

Quant au massacre des 300 prisonniers désarmés, ma plume se refuse à tracer
cet horrible tableau. On les avait éparpillés par petits groupes dans les gourbis
des Arabes, et, au milieu de la nuit, à un signal donné, on en avait fait une affreuse boucherie, à coup de fusil, d'yatagan, de couteau et de bâton ; puis l'on
avait incendié les gourbis, et les malheureux qui respiraient encore avaient terminé leur vie dans les flammes. Quelques hommes seulement parvinrent à s'é-
chapper, et la fuite de plusieurs fut facilitée par des Arabes qui les avaient pris
en amitié.

L'idée de massacrer les prisonniers, due plutôt à Ben-Thamis qu'à Abd-el-
Kader lui-même, avait été vivement combattue par le chef arabe Bou-Amedie.
Celui-ci avait proposé de garder les officiers comme otages et de reconduire les
soldats au poste français le plus voisin ; il avait même offert de vendre ses chevaux et les bijoux de ses femmes, pour nourrir les prisonniers pendant leur
route. Plus tard, ce fut encore à l'intervention de Bou-Amedie que les quatre
soldats durent la vie.

Au milieu de ces scènes de carnage, nous tenions à faire ressortir deux personnages, la tendre et douce Juliette, le noble et généreux Bou-Amedie, afin
que celui de nos lecteurs qui visitera les Arabes détenus au château d'Amboise,
sache qu'il doit un sourire à l'une, et à l'autre un serrement de main.

Ce fut le colonel du poste espagnol de Mellila qui négocia l'échange des derniers prisonniers et qui avança la somme de 33,000 fr. Cabasse, dans cette circonstance, rendit un nouveau service à ses compagnons de captivité. Le colonel,
pour mettre son messager en communication avec les Français, l'avait engagé
à se présenter comme un malade réclamant les secours du tébib étranger ; ce
stratagème réussit et l'envoyé glissa adroitement une lettre à Cabasse. Celui-ci
écrivit à la hâte une courte réponse, et, pour éloigner tout soupçon, la plia nonchalamment comme un insignifiant papier, en enveloppa un peu de sucre en
poudre, et la remit publiquement au prétendu malade, avec recommandation de
prendre la médecine le lendemain.

L'anxiété des prisonniers redoublait à l'approche de leur délivrance, remise de
jour en jour pendant longtemps. Un des officiers, le lieutenant Hilairin, épuisé
par tant d'émotions, succomba la veille du grand jour qui les rendit à la liberté,
la veille du 24 octobre 1846.

Le massacre des prisonniers eut lieu après sept mois de captivité, et la délivrance après plus d'un an.

« Il me serait difficile, écrit Cabasse, d'exprimer ce qui se passa en moi
lorsque je me sentis libre, dans les bras du lieutenant de vaisseau Durande, et

entouré de ces bons Espagnols qui nous reçurent comme des frères. J'avais le cœur navré, il m'était impossible de prononcer une parole ; des larmes abondantes tombèrent de mes yeux. Je pensais au malheur que nous avions eu de perdre M. Hilairin, et aux infortunés laissés derrière nous, ensevelis dans cette terre musulmane ; je pensais aux blessés auxquels j'avais prodigué mes soins, et que j'eusse été si fier de ramener dans leur famille. »

Quelques jours après, la population d'Oran se précipitait sur le bord de la mer, à la rencontre de quelques hommes à peine vêtus, pâles et amaigris, mais rayonnants de bonheur : c'était le reste des 600 hommes des colonnes Montagnac et Marin !

La croix qui brille aujourd'hui sur sa poitrine, Cabasse ne la reçut pas en présence d'un bataillon en armes, pas même devant ses camarades conviés à cette fête de famille ; il fut mandé dans le cabinet de l'intendant, qui la lui remit comme on donne un jouet ou un objet indifférent. Tant mieux ! car il ne la doit qu'à lui-même sa croix si noblement gagnée ; tant mieux ! il n'a pas même à remercier l'intendance de la lui avoir remise avec un geste ému, avec une parole sympathique.

EXTRAIT DE LA GAZETTE MÉDICALE DE PARIS
du 3 mars 1849.

LES MÉDECINS MILITAIRES.

M. MOIZIN,

ANCIEN INSPECTEUR, MEMBRE DU CONSEIL DE SANTÉ DES ARMÉES, COMMANDEUR
DE LA LÉGION D'HONNEUR.

Dans l'existence de l'officier de santé militaire, il y a deux vies : sa vie comme homme et sa vie comme médecin attaché à l'armée. Je le comparerais volontiers à une de ces plantes qui parcourent toutes leurs phases dans l'espace d'une année : l'époque où elle se couvre de feuilles, se pare de fleurs et se charge de fruits, est l'image de la période active du médecin militaire ; les tristes jours où, dépouillée de feuilles, veuve de fruits et sans fleurs, elle ne révèle plus guère son activité aux hommes et vit surtout en elle, sont bien l'analogue des années qui s'écoulent lorsque la retraite a marqué le moment où il doit cesser de partager les travaux de la grande famille, resserrer ses relations dans un cercle plus restreint, se replier sur lui-même, se souvenir et attendre.

Quand un des nôtres a marqué son passage par l'éclat de ses talents, par ses vertus privées, par des services rendus à l'humanité et à ses collaborateurs, nous lui devons deux adieux. L'un, plein d'amertume et de douleurs, se dit, parmi les larmes, sur une tombe qui se referme ; l'autre, imprégné d'une douce tristesse, comme celui d'un ami à son compagnon d'enfance quittant la ville natale, se dit mélancoliquement quand l'heure de la retraite a sonné.

C'est le dernier de ces deux adieux, le moins pénible, que nous voulons faire à notre vénérable inspecteur Moizin ; et si une âme forte, un jugement net, un cœur plein de jeunes et vives affections, étaient la seule mesure des jours qui restent à vivre, la génération qui grandit ne serait point appelée à prononcer celui que les larmes accompagnent.

M. Moizin (Claude-Joseph) est né à Bagé-le-Château, département de l'Ain, le 21 octobre 1783. Son père, chirurgien du marquis de Feuillans, seigneur de Bagé-le-Château, jouissait d'une belle aisance, d'une haute considération dans le pays. Après avoir fait donner à son fils une éducation soignée, il l'envoya étudier la médecine à Paris.

C'était l'époque brillante où Pinel, Sabatier, Corvisart, Boyer, Hallé, Pelletan, Cabanis, Fourcroy, Dubois, Chaussier, etc., illustraient cette école. Aux leçons de ces maîtres, M. Moizin se trouvait côte à côte avec Broussais, Marjolin, Roux, Magendie, Lagneau, Villeneuve, Cullerier, Rampont et Lacretelle, ses condisciples et ses amis. Il fréquentait en outre assidûment le cabinet de Bichat, dont il fut l'élève particulier.

Reçu docteur en médecine à l'École de Paris, le 25 thermidor an XI de la république, il entra presque immédiatement au service, le 11 vendémiaire an XII en qualité de chirurgien de 3ᵉ classe à l'armée des côtes de l'Océan. La même année, il fut attaché comme aide-major au 61ᵉ régiment d'infanterie de ligne, dont il partagea longtemps les travaux et auquel il commença à se rendre utile au camp de Bruges, par son dévouement et ses soins éclairés.

Bientôt après, ses services furent réclamés au camp établi non loin d'Ostende. Les troupes se trouvaient entassées sous de mauvaises baraques en paille, fétides et mal aérées; l'atmosphère était constamment saturée d'émanations pernicieuses et obscurcie par les brumes de la mer et les vapeurs des marais. La moitié de l'effectif ne tarda pas à figurer à l'hôpital, et le nombre des médecins devint tout à fait insuffisant. M. Moizin fut mis en réquisition par le médecin principal du corps d'armée, et l'inspecteur général Coste le confirma dans ses fonctions de chef de service, par un ordre conçu dans les termes les plus flatteurs. Coste avait su deviner qu'on pouvait demander à M. Moizin plus qu'on n'exige ordinairement de son âge et de son grade.

Attaché successivement, comme chef de service, aux hôpitaux de Bruges, Ostende, Dunkerque et Marquise, il eut à défendre les intérêts sanitaires des troupes, contre l'entêtement de certains généraux qui, pour des raisons secondaires, s'obstinaient à maintenir la troupe dans des camps décimés par les fièvres de marais et par les flux intestinaux. Plusieurs missions importantes lui furent confiées, notamment dans l'île de Cadzan, où les soins qu'il prodigua, aux dépens de sa santé, aux militaires et à la population civile, lui valurent la confiance et l'estime de tous.

Pendant la campagne de 1805, M. Moizin fut constamment chargé des ambulances de la première division de la grande armée, au passage de l'Inn et du Danube, à Neubourg à Dachau, à Munich, à Ried, à Lambach, à Marienzell et à Vienne.

Après la bataille d'Austerlitz et l'évacuation de l'Autriche par les Français, il fut laissé à Brunn, en Moravie, comme officier de santé en chef d'un hôpital considérable établi dans la fabrique de drap du baron de Mondy.

On se formerait difficilement une idée de ces asiles de la douleur improvisés à la hâte, où le plus affreux dénûment double les souffrances du malade et diminue de moitié les moyens d'action du médecin. Cette peinture est trop navrante pour que nous en attristions nos lecteurs. Français, Autrichiens et Russes étaient entassés pêle-mêle dans l'hôpital de Brunn ; mais bientôt la solitude et le silence remplacèrent le bruit et le mouvement : le typhus venait de se déclarer. M. Moizin, presque seul entre tous ses collaborateurs, échappa à ses ravages, rassembla les blessés qu'il avait guéris et les malades qui avaient résisté au fléau, et se mit en marche pour la Bavière, où il avait reçu ordre de joindre le troisième corps d'armée. Mais le convoi fut attaqué et pillé dans le village de Pyrowantz, entre Nicolsbourg et Vienne ; M. Moizin perdit son cheval, tous ses effets, et n'arriva à Vienne que très-difficilement et à travers mille périls. Là il rencontra le comte de Spolaert qu'il avait eu le bonheur de sauvegarder, lors de son premier passage à Vienne. Il recueillit les fruits d'un service qu'il avait rendu sans calcul, pour obéir aux généreuses impulsions de son cœur : le noble personnage lui prêta la somme nécessaire pour son nouvel équipement et la continuation de sa route.

En Prusse, un service des plus actifs réclamait M. Moizin, rendu à son régiment, le 61ᵉ de ligne. A la bataille d'Iéna, son cheval fut blessé à ses côtés, pendant qu'il pansait le général de Billy, qu'une balle mortelle venait de frapper à quelques pas du chirurgien. Après les fatigues et les émotions de cette fameuse journée, lorsque chacun goûtait un repos si nécessaire, M. Moizin pansait les nombreux blessés, Français et Prussiens, qu'on avait accumulés dans les magasins, dans les églises, dans les édifices publics de Naumbourg. Pendant huit jours et huit nuits, il fut constamment sur pied, l'esprit tendu et la main occupée, dormant quelques heures à peine, ne s'asseyant pas même pour prendre sa nourriture.

Après la paix de Varsovie et le passage de la Vistule, M. Moizin fut constamment attaché aux avant-postes et accompagna toujours son régiment, dont il était le seul chirurgien, sur les champs de bataille de Pultusk, Nasielsk, Golimin et Ostrolenka.

A Eylau, il ne cessa de s'exposer pour donner des soins aux blessés français et ennemis dans le village de Serpallen, pris et repris plusieurs fois par les deux partis belligérants. Il couronna cette journée si bien remplie par un acte que nous allons laisser conter à un témoin oculaire, le colonel Lanier, commandeur de la Légion d'honneur, ancien chef de bataillon au 61ᵉ de ligne :

« M. le docteur Moizin, qui exerçait les fonctions de chirurgien-major du régiment le jour de la bataille d'Eylau, a mérité les plus grands éloges pour sa conduite distinguée envers les blessés, et en particulier par son dévouement à porter secours au chef de bataillon Malval, qu'on lui avait dit être resté blessé sur le champ de bataille dans l'attaque de nuit faite par le corps du maréchal Ney. Entraîné par son zèle, il traversa toute la ligne des sentinelles russes et ne s'aperçut de son erreur qu'en tombant dans un poste avancé de l'ennemi. Comme il voulait rétrograder, il fut assailli par une vive fusillade qui tua à ses côtés l'infirmier portant ses linges à pansement. Après avoir échappé au feu de l'ennemi, M. Moizin fut exposé à de nouveaux dangers; les sentinelles françaises, le prenant pour un émigré qui voulait s'introduire furtivement, tirèrent sur lui à plusieurs reprises et le conduisirent au bivouac de l'officier commandant l'avant-poste. Celui-ci, refusant d'ajouter foi à sa déclaration, quoiqu'il fût revêtu de son uniforme sur lequel on lisait le chiffre de son régiment, le fit mener au quartier général du maréchal Davoust qui le reconnut et réclama ses secours pour une blessure qu'il avait reçue pendant la bataille.

» Après avoir échappé à tant de dangers et éprouvé tant de fatigues, M. Moizin rentra vers minuit au bivouac de son régiment, exténué de lassitude et de besoin, car il n'avait pris aucun aliment depuis six heures du matin.

» Les faits ont été attestés par M. le maréchal Davoust, par le général de division Morand, ainsi que par MM. les officiers du 61ᵉ régiment d'infanterie de ligne. »

Nommé chirurgien aide-major au 94ᵉ de ligne, M. Moizin joignit le corps campé sur les bords de la Passarge. C'était l'époque du siége de Dantzig; pendant toute la durée des opérations, le nouveau chirurgien du 94ᵉ figura constamment aux avant-postes.

Le cadre des médecins ordinaires enregistra, le 13 mars 1807, un des noms qui devaient lui donner le plus de lustre, celui de M. Moizin. C'est dans ces fonctions qu'il fut successivement chargé des hôpitaux de Gilgenbourg, d'Ostende, de Waoelaweck, où le typhus faisait d'effroyables ravages. M. Moizin en essuya une atteinte des plus graves et eut la douleur de voir son frère, accouru pour lui prodiguer des soins, gagner aussi la maladie en veillant à son chevet.

A peine convalescent, M. Moizin fut appelé à Varsovie pour diriger un des vingt-deux hôpitaux qu'on avait établis dans cette ville, où le typhus et le scorbut emportaient tous les jours de nombreuses victimes. L'encombrement, le défaut d'aération, l'insuffisance de la nourriture, une température froide et humide, avaient engendré ces affections. L'état sanitaire du troisième corps d'armée devint bientôt si déplorable, qu'on fut forcé d'abandonner la Pologne et d'aller prendre ses quartiers dans la Silésie prussienne, où le soldat ne tarda pas à recouvrer la santé.

Cependant plusieurs corps étaient détachés de la grande armée pour aller compléter les troupes destinées à occuper l'Espagne. M. Moizin se sépara des compagnons d'armes aux travaux et à la victoire desquels il s'était si longtemps associé, et se mit en chemin pour la Péninsule; mais, à son passage à Bayonne, il fut retenu par le maréchal Kellermann, qui lui confia le service de l'hôpital des

Cordeliers où l'on recevait surtout des prisonniers espagnols. Là, pour la cinquième fois, M. Moizin retrouva le typhus, ennemi qu'il était habitué à combattre, la douleur et la misère qu'il avait trop souvent partagées lui-même pour ne pas y compatir. Grâce aux mesures énergiques qu'il sollicita et obtint, à la cessation de l'encombrement, aux prescriptions hygiéniques qu'il dicta et fit appliquer, la mortalité ne tarda pas à être ramenée à son chiffre ordinaire.

Entré en Espagne, M. Moizin eut de nouveau à lutter contre le typhus, qui s'était développé après la retraite d'Oporto et de la Corogne. Cette terrible maladie faisait tant de victimes parmi les troupes, et laissait survivre un si petit nombre des officiers de santé envoyés dans les foyers d'infection, que M. Gorcy, médecin en chef de l'armée d'Espagne, avait pris le parti d'abandonner au sort la désignation des médecins qui devaient se rendre dans les centres ravagés par l'épidémie, notamment à Astorga, à Zamora, à Salamanque, à Valladolid.

Echappé à un danger, M. Moizin en rencontrait toujours un autre ; sorti d'un foyer d'infection, il trouvait ailleurs l'épidémie et la désolation. Après les batailles de Talavera-de-la-Reyna, d'Almonacid et d'Olagna, on fut obligé d'accumuler une foule de prisonniers espagnols, anglais et portugais dans des locaux trop étroits et insalubres ; un typhus extrêmement grave vint fondre sur ces malheureux, et l'administration fut forcée de créer à Madrid le vaste hôpital de San-Francisco dont la direction fut confiée à M. Moizin. Il parvint à diminuer considérablement la mortalité et s'attira la reconnaissance de tous les prisonniers étrangers, pour lesquels il avait eu des soins aussi dévoués qu'efficaces.

Combien des nôtres ont péri de la peste et du typhus à Jaffa, dans les champs d'Allemagne et d'Espagne ? Demandez-le aux familles qui les ont pleurés et aux rares collaborateurs qui leur ont survécu, mais ne le demandez pas à ceux qu'ils ont guéris ou soulagés ; ne le demandez pas à cet homme qui a eu un chapitre pour les gloires de chaque régiment (1), et qui n'a trouvé pour nous que des paroles de proscription que ne peuvent faire oublier les stériles louanges d'une fallacieuse péroraison ! Ils vous répondraient, ces hommes (2) : « Nous ne nous souvenons plus ! Nous constituons à nous seuls l'armée ; à nous seuls la considération, les grades, les honneurs. Nos titres, les voici : quand nous sommes bien enivrés par le bruit, par le feu, par l'odeur de la poudre, nous courons braver la mort. » Ainsi rien pour le chirurgien, rien pour le médecin de l'armée qui meurent par la balle de l'ennemi, aux avant-postes, dans les carrés, parmi les tirailleurs, en pansant le blessé qui vient de tomber ; rien pour eux qui, de sang-froid, calculant le danger avec calme, affrontent la mort partout présente

---

(1) Le colonel Joachim Ambert, auteur de l'HISTOIRE DES RÉGIMENTS et rapporteur de la commission qui prolongea la servitude et riva pour longtemps les chaînes du corps militaire de santé.

(2) Le général Baraguay d'Hilliers.

autour d'eux sous la forme hideuse du typhus, de la peste, du choléra ; rien pour eux qui font de leur profession un sacerdoce, qui se dévouent pour remplir leur devoir, sans espérer la reconnaissance des hommes qu'ils savent ingrats, sans être stimulés pur l'appât de la gloire, des honneurs, des décorations, car vous leur avez dit : « Nous ne nous souvenons pas ; nous seuls constituons l'armée ; la loi ne peut ni ne doit rien pour vous ; parmi nous vous n'aurez point de place ! » Et cependant beaucoup des nôtres, en tête l'homme vénérable dont nous retraçons ici la vie, pourraient répéter à ces puissants d'aujourd'hui qui n'osent point songer eux-mêmes comment ils sont devenus puissants, ce mot que l'interlocuteur de Platon adresse aux Grecs : O vous, vous n'êtes tous que des enfants !

Avant de rentrer en France, M. Moizin fit encore la campagne de Portugal, en qualité de médecin principal, grade qui lui fut conféré le 1er novembre 1810. Il dirigea le service de santé des hôpitaux de Léon, Ciudad-Rodrigo, Salamanque, Medina del Campo, Valladolid, jusqu'après la bataille de Vittoria, dans laquelle il manqua de périr et perdit tous ses effets.

A la suppression de l'armée de Portugal, M. Moizin revint en France et fut nommé membre du comité de visite, présidé par le général Pillot. Il y fonctionna du 8 juillet 1813 au 22 juin 1814.

On le chargea ensuite du service médical de l'hôpital de Bayonne, qu'il quitta en 1815, pour suivre le huitième corps de la grande armée. Témoin de toutes les grandes victoires de l'empire, il assista à sa chute. Après la funeste journée de Waterloo, il retourna à l'hôpital de Bayonne.

Cependant la tranquillité renaissait, et les esprits, un instant distraits des études calmes et sérieuses par l'entraînement que chacun subissait pendant les grands drames guerriers de l'empire, sentaient le besoin de se retremper et de se délasser dans la sérénité de la science et des arts ; l'instruction négligée recevait une nouvelle organisation. M. Moizin fut naturellement l'un des premiers de ceux que l'on choisit pour enseigner la jeunesse dans les hôpitaux militaires d'instruction. Il fut nommé professeur à Metz, où il retrouva ses vieux amis, Gorcy, Rampont, Lacretelle, trois noms illustres dans les fastes de la médecine militaire. M. Moizin occupa successivement plusieurs chaires, en qualité de professeur adjoint et de premier professeur : ce sont les chaires d'hygiène militaire, de thérapeutique et de matière médicale, de pathologie interne, de clinique médicale. M. Moizin n'était pas un de ces professeurs qui diluent quelques bonnes choses dans une masse de paroles et qui se voient obligés, pour secouer de temps en temps leur auditoire somnolent, de déclamer à très-haute voix une phrase fleurie et ronflante. Ces subterfuges lui étaient inutiles pour tenir l'attention éveillée, grâce à son enseignement substantiel, nourri, serré, pratique, élégant, riche de fines observations, de savoir et de raison.

M. Moizin devint bientôt le médecin le plus répandu de Metz, et le cercle de ses amis n'était pas moins vaste que celui de ses clients. Aussi laissa-t-il d'universels regrets quand il quitta la ville, le 7 janvier 1839, pour aller occuper le fauteuil de Broussais, au conseil de santé des armées.

Dans cette haute position, il rendit de grands services au corps, par son aptitude organisatrice et son habileté comme administrateur. Il contribua puissamment à la création des inspections médicales. Un mot suffira pour faire comprendre toute l'utilité et l'opportunité de cette innovation. Avant cette époque, les officiers de santé de l'armée étaient inspectés deux fois l'an, militairement par un officier général, administrativement par un membre de l'intendance, scientifiquement par personne. C'est à ne pas y croire, direz-vous ; hélas ! chez nous tout est à l'avenant.

Pendant ses inspections de 1841, 1842, 1843, 1844, 1845 et 1846, M. Moizin découvrit et signala au ministre bien des choses qui jusque-là n'avaient pu parvenir à ses oreilles : il obtint de nombreuses améliorations dans le casernement et les hôpitaux ; il soumit de justes réflexions sur la nourriture, les exercices, le régime de la troupe, et appela l'attention sur ces épidémies qui sévissent souvent sur le militaire, en épargnant les populations civiles parmi lesquelles il vit. Quels graves enseignements, quels avertissements salutaires peuvent en effet être tirés du règne pathologique spécial à une classe d'hommes vivant d'une façon particulière, et de leur mortalité plus considérable que celle de la population non militaire du même âge ! Les inspections médicales ont beaucoup appris à ce sujet ; c'est à l'administration à mettre en pratique les indications que la science lui a fournies.

Les inspections médicales ont été aussi fort utiles pour les officiers de santé ; elles ont permis d'apprécier le mérite comparatif de différents membres qui, dispersés dans des localités multiples, n'étaient connus que par des rapports marqués au coin des petits intérêts de clocher, ou émanés de nos souverains maîtres, messieurs de l'intendance militaire, appelés à juger notre mérite scientifique.

Ces mots nous dispensent de dire combien nous regrettons de voir tomber en désuétude les inspections médicales.

M. Moizin, dans ses tournées d'inspection, était fort redouté des ignorants et des paresseux, très-désiré par les hommes adonnés aux sérieuses études. En un clin d'œil il posait une suite de questions sur tous les sujets, simples, catégoriques et nettes, formulées de telle sorte qu'elles exigeaient une réponse courte et formelle. La portée d'esprit, la justesse de jugement, la variété des connaissances de l'individu, étaient ainsi mises immédiatement en évidence. De là triomphe pour les uns, humilité pour les autres, c'est-à-dire justice pour tous ; car, nous le dirons avec franchise, nous ne comprenons pas les hommes qui, par une bienveillance mal entendue, ont des éloges pour tous, du blâme pour personne ; c'est mettre les immobiles au niveau des actifs ouvriers de la science ; c'est commettre un déni de justice envers ceux-ci.

M. Moizin fit la première inspection médicale d'Afrique en 1841 ; on pressent qu'elle a été laborieuse et féconde.

À cette époque, les médecins militaires, qui avaient été obligés, devant la mortalité qui décimait leurs malades, de répudier une à une les idées que leur grand-maître Broussais leur avait inculquées au Val-de-Grâce, les médecins militaires commençaient à employer avec hardiesse un traitement contre lequel l'école physiologique n'eût pas trouvé d'épithètes assez réprobatrices. M. Moizin, qui n'avait pas vu se développer toutes les transitions par lesquelles on avait passé avant d'arriver à ce point, n'eut pourtant qu'une passagère surprise en tombant dans ce monde tout nouveau : c'est qu'il n'avait jamais partagé qu'avec réserve la fascination exercée par le génie de Broussais ; c'est que, depuis Paris, il avait suivi les phases et les métamorphoses de la thérapeutique en Algérie ; c'est que, homme tolérant par excellence, en médecine, il jugeait par les résultats, et ne prenait point pour critérium de la vérité des idées préconçues et systématiques.

Des analogies déduites d'une rigoureuse observation portèrent M. Moizin à penser que le climat de l'Algérie devait être aussi favorable au pavot somnifère que le ciel d'Orient. Sur sa proposition au ministre, des essais furent tentés, et M. Gabriel Simon, chargé de l'exploitation, a retiré, pendant deux ans des pavots cultivés en Algérie, un suc plus riche en morphine que l'opium du commerce.

Chevalier de la Légion d'honneur en date du 7 août 1813, officier par décision du 27 avril 1837, M. Moizin reçut la croix de commandeur le 22 avril 1846. C'est aussi vers la même époque qu'il fut nommé membre du conseil supérieur de santé.

Les nombreuses occupations dont sa vie a été remplie n'ont pas laissé à M. Moizin le loisir de beaucoup écrire ; mais les nombreux élèves qu'il a formés ont profité de sa vaste expérience, et ceux qui, comme nous, ont quelquefois joui de ses conversations intimes, savent qu'une heure avec lui valait un chapitre d'un bon livre.

La santé de M. Moizin, qui s'était beaucoup altérée dans les derniers temps de son séjour au conseil de santé, lui faisait désirer sa retraite ; mais ses amis et ses subordonnés, qui le savaient nécessaire, le dissuadèrent toujours d'en faire la demande. Il lui restait, en effet, un dernier service à rendre au corps. Membre de la commission pour la réorganisation du corps militaire de santé, il défendit chaudement nos intérêts, de concert avec ses collègues Bégin et Brault ; puis, sitôt le travail terminé, il quitta les affaires et Paris pour son château du Ban-Saint-Martin, près de Metz. Il espérait que la nouvelle de notre affranchissement viendrait bientôt le faire tressaillir ; mais, hélas ! c'est le bruit des injustices dont on nous abreuve jusqu'au bout qui pénètre dans sa solitude et trouble la sérénité de sa retraite. Puisse une tardive réparation lui faire partager un jour les joies d'un corps auquel il appartient toujours par les affections, et peupler ses dernières années d'images paisibles, douces et riantes !

EXTRAIT DE LA GAZETTE MÉDICALE DE PARIS
du 24 mars 1849.

TRICHOMÉLANOGÉNÉSIE.

En haine du charlatanisme, et pour éviter le reproche de commettre envers la
GAZETTE MÉDICALE l'énormité de la prendre pour un mur à affiches, nous avons
été obligé de construire ce mot bien long, un peu baroque même, malgré sa physionomie toute scientifique et son parfum attique pur sang : Trichomélanogénésie !
Les malintentionnés diront : Votre trichomélanogénésie et le PLUS DE CHEVEUX GRIS
des affiches bleues ou rouges du coin des rues, c'est tout un. Nous sommes donc
un charlatan semblable à tous les autres, un faiseur de réclames ; soit : mais
comme nous réclamons pour les Chinois, le doux lecteur nous pardonnera, en
faveur de l'originalité de l'idée. Notre désintéressement est complet d'ailleurs :
nous n'avons ni officine à Canton, ni maison de santé au delà de la grande muraille, ni institut hydropathique sur les bords du fleuve Jaune ; nous ne possédons, en un mot, aucun établissement chez le peuple aux yeux obliques et aux
ongles longs.

Vous n'êtes pas sans doute sans avoir vu chez votre grand'mère un paravent à
Chinois, et sans posséder sur votre cheminée ou sur votre étagère quelque por-
celaine bien chamarrée de mandarins et de magots ; eh bien ! si vous êtes observateur, et vous l'êtes assurément, vous avez dû remarquer que pas une chevelure, je veux dire pas une houppe, voire même une houppe de magot, n'a pu
offrir à votre malignité l'occasion de la comparer soit à la blanche stalactite,
soit à la rouge racine du *daucus carotta*. Toutes les houppes sont du noir le
plus irréprochable. Or, les paravents et les porcelaines de Chine sont l'exacte
représentation du Céleste Empire, un microcosme qui reproduit fidèlement son

type. En Chine, tout le monde est brun jusqu'à quatre-vingts ans accomplis , et ce n'est point sans raison que les disciples de Confucius se décorent, depuis des siècles, de la qualification de *peuple aux cheveux noirs*, si souvent répétée dans leurs monuments historiques aussi bien que dans leurs poëtes.

Mais avant de vous expliquer comme quoi les habitants du Céleste-Empire ont trouvé le secret de conserver ainsi leur houppe rivale du jais, il faut, pour faire l'ombre du tableau , que je vous représente où les choses en sont chez nous , et que je vous fasse voir comment les Chinois nous ont devancés dans la trichomélanogénésie, tout comme dans l'invention de l'imprimerie, de la boussole et de la poudre à canon.

Que de gens, chez nous, payent par des cheveux blancs anticipés les trop fréquentes excursions qu'ils ont faites autrefois à Paphos et à Amathonte ; combien d'autres, mille fois plus malheureux, blanchissent avant l'âge, sans pouvoir invoquer, comme compensation, la douceur de leurs souvenirs de jeunesse ! Ces derniers, nous les plaignons beaucoup. Qu'ils se consolent, ils renoirciront, grâce au procédé chinois, dont nous n'aurons certainement pas l'inhumanité de leur faire un mystère.

Mais achevons le tableau des misères de la chevelure devant nos impuissants hommes de l'art.

Une explication conjugale accompagnée de coups, une chute dans laquelle Bacchus oublie de vous soutenir, suffisent pour jeter un îlot blanc parmi les flots noirs qui ondoient sur votre tête. Une émotion profonde , une grande douleur, une frayeur subite, une grave maladie, vous font blanchir en quelques jours , en quelques heures. En vérité, la vie est semée de tant de chagrins, de frayeurs, d'explications conjugales ou autres, qu'il n'est pas un seul instant où l'on puisse se dire : Aucun cheveu ne blanchit sur ma tête.

Etre entièrement blanc ou gris, c'est sans doute un malheur ; mais devenir mi-partie blanc et mi-partie noir, c'est bien pis. Hagedorn rapporte l'histoire d'un jeune homme dont la chevelure, la barbe et les poils blanchirent sur tout le côté droit du corps, tandis qu'ils demeurèrent bruns sur la face opposée. Le même chirurgien nous parle d'un autre sujet dont la moitié supérieure du corps resta noire, tandis qu'à partir de la ceinture jusqu'aux pieds, tout son système pileux blanchit. Le spirituel auteur du charmant petit livre (1) qui nous fournit le prétexte de ce feuilleton, cite le fait d'une jeune femme dont la chevelure présenta des phénomènes pareils à ceux de la teinture de tournesol qu'on tourmente alternativement avec un acide et un alcali, pour le faire virer au rouge et pour la ramener au bleu. Le sujet était d'un tempérament bilieux et d'une extrême mobilité nerveuse. Toutes les fois que ses règles paraissaient , sa chevelure noire

---

(1) A. Debay, Hygiène complète des cheveux et de la barbe, contenant l'histoire physiologique et pathologique du système pileux. Un vol. in-18. Chez Moquet, rue Saint-Jacques, 171.

tournait peu à peu au rouge, de sorte que, huit jours après la première goutte
du flux menstruel, la jeune femme pouvait poser pour l'héroïne bien connue de
notre ex-collègue Eugène Sue. L'écoulement terminé, la couleur soleil couchant
était graduellement remplacée par les ombres de la nuit, jusqu'au jour d'une
nouvelle métamorphose. Quand M. Debay fut consulté, cet étonnant phénomène
durait depuis trois ans, c'est-à-dire que trente-six fois déjà l'indiscrète chevelure
avait dit aux amis et connaissances : madame a ses règles. Nous regrettons que
notre confrère ne nous ait pas appris s'il est parvenu à imposer silence à ces
nouveaux roseaux de Midas, et si l'utérus a pu enfin se dégorger chaque mois,
dans le silence et le mystère qui lui conviennent si bien.

Si un seul fait, conté par un grave auteur, suffisait pour permettre des inductions logiques, nous trouverions facilement le moyen à opposer à cette trahison
mensuelle de la chevelure : il ne s'agirait que de fournir une occupation sérieuse à l'utérus, en lui donnant l'occasion de couver pendant neuf mois un œuf
de Graef bel et bien fécondé. Bartholin rapporte en effet l'histoire d'une jeune
fille dont les cheveux, d'un noir d'ébène, blanchirent pendant les orages d'une
première menstruation ; mais la canitie disparut quand la vierge devint mère ;
tant est vraie cette maxime : l'oisiveté est la mère de tous les vices.

Contre les cheveux blancs ou gris, quels remèdes avons-nous, nous Français,
nous les maîtres en coquetterie? Des pommades et des eaux qui dessèchent et
brûlent les cheveux, entravent la circulation de la matière grasse dans le canal
pileux, offensent et tuent même le bulbe générateur. Ce sont : l'*eau d'Égypte*
et l'*eau de Perse*, corrosives solutions de nitrate d'argent, remède infernal
comme la pierre qui constitue son principe actif. Puis vient la *crème de Timbouctou*. Pour le coup, c'est trop fort. Vous n'avez jamais été dans la Nouvelle
Palmyre, ni moi non plus; mais j'en ai été plus près que vous, à quarante jours
de marche de chameau; j'en ai vu des Timbouctousois, et je puis vous assurer
que ces bons nègres sont tous naturellement noirs de cheveux comme de peau ,
et que leur épaisse et rude crinière n'a jamais connu le mélange de nitrate de
plomb et d'acide sulfurique que vous prônez sous leur nom. Osez-vous bien vanter votre pommade éthiopienne, à laquelle je pourrais faire le même reproche,
et qui est dans le cas d'empoisonner nos cheveux comme des rats, puisqu'elle
contient de l'arsenic et de la chaux? Ne savez-vous pas qu'en Orient la couleur
rouge est une grande beauté? Victor Hugo vous l'a dit dans sa Nourmahal la
Rousse. On ne se teint donc pas en Éthiopie. Voici pourtant encore un *savon de
la reine d'Éthiopie*, puis un *double extrait mélaïnocome*; enfin cent autres
recettes ou arcanes dans lesquels les acides corrodants disputent la place aux
alcalis incisifs, aux préparations toxiques, au mercure aimé du vieux pé-
cheur, etc., etc.

Avec toutes ces drogues dangereuses, on fait réellement de belles choses !
Alibert cite une jeune rousse que l'*eau d'ébène*, autre invention diabolique, mit
dans un bien piteux état : affreuse migraine, otite aiguë, et chute des cheveux

qui tombèrent en cendre comme le cadavre d'un papier brûlé. Ailleurs c'est un officier qui, pour plaire à une belle, se verse sur les favoris un flacon d'eau d'Égypte, et dont la figure se couvre de larges plaques noires produites par le nitrate d'argent; son mariage fut manqué. Là c'est un garçon épicier qui veut aussi plaire; c'était pardonnable à un officier, mais à un garçon épicier !... Il fut bien puni de sa folle présomption, ce garçon épicier, car il devint malade à mourir ; la justice s'en mêla. MM. Marc et Chevalier durent analyser l'eau merveilleuse, et y trouvèrent toutes sortes de substances nuisibles, ainsi que vous pourrez le voir dans les ANNALES D'HYGIÈNE PUBLIQUE ET DE MÉDECINE LÉGALE qui ont recueilli cette lamentable histoire.

Si l'on échappe à tous ces malheurs, on n'est pourtant pas au bout de ses infortunes : le cheveu, teint en noir à son sommet, pousse blanc ou rouge à la base, et l'on ressemble à ces animaux dont le pelage change de couleur sous le souffle du vent, à mesure que celui-ci creuse des sillons plus ou moins profonds sur la fourrure.

Ainsi, vous le voyez, femmes grises, femmes blanches, femmes rousses, pas de salut pour vous en France, où pourtant chaque défaut a son fard; suivez-moi donc en Chine. Dans le Céleste Empire on ne se contentera pas de colorer l'extrémité de vos cheveux à l'aide d'un palliatif du moment; on changera leur constitution, leur nature, en fournissant à leur bulbe générateur les éléments d'une coloration nouvelle, tenace, durable, garantie bon teint.

On sait que le docteur Boucherie a trouvé, il y a longues années déjà, le moyen de métamorphoser à volonté le tissu des végétaux et des arbres, en arrosant leurs radicules de substances particulières qui sont absorbées, jetées dans la circulation et incorporées enfin à la molécule ligneuse. Par cet ingénieux procédé, on parvient, en ayant recours à des sels solubles minéraux, à rendre le bois incorruptible comme le cèdre, et à changer l'essence la plus molle en une trame aussi dure que celle du bois de fer; on le parfume à l'égal du palissandre et du santal ; on lui donne les couleurs de l'acajou, de l'ébène, du bois de rose.

Ce qui réussit si bien pour le végétal, ne pourrait-on pas l'essayer pour le système pileux? Telle est la question. N'allez pas croire que je vais proposer aux grisonnants de prendre des bains de pieds médicamenteux; cent fois non. La nutrition a sa source dans la pâte alimentaire, et ses racines dans l'arbre pulmonaire où le sang est régénéré, et dans le tube digestif où sont pompés les éléments de la reconstitution de nos tissus. Ce sont ces racines qu'il faut arroser d'un liquide médicamenteux, pour tâcher d'influencer le système pileux, qui participe à la nutrition générale.

L'expérience a déjà établi que certaines substances absorbées donnent aux poils et aux cheveux une coloration spéciale permanente : ainsi le professeur Paulini n'attribue pas à une autre cause les teintes rougeâtres, bleuâtres et verdâtres qu'il a observées chez les individus employés à la fabrication du deutoxyde de plomb, du sulfate de cuivre, de l'acétate du même métal.

C'est surtout par l'absorption pulmonaire que ces molécules ont été introduites dans l'économie ; mais le tube digestif ne pourrait-il pas remplir le même rôle ? L'analogie nous permet de le croire, puisque, depuis Duhamel, on a répété cent fois l'expérience qui consiste à nourrir de garance les animaux, pour colorer leurs os. Le cheveu, qui est composé, comme le tissu osseux, de substances inorganiques et de parties ressortissant du règne animal, ne jouirait-il pas du privilége de se parer de certaines couleurs sous l'influence d'une alimentation spéciale ? La science européenne n'a pas essayé de féconder cette déduction ; mais les Chinois la mettent en pratique depuis longtemps.

Mais d'abord, qu'est-ce qu'un cheveu ou un poil ? Un tube capillaire inorganique, incolore ou pâle, contenant une substance organique. Que le tube soit creusé d'un canal continu dans lequel la circulation s'exerce par le *vis à tergo*, par capillarité ou de toute autre façon, ou bien que l'intérieur du cheveu ne présente qu'une suite d'utricules dans lesquelles le liquide pénètre par une sorte d'endosmose, cela nous importe peu pour le moment. Au point de vue chimique, il nous est tout aussi indifférent de connaître exactement le nombre et la proportion des substances métalliques, métalloïdes, simples ou composées, acides ou alcalines qui sont charriées par le liquide oléagineux qui remplit le tube pileux ; il nous suffit de retenir que le fer y figure en proportion notable et qu'il semble remplir le même rôle, quant à la génération de la couleur, dans le système pileux que dans le globule sanguin. Nous ajouterons que, dans la canitie, le cheveu devient sec en même temps qu'il perd sa couleur, et que cette décoloration est produite ou par l'absence du fer dans la petite quantité de liquide qui pénètre encore dans le canal, ou par l'oblitération de celui-ci.

Avec ces simples notions, on comprendra parfaitement le procédé chinois.

C'est à M. Stanislas Julien que nous devons la révélation du secret. Ce savant orientaliste s'exprima ainsi dans la communication qu'il fit à ce sujet à l'Institut de France, séance du 21 juin 1847 :

« Les Chinois ont su atteindre et transformer, au moyen de médicaments et d'une alimentation particulière, le liquide qui colore le système pileux, et donner aux cheveux blancs et roux une teinte noire qui se maintient pendant leur accroissement continuel, jusqu'à la vieillesse, qui vient les faire blanchir et tomber. M. Imbert, aujourd'hui évêque en Chine, offre, au témoignage de l'abbé Voisin, l'un des directeurs actuels des missions étrangères, une preuve vivante de cette coloration interne des cheveux. C'est par ce moyen que les Chinois, en corrigeant ainsi les écarts de la nature, peuvent se dire, depuis la plus haute antiquité, *le peuple aux cheveux noirs.* »

Un naturaliste français, qui se trouvait à Canton lorsque monseigneur eut l'idée un peu mondaine de transformer sa tête grise en une tête de vingt ans, entreprit de découvrir le secret de cette métamorphose, si usuelle en Chine que les épileuses y mourraient de faim, à moins de s'adresser aux octogénaires. Un mandarin lettré lui répondit que ce mystère restait caché au fond des temples, et qu'on ne pouvait le révéler aux profanes ; mais un bonze se laissa séduire par la vue de l'or : le moine mendiant donna la clef du secret.

Le moyen n'est vraiment pas merveilleux : il consiste tout simplement à soumettre l'individu dont les cheveux grisonnent avant l'âge, à un régime dans lequel les ferrugineux et les astringents jouent le principal rôle. Par cette méthode on entretient, dit-on, la coloration noire, jusqu'à ce qu'une vieillesse avancée ayant oblitéré définitivement les canaux, les molécules ferrugineuses combinées au tannin ne trouvent plus passage dans le tube pileux. Si on demande pourquoi cette véritable petite fabrication d'encre se fait ainsi dans les poils et dans les cheveux, je demanderai à mon tour pourquoi le phosphate calcaire se fixe dans les os, la fibrine dans les muscles ,la gélatine dans les tissus blancs, etc.

Si tel est en réalité, ce que nous semble très-acceptable, le procédé chinois pour la régénération de la couleur du système pileux, resterait à spécifier la nature des ferrugineux et des astringents à employer, les doses et les conditions d'administration, toutes circonstances qui ne sont évidemment pas indifférentes. Une fois le principe connu, c'est à l'expérimentation à assurer son application la plus profitable.

Quelle que soit la solution que l'avenir apportera, toujours est-il que M. Debay a utilisé les éléments que nous possédons aujourd'hui, pour instituer un traitement mélanogène qui nous semble très-rationnel. Quand le sujet est depuis un temps suffisant au régime ferrugineux, il se lave la tête avec le produit distillé et sublimé des noix de galles , en observant certaines précautions qui facilitent la pénétration de l'acide gallique dans le cheveu et activent ainsi notre petite fabrique d'encre.

Le fait suivant a sans doute contribué à mettre M. Debay sur la voie de cette méthode. Nous allons laisser l'auteur le conter lui-même ; nous ne saurions le dire avec autant d'esprit.

« Madame L***, âgée de 50 ans , d'une constitution faible et chlorotique, ayant les cheveux blancs comme neige, faisait usage depuis six mois de boissons ferrugineuses, ordonnées par son médecin. Un jour, subitement saisie d'un accès de migraine, elle trempa son éponge dans une décoction de plantes astringentes, destinée à effacer les rides, et s'en humecta le front, espérant calmer ses douleurs. Le lendemain, quel fut son étonnement d'apercevoir les cheveux de la partie supérieure du front nuancés de brun, et contrastant avec la blancheur du reste de la chevelure !

» Le médecin, consulté sur ce phénomène, après avoir exploré anatomiquement et physiologiquement les cheveux brunis de sa cliente, et n'osant attribuer à la migraine une coloration si étrange, suivit l'exemple de ses confrères, et rejeta le fait dans le domaine des CAS RARES ; domaine immense, où sont entassés tous les faits dont l'intelligence humaine n'a pu découvrir la cause.

« Madame L...., restée seule, livrée à ses réflexions, se rappela qu'elle avait mouillé les cheveux du front avec son eau de toilette, et, pour expérimenter si

cette eau était réellement la cause du phénomène, elle y trempa de nouveau son
éponge et en mouilla les cheveux des tempes ; le lendemain ces derniers avaient
la même couleur que ceux du front. De ce moment, ne doutant plus de la vertu
de son eau, elle s'en lava la tête entière, et eut, au bout de dix jours, la satisfaction de voir sa chevelure entièrement brune.

» Madame L...., qui, jusqu'à ce jour, avait vécu dans une modeste aisance,
crut avoir trouvé le secret de s'enrichir ; alors, réalisant en espèces les rentes
qui la faisaient vivre, elle tenta la fortune ; mais ignorant que son eau, si puissante par la combinaison du fer, n'avait, employée seule, aucune propriété sur
le système pileux, la pauvre dame se vit frustrée dans ses plus chères espérances ;
elle se ruina en annonces de journaux, en prospectus et en affiches.

» Aujourd'hui, âgée de plus de 60 ans, madame L... conserve encore la couleur brune de ses cheveux, et lorsqu'elle raconte son aventure en présence des
hommes de l'art, ceux-ci ne manquent pas de montrer un sourire d'incrédulité,
et de mettre madame L..., avec sa chevelure, dans le cadre des CAS RARES. »

Instruits par l'exemple, n'ayons pas la folle présomption de faire de l'encre en
n'employant que la moitié des ingrédients nécessaires pour cela ; avalons du fer,
lavons-nous avec des astringents, et ne désespérons pas de mériter de nous appeler un jour, comme les Chinois , *le peuple aux cheveux noirs.*

EXTRAIT DE LA GAZETTE MÉDICALE DE PARIS
des 9 et 16 juin 1849.

L'INFIRMIER MILITAIRE.

L'infirmier militaire ne déploie pas toujours le zèle et l'empressement si nécessaires pour seconder les efforts des médecins ; il manque trop souvent de ces
soins affectueux, de ces douces prévenances qui rasserènent l'esprit inquiet,
et pacifient l'économie troublée du soldat couché dans un lit d'hôpital.

Ces faits sont incontestables ; ce sont des maux réels auxquels il importe d'opposer des remèdes efficaces.

Énonçons-le franchement : la cause de cette tiédeur dans l'accomplissement de
ses devoirs réside bien moins dans l'infirmier que dans l'armée et dans l'administration : dans l'armée, parce que, loin de faire aimer et estimer sa profession
à l'infirmier militaire, elle tend à inspirer à celui-ci du dégoût pour des fonctions
auxquelles elle n'épargne ni épithètes dédaigneuses ni petits mépris ; dans l'administration, car en refusant au médecin le pouvoir disciplinaire direct, elle lui
a enlevé tout le prestige de l'autorité. Or, dépouillé de l'ascendant qu'il pourrait
faire si utilement fructifier, le médecin ne saurait inculquer à l'infirmier le sentiment de sa dignité, l'amour de son devoir, et ses efforts sont vains pour lui persuader que sa mission est aussi honorable que méritoire.

Nous n'essayerons pas de caractériser la ligne de conduite que les militaires
suivent envers les infirmiers, ni de spécifier un à un les gestes, les paroles, les
demi-provocations dont on est si libéral à leur égard ; ces conséquences d'un funeste préjugé consistent souvent en manœuvres qui se révèlent plutôt par ce

qu'elles laissent deviner que par ce qu'elles expriment. Ceux qui ont vécu avec l'armée ont pu saisir toutes les nuances délicates et difficiles à reproduire du tableau que nous pourrions tracer ici.

Ces humiliations incessantes retentissent vivement chez ceux auxquels elles s'adressent, parce que leur susceptibilité, toujours sous la menace de provocations nouvelles, est plongée dans un perpétuel éréthisme. Si l'infirmier militaire est un peu querelleur et irascible, s'il est d'un caractère quelquefois difficile, c'est parce qu'on lui a fait ce caractère.

Ce soldat, qui ne consent guère à considérer l'infirmier militaire comme un camarade en tout semblable à lui, comme son égal en dignité et en importance, ce soldat aura peut-être besoin demain de ces soins affectueux que des règles ne peuvent formuler, que la discipline ne peut ordonner, mais qui sont commandés par le cœur et dictés par le sentiment. Or l'homme a des faiblesses dont l'éducation ne le débarrasse jamais entièrement, parce qu'elles sont inhérentes à sa nature même : une humiliation laisse presque toujours un ressentiment vague, instinctif, qui se manifeste de soi-même, sans qu'un blâmable calcul y prenne part, sans que la raison puisse être accusée d'être venue méchamment y joindre la préméditation.

Voyez ce patient plongé dans la stupeur de la fièvre typhoïde : à demi isolé du monde qui l'entoure, étendu immobile comme une masse inerte, sans voix pour appeler, sans expression dans le regard pour implorer, il souffre pourtant ; sa langue est sèche comme un parchemin, et une soif ardente le dévore. L'infirmier s'est approché ; il lui soulève la tête et lui offre à boire avec précaution, peu à la fois, afin que la liqueur bienfaisante ne soit pas rejetée, mais parvienne à l'estomac qui l'attend et l'absorbe avec avidité. Pendant qu'il remplit consciencieusement sa tâche, l'hospitalier reconnaît, sous le voile de la maladie, l'homme qui lui lançait en passant l'épithète de croque-mort, en lui jetant un sourire moqueur. Sans doute il ne laissera pas retomber durement la tête sur l'oreiller, mais, comme malgré lui, il la posera avec un peu moins de douceur ; sans doute sa physionomie ne prendra pas un air menaçant, mais elle perdra cette expression de sollicitude et de bonté qui rassure le malade et lui rend la confiance ; sans doute il n'abandonnera pas sans secours le malheureux que la soif consume, mais il oubliera de passer aussi souvent près de lui, dans ses longues nuits de douleur. Or quel est le règlement qui prescrit combien de fois il faut donner à boire, pendant la journée, dans telle maladie arrivée à telle période ? quel article détaille et précise les précautions à prendre, et formule la délicatesse des mouvements, leur ensemble et leur succession ? Tous ces soins émanent du cœur et de la fraternité ; or vous avez blessé le cœur de l'hospitalier, et jamais vous ne lui avez prouvé votre fraternité par les effusions et les épanchements de la camaraderie.

Si l'infirmier ne peut rien trouver, par votre faute, dans ses sentiments affectifs, lui sera-t-il possible au moins de s'inspirer de l'amour de son devoir, de l'estime de sa mission ? Pas davantage. Il est à craindre que vous ne lui ayez fait prendre en dégoût la profession qui lui attire vos dédains. Il s'en acquittera donc comme d'un métier, sans dévouement; il achèvera sa tâche pour qu'il soit dit qu'il a matériellement terminé; il ne déploiera ni zèle, ni prévenances, ni attentions, parce que tout cela, nous le répétons, serait du dévouement, et qu'on ne se dévoue que pour accomplir un devoir qui laisse un sentiment de satisfaction, qui honore l'homme et le relève dans sa propre estime. Si jamais le soldat venait à croire que la gloire est un vain mot, la victoire un massacre, le courage un sentiment factice et de convention, il faudrait le mener au combat à coups de fouet.

L'infirmier militaire, tel qu'il est aujourd'hui, nous paraît plus dévoué qu'on ne pourrait rationnellement l'espérer d'après la position qu'on lui a faite. L'armée a bien plus à réparer à son égard, qu'il ne lui reste, à lui, de dettes envers elle; elle est en retard, et il est en avance.

Il est regrettable que les préjugés de la foule soient souvent partagés par des hommes haut placés, que leur éducation aurait dû pourtant mettre en garde. A cette proposition : « confier les malades à des soldats détachés de leurs régiments, pour que les premiers reçoivent des soins plus empressés, » nous avons entendu des chefs de corps répondre qu'ils ne souffriraient jamais que leurs hommes descendissent à ce métier. Cette parole est bien dure ou bien irréfléchie. C'est dans ce dernier sens que nous l'avons interprétée.

Vous ne voulez pas concéder à l'infirmier militaire autant d'honneur et de dignité qu'au soldat; l'histoire prouve cependant qu'il a, depuis une haute antiquité, acquis et mérité sa place à ses côtés.

Notre excursion sera rapide dans les temps anciens. Chacun sait qu'à l'époque héroïque de la Grèce, la chirurgie était pratiquée par les rois et par les demi-dieux. Certes, le soldat qui secondait son souverain dans l'exercice de cet art si noble que des mains royales ne le dédaignaient pas, certes ce soldat ne pouvait pas être considéré comme se livrant à des occupations viles. Il est probable en outre que les médecins primitifs donnaient quelquefois à leurs malades tous les soins, depuis les plus relevés jusqu'aux plus humbles, de même que les premiers chefs militaires combattaient comme le dernier de leurs soldats.

Si l'on ne trouve chez les Grecs aucune trace d'un corps spécial d'infirmiers militaires, il n'en est pas ainsi chez les Romains. Les *optati* ou *optiones castrorum*, soldats destinés à remplacer au besoin les combattants tués dans la mêlée, avaient mission de soigner les blessés, sous la direction des médecins, tant que leurs bras n'étaient pas réclamés pour la bataille. D'autres hommes, qui n'étaient probablement pas militaires, se trouvaient également chargés de veiller près des malades; on les nommait *accensi* ou *accensiti*. Mais nous pensons que ce sont les *optiones valetudinarii* qui se rapprochent le plus de nos infirmiers militaires. Le soldat trouvait encore d'autres secours : souvent les guerriers de la même tente, *contubernales*, allaient tour à tour garder leurs camarades couchés à l'infirmerie. *Flavius Vospiscus* nous a conservé l'édit de l'empereur Aurélien qui ordonne *ut milites sibi mutuo, quasi servi, obsequerentur, ut à medicis facilius curarentur.* Cette réciprocité de services hospitaliers, dont la proposition récente de remise en vigueur a excité des répulsions, est encore en usage aujourd'hui chez plusieurs peuples de l'Europe. Grâce à ce système et aux préposés spéciaux, le soldat romain trouvait des soins assurés, et l'exécution des ordonnances du médecin était garantie dans les *valetudinaria* établis au centre des camps, véritables infirmeries ou ambulances sur lesquelles, au dire de Polybe, les généraux, les consuls, les empereurs veillaient avec une sollicitude toute particulière (1).

N'ayant trouvé dans les anciens auteurs aucun passage indiquant le rang que les *optiones valetudinarii* occupaient sur l'échelle de la hiérarchie sociale, nous aurons recours aux preuves indirectes dont nous avons déjà usé en parlant des Grecs. On ne pouvait considérer comme livrés à un profession infime les hommes qui coopéraient au succès du traitement formulé par le médecin, à Rome où l'art médical était réputé plus utile que celui de la guerre (2), où les archiâtres palatins portaient le titre de *dux, perfectissimus vir*, comptaient les empereurs parmi leurs amis (3), et marchaient de pair avec les premiers officiers du palais.

Les dames romaines du plus haut rang ne croyaient pas déroger en prodiguant leurs soins aux malades, témoin Fabiola, cette illustre et miséricordieuse dame, pour me servir de l'expression de saint Jérôme, qui fonda, au commencement du quatrième siècle, un hôpital dont elle demeura jusqu'à sa mort la première infirmière.

D'autres hôpitaux furent encore établis à Rome, notamment par Bélisaire, sur les voies Appienne et Flaminienne ; mais c'est dans l'empire d'Orient, notamment à Byzance, qu'ils se multiplièrent surtout.

Léon le stratégiste (Léon VI dit le Sage) nous apprend que, parmi ces hôpitaux, il existait de véritables hôpitaux militaires, desservis par des moines infirmiers appelés *parabolains.* Les soldats blessés dans le combat ne restaient pas non plus sans secours : les *despotats* les ramassaient sous les traits de l'ennemi, et les portaient loin de la mêlée, près des chirurgiens qui devaient les panser. Les *despotats* sont tout à fait nos infirmiers militaires, avec cette différence qu'ils étaient pris dans les légions dont ils conservaient le costume.

Chez les Gaulois et les Celtes, les guerriers étaient suivis au combat par leurs

---

(1) On cite surtout Trajan, Alexandre Sévère, Germanicus, Bélisaire, Aurélien, Auguste, etc. Xénophon nous apprend que Cyrus partageait cette sollicitude.

(2) V. *passim* dans les Codes de Justinien et de Théodose, et dans les Lettres de Libanius, p. 353, 636. Amsterdam, 1738. In-folio.

(3) Par exemple, le médecin Cæsarius, ami des empereurs Valens et Valentinien. (Gregor. nazianz. orat., X.)

femmes et leurs filles, qui suçaient et pansaient leurs plaies (1), puis les ramenaient sous le toit paternel, où elles continuaient à leur prodiguer des soins.

Plus tard, chaque manoir féodal eut son infirmerie, où l'on recevait les preux blessés dans leurs courses aventureuses. Souvent les nobles *damoiselles* pansaient leurs plaies, et le châtelain donnait à son hôte, contre les *horions, entasmures et navreures*, de miraculeux *breuvages dont ses ayeux lui avaient transmis la recette.*

A peu près à l'époque où les musulmans ouvraient à Dschondisabour un hôpital et une école de médecine, les marchands d'Amalfi fondaient à Jérusalem l'hôpital de Saint-Jean l'Aumônier. C'était au septième siècle. Le mot hôpital, employé par les auteurs modernes pour désigner cet établissement, en donne une idée inexacte, puisqu'on y admettait les pèlerins malades et ceux dont la santé n'avait éprouvé aucune atteinte, mais qui manquaient d'asile et réclamaient protection. Les johannites, qui desservaient cet établissement, changèrent bientôt leur titre de frères pour celui de chevaliers hospitaliers de Saint-Jean de Jérusalem, et jouèrent un grand rôle sous le nom de chevaliers de Rhodes et de Malte. Raymond du Puy, deuxième grand maître de l'ordre, s'intitule encore *custos* ou *magister hospitalis, servus pauperum.* C'est lui qui militarisa le premier ses religieux, pour les mettre en état de défendre ceux envers lesquels ils exerçaient l'hospitalité.

Les teutoniques et les chevaliers de Saint-Lazare ont commencé comme les hospitaliers de Saint-Jean de Jérusalem. L'ordre de Saint-Lazare, qui resta fidèle à sa destination, se consacrait exclusivement à la curation de la lèpre, et les statuts portent même que le grand maître doit être choisi parmi les hommes affectés de cette maladie.

Les infirmiers militaires peuvent donc revendiquer pour leurs fastes les premières pages historiques des plus illustres et des plus nobles milices du moyen âge, puisque ces chevaliers se restreignirent d'abord à l'hébergement des pèlerins valides et au soulagement des malades. Nous ajouterons qu'ils s'acquittaient de leurs simples fonctions d'hospitaliers comme d'un véritable sacerdoce, pour l'amour du ciel et le soulagement des misères humaines.

Mais l'analogie cesse quand on a passé ces premières pages; en effet, leur état primitif ne tarda pas à paraître trop humble aux hospitaliers; ils prirent des gens de service pour donner les soins vulgaires aux malades, et laissant de côté les breuvages qu'ils administraient eux-mêmes empiriquement dans l'origine (2), ils

---

(1) Nec illæ numerare aut exsugere plagas pavent. (Tacite, DE MOR. ANTIQ. GERMAN.)

(2) Les philtres barbares et les pratiques superstitieuses avec lesquels ils prétendaient quelquefois guérir n'ont jamais suffi pour les faire considérer comme médecins. Pour les historiens qui ont retracé l'histoire de ces temps, ils restent de

eurent de véritables médecins dans leur établissement. Les historiens que nous avons feuilletés ne nous ont pas appris si ces médecins étaient étrangers à l'ordre ou s'ils en faisaient partie.

Quand les chevaliers eurent entièrement oublié leur destination primitive, éblouis par le brillant éclat de la gloire militaire, Gustave III voulut tenter de les rappeler à des fonctions offrant quelque analogie avec celles qu'ils avaient déjà remplies, en leur conférant la surveillance et la direction des hôpitaux ; mais ce monarque trouva une résistance obstinée. Les chevaliers avaient compris qu'ils ne pouvaient accepter une position simplement lucrative, après les splendeurs de la guerre, et après le dévouement saint et méritoire de l'hospitalier.

Saint Louis ennoblit les fonctions d'infirmier en les exerçant lui-même dans les hôpitaux qu'il avait fondés à Compiègne, à Verneuil, à Pontoise, où l'on vit plus d'une fois ses mains royales prodiguer les soins les plus humbles aux malheureux que sa largesse et sa munificence avaient assemblés dans ces asiles de la douleur. Il prétendait, à défaut de l'appât de la gloire et de la fortune, infiltrer aux hospitaliers l'amour de leur profession, en la leur montrant comme une œuvre sainte, pieuse, honorable, et assez noble pour qu'un roi ne dérogeât pas en la pratiquant.

Ainsi Louis IX relevait l'infirmier à ses propres yeux pour lui inspirer du zèle et du dévouement ; aujourd'hui, l'armée semble avoir pris à cœur la tâche contraire.

Tous les trois mois, saint Louis visitait les maladreries, rendait aux lépreux les services les plus vulgaires, leur donnait à manger, baisait leurs plaies vives et sanieuses. Henri III d'Angleterre se livrait à des actes semblables dans les léproseries, le jour du Jeudi-Saint, et Robert I, fils de Hugues Capet, introduisit le même usage en France, en 1030. Mais nous ne regardons pas cette coutume comme une démonstration destinée à encourager ceux qui se dévouaient au soin des lépreux et des malades ; nous pensons plutôt que les grands croyaient expier leurs péchés et se rendre agréables à Dieu, en servant les lépreux, regardés, dans ces siècles d'ignorance, comme les privilégiés du ciel.

Au moyen-âge, il n'existait pas d'infirmiers militaires dans nos armées. Les valets ou goujats, qui accompagnaient à la guerre les hommes d'arme, pourvoyaient à leurs besoins et les soignaient quand ils venaient à être blessés.

Ambroise Paré a plusieurs fois été secondé efficacement par ces hommes, et par ceux qu'il recrutait dans les villes voisines du théâtre du combat. On était à ces tristes époques où, après les batailles, on voyait les blessés se traîner sanglants par les chemins et mourir loin des secours de la chirurgie ; car on ne peut appeler chirurgiens la tourbe avide de médicastres et de charlatans qui s'abattaient comme des corbeaux sur le champ du carnage, et mettaient leurs

---

nobles infirmiers. Les moines de Salerne et de Monte-Cassino étaient au contraire des médecins dignes de porter ce nom.

soins à prix d'or. Quelques belles et nobles figures, comme celle d'Ambroise Paré, ressortent seules de temps en temps au milieu de ces scènes de désolation.

Plus tard, les hôpitaux militaires eurent pour infirmiers des religieux ou des laïques à gages : les premiers rendirent de réels services ; mais les seconds, recrutés sans choix et sans discernement, âpres au gain et privés de sensibilité, furent presque toujours au-dessous de leur mission.

Dans les hôpitaux régimentaires formés en 1788, le service d'infirmier était rempli par les soldats qui, vieillis à l'armée, ou ayant contracté quelque infirmité sous les drapeaux, n'étaient plus propres à faire la guerre, mais convenaient à leur nouvelle destination. Plus d'une récrimination s'éleva contre le sort peu digne, disait-on, offert à de vieux et braves serviteurs ; mais, comme nous l'apprend Percy, ils remplissaient leurs devoirs avec zèle et discernement, et se trouvaient heureux dans cette position qu'ils ne considéraient pas du tout comme au-dessous d'eux.

Sous la république et pendant l'empire, des compagnies régulières d'infirmiers furent organisées, grâce à Percy et à Larrey, avec le concours empressé de l'autorité militaire, mais souvent malgré l'administration. On retira de cette institution les plus grands bénéfices. Malheureusement des hésitations, des retours en arrière, des mesures subversives, sont venus trop souvent désorganiser ou paralyser le corps si utile des infirmiers militaires, et livrer le soldat malade à une foule rapace, affamée, sans mœurs et sans pitié.

La précipitation avec laquelle les choix étaient nécessairement faits, à une époque où la guerre consommait tant de soldats, a dû introduire des éléments mauvais parmi les infirmiers militaires, et l'armée a trouvé quelquefois de justes motifs de plainte. Mais beaucoup d'indulgence et un peu de pardon étaient bien dus aux hommes qui allaient courageusement ramasser les blessés sous les balles de l'ennemi, et qui, au sein de ces terribles épidémies de typhus, auxquelles les trois quarts ont succombé, ne démentaient pas leurs antécédents et luttaient de dévouement et de zèle. Le soldat devait-il jamais oublier que les infirmiers militaires, les médecins des hôpitaux à leur tête, avaient maintes fois soutenu de sanglants assauts, en Égypte, à Saint-Domingue, en Espagne, au dernier siège de Mayence, etc., pour l'empêcher d'être massacré dans le lit où la souffrance l'enchaînait, victime sans défense ?

Sous l'empire, les continuelles vexations auxquelles l'infirmier se trouvait en butte l'avaient rendu d'une susceptibilité exagérée. Quelquefois, allant au-devant des plaisanteries qu'il croyait deviner, il devenait querelleur ; redouté duelliste, il portait, au moindre mot, la main sur son sabre. L'espèce d'ostracisme dont il était victime le forçait à chercher des sociétés étrangères à l'armée, ou, dans celle-ci, des compagnons dont la conduite n'était pas irréprochable ; enfin, trop souvent peut-être, le vin achevait de lui faire oublier l'ingratitude et les dédains de ses frères d'armes.

Pour rendre l'infirmier moins querelleur, qu'a-t-on fait dans ces derniers temps? On a défendu, pour un moment, d'apprendre l'escrime dans les hôpitaux militaires! C'est là, à notre sens, une bien pauvre idée et un procédé assez brutal. Le remède héroïque se présentait pourtant de lui-même : donner à l'armée des sentiments de bonne confraternité et de sympathie pour les homme qui veillent au chevet du malade et passent leur vie à respirer l'atmosphère empoisonnée des hôpitaux, bravant la mort présente sous les formes les plus hideuses, la mort sans gloire, sans prestige, sans renommée et sans pompe. Oui certes, l'infirmier, aujourd'hui infiniment meilleur que sous l'empire, a beaucoup plus fait pour gagner l'estime et l'affection du soldat, que celui-ci pour mériter ses soins dévoués et les prévenances, fruit de la sympathie. Aussi nous redirons : le soldat est en retard, l'infirmier est en avance.

Nous avons énoncé que l'administration a sa large part dans l'arrêt apporté au perfectionnement moral de l'infirmier, et qu'elle devient conséquemment passible des reproches adressés à l'exécution du service.

Le médecin ordonne le traitement, et on lui conteste le droit de punir directement celui qui refuse d'obéir ou qui n'exécute pas en temps convenable les prescriptions formulées. On chercherait en vain dans toute l'armée une autre anomalie aussi monstrueuse. Si le médecin veut réprimer un abus ou sévir contre une infraction, il faut qu'il ait recours à une foule d'intermédiaires, aux officiers de l'administration ou de l'intendance, qui, toujours inhabiles à distinguer les nuances, et incapables d'apprécier, au point de vue d'une science qu'ils ne connaissent pas, la gravité d'une faute, sont portés à l'atténuer et refusent même quelquefois la punition demandée par le chef de service. En tout cas, la répression n'arrive que tardivement et perd la moitié de son effet.

Ainsi soustrait à l'autorité directe du médecin, l'infirmier se sent disposé à le considérer presque comme un étranger et à n'accepter en aucune façon son influence salutaire. De là il n'y a qu'un pas à regarder les fonctions hospitalières comme un accessoire (1), et le soin du mobilier comme la mission capitale. Cette tendance malheureuse et éminemment préjudiciable à l'homme malade, est encore fortifiée par les priviléges et l'avancement donnés préférablement à ceux qui se distinguent ailleurs qu'au lit du malade, et par la déplorable habitude de confier souvent les fonctions les plus importantes et fondamentales, celles d'infirmier major des salles, à des caporaux et même à de simples soldats sans autorité suffisante sur leurs subordonnés, tandis qu'on prodigue les sous-officiers dans les magasins et dans les bureaux. Comme résultat inévitable de cette fausse répartition et des insinuations qu'elle entraîne, il arrive que

---

(1) Un comptable d'hôpital écrivait un jour à un intendant : Les officiers de santé, *cet accessoire si important des hôpitaux militaires*, font bien tout ce qu'ils peuvent, etc.

l'infirmier a plus soin du lit que de celui qui l'occupe, a plus à cœur de tenir un cahier au courant ou le plancher bien lavé, que d'entourer de sollicitude le malade relégué au second plan au point de vue de l'importance.

Telles sont les fâcheuses conséquences des préjugés de l'armée et des règlements administratifs.

Aux vices inhérents à l'administration actuelle, un remède souverain sera bientôt apporté par la nouvelle organisation du corps militaire de santé, organisation qui lui conférera des pouvoirs directs sur les agents dont la mission est de concourir au succès du traitement. Mais les préjugés de l'armée de pourraient être déracinés que par un concours et une continuité d'efforts qu'on ne doit pas se flatter d'obtenir. Il faut conséquemment tourner l'obstacle, puisqu'il est trop difficile de le battre en brèche.

Nous ne proposerons pas d'appeler aux fonctions d'hospitaliers des détachements plus ou moins souvent renouvelés, fournis par les différents corps de la garnison. Ce système, usité encore dans quelques États, après avoir été autrefois en vigueur dans les armées impériales romaines, aurait plus d'inconvénients que d'avantages. D'abord, au lieu des soins affectueux de la camaraderie, on n'obtiendrait souvent qu'un service fait avec répugnance et à contre-cœur; il faut en effet une vocation spéciale et un genre de courage tout particulier pour remplir les fonctions d'infirmier. En second lieu, l'expérience ne peut être remplacée par la bonne volonté; de sorte que les détachements relevés à certains intervalles fourniraient toujours des hospitaliers inhabiles.

Il nous semble que les infirmiers militaires (les hospitaliers, pour nous servir d'une expression plus convenable), devraient être choisis dans les régiments, parmi les hommes qui, déjà incorporés depuis quelque temps, ne montreraient pas beaucoup d'aptitude physique ni morale pour devenir combattants, mais seraient propres à faire de bons infirmiers, et ne manifesteraient aucune répulsion pour en remplir l'emploi. Ces hommes conserveraient l'uniforme du corps, dont ils ne seraient que détachés. Ce détachement deviendrait définitif, à moins que l'inconduite n'amenât la radiation et le renvoi au corps. L'action disciplinaire directe serait confiée aux officiers de santé et d'administration, et l'avancement roulerait, comme aujourd'hui, sur le corps des hospitaliers. Arrivés sous-officiers, ils ne pourraient plus rentrer dans l'armée; mais ils continueraient à porter l'uniforme de leur régiment primitif, auquel ils compteraient hors cadre et pour la forme. Le costume ne se spécialiserait qu'à partir du grade d'officier d'administration, auquel ils pourraient être promus dans une assez forte proportion pour leur assurer un avenir convenable.

Le système que nous proposons est mixte, bâtard, exceptionnel, il est impossible de nous le dissimuler; mais il réunit des avantages multiples : par sa nature, il élude une difficulté qui ne pouvait être combattue directement; et s'il fait la guerre aux mots et aux formes, c'est parce que les mots et les formes ont pris en France l'importance des réalités. Le mode de recrutement fournira des hommes réunissant les conditions physiques à la vocation ; la menace d'un renvoi au corps en cas d'inconduite, et la perte des droits qui se trouvaient acquis si l'on eût persisté, feront considérer les fonctions d'hospitalier comme un poste d'honneur, comme une position spéciale, et entretiendront la bonne exécution du service. La conservation de l'uniforme du régiment rapprochera l'hospitalier du soldat ; la camaraderie renaîtra, ainsi que la réciprocité d'affection qui en est la conséquence. L'action directe des officiers de santé s'opposera aux infractions matérielles, et leur influence morale entretiendra chez les hospitaliers l'amour et l'estime de leur profession.

Nous terminerons cet article par une autre question qui, au point de vue de la distribution rationnelle des matériaux, eût été mieux placée en tête, comme entrée en matière ; mais nous pouvons la rejeter à la fin, parce que sa solution est telle qu'elle ne modifie en rien notre exposé.

Faut-il conserver les infirmiers militaires ? On ne peut répondre que par l'affirmative. Un coup d'œil rétrospectif suffit pour convaincre qu'eux seuls sont aptes à remplir convenablement leurs fonctions dans toutes les circonstances possibles, en guerre comme en paix, en temps d'épidémie comme sous le règne de simples maladies sporadiques. Nous ne pouvons concevoir le bon infirmier que sous l'habit militaire ou dans les ordres. Religieux, il s'acquitte de ses devoirs comme d'une œuvre pieuse qui doit le conduire au ciel. Militaire, la discipline l'oblige physiquement, et les sentiments de fraternité lui inspirent ces paroles et ces soins affectueux qui sont l'un des bénéfices de cette touchante solidarité. Il y a plus : le religieux est naturellement enclin à l'empiétement ; il est aussi revêche envers les laïques qu'humble à l'égard de ses supérieurs. Quand bien même des difficultés matérielles ne s'opposeraient pas à l'emploi du religieux dans toutes les circonstances, nous trouverions conséquemment un autre motif d'exclusion.

Nous ne parlerons pas de l'infirmier civil qui, trop souvent, ne voit qu'un métier dans sa profession. La garde-malade elle-même, malgré la plus haute dose de sensibilité départie à la femme, n'est communément qu'un être au cœur sec et aux instincts rapaces.

Les congrégations de femmes ont su persévérer à peu près sans empiétement dans leurs fonctions premières, tandis que les ordres de religieux les dénaturent plus ou moins rapidement. La femme qui s'est vouée à Dieu est la gardienne naturelle du malade. Personne comme elle ne sait compâtir à la souffrance, recevoir les épanchements du cœur ; personne ne trouve comme elle ces paroles sans recherche et sans apprêt qui touchent, consolent et raniment. Quelle main parvient comme la sienne à diminuer les douleurs inséparables d'un pansement nécessaire ? A elle la douceur du toucher, la délicatesse des mouvements ; à elle aussi cette tranquille résignation qu'elle peut à chaque instant offrir comme un exemple à l'homme que la douleur exaspère et rend irritable. La femme seule trouve ces prévenances, ces petits soins, ces attentions, baume de la souffrance. Enfin cette frêle et délicate créature sait, comme sœur Marthe, s'élever dans les circonstances à un courage admirable et à une fermeté de résolution que l'homme pourrait envier. On a dit avec beaucoup de raison : *Ubi non est mulier, ingemiscit æger;* c'est un mot éternellement vrai.

. Aussi le projet d'introduire quelques sœurs dans les hôpitaux militaires, projet qui avait reçu un commencement d'exécution sous l'ancien régime et auquel on semble revenir, nous semble-t-il conçu pour le bien du malade. Nous sommes persuadé que cette innovation présente des avantages qui doivent faire oublier ses inconvénients secondaires.

EXTRAIT DE LA GAZETTE MÉDICALE DE PARIS
du 14 juillet 1849.

CHRONIQUE MÉDICALE.

Comme quoi la *Chronique* a porté le deuil. — Gulliver et les mirmidons. — Les rubans
rouges. — L'Académie rit.—La *Chronique* parle politique. — La syphilis à la mode.
— Un tournoi à l'Académie.—Deux partis renvoyés dos à dos à quinzaine. — Danger
des mauvaises sociétés. — La liberté d'enseignement et l'impôt progressif en Belgique. — Un vieux soleil et une nébulosité cosmique.

Depuis bien longtemps la *Chronique* ne rit plus, ne jase plus ; ses échos ont
oublié de redire les petits cancans des alentours, et les scènes qui se déroulent
et s'agitent autour d'elle ne se peignent plus sur sa rétine frappée d'amaurose sans
doute. Elle est donc devenue paralytique, la *Chronique*, puisqu'elle reste immobile, comme le dieu Terme au coin d'un champ, elle qui remuait tant des
pieds et des mains, furetait, se glissait partout, l'oreille à la piste et l'œil au
guet.

Ne vous y trompez pas, la *Chronique* est vivante, bien vivante. Vous qui l'a-
vez crue morte et qui vous en êtes réjouis peut-être, renfoncez vos cris d'allégresse, votre mauvais cœur n'aura pas cette cruelle satisfaction. La *Chronique*
vous enterra tous ; elle est bien vieille, elle a des quintes et des accès d'asthme
qui la rendent parfois un peu hargneuse et tracassière, c'est vrai ; mais, grâce
à Dieu, l'appétit est bon, et, s'il plait au ciel, ça durera longtemps.

Si la *Chronique* n'a pas été malade, pourquoi donc a-t-elle gardé la chambre ?

Les uns prétendent qu'ayant englouti un trop gros morceau, elle a dû, comme le boa, digérer silencieusement pendant plusieurs mois. C'est une fausse supposition: la *Chronique* a de très-petites dents qui mordillent, mais elle n'offre rien de commun avec le requin qui avale un homme en travers. La *Chronique* serait-elle alors un animal hivernant qui dépense dans une saison toute son activité d'une année et s'endort jusqu'au printemps? Vous n'y êtes pas. La *Chronique* était en deuil. Les malins vont dire que la *Chronique* n'a ni parents ni amis, et qu'elle a eu bien tort de porter le deuil des autres, puisqu'à sa mort personne ne portera le sien.

Vous voulez faire cette pauvre *Chronique* infiniment plus méchante qu'elle ne l'est réellement. C'est une bonne fille au fond; si bien que, pendant sa retraite, beaucoup de compatissantes personnes sont venues lui exprimer le regret de ne plus la voir paraître. Elle rejette donc aujourd'hui ses voiles funèbres et se pare des habits bariolés qu'on lui connaît.

Aussi bien, elle n'a plus aucune raison pour garder le deuil aujourd'hui. Le moissonneur venu du fond de l'Asie pour nous faucher, quitte notre champ pour d'autres terres; de jeunes pousses naissent partout et les épis à peine noués ne tombent plus prématurément sous l'instrument terrible.

Le choléra nous a quittés. Qu'il retourne dans son fangeux delta; qu'il s'y repaisse de bonzes, de faquirs et de brahmes, mais que la chair française ne l'affriande plus, et que l'amour de sol natal le retienne à jamais chez lui.

On dirait que le terrible visiteur a systématiquement ménagé les médecins. Certes, s'il avait voulu faire le méchant avec eux, il aurait eu beau jeu: il lui suffisait seulement de fermer la bouche, pour croquer tous les imprudents qui s'y précipitaient la tête la première. Il ne pouvait pas avancer d'un pas sans les trouver toujours là, opposant effrontément leur face impassible à sa face livide et froide; le cherchant partout, le poursuivant, le traquant dans tous les coins; établissant leur domicile précisément dans les lieux qu'il choisissait pour ses pénates; l'asticotant, le provoquant sans trêve ni relâche, semblables aux *picadores* lancés contre le taureau déjà furieux; allant même au devant de lui, impatients du cartel, comme on va en reconnaissance devant l'ennemi, pour étudier ses côtés faibles afin de le recevoir le plus mal possible à son arrivée.

Eh bien! non, il a respecté ceux qui bravaient sa colère, pour tomber sur les pusillanimes qui fuyaient à son approche. Il y a vraiment de quoi se rengorger et retrousser fièrement sa moustache, quand on en a. La médecine a fait peur au choléra; il n'a presque pas osé y toucher! N'allons pas si vite pourtant. Nous n'avons pas été le géant qui se mesure d'égal à égal avec le géant, mais bien des pygmées pareils à ceux qui vinrent à bout du colosse Gulliver. Notre fourmillière a si bien manœuvré, si bien poussé une foule de petits cris, déployé une multitude de petits étendards, entonné charges et fanfares, que le monstre ne s'est pas du tout soucié de hasarder son pied parmi ces nains si

guerriers. Quand il baissait la tête pour recueillir les murmures qui s'exhalaient de la troupe, les plus sinistres menaces remplissaient la conque de son
oreille; un parti menaçait de l'endormir avec le chloroforme ; un autre de l'embaumer de son vivant en le bourrant de camphre ; ceux-ci prétendaient le faire
mourir de soif, et tous le prendre par la famine ; ceux-là proposaient de l'échau-
der *intus* et *extra*, tandis qu'il était ailleurs question de changer son estomac
en glacière, etc. Au milieu de ce chaos de menaces, l'Asiatique n'a certainement pas pu démêler le plan général d'attaque ou de défense résolu contre lui ;
c'est probablement ce qui l'aura embarrassé.

Si les médecins n'ont pas payé un bien large tribut à la mort, ce n'est pas
faute d'avoir prodigué leur activité et leur dévouement; à tous, sous les plus
pauvres toits comme dans les riches hôtels, ils ont donné les mêmes soins,
toujours empressés, souvent efficaces, et des paroles d'espoir et de consolation
quand le mal était plus puissant que l'art. Sur ce grand champ de bataille, l'ennemi n'a pas été terrassé, mais la médecine a tenu bon, sans broncher, sans céder
d'un pas ; à elle donc les honneurs de la guerre ! Ses palmes sont bien gagnées, et
la Gazette Médicale ne sera pas la dernière à se réjouir d'avoir vu le président
de la république remplacer de sa propre main, sur la poitrine de l'un de ses
anciens collaborateurs les plus aimés (1), le ruban rouge par la rosette d'officier
de la Légion d'honneur. L'administration des hôpitaux, dont le zèle ne s'est pas
démenti pendant l'épidémie, n'a pas été oubliée non plus, et les largesses pré-
sidentielles ont été trouver ces hommes qui, dans leurs fonctions humbles et méritoires, coopèrent si puissamment au succès de l'œuvre du médecin. Un infirmier a été décoré au Val-de-Grâce, et tous les autres ont redoublé de zèle et de
dévouement, comprenant que leur mission, dignement remplie, est sainte et a
droit au respect des hommes.

Deux croix ont été offertes aux internes par l'intermédiaire de M. le directeur
de l'assistance, et le ministre a eu la gracieuseté d'ajouter qu'il prétendait
moins ainsi distribuer des récompenses individuelles, que témoigner au corps
tout entier la reconnaissance publique pour les services qu'il avait rendus. Par
surcroît de courtoisie, le ministre chargeait ces messieurs de désigner eux-
mêmes les deux collègues qu'ils jugeaient les plus dignes. Après une assemblée générale, les internes ont répondu au ministre qu'ils refusaient, sans donner les motifs qui les avaient poussé à cette détermination.

Si la *Chronique* est bien informée, des sentiments plus honorables et dés-
intéressés que rationnels ont dicté cette conduite. D'abord, les internes ne formant pas un corps constitué, mais une réunion d'éléments destinés à se disso-
cier, il ne serait pas possible de le récompenser en honorant quelques-uns des
leurs. Pourtant les souvenirs et l'esprit de corps se perpétuent assez, grâce à
la succession non interrompue de générations d'internes qui se suivent en s'en-

---

(1) M. Michel Lévy, médecin en chef du Val-de-Grâce.

chevêtrant, pour que la solidarité soit établie, et que les distinctions accordées aux internes aujourd'hui jettent un reflet sur les internes de demain. Le second motif repose sur une délicatesse exquise au point de vue théorique, mais d'une application radicalement impossible. Tous seraient également méritants, le hasard seul ayant jeté celui-ci dans un foyer d'épidémie plus actif, où il a pu rendre plus de services qu'un autre collègue qui, à la place du premier, eût montré le même dévouement. Mais alors pourquoi récompenser le soldat qui le premier gravit la brèche, puisque le hasard seul l'a mis au premier rang, et qu'un autre n'eût pas déployé moins de courage? Avec de tels principes, la distribution de toute récompense serait irréalisable.

MM. les internes accepteraient, dit-on, quatre croix données à leur quatre collègues morts du choléra ; elles seraient envoyées à la famille des victimes. Aux morts les souvenirs et les larmes ! aux vivants les distinctions et les honneurs !

Le ministre de la guerre a été moins généreux envers les sous-aides de l'armée que son collègue à l'égard des internes. On se souvient qu'après les journées de juin 1848, il a distribué non pas des croix, mais des trousses d'honneur. Aujourd'hui on ne parle pas davantage de rubans rouges ; pourtant la voix publique désigne assez haut de beaux dévouements, et le nom de M. Masselot, aide de clinique médicale au Val-de-Grâce, est ici naturellement prononcé.

Mais la *Chronique* tombe dans un sérieux qui pourrait bien lui faire chercher une mauvaise affaire par les colonnes supérieures, sur le territoire desquelles elle empiète évidemment. Il faut enfin se dérider une bonne fois, puisque la grave Académie elle-même défronce son sourcil, au récit des merveilleux et désopilants prophylactiques qui pleuvent tous les jours sur ses bureaux, hélas ! non pas en pluie d'or.

Que n'a-t-on pas été chercher, sur la terre et dans les airs, dans l'homme et hors de l'homme, pour trouver un père au choléra! On a tout invoqué, depuis les plus terribles agents, comme l'électricité, jusqu'à ces inoffensifs vaisseaux lymphatiques méchamment inculpés d'engendrer la maladie en se livrant aux désordres du mouvement antipéristaltique. Si l'on a beaucoup accusé, on n'a pas été moins prodigue pour élever sur le pavois. Que de remèdes, grand Dieu ! Mais comme un seul bon moyen ferait bien mieux notre affaire ! L'un voudrait nous envoyer brouter le *stachys anatolica* sur les pentes du mont Olympe; l'autre, plus patriote, ne va pas chercher si loin, car le Périgord, avec ses truffes, lui semble un instant la véritable terre promise. Les aromates n'ont pas trouvé des partisans partout; on est tombé dans les extrêmes opposés, et ici les extrêmes ne se touchent pas. De par Van Swieten, on a proposé d'ouvrir des lieux d'aisances dans toutes les rues. Infection pour infection, choisissez.... Il est douteux que le moyen soit jamais en odeur de sainteté.

Van Swieten n'est pas le seul qui ait remarqué ce singulier antagonisme. Dans la petite ville lorraine de Gerbéviller, on conte encore la chronique suivante : de tous les habitants, trois femmes seulement échappèrent à la terrible peste noire du quatorzième siècle ; l'une d'elles, forcée par la misère à chercher asile dans des lieux d'aisances, s'était trouvée si bien de ce domicile, qu'elle avait engagé deux amies à partager avec elle son étroite demeure. Ce fut leur salut. Un paysan qui passait les mit à même de commencer le repeuplement. Ici la chronique est très-crue. Nos ancêtres dédaignaient les voiles allégoriques que les Grecs ont jetés sur Pyrrha et Deucalion.

Nos représentants ont été si maltraités par le choléra, que les électeurs-médecins ont dû songer avec une sollicitude particulière à leur précieuse existence. On se souvient que la chambre était devenue un laboratoire de miasmes autant que de politique, et que tous les membres, blancs et rouges, menaçaient de tourner au bleu. Heureusement qu'un confrère vient de découvrir une très-simple manière de neutraliser le *quid divinum*, en allumant de grands feux de houille ; il veut surtout chauffer les représentants, sans doute jusqu'au rouge, et prétend les conserver par ce singulier moyen. Quoique la *Chronique* ne parle jamais, au grand jamais, politique, qu'on lui permette pourtant de glisser son mot ; elle ne présume pas que porter toute la chambre au rouge puisse jamais passer pour un procédé conservateur.

Ce vilain mal, que les Français appellent napolitain, pour se décharger du reproche de l'avoir engendré et répandu, et que les Napolitains nomment français, de peur d'être accusés d'en être les auteurs, eh bien ! ce vilain mal va devenir le chéri, le recherché, chacun s'en disputera la paternité ; car, s'il faut en croire une voix venue du fond de la province, il est au choléra ce que la vaccine est à la variole. Avec ce bénéfice, tout le monde voudra du prophylactique, hommes, femmes, enfants, laïques et ecclésiastiques. Notre confrère n'en doute pas, et propose une inoculation générale, par l'intermédiaire très-moral de la lancette. Cette grande découverte n'a pas trouvé grâce devant l'austère rapporteur de l'Académie, qui montre au novateur la rigueur de la loi en perspective, au lieu de la *récompense nationale et proportionnée au service* qu'il sollicitait, dans la profonde conviction d'avoir bien mérité de l'humanité.

— Les académiciens sont descendus en champ clos pour un véritable tournoi de politesse, dans lequel la courtoisie a triomphé, comme cela va sans dire. Figurez-vous que les étrangers inscrits pour une lecture suivent quelquefois les séances pendant toute une mortelle année, guettant le moment propice où il leur sera permis de monter à la tribune ; mais, hélas ! ils sont soumis au supplice de Tantale, car la tribune ne désemplit pas d'orateurs. En règle de bonne chevalerie, l'hospitalité exige qu'on cède le pas à ses hôtes ; aussi le comité proposa-t-il de consacrer un quart d'heure, dans chaque séance, après la lecture des rapports, à entendre les étrangers inscrits. Mais il est des gens qui aiment mieux être entendus qu'entendre les autres. Nous ne jugeons pas ici la question de savoir si le public est de leur avis ; mais l'Académie ne s'est pas rangée de leur parti : elle a combattu les peu courtois chevaliers qui, abusant de leur chez soi, voulaient à toute force faire passer leurs hôtes après eux. Leur camp, au grand honneur de la société, n'était pas nombreux : deux noirs chevaliers barbus, chevelus, touffus, hérissés, voilà tous les opposants qui ont fait tache sur l'académique assemblée.

— Si vous avez jamais été candidat, vous savez les émotions et les perplexités de l'attente ; mais ce que vous avez éprouvé n'approche certainement pas de l'angoisse des dernières élections de l'Académie. Une première épreuve ayant produit un nombre de suffrages supérieur à celui des votants (il y a évidemment un cumulard à l'Académie), on procéda à un second tour de scrutin qui ne donna à personne la majorité absolue. Le scrutin de ballottage est ouvert, et le sort des candidats s'agite. Tous deux, face à face, ils attendent à la porte, se regardent dans le blanc des yeux comme s'ils voulaient se pénétrer mutuellement... Enfin la salle leur est ouverte et chacun dévore d'avance le mot qui doit mettre fin à son anxiété et permettre à sa joie de faire explosion ; mais hélas ! c'était la journée du doute, et chaque candidat a obtenu 44 voix. Le tribunal a remis l'affaire à quinzaine, et, bien entendu, renvoyé les deux parties dos à dos.

La destinée des deux postulants a tenu à un cheveu, à un vote qui s'est perdu sur un candidat dont le nom ne devait pas être ballotté. Un seul homme, — saura-t-on jamais qui ? — s'est trouvé arbitre suprême et maître absolu de la décision de l'assemblée, qu'il pouvait faire pencher, selon son caprice, à droite ou à gauche.

Pendant ces quinze jours, les candidats ne se mettront pas en grève : le terrain sera sondé, on raffermira les parties faibles, on entretiendra les points bien fortifiés, et tous ces petits préparatifs de combat se machineront au son de mille tintements des sonnettes de MM. les académiciens, tirées bien des fois par la main tremblante des postulants.

Heureusement que la péripétie de cet imbroglio, unique peut-être dans les fastes de l'Académie, ne peut tourner qu'à l'édification générale, car l'heureux élu sera, en toute occurrence, une bonne acquisition pour l'Académie.

— Il y a des gens qui s'exposent bénévolement à se trouver en bien mauvaise compagnie, et qui se hissent imprudemment sur une estrade qu'ils prennent pour un char de triomphe, mais qui se change quelquefois en pilori. C'est une réflexion que chacun fait en voyant certains noms honorablement connus, affichés en grosses lettres sur tous les murs. Les quolibets décochés contre le voisin rejaillissent sur le nouveau venu, et les coups de dents qui déchirent l'un écornent également l'autre. La jeunesse du Val-de-Grâce, dans le journal qui lui sert d'interprète, a lâché bride à toutes ses colères contre celui de ses très-honorés chefs dont l'enseigne placarde aujourd'hui toutes les rues de Paris, promettant aux familles le vrai sirop anticholérique. Mais que l'écho se tranquillise ; un seul coup de grosse caisse ne forme pas un orchestre, et l'on sait que la réserve et la retenue sont dans les habitudes du corps militaire de santé.

— La Belgique, sans bouleversements et sans crises, marche tout aussi bien

que nous vers les idées les plus libérales. Dans le nouveau projet de loi sur l'enseignement supérieur, le socialisme scientifique ouvre à deux battants les portes
de l'Université à l'homœopathie. Hahnemann, dont les idées trouvent déjà des interprètes au sein de l'Académie de médecine de Belgique, aura bientôt des représentants officiels en toge et en toque.

De l'impôt progressif on ne parle pas tant chez nos voisins que chez nous,
mais voilà qu'on le met en pratique, et que, par arrêt du tribunal de première
instance d'Anvers, le médecin pourra en réclamer le bénéfice à ses clients.
Taxer les visites à prix fixe et les compter une à une, n'est-ce pas faire de la
science une marchandise qu'on pèse et qu'on jauge, et passer un brutal niveau
sur toutes les capacités, sur toutes les intelligences? Les tribunaux belges ont
compris tout ce qu'il y a de grossier, qu'on me passe l'expression, à matériali-
ser ainsi l'intelligence ; ils ont décidé que les honoraires seraient en rapport
avec la réputation du médecin et les services rendus au malade ; et de peur que
la famille du pauvre ne soit réduite à s'imposer de dures privations pour payer le
médecin, tandis que le riche ne retrancherait rien de ses superfluités, il a établi
que les honoraires suivraient aussi une progression parallèle à celle de la fortune du client.

— La Gazette a trop souci des intérêts professionnels du corps pour oublier
de signaler les médecins qui aspirent au scabreux honneur de représenter leurs
concitoyens. Chaque candidat a moralement droit à l'insertion de quelques lignes
de sa profession de foi, et la *Chronique* frustrerait trop le lecteur aujourd'hui,
si elle passait sous silence le manifeste qui vient de lui parvenir. Laissons le
candidat faire valoir lui-même ses titres :

« Ayant par l'étude, l'amour du bien public et la droiture de toute ma conduite, acquis le titre honorable de docteur en médecine, et par droit de concours, le grade de médecin d'armée ; fait, en cette qualité, vingt et une campagnes aux armées d'Allemagne, d'Espagne, d'Afrique et en France ; combattu
vingt-deux épidémies de maladies graves, y compris celle du terrible et redoutable choléra-morbus indien, à Oran (1834); sauvé la vie à plus de 80,000 braves
pendant les trente ans de ma carrière médicale militaire; fait paraître quatre
ouvrages en médecine, qui m'ont valu une honorable distinction dans les sciences médicales ; adressé quatre propositions de grande utilité publique au gouvernement provisoire, et successivement à deux différents ministres des finances savoir..... » Il s'agit d'abord de diminuer d'un tiers le poids des monnaies de
billon en circulation, ce qui donnerait 100 millions de bénéfice. On aurait pu croire
d'abord que le candidat était Lorrain, à le voir ainsi rogner les pièces de six
liards ; mais il n'en est rien.

Passons les deux autres propositions, qui, selon le candidat lui-même, ne
sont, comme la première, que des bagatelles, en comparaison de la grande loi
qu'il proposera s'il a le bonheur d'être élu. Cette loi *devrait exister en pratique depuis des siècles.* Par son absence, qu'arrive-t-il? « *Des milliers de ci-*

toyens ne peuvent se nourrir que misérablement : de là le manque de forces,
la ruine de leur santé, de graves maladies et une mort prématurée des chefs
de famille ; sans parler des chagrins et des larmes qui les dessèchent, eux et
leurs familles ! Les maîtres renvoient les domestiques, qui *se retirent auprès*
de leurs parents pour partager avec eux leur extrême misère et pleurer en-
semble. » Autre malheur !... Mais en voilà bien assez pour vous faire venir l'eau
à la bouche, cher lecteur ; on vous le donne en mille à deviner.... Jetez-vous
votre langue aux chiens ? Le postulant va nous dire le mot de l'énigme : *Je veux*
parler, honorables citoyens et frères, du fléau terrible et redoutable de la
grêle ! Notre confrère veut devenir non-seulement un paragrêle, mais il garan-
tira les populations des funestes résultats *des gelées du printemps, des brouil-*
lards, de toutes les intempéries de l'atmosphère et des inondations.

Honorables citoyens et frères, votons tous pour Pierre Vignes, médecin d'armée en retraite, rue du Wauxhall, n° 6, à Bordeaux.

Mais ce n'est pas tout : un petit météore a paru, — je ne dirai pas brillé —
un instant dans l'atmosphère électorale. La nébulosité cosmique n'a été visible
que deux jours, et encore dans des points si restreints que nous sommes peut-
être les seuls à l'avoir aperçue.

EXTRAIT DE LA GAZETTE MÉDICALE DE PARIS
du 28 juillet 1849.

DES ABERRATIONS

DE L'APPÉTIT GÉNÉSIQUE.

A M. LE RÉDACTEUR DE LA GAZETTE MÉDICALE.

Cher confrère,

La presse médicale et les journaux politiques ont tous parlé du sous-officier Bertrand, qu'une horrible dépravation des appétits génésiques portait à déterrer les morts dans les cimetières, pour découvrir des cadavres de femmes, débris hideux et déjà verts de putréfaction, auxquels il donnait des baisers érotiques avec plus d'emportement qu'à une chair palpitante de vie. Après cette erreur étrange de l'acte procréateur s'adressant à un corps que la terre seule réclame, une rage de destruction saisissait le fou : il mettait en pièces l'objet de sa double profanation; puis bientôt le collapsus et l'insensibilité succédaient à l'explosion de ses instincts pervertis. Alors, étendu sur la terre, il recevait, pendant les longues heures de la nuit, une pluie fine et glaciale qui le pénétrait sans l'impressionner. Il n'est pas inutile de faire observer, en passant, que cette insensibilité aux injures des agents atmosphériques se remarque chez bon nombre de fous, souvent réfractaires au plus haut point à la douleur. Dans les intervalles de ses accès monomaniaques, Bertrand menait une vie régulière ; ses mœurs étaient douces. son esprit porté quelquefois à la mélancolie, et le sens génital ne le poussait à aucune tentative insensée contre le sexe.

Évidemment cet homme était sujet à de véritables accès de folie périodiques, et que l'on résolve la question dans ce sens ou dans le sens opposé, le conseil de guerre qui l'a condamné à un an de prison a été, dans la fixation de cette pénalité, ou au delà de la limite, ou s'est maintenu bien en deçà. Il n'y a pas de moyen terme entre folie ou crime, entre l'acquittement ou une peine des plus sévères. C'est l'opinion des hommes qui ont étudié les affections humaines, au point de vue affectif et intellectuel.

Après le feuilleton si intéressant inséré par M. Brierre de Boismont dans la Gazette Médicale, et les considérations d'un ordre élevé que M. Michéa a consignées dans l'Union médicale, il nous a paru qu'il restait encore quelques remarques à présenter sur ce sujet. C'est pour elles, cher confrère, que nous vous demandons place dans les colonnes qui nous accueillent toujours avec tant de bienveillance.

M. Brierre de Boismont, passant en revue les faits les plus connus de perversion de l'instinct génésique, cite un cas dont les circonstances lui paraissent semblables à celles qui ont motivé l'accusation de Bertrand. Il s'agit d'un jeune homme qui corrompait à prix d'or les gardes chargées de veiller dans la chambre mortuaire, se glissait dans le lit où reposait le cadavre, et rassasiait son instinct sur ces dépouilles inanimées. M. Brierre de Boismont aurait pu ajouter deux autres faits : l'un, transmis par la chronique orale, est relatif à un prêtre qui, après avoir fermé les yeux à une jeune fille, céda à une attraction irrésistible et s'accola à son cadavre. La chronique ajoute même que la vierge n'était pas morte, et que, devenue mère, elle cherchait en vain dans ses souvenirs un père à son enfant, quand le coupable avoua son crime. A côté de cette histoire, trop romanesque peut-être pour mériter confiance entière, il en est une à laquelle les annales des tribunaux ont ouvert leurs pages : il s'agit aussi d'un prêtre, condamné aux travaux forcés pour avoir pollué le corps d'une femme qui venait de mourir, et sur laquelle il devait veiller en récitant des prières. Enfin M. Michéa rapporte que son aïeul a été témoin d'un pareil accouplement monstrueux, et c'était encore un prêtre qui profanait un cadavre !

S'il existe physiquement des rapports entre ces faits et celui de Bertrand, au point de vue des passions et de la psychologie, une très-grande différence les sépare.

Ne voit-on pas tous les jours une mère se jeter sur le cadavre de sa fille, un mari couvrir de baisers les lèvres violettes de sa femme morte? Ce n'est pas au cadavre, à la dépouille inanimée, que ces marques d'affection s'adressent ; c'est à l'être complet, à la personne même, que le souvenir d'une existence à peine éteinte et la persistance d'une vive affection font supposer présente encore et pleine de vie. Le spectateur froid ne voit qu'un cadavre ; mais la mère voit sa fille, le mari sa femme.

Eh bien! ne serait-il pas possible de concevoir, à la rigueur, en changeant l'aspect sous lequel on considère les impulsions affectives, que la passion érotique puisse s'adresser à cette jeune fille qui, tout à l'heure vivante et belle, est belle encore, conserve la chaleur de la vie et semble sommeiller? Que faut-il pour déterminer cette étrange perversion de l'appétit génésique? Il suffit que les souvenirs conservent de la vivacité, que les impressions légitimes reçues il n'y a qu'un instant subsistent encore lorsque leur cause excitante n'est plus; alors l'imagination prolongera la vie dans ce corps inanimé, la passion le verra non pas tel qu'il est, mais sous les couleurs empruntées dont elle est imprégnée elle-même, et l'acte qui s'adresse à la vie s'adressera à la mort.

L'amour n'est-il pas tout illusion? un cœur passionné ne prête-t-il pas beauté, esprit, vertu, à la femme laide, brute et déchue? Dans le délire érotique qui a pour objet un cadavre, l'illusion est poussée à sa limite extrême, mais ce n'est pourtant que le dernier degré de la même échelle d'erreurs.

Malgré le juste sentiment d'horreur et de répulsion qu'inspirent ces *amants de la mort*, une certaine filiation de raisonnements permet encore au philosophe de se rendre compte, jusqu'à un certain point, de leur perversion d'appétit génital, sans supposer nécessairement folie proprement dite, sans sortir en un mot du domaine des passions qui surgissent chez l'homme sain. On peut comprendre, à la rigueur, qu'un stimulant incapable de faire naître des impressions, suffise à les entretenir lorsqu'un agent plus actif les a produites; on conçoit même leur persistance alors qu'il n'existe plus de source qui les alimente. Mais si l'accouplement avec le cadavre d'une jeune fille qu'on a vue vivante et dont l'image remplit encore le cœur, si cet accouplement est peut-être possible sans aliénation mentale, il n'en est pas de même du fait de Bertrand; celui-ci implique nécessairement folie.

Il déterrait au hasard, la nuit, des cadavres inconnus; hommes, femmes, enfants, tout était retiré de la bière; puis quand il avait trouvé des cadavres de femmes, il assouvissait sa fureur génésique sur une sexagénaire, sur un corps déjà enfoui depuis treize jours et ramolli par la putréfaction! Là, pas d'illusion possible, pas de souvenir qui réchauffe la hideuse réalité, pas de passion survivant à son objet; ce n'est pas une erreur des instincts affectifs, c'est leur perversion absolue, c'est une création délirante, une aliénation radicale du sens intime. L'inutile mutilation qu'il pratiquait avec fureur, et dans laquelle il puisait de nouvelles jouissances, est une preuve de plus pour établir la réalité de sa monomanie périodique. Il ne fallait donc pas enfermer comme un coupable, mais confier aux soins des médecins aliénistes, cet homme dont la folie avérée n'a pas d'analogue dans l'histoire.

Une révélation, une sorte de confession qui nous a été faite, établit pour nous la possibilité de l'appétit génésique pour le cadavre encore chaud d'une femme qu'on vient de voir pleine de vie, sans que cette aberration implique aliénation mentale. Les circonstances dans lesquelles un homme jouissant de toutes ses facultés intellectuelles, nous a ainsi ouvert les replis de son cœur, méritent d'être spécifiées.

C'etait en Afrique, au milieu d'un camp ; depuis trois mois nous y plantions nos tentes, et aucune femme n'était venue satisfaire les robustes appétits de nos soldats. Un homme examinait attentivement un coq qui saillissait une poule destinée à la cuisine et jetée par terre morte et sanglante. Il est inutile de dire comment, devant ce spectacle, je devins le confident de ses secrètes passions ; l'important, c'est de les faire connaître. Il me conta comment la vue de jeunes femmes mortes en conservant leur beauté l'avait impressionné au point de faire naitre en lui des désirs qui se révélèrent par l'érection prolongée... Notons bien qu'il y a eu désir seulement et non pas accomplissement. Il ajouta qu'il préférerait s'accoupler avec le cadavre chaud d'une jeune femme surprise subitement par la mort avant que la maladie ait altéré ses formes et sa fraîcheur, qu'avec une femme vivante, mais ridée par les ans et flétrie par la maladie ; la morte, selon sa propre expression, est alors, aux yeux de l'amour physique, bien plus vivante que la vivante. Il faut avouer que la seule idée d'établir une telle comparaison est déjà une bien étrange conception. En train de franches confidences sur les excitants de l'appétit génésique, ce militaire nous signala un fait dont nous pûmes vérifier l'exactitude. Il nous fit voir un coq qui, après avoir terrassé son adversaire, cherchait à le sodomiser, et insistant quelquefois jusqu'à éjaculation, quand l'ennemi battu était acculé de manière à ne pouvoir fuir. L'observateur prétendait avoir vu assez souvent les chiens se livrer au rapprochement de sexes semblables, et cela jusqu'à intromission ; il pensait que les mêmes influences climatologiques produisaient et ces accouplements chez les animaux et la sodomie chez l'homme. Nous laissons la responsabilité de cette opinion à son auteur.

D'autres exemples d'aberration de l'instinct génital trouveront naturellement place ici ; ce sera quelques éléments de plus sur cet article, que l'on grossirait démesurément si chacun déposait les confidences qu'il a reçues.

Un fourrier d'un régiment de ligne dont nous n'indiquerons pas le numéro, apportait très-souvent des canards à la table des sous-officiers ses commensaux. La répétition du même rôti et la prodigalité de leur camarade, éveillèrent quelques soupçons vagues qu'on éclaircit bientôt. Le fourrier avait une singulière manie, qu'on dit n'être pas ignorée de quelques Faublas épuisés de la capitale : il incisait le cloaque du canard, afin de remédier à la disproportion, et coupait la tête de l'animal à un moment choisi, pour faire tourner à la volupté ses dernières convulsions. C'étaient ces canards qui paraissaient sur la table des sous-officiers. Le fourrier fut expulsé du régiment.

On a sans doute remarqué un bien simple moyen de propreté auquel ont recours les chiens après l'exonération du gros intestin : repliant leurs pattes de derrière sous le ventre, ils trainent sur la terre l'orifice anal devenu saillant, et manœuvrent ainsi à l'aide de leurs pattes de devant. Il serait possible que ce procédé n'eût pas le but que nous lui assignons, et fût tout simplement destiné à calmer la démangeaison. Ce petit problème de minime histoire naturelle nous importe peu, du reste ; c'est son imitation par un homme qui nous intéresse. Pourquoi ne pas le dire? C'était un capitaine qui se charriait ainsi sur l'herbe dans un but voluptueux.

C'était encore un vieux militaire qui se contentait de titiller à coups d'épingles le lobule des oreilles des jeunes filles, jusqu'à ce que le sang en sortît ; un militaire encore, dont la volupté résidait dans des pratiques si burlesques qu'il est fort malaisé de les exprimer. Il nous suffira de dire que certains aliments venteux étaient l'alimentation indispensable de celles qui voulaient lui plaire, et que son plaisir consistait dans la vibration du droit de l'abdomen, sans doute, mis en branle sous une impulsion qu'on ne peut deviner sans être pris de fou rire.

Vous nous demanderez sans doute, cher confrère, comment il se fait que toutes ces citations d'appétit génésique perverti ont toutes des militaires pour héros. Cela s'explique de deux façons : d'abord, ayant vécu dans les régiments, nous y avons puisé d'autant plus facilement ces faits, que le laisser-aller et la confidence y sont monnaie courante ; en second lieu, ces singularités sont peut-être relativement plus communes chez les militaires que dans la classe civile. Le célibat produit chez eux ce que le vœu de chasteté développe quelquefois chez les prêtres, non plus, chez ceux-ci, à l'état de singularité, mais de monstruosité et de crime.

Plutarque dit que la pédérastie fut la conséquence des gymnases, où les formes des hommes se montraient à nu. Nous avons nous-même attribué ce même vice, chez les Mahométans, à ce que le sens génésique ne trouvant pas de stimulant dans la vue des femmes qui ne paraissent en public que sous l'aspect de masses informes ensevelies sous des draperies, est réveillé par la contemplation de jeunes enfants à la peau douce et rosée (1). Chez les militaires, le célibat, l'abstinence faute de moyens pécuniaires, le logement en commun, amènent les mêmes résultats. Dans certains bataillons d'Afrique, chez les disciplinaires surtout, ces passions dégoûtantes sont développées sur une large échelle, et rappellent les guerriers de Sparte et surtout le bataillon sacré de Thèbes. Dans un corps de troupe algérien, certains individus étaient journellement désignés par leurs camarades sous le nom de mademoiselle Victorine, Augustine, etc., etc. Une répression sévère a mis fin à ces scandales (2).

---

(1) LETTRES D'AFRIQUES. GAZ. MÉD., 1847, p. 229 ; et in-8°, p. 54, chez Victor Masson.

(2) NOTE DU RÉD. — Dans cette lettre, fort intéressante à plus d'un titre, notre spirituel confrère n'a peut-être pas établi une différence assez tranchée entre la dépravation des mœurs et la dépravation des instincts. Cette confusion aurait plus d'un inconvénient : il faut que les médecins surtout, qui tiennent la clef du progrès, n'ouvrent pas la porte aux abus.

EXTRAIT DE LA GAZETTE MÉDICALE DE PARIS
du 28 juillet 1849.

BIBLIOGRAPHIE.

—

CONSIDÉRATIONS SUR L'ALGÉRIE (1);

ÉTUDES SUR L'ALGÉRIE ET L'AFRIQUE (2);

PAR

M. BODICHON,

Docteur-médecin à Alger.

———

Les hommes auxquels sont confiés le gouvernement et la colonisation de
l'Algérie, sont souvent le résultat de choix si précipités ; les militaires aux
mains desquels on remet cette tâche, ont quelquefois reçu une instruction
et une éducation qui les rendent si peu aptes à s'en acquitter fructueusement ; enfin l'autocratie, le manque de contrôle et de critique, conduisent,
dans quelques circonstances, les hommes en place à de tels abus et surtout
à de telles réticences, que le médecin désireux d'utiliser toutes ses connaissances et ses aptitudes, et d'user de son indépendance pour la recherche

———

(1) Un vol. in-8°. Paris, 1845.
(2) Un vol. in-8°. Alger, 1847.

de la vérité, a devant les yeux une mission aussi étendue que périlleuse. Les dangers et les travaux sont assez multipliés pour que les plus hardis y renoncent le plus souvent. Honneur donc à ceux qui consacrent leur vie et sacrifient leurs intérêts au désir de servir la chose publique. La tentative seule est un mérite, et les succès obtenus sur ce champ de bataille contre l'erreur, le mensonge et l'intrigue, valent bien la palme du guerrier.

C'est dans la catégorie de ces hommes probes et laborieux, indépendants et penseurs, que se range M. le docteur Bodichon, fixé en Algérie depuis une époque voisine de la conquête.

Ce qui distingue les travaux de cet honorable confrère, c'est une entière indépendance dans un pays où il est dangereux de dire tout ce que l'on pense ; c'est l'étude approfondie des races algériennes et des influences que le climat, la religion et le régime gouvernemental exercent sur elles ; ce sont des aperçus sur les métamorphoses que ces races doivent nécessairement subir au contact des colonisateurs européens ; enfin des déductions politiques que nous laisserons ici de côté pour ne nous occuper que de l'antropologie, parce que cette dernière science seule offre des points de contact avec la médecine.

Les travaux de M. Bodichon l'ont mis assez en relief pour lui faire jouer un rôle social et politique en Algérie, et pour le porter à deux doigts de la représentation nationale. Le libre-parler, l'austérité et le libéralisme des principes, la franchise et la netteté des moyens, devaient nécessairement rattacher beaucoup de partisans à M. Bodichon, sous le régime actuel ; mais, d'autre part, les critiques n'ont pas été épargnées, et voici le côté faible auquel elles ont pu s'attaquer. L'auteur ne tergiverse jamais avec les principes : une fois qu'une vérité a été par lui rigoureusement établie, il poursuit imperturbablement sa mise à exécution, et brise les obstacles plutôt que de consentir à se dévier un instant de la route pour les tourner. Or, lorsque ces obstacles sont inhérents à la civilisation, ancrés dans nos mœurs, infiltrés dans nos habitudes, il y a une sorte de témérité à ne pas en tenir un compte sérieux. Quand un état de choses factice est devenu pour nous une seconde nature, nous avons beau en apercevoir avec netteté les inconvénients radicaux, nous y tenons tellement qu'on ne peut nous arracher une seule concession. Et, pour le dire en passant, si les médecins sont loin d'avoir toujours réussi en politique, c'est parce qu'ils manquent tous un peu de flexibilité dans l'application des moyens, et que leur habitude de raisonner philosophiquement, leur absolue liberté de pensée, les transportent trop souvent dans un monde idéal, et leur fait perdre de vue les exigences de la réalité. Ne voulant faire aucune concession aux préjugés souverains, parce que ce sont des préjugés, ils se sont brisés en commençant leur œuvre. Avec moins de rigidité et plus de condescendance aux faiblesses humaines, ils l'eussent peut-être menée à bonne fin ; car, mieux que les autres classes de la société, ils sont capables d'apercevoir ce but dans les nuages de l'avenir. Nous ne voulons pas dire que les médecins soient utopistes et rêveurs ; loin de là, ils sont essentiellement pratiques, mais pratiques avec tyrannie, avec inflexibilité et leur emportement pour l'application immédiate perd leurs meilleurs projets.

On ne tardera pas à reconnaître que ces qualités et ces défauts, apanage de la classe médicale, sont manifestes au plus haut point chez le docteur Bodichon ; mais ajoutons de suite que si les défauts sont très-accentués, les qualités ont suivi une progression ascendante plus rapide encore, de sorte que l'éloge doit l'emporter de beaucoup sur la critique, aux yeux de tout juge impartial.

D'après M. Bodichon, les deux peuples primitifs de l'Europe sont les bruns et les blonds, dont les caractères ont été, dans l'origine, des plus tranchés au moral comme au physique. Quand la simplicité primitive se fut altérée, les bruns furent surtout représentés par les Atlantes et les Ibériens, les blonds par les Germains et les Celtes. Race brune, race blonde, telle est la dichotomie radicale de l'anthropologie européenne.

Il est incontestable que M. Bodichon a établi, avec une profondeur de vues qui rappelle quelquefois Blumenbach et une sagacité qui nous reporte souvent à G. Forster, la comparaison entre les aptitudes physiques, sociales, affectives et intellectuelles des deux races primordiales. Nous devons renoncer à donner par l'analyse une idée de ce parallèle des plus complets. Passant de la théorie à l'application, M. Bodichon ouvre l'histoire, et explique par la prépondérance d'une race sur l'autre dans tel et tel pays, les grands événements qui s'y sont passés. L'agrandissement si rapide de l'empire romain serait dû à la diversité des peuples qui formèrent son noyau ; sa corruption, sa chute, ne sont qu'une conséquence de la prééminence numérique et sociale de la race brune, je dirais presque de son existence absorbante et tyrannique, à l'exclusion de la race blonde, dans presque toute l'étendue de cet immense empire. Si ses qualités, centuplées par la concentration, ont pu amener rapidement un état de choses prospère, les défauts de la race se sont également exagérés par l'accumulation, et ont produit par leur excès une dissolution générale. Mais il n'est pas dans les desseins de la Providence qu'un grand peuple périsse ; il est régénéré par des éléments destinés à changer sa constitution, à neutraliser ses défauts, à augmenter ses qualités. La race blonde, c'est-à-dire les peuples descendus des forêts de Germanie, des bords de la Baltique, des plateaux de l'Asie, était appelée à cette mission providentielle.

Le second point capital sur lequel insiste M. Bodichon, c'est l'utilité, la nécessité des croisements. Pour qu'une race soit vivace et ne s'use pas par l'exagération de son individualité, c'est-à-dire de son caractère, de ses aptitudes diverses, de ses passions, etc., il faut que des tendances contraires, puisées dans le mélange des deux sangs, viennent mitiger, neutraliser les manifestations outrées qui lui sont propres. Ainsi la sympathie, la chasteté, le spiritualisme, la sociabilité de la race blonde, contre-balanceront la tendance à l'isolement, les appétits physiques brutaux, la cruauté de la race brune, et les qualités de celle-ci doteront la première d'attributs qui lui manquent.

La loi de la régénération des espèces par le croisement, qui au fond est une espèce de greffe, peut se formuler ainsi : entre deux races qui s'amalgament, la plus belle reproduit son type de préférence à la plus laide ; deux races laides qui se combinent engendrent néanmoins un métis plus beau que les deux types procréateurs ; les croisements embellissent les races au physique, et les perfectionnent au moral ; le croisement des races est dans les tendances instinctives des peuples : il s'exécute par suite d'attractions inhérentes à la nature humaine ; enfin, par le croisement des races, on détruira les idées exclusives de nationalité, les tendances à l'isolement, la combativité, et l'on parviendra à la fraternité universelle, à cette harmonie que des systématiques veulent créer de toutes pièces en devançant les temps, en bouleversant, au lieu de modifier insensiblement et sans cataclysme social. A un point de vue qui intéresse au plus haut degré le médecin hygiéniste, un autre bénéfice jaillira de la fusion des races : c'est le facile acclimatement des conquérants européens sous les cieux les plus brûlants ; et ici l'histoire, c'est-à-dire l'expérience, l'application, sont entièrement d'accord avec les données du raisonnement.

Voilà à peu près la substance des idées de M. Bodichon à l'égard de la greffe humanitaire, et nous pensons que tout esprit dégagé de système préconçu se rangera de son côté. Mais quand il arrive à l'application, il esquisse de tels projets de fusion entre différents peuples ; il jette de telles indications pour les unions royales, que, pour être la fidèle traduction de vérités acceptées, elles n'en sont pas moins irréalisables avec notre civilisation et l'état social comparé des différentes nations.

Arrivons à la question de l'Algérie. On pressent peut-être que ce ne sera qu'un corollaire des grandes règles que nous venons d'établir ; mais, par malheur, il n'en est pas ainsi : le peuple arabe, d'après M. Bodichon, a des destinées contraires à celles qui président à la vie des peuples en général.

Et d'abord, après avoir jeté un coup d'œil sur l'histoire depuis la plus haute antiquité, M. Bodichon formule cette maxime peu encourageante pour les partisans de la colonisation :

« En Afrique, une modification climatérique porte à la cruauté et à la détérioration morale non-seulement les peuples d'une origine tout à fait indigène, mais encore ceux d'une origine étrangère. »

Après avoir puisé les éléments de sa conviction dans l'histoire, M. Bodichon étudie les influences du sol et du climat sur l'homme, et il complète ainsi sa pensée :

« A notre sens, c'est parce qu'une influence fatale tend incessamment à les mettre en rapport avec la nature africaine. Ils deviennent cruels et barbares, parce que la nature africaine l'est elle-même, et qu'en général chaque région du globe finit par s'assimiler les êtres qu'elle nourrit. »

Les partisans de la colonisation n'ont pas à se désespérer devant cette fatalité, car, de l'avis de l'auteur, la France, grâce à son génie particulier, a la mission de modifier profondément cette terre barbare qui, à son tour, adoucira l'humeur cruelle de ses enfants.

C'est à l'aide de faits, d'arguments puisés dans l'histoire, et d'analogies logiquement déduites, que M. Bodichon arrive à établir tous ces principes.

Que deviendra la race arabe ? Elle périra, et nous devons employer tous nos efforts pour l'exterminer. Cet arrêt semble d'autant plus barbare, au premier abord, que l'auteur nous a habitués à des sentiments de conciliation, de démophilie, qui ont fait planer sur toutes ses œuvres une ardente aspiration à la fraternité, à l'harmonie universelles. Mais nous l'avons dit, c'est un des faits principaux du caractère de M. Bodichon, de sacrifier tout à la rigidité de ses principes et de sa conviction ; or, des considérations que nous ne pouvons reproduire ici, malgré leur élévation et leur originalité profonde, lui ont démontré que certains peuples sont destinés à périr — ce qui s'aperçoit à des symptômes déterminés — et que la race arabe rentre dans la catégorie de ces races vouées à la mort. En suivant l'auteur pas à pas dans la discussion, on ne tarde pas à reconnaître que ses idées humanitaires ne lui ont pas un instant fait défaut, et le reproche de cruauté ne peut plus l'atteindre.

« La destruction violente de certaines races, quoique douloureuse aux yeux de l'humanité, est cependant conforme aux fins de la nature, » dit M. Bodichon, et cela arrive toutes les fois que cette peuplade ou cette race sont un obstacle à la marche de l'humanité tout entière vers la perfectibilité. L'extermination de ce peuple n'est alors autre chose que l'amputation d'un membre pour sauver l'individu.

« Aux yeux du véritable philanthrope, ajoute l'auteur, la prise de possession de l'Amérique a été un bonheur pour l'humanité, » malgré l'extinction des races qui peuplaient les deux péninsules avant la conquête. « La misanthropie seule peut mettre les malheurs de cette occupation au-dessus des bienfaits qui en ont résulté. »

Les Caraïbes ont disparu parce que leur état social était un attentat perpétuel contre l'humanité. Il était dans les fins providentielles qu'ils fussent rayés de la liste des nations ; aussi la guerre en a fait périr, mais en temps de paix leur dissolution marchait plus rapidement encore. Le meurtre, les déprédations, les guerres intestines, les sacrifices humains et les mutilations, l'hostilité envers tout ce qui était étranger, la polygamie, l'esclavage de la femme, tout en faisait une nation dégradée qui, aux yeux de l'économie humanitaire, devait disparaître, car elle la rongeait comme une lèpre.

Dès l'origine, elle avait méconnu la loi suprême imposée à l'homme, savoir, l'obligation du travail ; c'était donc un rameau parasite et gourmand qu'il importait d'élaguer de l'arbre de l'humanité.

Or la nation arabe offre, d'après M. Bodichon, une dégradation morale qui la voue au même sort. Elle se soustrait aussi à l'influence de la perfectibilité humaine, et ne sait pas seulement conserver et perpétuer les germes de civilisation que l'Europe plante de temps en temps sur sa terre ingrate ; elle est paresseuse et ennemie des autres races, elle méprise l'agriculture, vole, pille, sodomise, se déchire de ses propres mains, n'a pas le sentiment du beau idéal, matérialise tout, est querelleuse et fanatique, n'écoute que ses instincts et n'entend pas la voix de la raison, elle accable la femme, elle a des esclaves..... elle périra comme les Caraïbes.

Voyez la race juive, au contraire : expulsée, persécutée partout, elle se perpétue et prospère ; et pourquoi ?

« Parce que, mieux que toute autre race, les Juifs ont mis en pratique la loi du travail ; parce que, en face de la civilisation, ils ne sont pas demeurés stationnaires, parce qu'ils n'ont pas été rebelles au progrès, et que leur état social n'a pas été un outrage aux lois de l'humanité. Quand ils ont possédé une terre, ils ne l'ont pas laissée inculte. En somme, parce qu'ils ont été des travailleurs dans les champs du progrès. »

Ces paroles remarquables, écrites avant la fermentation produite par notre nouvel état social, donneront une juste idée du libéralisme de M. Bodichon, et de l'élévation de ses vues humanitaires et politiques. S'il nous était permis de pénétrer dans sa vie privée, nous trouverions (véritable anomalie en Algérie) une austérité de mœurs en parfaite harmonie avec les principes qu'il professe. On peut critiquer M. Bodichon, mais toujours on l'estimera.

EXTRAIT DE LA GAZETTE MÉDICALE DE PARIS
du 4 août 1849.

RÉORGANISATION

DU

CORPS DES OFFICIERS DE SANTÉ MILITAIRES.

Quatrième article (1).

Ce qui constitue foncièrement l'armée, c'est l'homme qui porte le sabre ou l'épée, ou qui manie le fusil ; le reste n'est qu'un accessoire plus ou moins important. Les officiers de santé militaires, l'intendance, l'administration, etc., ne peuvent pas réclamer une autre place dans les cadres de la guerre ; leurs efforts doivent seulement tendre à obtenir, parmi ces accessoires, le rang qui leur est acquis et par leurs services et par les garanties qu'on exige d'eux. Or cette juste répartition, ce classement fondé sur la raison, n'ont pas été faits, l'intendance s'étant érigée en maîtresse absolue de ces différents corps, ayant absorbé leur individualité dans la sienne, au point d'arriver à se poser en rivale de l'armée proprement dite, grâce à la puissance qu'elle puise moins dans sa propre valeur que dans celle des éléments étrangers dont elle fait tourner les mérites à son profit.

C'est contre cette autocratie absorbante qui les efface et les rejette sur

____

(1) *In* Recueil.. voir les p. 3, 37 et 53.

un plan postérieur, c'est pour conquérir l'individualité qu'implique néces-sairement la spécialité de leurs études, que les officiers de santé ont réuni pendant trente ans de longs efforts qui ont abouti enfin au décret du 3 mai 1848. Ce décret les affranchit de la tutelle de l'intendance, les constitue en corps spécial, les assimile aux différents grades de l'armée.

Ce décret a été vu d'un œil jaloux par l'armée et par l'intendance. L'ar-mée, qui n'a guère que des honneurs et qui estime considérablement, à juste titre, la seule chose qu'elle a, l'armée consentirait volontiers à ac-corder aux officiers de santé l'indépendance et une augmentation de solde ; mais elle se montre peu favorablement disposée à l'endroit de l'assimilation stipulée par le décret, et cela non pas parce qu'elle n'estime point les mé-decins militaires, car elle les entoure au contraire d'une grande considé-ration, mais parce que ce ne sont pas des officiers combattants ; elle veut, en un mot, les exclure non pour infériorité, mais pour hétérogénéité. De son côté, l'intendance, qui a trop d'argent pour en faire beaucoup de cas, accorderait volontiers une solde supérieure aux officiers de santé ; mais, avide d'honneurs et de commandement, dont elle n'est pas revêtue en pro-portion de sa fortune, elle s'oppose obstinément à laisser échapper les mé-decins militaires, à cause du reflet qu'ils jettent sur elle.

Telles sont les deux influences qui ont si longtemps retardé l'exécution du décret, que les moins pessimistes pouvaient le croire étouffé ; tels sont les deux partis qui l'ont lacéré pièce par pièce au point de ne laisser que des ruines.

Cependant les dévorants se sont aperçus que si chacun emportait le morceau qui lui convenait, il ne resterait bientôt plus rien, absolument rien. Or le décret du 3 mai constitue un droit trop bien acquis, et les of-ficiers de santé militaires sont en proie à une souffrance trop évidente, pour qu'on ose leur refuser toute amélioration. De là convention non pas for-mulée, mais instinctive, par laquelle les deux partis se sont arrêtés à ces dispositions : n'accorder aucune réforme radicale, mais des améliorations ; s'en tenir, en un mot, au système des concessions.

Après avoir été fabriqué dans ce sens par les bureaux de la guerre, un nouveau décret vient enfin d'être mis sous les yeux du conseil d'État.

Mais le conseil d'État a-t-il bien mission de formuler un nouveau décret, ou, ce qui revient au même, de modifier le fond, la substance de l'ancien décret, et les bureaux de la guerre se trouvaient-ils bien en droit de faire subir à celui-ci une première altération ?

Évidemment non. La GAZETTE MÉDICALE (1) a surabondamment établi

-----

(1) Gaz. méd., 1849, p. 235.

que la chambre avait simplement renvoyé le règlement au conseil d'État
pour le mettre en harmonie avec le décret du 3 mai, et que les délibéra-
tions de la constituante doivent être considérées comme une consécration
de ce décret, auquel force de loi ne peut conséquemment pas être contestée.

Devant ces faits positifs, la conduite des officiers de santé est bien tracée : 1° engager la chambre à rappeler que, par son ordre du jour, le décret a été reconnu, et qu'il ne peut pas être modifié par les bureaux de la
guerre; 2° représenter au conseil d'État que sa mission consiste à mettre
le règlement en harmonie avec la loi du gouvernement provisoire, sanc-
tionnée par le vote de la chambre, et non pas avec un décret émané de bureaux qui n'ont aucun pouvoir comme législateurs.

En supposant que ces raisons ne soient pas acceptées, en admettant
que la nécessité d'un nouveau décret soit reconnue, la marche suivie n'en
serait pas moins extrêmement irrégulière et radicalement vicieuse. Il tombe
sous le bon sens qu'une loi fabriquée par les bureaux de la guerre, juges
et parties, est une anomalie probablement sans exemple.

Lorsqu'il s'est agi de reconstituer le corps des médecins militaires en
Belgique, le gouvernement a demandé successivement trois projets de loi,
savoir : au conseil de santé des armées, au ministère, à la chambre;
chaque corps a présenté ses modifications, a fait des additions ou des sup-
pressions. Le triple projet a été ensuite renvoyé au conseil de santé qui a
eu l'excellent esprit de sacrifier quelques-unes de ses prétentions, et a si
bien concilié les trois libellés, que le gouvernement a adopté son travail
définitif. Pourquoi le conseil de santé des armées françaises ne serait-il pas
appelé à la même mission? pourquoi ne laisserait-on pas dire leur mot,
sauf contrôle, aux médecins de l'armée, dans cette affaire qui, pour eux,
est une question de vie ou de mort?

Un pareil mode, si nettement indiqué par la raison, n'a pas été adopté,
et le projet émané des bureaux est aujourd'hui au conseil d'État.

Il porte le cachet que nous avons spécifié : rien que des concessions,
pas de réformes radicales.

Le corps des officiers de santé militaires formera bien un corps distinct fonctionnant par lui-même, sous l'autorité supérieure du ministre;
mais, comme on le sait, le ministre, ne pouvant être partout, se
fait représenter par des délégués; or le délégué du ministre envers les
officiers de santé pourra être pris dans le commandement ou dans l'administration, ce qui revient à dire qu'on aura toujours dans les hôpitaux un
intendant pour chef, au point de vue administratif et disciplinaire.

Scientifiquement, les officiers de santé seront, selon toute probabilité, entièrement affranchis par la lettre du règlement ; les propositions se feront par les chefs des hôpitaux et par le conseil de santé, sans passer par l'appréciation de MM. les membres de l'intendance. Soit, mais, à notre sens, cet affranchissement ne sera pas aussi complet qu'on pourrait se le figurer à première vue ; car, d'abord, les intendants, revêtus d'une autorité supérieure disciplinaire et administrative, influeront nécessairement sur ces propositions, et, en second lieu, le directeur de l'administration et les bureaux de la guerre auront une action puissamment perturbatrice sur elles, quand elles passeront des mains du conseil de santé dans celles du ministre.

Ainsi donc, pour que l'affranchissement des médecins militaires soit complet au point de vue scientifique, il faut qu'ils soient émancipés sous tous les autres rapports, et qu'ils aient des représentants au bureau des hôpitaux.

Voilà le morceau du décret que l'intendance a emporté ; voyons la part de l'armée.

Le projet ne stipule pas une assimilation précise et complète, et il remet à un règlement à intervenir la fixation des honneurs et des préséances. Il établit seulement que les solde, prestations et retraite seront fixées comme il suit :

Inspecteur, membre du conseil de santé.	général de brigade.
Principal	colonel.
Vice-principal	lieutenant-colonel.
Major, ordinaire { 2 classes données moitié au choix, moitié à l'ancienneté.	. . chef de bataillon.
Aide-major, Id.	. . . capitaine.
Sous-aide	lieutenant.
Élève sous-aide du Val-de-Grâce.	sous-lieutenant.

Deux écoles seront organisées : l'une à Lyon, et l'autre à Paris.

Quant à la création capitale des principaux inspecteurs, on prévoit qu'elle a été rejetée ; c'était, en effet, le pivot sur lequel devait rouler le corps affranchi et se gouvernant par lui-même ; or l'émancipation n'est que partielle et dans les mots, et des mains étrangères continueront à centraliser.

Il n'est pas question de la fusion de la médecine et de la chirurgie, ni de la spécialisation de la pharmacie mise à part ; mais l'avenir nous donnera certainement cet élaguement si désirable.

Telle est la substance des 24 articles soumis au conseil d'État.

Ce projet ne dit pas le dernier mot sur le sort des officiers de santé mi-

litaires ; le conseil d'État où, par malheur, la médecine n'est pas représentée, sera peut-être plus généreux que la guerre et que l'administration,
malgré l'hostilité bien connue de l'un de ses membres, le général Tarlé.
Oui, le conseil d'État qui n'a pas, comme l'armée et comme l'intendance ,
apprécié les médecins militaires dans la mêlée et en temps d'épidémie,
fera, par sentiment de justice, ce que d'autres ne veulent pas accorder au
nom de l'équité et de la reconnaissance. N'est-ce pas déjà un homme étranger à l'armée, Arago, qui a brisé le premier leurs chaînes ?

S'il en arrive autrement, c'est pour les officiers de santé militaires une
suite d'efforts à recommencer, jusqu'à ce qu'ils aient obtenu l'affranchis-
ment complet et l'assimilation précise ; là seulement nos confrères de l'armée doivent s'arrêter, parce qu'alors seulement ils auront obtenu justice.

EXTRAIT DE LA GAZETTE MÉDICALE DE PARIS
du 11 août 1849.

PROMENADE MÉDICO-CHIRURGICALE

A L'EXPOSITION

DES PRODUITS DE L'AGRICULTURE ET DE L'INDUSTRIE NATIONALES.

Les dentistes. Le roi des fous. Petits conseils aux professeurs de prothèse dentaire. — Anatomie clastique du docteur Auzoux. Des hannetons pour 250 fr.!! Le ver à soie monstre. Exhibitions peu décentes et nécessité de la feuille de vigne. — Anatomie pathologique de MM. Thibert et Robert (de Strasbourg). Appétence et inappétence. La nature et les imitations. — Un plessimètre d'or et un guerrier de fer. Amour + 4, et jugement — 1. Les sangsues de M. Alexandre. Miscellanées. Interméde au bénéfice des huitres. Richesses de cette bonne Algérie. Graves études en dinant. M. Bouchardat fait fermer les fabriques de sucre. Les conserves alimentaires ; petit souper fin d'Ulysse et de Pénélope. Méthode Boucherie pour la conservation du bois. Un bouquet de mille couleurs. Cinquième acte et dernier tableau : le palais du roi des fous.

L'humeur gaie ou maussade qu'on a tout un jour dépend bien souvent de la première impression reçue à son réveil. Si on s'est levé de travers, comme on dit, on sera pessimiste du matin à la nuit, on verra tout en noir, et les yeux prévenus ne trouveront que teintes sombres dans les frais tableaux dont les couleurs roses et fraiches sourient à l'œil. Si, au contraire, on a commencé sa journée sous l'influence épanouissante d'une impression agréable, on apercevra tous les petits événements de sa journée à travers un prisme qui jettera sur eux son reflet. Heureux ceux qui se lèvent avec un sourire sur la bouche, car ils se coucheront avec une joie au cœur !

Ce début, qui tourne visiblement à la philosophie, ne veut pas dire autre chose que ceci : Puissions-nous trouver, en entrant à l'exposition des produits de l'industrie, quelque bonne petite chose qui nous fasse bien rire, afin qu'un air de gaieté nous accompagne dans ces longues et nombreuses galeries. Or le hasard nous sert parfaitement, car nous voilà devant les tableaux de MM. les dentistes.

Chacun a lu sa Notre-Dame de Paris. Quel épisode désopilant que celui de la fête des fous ! Le plus grave personnage peut-il garder un front austère, quand il se figure toutes ces drôles de têtes paraissant tour à tour au guichet, et luttant à qui fera la plus laide grimace ? C'est Quasimodo qui l'emporte ; vive le roi des fous !

Pas n'est besoin de remonter si loin dans le moyen âge, pour trouver un aussi réjouissant combat ; les tableaux de MM. les chirurgiens et médecins dentistes, professeurs de prothèse, etc., sont là pour vous le dire. N'ayez pas peur d'eux, ils montrent tous les dents, mais ils ne sont pas méchants au fond ; seulement n'approchez pas trop, car ces râteliers qui fonctionnent sous l'influence d'invisibles masséters, mordent bel et bien, et ne vous rendraient que hachés menu comme chair à pâté.

Ne vous arrêtez pas longtemps devant M. Dés.. ... ; ses mécaniques sont d'une désespérante immobilité, et il n'y a pas une seule grimace à étudier. C'est que le célébrissime dentiste se repose sous ses lauriers ; il a été déjà roi des fous, et on ne l'est pas deux fois dans sa vie. Il faut que chacun vive et fasse rire à son tour.

Depuis longtemps on reproche à la clef de Garengeot de faire basculer la dent, au grand dommage de l'alvéole, trop souvent brisée sous cette pression qui la saisit en flanc. Le remède est facile à indiquer : il faut tirer droit. Malheureusement les instruments inventés pour obéir à l'indication, ne sont pas aussi simples que la formule est courte, à telle enseigne que le davier perpendiculaire exposé par M. Dés...... constitue à lui seul un véritable petit arsenal monté sur un piédestal de telle dimension, qu'il pourrait presque supporter la statue ozanore de son maître. Sachons gré néanmoins à l'auteur de ses louables efforts et de sa tentative d'exécution, mais répétons, en paraphrasant, un mot bien connu de ceux qui lisent les préfaces : le besoin d'une clef ou d'un davier à traction perpendiculaire continue à se faire généralement sentir.

Quand on emprunte à l'art un ornement que la nature a refusé ou qu'une caducité précoce a détruit, on ne cherche pas son modèle dans les défectuosités, mais dans les beaux types. Ainsi, un dentiste ne s'avisera pas de fabriquer des râteliers de dents artificielles mal alignées, noires et minées par la carie. M*** ne paraît pas avoir été pénétré de ce principe, ou bien il a eu le malheur de ne rencontrer que des individus anémiques et frappés de scorbut, car toutes les gencives de son tableau sont d'un bleu ecchymotique ou d'une teinte pâle et blafarde tout à fait maladive.

Ici, au contraire, une exhibition champenoise nous étale une suite de gencives

d'un rose a faire envie à la reine des fleurs. L'enseigne porte : *Orthodontie.*
Quel parfum grec dans ce mot ! mais pas une seule grimace ! C'est désolant....
Passons.

Enfin nous avons trouvé notre affaire, car nous voici devant le mirifique étalage de M. Paul S.., médecin et chirurgien dentiste de la Faculté de Paris.
Quels mouvements variés, combinés, décomposés ! Comme tout cela joue, se
trémousse, bâille et rebâille, croque et recroque dans le vide ! Les dents se livrent à de véritables figures chorégraphiques. Voyez ces trois ostéides qui se détachent de la mâchoire inférieure pour aller au-devant d'une dent qui s'avance
blanche et solitaire ; ça vous représente à merveille la pastourelle, trois personnes d'un côté, une dame seule de l'autre. Là ne se borne pas le ballet des
ostéides : avec un peu de bonne volonté, on retrouverait en avant deux et la
poule.

Nous avons enfin élu le roi des fous pour 1849. Écoutons son discours d'installation :

« On ne saurait trop se mettre en garde contre certains charlatans éhontés
qui ne s'appliquent qu'à exploiter la crédulité publique ; ils font précéder leur
nom des abréviations M^d ou Mⁱⁿ, pour faire croire qu'ils sont *médecins dentistes.*
Ils se disent aussi *inventeurs* de procédés plus ou moins problématiques ; enfin,
ils poussent l'effronterie jusqu'à se dire auteurs d'ouvrages sur l'art du dentiste.
Il faut, pour confondre ces empiriques, leur demander une ordonnance. *Ils ne
sauraient l'écrire.* » *Plaudite, cives.*

Malgré la grande variété des dents, minérales ou non, à une ou deux teintes,
empruntées à l'hippopotame ou au cheval marin, on ravirait néanmoins assez
facilement la palme au roi d'aujourd'hui.

Ses râteliers n'exécutent qu'une vulgaire mastication par élévation et abaissement successifs ; le mouvement de latéralité, de broiement, ajouterait beaucoup
au naturel et au pittoresque de la chose. Enfin, la démonstration de l'efficacité
des râteliers ne sera pas complète ni bien convaincante, tant qu'une enseigne
vivante ne restera pas là toute la journée, entamant toutes sortes de mets avec
des dents artificielles. Par les temps qui courent, on trouverait facilement des
gens qui se feraient arracher toutes leurs vraies dents, privées du plaisir de la
mastication faute de matière, et qui accepteraient un faux râtelier, à condition
qu'on fournirait à celui-ci des occupations variées et garanties durables. En attendant ces perfectionnements, vive le roi des fous de 1849 !

Mais, en conscience, nous ne pouvons pas le quitter encore, car c'est un si
bon roi ! Henri IV voulait que chaque paysan pût mettre la poule au pot ;
M. Paul S..... veut que tous ses sujets ait un palais bien meublé, et, croyez
moi, c'est un homme assez habile pour y parvenir, plaisanterie à part.

Une foule compacte se presse un peu plus loin, autour de la riche collection
élastique du docteur Auzoux. Quand nous passâmes, un enfant poussait des cris
de joie en apercevant un hanneton monstre, douze fois plus grand que nature ;

puis, tendant ses deux petits bras, il pria sa bonne de satisfaire sa fantaisie. Mais, par malheur, ce gigantesque coléoptère n'a rien de commun avec ceux qu'on vend dans les rues pour 2 liards : il coûte 250 francs !! Aussi la bonne refuse, l'enfant pleure, et personne n'achète le hanneton. Il n'y a guère qu'un fils de France qui pourrait se passer un si cher caprice; or nous sommes en république, mauvais temps pour les hannetons Auzoux.

Le colimaçon de 2 pieds, le ver à soie de 80 centimètres, la sangsue de 60 centimètres, sont également des petites bêtes bien grosses et fort chères; car le prospectus nous apprend que cela coûte de 200 à 250 francs. Mais le ver à soie présente un intérêt réel, qui lui vaudra certainement plus d'amateurs qu'au hanneton monstre.

Cette pièce, qui ne figurait pas à la dernière exposition, mérite une mention spéciale, à cause de son heureuse exécution et du curieux mécanisme dont elle montre les plus secrets rouages. Après avoir successivement découvert et examiné, dans tous leurs détails, les systèmes musculaire, vasculaire et nerveux, on arrive à l'appareil sécréteur de la soie. C'est dans deux canaux repliés sur euxmêmes, à peu près comme l'épididyme, que le liquide est fabriqué. De là il se rend dans deux réservoirs allongés, donnant chacun naissance à un tube, double tuyau qui se résume bientôt en un seul canal. Celui-ci est l'aboutissant de deux bouquets de muscles composés de quatre faisceaux; chaque paire de muscles se contracte alternativement, ce qui fait subir au fil de soie la torsion nécessaire pour lui donner de la ténacité et de la résistance. Une dernière filière tasse et condense la matière, l'étend et l'allonge, polit sa surface, abat les spires produites par la torsion, et le fil est enfin sécrété par le ver à soie. Le petit ouvrier a fini sa besogne; c'est à l'homme à reprendre le produit, et à le soumettre aux manipulations qui le rendront propre aux usages suxquels il le réserve.

Dans le parterre figuraient des femmes et des vierges, dont aucune ne regardait en face l'exposition, mais obliquement et de côté. Cela nous donna à deviner quelque crudité médicale indiscrètement exhibée devant le public; effectivement, en suivant ces regards timides, notre œil a rencontré une douzaine de matrices accrochées par rang de taille. Que les hommes déjà barbus approchent; après les avoir soumis à un coup d'œil investigateur, comme cela se pratiquait jadis envers les amateurs du n° 113, on leur ouvrira, comme des boîtes à bonbons, toutes ces matrices, au fond desquelles ils pourront voir les métamorphoses que subit le germe, du premier au trentième jour, du premier mois au neuvième. C'est avec le plus vif intérêt qu'on suit pas à pas le développement de l'embryon, la formation de la vésicule vitelline et sa disparition; on compte les membranes, on apprécie leur épaisseur, on peut mesurer du regard la poche amniotique. Tout cela est d'une vérité frappante, trop frappante peut-être pour le public qui afflue dans les galeries; car cette énorme matrice coupée en deux et montrant ces flancs ouverts, ces trompes qui s'érigent, ces cols qui font saillie et s'entr'ouvrent avec une sorte d'indiscret appétit, sont d'une crudité que le médecin seul peut supporter sans la feuille de vigne. Certes l'on ne pourrait pas inscrire en tête du musée Auzoux, comme sur le fronton du théâtre Comte :

> Par les mœurs, le bon goût, modestement il brille;
> Et la mère sans crainte y conduira sa fille.

Dans un musée d'anatomie, nous concevons cette nudité sans voile; le médecin doit pénétrer tous les secrets de l'économie, et la vue d'un organe caché ne réveille pas dans son esprit d'autres idées que l'aspect des parties qui se montrent toujours à découvert; mais, dans un lieu ouvert à tout le monde, la pudeur a des exigences auxquelles il faut savoir obéir. Le public est un enfant qui ne doit pas être initié à certains mystères de notre art; ne découvrons donc pas tout à coup le fond du sanctuaire à ses yeux surpris et offensés.

Maxima debetur pueri reverentia....

C'est également par suite de ses études spéciales que le médecin est parfois un tant soit peu décolleté dans ses paroles et légèrement libre dans ses écrits. Eh bien ! autant ce laisser-aller et cette franchise d'expression nous paraissent naturels et sans inconvénient, bien plus, nous semblent utiles quand on s'adresse à des hommes de l'art, autant elle mérite le blâme lorsque des étrangers figurent dans le cercle. Imitons alors la retenue de ces peintres dont les mannequins nus, admis à l'exposition, disparaissent sous une enveloppe de gaze. La jeune femme qui passe devine qu'il y a là un mystère; elle continue sa route, et sa main discrète s'est bien gardée de soulever ces voiles pudiques. N'imposez pas vos crudités à la vue du public; laissez-les seulement pressentir, et attendez la première demande pour soulever la gaze et faire valoir vos richesses aux yeux des curieux.

Si M. Auzoux n'est pas le premier qui ait représenté l'anatomie en relief et à l'aide de pièces mobiles qui permettent pour ainsi dire de les disséquer et de les recomposer; s'il a été précédé, dans ce travail, par un homme auquel nous consacrons ici un souvenir, par l'ingénieux Broc, il est au moins incontestable qu'il a imprimé à cet art un cachet tout particulier de vérité, et qu'il l'a rendu populaire. Les perfectionnements introduits par le docteur Auzoux, et les nombreuses applications nouvelles qu'il a faites de l'art plastique, l'ont posé en véritable fondateur. Les pièces sorties de ses mains figurent aujourd'hui non-seulement dans nos écoles et dans nos Facultés, mais dans toute l'Europe, qui ne peut atteindre notre habileté en ce genre de reproduction; on les rencontre en outre jusque parmi les collections d'histoire naturelle que l'amateur étale dans son muséum. Enfin, le gouvernement en a doté quelques institutions supérieures, l'École polytechnique, par exemple. L'homme du monde, qu'un attrait si puissant invite à étudier les secrets mécanismes de son économie, s'adonne avec ardeur à cette étude, quand le contact répulsif et la vue hideuse du cadavre ne sont plus là pour arrêter la tentation de sa curiosité. Un peu d'anatomie finira probablement par être le complément de toute éducation libérale bien soignée.

Le vétérinaire trouvera aussi dans le musée Auzoux des pièces qui pourront singulièrement faciliter ses études. Le modèle de cheval de 1 m. 30 cent., sans être aussi parfait que le grand modèle humain, est néanmoins suffisamment détaillé pour les études d'hippiatrie. En outre, une série de mâchoires accusent nettement l'âge du cheval aux différentes époques de la vie, et d'autres pièces représentent, à tous leurs degrés de développement, les différentes tares du cheval : courbes, jardes, éparvins, formes, suros, osselets, etc.

L'anatomie plastique de M. Thibert et les pièces de M. Robert (de Strasbourg) ne pâlissent pas devant la riche collection de M. Auzoux ; si elles n'attirent pas autant les regards, c'est parce que, moins nombreuses et moins variées, elles ne sont pas groupées en un véritable musée d'anatomie humaine et zoologique. D'ailleurs, M. Thibert s'est restreint à la reproduction de l'anatomie pathologique, et, si nous ne nous trompons, c'est là peut-être la véritable, la plus utile mission de l'art plastique. En effet, l'anatomie normale peut se faire à peu près en tous lieux ; on trouve toujours aisément au bout de son scalpel l'objet qu'on désire revoir, tandis que certains désordres créés par la maladie se présentent bien rarement, et leur image demande à être fixée sur le carton-pâte.

L'opération délicate de la ligature des artères ne nous semble pas devoir être facilitée bien notablement par les incisions simulées, car celles-ci ne peuvent représenter qu'un temps de la manœuvre ; or, on n'arrive sur le vaisseau qu'après des recherches et des dissections dans lesquelles on est guidé par des points de repère successifs, et une entaille à physionomie immobile et invariable ne saurait donner une idée de ces manœuvres, dont l'objet change à chaque instant.

Après avoir fait une petite moue de dégoût devant les cervelles dénudées, les muscles disséqués et les chairs saignantes, le public repose volontiers la vue sur deux tableaux de fruits et de poissons en relief. Les poissons sont jetés avec tant de naturel et leur corps paraît si bien enduit de glissante viscosité, qu'on craint de les voir à chaque instant rouler les uns sur les autres et détruire ainsi le pittoresque du groupe. Une collection de fruits, moulés et peints par M. Thibert, garnit les tablettes inférieures. Les pêches sont d'un velouté parfait ; les aubergines chatoient et miroitent ; on croit apercevoir les pepins à travers la pellicule semi-transparente des tomates, et la reine-claude est crevassée de petites fissures béantes d'un naturel exquis On aurait réellement envie de manger ces beaux fruits, si l'appétit n'était coupé par ces hideuses figures stigmatisées par les plus laides dermathoses. Les nez d'argent de M. Biondetti ne sont pas faits non plus pour délecter le spectateur.

L'étude de l'anatomie développe à un haut point l'esprit d'observation physique et l'entente des détails ; M. Thibert l'a prouvé par ces imitations de fruits. Nous n'en avons pas trouvé qui fussent supérieurs aux siens dans les étalages des exposants spécialistes, et plusieurs de ceux-ci sont certainement bien au-dessous de M. Thibert.

C'est aussi naturel et au moins aussi beau que la nature, s'écrie-t-on en passant devant ces habiles imitations ; mais si l'on vient à apercevoir, dans la cour des fleurs, les fruits vrais de Chevet, on est obligé de revenir un peu de son enthousiasme. Les plastiques brillent quand on les considère isolément, tandis que, côte à côte avec leurs modèles, ils sont immédiatement écrasés.

Mais ne sentez-vous pas le torticolis, la migraine, des bourdonnements dans les oreilles et des lassitudes dans les jambes ? On est vite harassé et rompu, à regarder tant d'objets divers, en haut, en bas, à droite et à gauche, au milieu de cette foule qui vous heurte à chaque instant et vous vole la moitié de l'oxygène atmosphérique. Remettons, si vous voulez m'en croire, la fin de la promenade à un autre jour.

Décidément l'exposition des produits de l'industrie est la terre promise pour beaucoup ; mais parmi cent vulgaires personnes en extase à la vue de cette multitude d'objets, nous remarquons un savant en jubilation devant les étalages de Charrière. Cette admiration n'a rien que de très-naturel en pareil lieu ; car tous les instruments de notre ingénieux artiste sont si fins, si délicats, si élégants ! Mais les yeux de l'extatique demeuraient toujours fixés au même endroit, ce qui ne laissait pas que d'intriguer fort les passants. Quelles richesses dans cette verrière ! Une foule de petites plaques ailées, en ivoire, en argent, voire même en or, les unes unies et brillantes comme une glace, les autres couvertes d'arabesques, de grecques, de chinoiseries, sont les objets qui monopolisaient l'attention de l'heureux M. Piorry. Jamais on n'avait vu des plessimètres aussi splendides. La femme sur la poitrine de laquelle on les appliquerait, serait tentée de les retenir comme un médaillon ou comme un précieux bijou. Je ne connais que les spéculums de sir Henry qui pourraient lutter de luxe avec les plessimètres Charrière, et encore n'a-t-on pas poussé le raffinement jusqu'à illustrer les spéculums.

Quel est ce guerrier moyen âge dont la cuirasse, le casque, les cuissards et les brassards sont en montre parmi les appareils orthopédiques de M. Biondetti ? Nous ne songeons pas à contester l'efficacité de cette armure pour renfoncer les bosses et les courbures ; nous pensons même qu'elle pourrait broyer un homme du premier coup, car elle doit avoir la force de six à huit chevaux au moins.

Madame Martigni veut arriver au même but par la douceur. Cette méthode est conforme au caractère de son sexe. Lisez plutôt : « Chaise-tabouret qui prévient et redresse les déviations de la taille, sans l'emploi d'aucun appareil ; et elle exclut tout moyen de pression. » Avec deux ou trois chaises pareilles par famille, la classe spirituelle des bossus et des claudicants disparaîtra de la surface du globe.

Le système de Gall vient de recevoir un complément par le céphalomètre ou idjioscope, inventé par M. Idjiez, comme son nom l'indique. Savoir qu'on a la bosse de la collectivité ou de l'amativité, ce n'est pas savoir grand'chose ; car parmi les voleurs il y a tant de degrés, et parmi les amoureux tant de variétés ! M. Idjiez mesure mathématiquement les bosses ; de sorte que le phrénologiste peut dire aujourd'hui à son sujet : Vous êtes amoureux comme 1/2, ou comme 4 ; vous avez de l'imagination comme + 2, du jugement comme — 1, etc., etc.

Passons devant ces yeux d'émail pour la pathologie, qui nous regardent les uns strabiquement, les autres avec une pupille déformée, avec des taies, des pannus et mille agréments pareils, et arrivons aux sangsues mécaniques de M. Alexandre. Mais M. Alexandre a une mauvaise affaire avec l'Académie, dont il a reproduit les éloges en supprimant les phrases restrictives. Laissons le procès se juger, et, en attendant, continuons à mettre de véritables sangsues.

Un coup d'œil rapide sur les appareils orthopédiques de MM. Bechard, Lemann, sur la cage à fumigations de M. Poiret, sur le lit mécanique Valérius, sur les armatures Luër contre les crampes des cholériques, sur les nouveaux appareils à fracture du docteur Lemaux, sur des bandages de toute sorte, sur une foule de clyso-pompes, irrigateurs, téterelles, biberons, cornets acoustiques, urinoirs, portant mille noms et affectant mille formes, nous conduira hors de cette galerie, où la médecine, la chirurgie, l'orthopédie, etc., accumulent leurs chefs-d'œuvre ou leurs drôleries. Mais, de grâce, laissez-nous voir fonctionner, en passant, cette mécanique à ouvrir les huitres, car nous avons toujours aimé les huitres, — vous aussi probablement, — et nous les aimons encore mieux depuis que M. Réveillé-Parize nous en a si bien démontré l'excellence dans ses charmants feuilletons de la Gazette Médicale.

Maintenant je suis à vous. Voilà l'appareil électro-médical de Clarke, modifié par Breton ; ici les enveloppes médicamenteuses ou capsules-boîtes du pharmacien Lehuby. C'est là un moyen fort commode d'avaler toute espèce de médicaments, pour les personnes dont le pharynx ne refuse pas de se contracter sur ces boîtes un peu volumineuses.

Mais quel est ce massif autour duquel la foule circule curieuse et satisfaite ? Ce sont les produits de l'Algérie, de notre bonne, de notre excellente colonie algérienne. Voyons ce que tu as à nous montrer, *cara mia*. Ah ! que de richesses pour une fille si délaissée par ses parents ! Croyez-le bien, on en fera quelque chose de cette fille-là ; mais, de grâce, quand, toute jeune encore, elle a besoin qu'on la soutienne, ne lui dites pas cruellement : Marche, défends-toi, habille-toi, nourris-toi toute seule. Un peu de charité aujourd'hui ; demain elle vous fera l'aumône.

M. de Humboldt, un homme très-fort sur toute sorte de choses, dit qu'un acre de terre, semé de froment, nourrit à peine trois personnes, tandis que le même espace, planté de bananes, en nourrirait cinquante ! Or voyez ce magnifique régime de bananes que nous envoie un agronome aussi modeste qu'habile, M. Hardy, directeur du jardin d'essais, à Alger. Que la parmentière se cache honteusement au fond de son trou, car voici des patates roses et des colocases d'Égypte (caladium esculentum) plus grosses que la tête ; sans compter d'autres tubercules à nom baroque (boussingaultia basselloïdes) qui passent pour ne pas être excellents, tandis que nous vous donnerons tout à l'heure de si bonnes nouvelles des deux premiers, que l'eau vous en viendra à la bouche.

Vous vous êtes sans doute récrié d'admiration dans la cour des fleurs, en voyant une gerbe de quatre-vingts épis produite par un seul grain. C'est fort beau sans doute ; mais l'agronomie française doit ici encore baisser pavillon, car l'Algérie nous montre cent vingt-deux , puis cent cinquante épis obtenus avec un seul grain ! Voilà des oignons de taille à rappeler les israélites regrettant la terre d'É-gypte à cause de l'excellence de ces bulbes. Cannes à sucre, oranges, citrons, dattes, lumies, limons, jujubes, orseille, miel et cire, vins, garance, fèves de marais, pommes de terre, riz, pois chiches, anis, céréales de toute sorte, essences, safran, cochenille, etc., que de choses bonnes ou précieuses font craquer les tablettes sous leur poids ! Nous demandons chaque année à peu près pour 50 millions d'huile et de graines oléagineuses à l'étranger. Ces bataillons de bouteilles d'huile d'olive, d'arachide, de sésame, de lin, de navette, de madia sativa, vous disent assez que l'Algérie peut facilement nous approvisionner. Nous jetons hors de France, chaque année, 50 millions pour avoir de la soie, 40 pour acheter de la laine, 30 pour nous fournir de tabac.... Demandons ces produits à l'Algérie, qui nous les promet et tiendra sa parole. La pioche du mineur a tiré du sein de la terre, antimoine, fer, cuivre ; les forêts pullulent en bois d'essences estimées ; les marbres blancs n'attendent que le ciseau de l'artiste ; l'*agave americana* (1) et le *chamærops humilis,* qui foisonnent partout, donnent un papier de qualité convenable et d'une texture remarquablement solide. La médecine trouve le ricin, et un opium plus riche en morphine que l'opium ordinaire d'Orient ; les troupeaux tondent luzerne , vesce, sainfoin, si grandement venus que, n'était leur tendreté, ils les prendraient pour des arbres.

Cara mia, vous êtes une fille précoce, et non pas une enfant rachitique et nouée, comme le disent vos ennemis. Vous étalez bien un peu trop de clinquant et d'oripeaux, mais cette folle parure tient à votre âge ; vous pourriez même aller nue, vos jeunes formes ne perdraient rien à être vues sans voile.

Tout cela peut être beau, diront les algérophobes, mais cela est-il bon? Le jury central de l'exposition s'est chargé de répondre à cette demande, au sortir des salons du restaurateur Ledoyen, aux Champs-Élysées. Quelle excellente idée, quel lieu de réunion bien choisi ! Comme nous aurions fait honneur aux produits de notre belle colonie, si nous avions été de la fête ! Au reste, les convives, leur président Blanqui le premier, s'en sont fort bien acquittés. La monstrueuse patate algérienne et l'énorme caladium, mis à toutes les sauces, ont été trouvés un fort bon mets. Les huiles d'olive ont vivement excité l'admiration du jury ; elles

---

(1) Ce papier, sorti de la fabrique de M. Roque, est exposé dans la cour des fleurs, et non parmi les provenances de l'Algérie.

sont d'une qualité tellement supérieure, et leur prix de revient est tellement minime, qu'elles promettent à l'Algérie une source inépuisable de richesses. La ville de Tlemcen, il y a trois ans à peine, demandait encore ses huiles comestibles à Marseille; en 1848, elle produisait 1,500,000 litres d'huile d'olive! L'Algérie, comme l'Attique, a pour bienfaiteurs Minerve et Neptune, mais tandis que, dans la vieille Athènes, la déesse avait droit à une statue d'or, le dieu à une statue d'argent, dans notre Afrique, les deux images doivent être reproduites avec le plus précieux métal.

Cependant les études coloniales marchent toujours, de concert avec les études gastronomiques; le jury mange...... De temps en temps un citron de Tlemcen verse dans les sauces un filet piquant destiné à réveiller l'appétit des juges. Le dessert arrive, et les oranges de Blidah font oublier celles que nous envoyaient Malte et le Portugal. Enfin, on boit à la prospérité de l'Algérie ; mais il paraît qu'il est sage, jusqu'à présent, de boire avec d'autres vins que ceux de la colonie, et de goûter seulement du bout des lèvres son anisette de figues, son eau-de-vie de cactus opuntia, etc. La plus belle fille du monde a rarement tout pour elle.

Puisque nous en sommes au chapitre si important des *ingesta*, nous devons un coup d'œil aux conserves et aux pâtes féculentes. Quand bien même ce domaine ne serait pas scientifiquement du ressort du médecin, la réputation que le monde lui fait d'être fin gourmet nous autoriserait encore à explorer ce terrain.

Et d'abord, M. Bouchardat a dû bondir de joie en voyant cette belle semoule de gluten et ce magnifique gluten rubané. Voilà de quoi contenter l'appétit des glucosuriques, sans introduire dans leur économie un atome de fécule. L'usine pathologique de sucre sera alors évidemment obligée de fermer, faute de denrées pour exercer sa malfaisante industrie. Nous avons dans le saccharimètre de M. Soleil, qui figure aussi à l'exposition, un sûr et facile moyen de découvrir les plus minimes parcelles de glucose qu'elle pourrait encore fabriquer en fraude, et nous nous promettons bien de ne pas tolérer la moindre utricule amylacée, tant que l'aiguille de l'instrument se déviera du mauvais côté.

Le mauvais usage qu'une diastase sécrétée en lieu anormal fait des féculents, ne doit pas nous empêcher d'avoir un regard pour ces pâtes, dites d'Italie nous ne savons pourquoi, car, sauf le macaroni peut-être, nous les faisons aussi bien que les habitants de la botte italique.

Le chocolat appelle aussi l'attention du médecin, puisqu'il sert à l'incorporation de cent médicaments divers. Mais il serait fort malaisé de recommander tel ou tel fabricant, car c'est à s'y perdre dans les véritables rochers qui hérissent les tables, dans les stratifications superposées, dans les blocs erratiques jetés épars çà et là. A cette longue étude, il faut renoncer; nous nous contenterons de dire que le cacao, employé quelquefois à de si bas usages, a revêtu ici l'aspect le plus appétissant.

La mauvaise réputation qu'on a faite aux viandes salées, à raison ou à tort, a engendré l'art des conserves alimentaires. On peut aujourd'hui faire son tour du monde sans s'embarrasser de bêtes vivantes et sans jeter nulle part un pied d'ancre pour se ravitailler ; une boîte de conserve ouverte chaque jour donnera de la viande toujours fraîche. Que dis-je ! le tour du monde ! Ce n'est là, au maximum, qu'une promenade de quatre ans ! Ulysse lui-même aurait pu manger, pendant toute son odyssée, des viandes préparées à Troie, car M. Fastier a trouvé le moyen de conserver onze ans sa fraîcheur primitive à la chair musculaire. Le roi d'Ithaque, en arrivant à sa pauvre île, aurait donc encore avisé à fond de cale une vieille boîte pour faire un petit souper fin avec Pénélope.

Non-seulement la fibre musculaire peut se conserver longues années par les procédés aujourd'hui connus, il en est de même des sauces et des épices dans lesquels on l'a fait cuire, afin d'obtenir un mets *sui generis*. Les salmis de volaille de Chevet ont paru aussi délectables, après plusieurs années que le premier jour, à MM. les membres du jury, qu'on peut en croire, dit-on, sur cette matière comme en mainte autre expérimentation.

Les conserves de fruits de M. Jourdain ont résisté à cinq ans d'épreuves. Les tablettes de lait de M. de Lignac méritent une mention tout à fait spéciale. Le rôle que joue ce liquide comme aliment est trop connu pour qu'il soit nécessaire d'insister sur l'importance du procédé à l'aide duquel on parvient, avec un peu d'eau chaude et une tablette, à obtenir une tasse de lait. Reste aux chimistes à déterminer si le liquide alimentaire ainsi reconstitué contient les éléments essentiels du lait. Nous savons déjà que M. de Lignac est parvenu à conserver la crème dans ses tablettes, surmontant ainsi une des difficultés les plus sérieuses qui se soient présentées.

M. Boucherie a bien droit, comme confrère, a quelques mots sur l'ingénieuse et utile méthode dont il est l'inventeur. On sait qu'au moyen d'arrosage à l'aide d'un liquide chargé de sels métalliques, M. Boucherie parvient à faire absorber aux radicules des bois les plus tendres et les plus communs, des substances qui les rendent compactes, incorruptibles, et les jaspent de couleurs indélébiles aussi vives que variées. Un tronçon de bois coupé peut également recevoir le liquide qui doit opérer la métamorphose ; il suffit, pour obtenir ce résultat, d'un bien simple petit appareil, qu'on peut voir fonctionner sous ses yeux à l'exposition. Le bahut moyen âge, construit avec des bois boucherisés, miroite de couleurs si éclatantes, les stries de son moiré et les courbes de ses ondulations contrastent si vivement sans choquer le sentiment du coloris, grâce au mélange des tons perdus les uns dans les autres, qu'ici l'art a réellement surpassé la nature. Le bois de boule n'est pas plus fantastique de dessin, et les essences les plus brillamment colorées pâlissent devant ces teintes franches et riches.

M. Boucherie a institué des expériences dans le but de comparer l'action conservatrice des sels de cuivre et des sels de mercure. Ces derniers, comme on le sait, sont surtout vantés en Angleterre. Le résultat de ses expériences mérite d'être rapporté ici, car il peut fournir des indications qui sont loin d'être indifférentes au médecin. Un fragment de bois, scié dans les trois quarts de sa lon-

gueur en trois planchettes, a servi à l'expérience : la première planchette n'a
subi aucune préparation, la seconde a été boucherisée avec des sels de mercure,
la troisième avec des sels de cuivre ; puis le tout a été laissé dans la terre pendant cinq ans. Après ce laps de temps, on a trouvé la première planchette très-
altérée et détruite en partie, la seconde mal conservée et la troisième en parfait
état.

L'imprégnation au moyen de l'arrosage des racines du végétal encore sur pied,
exigeait un temps très-prolongé ; le nouveau mode ne demande plus qu'un certain nombre de jours. La maison Bénard, Périn et comp. est arrivée à colorer
plus rapidement encore, puisque huit à dix heures suffisent. C'est là un procédé
nouveau dans la méthode Boucherie ; mais notre confrère reste toujours le véritable créateur, le découvreur. MM. Bénard et Périn, en se servant, non plus de
sels métalliques, mais de substances végétales, ont résolu ce problème du bon
marché ; leurs bois exotypes, comme ils les appellent, ne reviennent pas plus
cher que l'acajou de médiocre qualité. A eux échoira donc probablement le monopole pour meubles, mais M. Boucherie restera chargé de la conservation des
bois ; car les substances végétales ne jouissent pas, comme les sels empruntés
aux métaux, du privilége de les rendre incorruptibles.

La chimie domestique a fait une utile conquête dans ces petits appareils qui
fabriquent de l'eau gazeuse sur la table même, et qui, à l'aide d'un simple mécanisme, permettent de modérer le jet et de l'arrêter à temps voulu. La civilisation ne pouvait réellement pas tolérer plus longtemps ces vulgaires bouteilles
qui crachaient impertinemment au nez la moitié de leur contenu, sitôt qu'on venait à enlever le bouchon. Les estomacs paresseux, les appétits languissants sous
l'influence des chaleurs de l'été, puiseront une nouvelle énergie au gazofacteur
Polge, au gazogène Briet, au seltzogène de je ne sais plus qui, et à mille autres
petites fabriques portatives dont les noms sont aussi variés que les formes, mais
dont le produit est toujours le même : une eau gazeuse égale en valeur à celle
qu'on obtient, à plus grands frais, en incorporant le gaz en nature à l'aide de
plusieurs pressions atmosphériques. Pour arriver à ce résultat, il faut, à l'aide
d'un diaphragme, empêcher les sels solubles purgatifs qui se forment pendant
l'opération, de se mêler à la liqueur mousseuse. En négligeant cette précaution, dont plusieurs appareils ont fait bon marché, on obtient, au lieu d'une
boisson hygiénique, un liquide qui, à la longue, devient malfaisant.

Ne pouvant pas trouver, pour clore notre promenade, un bouquet comparable
au spectacle qui a ouvert la séance, nous vous en offrons un qui, au moins, ne
laisse rien à désirer pour la vivacité et la variété des couleurs. Nous sommes
devant les produits chimiques. Le médecin n'en finirait pas s'il voulait consacrer
un regard seulement à chaque substance dont le nom se trouve dans sa matière
médicale. Le curieux a plus tôt fini ; car, tandis que l'homme de l'art sonde de
l'œil tous les flacons, sachant bien que les substances les plus héroïques
se cachent souvent sous la plus modeste apparence, le visiteur n'honore d'un

coup d'œil que les cristaux aux angles réguliers et aux brillantes couleurs, qui
s'étagent en montagnes, se creusent en grottes, s'élèvent en palais, ou s'alignent
parallèlement au fond d'une coque cristalline.

Dans l'embarras du choix, nous signalerons les substances qui nous ont paru
offrir le plus d'intérêt, tout en avertissant que notre attention, surchargée de
besogne, a fait de nombreuses omissions involontaires. L'usine de Noisiel a obtenu des extraits secs fort remarquable de quinquina, ipéca, safran, ratanhia et
bulbes de colchique. Ce sont de petites paillettes nacrées qui se prêtent à l'administration sous mille formes commodes. L'urée, en passant par les manipulations
de MM. Boyvau, Pelletier et comp., s'est effilée en longues aiguilles soyeuses du
plus bel aspect ; la mannite de la maison Biron-Devèze mérite aussi des éloges ;
enfin la digitaline de MM. Homolle et Quevenne ne doit pas non plus être oubliée.

Si, affamé et fatigué de la course, vous désirez prendre un bouillon, vous plonger dans un bain et laver votre linge couvert de poussière, nous vous recom-
mandons la marmite-baignoire-buanderie que vous avez sans doute aperçue. Avec
cette ingénieuse invention on peut tout faire dans le même appareil : on se baigne
dans sa soupière, on cuit son pot au feu dans son bain, on fait sa lessive avec
son bouillon, et l'on peut même aller en voiture dans sa soupière et dans sa
baignoire ; à la rigueur pourquoi n'y habiterait-on pas ? Voilà un palais tout
trouvé pour notre roi des fous, dont nous nous promettions bien de dire encore
un mot avant de nous quitter. Premier acte, premier tableau : élection du roi
des fous. Cinquième acte, dernier tableau : palais du roi des fous. Que le lecteur
nous fasse la grâce de ne pas nous y placer pour nous remercier de lui avoir servi
de cicerone.

EXTRAIT DE LA GAZETTE MÉDICALE DE PARIS
du 1ᵉʳ septembre 1849.

EXPÉRIMENTATION OFFICIELLE

DE L'ACIDE ARSÉNIEUX

DANS LES FIÈVRES INTERMITTENTES.

Le ministre de la guerre, sur la proposition du conseil de santé des armées, vient d'ordonner l'expérimentation officielle de l'acide arsénieux à l'hôpital militaire du Roule, sur lequel sont dirigés, de Paris et de la banlieue, tous les hommes atteints de fièvre intermittente. Une circulaire enjoint à MM. les chirurgiens du corps de tenir exactement note des accidents et récidives qui pourraient survenir chez les militaires rentrés au quartier.

On sait que M. Boudin, médecin en chef de cet établissement, emploie cette substance comme fébrifuge, à l'exclusion du quinquina, depuis huit ans : mais on ignore généralement que l'acide arsénieux ne constitue qu'une partie de la médication antipériodique instituée par ce médecin. Une sorte d'*entrainement*, à l'aide d'un régime substantiel et animalisé, du vin largement versé, et des vomitifs ouvrant le traitement et répétés plus ou moins fréquemment pendant son cours, voilà le complément de sa médication. Exemple : un sujet entre à six heures du soir pour une fièvre quotidienne dont le frisson commence à midi : on le fera venir le soir même. Il prendra

le lendemain matin, quatre à cinq heures avant l'accès, une potion avec
3 centigrammes d'acide arsénieux, et son alimentation n'éprouvera aucun
arrêt. Si l'accès revient, l'acide sera donné à 6 centigrammes, en deux prises. En cas de fièvre rebelle, on peut ajouter à cette dose 3 autres centigrammes administrés en lavement. Le retour au vomitif est également indiqué dans ces cas. L'acide arsénieux sera continué, après la cessation des
accès, à 3 centigrammes, pendant un temps variable, de dix jours à un mois,
selon l'ancienneté de la fièvre et sa tendance à reparaître. La dose est alors
généralement de 3 centigrammes chaque jour. Le régime continue à être
succulent pendant toute cette période.

Tels sont la médication et le dosage auxquels M. Boudin s'est arrêté,
après avoir administré à Marseille, avec autant de succès, de minimes
fractions de grain. Il est singulier de voir qu'un vingt-cinquième de grain
ait suffi, dans cette dernière ville, à couper des fièvres dont un grand nombre avaient été contractées en Algérie, tandis qu'on a été obligé d'augmenter considérablement la dose à Versailles et à Paris, où le cachet paludéen
est beaucoup moins prononcé. Nous constatons le fait, sans chercher à l'expliquer ni à le commenter.

Les statistiques de M. Boudin portent sur 2,500 fiévreux, et les résultats
qu'elles constatent sont de nature à appeler une sérieuse attention sur l'a-
cide arsénieux. Il est rare, d'après ces statistiques, que les accès n'aient
pas été coupés après la première dose. M. Boudin nous apprend qu'à Turin,
à Montpellier, au Brésil, l'acide arsénieux a aussi reçu la sanction de plusieurs praticiens. En Algérie, les uns s'en sont bien trouvés, mais nous ajouterons que les autres y ont renoncé. Reste à savoir si ces derniers ont eu
recours à la médication complète, et ont porté les doses assez haut. C'est
évidemment en Algérie que la question pourrait se vider péremptoirement;
en regard de fièvres profondément paludéennes, l'acide arsénieux recevrait
bientôt un brevet d'efficacité, ou bien serait définitivement exclu pour impuissance.

Aucun symptôme d'empoisonnement n'a jamais été observé par le médecin en chef de l'hôpital du Roule; pas le plus petit accident de cette nature
n'a suivi l'ingestion de 9 centigrammes, dose que M. Boudin avait d'ailleurs
courageusement expérimentée sur lui-même avant de l'administrer à ses
malades. Rarement l'impression locale du médicament s'est trahie par de
la douleur épigastrique et par le vomissement.

Le sulfate de quinine n'est pas non plus toujours bien supporté par l'estomac, quand on l'administre à dose un peu élevée. Voilà pour son action to-

pique. Après l'absorption, il produit quelquefois de graves accidents, même la mort, ainsi qu'on a pu le voir deux fois dans les hôpitaux de Paris ; mais dans les fièvres intermittentes de nos pays, on n'aborde jamais les doses toxiques.

L'acide arsénieux est incontestablement un des poisons les plus énergiques ; néanmoins l'espèce de terreur qu'il inspire s'affaiblit beaucoup quand on le compare au deuto-chlorure de mercure, administré journellement dans les hôpitaux. Certes un sujet ne tolérerait pas de 3 à 6 centigrammes de sublimé corrosif, tous les jours, pendant un mois. M. Boudin cite plusieurs centaines de cas où l'acide arsénieux a été supporté à cette dose et pendant un pareil espace de temps. D'autres sujets ont pris 18 centigrammes par jour, et jusqu'à 5 grammes et demi en un mois.

La question de l'acide arsénieux peut être envisagée à un double point de vue : 1° l'acide arsénieux, employé exclusivement et constituant à lui seul toute la médication, est-il un fébrifuge assez efficace pour prétendre à remplacer la quinine ? 2° la médication complexe instituée par M. Boudin, dans laquelle l'acide arsénieux remplit le rôle principal, mais non pas tous les rôles, est-elle assez constamment couronnée de succès pour qu'on puisse la substituer au sulfate de quinine ?

La première question ne sera pas définitivement jugée par l'expérimentation officielle. Mais au fait, ce n'est guère, sous un certain point de vue, qu'une pure curiosité thérapeutique. Il n'importe pas beaucoup, sous le rapport pratique, de savoir si c'est tel élément d'une médication qui guérit une maladie, ou si, pour atteindre ce but, une médication composée est indispensable. Nous pensons du moins qu'il en est ainsi quand on envisage les fièvres intermittentes de Paris, et celles des autres localités où le règne paludéen est peu prononcé. Mais il n'en serait plus de même en Algérie et dans les pays marécageux ; là il faut agir promptement et sûrement, et la rapidité des accidents est telle que l'emploi du vomitif et de l'entraînement à l'aide d'un régime très-réparateur, devient souvent tout à fait impossible. En second lieu, on doit aussi rechercher de quel degré d'efficacité jouit l'acide arsénieux par lui-même, si l'on veut l'employer contre les accidents intermittents qui surchargent certaines affections dans lesquelles il ne serait pas sage d'avoir recours à la médication complète.

M. Boudin a parfaitement senti ces *desiderata*, et, ne voulant pas devancer dans sa pratique des démonstrations encore à venir, il ne conseille l'acide arsénieux ni dans les accès pernicieux ni dans les paroxysmes qui marchent avec une affection grave. Nous ajouterons que l'action de cette substance sur la rate restée engorgée après la cessation de la fièvre, a besoin d'être étudiée. Enfin, *à priori*, il est bien évident que l'acide arsénieux ne peut pas rendre sa crase normale au sang appauvri par la cachexie paludéenne, sa couleur à la peau jaunie, leur fermeté aux chairs flasques et molles, son état normal au tissu cellulaire infiltré, sa vigueur à la constitution ruinée. Il pourra empêcher le retour des accès, mais l'entraînement par un régime succulent, les amers, le quinquina et le fer, seront seuls efficaces contre la cachexie. Il n'est pas besoin de l'expérience pour prouver cela ; c'est aussi clair que le jour. Mais, dira-t-on, l'arsenic, envisagé jusqu'ici comme un altérant, est un excitant, et les maquignons de certaines parties de l'Allemagne en donnent aux vieux chevaux pour leur rendre une vigueur factice. Excitant, soit ; mais tonique, jamais.

On se rappelle que vingt ou trente substances vantées comme succédanées du quinquina ont toutes vu s'évanouir leur réputation éphémère, devant une expérimentation rigoureuse et bien instituée. A Paris, les fièvres intermittentes non symptomatiques sont généralement si fugaces, qu'elles cessent d'elles-mêmes sous l'influence d'un régime d'hôpital, et qu'un vomitif les arrête presque toujours. Il serait conséquemment peu logique d'attribuer la guérison au succédané qu'on expérimente ; il y a coïncidence et non curation par le médicament employé.

Pour éviter les causes d'erreur, il faut agir comme M. Chomel expérimentant le houx. 22 individus atteints de fièvre intermittente ayant été placés dans son service, furent abandonnés aux seules forces de la nature et à l'influence des nouvelles conditions dans lesquelles ils se trouvaient ; 7 n'eurent plus un seul accès ; 4 présentèrent des accès décroissants qui s'évanouirent bientôt, et chez 8 autres les accès, liés comme accident symptomatique à des phlegmasies légères des muqueuses, disparurent à l'aide de quelques antiphlogistiques. Ainsi, sur 22 individus, 3 seulement se trouvaient réellement dans les conditions favorables à l'expérimentation décisive. Le houx ne produisit aucun résultat sur ces 3 malades, tandis que le sulfate de quinine fit prompte justice de leur fièvre. Si pourtant l'on eût administré d'emblée le houx aux 22 entrants, le prétendu succédané eût revendiqué pour lui un beau nombre de succès.

Ainsi donc, pour établir la part de l'acide arsénieux dans la curation des accès, il faut ne s'adresser qu'aux fièvres qui ne cèdent pas au simple régime ; de plus, il serait nécessaire de ne pas recourir à l'alimentation forcée et de supprimer les vomitifs, lesquels, comme on le sait, remplissent un rôle dont il faut dégager l'expérimentation.

Or cela n'a pas été fait.

La question nous paraît au contraire mieux posée sous le second point de vue : la médication complète est-elle évidemment fébrifuge ? M. Boudin invoque dix années d'expérience en sa faveur. Puisque, sur plusieurs milliers de fièvres, cette médication a été à peu près constamment efficace, il faut bien admettre que, dans ce nombre, se trouvaient des accès qui n'eussent pas cédé d'eux-mêmes ; et cette conclusion paraît d'autant plus légitime que beaucoup de fièvres d'Afrique ont été traitées à Marseille par M. Boudin.

Mais, nous le répéterons, un petit nombre de faits homogènes triés comme ceux de M. Chomel, seraient aussi probants que cette masse énorme de cas, dont les trois quarts peut-être ont une signification douteuse.

Le point de vue économique et la prévoyance pour l'avenir, est ordinairement le dernier auquel se place le médecin, mais c'est le principal aux yeux de l'autorité. Ce fut en parlant d'économie au ministre de la guerre, qu'on a obtenu l'expérimentation officielle qui se poursuit aujourd'hui.

Le sulfate de quinine est monté au prix exorbitant de plus de 800 fr. le kilog., et ce renchérissement est sans doute la suite de l'épuisement du pays en *cinchona*. Sans être alarmiste, on peut craindre qu'un jour ne vienne, où l'Amérique du Sud ne pourra plus répondre aux demandes. Sans doute cette lacune ne sera pas de longue durée, car alors, au lieu de détruire sans songer au repeuplement, on cultivera le quinquina comme la canne à sucre, comme le café ; mais toujours est-il qu'un certain nombre d'années seront nécessaires pour obtenir des arbres adultes et productifs. Si l'on n'a pas appris à suppléer au quinquina, que fera la thérapeutique en attendant l'âge mûr des plantations nouvelles et aménagées (1) ?

M. Boudin a établi le calcul suivant, dans le mémoire qu'il a lu à la séance du 28 août de l'Académie de médecine.

En supposant qu'en France et dans les colonies, il y ait un accès de fié-

---

(1) Le conseil de santé des armées, prévoyant que les *cinchona* viendront un jour à être insuffisants, a proposé au ministre de la guerre leur importation dans nos colonies. L'Institut s'est aussi, postérieurement, occupé de cette question. Mais rien n'a encore été fait à ce sujet. Pourtant, les premiers frais ne seraient-ils pas largement couverts par le rapport des *cinchona*, quand l'Amérique ne pourra plus assez fournir ?

vre par jour sur 1,000 habitants, et que 3 décigrammes de sulfate de quinine soient administrés, on arrive à :

36,000 accès par jour ;

13,000,000 accès par an ;

3,942 kilogrammes de sulfate de quinine consommés par an, quantité qui monte à un prix de revient de 3,153,600 fr. par an pour les pharmaciens, qui payent le sulfate de quinine 800 fr. le kilog., et à 7,884,000 pour les consommateurs, auxquels le pharmacien prend 2 fr. par gramme. Le budget de la guerre seul aura, approximativement, à verser 450,000 fr. pour l'année 1849, en comptant sur la consommation probable de 500 kilogrammes.

En supposant — et nous sommes disposé à penser que ce sera le résultat définitif — que l'acide arsénieux ne détrône pas du tout le quinquina, mais qu'il puisse se substituer à la quinine dans un certain nombre de cas, par exemple dans la moitié ou les deux tiers des fièvres intermittentes simples, nous arrivons encore à une économie de près de 200,000 fr. pour le budget de la guerre, et de plusieurs millions pour les consommateurs. Enfin la classe nécessiteuse ne sera pas menacée de voir la maladie se perpétuer dans son sein, le travail de la famille ne suffisant pas à payer les médicaments.

Tout cela vaut assurément bien la peine qu'on y songe.

EXTRAIT DE LA GAZETTE MÉDICALE DE PARIS
du 1ᵉʳ septembre 1849.

CHRONIQUE MÉDICALE.

Mission de M. Alquié à Rome ; nouvelles médico-chirurgicales de l'armée d'Italie ; une histoire du temps de l'empire. — Le choléra en Belgique ; maisons interdites. — Élection de M. Robert ; la petite guerre à l'Académie ; razzia du ministère sur les Facultés.—Une procession. — Une sage-femme féconde et un rapporteur infatigable. —Les sangsues mécaniques ; danger de trop parler.—Médecine algébrique.—Petits malheurs d'un homœopathe heureux.—Les intendants militaires médecins et musiciens.—Fleurs du parterre de Vénus.—Le calife Haroun-al-Raschid et le ministre de l'intérieur.

— M. Alquié, inspecteur général, membre du conseil de santé des armées, vient de partir pour Rome, où il a mission d'installer le service hospitalier, et probablement aussi d'aviser aux moyens propres à arrêter le développement des nombreuses maladies qui assiégent aujourd'hui le corps expéditionnaire.

L'envoi d'un homme de l'art, pour présider à la création des ambulances et au choix des localités destinées au traitement des malades, est chose si naturelle qu'on s'étonnera peut-être d'entendre louer une mesure aussi simple. Et pourtant c'est une véritable conquête de la médecine militaire ! car, — qui le croirait ? - les intendants seuls ont été jusqu'à présent chargés officiellement de tout ce qui a rapport à l'assiette des établissements hospitaliers. Quand Larrey, Gama, Percy et tant d'autres installaient des hôpitaux provisoires, sans le secours de MM. de l'intendance, absents ou empêchés, c'était à leurs risques e:

périls : ils brûlaient leurs vaisseaux ; ils s'exposaient au blâme, si quelque malencontreuse circonstance venait les contrarier ; mais ils n'obtenaient jamais de louanges pour leurs utiles créations non réglementaires, quand le succès couronnait leurs efforts. Il y a évidemment progrès aujourd'hui ; Dieu veuille que cela dure !

Certes l'envoi de M. Alquié ne sera pas une de ces missions qu'on donne par complaisance pour mettre un favori en évidence, et avec la persuasion qu'elle n'a réellement pas d'utilité. M. Alquié n'a pas besoin de ce subterfuge, et on va voir que sa présence n'est que trop nécessaire ; car il reste bien à faire pour l'installation du service hospitalier.

Lors des affaires meurtrières des 3 et 4 juin, l'ambulance du quartier général ne disposait que d'une grange et de deux chambres, dont l'une fut occupée par MM. les administrateurs, et l'autre réservée aux officiers. Cependant les blessés arrivaient en foule ; le local était trop étroit, les cinq chirurgiens ne suffisaient pas, les infirmiers manquaient, et la tisane même ne pouvait être préparée en temps opportun. L'activité suppléa au zèle, et des tentes furent dressées pour les malades qui continuaient à affluer. La chaleur était étouffante ; le thermomètre marquait près de 40° sous les tentes. La nuit arriva ; mais l'envoi des blessés ne se ralentit pas. On fut obligé de rôder dans l'ombre avec les brancards, frappant à toutes les maisons de campagne, à toutes les chaumières, dans un cercle de 2 ou 3 kilomètres, pour faire déguerpir les habitants endormis et y installer les blessés, dont le nombre peut être évalué à 3 ou 400. Il existait bien, plus près de l'ambulance, de commodes demeures ; mais ces villas étaient *tabou*, comme disent les insulaires de la mer du Sud. Inutile d'indiquer qui les habitait, mais on peut conter une petite histoire qui montrera ce qu'auraient dû faire les personnages logés dans ces confortables villas.

A je ne sais plus quelle bataille de l'empire, il n'y avait, au quartier général, qu'une étable pour tout abri. L'empereur s'y était installé avec quelques généraux. Il faisait froid, bien froid, et les mains impériales s'étendaient en tremblotant sur un petit brasier d'assez triste mine. Larrey entra, sans dire mot, au moment où l'empereur grelotait le plus fort. Le chirurgien portait des instruments, et des infirmiers le suivaient chargés d'un blessé. C'est juste, dit l'empereur, en cédant immédiatement la place. Voilà deux hommes qui se comprenaient et qui étaient sûrs l'un de l'autre ! Pour que de si bons exemples ne se perdent pas, il faut les renouveler de temps en temps. Honneur à ceux qui n'ont pas besoin qu'on les leur rappelle ! Mais, hélas ! qui honorerons-nous ?

Vers le 7 juin, une ambulance fut créée à 8 kilomètres du quartier général, dans une villa assez bien disposée. C'est là que les amputés furent dirigés. Ils y reçurent les soins de M. le docteur Monier, qui, pendant quinze jours, eut une rude besogne.

A cette époque, vers le 22, des chirurgiens arrivèrent de France, et le service put mieux s'organiser. M. l'intendant Pâris y mit tout le zèle possible.

Ce renfort fut reçu à temps, car aussitôt après la prise de Rome, l'*aria cattiva* ût sentir sa pernicieuse influence ; la dyssenterie et la fièvre typhoïde paraissent aussi vouloir se mettre aujourd'hui de la partie. L'hôpital civil du Saint-Esprit admit près de 800 malades, et ne tarda pas à devenir insuffisant. On ouvrit alors deux nouveaux établissements près du mont Quirinal. On parle maintenant d'évacuer tout à fait l'hôpital du Saint-Esprit, situé dans le domaine du *malaria*, ou au moins de l'*aria sospetta*, pour chercher quelque sommet de colline rafraîchi par la bienfaisante haleine de l'*aria finu*. Mola parait réunir les conditions désirables.

On dit que l'armée compte plusieurs milliers de malades, tant aux hôpitaux qu'à la chambre. Les batteries d'artillerie logées au fort Saint-Ange ont surtout souffert. Dans quelques-unes de ces batteries, on ne trouvait pas, pendant les mauvais jours, plus de 30 hommes tout à fait bien portants, sur un effectif de 130 à 140 soldats. Les fossés à demi secs du château et les fatigues réellement excessives auxquelles ont été soumis les artilleurs, sont accusés d'avoir produit ce déplorable état sanitaire.

Outre les malades dirigés sur la Corse, on compte, à Toulon, 1,000 évacués d'Italie ; 400 seulement ont pu être reçus à l'hôpital militaire de cette ville ; 600 sont couchés dans les salles de l'hôpital de la marine (St-Mandrier), où, du reste, ils se trouvent infiniment bien, car le simple matelot y est aussi bien dorloté, soigné, traité, que l'officer de l'armée de terre dans les hôpitaux militaires.

— La presse médicale belge est tout en émoi et en polémique, au sujet des mesures de police sanitaire prises par le bourgmestre de Bruxelles, relativement aux indigents ateints de choléra. Comme les soins qu'ils pourraient recevoir chez eux seraient souvent tardifs, à cause des occupations nombreuses des médecins en temps d'épidémie, et que le dénûment qui règne dans les pauvres familles s'oppose presque toujours à l'exécution rigoureuse des prescriptions, l'autorité, aidée des lumières de la commission médicale, a décidé que les cholériques seraient transportés d'office à l'hôpital, sitôt leur affection constatée. Non-seulement un intérêt d'humanité pour les classes indigentes a dicté cette mesure, mais l'hygiène publique peut revendiquer aussi sa part dans cette détermination. L'accumulation des cholériques dans un étroit espace n'est-il pas, en effet, une cause d'aggravation de leur mal, et en même temps un danger pour le voisinage ?

Le médecin des pauvres signe un billet d'hôpital dès qu'il a reconnu la maladie régnante, et la police est chargée de faire exécuter immédiatement l'évacuation. Par malheur les agents chargés de ce soin, qui exige de la douceur et une certaine délicatesse, ne savent pas toujours comprendre leur mission et traitent quelquefois les indigents avec brutalité, comme des marchandises, ou tout au moins comme des animaux dont ils auraient soumissionné le transport. Ces faits, rares il est vrai, mais bien avérés, puisqu'ils sont reconnus par les journaux qui ont pris le parti de l'autorité, ces faits ont porté d'autres organes de la publicité à représenter les évacuations d'office comme une violation de la liberté individuelle, une flagrante inhumanité, une profanation du sanctuaire de la famille.

Mais quelle est la mesure, aussi excellente qu'on puisse la supposer, qui n'ait quelque côté faible? quelle est l'autorité, aussi bien constituée qu'on l'imagine, qui parvienne à empêcher tout abus de la part des agents subalternes?

C'est une question à la fois grave et délicate que celle-ci : jusqu'à quel point l'autorité, gardienne de la santé publique, a-t-elle le droit de s'immiscer dans les affaires privées pour y rechercher et y éteindre les causes de maladies qui pourraient avoir une double action et sur la famille et sur la population entière? Déjà l'entretien de la propreté est l'objet d'une surveillance assez active et assez efficace, et les questions *de commodo et incommodo* ont pour objet de statuer sur la salubrité de certains établissements ; mais cela suffit-il bien, et n'existe-t-il pas d'autres causes de maladies que les lois et les règlements de police pourraient battre en brèche? La réponse ne saurait être qu'affirmative ; il reste encore beaucoup à faire, et les dispositions légales qui ont pour but de sauvegarder la santé publique ne peuvent pas être considérées comme une violation de la liberté individuelle, quand même il devient nécessaire, pour la mettre à exécution, de s'immiscer dans la famille. Dans un autre ordre de choses, les agents du fisc ne fouillent-ils pas les secrètes affaires des intérieurs pour asseoir équitablement l'impôt?

La Belgique, qui pourrait quelquefois montrer le chemin à la France en fait de mesures sanitaires, entre évidemment dans la voie qui vient d'être indiquée. Elle a compris, par exemple, qu'il ne doit pas être permis à un propriétaire de spéculer sur la misère des pauvres, en les entassant dans des bouges infects et sans air, où naissent les scrofules, la phthisie, la caducité précoce, la détérioration de l'espèce.

A l'exemple des conseils municipaux de Bruxelles, Liége et Tournay, vingt autres villes viennent de décider qu'un écriteau portant : *Maison interdite pour cause d'insalubrité*, serait placé sur les habitations dont la construction vicieuse et la malpropreté menaceraient de compromettre la salubrité publique. Une amende et la prison attendent le propriétaire qui n'apporte pas, dans les quinze jours, remède aux maux signalés par la commission, et, pour chaque quinzaine de retard, un verdict de récidive est prononcé, avec un *crescendo* qui ne s'arrête qu'à des peines réellement rigoureuses.

Décidément nos voisins sont de vrais sages. On parle de tant de sortes de droits en France! Mais le premier de tous n'est-il pas une part du grand élément vital, de l'aliment par excellence, du *pabulum vitæ*, de l'oxygène de l'atmosphère? Quand nos voisins veulent bâtir un solide édifice, ils commencent par les fondements, et nous, le peuple le plus spirituel du monde, par quoi commençons-nous? Trop souvent par les girouettes!

—M. Robert a été élu par 49 voix sur 89 votes. M. Ricord, avec ses 40 bulletins, a de quoi se consoler, en attendant le prochain fauteuil vacant, qui lui ouvre déjà les bras.

La *Chronique* a conté comment l'urne de ballottage du 3 juillet avait versé deux nombres 44, aux pieds des candidats stupéfaits de cette application inattendue du communisme égalitaire aux choses académiques. Renvoyés dos à dos, ils se retrouvèrent face à face le 17, pour être remis encore au 25, clôture définitive des débats.

La séance du 17 n'a pas été une aménité académique, mais une véritable petite guerre. MM. Chomel et Piorry, appelés par des devoirs officiels, avaient déposé leur vote dans l'urne, sous les yeux du président et du bureau, et s'étaient retirés ensuite. La légalité de ces deux votes fut contestée par les uns, soutenue par les autres. La chronique ne suivra pas les plaidoiries ; c'est trop malaisé : il s'agissait de savoir si les deux académiciens étaient présents quoique absents, et absents quoique présents, si le scrutin était ouvert quoique fermé, et fermé quoique ouvert.... De là grand tapage, feux croisés et bien nourris d'interpellations, feux à volonté d'apostrophes et de réclamations, décharge universelle de mille coups de langue peu académiques. Le général en chef, pour mettre fin à la bataille, a été obligé de faire avancer la grosse artillerie, sous forme d'une sonnette dont les détonations sans cesse répétées ont fini par faire taire tous les autres bruits. Les feux de la batterie Roux ont été les derniers éteints ; qu'il a fallu de mal pour la démonter ! Il n'y avait qu'un seul servant, mais qu'il servait bien !

Quand la grosse artillerie eut parlé en maîtresse et que le silence se fut rétabli, le champ de bataille se fit immédiatement désert, quoique d'autres affaires restassent à vider. Le public trouve quelquefois les séances de l'Académie trop longues, souvent trop courtes ; mais il paraît que pour les membres de l'assemblée elles sont toujours trop longues. Dans la séance du 25, le désolé secrétaire perpétuel hésitait à lire la correspondance... il ne restait que les bras décharnés des stalles et huit membres,

> . . . . rari nantes in gurgite vasto.

L'Académie a été obligée de refaire ce qu'elle avait défait la veille, de remettre après la lecture du procès-verbal le dépouillement de la correspondance, rejeté naguère à la fin de la séance. Sans ce retour sur sa décision, les communications et les demandes du ministre risquaient de retentir dans le vide. Or, comme l'Académie a été instituée pour éclairer le pouvoir et pour émettre son avis sur les questions qui lui sont soumises, comme les académiciens sont, à la rigueur, des fonctionnaires publics agissant dans une direction donnée et pour un but précis, il eût été trop singulier qu'elle fît de sa mission principale un accessoire, en lui consacrant à peine les lumières de quelques membres attardés. L'Académie est si bien revêtue d'un caractère public, outre sa spécialité scientifique, que le ministre se réserve le droit de sanctionner les nominations sorties du scrutin.

L'enseignement des facultés a, sous certain point de vue, ce double caractère ;

mais le pouvoir se glisse peut-être trop souvent par la porte qui lui est ouverte.
En 1840, on a destitué des professeurs qui, scientifiquement et au point de vue de
l'honorabilité, occupaient dignement leur chaire, et aujourd'hui un professeur de
Strasbourg vient d'être suspendu pour quelques mois (M. Küs) à cause de ses
opinions politiques. dont il ne s'était pourtant pas fait, cela est présumable, le
propagandiste auprès de ses élèves.

Le ministre de l'instruction publique, gardien des intérêts scientifiques et
des droits acquis à chacun par son travail, s'est immiscé plus heureusement
dans la question des permutations de chaires, à propos de la demande adressée
par M. Denonvilliers dans le but de succéder à Blandin. La Faculté de médecine
et le conseil de l'Université avaient consenti à cette permutation, mais le ministre
s'y est formellement opposé, par la raison que les candidats qui, dans l'espoir
de cette chaire, s'étaient livrés à des études spéciales, seraient ainsi frustrés dans
leur espoir et perdraient le fruit légitime de leurs labeurs.

— La *Chronique* n'est pas ordinairement bien guerrière ; elle ne fait pas ma-
nœuvrer de gros bataillons ; elle se contente d'envoyer des éclaireurs et de déployer
des tirailleurs. Pourquoi alors, dira-t-on, ne prend-elle aujourd'hui ses comparaisons que dans les canons en batterie et les régiments en bataille ? La *Chronique*
ramasse partout où elle trouve ; c'est une glaneuse qui erre dans tous les champs.
Soyez aussi bon pour elle que le vieillard de la Bible l'a été envers la fille de
Noémi. Mais, si vous êtes las de jouer aux soldats, on va vous montrer autre
chose :

Voilà un évêque,
Voici un abbé,
Puis un autre abbé, etc.

Qu'est-ce que cela ? — Le commencement d'une procession, sans doute. —
Pas le moins du monde : c'est la liste de la commission de l'enseignement supérieur.

— La pléiade des sages-femmes a compté plusieurs astres parmi ses nébu-
leuses, madame Boivin, par exemple. Aujourd'hui un nouveau météore se lève,
et pas une séance de l'Académie ne se passe sans qu'un de ses rayons ne
vienne l'éclairer et la réjouir. Le vénérable académicien qui a accepté la rude
besogne de rendre compte des travaux, découvertes et perfectionnements de la
sage-femme de Belleville, monte tous les mardis à la tribune avec une énorme
liasse dont la vue seule jette l'effroi dans l'assemblée. Il lit un premier fascicule
signé Coquillard, un second signé encore Coquillard...; et, quand il descend
de la tribune, il promet un autre Coquillard pour la séance suivante. Il tient
sa parole, et le nom de madame Coquillard, femme féconde s'il en fut jamais,
revole de bouche en bouche.

Le vénérable rapporteur sait trop bien ce qu'il doit au beau sexe pour critiquer crûment les inventions d'une dame ; aussi ses conclusions ont-elles été
un peu à l'eau de rose. Mais M. le secrétaire perpétuel, qui n'entend pas de cette

oreille-là, a rendu inutiles ces procédés courtois par le petit tour qu'on va voir. Il se penche vers l'épaule du lecteur et lance un coup d'œil furtif sur les manuscrits. Grand Dieu! ou madame Coquillard peut en vérité faire sa cuisine elle-même, car il ne lui manque rien pour cela ; ou bien, grande dame, elle a sans doute un secrétaire et une cuisinière réunis dans la même personne. Quoi qu'il en soit, des mots estropiés, louches et boiteux, ornés de membres surnuméraires, sont jetés au public par le malin secrétaire, et Coquillard — comme qui dirait Leverrier ou Herschell — pâlit et s'éteint au milieu de la gaieté.

Mais madame Coquillard ne meurt pas ainsi ; elle présente à l'Académie un nouveau pessaire en caoutchouc, en forme de ballon à jour, qui se dilate à volonté et se referme en se blottissant sur lui-même. L'idée est réellement ingénieuse. On dirait une petite cage, ou plutôt une loge de portière, à laquelle il ne manque ni le cordon, ni le crochet, ni même la position topographique. Quand vous voulez faire entrer le pessaire, tirez le cordon, disait le vénérable démonstrateur ; quand vous désirez qu'il reste dedans, mettez le crochet. De grâce, que l'Académie n'approuve pas ce vilain instrument, de peur que la mode n'en prenne. C'est assez d'un vestibule, pas de cérémonial, pas de portier ; les petites entrées valent mieux que tout cela.

Si l'Académie fait l'aumône d'un mot d'éloges, comme correctif de vingt mots de blâme, on imprimera le premier sur toutes les affiches, tandis que le reste demeurera enfoui dans les oubliettes du Bulletin. C'est ce que vient de faire l'auteur des annélides postiches dites sangsues artificielles. Malheureuse invention! car si les sangsues naturelles sont assez bonnes bêtes pour prendre le mauvais sang, tout en laissant le bon, certes les petits tubes de M. Alexandre n'auront pas le même discernement thérapeutique. Ce raisonnement bien simple suffira pour faire exclure la sangsue artificielle de la pratique des bonnes femmes, et ici, guidé par d'autres considérants, le médecin se rencontrera avec les commères.

Au fait, il n'est pas question de cela, mais de la dispute que l'Académie aurait velléité de chercher au père des néo-annélides. On a parlé de procès, ni plus ni moins ; mais après avoir réfléchi, on s'est aperçu que la loi ne peut pas forcer les intéressés à crier à tous les coins de rue le mal qu'on dit d'eux. Voilà l'Académie fort embarrassée. Donnez-moi deux lignes de l'écriture d'un homme, disait Talleyrand, et je me charge de le faire pendre. Avis aux rapporteurs.

— Nous avons eu des iatro-chimistes et des iatro-mécaniciens, sans compter une foule de gens qui ont tour à tour chanté et crucifié le principe vital, bâti des romans sur les archées ou l'*impetum faciens*, et ceux qui, aujourd'hui encore, font exécuter des pantomimes aériennes et des groupements pittoresques aux atomes d'Épicure, etc. Tout cela est fort joli sans doute, mais ce n'est rien pourtant en comparaison du système algébrique que M. Bayard (de Cirey-sur-Blaise) vient d'exposer à l'Académie. Fi du *strictum* et du *laxum* ; foin de l'hyposthénie et de l'asthénie ; haro sur l'irritabilité ; le fondement de l'édifice médical, c'est le

binôme de Newton. Les maladies se marient les unes aux autres, le plus souvent
en combinaisons binaires, — notre confrère n'est pas polygame, — et forment des
affections que le médecin ne peut se représenter qu'à l'aide de formules algébri-
ques. Aussi voici venir des régiments de M, M', M'', qui s'allongent, se superposent
et se livrent de grands combats pour s'éliminer réciproquement et arriver à dégager
l'inconnu X. Cette petite guerre se fait avec force accompagnement de $+$, $-$,
$\times$, : :, :, $\sqrt{}$, etc, etc. Ces bataillons de grands M, empanachés de petits exposants, ont eu l'air de faire bien peur à MM. les académiciens, dont la mé-
moire n'est plus bien ornée sans doute des matières du baccalauréat ès sciences.
M. Bayard va être obligé, s'il veut être compris, de les remettre sur les bancs,
avec un morceau de craie dans les mains et un tableau noir devant les yeux,
hardie tentative dans laquelle il succombera si son patron, le preux Bayard de
Montauban, ne vient à son secours.

En mêlant un peu de chimie à l'algèbre, on ferait pourtant merveille avec le
système de M. Bayard. Ainsi, par exemple, soit une pleurésie subaiguë survenant sous l'influence d'une phthisie pulmonaire au deuxième degré ; que de mots
il faut pour exprimer ces deux maladies et leur filiation ! Un hypopleurite de
deutotuberculisation ne représente-t-il pas tout cela d'une manière aussi con-
cise que bien sonnante ? Deuxième exemple : Dites hyperhématémesate cancéro-
gastreux ou cancérogastrique, au lieu de : hématémèse très-abondante survenant
chez un individu affecté de cancer de l'estomac au premier et au deuxième degré. O Piorry ! pends-toi ; et vous, ombres de Chaussier et de Guyton-Morveau,
tressaillez sous vos pierres sépulcrales !

— L'homœopathie n'est pas partout aussi heureuse qu'en Belgique, où elle arrive au pacifique fauteuil académique, et aspire à trôner sans orage dans la chaire
officielle. En France, elle est bien parvenue à la représentation nationale, mais
c'est pour y être victime de voies de faits qui n'ont pas été du tout dosées d'après
ses recettes infinitésimales. L'honorable représentant et confrère si maltraité est
un des plus fervents apôtres de l'homœopathie ; il fait de la propagande et par lui
et par ses missionnaires, au nombre desquels il faut compter son gendre qui, médecin par vocation, sinon par diplôme, distribue gratuitement des globules aux
montagnards et aux montagnardes des Vosges. C'est sur ces natures vierges qu'il
expérimente le système prophylactique dont son beau-père est l'auteur. A l'aide
de granules si petits, que ce n'est réellement pas la peine d'en parler, et qu'on
parviendrait probablement aux mêmes effets en n'en donnant pas du tout, à l'aide
de ces granules distribués chaque matin aux enfants, on les préserve de la variole,
de la scarlatine, des gourmes et de mille autres calamités. Tous ces vices, émanés de cet éternel principe psorique qui joue de si vilains tours à l'humanité,
sont éliminés peu à peu sans l'intermédiaire de ces grandes crises si souvent funestes, appelées des noms que nous venons d'indiquer. Le propagandiste vosgien
ayant administré les bienfaisants globules à vingt enfants du même village, le
psore, qui veut absolument des victimes, s'est rejeté sur vingt autres enfants, qui

ont été abimés de gourmes, gale, variole, scarlatine, crétinisme, scrofules, rachitisme, éruptions, anémie, goître, maladies intestinales, convulsions, etc., etc.,
tandis que leurs vingt petits camarades homœopathisés sont gros, dodus, rouges,
et jouflus à faire pâlir l'enfant Jésus rebondi que la madone tient dans ses bras au
bord du chemin.

Mais voilà que les petits montagnards deviennent grands, tirent au sort et passent au conseil de révision. Cet affreux psore a été si cruel envers les vingt pau-
vrets négligés par l'homœopathie, que pas un n'est reconnu bon pour le service
militaire, de sorte que la voracité du contingent consomme les vingt avaleurs de
granules : fureur des pères, douleur des mères, larmes des amantes réduites à vingt
mâles tortus, bossus, cagneux, goîtreux et crétins ; le maire s'en mêle, craignant
de voir la belle race montagnarde dégénérer dans le pays qu'il administre, et le
gendre du représentant maltraité risque fort d'être expulsé de l'endroit. On n'est
jamais prophète dans son pays. Faites donc du bien aux gens. Talleyrand l'a encore dit : « Et surtout, pas de zèle ! »

— Il y a bien longtemps que les intendants militaires sont médecins, et ils
continueront à l'être comme par-devant, si le conseil d'État sanctionne la loi éla-
borée par les bureaux de la guerre, pour la reconstitution du corps des officiers
de santé militaires ; mais, se dit l'Écho du Val-de-Grace, nous ne savions pas
qu'ils fussent musiciens.

L'Écho est trop jeune pour avoir été témoin du fait que voici : Un soldat présenté pour la réforme, atteint d'hypertrophie du cœur avec rétrécissement de l'o-
rifice aortique, avait une mine si rubiconde, que le général hésitait à accorder le
renvoi du malade dans ses foyers. Il y a un magnifique bruit de souffle, ajouta
le chirurgien-major, avocat du patient. Voyons, dit l'intendant, c'est-à-dire
l'autre médecin, le premier en grade, celui qui contrôle, voyons.... et il appliqua
gravement son oreille sur la poitrine du malade. Vous vous trompez, docteur,
dit-il au second médecin, à l'élève, c'est le brouhaha d'une chaudière à vapeur.
Le général fut convaincu, et le soldat réformé.

Vous voyez bien, chers amis de l'Écho, que les intendants sont musiciens depuis longues années. L'histoire que la Chronique va rapporter, après vous, ne
fait que sanctionner leur diplôme.

On lit dans le Siècle :

« La place d'organiste de la paroisse Saint-Louis-des-Invalides est devenue
vacante : pour pourvoir au remplacement de l'ancien titulaire, M. le curé a fait
appel aux *lumières réunies* de MM. Auber, Carafa, Halevy, et de MM. *les intendants militaires.* »

— Il n'y a guère qu'aux gens d'esprit qu'arrivent de jolies aventures comme
celle-ci ; et certes, celle que nous allons laisser conter à M. Diday (de Lyon) ne
s'est pas trompée d'adresse. C'est à la Gazette médicale de Lyon que la Chronique en emprunte le récit.

« Tout recemment une femme m'a consulté, en disant qu'elle avait des boutons à la vulve, et, selon moi, n'en ayant point. A la seconde visite, comme,
malgré mes dénégations, elle persistait dans son idée, après m'avoir infructueu-
sement présenté plusieurs places crues malades, que je refuse d'accepter comme
telles, — Pour celle-ci, me dit-elle, vous ne me direz pas qu'il n'y a pas de mal !
Et c'était le clitoris sur lequel elle fixait ainsi mon attention. — Le trait est
d'autant plus étourdissant que cette malade, jeune femme de 22 ans, ayant reçu
les soins de mon honorable collègue M. Bottex, pour une syphilis confirmée, ne
pouvait faire moins que de posséder une certaine notion de l'anatomie et de la
physiologie de ces organes. — Je ne pus lui répondre, tant je me sentis pressé de
courir pour prendre bonne note du cas. »

M. Diday était alors en train d'écrire un curieux article intitulé : DE QUELQUES
CONFORMATIONS NATURELLES PRISES POUR DES MALADIES. Le bouquet ne laisse rien
à désirer, comme on a pu en juger ; mais les fleurs du parterre de Vénus, que
notre spirituel confrère nous a découvert en entr'ouvrant les persiennes de son
cabinet mystérieux, ne perdent pourtant pas à être vues, comme on va en
juger.

« Je reçus à deux reprises, l'été dernier, la visite d'un fermier de Brignais. Ce
brave homme venait me consulter pour un écoulement *intermittent*. Cet écoulement, disait-il, reparaissait notamment après l'érection ; et, pour me faire perdre le moins de temps possible, l'aimable client s'était préalablement mis en
mesure de me présenter la maladie pendant un de ses accès. — Je n'eus pas de
peine à reconnaître le mucus transparent, produit normal et accompagnement
obligé de l'érection. Après avoir cherché à lui expliquer comme quoi la nature,
heureusement copiée en ceci par nos arts mécaniques, a placé de l'huile partout
où elle a voulu un frottement, je le renvoyai satisfait. Satisfait, je me trompe,
car, au bout de six semaines, il venait de nouveau me conter ses doléances ! »

— Puisque nous en sommes aux belles histoires, en voici, pour la clôture, une
qui a bien son charme.

On se rappelle cette femme voilée qui, un petit panier mystérieux sous le bras,
se présentait chaque jour au palais d'Haroun-el-Raschid, demandant à être admise près du commandeur des croyants. Ce manége, disent les MILLE-ET-UNE-
NUITS, dura toute une grande année. La curiosité du calife finit par être piquée,
et l'inconnue put étaler aux yeux du calife surpris une foule de pierres précieuses
dont la plus mince faisait honte au plus beau fleuron de son turban. Sindbad
le marin, dans ses sept voyages, n'avait rien rencontré de pareil.

Le ministre de l'intérieur a pu se croire, pour un moment, au milieu des fée-
ries de la fantastique Bagdad. Une dame venait chaque jour aussi à son hôtel,
cherchant à parvenir jusqu'à lui ; mais Son Excellence, moins curieuse et moins
courtoise que Haroun-el-Raschid, a résisté à la prière de la femme mys-
térieuse.

Bien lui en a pris, car la surprise, quoique grande, n'eût pas valu les pierreries de la musulmane voilée. La dame voulait tout simplement faire goûter à Son Excellence un remède par elle inventé contre le choléra : de l'urine et du pain trempé dans de bon vin (*sic*). Désespérée, la dame s'est rabattue sur cette pauvre Académie, qui, depuis six mois, en avale de toute façon.

EXTRAIT DE LA GAZETTE MÉDICALE DE PARIS,

n°° du 27 janvier, du 10 mars, du 9 juin, du 7 juillet, des 8 et 15 septembre 1849.

MÉMOIRE

SUR

LES FIÈVRES COMATEUSES

QUI ONT RÉGNÉ EN 1847

DANS LA SUBDIVISION DE TLEMCEN,

NOTAMMENT A SEBDOU;

PAR

E. SONRIER,

Chirurgien en chef de l'hôpital de Sebdou,
lauréat de l'hôpital de perfectionnement du Val-de-Gráce,

ET

FÉLIX JACQUOT.

AVANT-PROPOS.

Nous avons écrit l'histoire de toutes les fièvres qui ont sévi, en 1847, dans la province d'Oran. Ce vaste travail, dont nous ne pourrons donner que des fragments, nous a conduits à des conclusions importantes que nous allons résumer en quelques mots.

Le fond commun de toutes ces affections consiste dans une intoxication produite par un même agent, le miasme paludéen. Le sulfate de quinine s'attaque à la cause même de la maladie, à l'intoxication.

Malgré l'identité du fond de toutes ces fièvres, elles revêtent des formes bien différentes. La diversité de la phénoménisation vient de nombreuses

causes, dont les principales sont : l'intensité du miasme ; la disposition,
l'état de santé ou de maladie de l'individu imprégné ; les accidents et les
épiphénomènes qui surchargent la fièvre ; le siége de ceux-ci dans les différents organes ; enfin les perturbations ou les influences météorologiques
régnantes.

Pendant qu'on dirige le sulfate de quinine contre l'intoxication, on doit
en même temps employer des médications variées contre les accidents qui
constituent la forme, ces accidents dépendant souvent de lésions trop profondes pour céder d'elles-mêmes quand on a détruit la cause qui les a fait
naître.

Notre position nous a permis de recueillir tous les documents nécessaires
pour mener à bonne fin ce travail, l'un de nous ayant traité dans son hôpital tous les hommes englobés dans l'une des plus curieuses et des plus
graves de ces épidémies ; l'autre ayant suivi la marche de ces fièvres sur
ces mêmes hommes appartenant à son régiment, ayant en outre assisté à
plusieurs autres épidémies dans différents postes et camps, et ayant enfin
réuni l'histoire des fièvres qui ont régné à la même époque dans les autres
localités (1).

Ce travail dépassant de beaucoup le cadre qui nous est imposé, nous ne
présenterons aujourd'hui que l'histoire des fièvres comateuses. Les fièvres
pernicieuses de Sebdou nous fourniront la matière principale ; mais il nous
a paru nécessaire de dire auparavant quelques mots des fièvres comateuses
moins graves que nous avons observées dans les circonscriptions voisines.
Nous passerons ainsi des formes les plus simples et les plus bénignes, aux
formes les plus graves, et l'on pourra suivre la progression ascendante de
ces pyrexies, depuis les intermittentes dégagées de toute complication,
jusqu'aux pernicieuses foudroyantes.

Nous désignerons toutes ces fièvres sous le nom générique de *comateuses*, le mot *coma* représentant pour nous tous les degrés de l'hyposthénie de la vie de relation ; mais nous en caractériserons les diverses
nuances en divisant nos fièvres comateuses en *somnolentes, soporeuses* et
carotiques.

---

(1) M. Catteloup nous a fourni des renseignements sur les fièvres de Tlemcen,
M. Rioublan sur celles d'Aïn-Temouchent, M. Bolu sur celles de Daya et d'Oran,
nos excellents amis Julia et Haspel sur celles de Sidi-bel-Abbès et de Mascara, etc.

CHAPITRE Ier.

FIÈVRES PALUDÉENNES SOMNOLENTES.

Elles ont régné, en 1847, dans presque toutes les localités de la subdivision de Tlemcen qui sont ordinairement sujettes aux fièvres. Nous en avons suivi quatre épidémies : celle d'Aïn-Temouchent, qui s'est développée à la fin de l'été et a duré tout l'automne; une seconde au camp d'Oued-Chouli, en septembre ; une troisième au camp, sur les bords de l'Isser, en octobre ; enfin nous avons étudié les nombreux cas qui se sont mêlés, à Sebdou, aux formes plus graves dont nous traiterons plus tard.

A Aïn-Temouchent, toute la garnison à peu près a été malade, mais il n'y a eu que peu de morts; à Oued-Chouli, les deux cinquièmes des hommes ont été atteints, et à l'Isser, plus des trois quarts. Les fièvres ont été plus graves dans ces deux camps qu'à Aïn-Temouchent, et si nous n'avons eu aucun mort, nous le devons : 1° à un traitement énergique et prompt; 2° à notre précaution d'évacuer immédiatement les hommes qui nous inspiraient des inquiétudes, sur l'hôpital de Tlemcen, qui compta plusieurs décès.

Nous ne dirons rien des fièvres intermittentes simples qui ont figuré en majorité dans notre nombre total de pyrexies paludéennes ; nous ne les signalons ici que pour représenter le premier degré de l'échelle.

Les fièvres somnolentes peuvent être ainsi caractérisées : type quotidien, quelquefois double quotidien, double tierce, tierce ; intermittentes ou rémittentes ; état bilieux très-prononcé avec vomissements, etc.; céphalalgie et le plus souvent rachialgie ; affaiblissement des forces et somnolence.

Les deux cinquièmes de nos fièvres somnolentes ont offert les caractères suivants : intermittence franche, stades de frisson, de chaleur et de sueur ; frisson rarement de longue durée, mais le plus souvent passager, partiel, courant dans les jambes, les lombes, etc. La chaleur se prolonge davantage. cinq, six et même huit heures. La sueur n'est profuse que par exception. Il arrive quelquefois que le froid et le chaud alternent à plusieurs reprises avant que les trois stades prennent leur cours normal. Tendance à l'assoupissement et demi-somnolence quand on laisse le sujet livré à lui-même. Intelligence un peu lente et paresseuse, mais non pervertie; nous n'avons observé le délire qu'une seule fois pendant l'accès. Diminution considérable des forces, tremblement, vertiges et quelquefois chutes quand le ma lade veut se tenir debout. Malaise, angoisses, céphalalgie vive et pulsative, pesanteur ou douleurs intenses à l'épigastre, rachialgie, et, dans quelques cas, douleurs dans les membres inférieurs. Tintements d'oreille, bluettes, pesanteur des paupières. Pouls variable, mais le plus souvent fréquent et mou, rarement accéléré et dur, plus rarement encore filiforme au plus fort de l'accès. Bouche amère, langue sèche et chargée de saburres jaunâtres et épaisses, soif, anorexie, vomissements bilieux répétés. La peau prend souvent une teinte subictérique ; elle devient quelquefois d'un jaune très-prononcé. L'accès dure de quatre à neuf heures ; quand il est terminé, il ne reste au malade que de l'anorexie, de la soif, de la faiblesse, de la pesanteur de tête, quelquefois de la céphalalgie.

Dans un cinquième des cas, nous avons affaire à une véritable fièvre larvée : on ne remarque pas les trois stades successifs, et l'accès n'est caractérisé que par des traînées de frissons partiels et quelques bouffées de chaleur, par du malaise, des douleurs dans la tête, les lombes, l'hypocondre ou l'épigastre, enfin par des nausées et des vomissements.

Dans les deux derniers cinquièmes, la fièvre est plus grave et devient rémittente. La somnolence commence avec l'accès ; le sujet, couché en supination, incapable de se lever, est à demi isolé de tout ce qui l'entoure ; il répond catégoriquement quand on l'interroge à haute voix, mais il retombe bientôt dans la somnolence. Son assoupissement est interrompu par les plaintes que lui arrachent la céphalalgie et les douleurs de l'épigastre ou des lombes. Entre deux accès, ces phénomènes laissent des traces : il y a encore un peu d'assoupissement et la céphalalgie n'a pas entièrement disparu. Les symptômes qui trahissent l'état bilieux sont les mêmes que dans les deux autres variétés.

Dans les trois nuances de fièvres somnolentes, le premier accès n'a pas ordinairement revêtu les caractères que nous venons d'indiquer ; le plus souvent nous avons d'abord constaté de simples fièvres intermittentes avec état bilieux et céphalalgie, fièvres qui sont devenues somnolentes du deuxième au quatrième accès.

En prenant en considération que nous n'avons éprouvé que très-peu de pertes, et que celles-ci n'ont porté que sur des sujets qui, évacués sur l'hôpital de Tlemcen, ont eu d'autres accès accompagnés de divers accidents, on pourra refuser à ces fièvres le titre de pernicieuses ; mais elles demeureront toujours des fièvres graves.

Un de nos malades de Oued-Chouli, envoyé à l'hôpital de Tlemcen, y a succombé à un accès somnolent : M. Catteloup, médecin en chef, a trouvé la cavité arachnoïdienne distendue par de la sérosité. C'est là la seule autopsie que nous connaissions.

Dans un même chapitre, nous parlerons du traitement de toutes nos espèces de fièvres comateuses.

CHAPITRE II.

FIÈVRES PALUDÉENNES SOPOREUSES.

Cette forme tient le milieu, pour la gravité des symptômes, entre les fièvres somnolentes et les fièvres carotiques. Nous ne tracerons pas le tableau complet de sa phénoménisation; on l'obtiendra en prenant un moyen terme entre les deux degrés extrêmes. Nous ferons seulement ressortir les différences qui séparent nos fièvres soporeuses des deux formes voisines.

Dans les pyrexies paludéennes somnolentes, la sensibilité tactile générale est peu émoussée, et le collapsus des membres est à peine appréciable ou n'existe pas ; le malade est accessible à toutes les impressions, pourvu que l'agent qui les provoque ait une certaine énergie ; l'opisthotonos, le strabisme et la dilatation de la pupille ont toujours manqué ; mais, en revanche, ces fièvres sont caractérisées par un état bilieux bien plus marqué et par des douleurs lombaires et épigastriques plus constantes et plus aiguës.

Dans les fièvres soporeuses, le coma est moins profond que dans les carotiques, et le collapsus des membres n'est pas une véritable paralysie portant sur tous les muscles, excepté sur ceux de la région postérieure du cou et quelquefois du tronc. Les soporeuses naissent à peu près toujours de pyrexies intermittentes ou rémittentes bilieuses qui s'aggravent plus ou moins rapidement ; les carotiques, comme nous allons le voir, n'ont pas été engendrées de cette façon. Dans les premières, la mortalité a été très-faible, et les sujets ont pu supporter trois, quatre et même un plus grand nombre d'accès ; dans les secondes, les décès ont été très-nombreux et les malades ont souvent succombé au premier accès et n'ont à peu près jamais résisté au second. Dans les pyrexies soporeuses, l'opisthotonos, le strabisme et la dilatation des pupilles, phénomènes constants dans la forme carotique, ont été bien moins prononcés et même ont quelquefois manqué tout à fait ; le trismus n'a pas non plus été observé. Enfin, nous ferons remarquer que l'état bilieux, si caractérisé dans nos fièvres somnolentes, et les douleurs si vives du rachis et de l'épigastre, semblent s'effacer, s'absorber de plus en plus dans l'état comateux et dans le collapsus général, à mesure que ceux-ci augmentent ; de sorte que ces phenomènes pâlissent déjà dans la forme soporeuse et disparaissent à peu près entièrement dans la fièvre carotique.

Les symptômes n'étant pas les mêmes, le pronostic et la marche étant différents, les exigences thérapeutiques étant bien plus urgentes dans un cas que dans l'autre, il nous a paru utile, pour la description comme pour la pratique, d'accorder un cadre à part à chacune de ces formes.

L'observation qui suit donnera une idée de la marche, des symptômes et du traitement des fièvres soporeuses ; elle est d'ailleurs remarquable par l'opiniâtreté des accès comateux à revenir malgré l'emploi quotidien du sulfate de quinine ; enfin, c'est le seul exemple, dans notre épidémie, d'un sujet ayant résisté à une série si prolongée d'accès de cette nature.

FIÈVRE QUOTIDIENNE PENDANT TROIS JOURS : TROIS RECHUTES ET NOMBREUX ACCÈS COMATEUX ; GUÉRISON.

Obs. I. — Valter, du 5ᵉ de ligne, 26 ans, vingt et un mois d'Afrique, n'y a pas été malade ; constitution faible, tempérament lymphatico-sanguin ; est apporté à l'hôpital le 30 août, le matin à dix heures. Il a depuis trois jours une fièvre quotidienne s'accompagnant, pendant l'accès, de vertiges, de chute, de violente céphalalgie.

Décubitus dorsal, immobilité ; résolution des membres ; sensibilité générale profondément émoussée, mais il a perception des objets extérieurs et témoigne de la douleur par la contraction de la face, quand on lui presse l'épigastre. Facies pâle et empreint de stupeur ; paupières supérieures abaissées sur le globe de l'œil, un peu de strabisme divergent, pupilles dilatées, mais se contractant légèrement sous l'influence de la lumière ; trismus ; langue sèche, dysphagie, ventre souple, une selle liquide involontaire ; respiration fréquente et vite, avec contraction spasmodique de quelques muscles du cou ; pouls fréquent et assez développé ; peau chaude et baignée de sueur ; soubresauts de tendons. (Prescription : Diète ; limonade gommeuse ; saignée de 400 grammes qui donna un caillot noirâtre volumineux, sans couenne, nageant dans une petite quantité de sérosité ; 2 ventouses scarifiées à la nuque ; sulfate de quinine, 3 grammes.) — A trois heures, le malade est mieux, l'accès se termine ; on obtient quelques réponses, le pouls est à peu près normal et la peau inondée de sueur.

31 août. Bon sommeil, amélioration sensible, intelligence nette. (Prescription : diète ; limonade gommeuse ; sulfate de quinine, 3 grammes à prendre de suite.) — La fièvre revient à dix heures, accompagnée des mêmes symptômes. Sinapismes aux mollets. L'accès cesse vers quatre heures.

1ᵉʳ octobre. La fièvre ne reparaît pas ; la langue se nettoie du fuligo commençant qui la brunissait depuis la veille, elle est libre dans tous ses mouvements ; la céphalalgie existe le matin et cesse dans la journée. (Prescript. : Bouillon ; pruneaux ; limonade gommeuse ; 2 ventouses scarifiées à la nuque ; sulfate de quinine, 2 grammes.)

2. Pas d'accès, état très-satisfaisant. (Prescript. : Quart ; soupe maigre ; pruneaux ; limonade gommeuse ; sulfate de quinine, 2 grammes.)

3, 4. Le malade reprend des forces. (Prescript. : Quart, côtelette, légumes, quart de vin ; limonade tartrique ; sulfate de quinine, 0,8 et vin de quinquina.

5. L'accès reparaît à dix heures, mais il est moins grave que la première fois ; vive douleur à l'épigastre. Il ne dure que deux heures. Grande faiblesse. (Prescript. : Limonade gommeuse ; 3 ventouses scarifiées à l'épigastre ; sulfate de quinine, 1,5.)

6. L'accès revient avec un peu moins d'intensité, à la même heure. (Sulfate de quinine, 1 gramme et demi.)

7, 8, 9, 10. L'accès manque. Débilité extrême. On augmente progressivement l'alimentation, et l'on continue le sulfate de quinine à 1 gramme chaque jour.

11 à 17. L'accès reparaît le 11 avec la même intensité que le 5, et à la même heure ; il revient tous les jours jusqu'au 17. Sueurs très-abondantes au troisième stade, affaiblissement extrême, langue toujours saburrale, épigastre douloureux à la pression, anémie, flaccidité des chairs, œdème des pieds. (Prescript. : Alimentation assez substantielle ; eau gommeuse nitrée ; un purgatif pour remédier à un peu de constipation ; frictions avec teinture de scille et de digitale ; sulfate de quinine et vin de quinquina à doses variables selon l'impressionnabilité de l'estomac fatigué.)

Du 17 au 24, pas d'accès. Le malade ne veut plus de quinine.

Du 25 au 29. L'accès attaque avec la même rigueur notre sujet plongé dans une débilité extrême. Il reparaît chaque jour jusqu'au 29, avec une intensité décroissante. Nous donnons des toniques et des aliments.

A partir du 30, l'accès ne se montre plus, le malade reprend des forces, et lorsqu'on l'évacue, le 9 octobre, sur Tlemcen, il est déjà assez bien rétabli.

CHAPITRE III.

FIÈVRES PALUDÉENNES CAROTIQUES HYDRO-MÉNINGIENNES.

I. ÉPIDÉMIE.

Les lésions observées dans toutes nos autopsies ont été l'hydropisie méningienne, et la similitude des symptômes présentés par les sujets qui ont succombé avec ceux qu'ont offert les individus qui ont guéri, nous autorise à penser que la même lésion anatomique a eu lieu chez les uns et les autres, passagère et peu considérable, ou tenace et profonde, selon la gravité des cas. La qualification d'hydro-méningienne conviendrait probablement aussi à nos fièvres soporeuses et même somnolentes, ainsi que nous le démontrent quelques autopsies et la comparaison des phénomènes. Il est bien entendu que nous n'appliquons cette épithète qu'à notre épidémie; on verra plus loin que nous ne pensons pas qu'il existe des lésions matérielles dans toutes les fièvres comateuses.

L'épidémie a commencé en août, a continué en septembre; nous n'avons plus eu de nouveau cas à partir du 16 octobre. Le nombre de nos fièvres pernicieuses fut de 48, total dans lequel nous comprenons 1 ou 2 cas qui se présentèrent au printemps, et conséquemment hors du temps de l'épidémie. Nous ne comptons comme fièvres pernicieuses que les formes carotique et soporeuse, simples ou compliquées. La mortalité a été de 16, ainsi répartie : 1 décès en avril, 4 en août, 5 en septembre, 6 en octobre.

Le nombre de toutes nos fièvres prises en bloc, en août, septembre et octobre, a été de 297 ; les pyrexies paludéennes ont donc revêtu le caractère pernicieux dans plus d'un sixième des cas. La garnison se composait d'à peu près 250 hommes. Voici quel était son état sanitaire au fort de l'épidémie :

98 hommes à l'hôpital, qui se trouva entièrement occupé ;

60 dans divers locaux disposés pour suppléer à l'insuffisance de l'hôpital ;

40 attendant des places vacantes pour entrer ;

54 convalescents ou tout à fait bien portants (les derniers en petit nombre).

Les tribus voisines de Sebdou ont été également très-maltraitées, et la plupart ont été forcées de se réfugier dans les montagnes pour fuir la maladie.

Nos fièvres carotiques ont été beaucoup plus graves que les fièvres comateuses décrites par Torti et par Werlhof (1), affections qui n'étaient à proprement parler que des fièvres intermittentes somnolentes ou soporeuses, ainsi que l'indiquent ces principaux traits puisés dans Torti (2) :

« Le coma survient au début ou au déclin de l'accès, et disparaît avec

---

(1) Werlhof, Observationes de febribus, præcipue intermittentibus. In-4°, Hanovr., 1732, 1745.

(2) Torti, Therapeutice specialis ad febres quasdam perniciosas…. In-4°, 1709 et 1730, lib. iii, cap. 1, p 281.

lui. Le malade en sort lorsqu'on l'excite, balbutie quelques mots et retombe dans son sommeil. Si le hoquet se joint à ces symptômes, le sujet meurt au troisième ou au quatrième accès. »

Dans notre forme carotique, le malade reste presque toujours entièrement isolé de tout ce qui l'entoure, malgré les excitants les plus énergiques. L'apyrexie est rarement complète ; presque toujours le type est rémittent, et le coma, au lieu de cesser avec chaque accès, a duré jusqu'à cinq, six et même onze jours chez des malades qui ont guéri ; enfin la mort arrive au premier ou au deuxième accès.

Les fièvres somnolentes et soporeuses sont assez bien connues, et leur histoire a été tracée par d'habiles écrivains : Werlhof, Torti, Bailly, Maillot, etc.; aussi avons-nous été brefs à leur sujet. Mais les pyrexies carotiques étant bien plus rares, nous pensons qu'on trouvera de l'intérêt dans leur histoire complète, que nous allons tracer d'après de nombreux souvenirs et d'après 13 observations détaillées recueillies par l'un de nous (E. Sonrier). Pour mettre plus de rigueur, nous distinguerons ces cas selon qu'ils sont simples ou composés :

Fièvres carotiques hydro-méningiennes.

Simples	9 cas.
Hémorrhagique	1 »
Syncopale	1 »
Apoplectiques	2 »
Total.	13 cas.

II. SYMPTOMATOLOGIE.

A. — Début.

Dans 10 cas sur 13, l'accès carotique s'est déclaré après une période d'un à cinq jours, ainsi caractérisée : céphalalgie, malaise, faiblesse, étourdissements et vertiges, état bilieux peu prononcé, vomissements par exception, constipation. Ces symptômes éprouvent une recrudescence ordinairement quotidienne, plus rarement tierce, pendant laquelle on note : céphalalgie, surtout occipitale et très-violente ; chutes si le malade veut se tenir debout. Les trois stades des fièvres normales sont à peine indiqués ou manquent même ; les frissons sont fugaces, partiels et quelquefois ne se montrent pas du tout ; la chaleur est sèche, sans être bien considérable ; la sueur n'est jamais profuse. Cette céphalalgie prodromique s'est le plus souvent manifestée sans cause occasionnelle apparente ; une seule fois l'insolation paraît l'avoir provoquée.

Il nous reste trois cas à examiner : dans l'un, on n'a pu recueillir aucun renseignement ; dans l'autre, une fièvre simple devint rapidement comateuse. Nous donnerons l'observation du troisième cas, et nous nous expliquerons à son sujet.

D'où nous pouvons conclure que jamais les accès carotiques ne se sont brusquement montrés, mais que toujours ils ont été précédés de phénomènes fébriles de différents caractères, notamment de céphalalgie rémittente. Ce résultat est de la plus haute importance pour les indications thérapeutiques.

L'observation que nous avons annoncée ne nous semble pas donner un démenti à cette loi.

MORT SUBITE PAR APOPLEXIE SÉREUSE, CHEZ UN SUJET EN PROIE A UNE CACHEXIE PALUDÉENNE.

Obs. II. — Bosmet, du 5ᵉ de ligne, 26 ans, entré à l'hôpital le 4 octobre pour un ulcère à l'aine gauche. Il est en Afrique depuis vingt-trois mois, et a été traité, dans notre hôpital, du 5 septembre au 26 du même mois, pour une fièvre quotidienne. Sorti à cette époque, il a éprouvé pendant quelques jours une diarrhée séreuse abondante.

Cachexie paludéenne ; anémie ; souffle carotidien ; pâleur ; face bouffie et terreuse ; infiltration de plusieurs parties du corps, notamment des membres inférieurs ; chairs flasques et molles ; langue blanchâtre et inappétence ; apathie des plus prononcées. Le malade n'a plus d'accès depuis sa sortie de l'hôpital, le 26 septembre.

Les toniques, tels que le vin de quinquina, le fer, les tisanes amères et une bonne alimentation améliorent son état de jour en jour ; l'ulcère est presque cicatrisé. Le 13 octobre, il se couche comme d'habitude à la nuit tombante ; mais le lendemain, à quatre heures du matin, l'infirmier de garde le trouve mort dans son lit, sans qu'il ait poussé la moindre plainte, ou au moins sans que ses voisins, très-rapprochés de lui, aient rien entendu. — Nous faisons l'autopsie à dix heures du matin.

Tête. — Cerveau pâle, mou comme s'il avait macéré dans l'eau ; ventricules à moitié remplis de sérosité citrine. De la sérosité, logée dans la cavité arachnoïdienne, baigne la moelle allongée et occupe les fosses occipitales ; il s'en écoule à peu près 300 grammes. Pas la plus légère injection dans l'encéphale ni les méninges. Nous n'ouvrons pas le rachis, faute d'instruments. (Par la même raison, la nécroscopie de la colonne vertébrale manquera dans toutes nos autres observations.)

Thorax. — Assez grande quantité de sérosité dans la plèvre ; 30 grammes dans le péricarde. Le cœur est blanchâtre et mou ; un tissu cellulo-graisseux, qui le recouvre, contient aussi de la sérosité dans ses mailles.

Abdomen. — Rate un peu tuméfiée ; faible épanchement péritonéal ; anasarque.

L'un de nous écrivait l'an passé (1) : Chez les individus infiltrés par suite d'anciennes fièvres terminées depuis un temps assez prolongé pour que le médecin ne s'occupe plus qu'à redonner du ton à l'organisme, on voit quelquefois le coma survenir peu à peu ou se manifester brusquement, sans qu'il y ait récidive de fièvre. Le coma est alors produit par l'accumulation de sérosité dans les méninges, soit par suite d'une simple hypersécrétion, soit par une véritable métastase distrayant la sérosité collectionnée dans diverses parties pour la transporter dans les méninges, ainsi que Dance en a cité des observations.

Nous pensons qu'il s'agit ici d'un cas rentrant dans ces espèces.

M. Catteloup, médecin en chef de l'hôpital de Tlemcen, possède des faits et des nécroscopies qui mettent hors de doute la réalité de ces apoplexies séreuses, peu connues encore, survenant chez des individus en proie à l'infiltration de la cachexie paludéenne. « Deux malades de mon service, m'écrivait cet habile confrère, sont morts inopinément après avoir été douze jours dans les salles destinées aux convalescents, succombant à une affection cérébrale dont j'ai recueilli les altérations pathologiques, qui sont semblables à celles que vous avez décrites, et qui corroborent vos idées et les miennes sur cette espèce d'apoplexie séreuse. » Depuis cette époque, nous avons nous-mêmes recueilli un nouveau fait extrêmement probant.

Dans notre observation, il ne s'agit donc pas d'un accès survenant brusquement chez un individu sain, mais d'une apoplexie séreuse chez un sujet infiltré par suite d'impaludation. L'observation suivante va nous montrer un véritable accès foudroyant, mortel en moins de deux heures, mais précédé de quatre jours de céphalalgie rémittente.

QUATRE JOURS DE CÉPHALALGIE RÉMITTENTE ; ACCÈS CAROTIQUE FOUDROYANT ; MORT EN MOINS DE DEUX HEURES ; AUTOPSIE.

Obs III. — Gilibert, du 5ᵉ de ligne, 26 ans, stature colossale et tempérament sanguin, est en Afrique depuis vingt et un mois ; il a eu la dyssenterie en août 1846.

____

(1) Félix Jacquot, Lettres d'Afrique, n° XII, in Gazette Médicale, 1847.

Après quatre jours de céphalalgie rémittente, il tombe tout à coup dans l'état suivant :

Insensibilité complète, malgré les stimulants adressés à tous les sens ; opisthotonos, trismus, contraction tonique des muscles du pharynx et de la langue ; les membres soulevés retombent comme des masses inertes ; paupières demi-closes, globes oculaires portés en haut et strabisme divergent, pupilles énormément dilatées et insensibles à la lumière ; selles noirâtres involontaires ; respiration saccadée, spasmodique et n'aboutissant qu'à l'introduction de très-peu d'air, malgré les mouvements musculaires les plus énergiques : elle se fait par le nez avec un sifflement aigu. Le pouls est d'abord fort et fréquent, mais il devient ensuite vite, faible et fréquent, de sorte qu'on ne peut plus le compter. La peau est moite, mais déjà froide aux extrémités. (Prescription : Limonade gommeuse ; lavement avec sulfate de quinine, 2 grammes ; saignée de 500 grammes et 3 ventouses scarifiées à la nuque ; sinapismes.)

Pendant l'application des ventouses, profondément scarifiées, et des sinapismes, le malade ne manifeste aucune douleur. Les ventouses donnent à peine du sang et deux piqûres de saignée ne nous en fournissent que 100 grammes. La circulation ne s'exécute plus, le malade meurt une heure et demie après son transport à l'hôpital.

L'autopsie est faite dix-huit heures après la mort, par une température très-élevée : pas la moindre trace de décomposition, rigidité cadavérique très-marquée.

Tête. — Rien dans les méninges. Coloration violacée, diffuse, non ponctuée des circonvolutions cérébrales et surtout cérébelleuses. La pulpe est partout de consistance normale ; la teinte violacée s'affaiblit en allant vers les parties profondes. Injection striée de la protubérance annulaire. Pas de sérosité dans les ventricules ; mais 100 grammes à peu près de sérosité sanguinolente, logée dans l'arachnoïde, baignent la moelle allongée.

Thorax. — Un peu de sérosité dans le péricarde, un peu d'engorgement hypostatique des poumons dont une tranche flotte entre deux eaux.

Abdomen. — Injection hémorrhagique de la muqueuse de l'iléon. Rate un peu tuméfiée, mais non ramollie. Pas d'urine dans la vessie.

B. — Accès.

Coma, insensibilité. — L'insensibilité a été le plus souvent si complète, qu'on pouvait, sans provoquer aucun mouvement, lacérer et brûler la peau et mettre de l'ammoniaque sous les narines ; la lumière ne provoquait pas la contraction de la pupille, des sons aigus produits près de l'oreille ne faisaient pas sourciller le malade. Cet état a duré de quelques heures à onze jours ; le sujet en sortait peu à peu ou bien semblait tout à coup se réveiller comme d'un profond sommeil, et n'avait aucun souvenir de ce qui lui

était arrivé. Il est fort remarquable que les deux individus qui ont présenté,
l'un six, l'autre onze jours de coma (voy. obs. V), ont guéri ; un autre sujet
a succombé après quatre jours d'un pareil état consécutif à un troisième
accès carotique.

Face, organes des sens. — La face a toujours été stupéfiée, immobile,
sans expression ; dans les cas très-graves et dans la forme syncopale, nous
l'avons trouvée pâle et cadavéreuse ; elle s'est présentée vultueuse dans la
forme apoplectique, et quand le molimen sanguin avait lieu énergiquement
vers la tête. — Yeux : paupière supérieure tombante ; pupilles dilatées (1)
et le plus souvent d'une complète insensibilité ; strabisme, surtout divergent. Il est à remarquer que dans nos neuf cas de fièvres carotiques simples, ces phénomènes ont toujours existé, tandis que, dans les formes compliquées, le strabisme et la dilatation de la pupille ne se sont pas montrés
d'une manière si constante ni si prononcée. L'ampliation du champ pupil-
laire et la divergence ont toujours cessé sur le cadavre, immédiatement
après la mort. — Bouche et phonation : lèvres pendantes et arides ; langue
toujours sèche, souvent noirâtre, quelquefois vraiment fuligineuse quand le
carus dure depuis quelque temps : le sujet la tire difficilement de la bouche, comme le font les typhisés ; dans un quart des cas, elle était déviée, le
plus souvent à droite. Cette déviation, accompagnée de bredouillement,
s'est prolongée pendant la convalescence, chez deux de nos malades. Il va
sans dire que, pendant l'accès, la parole est complétement abolie ; le sujet
ne pousse pas même de plaintes. — Quand les malades, sortis du carus, ont
pu percevoir et rendre compte de leurs sensations, beaucoup ont accusé de
la dureté d'ouïe, de la faiblesse de la vue ou de la diplopie, phénomènes
qui ont quelquefois persisté pendant quelque temps. — La peau est ordinairement chaude et moite plutôt que couverte de sueur. Dans les cas les
plus graves, les extrémités et même toute la surface cutanée sont froides.

Intelligence. — Entièrement abolie pendant le carus, elle se rétablit
quand celui-ci diminue, mais elle reste quelque temps un peu paresseuse
sans avoir perdu de sa justesse. Dans deux cas, il y eut délire passager
et loquace, alors que la rémission s'établissait. Le délire n'est pas possible
pendant l'accès carotique même, l'intelligence étant tout à fait anéantie. Il
peut, au contraire, se déclarer au milieu des accès soporeux.

Douleurs. — La céphalalgie a été aussi constante dans le cours de la

---

(1) Quelques auteurs disent que la pupille est dilatée ou resserrée : nous n'a-
vons jamais observé ce dernier état.

maladie que pendant les prodromes. Tous ceux qui ont pu rendre compte de leurs sensations l'ont accusée : elle siégeait principalement à la nuque ; elle était quelquefois gravative, mais bien plus souvent exacerbante, pulsative, lancinante. Nous n'avons entendu aucun cri hydrencéphalique. Elle a fréquemment persisté pendant la convalescence. La douleur à l'épigastre ou dans les hypocondres n'a été notée que dans un tiers des cas, mais nous pensons qu'elle a existé plus souvent : en effet, dans la forme soporeuse, nous l'avons trouvée à peu près constante, et si nous ne l'avons pas constatée plus souvent dans la fièvre carotique, c'est probablement parce que l'attention a été absorbée par la gravité des autres symptômes. On sait qu'Hippocrate a observé cette douleur dans un tiers des fièvres rémittentes de la Grèce, Twining en pareille proportion dans l'Indoustan, et Stewardson dans presque tous les cas de fièvres rémittentes en Pensylvanie, 19 fois sur 20. — Deux ou trois malades ont éprouvé des fourmillements dans les jambes ou des douleurs articulaires. — Chez les sujets qui ont eu des apyrexies incomplètes, la persistance de plus ou moins de roideur dans le cou était accompagnée d'un sentiment de gêne très-pénible (1).

Motilité. — Pendant l'accès, elle a été abolie ; dans le cours de nos périodes comateuses, qui ont duré de quelques heures à onze jours, elle s'est à peine manifestée. La résolution des membres était si complète qu'ils retombaient, sans aucune tentative de résistance, sitôt qu'on les abandonnait à eux-mêmes : c'était une véritable paralysie qui ne fut interrompue que chez un tiers des sujets, par de légers soubresauts des tendons des avantbras et des mains, plus rarement par quelques contractures ou par une sorte de jactitation passagère. La paralysie n'a jamais été partielle (2), pas même dans notre cas de fièvre carotique avec déchirure apoplectique de la pulpe cérébrale : il est probable que l'individualité des paralysies partielles s'effaçait dans le collapsus général. On pourrait pourtant considérer la déviation de la langue comme le résultat d'une paralysie partielle. Après les accès, la motilité et la sensibilité se rétablissaient à mesure que le coma di-

(1) Hippocrate a noté la douleur du cou dans le *lethargus*, qui parait représenter les fièvres paludéennes soporeuses, rémittentes et pseudo-continues de la Grèce. « Revenus à eux, ils disent sentir de la douleur au cou et éprouver un bourdonnement dans les oreilles. » (Voy. édit. Daremberg, *Prénotions*, p. 108.)

(2) Torti a observé des paralysies partielles, qui ont cédé au quinquina. (Voy. *loc. cit.*, lib. IV, cap. 4, l'histoire de cette vieille femme qui devint momentanément hémiplégique.)

minuait : quelques phénomènes ont néanmoins survécu temporairement, tels que ces troubles des organes des sens que nous avons notés, l'affaiblissement considérable des extrémités inférieures ; enfin, chez un sujet, une paralysie de la vessie qui dura quelques jours seulement.

Il est fort remarquable que certains muscles, contracturés d'une manière permanente et énergique, contrastaient avec le collapsus général. Dans deux de nos neuf cas simples, il y eut opisthotonos complet, et dans tous les autres, la contracture des muscles postérieurs du cou rejetait fortement la tête en arrière. Ces contractures duraient autant que l'accès, mais elles éprouvaient des relâches pendant les longues périodes comateuses. Les muscles profonds du cou participaient à cet état : la déglutition était si difficile que nous avons presque toujours été obligés d'administrer le sulfate de quinine en lavements : le malade rejetait convulsivement tout ce qu'on tentait de lui faire avaler. Dans quelques cas, les muscles, au lieu d'être convulsés, étaient paralysés, et les boissons, après avoir traversé l'œsophage comme un tube inerte, tombaient avec bruit dans l'estomac. — Le trismus a été observé dans un tiers de nos observations.

Dans nos quatre cas compliqués, la rigidité tétanique a été moins constante et moins marquée, mais la déglutition a toujours été lésée, soit par contracture soit par paralysie des muscles qui président à cette fonction.

La rareté des mictions, l'incontinence des matières fécales ou la constipation sont des phénomènes dans lesquels la myotilité a sa part ; mais nous en parlerons plus loin.

Circulation. — Dans plus de la moitié des cas, le pouls a été petit et fréquent, quelquefois au point de devenir filiforme et de ne pouvoir plus être compté. Werlhof avait déjà noté qu'il est le plus souvent accéléré dans la fièvre comateuse. Jamais nous ne l'avons trouvé ralenti. Dans un cas, il nous a paru normal, et dans d'autres circonstances, il s'est montré accéléré et développé sans être dur. En cherchant à rapprocher ces modifications du pouls des formes que revêt la maladie, nous trouvons qu'il est large et fréquent quand le molimen sanguin se fait avec une certaine énergie et que l'accès n'est pas extrêmement grave, mais qu'il devient filiforme toutes les fois que l'intensité des accidents menace la vie d'extinction prochaine, ainsi qu'on en trouvera un exemple dans notre obs. 6. Dans la forme syncopale, la circulation est presque anéantie (voy. obs. 5) ; enfin dans notre fièvre hémorrhagique les battements du cœur étaient précipités et faibles, comme cela arrive dans toute perte de sang. Voici, du reste, cette observation curieuse à plus d'un titre.

OBS. IV. — Gayrard, du 5ᵉ de ligne, 27 ans, en Afrique depuis vingt-deux mois, tempérament sanguin, forte constitution, est apporté à l'hôpital le 30 août, atteint d'accès pernicieux; on ne nous donne aucun renseignement sur son état pendant les jours précédents.

Supination, immobilité, contracture permanente des muscles postérieurs du cou et des élévateurs de la mâchoire inférieure; l'œsophage se contracte convulsivement et rejette les boissons qu'on essaye d'ingérer; face cadavéreuse, collapsus des paupières, dilatation permanente des pupilles et strabisme divergent; les membres sont dans une résolution complète et toute sensibilité est éteinte; pouls filiforme; diarrhée formée d'un sang noirâtre exhalant une odeur nauséabonde; écume sanguinolente autour des lèvres; respiration précipitée avec râle trachéal à grosses bulles; peau couverte d'une sueur gluante; extrémités froides. (Prescr. : Limonade fortement acidulée qu'on tentera de faire prendre quand on poura saisir un instant de répit dans la convulsion des muscles de la déglutition; lavement avec sulfate de quinine 2 grammes et éther; trois vent. scar. à la nuque; compresses froides sur la tête; frictions sèches sur les membres. Comme l'écoulement intestinal continuait, on donna à midi un lavement avec nitrate d'argent.)

Sous l'influence de cette médication, le malade se ranime un peu à trois heures; mais vers le soir il est pris d'une hémorrhagie nasale que nous avons peine à réprimer par le tamponnement; le sang qui s'échappe par les ouvertures postérieures s'ajoute aux mucosités sanguinolentes qui obstruent l'arbre respiratoire, et l'asphyxie commence.

31 août. Le coma continue. (Prescr. : Même lavement, sinapismes aux mollets.) A trois heures l'hémorragie nasale reparaît, et de nombreuses ecchymoses se forment aux parties déclives du corps. Le flux noirâtre intestinal continue; le malade expire dans la matinée.

AUTOPSIE. — TÊTE. Rien à noter dans la pulpe cérébrale ni dans la trame des méninges. De la sérosité sanguinolente contenue dans la cavité arachnoïdienne baigne la moelle allongée et la protubérance annulaire.

THORAX. Les bronches sont remplies de mucosités spumeuses sanguinolentes; le bord postérieur des poumons est gorgé de sang et une tranche se précipite au fond de l'eau. Le tissu cellulaire sous-pleural est également infiltré de sang; nous trouvons de la sérosité dans le péricarde.

ABDOMEN. Quelques anses intestinales, violacées ou noirâtres, contrastent avec d'autres anses pâles, exsangues. Il s'écoule de l'intestin une matière noirâtre, gélatiniforme, produite par l'exsudation du sang. La muqueuse est molle, friable, comme spongieuse et parsemée de vaisseaux nombreux et dilatés qui semblent avoir permis l'hémorrhagie à travers leurs parois, sans solution de continuité. Le colon est épaissi et contient de la matière analogue à celle que nous avons trouvée dans le petit intestin ; sa muqueuse est également molle, mais, à partir d'un certain point, elle devient ferme et rouge jusqu'à l'anus : c'est l'espace qui a été touché par le lavement caustique. La rate est congestionnée et un peu plus volumineuse qu'à l'état normal.

TISSU CELLULAIRE. Nombreuses ecchymoses aux parties déclives et aux membres, formées plutôt par de la sérosité chargée de sang que par du sang pur.

Cinq saignées ont été pratiquées sur nos 13 malades ; aucun n'a subi plus d'une phlébotomie. Voici les caractères qu'elles ont présentés.

Une saignée de 500 grammes est prescrite, mais on n'obtient que 100 grammes de sang qui se coagule en forme de gelée de groseille presque noire, sans distinction de l'insula et du sérum (obs. 3). Dans trois autres saignées de 500 grammes, à jet facile et assez large, le caillot a été volumineux, noirâtre, sans couenne, nageant dans très-peu de sérosité. Enfin, dans un de nos cas apoplectiques, deux tentatives ne fournirent que 150 grammes de sang qui présenta les mêmes caractères que la première phlébotomie que nous avons notée dans ce paragraphe (obs. 6).

SÉCRÉTION. — Les urines ont été rares et leur excrétion quelquefois difficile. Les membranes tapissant la partie supérieure du tube digestif étaient sèches. Dans un tiers des cas il y eut des collections séreuses appréciables dans les membranes séreuses et dans le tissu cellulaire. Nous avons parlé de la peau.

TUBE DIGESTIF. — Nous avons donné les signes fournis par la bouche et la langue à propos de la motilité et des organes des sens. Les nausées et les vomissements n'ont pas été communs, tandis qu'on les observe à peu près toujours dans la forme somnolente ; nous les avons notés sur un sujet qui avait eu antérieurement une hépatite qui sembla se réveiller sous l'influence de la fièvre et amena une suffusion ictérique d'un jaune très-prononcé. La palpation et la percussion de la rate n'ont presque jamais dévoilé rien d'anormal dans les dimensions de cet organe, et l'autopsie de trois sujets seulement nous a fait découvrir un peu d'augmentation de volume sans ramollissement. Nous nous réservons d'interpréter ces faits dans notre chapitre intitulé *Nature*.

III. — DIAGNOSTIC.

N'ayant pas la prétention de faire une monographie complète, et notre unique but étant seulement de chercher à éclairer quelques points de l'histoire des fièvres caroliques, nous ne sommes pas tenus de présenter les caractères qui distinguent nos fièvres paludéennes des maladies qui peuvent offrir quelque similitude symptomatologique; mais il est indispensable, avant d'arriver au traitement, d'établir quelques divisions dans les fièvres carotiques mêmes, par la raison que ces catégories dictent des indications thérapeutiques différentes. Or la fièvre carotique peut être simple : nous venons d'en tracer en détail la symptomatologie ; elle aussi peut être apoplectique ou bien syncopale.

FORME SYNCOPALE. — Les extrémités et même toute la périphérie du corps sont froides ; la sueur est visqueuse, la face pâle ; le pouls est insensible, et les battements du cœur sont à peine perceptibles ; la respiration est presque éteinte ; les contractures permanentes sont bien rarement observées ; le collapsus est général. L'observation suivante mettra en relief la plupart de ces symptômes.

FIÈVRE CAROTIQUE SYNCOPALE; TEINTE ICTÉRIQUE; ONZE JOURS DE COMA; GUÉRISON.

OBS. V. — Pointu, du 5e de ligne, 25 ans, tempérament bilioso-sanguin, constitution chétive et amaigrissement, est apporté à l'hôpital le 19 septembre, atteint d'un accès pernicieux. Nous avons appris plus tard qu'il avait éprouvé trois jours de céphalalgie rémittente. Il est en Afrique depuis dix-neuf mois. Il a séjourné en mai et juin, pendant cinquante-huit jours, à l'hôpital de Tlemcen, pour une affection hépatique accompagnée d'ictère. Un mois après sa sortie, il a souffert d'une diarrhée qui a duré trente jours.

19 septembre. Décubitus dorsal ; résolution complète des membres ; sensibilité et motilité abolies. L'expression de la face est cadavéreuse ; coloration ictérique générale très-prononcée, d'un jaune citron. Les yeux sont clos, les pupilles dilatées ; mais il n'y a pas de strabisme. Les muscles élévateurs de la mâchoire inférieure sont les seuls de tout le corps qui soient contracturés. En abaissant à l'aide d'une certaine force, la mâchoire inférieure, on aperçoit la bouche aride, et la langue sèche et noirâtre. Les mains sont portées aux parties génitales. La déglution se fait avec bruit, comme si le liquide tombait dans un tube inerte. Constipation. La respiration est tellement faible, que nous doutons un instant si elle a véritablement lieu. Le pouls et les battements du cœur sont à peine sensibles. La peau est sèche, crasseuse et froide. Le sujet exhale une odeur repoussante, et les mouches se précipitent en foule sur lui, comme sur un cadavre; mais une dernière lueur de vitalité nous est révélée par une légère grimace que lui arrache la pression que nous exerçons sur l'hypocondre droit. (Prescrip. : Lim. gomm.; sulf. quin., 1 gramme ; vin de quinquina; frictions sur tout le corps ; quelques stimulants; sinapismes.)

20. Le malade est dans le même état. (Même prescription.)

21. Le carus persiste; mais le corps est moins glacial, et le sujet manifeste de la douleur quand on palpe l'épigastre. (Lim. gomm.; 3 ventouses scar. à l'épigastre; sulf. quin., 1 gramme, et vin de quinquina.)

22. Même état. Il n'y a pas eu de selles depuis le 18. (Même prescription; un purgatif; des sinapismes.

23, 24, 25. Le carus n'a pas cessé; mais un peu de chaleur a reparu, et les fonctions respiratoire et circulatoire s'exercent un peu moins mal. La constipation persiste. (Même prescription; vin de cannelle; potion ferrugineuse.)

26. Le malade paraît sortir un peu de sa torpeur; sa face n'est plus cadavéreuse; le ventre s'assouplit après l'évacuation de deux selles; la langue est moins sèche; le pouls s'est relevé; la peau est moite. Les deux selles sont noires, infectes, et semblent provenir d'une hémorrhagie intestinale. Le malade est anémique. (Limonade fortement acidulée; vin de quinquina; vin de cannelle; potion ferrugineuse.)

Dans la soirée, le pouls est fréquent et développé, et la peau se couvre de sueur. Nous croyons reconnaître un accès.

27. L'amélioration est à peine sensible; le malade est toujours dans le coma. (Lim. gomm.; sulf. quin., 1 gramme; vin de cannelle.)

La fièvre a probablement reparu à trois heures; la sueur est considérable. On donne une potion éthérée, sans compter retrouver le sujet vivant le lendemain.

28. Légère amélioration. La langue s'humecte; la déglutition est facile; le ventre est souple; il y a une selle grisâtre; le pouls est assez développé; la respiration, qui toujours est restée languissante, commence à devenir normale. Les mains, pour la première fois, ne sont plus portées aux parties génitales. (Lim. gomm.; sulfate de quin., 1 gramme et demi; vin de quinquina; potion ferrugineuse; potion éthérée.)

Léger accès à trois heures.

29. Le mieux continue. Très-léger accès à trois heures. (Même prescription.

30. Le malade est resté jusqu'aujourd'hui isolé de tout ce qui l'entoure; son coma dure depuis le 19. Il se réveille comme d'un profond sommeil, dont il ne se rappelle pas le début. Il dit n'avoir nullement souffert. Il est tellement affaibli qu'il ne peut soulever le bras; sa voix est éteinte; la moindre conversation le fatigue; il ne peut fixer longtemps son attention sur un objet. (Même prescription.)

À partir des premiers jours d'octobre, nous avons commencé à nourrir le malade, tout en continuant les toniques. Les forces lui sont revenues assez rapidement pour qu'il pût sortir le 19 octobre.

Forme apoplectique. — Quand le raptus sanguin se porte avec force vers la tête, les symptômes sont différents, selon que les lésions physiques et les désordres dynamiques sont assez graves pour menacer la vie d'une extinction immédiate, ou que l'accès n'a pas cette intensité. Dans le premier cas, toutes les fonctions, prêtes à cesser, offrent des phénomènes assez semblables à ceux que nous avons notés dans la forme-syncopale ; dans le second, ils présentent des différences notables. La face est stupéfiée, mais vultueuse, violacée. La respiration est large, lente, sonore, à moins que la convulsion des muscles respirateurs ne l'enraye, ou ne lui donne quelque chose de saccadé et d'irrégulier. La peau est chaude, moite ou couverte de sueur. Enfin, tandis que, dans la forme syncopale, toutes les contractures semblent se résoudre dans le collapsus général, elles sont ici très-énergiques et persistantes : ce sont l'opisthotonos, le trismus, le spasme tonique des muscles de la déglutition. Nous ajouterons que, même dans la forme apoplectique la plus grave, qui offre certains caractères symptomatologiques communs avec la forme syncopale, les contractures existent presque toujours.

Nous donnons ici deux observations de fièvres comateuses apoplectiques du caractère le plus grave.

FIÈVRE CAROTIDE APOPLECTIQUE ; DEUX ACCÈS ; MORT LE TROISIÈME JOUR ;
AUTOPSIE ; FOYER APOPLECTIQUE.

OBS. VI. — Toissier, brigadier au 2ᵉ chasseurs d'Afrique, 22 ans, en Afrique depuis longtemps, constitution robuste, tempérament sanguin. Après trois jours de céphalalgie rémittente, il est pris d'un accès pernicieux, et nous est rapporté dans l'état suivant, vers midi.

24 septembre. Supination, immobilité, intelligence abolie, colapsus des membres, sensibilité presque éteinte ; paupières demi-closes, pas de strabisme ni de dilatation des pupilles ; muscles des mâchoires et de la déglutition contracturés ; respiration haute et fréquente ; pouls à peine sensible ; peau froide ; la peau est stupéfiée, mais vultueuse. (Prescription : limonade gommée ; lavement avec 2 grammes de sulfate de quinine ; 2 ventouses scarifiées à la nuque ; saignée de 500 grammes ; sinapismes aux mollets.) Les ventouses donnent à peine du sang, et deux piqûres de la veine ne nous fournissent que 150 grammes de liquide. Une ventouse à la région précordiale.

Vers six heures, il sort du coma et accuse de la douleur à la région occipitale. Intelligence lucide, mais somnolence ; langue saburrale et bouche pâteuse ; pas de selles. Nous faisons donner un lavement purgatif à quatre heures, et dans la soirée un autre lavement avec un gramme de sulfate de quinine.

25. Un peu d'amélioration ; il reste de la somnolence ; langue très-chargée, nausées, douleur à l'épigastre. (Prescription : limonade gommée ; 2 ventouses scarifiées à la nuque ; potion vomitive à prendre de suite et 3 grammes de sulfate de quinine plus tard.)

Le soir, pas d'accès ; une selle.

26. Il se trouve encore mieux ; la langue se nettoie et devient humide. (Sulfate de quinine, 2 grammes.)

A deux heures, le coma reparaît, la respiration s'embarrasse, le pouls fuit sous le doigt, la peau se refroidit, les globes de l'œil disparaissent sous l'arcade sourcilière, et le malade meurt à huit heures du soir.

Autopsie. — Elle est faite le lendemain à huit heures du matin, par une température de 40°. Rigidité cadavérique.

Tête. Bosse sanguine sous le cuir chevelu, au centre de la région occipitale ; elle a 7 ou 8 centimètres de diamètre et nous paraît ne pouvoir être expliquée que par une chute faite par le sujet pendant l'accès. Les méninges sont injectées, couleur lie de vin, surtout du côté gauche. Le tissu sous-arachnoïdien contient une assez grande quantité de sang noir, coagulé en quelques endroits en forme de fausses membranes tapissant la pie-mère épaissie, mais n'ayant pas contracté d'adhérences avec elle. Peu de sérosité dans les ventricules. La cavité arachnoïdienne contient une assez grande quantité de sérosité sanguinolente amassée autour de la moelle allongée. La pulpe cérébrale est un peu injectée. Un foyer hémorrhagique existe à la partie antérieure, inférieure et externe du lobe moyen, tout près de la scissure de Sylvius. Il a à peu près 3 centim. de diamètre ; il est creusé dans la pulpe cérébrale ramollie au pourtour et anfractueuse ; il contient 60 grammes d'un sang noirâtre coagulé. Cette hémorrhagie a paru à l'un de nous (E. Sonrier) provenir de l'artère méningée moyenne déchirée à sa sortie du trou sphéno-épineux. La chute a-t-elle déterminé cette rupture ? On nous apprend que la veille de son entrée à l'hôpital, ce militaire, voulant fermer une fenêtre, était grimpé dans l'embrasure et avait fait une chute dans laquelle il tomba à la renverse. La déchirure n'a pas pu se produire alors, car la permanence et la gravité de la lésion n'eussent pas permis la semi-apyrexie que nous avons notée. Cependant la coagulation du sang en forme de fausse membrane s'oppose à ce que l'on ne rapporte l'apoplexie qu'à l'accès du 26. On se tirerait de cette difficulté en considérant la fausse membrane comme un véritable produit inflammatoire ; l'épidémie de méningites cérébro-rachidiennes qui a sévi, en 1840, 1841 et 1842, dans les hôpitaux militaires, a prouvé avec quelle rapidité ces fausses membranes peuvent se produire. Enfin il est possible que le molimen sanguin se soit frayé deux fois un passage, la première par transsudation, la seconde par rupture. Ce serait du premier raptus que dépendrait la coagulation en fausse membrane. C'est à cette supposition que nous nous arrêtons.

On n'ouvre ni l'abdomen, ni la poitrine.

FIÈVRE CAROTIQUE APOPLECTIQUE ; DEUX ACCÈS ; MORT LE QUATRIÈME JOUR ; AUTOPSIE.

Obs. VII. — Etard, caporal au 5ᵉ de ligne, 32 ans, est en Afrique depuis vingt-deux mois ; constitution robuste, embonpoint modéré, tempérament sanguin ; a souffert quelques jours de céphalalgie rémittente ; est apporté à l'hôpital le 28 septembre, atteint d'un accès pernicieux.

28 septembre. Décubitus dorsal ; inflexion tétanique de toute la colonne vertébrale (opisthotonos) ; résolution à peu près complète des membres ; l'intelligence ne paraît pas totalement abolie, car le malade exerce quelques mouvements de la bouche quand on lui dit de tirer la langue ; face stupéfiée ; paupières fermées, globes oculaires portés en haut et en dehors ; la mâchoire inférieure est tenue écartée de l'autre par la contraction des muscles abaisseurs, les liquides ne peuvent parvenir dans l'estomac, ils sont rejetés avec force. La sensibilité générale n'est qu'obtuse. Respiration accélérée et bruyante. Pouls fréquent et assez développé ; peau chaude et sudorale ; quelques légers soubresauts de tendons. (Prescript. : Limonade gommeuse ; trois ventouses scarifiées à la nuque deux fois répétées ; lavement avec sulfate de quinine, 3 grammes, et éther ; sinapismes aux mollets ; lavement purgatif le soir pour provoquer une selle.)

A six heures du soir, le malade n'est pas encore sorti du coma.

29. Le sujet est beaucoup mieux : il répond nettement aux questions qu'on lui adresse ; il tire la langue avec hésitation, mais directement ; elle est sèche et brunâtre ; la céphalalgie est obtuse ; deux selles molles. (Prescript. · Limonade gommeuse ; potion avec sulfate de quinine, 3 grammes, à prendre de suite.)

A trois heures, l'accès revient avec une intensité effrayante ; le jeu de toutes les grandes fonctions est entravé. On sent une bosse sanguine à la région occipitale ; elle est peut-être due à une chute faite pendant l'accès précédent. (Prescrip. : 2 applications de 2 ventouses scarifiées à la nuque ; lavement avec sulfate de quinine, 2 grammes, et éther.) L'asphyxie commence.

30. Même état ; l'écume sanguinolente qui obstrue les bronches accélère l'asphyxie.

La mort arrive le 1er octobre au matin.

Autopsie. — *Tête.* La tumeur sanguine de l'occiput a 10 à 12 centimètres de diamètre, et renferme du sang coagulé et infiltré dans le tissu cellulaire. On trouve sous l'arachnoïde une couche de sang d'une épaisseur de 1 à 2 millimètres, correspondant à la tumeur extra-crânienne. Sérosité limpide abondante autour de la moelle allongée ; peu de sérosité dans les ventricules.

Thorax. Écume bronchique sanguinolente remplissant les bronches. Engouement hypostatique des poumons.

Rien à noter dans l'abdomen.

IV. — TYPE ; APYREXIE ; HEURES ET DURÉE DES ACCÈS.

Le type a été tantôt à peu près franchement intermittent, tantôt rémittent. Dans ce dernier cas, le carus était remplacé par la stupeur, l'abolition de l'intelligence par sa paresse, l'insensibilité des organes des sens par le peu de netteté de leurs perceptions, le collapsus complet des membres par leur débilité extrême, enfin le malade accusait de la céphalalgie et restait couché en supination. Il serait possible que les sujets qui ont passé plusieurs jours de suite dans le coma eussent subi, pendant cette période, quelques accès passés inaperçus; dans ces cas, la continuité des symptômes graves aurait été complète. Dans notre obs. V, on trouvera un remarquable exemple d'accès fébriles, très-probablement simples, survenant pendant le coma et caractérisés seulement par des modifications dans la température et la sécrétion cutanée, motifs pour lesquels nous compterons ce sujet parmi ceux qui n'ont eu qu'un seul accès carotique. Par opposition à ce long coma et à cette continuité complète dans les accidents, chez deux de nos malades l'apyrexie a été franche entre deux accès : l'un, en s'éveillant de son sommeil carotique, s'écria *qu'on lui avait enlevé son mal de tête comme avec la main* ; il parlait de sa céphalalgie prodromique et n'avait pas la moindre idée de tout ce qui s'était passé pendant son coma; l'autre put vaquer à ses occupations entre deux accès, dont le second fut mortel. Voici l'observation.

SUJET SUCCESSIVEMENT TRAITÉ POUR UNE DIARRHÉE ET POUR UNE FIÈVRE INTERMIT-
TENTE SIMPLE; IL ENTRE EN CONVALESCENCE ; UN ACCÈS SOMNOLENT ; LE LENDE-
MAIN, PREMIER ACCÈS CAROTIQUE ; APYREXIE COMPLÈTE ; DEUXIÈME ACCÈS ; MORT ;
AUTOPSIE.

Obs. VIII. — Broc, du 5ᵉ de ligne, 24 ans, constitution frêle, tempérament nervoso-sanguin ; est en Afrique depuis vingt-deux mois. Il entre à l'hôpital le 29 août, atteint de diarrhée aiguë : vingt-cinq ou trente selles involontaires par jour. Il maigrit, sa débilité est extrême, sa langue parcheminée. Après quelques jours, nous arrêtons le flux intestinal à l'aide de quelques sangsues à l'anus, de potions avec ipéca et calomel, et de lavements de ratanhia. L'alimentation est rapidement augmentée.

Le 13 septembre, le malade a recouvré une partie de son embonpoint et de ses forces ; il mange les trois-quarts et demande à sortir ; mais il est pris, vers trois heures du soir, d'une fièvre intermittente dont le frisson initial dure une heure, et auquel succède une violente céphalalgie. Nous donnons 1 gramme de sulfate de quinine, et la fièvre ne reparait pas ; la même médication est continuée pour prévenir une récidive.

Notre malade est repris de diarrhée le 17 ; elle cesse bientôt sous l'influence des lavements de ratanhia et de l'administration de la potion avec ipéca et calomel.

Le 4 octobre, il est aux trois-quarts de la portion.

7 octobre. Il a eu un accès fébrile hier soir, 6 ; cet accès s'est terminé la nuit par des sueurs très-abondantes, et a laissé de la céphalalgie occipitale. La diarrhée a reparu ; la langue est sèche, le ventre ballonné et un peu douloureux. Somnolence ; face pâle ; nez effilé ; peau sèche ; chairs flasques et molles.

(Eau gomm.; sulf. quin., 3 grammes; pot. avec ipéca et calom.; deux vent. scar. à la nuque; sinapismes.)

A trois heures, accès comateux caractérisé par les symptômes ordinaires. Nous remarquons une énorme dilatation des pupilles et du strabisme. La déglutition est gênée; la respiration est haute et stertoreuse, le pouls filiforme et très-fréquent, la peau sudorale; trismus; roideur du cou. La sensibilité, la motilité et l'intelligence ne sont pas complétement abolies. L'accès cesse vers huit heures et demie du soir, et laisse le malade dans un affaissement complet, mais jouissant de son intelligence.

8 octobre. Nuit tranquille; aucune douleur. Le malade est nostalgique; aussi le désigne-t-on pour être évacué sur Tlemcen, en litière. (D. eau gomm.; sulf. quin., 2 grammes; potion calom. opiacée; lavem. ratanhia.)

9 octobre. L'amélioration est tellement grande, que nous pensons que l'accès ne reparaîtra pas. La diarrhée est arrêtée; le malade marche, vaque à ses affaires et surveille la réception des effets qu'il doit emporter avec lui. (Soupe de pain et pruneaux; eau gomm.; pot. calom. op.; lavem. ratanhia; vin de quinquina.)

A trois heures, l'accès reparaît; le sujet tombe dans le carus le plus complet, et expire le lendemain, à dix heures du matin.

Autopsie faite dix heures après la mort, par une température assez élevée. Amaigrissement considérable.

Tête. Aucune coloration anormale dans les méninges ni dans la pulpe cérébrale. La cavité arachnoïdienne est distendue par une énorme quantité de sérosité très-limpide; mais nous n'en trouvons pas dans les ventricules. L'encéphale est mou.

Poitrine. Sérosité dans la plèvre et le péricarde; rien dans les poumons.

Abdomen. Sérosité dans le péritoine; rien dans la rate. Infiltration presque générale du tissu cellulaire.

Le type a été quotidien ou tierce. Un assez petit nombre d'observations, du reste, se prêtent à l'examen nécessaire pour déterminer ce type, l'énergie de notre médication ayant le plus souvent coupé brusquement ou retardé les accès.

Si l'on compte la durée des accès d'après celle du coma, ils se sont prolongés de six heures à onze jours; mais, rationnellement parlant, on ne doit pas faire figurer dans l'accès le coma produit par les reliquats que cet accès a laissés après lui dans les méninges et dans le cerveau.

Le tableau suivant indique les heures auxquelles ont eu lieu les accès de toutes les fièvres, tant pernicieuses que rémittentes quotidiennes et tierces intermittentes, que nous avons traitées à Sebdou en août, septembre et octobre 1847.

MOIS.	DÉSIGNATION DES FIÈVRES.	MATIN.												SOIR.												TOTAUX.	
		1 heure.	2	3	4	5	6	7	8	9	10	11	Midi.	1	2	3	4	5	6	7	8	9	10	11	Minuit.		
Août.	Fièvres pernicieuses									1	2	1	1	1		1										7	106
	Idem rémittentes quotidiennes		1	1	1	1	2	4	4	4	6	8	14	12	9	6	4	3	5		1	1				87	
	Idem tierces	1							1	1	1	3	2	1			1						1			12	
Sept.	Idem pernicieuses									1	1	2	3	2	3	2		2		1				1		18	104
	Idem rémittentes quotidiennes			2		1	5	1	4	7	13	11	9	4	5	6	4	2	2	1						77	
	Idem tierces									1	1	3	1	1	2											9	
Octob.	Idem pernicieuses							1	1	2	2	3	2	2	1	3	2	1	1	2						23	87
	Idem rémittentes quotidiennes					1	2	1	3	3	3	7	13	8	5	4	5	2	1			1	1		2	62	
	Idem tierces									1	1															2	
		1	1	3	1	3	9	9	14	21	33	34	44	30	25	22	16	10	9	4	1	2	2	1	2	279	

On voit, d'après ce tableau, que les accès se multiplient en approchant du milieu de la journée ; de sorte que leur maximum de fréquence est à midi, et qu'ils vont en diminuant de nombre de midi à minuit, soit qu'on remonte les heures de la matinée, soit qu'on suive les heures de la soirée. Il serait curieux de rapprocher nos observations des tableaux et des résultats de MM. Raymond Faure (1), Maillot 2), Durand (de Lunel) (3) et Finot (4); mais cela nous entraînerait trop loin. Nous nous contenterons de dire que tous ces observateurs ont trouvé, en Grèce comme en Algérie, que les accès se pressent vers le centre de la journée. Nous ne sommes pas de ceux qui cherchent à expliquer la cause intime de l'intermittence ; mais nous ne pouvons nous empêcher de remarquer cette coïncidence de l'apogée de la température avec le maximum du nombre des accès, et nous sommes frappés de l'analogie qui existe entre les périodes d'un accès régulier et les mouvements organiques tour à tour centripètes et centifruges qui s'opèrent dans notre économie sous l'influence des alternatives du froid nocturne et de la chaleur du jour, dans chaque nycthémère.

V. — MARCHE ET DURÉE, MORTALITÉ ET PRONOSTIC.

Déterminer la durée des fièvres carotiques en tant qu'affections caractérisées par des accès graves, c'est dire combien il y a eu d'accès et par quels ntervalles ils ont été séparés. Or ce dernier point est déjà connu par la désignation de type que nous avons faite antérieurement.

Dans la forme carotique, le premier accès a souvent été mortel, et le second presque toujours. Un seul sujet a résisté au deuxième accès, pour succomber au troisième ; un autre a survécu au deuxième et a guéri. Nous ne possédons pas d'exemple d'individus ayant résisté au troisième accès.

Dans la forme soporeuse la gravité est moindre. On doit néanmoins regarder comme une très-rare exception le sujet de notre obs. 1 qui a supporté une série d'accès et s'est rétabli.

La mortalité a été de 6 sur 10 fièvres carotiques simples, de 2 sur nos

---

(1) R. Faure, DES FIÈVRES INTERMITTENTES ET CONTINUES, 1833-1837.

(2) Maillot, TRAITÉ DES FIÈVRES OU IRRITATIONS CÉRÉBRO-SPINALES INTERMITTENTES.

(3) Durand (de Lunel', NOUVELLE THÉORIE DE L'ACTION NERVEUSE, in-8°, 1843, et divers mémoires *in* GAZ. MÉD.

(4) Finot, COMPTE RENDU DU SERVICE MÉDICAL DE L'HÔPITAL MILITAIRE DE BLIDAH, *in* RECUEIL DE MÉMOIRES DE MÉD. CHIR. ET PHARM. MILITAIRES, t. LVI.

2 caroliques apoplectiques ;-le sujet atteint d'accès carotique syncopal a guéri. Sur 48 fièvres pernicieuses carotiques et soporeuses considérées en bloc, nous avons perdu 16 hommes, ce qui donne 1 décès sur 3 malades. La mortalité a été ainsi répartie : 1 décès en avril, 4 en août, 5 en septembre, 6 en octobre ; en tout 16.

Les auteurs ayant confondu sous le nom de *comateuses* les formes carotiques, soporeuses et somnolentes, on ne peut pas comparer leurs résultat avec les nôtres, car nous avons défalqué de notre total les fièvres somnolentes qui ne donnent guère de mortalité et qui eussent conséquemment fait diminuer de beaucoup notre proportion de décès. Quoi qu'il en soit, voici quelques chiffres.

M. Haspel (1) a eu à Mascara, en 1837, 15 morts sur 29 cas pernicieux comateux ; MM. Antognini et Monard (2), 9 sur 79 à Alger : M. Maillet, 14 sur 77, à Bone ; Nepple, 6 sur 14 ; Bailly, 141 sur 886 ; enfin, à Bouffarick, on a compté 2 décès sur 5 cas. En additionnant ces résultats avec les nôtres, nous obtenons 1,138 cas et 203 décès, c'est-à-dire que dans les fièvres pernicieuse comateuses il y a 18 morts sur 100 cas, ou à peu près 1 sur 5.

Ces fièvres ont des degrés bien différents de gravité, puisque M. Haspel a eu 15 morts sur 29, c'est-à-dire plus de moitié, et MM. Antognini et Monard, 9 sur 79, c'est-à-dire à peu près 1/9. Nos distinctions de forme sont conséquemment nécessaires, non pas seulement pour la régularité des descriptions symptomatologiques, ce qui serait un bien faible avantage, mais pour porter le pronostic et pour instituer la thérapeutique.

VI. — TERMINAISONS.

Les fièvres carotiques se sont terminées par la mort, rarement par des accès décroissants, bien plus souvent par la cessation définitive de tout accès et par le retour ordinairement graduel, quelquefois assez prompt, à la santé. Notre obs. 1, dans laquelle il s'agit d'une fièvre soporeuse, nous montre 3 récidives et des accès décroissant en intensité. Cette observation est exceptionnelle sous tous les rapports. Le sujet de l'obs. 5 a eu, pendant

---

(1) Aug. Haspel, TABLEAU DES MAL. QUI ONT REGNE A L'HÔP. DE MASCARA PENDANT L'ANNÉE 1847. *In* GAZ. MÉD., 1848, p. 384.

(2) D'Hamelincourt, THÈSE SUR LES FIÉV. PERN. DE LA METIDJA. Paris, 1842. p. 10.

le coma, des accès dont il est difficile de déterminer l'intensité, mais que nous pensons avoir été légers.

Une santé parfaite ne suivait pas la fièvre carotique, comme cela se remarque après quelques accès de fièvre intermittente simple. Chez certains sujets, nous avons noté la persistance des troubles des organes des sens que nous avons spécifiés ailleurs, la déviation de la langue, et enfin d'une faiblesse considérable dans les membres inférieurs. Deux malades ont eu des parotidites suppurées (1). L'un de nous ayant été chargé de l'évacuation de près de 80 hommes de son régiment, a pu étudier leur état en route et après leur rentrée au corps : il a constaté que quelques-uns ont présenté des accès intermittents simples, et que beaucoup ont conservé pendant un certain temps de la céphalalgie continue ou avec des exacerbations accompagnées quelquefois d'un frisson initial. Ces derniers phénomènes provenaient sans doute autant des reliquats qui restaient dans le cerveau ou dans les méninges, que de l'intoxication paludéenne. Il a employé les émétiques, les éméto-cathartiques, les purgatifs, les vésicatoires à la nuque et en même temps le sulfate de quinine.

Chez à peu près tous les convalescents la peau était terreuse, mate, jaunâtre ; chez un certain nombre l'engorgement des viscères abdominaux et les hydropisies, qui n'avaient pour ainsi dire pas eu le temps de s'établir pendant la fièvre comateuse, survinrent plus tard ; mais jamais ces phénomènes n'atteignirent l'intensité qu'ils acquièrent dans la cachexie paludéenne provenant d'un long séjour au milieu des marais. Nous reviendrons sur le mécanisme de ce développement tardif de la cachexie limnique.

VII. — ANATOMIE PATHOLOGIQUE.

Parmi les 13 cas dont les observations nous servent à composer ce travail, 8 ont été terminés par la mort. Nous n'avons rapporté ici que 8 observations en tout, dont 6 suivies de la nécroscopie ; restent donc, pour compléter l'exposé anatomo-pathologique des 8 cas mortels, deux observations dont nous ne donnerons que la nécroscopie, de peur d'allonger notre mémoire déjà bien étendu.

Obs IX. — Trois accès carotiques : le premier le 25 juillet, le deuxième le 29, le troisième le 30. Coma jusqu'au 3 août ; mort.

---

(1) J. Franck a aussi observé des parotidites dans les fièvres intermittentes rebelles de la Dacie. PRAXEOS MED., etc., éd. de l'ENCYCL DES SC. MÉD., t. Ier, p. 129.

Autopsie vingt-quatre heures après la mort, par une température élevée et le sirocco.

Putréfaction commençante.

Tête. Méninges épaissies et assez fortement injectées près de la faux du cerveau; sérosité abondante dans la cavité arachnoïdienne; fausses membranes pultacées sur les tubercules quadrijumeaux; pulpe cérébrale pâle, macérée, imbibée de sérosité et friable; sérosité dans les ventricules. On n'ouvre pas le thorax. Rien dans l'abdomen, pas même dans la rate.

Obs. X. — Deux accès carotiques : le premier le 4 octobre, le deuxième le 5. Mort le 6.

Autopsie vingt-quatre heures après la mort.

Rigidité cadavérique.

Tête. Couche mince de sang noirâtre dans le tissu sous-arachnoïdien, tapissant la région occipitale du cerveau. Les méninges sont d'un rouge violacé. Les circonvolutions cérébrales sont également colorées par le sang, et l'intérieur de l'encéphale est sablé. Il n'y a pas de changement de consistance. Nous trouvons un peu de sérosité dans les ventricules latéraux; elle existe en grande quantité dans la cavité arachnoïdienne.

Poitrine. Un peu d'écume blanchâtre et spumeuse dans les bronches, mais surtout dans les narines; léger engouement hypostatique du poumon; un peu de sérosité dans le péricarde. Rien dans l'abdomen.

De l'examen de ces deux nécroscopies, réunies aux six que nous avons données dans le cours de ce travail, il résulte que :

1° Dans tous les sujets qui ont succombé à la fièvre carotique, nous avons trouvé des lésions du côté de la tête;

2° La seule lésion constante, et conséquemment le véritable caractère anatomique de la maladie, c'est l'hydropisie méningienne : elle était l'unique altération dans nos obs. II et VIII. Toutes les autres lésions peuvent manquer;

3° Dans un certain nombre de cas, il y a eu non-seulement raptus séreux, mais aussi raptus sanguin vers la tête; il s'est manifesté par de la sérosité sanguinolente, par la congestion de la pulpe cérébrale et de la trame des méninges, par des hémorrhagies sous-arachnoïdiennes, et même par une hémorrhagie artérielle avec rupture d'un vaisseau et de la pulpe encéphalique;

4° Enfin, dans quelques cas, l'élément inflammatoire semble avoir joué un rôle : ainsi, dans notre obs. IX, on trouve une fausse membrane molle, presque crémeuse, sur les tubercules quadrijumeaux. Faisons remarquer que jamais nous n'avons rencontré de pus, et que les saignées ne se sont, dans aucun cas, recouvertes de couenne.

Les résultats nécroscopiques auxquels nous sommes parvenus dans notre épidémie ne sont pas toujours d'accord avec ceux qui ont été consignés par les divers auteurs qui ont écrit sur la fièvre comateuse. Les uns ont trouvé quelques cadavres exempts de toute lésion vers la tête ; les autres ont considéré comme purement inflammatoires les lésions qu'ils ont rencontrées.

Bailly (1) rapporte sept observations de fièvres pernicieuses comateuses suivies de mort. Laissons de côté la deuxième, empruntée à Werlhof, et qui n'a pas été suivie de l'autopsie. Bailly appelle arachnitis et céphalites les lésions qu'il a trouvées dans ses six cas ; mais la lecture de ces nécroscopies, incomplétement décrites du reste, n'en prouve nullement leur caractère phlegmasique : elles montrent seulement qu'il y a eu, comme dans notre épidémie, hypérémie cérébrale et méningée, épanchement de sérosité et même de sang. Nous renvoyons à l'ouvrage de Bailly ; nous n'avons pas assez d'espace pour établir la discussion.

Tous les observateurs, avons-nous dit, sont loin d'avoir constamment rencontré des lésions : ainsi les auteurs du COMPENDIUM DE MÉDECINE (2) disent que, sur cent trente cadavres ouverts à Groningue, en 1826, on a observé vingt-quatre fois congestion méningienne ou cérébrale, densité et couleur brunâtre de la pulpe encéphalique. N'aurait-on rien découvert dans les autres cas ?

Nepple (3) cite deux fièvres soporeuses rémittentes dans lesquelles on trouva, à l'autopsie, le cerveau pâle et presque exsangue. Nous parlerons plus loin de l'explication à l'aide de laquelle il rend compte de ce fait.

Notre collègue et ami le docteur Rouis, médecin des hôpitaux militaires, a vu à Bougie (Afrique) des autopsies de fièvres comateuses qui n'ont dévoilé aucun désordre du côté de la tête.

J. Frank cite des faits semblables, empruntés à Sénac, à Cas Médicus, etc. (4); mais il parle aussi de cas dans lesquels on a trouvé une hydropisie méningienne ou ventriculaire, le cerveau macéré, des congestions

---

(1) Bailly, TRAITÉ ANATOMO-PATHOLOGIQUE DES FIÈVRES SIMPLES ET PERNIC., 1823, obs. I à VII, p. 155.

(2) COMPEND. DE MÉD., t. V, p. 235.

(3) Nepple, TRAITÉ DES FIÈVRES INTERM. SIMPLES ET PERNIC.

(4) J. Frank, PRAXEOS MEDICÆ PRÆCEPTA UNIVERSA, édit de l'ENCYCLOP. DES SCIENCES MÉD., t. I, p. 108.

et des inflammations, etc. Du reste, l'anatomie pathologique est seulement indiquée, ou tout au moins fort incomplète.

Nous croyons que M. Maillot a constamment trouvé des congestions et diverses lésions de la pulpe cérébrale ou des méninges.

M. d'Hamelincourt (1) dit que, dans les fièvres comateuses, il n'y a pas de lésion constante ; il a vu un cas d'accès comateux dans lequel on ne rencontra aucun désordre appréciable dans l'axe cérébro-spinal.

M. le professeur Gab. Tourdes (2) rapporte que son père, dans dix nécropsies, a trouvé huit fois extravasation et coagulation du sang à la surface du cerveau, mais qu'il n'existait aucune lésion dans les deux autres cas.

Nous allons voir comment il se fait que, dans certaines fièvres pernicieuses comateuses, on ne rencontre aucune lésion, tandis que, dans les autres, on trouve des désordres produits par l'invasion du sang ou de la sérosité.

VIII. — NATURE.

Dans tout accès paludéen, il y a molimen, raptus sanguin vers les viscères : la rate est l'organe qui se congestionne le plus facilement, puis vient le foie ; les autres organes de l'abdomen, et quelquefois le poumon et le cerveau, sont aussi l'aboutissant du flux sanguin. M. le professeur Michel Lévy a fait souvent remarquer, à sa clinique du Val-de-Grâce, que, chez les vieux fébricitants d'Afrique, le retour d'un seul accès accumule fréquemment assez de sang dans la rate, pour que son accroissement de volume soit appréciable à la percussion et même à la palpation. Dans certaines fièvres paludéennes qu'on a appelées pneumoniques, hépatiques, etc., le sang engorge le poumon, le foie, etc., et il peut arriver que ces organes s'enflamment, sous l'influence de cette congestion inaccoutumée. Le raptus sanguin peut être assez violent pour déchirer la rate, ou pour produire une hémorrhagie cérébrale, soit avec rupture soit par simple transsudation. Des hémorrhagies peuvent aussi avoir lieu par les membranes olfactive, bronchique, intestinale, et jusque dans le tissu cellulaire. On trouve, dans nos observations, des exemples de presque tous ces cas. Hâtons-nous d'ajouter, pour qu'on sache notre pensée tout entière, que, outre le raptus, l'intoxi-

---

(1) D'Hamelincourt, *loco cit.*

(2) G. Tourdes, *Essai sur les fièvres pernicieuses*. Thèses de Strasb., 1832, p. 10.

cation du sang joue certainement un rôle actif pour la production de ces hémorrhagies.

Dans les pyrexies paludéennes, il n'y a pas seulement raptus sanguin, mais aussi raptus séreux, ce qui veut dire que le sang ne se précipite pas toujours en nature, mais laisse s'échapper sa sérosité, limpide ou chargée de quelques principes colorants. Notre épidémie offre de remarquables exemples de ce raptus, et plusieurs de nos malades n'ont même présenté à l'autopsie que des accumulations séreuses dans les méninges et dans quelques autres enveloppes viscérales ; or, dans ce cas, on ne peut pas mettre l'hydropisie sur le compte de la compression veineuse exercée par l'hyperrophie des organes, puisque ceux-ci avaient leur texture et leur volume ordinaires ; donc il peut y avoir raptus séreux dans les accès paludéens.

Bien plus, nous pensons qu'on doit aussi admettre un raptus nerveux. Nous ne faisons pas ici une création, puisque l'apoplexie nerveuse est chose reconnue ; d'ailleurs Nepple a déjà pressenti l'existence de ce raptus *sine materi i*, témoin la manière dont il cherche à expliquer les fièvres comateuses sans lésions : il accuse « la concentration *nervoso-sanguine* qui se fait vers l'abdomen à chaque accès et jette le cerveau dans l'anémie, *ou bien une concentration nerveuse qui se fait vers le cerveau et épuise sa vitalité.* »

Étant admis ce triple raptus, nous pouvons accepter les résultats nécroscopiques si divers donnés par les auteurs, et expliquer néanmoins le mécanisme pour ainsi dire par lequel un accès de fièvre devient comateux. Il suffit, pour que la fièvre revête cette forme, que le raptus, au lieu de se porter sur tous les organes en général et particulièrement sur la rate et les viscères abdominaux ; il suffit, disons-nous, qu'il s'effectue préférablement vers le cerveau, pour que cet organe, lésé dans son jeu, ne remplisse plus ses fonctions et laisse tomber l'économie dans le collapsus du coma. Restera à rechercher dans quelles circonstances a lieu cette action élective du raptus sur l'encéphale.

Dans les fièvres comateuses sans lésions cadavériques, il y a eu simple raptus nerveux ; dans celles qui ont laissé des traces, le sang et la sérosité, soit séparément, soit simultanément, ont afflué vers le cerveau. Chez le sujet de notre huitième observation, qui eut une apyrexie à peu près complète, entre deux accès carotiques dont le second l'emporta, et qui offrit à l'autopsie une hydropisie méningienne considérable, on ne peut pas supposer que le premier accès se soit accompagné des mêmes désordres que le second, quoique ayant été caractérisé à peu près par les mêmes symptômes :

il n'est pas admissible, en effet, que l'apyrexie soit possible avec un cerveau comprimé par une masse de sérosité, et il n'est pas plus acceptable que le liquide sécrété puisse être repris assez rapidement pour disparaître entre deux accès séparés par un espace de temps si court. Donc s'il y a eu raptus séreux dans le premier accès, il a été peu considérable, et c'est surtout le raptus nerveux qui a occasionné la gravité des symptômes.

Il est à remarquer que, dans notre épidémie, le raptus ne s'est pas exclusivement porté sur la tête, car nous avons observé des congestions sanguines ou des hémorrhagies en différents endroits, et des collections de sérosité dans la plèvre, le péricarde, le péritoine.

Dans les *fièvres paludéennes comateuses*, c'est l'accès qui produit le raptus et conséquemment les désordres cérébraux qui commandent la forme de la maladie. Nous appellerons *fièvres paludéennes compliquées de coma* celles qui, survenant chez un individu affecté d'une maladie cérébrale quelconque, revêtent la forme comateuse à cause de l'état pathologique *antérieur* de cet organe. M. Gilette a cité un cas qui rentre dans cette catégorie (1). La distinction que nous proposons est celle des auteurs du COMPENDIUM DE MÉDECINE ; elle nous paraît tout à fait rationnelle.

Bailly a insisté avec raison sur l'indépendance de la fièvre et des lésions locales ; celles-ci ne sont, à proprement parler, que des épiphénomènes. Si elles sont peu graves, si elles ne consistent qu'en une légère congestion ou dans la sécrétion d'un peu de sérosité, on comprend qu'elles disparaissent après chaque accès, ainsi que le coma qui en est la conséquence. Mais si ces congestions sont étendues et profondes, si le sang s'est incorporé à la pulpe, s'il y a hémorrhagie par transsudation ou par rupture, ces lésions pourront entraîner la mort ; ou, si l'individu survit, elles ne disparaîtront que peu à peu avec les symptômes qu'elles produisent : ainsi le coma s'est prolongé quatre, six et même onze jours chez certains sujets qui ont pourtant guéri. Nous avons dit ailleurs que c'est en partie à ces reliquats qu'il faut attribuer la céphalalgie qui a persisté quelque temps chez des convalescents ; nous ajouterons que la persévérance des troubles des organes des sens, de la déviation de la langue, du bredouillement et de l'affaiblissement si considérable des membres pelviens chez certains sujets, n'ont sans doute pas d'autre cause.

____

(1) Gilette, *in* JOURN. DE MÉD., 1843, p. 82. Voy. aussi Itard, MÉM. SUR QUELQUES PHLEGMASIES CÉRÉBRALES PRÉSENTÉES COMME CAUSE DE FIÈV. INTERM. PERNIC (REVUE MÉD., octobre 1823.

Si les lésions accidentelles peuvent survivre à la fièvre, celle-ci peut, de son côté, reparaître quand les lésions ont cessé d'exister ; on comprend en effet que l'économie ne se soit pas purgée de tout le toxique paludéen, et que celui-ci puisse manifester postérieurement sa présence. C'est ainsi que deux de nos malades ont eu des accès simples quelques jours après leurs accès comateux, et que bon nombre des hommes évacués sur Tlemcen ont présenté plus tard des fièvres intermittentes bénignes, des céphalalgies rémittentes et la cachexie paludéenne.

Nous ne pouvons pas terminer ce chapitre sans tirer de l'absence si fréquente de lésions de la rate, des conclusions propres à éclairer la question du rôle attribué à cet organe par quelques médecins, notamment par MM. Andouard et Piorry (1).

Si c'est une affection de la rate qui produit les accès, il est évident que cet organe doit être trouvé malade chez les sujets qui succombent au premier ou au second accès. Les nécroscopies faites dans de telles circonstances sont extrêmement rares en France, heureusement pour la théorie de M. Piorry ; mais il n'en est pas de même en Afrique. Voyons ce qu'elles nous enseignent.

Plusieurs de nos collègues ont écrit ou nous ont rapporté l'histoire de fièvres mortelles au premier ou au second accès ; la rate était le plus souvent, mais non toujours, tuméfiée. Faisons remarquer que ces fièvres ont principalement été observées chez des individus vivant depuis longtemps au sein des miasmes limniques, ayant déjà eu antérieurement de nombreux accès; la rate devait donc à peu près nécessairement se trouver engorgée. La question est ici complexe ; mais elle devient simple dans notre épidémie, puisque celle-ci a sévi sur des hommes arrivés en Afrique depuis moins de deux ans et ayant parcouru, dans la province d'Oran, des localités qui présentent peu de sources miasmatiques.

Sept de nos autopsies comprennent l'anatomie pathologique de l'abdomen.

Sur 3 sujets qui ont succombé au premier accès, l'un a offert une rate un peu tuméfiée, mais sans changement de consistance (obs. 2). N'oublions pas que cet individu, convalescent d'une fièvre quotidienne qui l'avait retenu trente et un jours à l'hôpital, n'en était sorti que depuis huit jours seulement. Le second nous a présenté la rate dans le même état; nous man-

____

(1) Voy. la note lue en notre nom dans la séance du 11 juillet de l'Académie nationale de médecine et insérée au BULLETIN.

quons de renseignements sur ses antécédents (obs. 3). Le troisième enfin, atteint de fièvre carotique hémorrhagique (obs. 4), avait la rate gorgée de sang et un peu plus volumineuse qu'à l'état normal.

Trois sujets ont succombé à leur second accès, les troisième et quatrième jours de leur maladie ; tous avaient la rate normale (obs. 7, 8 et 10).

Un sujet a succombé le dixième jour à son troisième accès ; sa rate n'était le siége d'aucun désordre (obs. 9).

Ces faits sont extrêmement significatifs. Aucun des malades qui ont succombé au deuxième accès n'a présenté de lésion de la rate, et, chose plus remarquable encore, celui qui est mort le dixième jour a offert la même intégrité de ce viscère. Nous avouons, du reste, que ce dernier cas nous paraît tout à fait exceptionnel.

Nous avons dit que les individus qui ont survécu à la fièvre carotique n'ont eu qu'un seul accès, deux au plus, grâce à l'administration hardie du sulfate de quinine. Chez quelques-uns la convalescence a été franche et sans accès nouveaux ; chez d'autres nous avons vu survenir, après un temps variable, des accès simples, ou une céphalalgie rémittente dont le paroxysme était précédé d'un frisson, ou une simple céphalalgie également rémittente, mais sans aucune perturbation de la calorification, c'est-à-dire une véritable fièvre larvée. Eh bien ! chez bon nombre des sujets appartenant à chacune de ces quatre catégories, se sont peu à peu dessinés les signes qui trahissent ce que nous appelons le cachexie paludéenne ; à savoir : l'anémie, la teinte jaunâtre de la peau, la langueur des fonctions, l'anasarque ou des œdèmes, diverses hydropisies surtout abdominales, enfin la tuméfaction des organes de l'abdomen, notamment de la rate.

Ainsi nous voyons, d'une part, des accès tellement graves qu'un de nos sujets a été emporté en moins de deux heures, sans qu'il existe aucune altération de la rate ; et, d'autre part, la rate, laissée intacte par un ou deux accès comateux, se prendre consécutivement sous l'influence de nouveaux accès simples et bénins, *ou même sans qu'aucun nouvel accès ne survienne.*

Nous pensons que, devant ces faits, il n'est plus permis de considérer les accès fébriles comme le résultat d'une affection de la rate (1).

---

(1) M. Piorry a cherché en vain, dans les séances des 11, 18 et 21 juillet 1848, à se soustraire à la pression de notre simple note, de nos faits, dans lesquels ont successivement puisé des arguments MM. Bousquet et Martin-Solon. Les objections de M. Piorry peuvent se résumer ainsi :

1° Nous n'aurions pas indiqué les dimensions de la rate. Or deux sujets nous

La congestion de ce viscère nous semble naître : 1° sous l'influence d'accès répétés ; 2° quelquefois par suite de la présence dans l'économie du poison paludéen, quand même celui-ci, après avoir produit un ou deux accès graves, n'a plus trahi sa présence par aucun autre accès, ou n'a donné lieu qu'à des accès simples ou larvés peu nombreux. Dans le premier cas, ce sont principalement les accès qui agissent pour congestionner la rate ; dans le second, l'intoxication semble avoir une action directe sur ce viscère. 3° Les deux causes que nous venons de nommer sont le plus souvent simultanément en œuvre.

Dans nos cas foudroyants de fièvre carotique, l'imprégnation de l'économie par le poison miasmatique a probablement été prompte et énergique ; elle s'est manifestée par des accès de la plus haute gravité, avant d'avoir produit aucun des signes physiques qui caractérisent les vieux fébricitants; donc il faut distinguer, à propos du poison paludéen, l'*intoxication* d'avec la *cachexie*, de même qu'on distingue, par exemple, l'empoisonnement par un sel vénéneux de mercure d'avec la cachexie produite par l'usage prolongé des mercuriaux (1). L'*intoxication* paludéenne peut très-bien

---

ont présenté 0,08 et deux autres 0,09 de matité splénique sur la ligne axillo-iliaque. Pour M. Piorry il y aurait déjà hypersplénie dans ces deux derniers cas. Nous ne sommes pas d'accord ici avec ce professeur, car, pour nous, la rate à l'état physiologique oscille entre 0,08 et 0,10, et 0,09 serait la moyenne. M. Piorry n'a pas toujours autant rapetissé la rate : dans son TRAITÉ DE PERCUSSION IMMÉDIATE, il lui donne 4 pouces de longueur, ou 0,112 (M. Assolant lui attribue 4 pouces 1/2 ou 0,126, dans sa dissertation inaugurale, RECH. SUR LA RATE. Paris, an X) ; puis, dans son TRAITÉ DE DIAGNOSTIC ET DE SÉMÉIOLOGIE, M. Piorry restreint ce diamètre de 3 pouces 1/2 à 3 pouces 9 lignes, ou 0,098 à 0,102 ; enfin aujourd'hui c'est à peine si une rate est encore normale, pour M Piorry, quand elle offre 0,08 de hauteur ! Il est bien évident que la théorie a faussé l'observation ; M. Piorry a été obligé de rogner la rate jusqu'à la faire plus petite que nature, afin de pouvoir la trouver hypertrophiée dans les fièvres paludéennes.

2° Si nous avons rencontré la rate normale, c'est que le sulfate de quinine administré l'avait ramenée à ses dimensions physiologiques. M. Piorry ne nous échappera pas pour cela. Nos observations nous ayant montré des rates constamment normales chez des individus ayant présenté plusieurs accès, que cette dimension physiologique soit due ou non au sulfate de quinine, il n'en reste pas moins toujours patent *qu'il y a eu des accès avec une rate normale.*

(1) Pour que cette comparaison reste juste, il ne faut pas lui donner trop d'extension ; en effet les sels vénéneux agissent plus ou moins rapidement après

exister sans gonflement de la rate ; notre épidémie le prouve péremptoirement ; et ce gonflement nous semble bien plutôt un des phénomènes de la *cachexie limnique* que l'attribut de l'*intoxication*. Il y a plus : *ce n'est pas toujours l'engorgement de la rate qui commence la série des désordres qui suivent la fièvre, puisque nous avons trouvé de la sérosité dans les diverses séreuses et dans le tissu cellulaire, alors que la rate n'était encore le siége d'aucune lésion appréciable.*

Enfin, nous pouvons conclure de l'histoire de notre épidémie, que l'hydropisie abdominale consécutive aux pyrexies limniques n'est pas toujours et exclusivement produite par la gêne que l'hypertrophie de la rate fait éprouver à la circulation veineuse abdominale, puisque nous avons rencontré quelques hydropisies péritonéales chez des sujets dont la rate était saine. L'intoxication du sang par le miasme limnique joue donc, avec le *raptus*, un rôle comme cause des hydropisies, abstraction faite de la gêne de la circulation.

IX. — TRAITEMENT.

Ce que nous venons de dire à propos de la nature de la maladie, indique nettement les principes sur lesquels sera basée la thérapeutique ; il y a deux éléments auxquels on doit s'attaquer : 1° la fièvre, cause de tous les accidents : il faut en empêcher le retour ; 2° les lésions produites par la première, lésions qui sont souvent tellement graves qu'elles ne peuvent disparaître avec la cause qui les a amenées, mais qu'elles exigent un traitement spécial. On a nommé le spécifique qui remplit la première indication : c'est le sulfate de quinine. Pour obéir à la seconde, on a à sa disposition des moyens variés selon les cas, et que nous tâcherons de formuler.

1° TRAITEMENT PROPHYLACTIQUE.

Nous avons dit que presque jamais, jamais peut-être, un accès comateux ne s'est déclaré sans antécédents, dans notre épidémie : cette circonstance est extrêmement heureuse. Quand on aura acquis la certitude qu'on est sous l'influence d'une épidémie telle que les accès tendent à revêtir la forme comateuse et surtout la variété carotique, on devra attaquer énergiquement les céphalées rémittentes et les fièvres paludéennes bilieuses, aussitôt qu'elles se déclarent. On empêchera ainsi les accès comateux de sur-

leur ingestion, tandis que le poison paludéen peut rester dans notre économie à l'état de *latence*, comme l'a prouvé M. Boudin, et ne manifester sa présence, que par intervalles.

venir. C'est à une médication prompte et hardie que nous avons dû, à l'Isser, à Oued-Chouli et à Sebdou, de prévenir beaucoup de fièvres graves ou pernicieuses. Aux deux camps de l'Isser et d'Oued-Chouli, bien peu des hommes qui nous ont consultés dès la première apparition du mal, ont eu des accès somnolents consécutifs, tandis que beaucoup de ceux qui ont négligé d'avoir recours à nos conseils dès l'origine ont été en proie à la fièvre comateuse. Nous ne craignions pas de donner par jour 1 ou 2 gr. de sulfate de quinine, que nous distribuions nous-mêmes aux heures voulues, et que nous faisions avaler devant nous, pour être sûrs de leur ingestion. Quand on est appelé lors du premier accès simple, 1 gramme suffit ordinairement ; mais si le sujet est à son deuxième ou troisième accès et qu'on craigne un danger prochain, on augmentera la dose. Ce médicament nous a rendu à peu près les mêmes services dans les céphalalgies rémittentes de Sebdou, que dans les fièvres bilieuses de l'Isser et de Oued-Chouli. Pour éviter les rechutes, nous continuions de six à dix jours, d'abord aux mêmes doses, puis à doses décroissantes. Quand on débute par 2 grammes, il peut y avoir quelques inconvénients à persévérer ainsi quelques jours ; nous administrions la même dose le lendemain seulement, puis commençait notre progression descendante. Nous n'avons jamais eu d'intoxication alarmante : des tintements d'oreille, de légers troubles de la vue, de l'incertitude dans la marche et des éblouissements, nous indiquaient qu'il fallait nous arrêter. Ces accidents ne nous donnaient pas d'inquiétude, l'expérience nous ayant appris qu'ils s'évanouissent rapidement quand on cesse la médication ; nous ajouterons même que, dans certains cas, au risque de maintenir le sujet deux ou trois jours dans cette semi-intoxication, nous nous contentions de diminuer les doses sans suspendre. Cette dernière conduite peut paraître un peu hardie dans une épidémie de fièvres le plus souvent somnolentes et rarement soporeuses, comme celles de l'Isser et de Oued-Chouli ; mais elle sera sans aucun doute jugée nécessaire quand les fièvres tendent à la forme carotique, ainsi que cela a eu lieu à Sebdou ; dans ces cas, il faut à tout prix empêcher l'accès.

Le sulfate de quinine n'a pas constitué notre médication tout entière : l'état bilieux si prononcé et la céphalalgie, nous ont dicté des indications spéciales.

Les vomitifs empêchent souvent l'accès simple et même somnolent d'avoir lieu et font cesser quelquefois la céphalalgie rémittente ; mais leur action est passagère et le mal reparaît plus tard, si l'on n'administre pas en même temps le remède héroïque. Quand nous ne craignions pas un accès grave trop prochain, nous faisions vomir le matin et nous administrions le sulfate de quinine dans la journée. Cette méthode a deux avantages : 1° Le sulfate de quinine paraît agir avec plus d'efficacité, à dose égale, administré après le vomitif que donné sans avoir préalablement fait vomir. M. Boudin a, dans ces derniers temps, démontré l'utilité des vomitifs chez les malades traités pour fièvres paludéennes. Or l'indication était bien plus pressante chez nous, à cause de l'état bilieux si caractérisé. D'ailleurs le vomitif seul ayant souvent empêché l'accès attendu de paraître, son efficacité est ainsi directement mise hors de doute. 2° Les vomissements bilieux, si fréquents dans la forme qui nous occupe, deviennent bien moins communs ou même disparaissent tout à fait dans la journée, quand on a eu soin de donner un vomitif le matin ; le sulfate de quinine est ainsi gardé par l'estomac qui, sans cette précaution, l'eût probablement rejeté.

Quand nous redoutions un accès grave pour le jour même, nous administrions immédiatement le sel quinique ; s'il n'était pas conservé par l'estomac, nous appliquions de suite un large vésicatoire à l'eau bouillante et nous saupoudrions de sulfate de quinine la surface dénudée ; nous faisions en même temps donner un lavement avec 2 grammes du fébrifuge ; mais ces deux modes sont assez difficiles au camp, où l'on manque de presque toute espèce de ressources.

Les vomitifs étaient répétés dans le cours de la maladie, et nous ne craignions pas de les ordonner plusieurs jours de suite si la persistance de l'état bilieux était révélée par la fréquence des vomissements, l'empâtement et l'amertume de la bouche, les enduits jaunâtres de la langue, l'anorexie et la soif, la céphalalgie, la pesanteur à l'hypogastre et la constipation. Cette dernière nous a souvent fait substituer les éméto-cathartiques aux émétiques : nous accordions la préférence à la potion avec ipécacuanha et calomel. Nous ne craignions pas, dans beaucoup de cas, de porter d'emblée cette potion à 1 gramme de l'une et l'autre substance. Ces proportions étaient également familières à M. Mayer, alors médecin en chef de Mascara, qui en obtenait d'excellents effets.

Nous avons eu rarement recours aux antiphlogistiques. Les ventouses scarifiées à la nuque nous ont rendu service quand la tête était congestionnée, la face vultueuse, le pouls élevé, le sujet sanguin. Nous avons pratiqué quatre ou cinq fois une petite saignée de 300 grammes, quand l'indication en était bien formulée par l'exagération des caractères que nous venons de nommer.

2° TRAITEMENT DE LA FIÈVRE COMATEUSE DÉCLARÉE.

Quand on apporte un malade plongé dans le coma, il faut diriger le traitement dans le double but de remédier aux accidents actuels, et de prévenir un autre accès qui ramènerait les mêmes accidents.

A. Remédier aux accidents actuels.

La conduite du médecin ne doit pas être la même pour tous les sujets. Nous avons établi, à notre article *Diagnostic*, les principaux signes auxquels on reconnaîtra la forme syncopale de la forme apoplectique. On ne devra pas perdre de vue cette distinction ; elle est capitale pour la thérapeutique.

Dans la première, le pouls est presque insensible, la respiration à peine marquée ; les extrémités et quelquefois toute la surface du corps sont glacées. L'indication est évidemment de ranimer la vie prête à s'éteindre. On y parviendra à l'aide de frictions, de l'urtication, de sinapismes promenés largement sur les membres et même sur le tronc, de vésicatoires appliqués avec l'eau bouillante ou le marteau de Mayor, enfin par l'administration de toniques et d'excitants diffusibles par l'estomac ou en lavements. Nous nous sommes bien trouvés des injections intestinales avec camphre 0,5 à 1, et extrait mou de quinquina 3 à 6 grammes. 10 à 12 gouttes d'éther, projetées dans la bouche, produisent souvent aussi une vive sensation, une sorte d'explosion qui réveille le malade. Il nous a semblé enfin que les lavements de sulfate de quinine ont agi non-seulement en conjurant l'accès à venir, mais aussi en réveillant la vitalité. Pour favoriser ce dernier effet, nous ajoutions de l'éther, adjonction dont se louait beaucoup, dans des circonstances pareilles, un estimable praticien, M. Trastour, chirurgien en chef de l'hôpital militaire de Toulon.

Il va sans dire que les évacuations sanguines seraient mortelles dans la forme syncopale.

Dans la forme apoplectique, et en général toutes les fois que le molimen sanguin se fait énergiquement vers la tête, la conduite du médecin sera différente, selon que la vie est menacée ou non d'extinction immédiate. Dans les premiers cas, les symptômes ont de l'analogie avec ceux de la forme syncopale : le pouls est petit, la peau froide, la respiration languissante ; mais la face peut être violacée et turgescente. Dans ces circonstances, il faut recourir aux moyens sur lesquels nous venons d'insister, sauf à leur

substituer plus tard, quand la réaction viendra, ceux que nous allons spécifier.

Quand les lésions cérébrales ne sont pas très-graves, et que la vie n'est
pas menacée d'un prochain péril, le pouls est développé et fréquent, la respiration large et sonore, la peau chaude, la face fortement colorée ; il faut
débarrasser les organes du sang qui les obstrue et les empêche de fonctionner. Dans ces circonstances, le coma et le collapsus sont *jusqu'à un
certain point* plutôt *indirects* que *directs ;* il y a plutôt oppression que
destruction des forces. Le cerveau étant l'organe vers lequel le raptus s'est
porté avec le plus d'intensité, c'est à son dégorgement qu'on devra viser
d'abord. Les ventouses scarifiées à la nuque nous ont rendu des services
incontestables. Leur action est plus prompte que celle des sangsues, auxquelles elles devront conséquemment être préférées ; les sangsues, d'ailleurs, manquent souvent dans les postes avancés de l'Algérie. Lorsque la
roideur ou l'incurvation de la colonne vertébrale feront craindre que la
moelle ne soit le siége d'une congestion, on appliquera aussi des ventouses
scarifiées le long du rachis. Le vésicatoire à la nuque ne nous paraît pas indiqué pendant l'accès ; mais plus tard on pourra quelquefois avoir recours
à ce moyen. La nuque doit être conservée intacte pour qu'on puisse y appliquer des ventouses scarifiées, toutes les fois, que le besoin s'en fera sentir. Le vésicatoire s'opposerait à cette médication, à laquelle nous attachons
une grande importance. Si l'on croit devoir poser quelques vésicatoires,
soit pour rappeler la vie par l'excitation qu'ils causent, soit comme révulsifs, on les mettra sur les membres. Pour obéir à ces dernières indications,
on pourra aussi recourir aux sinapismes.

Dans nos 13 cas, nous avons pratiqué six saignées, et c'est peut-être déjà
trop. La phlébotomie n'a été faite deux fois sur aucun sujet. Nous avons
ordonné les évacuations sanguines générales toutes les fois que les signes
qui commandent les évacuations locales ont été portés à un haut degré
d'intensité chez un sujet robuste. Si les premiers médecins militaires qui
ont traité les maladies d'Afrique, *alors très-peu connues*, ont abusé des
saignées, par suite d'idées préconçues puisées dans la doctrine de Broussais, il nous semble que beaucoup de médecins de Paris et surtout de Montpellier, qui n'ont pas vu l'Afrique, prêchent une conduite opposée presque
également fâcheuse, en proscrivant d'une manière trop générale les saignées dans les fièvres pernicieuses. L'emploi de la saignée, et de tous les
moyens autres que le sulfate de quinine, est une pure affaire de diagnostic ;
nous ne saurions trop le répéter : il n'existe pas d'*être* qu'on appelle *fièvre*

pernicieuse. Les fièvres dites pernicieuses sont constituées, comme les types les plus simples, par l'intoxication paludéenne (à un plus haut degré en général), et de plus par un assemblage de phénomènes dynamiques et de lésions physiques qui, réunis à la plus grande intensité de l'intoxication, *donnent la forme* à la pyrexie. *Le sulfate de quinine ne peut donc pas à lui seul suffire à toutes les exigences.*

Nous ne terminerons pas ce qui est relatif aux saignées sans faire soigneusement observer que les congestions et les divers autres phénomènes qui, survenant sur un individu sain, exigent une phlébotomie, parce qu'on peut les croire le commencement d'une affection qui va progresser ; nous ne terminerons pas, disons-nous, sans faire observer que ces phénomènes ne dictent pas les mêmes indications chez le fébricitant, s'ils ne sont pas trop considérables, parce qu'ils disparaissent alors avec l'accès qui les a produits, loin d'être le premier pas d'une affection organique qui va poursuivre sa marche. En second lieu, on sera réservé dans les évacuations sanguines, parce qu'elles ont pour effet d'affaiblir l'économie, surtout dans les pays chauds, et de diminuer la force avec laquelle l'organisme lutte contre le toxique paludéen.

B. Prévenir un nouvel accès.

On ne ferait qu'une pauvre médecine des symptômes si l'on se bornait à employer la médication que nous venons d'indiquer. Comme la fièvre carotique est presque toujours mortelle au second accès, il faut s'efforcer de prévenir cet accès. On administrera immédiatement le sulfate de quinine, *au milieu des accidents*, de manière que le sel ait le temps d'agir avant l'époque à laquelle doit surgir l'accès suivant. On n'attendra pas l'apyrexie ou la rémission, parce que ce serait perdre un temps précieux ; d'ailleurs nous avons vu que le coma peut continuer pendant plusieurs jours de suite : dans ces cas on espérerait en vain l'instant désiré, et l'accès ne serait pas conjuré.

Toutes les fois qu'il y aura possibilité, on confiera simultanément l'absorption du sulfate de quinine à l'estomac et à l'intestin, soit 1 gramme et jusqu'à 2 grammes en potion et la même quantité en lavement ; de cette façon on aura la chance que le médicament soit supporté d'un côté, s'il n'est pas gardé de l'autre. Nous avons dit que dans notre épidémie ces deux voies nous ont été rarement ouvertes : le rectum, dans la majorité des cas, a pu seul recevoir le médicament que nous avons dosé à 1, 2, 3 et même 4 grammes. Il est utile de débarrasser l'intestin, à l'aide d'une injection emolliente, avant de faire administrer le lavement médicamenteux. Nous avons été assez heureux pour que celui-ci fût presque toujours gardé et absorbé ; peut-être l'adjonction d'éther émousse-t-elle la sensibilité de l'intestin et favorise-t-elle la tolérance.

Si le lavement est rendu, soit parce que le malade est affecté de flux diarrhéique ou dyssentérique, soit parce que le rectum est momentanément paralysé et son sphincter sans pouvoir contractile, il faut immédiatement appliquer des vésicatoires et les saupoudrer comme nous l'avons recommandé à notre article *Prophylaxie*. Les indications sont ici bien plus pressantes ; il faut se hâter. Si le lavement est conservé pendant un temps insuffisant à l'absorption du médicament en totalité, il faut également recourir au vésicatoire. Il sera même prudent, dans certains cas, d'incorporer le sulfate quinique avec de l'axonge et de frictionner les aisselles et les parties supérieures et internes des cuisses ; ce moyen a donné de bons résultats à M. Boudin.

Pour l'administration ultérieure du sulfate de quinine, on se conformera aux règles que nous avons établies en parlant du traitement prophylactique ; la hardiesse est ici non-seulement permise, mais formellement commandée.

Voici un exemple de notre mode d'administration.

```
Premier accès carotique le 12 août . . .  4 grammes de sulfate de quinine.
      Plus d'accès le 13  —  . . .  3,00
          —      le 14  —  . . .  3,00
          —      le 15  —  . . .  3,00
          —      le 16  —  . . .  2,00
          —      le 17  —  . . .  2,00
          —      le 18  —  . . .  1,00
```

Après quelques jours d'interruption, nous donnons encore quatre ou cinq prises de 0,5.

On voit que, grâce à la médication, il n'y a eu qu'un seul accès ; que nous avons prolongé l'administration du sel à haute dose pendant sept jours, de peur de récidive ; qu'enfin, après un peu de repos, nous l'avons repris. Sydenham recommandait déjà la cessation du quinquina après le septénaire, et sa reprise quelques jours plus tard.

Dans d'autres cas, que nous opposons à celui que nous venons de résumer, 3 et même 4 grammes de sulfate quinique n'ont pas empêché l'accès du lendemain. Enfin, notre obs. I, relative à une fièvre de forme soporeuse, est un exemple de l'opiniâtreté des récidives, malgré l'administration quotidienne du fébrifuge.

Pendant l'accès, nous n'avons pas donné de vomitif, à cause de l'impossibilité ou des grandes difficultés de la déglutition. Nous n'avons pas non plus toujours cherché à remédier immédiatement à la constipation qui souvent datait de plusieurs jours, parce que les lavements purgatifs eussent pu fatiguer l'intestin, de l'intégrité duquel nous avions besoin pour l'absorption du fébrifuge. C'est pour la même raison que nous n'avons jamais essayé le lavement vinaigré que J. Frank recommande dans les fièvres pernicieuses comateuses.

C. Entre les accès, après la cessation des accès, dans la convalescence.

Lorsque l'accès se termine le soir même du jour où il a paru, on donne de nouveau du sulfate de quinine, si la quantité administrée pendant l'accès n'a pas été considérable, ou si l'absorption n'est pas jugée complète, ou si, la première dose ayant été de 2 ou 3 grammes, on ne remarque néanmoins aucun symptôme de l'ivresse quinique. Si l'on ne juge pas à propos d'ordonner le fébrifuge, et qu'on le remette au lendemain matin, on pourra administrer un vomitif ou un purgatif, selon les exigences de l'état bilieux ou de la constipation. Au lieu de purgatif, on aurait au contraire recours à des lavements amylacés-opiacés, s'il existait un flux intestinal, ainsi que cela s'est rencontré plusieurs fois pendant notre épidémie. Dans l'apyrexie, la déglutition devient le plus souvent facile et le sulfate de quinine peut être confié à l'estomac. La persistance de la pesanteur de tête et de la congestion cérébrale demandent de nouvelles ventouses scarifiées à la nuque.

Si le coma se prolonge plusieurs jours, on ne devra pas moins administrer quotidiennement le sulfate de quinine : c'est ce que nous avons fait dans notre cinquième observation ; en négligeant ce soin, on exposerait le malade à un nouvel accès qui pourrait peut-être passer inaperçu au milieu du collapsus général, mais qui n'en emporterait pas moins le sujet. Les vésicatoires, les sinapismes, les moxas le long de la colonne vertébrale ou à la nuque, les lavements avec camphre ou quinquina, les affusions, enfin un vésicatoire sur le cuir chevelu préalablement rasé, pourront trouver leur indication pendant la période comateuse.

Nous avons toujours nourri de bonne heure nos malades, et nous les avons mis à la décoction ou au vin de quinquina, au vin de cannelle, aux tisanes amères ou de petite centaurée. Les ferrugineux nous ont rendu ser-

vice quand l'anémie était annoncée par la pâleur générale et le souffle carotidien.

Toutes les fois que nous avons pu évacuer nos malades ou nos convalescents sur Tlemcen, nous nous sommes hâtés de le faire : le changement de
lieu, le séjour à Tlemcen, cité populeuse et gaie en comparaison de Sebdou perdu au bout du monde et ravagée par la maladie, influaient de la
manière la plus avantageuse sur la santé. L'un de nous, chargé d'une évacuation considérable, hésitait à accepter certains individus qu'il craignait de
perdre en route ; mais ils arrivèrent sans accidents et se rétablirent avec
une rapidité inespérée.

X. — TOPOGRAPHIE ET STATISTIQUE MÉDICALES, MÉTÉOROLOGIE
ET ÉTIOLOGIE.

Sebdou, poste militaire de la province d'Oran, le plus avancé au sud-
ouest vers la frontière du Maroc, gît par 3° 37' long. O., et 34° 36' 30" lat.
N., à peu près au centre d'un vaste bassin dont le grand axe court de l'est
à l'ouest, sur une étendue de 26 kilomètres, tandis que le petit ne dépasse
pas 5 kilomètres. Ce bassin, élevé de 600 mètres au-dessus du niveau de la
mer, est éloigné de 73 kilomètres de la Méditerranée. Entouré de montagnes de tous côtés, il n'est séparé du Goor, plaine monotone et aride qui
précède le désert, que par les monticules boisés qui le ferment au sud. Au
nord, il est plus fortement encaissé par des montagnes (razerali) qui le dominent de 2 à 300 mètres, et par le plateau d'Akbâlet, sur lequel prend sa
source la Tafna. Le sol, d'une fatigante blancheur, est formé de beaucoup
de sulfate et de carbonate calciques, de deux variétés de grès dures comme
du silex, de masses énormes de pierres poreuses dues à la minéralisation
de végétaux ; on trouve d'excellent plâtre, quelques minerais de plomb, et
des pyrites de fer ; enfin, des roches de poudingue à gangue terreuse bordent souvent les cours d'eau. La végétation est assez riche et variée ; nous
ne pensons pas qu'il rentre dans notre sujet d'en indiquer les espèces, pas
plus que d'énumérer celles qui composent la faune.

Plusieurs cours d'eau sillonnent le bassin de Sebdou ; ce sont : l'Oued
Sebdou, qui passe à 60 mètres de la redoute ; l'Oued Tafaroua, qui coule
non loin du poste et se réunit à l'Oued Sebdou ; enfin la Tafna, artère principale, qui reçoit la petite rivière que nous venons de nommer, à 1 kilomètre du fort. On compte en outre de nombreuses sources et plusieurs
ruisseaux tributaires de la Tafna. Presque toutes ces eaux contiennent

beaucoup de sels de chaux (sulfates et carbonates) qui incrustent et pétrifient les végétaux qui croissent sur leurs bords.

Il existe dans les environs de Sebdou un assez grand nombre de *marais-types* (1) et de surfaces jouant le même rôle, sauf l'intensité des dégagements.

Au nord, à 800 mètres du fort, la fontaine de Sidi-Moussa se répand sur un terrain déclive et verdoyant. On n'y rencontre pas les amas en décomposition qui caractérisent le marais-type.

Au sud, pas de marais ; mais nous en rencontrerons au sud-ouest.

A l'est, à 4 kilomètres du fort, se trouve le marais-type de Aïn-Teboudad, ayant 800 mètres de longueur sur 100 de largeur, mesure prise par le docteur Lafranque, chirurgien-major du 5e régiment de ligne.

Au nord-est, à 3 kilomètres de Sebdou, s'étend la prairie toujours humide de Sidi-Tahr, arrosée par le ruisseau qui vient des marais d'Aïn-Teboudah.

Les marais de l'ouest et du sud-ouest doivent particulièrement fixer notre attention, car si la mare d'Aïn-Teboudah se trouve presque toujours *sous le vent* en automne, les eaux stagnantes dont nous allons parler sont au contraire *sur le vent ;* le sud-ouest, l'ouest et le sud sont en effet les points d'où le vent souffle à la fin de l'été et en automne. Pendant notre épidémie, c'est le sud-ouest qui a presque toujours donné.

Un ancien conduit arabe recueillait autrefois l'eau des sources qui naissent à quelque distance à l'ouest de Sebdou, et les amenait sur les jardins ; aujourd'hui il est ruiné et obstrué presque partout, de sorte que les sources s'étendent sur la terre en plusieurs endroits. Un petit marais de 20 mètres sur chaque face, servant d'abreuvoir aux chevaux, est situé à 150 mètres du fort ; à 200 mètres plus loin, on trouve également un terrain peu étendu détrempé par les eaux. Dans la direction du sud-ouest, près du marabout Sidi-Aïssa, on rencontre un marécage qui n'a pas moins de 500 mètres : il donne naissance à l'Oued-Sebdou. En continuant d'avancer au sud-ouest, on trouve ensuite un vaste terrain qui forme, pendant l'hiver, un marais de 3,200 mètres : il est alimenté par les sources qui descendent de la Monta-

---

(1) V. le mémoire que l'un de nous a présenté à l'Académie nationale sous le titre : RECHERCHES SUR LES CAUSES DES FIÈVRES PALUDÉENNES EN GÉNÉRAL, ET EN PARTICULIER SUR LES FOYERS QUI LEUR DONNENT NAISSANCE EN ALGÉRIE, par le docteur Félix Jacquot. Rapport à l'Académie, en date du 29 février 1848, *in* GAZ. MÉD., 1848, et brochure in-8°, Paris, chez V. Masson.

gne-de-Plomb, et gît à 14 kilomètres de Sebdou. Enfin, au sud-1/4-ouest, à 30 kilomètres de la redoute, s'étend le lac de Tedjertila que les Arabes ont représenté à l'un de nous comme « une nappe transparente et limpide miroitant au fond d'un lit formé par quatre montagnes ; » tandis que M. Lesecq, capitaine du génie, considère ce lac, qu'il a visité, comme offrant beaucoup des conditions du marécage. Quelques monticules séparent Tedjertila du bassin de Sebdou.

Le poste de Sebdou se trouve donc exposé à des causes permanentes d'insalubrité (1) qui résident dans les dégagements des marais proprement dits et dans les effluves qui s'élèvent, en Algérie, de toute plaine basse et encaissée, ainsi que l'un de nous l'a prouvé dans un mémoire déjà cité. Cette insalubrité est si connue des Arabes que, lors des travaux entrepris pour relever cette redoute, ils nous ont avertis que ce lieu est tellement malsain en automne qu'il devient inhabitable.

Cette assertion est très-exagérée, car, pendant nos quatre années d'occupation de Sebdou, les décès n'ont pas atteint, en moyenne, le chiffre de la proportion générale de la mortalité en Algérie. Mais les statistiques dressées à Sebdou en 1844, 1845, 1846, 1847, démontrent néanmoins que la permanence des causes d'insalubrité amène chaque année une assez forte mortalité par flux intestinaux et par fièvres pernicieuses ; nous ajouterons que le chiffre des décès serait plus considérable si l'on conservait tous ses malades à Sebdou ; mais un certain nombre de ceux-ci sont évacués et vont mourir à Tlemcen, à Oran et même en France.

En 1844 (pendant huit mois seulement), il y a eu 699 entrées à l'hôpital et 47 morts, ou 1 sur 14,4. Parmi les maladies suivies de mort, on remarque 31 affections du tube digestif (dyssenteries surtout) et 6 accès pernicieux seulement.

En 1845, 757 entrants et 38 morts, ou 1 sur 19,9. Parmi ces décès, 24 par affections du tube digestif, 4 par accès pernicieux.

En 1846, 326 entrants et 14 morts, ou 1 sur 23,3. Parmi ces décès, 7 par le tube digestif, 2 par accès pernicieux.

En 1847, 590 entrants et 29 morts, ou 1 sur 20,34. Parmi ces décès, 5 seulement par le tube digestif, et 16 par la fièvre comateuse.

Ces statistiques nous montrent que : 1° tandis que la moyenne des décès

---

(1) L'un de nous (E. Sonrier) pense que ces marais sont à peu près sans influence délétère sur Sebdou, et que, dans l'épidémie dont il est question, leur rôle étiologique a été accessoire

par suite de maladies du tube digestif, notamment par la dyssenterie, a été
de 21 par an pendant les trois premières années ; nous n'avons compté que
5 décès en 1847 ; 2° que, par opposition, la moyenne annuelle de décès
par fièvres pernicieuses étant de 4 pendant ces trois années, nous avons atteint, en 1847, le chiffre 16 ; 3° enfin, ces statistiques nous prouvent que,
les causes permanentes d'intoxication paludéenne donnant lieu chaque année à une mortalité connue dont le chiffre a été quadruplé en 1847, il y a
lieu de rechercher si cette mortalité exceptionnelle ne tient pas à des causes
accidentelles ayant créé de nouveaux foyers ou ayant activé la fabrication
des miasmes dans les laboratoires déjà existants.

Nous allons terminer notre mémoire par des investigations dirigées dans
ce but.

L'un de nous visitant, pendant l'épidémie, une tribu voisine de Sebdou,
trouva la terreur et le deuil dans toutes les familles. « *Jamais*, lui dit le
caïd, *nous n'avons vu pareille mortalité ; mais on devait s'y attendre,
car l'aloès a fleuri, la pioche a beaucoup travaillé cette année et
l'hiver a été très-pluvieux.* » Or le chef arabe nous semble avoir aperçu
les principales causes de l'épidémie, savoir, les remuements de terre, et
surtout l'imprégnation tardive du sol par une quantité considérable d'eau
dont le sirocco fit dégager les vapeurs chargées de miasmes. Quant à la flo
raison de l'aloès (*agave americana*), nous ne savons si elle est favorisée
par les années pluvieuses, ou si les indigènes lui accordent une superstitieuse
influence.

L'hiver de 1836 à 1837 a été très-rigoureux : des masses de pluie et de
neige ont inondé le bassin de Sebdou. Ces neiges exceptionnelles se sont
même étendues jusque dans le désert d'Anghad, où commence la région
des dattiers. Au milieu d'avril, la colonne du général Cavaignac a eu plus
d'un pied de neige près de l'oasis d'Asla (1), où l'on n'avait pas vu tant
neiger, de mémoire d'homme. Le temps devint beau en mars, dans le bassin de Sebdou ; mais vers la fin de mai, des pluies abondantes se renouvelèrent chaque jour. Le 8 juin, un effroyable orage ravagea la campagne par
la chute de grelons qui pesaient jusqu'à 50 grammes et offraient 5 centimètres de diamètre Ce cours exceptionnel des agents météorologiques se
prolongea même en 1848 : le 13 janvier, nous avons eu —8° 1/2, et le ther-

____

(1) Félix Jacquot. Expédition du général Cavaignac dans le Sahara algérien ; exploration scientifique ; relation du voyage, etc. — Grand in-8° avec
carte et lithographies. Paris, 1849, p. 97.

momètre a marqué, pendant trois jours, — 7, — 6, — 5. Cette température est tellement basse que nous avons douté un instant de la justesse de notre instrument.

Pour ne nous occuper que des phénomènes météorologiques qui ont précédé notre épidémie, nous dirons que le sein de la terre a été abreuvé d'une grande quantité d'eau pendant l'hiver de 1846-47, et que les pluies abondantes qui sont tombées à la fin de mai, époque où elles sont ordinairement assez rares, jointes à l'ouragan du 8 juin, ont achevé de saturer d'humidité tout le bassin. Or, comme la température est déjà très-élevée à la fin de mai, la végétation et les animalcules ont rapidement pullulé sous l'influence de la chaleur jointe à l'humidité ; puis la putréfaction mettant bientôt fin à leur existence éphémère, les eaux ont dissous le résidu de la décomposition. Le sirocco, qui a commencé à souffler par intervalles vers la mi-juin, et qui a continué avec une rare persistance jusqu'en octobre, a accéléré, par son haleine embrasée et aride, le desséchement du bassin de Sebdou ; par sa surface et par ses larges crevasses, s'est rapidement évaporée l'humidité qui remplissait ses pores engraissés par des détritus végéto-animaux. Ne voit-on pas là un immense marais dont chaque point vomit des effluves ?

On pourrait certainement établir que, abstraction faite des marais-types, de deux circonscriptions situées sous la même ligne isothermique, la plus malsaine est celle qui reçoit le plus d'eaux pluviales.

On serait aussi autorisé à poser en règle que, dans les pays chauds, après les pluies d'automne dont nous avons ailleurs (1) cherché à expliquer l'action si délétère, les plus funestes sont celles qui tombent au commencement de l'été, parce qu'elles mettent tous les lieux déclives dans des conditions qui les rapprochent des marais et exagèrent l'action des marécages déjà existants. Or nous pensons que Sebdou, situé dans la zone montagneuse, à 600 mètres au-dessus du niveau de la mer, *a reçu plus de pluie à cette époque que les terres bien moins élevées du Tell,* ce qui expliquerait pourquoi l'épidémie a été incomparablement plus grave dans le premier lieu que sur le littoral. Les expériences pluviométriques nous font défaut ; il faut donc invoquer le raisonnement.

Ici se présente une question générale aussi neuve qu'importante, question qu'il faut absolument élucider pour faire servir sa solution au cas particulier qui nous occupe.

(1) F. Jacquot, RECHERCHES, etc. Chap. VI.

Il tombe annuellement plus d'eau dans les pays équatoriaux que dans les régions froides ou tempérées, quoique le nombre des jours pluvieux soit plus considérable dans celles-ci que dans les premiers. Mais, dans un pays donné, sont-ce les parties basses ou les parties hautes qui sont le plus abondamment arrosées ? *A priori*, on doit penser que les parties les plus basses, qui sont en même temps les plus chaudes, reçoivent plus de pluie que les parties les plus hautes, qui sont en même temps les plus froides. Ce résultat du raisonnement est confirmé par les expériences communiquées à l'Académie des sciences par M. Person, professeur de physique à l'Académie des sciences de Besançon. Voici comment M. Person explique ce phénomène : « Il est permis de croire, dit-il, que, en tombant des régions élevées de l'atmosphère où elles se sont formées, les gouttes d'eau, d'abord très-petites et très-froides, grossissent dans leur chute, par le fait de la condensation qu'elles exercent sur la vapeur contenue dans les couches d'air, de plus en plus échauffées, qu'elles traversent (1). » D'où il résulte que les gouttes sont moins volumineuses, et conséquemment fournissent moins d'eau pluviale sur une montagne que dans la plaine qui s'étend à ses pieds. »

Nous sommes tout disposés à accepter cette explication pour l'hiver, mais pendant les jours chauds elle n'est plus admissible, la condensation ne pouvant plus guère avoir lieu ; et les expériences de M. Person nous montrent en effet que, pendant l'été, la différence des quantités d'eau tombées à diverses altitudes est à peine sensible. Nous pensons pouvoir expliquer pourquoi les proportions varient ainsi selon les saisons et la température. Pendant l'été, les couches inférieures de l'atmosphère sont échauffées par le sol, et la vapeur d'eau prend une telle expansion que les gouttes qui la traversent ne peuvent presque pas grossir en route, à cause de la rareté des éléments aqueux propres à favoriser leur accroissement progressif.

Il y a plus : à mesure qu'on considère, toujours en été, les plaines de pays de plus en plus chauds, les pluies deviennent de plus en plus rares, et il arrive un moment où elles sont impossibles ; en effet, la goutte d'eau qui a pu se former dans les couches élevées et fraîches de l'atmosphère, traverse une étuve dont la température croît en approchant de la terre, et elle finit par se vaporiser avant d'atteindre le sol. Mais s'il ne pleut pas dans la plaine, il peut tomber de l'eau sur les montagnes, les points culminants allant,

---

(1) Voyez aussi Bischof, Théorie de la chaleur interne du globe, p. 73. Il donne la même explication.

pour ainsi dire, trouver les gouttes dans les régions fraîches et élevées avant leur volatilisation.

Donc 1° dans les chaleurs moyennes, il doit tomber à peu près autant d'eau sur les hauteurs que dans les plaines; 2° par les températures très-élevées, il peut tomber de l'eau sur les montagnes qui dominent une plaine, tandis que celle-ci n'est aucunement rafraîchie.

Une double observation prouve la vérité de ces deux principes que nous avons établis *à priori*. Dans les mois de printemps ou d'été où il ne pleut déjà plus, et en automne lorsqu'il ne pleut pas encore sur le littoral, on est assailli par des orages et même par des pluies de plusieurs jours sur les montagnes. C'est un fait que nous avons maintes fois vérifié sur les plateaux élevés qui séparent Aïn-Temouchent de l'Isser sur la route d'Oran à Tlemcen, ainsi que sur les hauteurs de Saïda, de Daya, de Sebdou. On comprend donc facilement que le bassin de Sebdou, et surtout les montagnes voisines qui lui envoient leurs eaux, aient été abondamment arrosés par les pluies de la fin de mai et par l'ouragan de juin, alors que les plaines du Tell ne recevaient pas d'eau. Pluies exceptionnelles, épidémie insolite: voilà la cause et voilà l'effet.

Tous les observateurs qui ont habité l'Afrique pendant quelques années, ont pu suivre bien des fois dans l'atmosphère les phases de ces orages qui se forment au sein des couches élevées et s'évaporent avant d'atteindre le sol. On entend des roulements de tonnerre, et l'on aperçoit quelques nuages, généralement peu épais, d'où la pluie s'échappe en traits verticaux et serrés; puis ces traits deviennent épars et moins visibles, à mesure qu'ils descendent. Plus bas encore, leur parallélisme se brise, et ils semblent vaciller; enfin, dans les couches les plus inférieures, l'on ne voit plus qu'une sorte de gaze transparente formée de stries et d'ondulations qui grisaillent à peine l'azur du ciel. Toutes les scènes de l'orage se sont passées dans les régions élevées de l'atmosphère, et la terre n'en a eu que le spectacle.

Nous croyons être arrivés, à l'aide du raisonnement et de faits, à prouver la proposition que nous avions entrepris de démontrer, et à mettre en relief le rôle de ces pluies de la fin de mai, qui, égarées pour ainsi dire dans la saison chaude et sèche, ont arrosé les plateaux de Sebdou.

Mais cette cause accidentelle n'est pas la seule qui ait contribué à faire naître l'épidémie. Les vents du sud-ouest ont soufflé pendant tout le temps qu'a duré la maladie; or nous avons vu que des marais nombreux et étendus gisent dans cette direction. Ajoutons que ces marais, très-largement noyés par l'abondance des eaux pluviales d'hiver et desséchés ensuite en partie par la chaleur et le sirocco, ont présenté une plus large surface de dégagements miasmatiques que dans les années ordinaires. Nous ne devons pas oublier non plus les cultures considérables, je dirais presque les défrichements faits par les Arabes dans la plaine restée en friche pendant l'insurrection de 1845. Enfin nous signalerons les travaux entrepris dans le fort même, soit pour déblayer, soit pour creuser des fossés.

Ces nombreuses causes d'impaludation ont trouvé des organismes singulièrement disposés à recevoir l'imprégnation. La garnison se composait à peu près exclusivement d'hommes du 5ᵉ de ligne, arrivés en Afrique depuis moins de deux ans, et conséquemment peu faits aux nouveaux milieux dans lesquels ils vivaient. Bien plus, on nous avait envoyé, le 8 août, trente convalescents dont l'économie débilitée était bien moins apte encore à réagir contre le miasme. La chaleur concentrée dans le bassin de Sebdou et entre les murs blancs du fort, jointe au souffle énervant du sirocco, congestionnait la tête, et jetait toutes les fonctions dans l'éréthisme, le spasme et la langueur. Enfin le découragement, le désespoir de l'isolement et la crainte de la mort s'étaient emparés de presque tous les esprits. Quand l'un de nous vint, en octobre, prendre les malades qu'on évacuait sur Tlemcen, il sentit son cœur navré en entrant dans la redoute : la terreur et le silence régnaient partout ; tout le monde voulait fuir ce lieu désolé, et, à voir la morne tristesse de ceux qu'on ne pouvait emmener, on eût dit qu'on refermait sur eux la porte de leur tombeau un instant entr'ouverte.

Ces influences des *circumfusa* sur l'économie et le mauvais état moral de la garnison ont sans doute contribué à faire revêtir la forme comateuse à la maladie régnante, c'est-à-dire à la surcharger d'accidents et d'épiphénomènes ayant leur siége dans l'organe le plus prédisposé par son état de souffrance : or cet organe, c'était le cerveau.

EXTRAIT DE LA GAZETTE MÉDICALE DE PARIS
du 22 septembre 1849.

CHRONIQUE MÉDICALE.

Les retardataires à l'Académie. — Le médecin et le prolétaire. — Les ghilânes. — Un cours à bon marché. — Incompétence. — Quinze francs de récompense pour un beau dévouement.

— Les grands de la science, qui laissent nonchalamment couler de leur plume le rapport que l'humble praticien attend comme un arrêt, ne se figurent pas assez que le travail sur lequel ils doivent prononcer a souvent coûté bien des labeurs, et que sur lui repose un espoir longtemps caressé. Le médecin de campagne passe souvent des années entières à recueillir péniblement, un à un, les faits épars qui doivent lui servir à baser son œuvre ; et cette œuvre, édifiée pièce à pièce, est pour lui comme un de ces enfants auxquels on tient d'autant plus qu'on a traversé mille orages pour sauver leur frêle existence à chaque instant menacée. Juger les autres d'après soi est un défaut trop commun. Si, dans sa vaste clientèle ou dans son hôpital, on voit passer sous ses yeux, pendant un court espace, des faits assez variés pour qu'il soit permis d'en extraire en peu de temps un groupe suffisamment nourri pour servir de sujet à un travail complet, on est porté à croire que les autres n'ont pas collectionné leurs matériaux avec plus de peine. La promptitude avec laquelle on écrit, la facilité qu'on peut avoir pour distribuer et exposer son sujet, poussent à faire bon marché des sueurs qui président à un long et laborieux enfantement.

Le moi est haïssable, a dit le fabuliste ; oublions-nous un peu, sortons de notre individualité, ne nous prenons pas toujours pour terme de comparaison ; entrons dans le domaine d'autrui, identifions-nous un instant avec lui, souffrons de ses souffrances, assistons à ses labeurs, et nous serons beaucoup plus justes à son égard

S'il en est dont l'intelligence grandit vite et chez qui la maturité de talent devance les années, on en rencontre aussi dont l'esprit reste toute la vie dans les langes. A ceux-ci pas de lauriers sans doute, mais des encouragements. Si, pour faire un peu, il leur en coûte autant qu'à vous pour faire beaucoup, sachez-leur gré de leurs efforts, et que votre indulgence paye leur travail.

Ce n'est point du communisme intellectuel que la *Chronique* prêche ici ; elle ne demande pas égalité de salaire pour toutes les intelligences. A chacun selon ses œuvres est la seule maxime raisonnable. Mais, en bonne morale, ne faut-il pas ajouter : tendre une main secourable aux plus débiles efforts, et les encourager, afin qu'ils deviennent plus efficaces, et partant plus utiles à l'individu et à la société ?

De ce préambule, quelques-uns de MM. les académiciens pourraient peut-être bien prendre une petite part, soit quand ils font leurs rapports avec un certain laisser-aller, soit, ce qui est pis encore, quand ils ne font pas de rapport du tout.

On le croira à peine, des travaux déposés à l'Académie depuis dix ans en sont encore à attendre les honneurs d'un rapport, et le retard de deux à trois ans est chose si vulgaire, que les grands criminels académiques ne seraient jamais lapidés si on disait à leurs collègues : Que celui de vous qui est sans péché leur jette la première pierre.

A moins de circonstances exceptionnelles, on n'obtient guère de rapport avant un an ou dix-huit mois. La découverte, jeune alors, peut n'être plus à cette époque qu'une banalité surannée, et le travail qu'on n'a pas livré à l'impression, parce que la publicité frustre du rapport académique, ne trouve plus de place dans les colonnes des journaux déjà gorgées d'élucubrations sur le même sujet.

Est-ce là le désirable système d'encouragement et d'émulation dont il a été question plus haut ? Non, sans doute, et, de plus, c'est le sûr moyen d'enlever à chacun l'envie de communiquer la moindre chose à l'Académie. On ne se soucie pas de confier ses enfants à une nourrice qui ne les lance dans le monde que lorsqu'ils sont déjà vieux.

Un article du règlement prescrit de rappeler tous les trois mois le nom des rapporteurs en retard ; c'est là une petite réprimande, une sorte d'insertion au Moniteur, dont personne ne se souvenait plus, lorsque M. le secrétaire perpétuel a paru portant une immense liste, dont il n'a pu lire qu'un fragment dans une première séance. Chacun a eu sa part dans cette longue énumération, et si M. le secrétaire perpétuel avait suivi la même marche qu'à la distribution des prix des colléges, il eût ajouté, au nom de plus d'un académicien : *déjà une fois nommé, déjà deux fois nommé.* L'oubli était si complet chez quelques honorables membres, qu'ils juraient par tous les grands dieux n'avoir jamais été nommés parrains de l'œuvre qu'on leur reprochait de laisser moisir dans leurs cartons.

Mais ce n'est pas tout : parmi ces rapports attardés se trouvent des travaux envoyés officiellement par le ministère qui demandait l'avis de l'Académie. Les choses en étaient venues au point que l'autorité, lasse d'attendre, avait menacé *son Académie,* l'Académie instituée pour l'éclairer, de soumettre le travail à l'appréciation d'une autre société savante.

Avouez franchement que si certaines hautes paresses font désirer l'enseignement libre, pour fouetter la torpeur professorale, l'admonestation académique trimestrielle n'est pas moins urgente dans la rue de Poitiers.

— Tous les temps sont également bons pour les médecins : tel est le propos qui court journellement dans les cercles composés de gens du monde. Quand le pauvre ouvrier chôme faute de travail, quand le pinceau de l'artiste reste inoccupé parce que les riches serrent leurs écus, le médecin continue imperturbablement ses visites, car il y a toujours des malades dans tous les temps, sous tous les régimes ; et la guerre, ajoute-t-on, la guerre si funeste à beaucoup, devient pour eux, aussi bien que l'épidémie, une nouvelle source de fortune.

Pendant l'épidémie, le médecin est un ouvrier qui travaille beaucoup, c'est vrai ; mais c'est un ouvrier qu'on ne paye pas. Quand la bourse du riche ne montre à l'artiste que son cou impitoyablement étranglé, elle laisse échapper un écu de moins pour le médecin ; et quand celui qui vit de son travail manque d'ouvrage, l'homme de l'art lui fait souvent la double charité de ses conseils et de son argent. Le petit Eldorado, que la fiction nous crée au milieu du deuil ou de la gêne publics, est donc en réalité un pur rêve de l'imagination. Le médecin rentre dans la loi commune, il souffre des misères du peuple, il jouit de ses plaisirs. C'est un ouvrier dans le champ de l'intelligence, dont la fortune est solidaire de la fortune publique, tout comme celle du prolétaire qui nourrit sa famille avec le produit de l'œuvre de ses mains.

Dans les temps de crise, ce sont les ouvriers d'art et de luxe qui ont le plus à souffrir ; or — et ceci est un rapprochement de plus — il existe parmi les médecins une classe qui ressent aussi plus particulièrement les secousses éprouvées par la société ; ce sont les spécialistes. Sans contredit, certains spécialistes sont aux médecins en général ce que les ouvriers d'art sont à la classe des prolétaires. Demandez aux confrères qui s'occupent d'orthopédie, d'ophthalmologie, d'urologie et de maladies des oreilles ; demandez même aux quasi-confrères qui travaillent la mâchoire, si leur salon d'attente est aussi rempli chaque jour maintenant qu'autrefois, et si les clients qui le fréquentent encore ont toujours à la main billets de banque et piles d'écus. Une douloureuse négation : hélas ! non ! sera leur réponse.

Les sterno-cléido-mastoïdiens restent contracturés, en entraînant la tête de

travers, avec accompagnement de grimace disgracieuse; les muscles **vertébraux**
tiraillent tout à l'aise et font incurver les colonnes vertébrales; les muscles de
l'œil se livrent sans empêchement à toute sorte de mouvements désordonnés, et
les pieds-bots restent équins, varus ou valgus, sans qu'un bienfaisant ténotome
soit appelé à couper les cordes trop tendues. Les parents pensent qu'ils trouveront à marier leurs enfants malgré cette foule d'infirmités, et de leur côté, les
enfants laissent le cristallin paternel devenir de plus en plus cataracté, et se
contentent d'acheter un plus large cornet acoustique et de crier plus fort à
l'aïeule, qui entend de moins en moins. Les pierres font boule de neige dans la
vessie, en s'agglomérant tous les sels qui passent d'aventure; les couperoses
confondent leurs vilaines taches violacées sur la figure des jeunes femmes; la
petite maîtresse en est réduite à ne plus avoir de vapeurs, parce que la prosaïque main conjugale se contente, sans appeler le médecin, de jeter de l'eau à
la figure de madame qui s'évanouit, etc., etc.... Enfin, pour ne pas oublier nos
quasi-confrères, leurs recettes miriliques pour embaumer les dents ne font plus
leur fortune, et les enseignes mobiles qui paradent à leur porte n'attirent plus
grand monde chez eux.

Bon Dieu! que les temps sont rudes pour les pauvres médecins! Il en est, et
des plus fiers, qui mettent un cheval de moins à leur voiture; il en est, et des
plus gourmets, dont la table a perdu l'entre-mets ou le hors-d'œuvre, qui liait
si bien les services en diaprant la symétrie. S'ils étaient les seuls à en souffrir,
ça passerait encore; mais leurs amis en pâtissent comme eux : c'est là le pis.
La fraternité y perd; car où fraternise-t-on mieux qu'en dînant bien?

Mais, en bonne philosophie, il faut, dit-on, regarder toujours au-dessous de
soi : un sort pire que le sien fait voir moins dure sa propre condition. Soit; es-
sayons de ce moyen.

Nous n'en sommes certes pas réduits au triste sort des médecins de la Catalogne, et nous espérons bien que cela n'arrivera jamais. Figurez-vous qu'à l'é-
poque où la guerre civile désolait ces contrées, médecins, chirurgiens, barbiers, pharmaciens, ont été transformés en gardiens de bagages, en sentinelles;
cela passe encore, mais on a été jusqu'à en faire des fossoyeurs.... La petite ville
de Bergara, dans la province d'Albacete, est le pays barbare où l'on a ainsi porté
si rude atteinte à la dignité doctorale.

On faisait bien pis encore dernièrement dans la province de Jaën. Le docteur
Pedro Gallero ayant reçu de l'alcade l'ordre d'aller visiter un biessé à Siles,
trouva le curé administrant l'extrême-onction au malade. En regagnant la ville,
ils tombèrent dans une bande de malfaiteurs, qui trouvèrent plaisant d'ordonner
au curé d'administrer au médecin le dernier sacrement, et de percer ensuite de
coups de poignard le malheureux Pedro Gallero. Laissé pour mort, il en revint
pourtant; mais l'alcade, presque dans le même moment, recevait des blessures
dont il ne revint pas.

Si un confrère était désireux de tenter fortune à l'étranger, ce n'est certes pas en Catalogne qu'il devrait aller, mais à l'île de la Réunion, autrement dite, Bourbon, et voici pourquoi. Un négociant contait, il y a quelques jours, qu'il avait dépensé 70,000 francs pour frais de maladie de sa femme et de ses enfants. La somme est appétissante. Mais, direz-vous, la reconnaissance fait quelquefois largesse dans tous les pays du monde. Ce n'était pas ici le cas, car femme et enfants, tous sont morts. Voici le fait : nos confrères de Bourbon comptent, comme chez nous, tant par visite, tant par pansement, tant par opération ; mais ce ne sont là que les épingles : les *jours de grande inquiétude* sont d'un rapport infiniment supérieur. Quelle admirable invention que ces *jours de grande inquiétude!* On importe certainement en France bien des choses qui ne valent pas cela. Voilà une denrée coloniale qui ferait la fortune de bien des gens! C'est lucratif et en même temps fort rationnel. En effet, si on paye au médecin le temps qu'il passe chez le malade, pourquoi ne lui saurait-on pas gré des mortelles heures qu'il consume chez lui à méditer sur l'affection du sujet, et à se creuser la cervelle pour trouver le moyen de sauver son ægrotant en danger de mort? Au dîner, il mastique machinalement, et le bol alimentaire parvient à l'estomac sans avoir impressionné la muqueuse buccale, qui oublie de sentir. Si on est gourmet, c'est un grand malheur de manger ainsi, et cela vaut certainement de l'argent. Si on a épouse gentille, est-ce prudent de lui parler tout le jour de coma, de pétéchies, de selles diarrhéiques, etc.? En conscience, les risques que pareille conversation font courir valent encore de l'argent. Nous n'en finirions pas si nous voulions énumérer tous les inconvénients d'une *journée de grande inquiétude.* Nos confrères de Bourbon ont sagement fait en proportionnant le prix à la peine.

Allons à Bourbon; passons-y trois ou quatre années dans de mortelles inquiétudes, et nous serons sûrs de ne pas être inquiets sur nos vieux jours.

— Ce dicton emprunté à la vieille Grèce, et rapporté par Pline : *Semper aliquid novi Africam afferre* (lib. VIII, cap. XVI), ce dicton est vrai aujourd'hui comme du temps des empereurs romains. L'Afrique est décidément un pays de prodiges ; c'est une heureuse contrée où les âges poétiques de la mythologie se sont perpétués jusqu'à nos jours. La mode veut que le beau monde aille faire une saison, chaque année, aux eaux des Alpes ou des Pyrénées; pourquoi n'irait-on pas aussi visiter la terre algérienne, qui promet un aliment si riche aux curiosités blasées? Ciel de Naples, chauds paysages, luxuriante verdure tropicale, déserts de sable, peuples bizarres, on y trouve tout réuni, sans compter une foule d'eaux thermales plus ou moins miraculeuses.

Partez lorsque le septentrion enflera votre voile, et vous arriverez directement à cette terre enchantée; revenez quand l'auster et le notus jasperont le ciel de nuages gris, et votre nef cinglera droit vers la France. Pour peu que votre imagination s'y prête, vous verrez Thétis jouer sur les flots, au milieu des tritons à la conque marine et des océanides aux cheveux verts, escortée de Protée, dont la vie n'est qu'un long et divertissant carnaval, au dire de la fable. Si le vent d'ouest vient à faire moutonner la mer, vous sentirez les haleines odoriférantes des îles Fortunées, et il faudrait que vous eussiez un pilote aussi inhabile que celui d'Ulysse pour aller donner dans Charybde ou Scylla.

Si la route est engageante, le but ne l'est pas moins. C'est en Algérie que les jardins des hespérides verdoyaient, au pied d'Atlas courbé sous le poids du monde, pesant sur ses robustes épaules. Dans ces bosquets, les hespérides cachaient leur virginité, convoitée par Osiris, roi d'Égypte. Non loin de là, Antée, roi de Mauritanie, bâtissait un temple avec les crânes des voyageurs qu'il avait massacrés. S'il y avait des phrénologistes de ce temps-là, quelle mine inépuisable pour eux ! Mais Hercule débarrassa le monde de ce tyran, réellement fait pour pousser à la haine de la monarchie. Les gorgones, aux mains de fer et aux cheveux de serpents, les grées, horribles femmes qui, dans leur étrange communauté, ne se servaient que d'un seul œil et d'une seule dent, furent anéanties par un autre chevalier errant, par le héros Persée. Les *satyres*, les *épigans*, les *gampharantes* de Méla, méritent bien un mot. Comment ne pas parler des *monocoles* de Pline, qui n'avaient qu'une jambe, et des *hémantopodes*, dont les pieds se terminaient en lanières et qui rampaient comme les serpents ? Strabon et Hérodote ont bien aussi leurs jolies petites fictions ; mais, pour en finir, nommons les *cynocéphales* ou hommes à tête de chien, et les *stéganopodes*, dont les pieds étaient si larges qu'en en relevant un sur leur tête, ils pouvaient se dispenser d'ombrelle et de parapluie. Franchement cela vaut bien le voyage. Ne croiriez-vous pas par hasard à la réalité de ces êtres ? Pour vous convaincre, on va s'appuyer sur les Pères de l'Église.

Le grand saint Augustin nous apprend qu'il a rencontré, en Éthiopie, des hommes qui n'avaient pas de tête et qui portaient deux gros yeux au milieu de la poitrine : *Duos grossos habebant oculos in pectore fixos*. C'est aussi en Éthiopie que le saint évêque d'Hippone a trouvé des prêtres d'une si admirable continence, qu'ils ne voyaient leur femme qu'une fois l'an, et encore, ce jour-là, s'abstenaient-ils de sacrifier aux dieux, se pensant indignes et profanes.

Dans notre siècle de positivisme, comme on dit, les reflets de la fable sont encore si brillants en Afrique, que les plus graves personnages y tournent quelquefois à la mythologie. M. le colonel du Couret, qui explore l'intérieur du pays, écrit à l'Institut pour lui communiquer la découverte qu'il a faite des *ghilânes*, race intermédiaire entre l'homme et le singe. Le portrait en est vraiment fort appétissant : tout petits, mal tournés, corps grêle, appendices filiformes, longs pieds plats, joues saillantes, presque pas de front, oreilles d'âne, nez tuberculeux, yeux microscopiques, lèvres épaisses, bouche largement fendue, mais ornée de dents à faire envie à un carnassier. Quelle race infime ! va-t-on s'écrier. Pas de précipitation ni de jugement téméraire ; c'est au contraire une race supérieure à la nôtre, car elle porte déjà les vestiges du perfectionnement dont nous serons tous doués quand le règne de l'harmonie universelle planera sur le monde. Les ghilânes, au rapport de l'explorateur, qui en a vu un sujet, ont déjà

2 à 3 pouces de queue, grâce à la longueur du coccyx chez le mâle et chez la femelle. Il est fort regrettable que le colonel n'ait pas goûté l'eau de mer dans ce pays-là ; elle doit tourner à l'*aigresel* ou *limonade de mer* que nous promet Fourrier. Un médecin n'aurait pas manqué de s'informer de la santé de la lune, astre femelle phthisique, selon le phalanstère ; et un marin aurait demandé si l'on voyait déjà des anti-hippopotames et des anti-baleines traîner les embarcations sur les fleuves et sur l'Océan, toutes merveilles dont on lit l'annonce dans les livres harmoniques. Mais l'aventureux colonel ne s'est occupé que de la queue des hommes-singes.

— *Horresco referens!* A un certain concours, élémentaire il est vrai, mais que des docteurs ont pourtant affronté, un élève auquel on demandait le cathétérisme de l'urètre, a promené le bec de la sonde sur les bourses et sur le périnée, sans se douter qu'il fallait l'introduire dans le méat ; un autre, chargé d'appliquer un bandage de Scultet, a commencé par mettre les coussins sur la peau du sujet, puis les bandes par-dessus les coussins. Grande colère de quelqu'un qui a droit de remontrance, et qui s'en est pris plus encore aux professeurs qu'aux élèves ; mais aux foudres de cet orage, un professeur a tranquillement opposé la rigueur du calcul suivant :

Le gouvernement me donne 32 sous par jour pour faire un cours à 160 personnes ; ça fait, si je ne me trompe, 5 élèves à instruire pour un sou. Que diable ! je leur en donne bien à chacun pour un centime !

La *Chronique* ne sera pas assez indiscrète pour en dire davantage. Elle ajoutera seulement qu'à côté de ces ignorances radicales brillent beaucoup de sujets distingués, sortis également de l'école à un centime l'élève. Le gouvernement en a, en vérité, plus que pour son argent.

— Il n'est pas de petite chose en hygiène ; tout ce qui peut contribuer à l'assainissement, fût-il minime au point de vue physique, est ennobli par sa destination. Aussi un honorable rapporteur de l'Académie a-t-il affiché un petit amour-propre, une petite susceptibilité hors de saison en déclarant la société incompétente, au sujet d'une chaise percée hydraulique sur laquelle le ministre demandait un rapport. L'appareil, destiné aux hôpitaux, semblait pouvoir réclamer sans témérité l'épithète *inodore*, ce qui n'est pas mince chose quand chaque lit de *grand malade* est flanqué d'un de ces meubles, aussi invariablement qu'un manoir féodal s'accompagne d'une tourelle ou d'un donjon. N'en déplaise à l'Académie, les moyens de désinfection sont infiniment de sa compétence, et les précautions qui préviennent l'infection le sont peut-être davantage encore. Et quand il s'agit d'établissements publics placés sous la surveillance ministérielle, le silence est presque un refus de remplir ses fonctions. L'Académie aura beau faire la difficile, elle ne peut se refuser à discuter sur les clyso-pompes et les irrigateurs, pas plus que sur les chaises percées.

Un illustre chimiste disait un jour à un voisin qui manifestait un dégoût ridicule pour je ne sais quelle substance organique : Rien n'est sale, mon cher monsieur, et rien n'est propre dans ce monde : oxygène, hydrogène, carbone et azote, un peu plus, un peu moins de chacun, voilà toute la nature animale.

Dans le monde médical et en matière d'hygiène, rien n'est bas, rien n'est infime, si quelque utilité s'y rattache.

— La Gazette Médicale insistait dernièrement sur la nécessité de relever l'infirmier militaire à ses propres yeux, de lui donner de l'amour et de l'estime pour ses fonctions, afin qu'il les remplisse avec zèle et dévouement.

Le ministère de la guerre ne semble pas comprendre les choses de la sorte, et paraît vouloir perpétuer leur tiédeur, en ravalant leurs fonctions, en ne faisant de l'infirmier qu'un manœuvre qui en donne pour l'argent de celui qui le paye.

Les infirmiers militaires s'étant fait remarquer par l'assiduité des soins prodigués aux cholériques, il fallait les récompenser, car, dans l'armée, tout dévouement demande récompense, qu'il s'agisse de bataille livrée à l'ennemi ou à 'épidémie.

Des gens sensés avaient proposé de faire frapper une médaille qui serait distribuée à ceux qui s'étaient surtout fait remarquer pendant le choléra. Qu'a fait le ministre? Il a accordé 15 francs par tête, à titre de récompense ! !

« Quinze francs, disait un digne garçon en recevant cette somme, c'est pour boire une bouteille avec les amis. Cela part comme cela vient. Une médaille, au contraire, se conserve et montre à tout le village qu'on s'est bien conduit. L'infirmier n'a-t-il donc pas son honneur comme le soldat? » Le brave hospitalier prononçait ces paroles avec une mauvaise humeur prête à éclater, et en serrant convulsivement les trois pièces de cent sous. Il eût volontiers refusé..... mais il n'en était pas même le maître, d'après les lois de la discipline militaire. Des élèves du Val-de-Grâce n'ont-ils pas été mis en retrait d'emploi pour n'avoir pas accepté des *trousses d'honneur* qu'on leur offrait au lieu de croix?

Hélas! les médecins seront-ils toujours les parias de l'armée, et les infirmiers militaires les infimes parmi les soldats?

LETTRES D'ITALIE.

I.

A M. LE DOCTEUR JULES GUÉRIN.

De Paris a Civita-Vecchia. — Avignon. — Un désert au milieu de la France. — Marseille. — Le choléra. — Une scène de charlatan. — Toulon. — Encore le choléra.— Hygiène, hôpitaux, bagne de Toulon. — Le mal de mer.

Cher confrère,

Le voyageur a toujours été et sera éternellement causeur. Le touriste conte ses impressions, le vieux militaire ses campagnes, absolument comme la fontaine coule, comme le feu brille, comme l'herbe pousse. Tout cela est dans la nature. S'il est une loi physique en vertu de laquelle un corps chaud rayonne jusqu'à ce qu'il ait élevé le voisinage à sa température, il existe aussi une loi psychologique par laquelle l'homme qui voit beaucoup est porté à faire rayonner sur ceux qui l'environnent les souvenirs qui lui chargent la mémoire.

Aussi, ma foi, vais-je ne pas plus me gêner que je ne le faisais en vous écrivant autrefois mes *Lettres d'Afrique*.

Je vous ai impitoyablement traîné à ma suite, en Algérie, pendant quatorze mortelles étapes. Qui sait où je vais vous remorquer aujourd'hui? Partout où le vent poussera ma voile cosmopolite. C'est terrible, n'est ce pas, d'avoir affaire à un gaillard comme moi ? Prenez bravement votre parti, car partout, sachez-le bien, je causerai, babillerai, conterai, glanant par-ci par-là, disant un peu de tout et pas beaucoup de chaque chose, à moins que mon sujet ne soit original.

J'ai quitté Paris si inopinément, que je n'ai pas même pu vous serrer la main. Ordre reçu le 15 septembre, à neuf heures du matin, départ à midi ; trois heures pour les préparatifs d'un voyage d'outre-mer ! Que les ministres sont pressés ! Et puis il a fallu attendre, à Toulon, pendant trois jours, l'époque parfaitement connue d'avance de l'embarquement pour Civita-Vecchia. Il paraît que les ministres ne calculent pas toujours juste.

Ma bonne étoile m'a donné pour compagnons de voyage MM. Faure-Villar et Lacauchie, médecin et chirurgien en chef de l'armée. Devant les impressions de voyage et surtout, comme vous le verrez, devant le mal de mer, tous les grades se mettent au même niveau. Aussi la communauté fut-elle des plus gaies et des plus sans façon. Chacun devisait à qui mieux mieux ; mais, je l'avoue, pour fournir mon contingent, j'étais souvent obligé de remplacer la qualité par la quantité.

Paris est décidément un vaste foyer dont les rayons divergent sur toute la France. En allant vers le Midi, ils pâlissent au moins en raison du cube des distances. Cela se remarque partout et dans tout. Les voitures boitent en marchant et s'arrêtent à chaque pas, comme les vieilles gens asthmatiques pour reprendre haleine. L'aménité parisienne passe à l'état de mythe, et l'on arrive, en suivant un *crescendo*, à la capitale de l'empire des porte-faix, à Avignon. Le bateau à vapeur nous fit le mauvais tour de nous débarquer à une demi-lieue de la ville ; et, pour gagner celle-ci, avec nos bagages, il nous en coûta à peu près autant que pour aller de Lyon à Avignon. Une demi-lieue nous est revenue presque aussi cher que soixante !

Les hôtels étaient pleins de Marseillais fuyant l'épidémie alors fort méchante chez eux. Peu s'en fallut que nous ne fussions réduits à coucher sous un banc. Jamais, au grand jamais je n'ai vu tant de bancs que sur les promenades du Midi. A Avignon, ils s'allongent sur quatre lignes et sont presque rangés bout à bout. Dans le Nord, on se promène en se promenant ; dans le Midi, on se promène assis. Rien que cette multitude de bancs suffit pour dire au voyageur qui recueille rapidement des impressions par la portière de la voiture : Nous sommes chez des gens paresseux.

Le chemin de fer traverse un affreux pays sans habitations, sans arbres, stérile, dont le sol est presque entièrement formé de fragments de roche. Les troupeaux n'y trouvent pas même à paître. Les déserts qui bordent l'Algérie ne sont pas plus arides. Mais la vue est bientôt égayée par la nappe azurée de l'étang de Berre. Si j'ai bonne souvenance, c'est dans la triple ville qui se mire dans ces eaux, et que les habitants ne craignent pas d'appeler la Venise provençale, c'est là que Fodéré a essayé l'arsenic comme fébrifuge.

Les environs de Marseille ne seraient non plus que des landes stériles, si la main de l'homme ne les avait un peu métamorphosés. On a écarté les pierres, élevé des murs, réuni en terrasses la terre végétale, et quelques arbres s'étagent aujourd'hui le long des pentes rocheuses. Le terroir le plus ingrat du littoral algérien ne demande pas la moitié de travail pour couvrir sa nudité. Si M. Desjobert avait été inventé de ce temps-là, jamais les galères phocéennes n'eussent abordé à Marseille. Heureusement, la secte anticoloniale est une école moderne, et quoi qu'elle en dise, les races se perpétuent très-bien dans les contrées nouvelles où elles établissent leurs pénates. Regardez plutôt les filles du peuple, à Marseille ; leur beau type ne dément pas celui de leurs pères. Mais ne les regardez pas trop longtemps, si vous ne faites que passer, car vous pourriez bien devenir amoureux.

Une partie des magasins de la Cannebière étaient fermés, par suite de décès, nous a-t-on dit, mais surtout par la fuite de leurs propriétaires. Tout ce qui n'était pas impérieusement retenu en ville par ses affaires, tout ce qui pouvait vivre de ses rentes au dehors, avait déserté Marseille. On nous a assuré que la moitié au moins de la population couchait *extrà muros*. Et pourtant, proportion gardée, la mortalité par l'épidémie était incomparablement moins forte que celle qui a désolé Paris dans certains jours. Or jamais, à Paris, nous n'avons vu une semblable panique.

Cette frayeur s'était communiquée aux étrangers ; la moitié des hôtels étaient déserts. Nous nous trouvâmes, trois médecins militaires seuls, assis à la vaste table de l'hôtel Beauveau, l'un des principaux de la ville. Le lendemain, un confrère, désigné comme nous pour l'armée d'Italie, se présenta au même hôtel, où il lui fut répondu qu'on n'avait pas même fait de cuisine. Il se rabattit sur un restaurant, qu'il étrenna à huit heures du soir.

Au milieu de la désolation, le charlatanisme seul était debout, le charlatanisme, plante qui croît sur les ruines, monstre qui s'engraisse quand la misère maigrit le peuple. Pour lui, un bon choléra est un moment prospère ; c'est là, ou jamais, l'occasion de débiter sa panacée universelle et ses miraculeux préservatifs.

Nous écoutâmes d'abord un grand Turc richement vêtu, alternant ses déclamations avec les étourdissantes fanfares d'une troupe de musiciens chamarrés d'or et perchés sur la voiture. Mais un bien plus étrange spectacle *réçulsa* bientôt notre attention. Sur une autre voiture, débitait ses drogues un homme de 55 à 60 ans, dont la voix cassée ne parvenait à appeler les passants qu'à l'aide des criards points d'orgue d'une clarinette. Le charlatan portait un uniforme complet de chirurgien-major de l'armée : habit brodé, pantalon rouge, claque, épée. Sa figure ne manquait pas d'un certain cachet militaire, grâce à une épaisse moustache et à une mouche grisonnante.

Cette ignoble parodie, cette prostitution d'un costume porté par des gens honorables, nous offensa vivement, et une plainte fut immédiatement déposée à l’Hôtel-de-Ville. En chemin, nous nous demandions comment la police pouvait souffrir cette usurpation de l’uniforme officiel d’un corps régulièrement constitué, et nous lui reprochions de ne pas prendre l’initiative pour le faire respecter. Mais nous nous rappelâmes avoir été, à Lyon et à Grenoble, témoins de faits semblables, que l’autorité ne réprima qu’après en avoir été sollicitée. Est-ce sauvegarder la santé publique, que de permettre de débiter des remèdes dans lesquels la foule ignorante a souvent confiance aveugle, de sorte qu’ils lui font négliger les mesures hygiéniques les plus importantes? est-ce comprendre sa mission, que de tolérer cette fallacieuse parade de désintéressement et de bon marché, cet appel aux misères de familles, ces trompeuses consultations gratuites accompagnées de remèdes payés dix fois leur valeur, tous ces dangereux appâts, en un mot, dont la vigilante autorité doit éloigner le public, quand il n’est pas assez sage pour découvrir lui-même le piége?

Après la municipalité de Marseille, nos confrères de cette ville auront bien aussi leur petit mot N’est-il pas douloureux que trois étrangers, passant quelques heures seulement chez eux, aient été obligés de solliciter la répression d’un abus préjudiciable à la dignité médicale, tandis que les médecins de la ville ont sans doute passé et repassé devant la voiture du charlatan sans s’apercevoir que ses roues les couvraient de boue? Approchez-vous du saltimbanque, et vous verrez bientôt que nous avons raison : le diplôme médical et les noms les plus illustres sont insultés.

Mais je veux vous conter la scène complète, telle qu’elle s’est passée lorsque, au sortir de l’Hôtel-de-Ville, nous rencontrâmes de nouveau la mascarade. La première fois, nous n’avons fait que voir, écoutons maintenant. Flânerie pour flânerie, celle-ci en vaut bien une autre ; elle vaut même mieux, car elle porte avec elle une leçon.

Au nombre des concertants se trouvait un grand et maigre vieillard de 60 à 70 ans. Il avait une vraie physionomie moscovite, avec ses cheveux jadis blonds, aujourd’hui couleur de filasse, relevés sur le sommet de la tête et noués en panache. Un habit de général anglais flottait sur son torse grêle, et pour achever le pittoresque du personnage, une énorme mèche de poils avait malencontreusement poussé sur le bout de son nez. Pendant qu’il soufflait dans sa clarinette, le cheval fit un brusque mouvement, et le vieillard tomba rudement de la voiture sur le pavé. Je le crus mort. Il ne put se relever ; mais des bras officieux traînèrent tant bien que mal au cabaret voisin le pauvre homme tout meurtri. Cette triste scène tempéra par la pitié la mauvaise humeur qui nous indisposait si fort contre la troupe du charlatan.

Celui-ci cependant laissa partir pour le cabaret son vieux compagnon, sans songer à lui administrer sa panacée universelle, son grand remède infaillible contre les coups, chutes et contusions. Un verre de vin lui parut sans doute meilleur que tout cela.

Pour commencer à amasser la foule, le pseudo-major prit un grand livre contenant des planches d'anatomie, et livra chaque feuillet aux regards du peuple, toujours avide de ces sortes d'images. Des squelettes de fœtus de tout âge, puis un squelette d'enfant de 4 à 5 ans, furent ensuite tirés d'une grande boîte où ils gisaient pêle-mêle comme dans un ossuaire. L'attention redoubla, et la foule devint plus nombreuse. Une grande verrière, contenant toute sorte d'instruments, compléta l'exhibition, et nous eûmes enfin l'exorde attendu si impatiemment.

Cependant, désireux de savoir quel degré d'estime le soldat accorde aux médecins militaires chargés de veiller sur sa santé, je m'approchai d'un tambour qui regardait comme moi. J'étais en voyageur, en bourgeois. Camarade, lui dis-je pour le sonder, est-ce là le chirurgien-major de votre régiment qui est sur la voiture? Ça a l'air d'un homme bien habile. Mais le tambour me tourna brusquement le dos, après m'avoir jeté par-dessus l'épaule un regard méprisant. Il n'y a qu'un bourgeois *assez bête*, dit-il à un caporal, son voisin, pour croire qu'un vrai major monterait sur une voiture comme ça. Le digne garçon ne se figurait pas quel plaisir il faisait au prétendu bourgeois en lui adressant ce mauvais compliment. Je lui aurais volontiers payé la goutte; mais je craignais de me trahir.

Ce fut bientôt à mon tour de m'indigner. Le charlatan se donnait pour un ancien chirurgien-major de la garde impériale, et pour l'élève particulier du baron Larrey. Afin de mieux faire valoir ses arcanes, il en attribuait l'invention à l'illustre chirurgien en chef des armées impériales. Un murmure approbateur parcourut la foule, qui ne tarda pas à être entièrement convaincue, quand le drôle lui montra deux parchemins : l'un était, disait-il, un diplôme de médecin de première classe de la Faculté de Montpellier; l'autre portait les armes du royaume des Deux-Siciles. Enfin il déroula une longue guirlande de certificats signés par des comtes, des marquis, des financiers, des notabilités. La foule admira les parchemins, mais ne remarqua pas les énormes fautes de français que faisait à chaque parole le pseudo-major. Cent mains se précipitèrent vers la voiture ; à chaque demandeur fut distribué l'arcane avec la manière de s'en servir, et les coffres du charlatan s'emplirent de pièces de 1 franc; car, pour se mettre à portée des pauvres familles, et en considération de la misère du moment, le philanthrope donnait pour 1 franc ce qu'il avait, disait-il, vendu ailleurs, 3, 4 et 5 francs. La vente continua longtemps; on achetait, on achetait.... Descendants des Phocéens, ne seriez-vous pas plutôt des enfants de la Béotie?

Je quitte sans regret votre port fangeux ; mais, de grâce, vous voulez donc nous poursuivre jusqu'au bout. Figurez-vous, cher confrère, qu'on nous a enterrés huit dans l'intérieur de la diligence, vrai nid à choléra. Nous en fûmes heureusement quittes pour de moins malfaisants miasmes ; mais, parole d'honneur, les mangeurs d'ail ne sont pas d'agréables voisins dans une boîte où l'on est huit à se regarder face à face.

À Toulon, nous trouvâmes aussi le choléra ; il était dans sa période ascendante et répandait déjà quelque terreur. Les souvenirs de la première épidémie légitimaient bien plus ces craintes qu'à Marseille ; car Toulon a été atteint à plusieurs reprises et avec une extrême gravité. La ville semble, du reste, un véritable foyer où tout doit concourir à donner à l'épidémie un caractère de haute gravité. Encaissée par un demi-cercle de hautes montagnes qui ne permettent pas aux vents du nord de la rafraîchir, rôtie par des ardeurs torrides pendant l'été, elle est formée de rues étroites courant entre des maisons à quatre ou cinq étages ; des lignes de platanes épais tempèrent bien un peu la chaleur, mais leur feuillage arrête les courants d'air et perpétue l'humidité. Le port et les bassins, quoique bien supérieurs, au point de vue hygiénique, au cloaque de Marseille, laissent pourtant encore à désirer. Voilà Toulon.

A ce portrait nous pourrions ajouter l'affreuse habitude de n'avoir pas de lieux d'aisances dans les maisons, et de se servir d'un vase auquel les gens civilisés n'ont recours qu'exceptionnellement. Autrefois ce résidu était jeté par les fenêtres ; aujourd'hui la police force à l'apporter le matin sur la voie publique. Une seule rue, la rue de la Corderie, a conservé le privilège de se débarrasser de ses immondices au profit des passants ; et, le croiriez-vous ? cela paraît si précieux aux Toulonais, que les logements y sont plus chers qu'ailleurs.

Si de l'ensemble nous passons aux détails, nous ne trouvons pas une meilleure hygiène. L'hôpital militaire surtout est un bouge où les forçats ne voudraient pas résider. On ne comprend pas que l'administration de la guerre ose condamner nos soldats à s'empoisonner dans les miasmes de ces corridors sans air et sans lumière qu'on appelle dérisoirement des salles. Notre ami Haspel, médecin en chef, avait été obligé d'évacuer ses malades sur un autre établissement provisoire : le choléra menaçait en effet de les enlever tous. Cette mesure produisit tout le résultat qu'on en attendait ; l'épidémie se ralentit immédiatement.

Le percement de quelques ouvertures a été proposé comme moyen d'assainissement et d'aération, mais le génie militaire a refusé, et pour cause, les améliorations demandées : le bâtiment, a-t-il répondu, se tient comme par hasard, c'est un problème d'équilibre ; le premier coup de marteau le renverserait comme un souffle fait crouler un château de cartes. Pauvres soldats !

L'hôpital de la marine est un vrai palais, en comparaison de l'établissement hospitalier destiné à l'armée de terre. Ce n'est pas seulement une exquise propreté qui y règne, mais véritablement du luxe, du confortable. L'alimentation est en rapport avec le local ; un simple matelot y est souvent mieux nourri qu'un officier dans les hôpitaux militaires. Aussi nos soldats de l'armée d'Italie, hébergés d'abord par la marine, ont-ils eu grand'peine à s'habituer au régime exigu qui les attendait ensuite chez nous. Il faut ajouter que, proportionnellement, le budget de la marine est aussi large que celui de la guerre est rétréci. Ici la journée d'hôpital ne dépasse guère 1 fr., tandis que l'an dernier, à l'hôpital de la marine de Toulon, elle a atteint 2 fr. 60 c. Une telle dépense ne serait pas possible au département de la guerre.

M. Auban, premier chirurgien en chef, président du conseil de santé, nous a fait voir l'établissement avec une extrême obligeance. Tout y est bien disposé pour donner l'instruction médicale aux trente ou trente-cinq élèves qui fréquentent cette école, et qui concourent ensuite pour le grade de chirurgien de troisième classe. L'espace manque un peu, les amphithéâtres, salles, cours, cabinets, sont trop pressés peut-être les uns sur les autres ; mais, au fait, il n'était pas nécessaire d'avoir le grandiose et l'ampleur du Val-de-Grâce, où près de deux cents auditeurs sont quelquefois appelés à s'asseoir au même cours. Il est fortement à désirer que la marine, à l'imitation de l'armée de terre, centralise l'instruction médicale : trois écoles, dont les élèves n'atteignent pas le chiffre moyen de trente dans chaque établissement, sont sans contredit un gaspillage de professeurs et de fonds. Des questions de personnes, qui devraient disparaître devant des considérations d'intérêt général, s'opposent seules à la réduction des trois écoles à deux.

Nous avons rencontré aussi M. Levicaire, second médecin en chef, professeur distingué et praticien des plus occupés. Dans une brochure publiée sur le choléra, M. Levicaire prétend que cette affection est un véritable empoisonnement dû à la formation anormale de l'acide cyanhydrique. Au sujet de la singulière immunité dont jouit Lyon : dans cette ville, dit-il, chaque allée est un passage ouvert au public et, de plus, un infect urinoir. Or c'est précisément parce qu'on pisse dans toutes les allées que Lyon est exempt du choléra, l'ammoniaque neutralisant l'acide cyanhydrique à mesure que celui-ci se forme. Cette explication vaut toutes les autres raisons qu'on a données ; il est vrai que celles-ci ne valent pas grand'chose.

La marine possède, outre l'hôpital que nous venons de visiter, le magnifique établissement de Saint-Mandrier, qui peut contenir cinq cents lits, c'est-à-dire à peu près le double du premier. Saint-Mandrier, entièrement isolé de la ville, est situé dans une presqu'île baignée par les eaux de la grande rade. Eaux vives, ombrages, atmosphère pure, belles constructions, tout concourt à faire de Saint-Mandrier un hôpital type. Les courants d'air y sont néanmoins trop violents et trop froids, ce qui aggrave les affections de poitrine, et les fait naître chez les sujets traités pour d'autres maladies. Malgré cette grande aération, les blessés de Rome, amputés à Saint-Mandrier, sont presque tous morts de résorption purulente. Des quatorze premiers, aucun n'a survécu, malgré l'habileté du coup de couteau et les soins consécutifs bien entendus. Les hommes amputés sur le champ de bataille sont, au contraire, arrivés à Saint-Mandrier dans un excellent état. Cette comparaison n'est-elle pas de nature à déposer en faveur des amputations immédiates, si préférables aux amputations consécutives, d'après la plupart des chirurgiens militaires ?

On ne passe pas à Toulon sans visiter le bagne. Que d'impressions à y recueil lir pour un médecin, pour un philosophe ! Il me faudrait une lettre tout entière pour vous conter les miennes ; or j'ai hâte d'arriver en Italie, et Toulon n'est qu'un échelon de mon voyage. Je vous dirai seulement que je n'ai pas été très-heureux dans mes observations lavatériennes ; la moitié des forçats ont des figures d'honnêtes gens ; d'autres physionomies sont douteuses ; enfin il en est de vraiment hideuses au point de vue de l'expression.

L'hôpital du bagne est une immense et longue galerie divisée en trois nefs par deux rangs de piliers qui supportent la voûte. Il est d'une propreté irréprochable. Deux cent cinquante lits y trouvent facilement place. Des religieuses prodiguent les soins les plus touchants à ces êtres dégradés qui ne quittent souvent les fers que pour aller à l'amphithéâtre; car, durant la maladie, l'anneau fixé au pied du moribond est attaché par une chaîne aux barreaux du lit. La mort seule peut le briser, quand le temps d'expiation n'est pas fini.

Eh bien ! ces malheureux dont l'existence est une longue souffrance, une perpétuelle humiliation, tiennent pourtant à la vie, interrogent d'un œil inquiet la physionomie du médecin, demandent à guérir, à vivre !

Mais les tourbillons qui s'échappent du *Tartare*, corvette à vapeur de l'État, nous arrachent à nos réflexions et nous avertissent qu'il faut nous embarquer. La mer est belle dans la rade ; malheureusement elle moutonne au large, et le vent debout fatigue considérablement le pyroscaphe. Le roulis, le tangage, l'odeur de goudron s'en mêlent ; une inquiétude et l'angoisse épigastrique nous avertissent bientôt que le mal de mer menace, et chacun gagne sa niche. Comment appeler l'espace exigu dans lequel on se couche à bord, espace qui n'a guère plus d'ampleur que la boîte funèbre qui nous renfermera un jour ? Figurez-vous une bibliothèque sur les rayons de laquelle, au lieu de livres, sont étendus des hommes, et vous aurez une idée de la chambre à coucher des passagers. C'est là-dedans qu'on s'incruste, qu'on souffre, qu'on se plaint, qu'on a cette affreuse maladie appelée mal de mer. Oh oui ! affreuse maladie. Vous avez été témoin du malaise insupportable des pneumoniques auxquels on administre le tartre stibié à doses réfractées : accablement, collapsus complet, angoisses indéfinissables, sueur froide, nausées incessantes, efforts pénibles, découragement, indifférence à tout ce qui se passe autour de soi, désir de mourir pour échapper à ses souffrances. Eh bien ! voilà le mal de mer. On en souffre quelquefois pendant des jours entiers, sans trêve ni relâche. Alors on n'est plus un homme, mais une masse inerte, un animal stupide malade; l'intelligence a fui et les forces physiques sont anéanties. Le chirurgien du bord nous a conté qu'un représentant était resté couché dans la chaloupe pendue le long des flancs du navire, pendant cinq jours et cinq nuits, sans bouger, faisant tout sous lui, poussant seulement d'intervalle à intervalle une espèce de grognement. Quatre jours plus tard, il prononçait un magnifique discours à l'assemblée nationale. Sa pâleur et ses joues un peu creuses ne manquèrent même pas de produire un certain effet.

J'étais logé au premier étage de la bibliothèque à coucher ; je demande bien pardon à mon voisin du rez-de-chaussée de l'avoir éclaboussé, en jetant tout par la fenêtre, comme à Toulon. Hélas ! je n'en pouvais plus : j'étais si accablé, si incapable du moindre mouvement, que, si j'eusse été à sa place, le courage m'eût manqué pour me détourner des cascatelles venant d'en haut.

Les îles d'Hyères, la Corse, le rocher romanesque de Monte-Cristo, l'île d'Elbe, tout cela était bien curieux à voir ; tout cela a pointé dans la brume, a grandi, s'est nettement dessiné, a pâli, puis s'est effacé dans le bleu du lointain... Et je n'ai pu rien regarder !

Enfin, après cinquante-deux heures de traversée, nous abordâmes à Civita-Vecchia. J'étais à jeun depuis tout ce temps ; aussi quel bon repas je fis dans la salle à manger des papes, en me carrant dans un fauteuil de cardinal ! Je ne comprends pas en vérité comment mon estomac, après s'être livré, durant trois jours, à une véritable orgie de mouvements antipéristaltiques, a pu encore se contracter du cardia au pylor. Mais il n'avait rien oublié.

Adieu. Ma prochaine lettre partira de la ville éternelle.

II.

Rome, 13 octobre 1849.

La chirurgie militaire à l'affaire du 30 avril 1849.

L'enceinte de Rome, au nord-ouest, c'est-à-dire du côté de la route de Ci-vita-Vecchia, s'épanouit en un large promontoire renfermant la basilique de Saint-Pierre, le palais du Vatican, le Monte-Vaticano, jusqu'au fort Saint-Ange. Sur la face du promontoire qui regarde le sud, existent deux portes : l'une est murée depuis longtemps ; l'autre, la Porta-Cavalliggeri, se trouve à l'union de l'appendice avec le corps de place. De l'autre côté du grand angle, en allant vers le château Saint-Ange, la Porta-Angelica donne accès dans Rome.

La route de Civita-Vecchia aboutit près de la porte murée, et de là se dirige à droite. Elle suit des ondulations de terrain, et des hauteurs l'encaissent le plus souvent des deux côtés. Les batteries établies sur le rempart vomissent leurs projectiles sur cette route, qu'ils enfilent en ligne droite, dans une partie de son trajet.

Le 30 avril, vers onze heures du matin, la première division se rua contre la porte murée ; mais les baïonnettes françaises se brisèrent contre cet obstacle im-prévu. Le corps d'armée se divisa alors en deux sections ; la première se jeta à droite vers la porte Cavalliggeri ; la seconde eut ordre de se diriger vers la porte Angélique, que l'on pensait pouvoir enfoncer à l'aide de quelques pièces de campagne.

Cette porte, avons-nous dit, est située sur la face opposée. Il fallait donc, pour y parvenir, contourner tout le promontoire, dont le développement mesure approximativement de 1 à 2 kilomètres. La route longe le rempart à une distance de cinquante à quatre cents pas, et, au bec même de l'angle, elle passe à tou-cher. Par intervalles des bastions flanquent la courtine, et permettent ainsi de diriger des feux croisés sur les assaillants. Comme cette route, dans la première partie de sa longueur, suit la rampe du Monte-Vaticano, on a été obligé de faire des déblais et des remblais, de sorte que la section pratiquée dans le monticule, la berge ou talus, si l'on aime mieux, est en quelques endroits assez élevée pour protéger les hommes qui longent sa paroi verticale. Mais plusieurs mauvais passages, couverts par un talus trop bas ou même nullement protégés, exposent les passants au feu de la place, à très-faible distance.

Tel est le chemin périlleux qu'eut à parcourir la deuxième brigade, à la gueule de canons chargés à mitraille, et sous la vive fusillade de plusieurs lignes de soldats qui, masqués par des sacs à terre, tiraient du haut du rempart. Vous avez deviné que par instants c'était une horrible tuerie: à chaque moment un homme tombait, mais les rangs se resserraient aussitôt, et la troupe continuait sa route.

Les chirurgiens des corps avaient une tâche fort difficile, obligés qu'ils étaient de faire halte pour panser les blessés, et de regagner ensuite rapidement la troupe, où de nouveaux accidents réclamaient leurs soins.

Panser un blessé couché sur un lit, dans un bon hôpital, avec l'assistance d'infirmiers qui disposent tout convenablement, au milieu d'élèves qui présentent les instruments et les linges, c'est besogne fort commode ; mais sous un feu bien nourri, au milieu de la route, pressé par le temps, avec le secours seulement d'un soldat portant dans un sac quelques bandes, un peu de linge, deux ou trois fioles, cela change bien l'affaire. Ajoutez au sifflement des balles, au grondement du canon, aux cris, au tumulte de la foule un peu en désordre, les plaintes des blessés qui, gisant autour de vous, réclament leur tour, demandent le pansement qui doit les soulager, et vous conviendrez qu'au sein d'un pareil drame, il peut bien se faire que la main du chirurgien d'armée tremble un peu. Eh bien ! je le dis avec fierté, elle n'a pas tremblé pendant le siége de Rome. M. Auban, président du conseil de santé du port de Toulon, m'a fait, à mon passage, un tel portrait des moignons des hommes amputés pendant la campagne et dirigés ensuite sur l'hôpital Saint-Mandrier, m'a dépeint de telle façon l'état général si satisfaisant de ces opérés, que j'en suis encore à me demander comment la vieille loi du *tuto, cito et jucunde* a pu être ainsi observée au milieu de la bataille.

Nous avons parcouru, après l'affaire, cette lamentable route avec le docteur Armand, aide-major du 36ᵉ de ligne, régiment faisant partie de la deuxième brigade du corps expéditionnaire. Il nous a retracé sur les lieux, à chaque pas, tous les détails de l'affaire, et nous étions certes plus ému en l'écoutant qu'il ne l'avait été lui-même pendant le combat. C'est que notre excellent et vieil ami Armand est le type du chirurgien militaire.... Arrêtons-nous, car il nous chercherait assurément querelle s'il nous soupçonnait de réclamer pour lui. Tant pis, ma foi ! Nous sommes bien obligé pourtant de dire que le stérile honneur d'une citation à l'ordre de l'armée ne remplace pas la décoration qu'il a si bien méritée, dans cette affaire comme pendant tout le siége. Du reste, cher confrère, vous en jugerez vous-même ; car nous allons, s'il vous plaît, suivre le 36e de ligne, dont ce jour-là Armand était le seul chirurgien.

Ce corps a eu quarante-cinq hommes mis hors de combat dans la journée du 30 avril, sans compter bon nombre de blessures légères qui n'ont pas empêché ceux qui les avaient reçues de continuer leur route. D'autres militaires, appartenant à divers régiments, furent aussi rencontrés sur la route par Armand, qui leur donna les mêmes soins qu'aux siens.

Il dirigeait sur les ambulances centrales, dont nous parlerons bientôt, les hommes qu'il pensait en état de subir cette translation. Trois ou quatre camarades aidaient les blessés ou les portaient ; mais en revenant aussi sur les pas de la colonne, le petit cortége comptait quelquefois un blessé de plus : un des porteurs tombait. Ceux que le chirurgien ne jugeait pas convenable d'envoyer à l'ambulance étaient couchés dans l'endroit le plus abrité, le plus souvent le long de la berge. C'est là qu'ils recevaient les premiers secours ; là que plusieurs difficiles extractions de balles furent opérées ; là qu'il parvint à réprimer plusieurs hémorrhagies inquiétantes. Puis, reprenant sa route, l'aide-major du 36e pressait le pas jusqu'à ce qu'un nouveau blessé, gisant sur terre, lui indiquât une autre station.

Armand put remarquer plusieurs fois les bizarreries de projectiles. On sait que souvent la balle parcourt un trajet extrêmement sinueux, et l'on s'étonne qu'un corps animé d'une telle vitesse, au lieu de perforer de part en part, se laisse dévier par les saillies molles ou peu résistantes qu'il rencontre. D'autres fois, l'individu atteint est sauvé par de minces obstacles sur la protection desquels ils n'eût pas osé compter. Ainsi, à faible distance, un biscaïen s'aplati sur le ceinturon d'un lieutenant d'artillerie, qui en fut quitte pour une légère contusion. Un capitaine du 36e reçut trois balles dans son caban roulé placé sur son épaule. De pareils faits ne sont pas rares.

Cependant la marche de la colonne se ralentit, les balles pleuvent plus nombreuses et l'impossibilité de continuer une telle route paraît de plus en plus évidente. Armand propose alors au général Levaillant d'installer une ambulance provisoire dans un groupe de maisons situé à quarante pas de la route. Mais cette position, enfilée en plein au feu de la place, ne parut pas assez sûre au général, qui n'adopta pas la proposition.

A peu de distance de là, la route, taillée dans la rampe du Monte Vaticano, et protégée par un escarpement de 2 à 3 mètres de hauteur, décrit un coude dont la concavité regarde le rempart. C'est en cet endroit que cinq chevaux attelés aux pièces de campagne furent tués ou blessés et s'abattirent. Il ne fallait plus songer, dès lors, à enfoncer la porte Angelica ; la colonne n'alla pas plus loin et cessa le feu.

Armand se mit à établir le mieux possible son ambulance, et dut forcément la placer là où il se trouvait, c'est-à-dire à l'angle même du coude, entre la berge et les chevaux tués. Ces cadavres disaient assez qu'il n'y avait un peu de sécurité que dans l'étroite bande qui longeait l'escarpement ; les bastions qui se montraient, hérissés de fusils, à droite et à gauche, annonçaient aussi qu'il ne fallait pas s'écarter sur les flancs. C'est dans cet espace de quelques mètres carrés, que fut établie l'ambulance volante destinée à rendre de si grands services. Je me suis trouvé, en Afrique, dans des circonstances où, style militaire, il faisait assez chaud pour panser ses blessés ; mais, de bonne foi, il devait faire beaucoup plus chaud sur ce bout de route.

Le soir arrive. La brigade s'éparpille derrière les murs des vignes, dans les maisons, le long du ravin ; mais le détachement du 36ᵉ ne peut pas quitter sa position, à l'angle de la route, car tout individu qui montre la tête est immédiatement fusillé du haut du rempart. On espère que l'obscurité permettra de dégager les deux canons, sans être vu de l'ennemi ; mais la lune se lève et détache en ombre, sur le chemin blanc, la silhouette de tout homme qui s'écarte du talus. La nuit s'avance. L'œil cherche en vain à deviner, aux bornes de l'horizon, un nuage qui s'avance et promette de voiler cette malfaisante clarté ; les étoiles scintillent toujours et l'azur céleste conserve sa sérénité. La place ne fait plus feu que de loin en loin.

Mon Dieu ! je ne cherche pas à faire ici de l'effet ; mais n'y a-t-il pas quelque chose de profondément saisissant dans ce petit groupe isolé, accroupi dans l'ombre, serré contre la berge, à côté de ces cadavres de chevaux tués ; dans ces blessés étendus par terre et résignés ; dans ce chirurgien calme qui achève quelque pansement ? Cette scène se passe dans le silence de la nuit succédant au fracas des détonations, et ce sont les clartés fantastiques de la lune qui l'éclairent ! En visitant les lieux, en me reportant aux circonstances, mon imagination m'a naturellement retracé ce tableau, et je l'ai trouvé si plein d'émotions que je n'ai pu m'empêcher de vous en offrir l'image.

Mais une détonation sourde fait tressaillir le petit groupe, et sept fois le même bruit se répète. On redoute une sortie, et, dans ce chemin dominé de toutes parts, je n'ose dire ce qui en serait résulté. Heureusement l'ennemi resta derrière ses murs. Les détonations venaient de l'explosion des mines pratiquées sous le *Ponte molle,* dont il ne restait plus que des ruines le lendemain.

A deux heures du matin, le nuage si désiré passa devant la lune, et l'ombre permit de dégager les canons. La retraite s'effectua sans trop de désordre. Les blessés furent placés sur les affûts, mis à cheval sur les canons, portés par les plus robustes ou soutenus par les bras des camarades ; le transport s'effectua de la sorte aussi bien qu'on pouvait l'espérer avec de tels moyens.

Pendant la retraite, Armand s'aperçoit que deux blessés sont restés en route. Aussitôt il s'adresse au général Levaillant qui fait immédiatement arrêter la colonne et dirige une reconnaissance sur les derrières. Les deux hommes sont retrouvés et rejoignent la troupe. Celle-ci, arrivée sur la route de Civita-Vecchia, s'éloigne de Rome pour faire sa jonction avec la première brigade qui a pris les devants.

Après avoir suivi la seconde brigade, il faudrait également accompagner la brigade Molière dans sa tentative d'attaque contre la porte Cavalliggeri et jusqu'à la villa Pamphili. On se rappelle que c'est de ce côté qu'un stratagème que je nommerais mieux peut-être une trahison rendit prisonniers un chef de bataillon et deux compagnies.

Nous regrettons que le docteur Gouget, qui joua à la première brigade le même rôle qu'Armand à la seconde, se soit trouvé absent de Rome lors de notre visite au champ de bataille. Nous serons forcé d'être bref, n'ayant pas étudié les lieux avec un cicérone compétent. Nous dirons seulement que notre bon camarade se distingua tout autant que son collègue, et ne fut pas mieux récompensé.

Cette brigade eut beaucoup plus à souffrir que la deuxième ; car, aux feux du rempart, s'ajoutaient les décharges des soldats ennemis déployés en tirailleurs dans les maisons éparpillées le long de la route et du ravin. Plus des deux tiers des blessés et des morts ont été fournis par la brigade Molière, deux cents à peu près sur un total de trois cents. Nous ne parlons pas des trente-cinq hommes recueillis et traités par les Romains. Pour le dire en passant, ces trente-cinq blessés seuls ont reçu des secours étrangers ; il n'est pas vrai que les Romains aient envoyé des chirurgiens au camp français. Notre petit personnel s'est multiplié par son zèle et son activité et a suffi à toutes les exigences.

Avant la nuit la première brigade se replia, tandis que la deuxième dut laisser quelques troupes pour garder ses canons.

Pendant que les officiers de santé des corps suivaient la troupe et remplissaient leurs fonctions en courant, MM. Pasquier et de Santi, chirurgiens en chef des première et deuxième ambulances, songeaient à organiser des secours plus efficaces, en occupant des postes où un peu moins d'instabilité permît de tenter des opérations plus graves et plus difficiles. Mais les ambulances se trouvaient à la queue des deux divisions, et, de la sorte, condamnés à l'inaction, quand le bruit du combat annonçait que leur place était près de la tête de colonne.

Les absurdes règlements qui nous gouvernent sont ainsi faits, que les intendants seuls ont le droit d'ordonner la formation d'ambulances là où ils les jugent urgentes. Le chirurgien doit attendre qu'on le dirige, comme une machine, là où il doit fonctionner ; son activité a seulement alors la permission de se déployer. Mais ici la monstruosité est tellement criante, que le chirurgien passe outre ; il prend les devants, gagne la tête de colonne... et l'intendant reste derrière. C'est la règle ; l'affaire dont il s'agit ne fait pas exception. Pasquier eut pourtant la déférence d'y mettre des formes et de soumettre ses projets à son souverain maître, qui, de son côté, eut le bon esprit de ne pas s'y opposer, quoique l'initiative ne vînt pas de lui.

Pasquier s'installa à trois cents ou quatre cents pas du rempart, dans un petit groupe de maisons flanqué d'une chapelle et situé à gauche de la route. Celle-ci est resserrée entre deux monticules dont l'un, celui qui se dresse desont l'ambulance, est assez élevé pour la *défiler* suffisamment la garantir des coups directs partant de l'ennemi. Mais les projectiles tirés sur la route peuvent l'atteindre, s'ils viennent à obliquer de son côté, et, de plus, le monticule ne les empêche pas de tomber en pluie. Cet emplacement offre une douteuse sécurité, mais il a l'avantage d'être rapproché du combat; en second lieu, dans un ravin situé au pied des habitations, coule, parmi les roseaux et les peupliers, une abondante fontaine, dont les eaux peuvent rendre plus d'un service. Pasquier, afin de pénétrer dans l'intérieur, engage un chasseur à pied à se servir de ses armes pour enfoncer la porte de la chapelle; mais pendant que le chirurgien appuie l'épaule contre les panneaux pour les faire sauter, le soldat est tué roide par un biscaïen. On voit encore aujourd'hui les nombreuses écorchures de la muraille par les projectiles de la place.

C'est sur cette ambulance que tous les blessés qui tombaient dans les rangs étaient dirigés. Ils y trouvaient Pasquier, secondé par Pelin, chirurgien aide-major au 66e de ligne, et par MM. Couquet et Bonnet, chirurgiens sous-aides. Trois infirmiers complétaient le personnel. Il ne fut pas possible de s'installer de manière à pouvoir se permettre des amputations, mais d'autres opérations furent faites sur un grand nombre de blessés. Les membres broyés par des projectiles étaient mis dans des appareils contentifs et soutenus par des attelles; puis les hommes étaient évacués sur l'ambulance de santé, située à peu de distance de la première. Cette ambulance a reçu aussi des blessés de première main.

Vers trois heures, les ambulances Pasquier et de Santi se replièrent sur Magnanella, à 6 ou 8 kilomètres de Rome, et Pelin, occupant le local laissé par de Santi, continua à donner des soins aux blessés qui y arrivaient encore, jusqu'au passage de la deuxième brigade, vers deux à trois heures du matin.

A Magnanella, une nouvelle ambulance fut organisée. Une espèce de grange reçut les soldats, et les officiers trouvèrent asile dans deux petits greniers. Comme Magnanella se trouvait suffisamment éloigné du théâtre du combat et que plusieurs compagnies de chasseurs à pied rendaient sûre cette station, les pansements, faits à la hâte sur le champ de bataille, furent recommencés méthodiquement, et l'on songea à amputer les membres broyés par les projectiles. Une cuisse, un bras et un avant-bras tombèrent sous le couteau de MM. Pasquier et de Santi, qui employèrent laborieusement toute leur nuit.

Le lendemain, on mit en réquisition toutes les voitures du voisinage, et le train des équipages fournit, pour le transport des blessés, tout ce dont il pouvait disposer. Pasquier et Pelin accompagnèrent le convoi, qui arriva à Palo à cinq heures du soir après une journée bien fatigante pour nos pauvres blessés, dont plusieurs expirèrent en route. Pour les deux chirurgiens, cette journée fut également des plus pénibles, comme il est aisé de le prévoir.

Le sous-intendant avait recommandé de faire étendre, sous de grands hangars qu'on avait remarqués en passant, de la paille pour les blessés; mais la sollicitude du chirurgien va toujours plus loin, et cela est naturel, que celle d'un étranger. Pasquier pénétra dans le fort, découvrit une enfilade de vastes et commodes appartements, mit à contribution la bonne volonté des hommes qui occupaient la place, et bientôt une épaisse couche de paille fraîche reçut nos blessés, bien aises de se reposer enfin.

A Palo, Pasquier pratiqua de nouvelles amputations, une de cuisse et trois de jambe. L'ardeur de couper eût facilement fait trouver 15 ou 20 cas, mais, comme aucun accident ne s'était manifesté et qu'il n'y avait pas urgence, comme le transport sur Corse était rapide et commode, à l'aide de bateaux à vapeur, il était beaucoup plus sage d'ajourner les opérations et de demander quelque chose à la nature médicatrice. C'est ce qui fut fait. A ce sujet, nous ferons remarquer que si les chirurgiens militaires se sont très-généralement prononcés pour les amputations immédiates, cela tient beaucoup à la spécialité des circonstances dans lesquelles ils se trouvent souvent. Quand on a en perspective une longue route, des moyens de transport durs et fatigants, la difficulté de pansements suffisamment renouvelés, la chirurgie conservatrice ne mérite plus cette épithète; elle devient une méthode pernicieuse et condamnable. Si ces conditions défavorables ne se présentent pas, le chirurgien militaire retombe dans la catégorie où figurent les médecins civils, et alors il sait s'abstenir comme eux, ainsi qu'on a pu le voir.

Pasquier nous a communiqué, au sujet des anesthésiques, des observations qu'il ne faut pas laisser perdre. Il ne se loue pas d'avoir employé le chloroforme à l'ambulance de Magnanella. Chez les sujets exaltés encore, enivrés par la bataille, une chloroformisation immédiate fait naître une excitation souvent excessive et presque toujours dangereuse. La première période des phénomènes produits par l'inhalation est caractérisée par des mouvements, des spasmes, des cris, une agitation, qui peuvent jeter dans l'économie les tendances les plus funestes. De là, réaction trop vive, délire, fièvre traumatique ardente.

Nous en appelons à l'observation ultérieure, pour corroborer ou atténuer les faits qui, en attendant, doivent commencer un nouveau chapitre pour les contre-indications du chloroforme.

III.

Rome, 3 novembre 1849.

A M. le docteur Daremberg.

TOPOGRAPHIE MÉDICALE DE ROME ANCIENNE.

Une noble poussière. — Les sept collines et leurs forêts primitives. — Les deux Ve-
labres. — Travaux de dessèchement; le *cloaca maxima*. — Le lac *Curtius*. — Débordements du Tibre. — Marais de Caprée et de Terente. — Bassin de Rome,
hydrologie. — Climat de Rome antique. — Végétation. — Ruines du palais de
Néron.

C'est à vous, qui vous couvrez d'une poussière aussi glorieuse que les nobles
tourbillons de l'arène olympique, célébrés par le poëte ami de Mécènes :

> Sunt quos curriculo pulverem olympicum
> Collegisse juvat; metaque fervidis
> Evitata rotis, palmaque nobilis
> Terrarum dominos evehit ad deos.

C'est à vous, l'amant des vieux livres, des parchemins jaunis par le temps, des
manuscrits poudreux, que cette lettre sur la Rome d'autrefois doit naturellement
être adressée.

Je vous ai précédé de quelques jours dans la ville éternelle, et mes mains profanes ont feuilleté des pages antiques que vos doigts eussent retournées bien
plus savamment. En me voyant à cette besogne, c'était bien le cas de dire : *Spar-
gere margaritas.....* Je passe le reste par politesse pour moi-même. Je l'avoue,
je les ai trouvés bien laids, bien griffonnés, vos bons, vos chers, vos beaux manuscrits. Des lettres tortues, biscornues, boiteuses, serrées les unes sur les autres, sans points ni virgules!... J'ai passé une heure à lire une demi-page;
aussi je vous les laisse de bon cœur. Tout le latin qui diapre ma lettre d'aujour-
d'hui a été puisé dans des livres bien imprimés. C'est bien plus commode ! A
vous de compléter tout ce qui manquera à ma topographie de Rome antique; à

vous de relever les matériaux vulgaires avec lesquels je construis, en les semant de pierres précieuses tirées de la mine inépuisable de vos vieux grimoires.

Nous allons, s'il vous plaît, commencer notre excursion médicale et hygiénique, à partir de Romulus. Quel intérêt, s'écriera-t-on, y a-t il à décrire une chose passée, trépassée, à dépeindre Rome telle qu'elle a été, telle qu'elle n'est plus? Ne serait-ce que pure curiosité : voilà déjà quelque chose. On peut ne pas se soucier d'une ville inconnue ou vulgaire, mais de la ville éternelle, c'est une tout autre affaire. Nous ajouterons qu'aujourd'hui la ville éternelle est un peu nôtre ; raison de plus pour désirer la bien connaître. Enfin, dans la lettre qui suivra celle-ci, appliquant à la médecine nos données topographiques, nous aborderons de sérieuses questions de pathogénie.

L'emplacement que Romulus choisit pour fonder une ville à laquelle il ne rêvait pas sans doute un si brillant destin, était une sauvage et déserte contrée, accidentée par des monticules, couverte de ces bois épais dont l'ombre religieuse plaisait aux sibylles, et sillonnée par des vallons recélant des marécages dans leurs contours sinueux. Un fleuve, ou plutôt un torrent, soulevait chaque hiver ses flots jaunes et les roulait dans les vallées, alimentant ainsi les marécages et déposant des nappes stagnantes dans toutes les anfractuosités. Hygiéniquement, le site n'était pas bien trouvé ; et, en fondant là une grande cité, on devait entrevoir d'immenses travaux pour plusieurs générations.

Quelques citations sont nécessaires pour établir que le portrait que nous traçons est conforme à la réalité.

Les sept collines étaient couvertes de bois, et d'autres forêts se pressaient au pied des monticules comme les flots d'une mer de verdure.

Voyons d'abord le Palatin, ce berceau de Rome :

> Constitit in summo nemorosi colle Palati.
>
> (Ovide, Métam., liv. xiv.)

Au pied du Palatin, comme nous l'apprend Varron, s'étendait un bosquet de myrte, consacré à Vénus.

Dans les bois de l'Aventin, la fable plaçait des satyres, des faunes, des sylvains, à l'ombre des chênes, des lauriers et des platanes :

> Constat Aventinæ tremuisse cacumina sylvæ.
>
> (Ovide, Fast., liv. vi.)

> Lucus Aventino suberat niger ilicis umbra.
>
> (Id., liv. iii.)

Un grave historien, Tacite, dit, en parlant du Cœlius : *Querquetulanus.*

Varron appelle *princeps lucum* le bois de hêtres qui couvrait l'Esquilin ; Ovide, dans ses Fastes, en parle plusieurs fois :

> Monte sub Esquilio multis incæduus annis
> Junonis magnæ nomine lucus erat.....
> Gratia Lucinæ dedit hæc tibi nomina, lucus.

Le Viminal disparaissait sous la verdure blanchâtre des saules, et le Quirinal n'était pas non plus une colline chauve :

> . . . . . Lucum pete colle Quirino
> Qui viret et templum Romani regis obumbrat
>
> (Ovide, Métam., liv. xiv.)

Enfin, Denys d'Halicarnasse peuple de chênes le mont Capitolin ; Tacite place à ses pieds le bois de Bellone, et c'est aussi sur ses dernières rampes qu'on trouvait le *nemus argileti.*

Rome antique n'a occupé d'abord que ces monticules. De nos jours, elle les a presque tous délaissés, pour s'étendre au nord ; et le Janicule, le Pincio et le Monte-Vaticano sont devenus collines romaines. Les murailles auréliennes, relevées par Honorius, et datant conséquemment d'une époque bien postérieure à celle dont il s'agit, n'ont jamais compris toutes ces collines dans leur ligne de circonvallation. Aux temps de l'ancienne Rome, les trois coteaux étaient couverts de forêts ou de jardins ombreux. Le bois du Janicule s'appelait *lucus Albionarum ;* le Vatican était également peuplé de beaux arbres, et le nom du Pincio, *collis hortulorum,* indique assez qu'il s'arrondissait sous une verte parure. Rome antique se trouvait donc défendue des rigueurs du nord par un paravent de forêts ; mais nous ajouterons que ce rempart la privait également du bénéfice des vents accourus du septentrion pour balayer les effluves apportées par le midi.

Les bois qui recouvraient le site de l'ancienne Rome grimpaient tantôt sur des rampes escarpées ; telles sont la chute de l'Aventin qui regarde le Tibre, et tels sont encore les flancs du Palatin ; tantôt couronnaient des cimes ; tantôt enfin s'allongeaient dans des vallées fort resserrées en certains endroits : ainsi l'arc de triomphe de Constantin occupe presque tout l'espace compris entre le Palatin et le Cœlius, et le Colisée se trouve à l'étroit dans le vallon où l'a bâti l'empereur Vespasien. Ce n'étaient pas, comme aujourd'hui, de simples ondulations qui séparaient les collines, mais de véritables ravins ; en effet, les accidents ont disparu par l'accumulation des matériaux dans les cavités, et par la dégradation des cimes abaissées. Le sol s'est considérablement exhaussé depuis les temps de la vieille Rome, ainsi que l'indiquent tous les anciens monuments, enterrés quelquefois jusqu'à 25 pieds de leur base, comme on peut le voir à la colonne Phocas.

De nombreuses sources, dont il serait fastidieux d'indiquer ici le nom et le gisement d'après les auteurs, des fontaines et des flaques, stagnaient dans les anfractuosités, ou coulaient sur les pentes et versaient leur trop-plein dans les vallées. Mais c'est surtout le Tibre qui, par ses débordements de chaque année, épanchait sur le terrain des nappes liquides destinées à devenir de véritables marécages. Leur origine est clairement indiquée par Solin, dans son Polyhistor : *Quam præterfluens Tiberis fecerat,* dit-il en parlant de cette masse d'eau dormante.

En aval de l'île du Tibre commençait une bande marécageuse qui s'enfonçait dans les terres, sur la rive gauche, et se bifurquait bientôt. Une branche se projetait entre l'Aventin et le Palatin, dans cette vallée où fut plus tard le *circus maximus*; la seconde s'avançait dans l'espace compris entre le Palatin et le Capitolin. On appelait la première grand Vélabre, et l'autre, petit Vélabre. Les détails que nous ont laissés plusieurs auteurs, notamment Varron, permettent d'affirmer qu'il en était bien ainsi. Brocchi, du reste, dans un ouvrage justement estimé et auquel nous empruntons beaucoup, a, bien avant nous, tiré des anciens les documents propres à établir cette topographie. (Brocchi, DELLO STATO FISICO DEL SUOLO DI ROMA. Romæ, 1820.)

Les inondations du Tibre entretenaient aussi un lac qui paraît avoir eu également communication avec le grand Vélabre ; nous voulons parler du *Lacus Curtius*, ainsi appelé du général sabin M. Curtius, et non pas de cet autre Curtius, chevalier romain, qui se dévoua pour sa patrie, en se précipitant dans un gouffre entr'ouvert sur le forum. Il n'entre pas dans notre sujet de rechercher si ce gouffre avait été produit par un tremblement de terre, ou si c'était une crevasse du sol rapidement desséchée après une vaste inondation.

Dans les Vélabres et dans le lac Curtius, on ne doit pas voir des nappes d'eau limpides et courantes, mais de vrais marais, ainsi que l'attestent les citations suivantes, et celles que nous donnerons plus loin, empruntées à Properce, à Tibulle, à Ovide.

> Qua Velabra suo stagnabant flumine, quaque
> Nauta per urbanas velificabat aquas.
> (Properce.)

> Et qua Velabri regio patet, ire solebat
> Exiguus pulsa per vada linter aqua.
> (Tibulle.)

> Quæ Velabra solent in circum ducere pompas
> Nil præter salices crassaque canna fuit.
> . . . .
> Hic quoque lucus erat juncis et arundine densus,
> Et pede velato non adeunda palus.
> (Ovide, FASTES, liv. VI.)

Le grand Vélabre n'était pas une flaque insignifiante, mais une longue bande marécageuse. Pour éviter de perdre trop de temps à le tourner, on avait établi un bac qui, au rapport de Varron, transportait pour un *quadrans* le voyageur sur l'autre bord. Cette petite navigation n'était pas toujours facile, car Denys d'Halicarnasse nous apprend qu'une boue épaisse arrêtait quelquefoïs le bateau. Il est probable que cet obstacle se présentait lorsque les chaleurs de l'été avaient pompé une partie des eaux du Vélabre. Le marécage, du reste, n'était jamais entièrement à sec, et nous sommes porté à penser qu'un certain niveau y était entretenu par la Calabre, ruisseau qui, selon toute apparence, ne se rendait au Tibre que par l'intermédiaire du Vélabre. L'antique Calabra serait la Marrana d'aujourd'hui, cours d'eau dont la source est voisine de Grotta-Ferratta, à quelques milles de Frascati.

C'est dans ce pays éminemment insalubre que Romulus et Rémus vinrent s'établir; leur cabane était bâtie sur la pente du Palatin, en regard du grand Vélabre. Le modeste palais du second roi de Rome, de Numa Pompilius, n'était pas mieux situé; il s'élevait aussi sur la rampe du Palatin, mais plus à l'est, et probablement vis-à-vis le petit Vélabre, dans l'emplacement occupé aujourd'hui par l'église Saint-Théodore. Nous verrons, quand nous aborderons la pathologie de l'ancienne Rome, que ses habitants payèrent par de nombreuses maladies l'imprudence d'un tel voisinage.

Bientôt, du reste, le besoin d'un espace plus étendu pour la ville, qui prospérait rapidement, et peut-être aussi le désir de soustraire la population à l'empoisonnement miasmatique, firent entreprendre aux rois de Rome des travaux considérables, dans le but de combler ces foyers malfaisants. Romulus et Tatius, après la paix qui réunit les deux peuplades ennemies jusqu'alors, précipitèrent dans le Vélabre des masses de pierres arrachées au Capitolin et à la roche Tarpéienne; mais c'est à Tarquin l'ancien qu'était réservée la gloire de terminer les travaux commencés par ses prédécesseurs. Il fit construire, pour dessécher les Vélabres, un large égout qui reçut le nom de *cloaca maxima*, probablement par opposition à d'autres conduits de moindre importance. Cet égout, dont on voit encore un fragment à peu près intact, près de l'église de Saint-Georges in Velabro, était long de 2,500 pas, et ses arceaux mesuraient 3 mètres en tous sens; de sorte que Pline n'exagérait rien quand il disait qu'une voiture chargée de foin y eût trouvé un libre passage. Il est construit à la façon étrusque, c'est-à-dire avec des blocs taillés et juxtaposés sans l'aide d'aucun ciment. Les arceaux et les parois sont formés par trois couches de pierres concentriques. C'est un tuf volcanique assez dur qui a fourni les matériaux; de temps en temps des blocs de travertin lient entre elles ces couches concentriques. Quelques-uns de ces blocs ont jusqu'à 15 pieds de longueur sur 5 d'épaisseur, proportions qui paraîtront d'autant plus remarquables qu'il s'agit des premiers temps de Rome. Devant cette belle et solide construction, on comprend le cri d'enthousiasme de Pline. N'est-il pas admirable qu'après sept cents ans, écrit l'encyclopédiste, ce conduit soit encore debout et intact, malgré les débordements du Tibre, les tremblements de terre et la masse d'édifices qui pèse sur les voûtes?

La sollicitude des rois de Rome ne se borna pas à dessécher les deux Vélabres: le lac Curtius fut aussi comblé:

> Curtius ille lacus siccas qui sustinet aras,
> Nunc solida est tellus, sed fuit ante lacus.
>
> (Ovide, Fast., liv. vi.)

Bâtie sur un terrain déprimé, avoisinée par un torrent dont les eaux vaga bondes n'étaient retenues, par aucune digue, la ville de Rome devait cruellement souffrir des débordements auxquels le Tibre est sujet chaque année. Les anfractuosités dans lesquelles les eaux restaient captives et devenaient croupissantes furent sans doute comblées, ainsi que l'attestent les passages suivants :

> Hic ubi nunc fora sunt, udæ tenuère paludes
> Amne redundatis fossa madebat aquis.
>
> . . . .
> Stagna recesserunt, et aquas sua ripa coercet :
> Sicca nunc est tellus. . . . .
>
> (Ovide, Fast., liv. vi.)

Mais la cité resta néanmoins longtemps ouverte aux capricieuses visites des eaux gonflées du Tibre. Plutarque parle d'une inondation qui, sous les premiers rois, si nous avons bonne souvenance, couvrit le forum des débris de ses monuments écroulés ; et du temps d'Horace, la ville éternelle n'était pas encore à l'abri des injures du Tibre :

> Vidimus flavum Tiberim, retortis
> Littore Etrusco violenter undis,
> Ire dejectum monumenta regis,
> Templaque Vestæ.
>
> (Horace, ode 2.)

Cette inondation fut terrible sans doute ; car le poëte va jusqu'à redouter qu'un nouveau déluge n'épouvante le monde, comme au temps de Deucalion et de Pyrrha :

> Terruit gentes, grave ne rediret
> Seculum Pyrrhæ, nova monstra questæ,
> Omne cum Proteus pecus egit altos
> Visere montes :
> Piscium et summa genus hæsit ulmo,
> Nota quæ sedes fuerat columbis ;
> Et superjecto pavidæ natarunt
> Æquore damæ.
>
> (Ibidem.)

Il paraîtrait que de Tarquin l'ancien datent les premiers travaux destinés à protéger la rive gauche contre le fleuve ; mais au seizième siècle seulement, Rome, à l'abri des crues annuelles, ne craignit plus que les inondations tout à fait extraordinaires.

Quand on considère que le forum ancien était en certains endroits à 25 pieds au-dessous du niveau actuel, loin de s'étonner qu'il ait été envahi si souvent, on se demande comment il n'était pas couvert en permanence. Mais il faut remarquer que le lit du Tibre actuel est plus élevé que l'ancien ; il s'est exhaussé par le dépôt des matériaux qu'il apporte des montagnes ou qu'il arrache à ses berges :

> In mare cum flava prorumpit Tibris arena.

Cet exhaussement du lit d'un fleuve n'est pas, du reste, un phénomène bien rare, car on voit, notamment en Italie, des cours d'eau couler à un niveau plus élevé que le sol ; de sorte qu'on a été obligé de les encaisser entre de fortes digues, et qu'ils simulent ainsi véritablement des aqueducs.

Ce n'était pas dans Rome seulement qu'on rencontrait des sources d'émanations paludéennes, mais à ses portes et dans sa campagne.

Sur l'emplacement du Campo Marzo actuel gisait le marais de Caprée, si fameux par l'apothéose, ou, si l'on aime mieux, par le meurtre de Romulus. Non loin de là, vers la moderne Piazza Nicozia, s'étendait le marais de Terente :

> Fluminis ille latus cui sunt vada juncta Terenti
> Aspicit. . . . .
>
> (Ovide, Fast., liv. i.)

Sextus Rufus nous apprend que la campagne de Rome était semée de lacs épars et de nappes jetées çà et là.

Dans la vallée Aricia, Pline et Columelle placent le lac de Turnus, qui fut desséché ensuite, ainsi que cela résulte d'un passage de ce dernier auteur (DE RE RUSTICA) : *Laculurres ex convalle Aricinæ ubi quondam fuit lacus turrisque quæ remanet.* La ville de Gabies, qui donna tant de besogne à Tarquin le Superbe, se mirait dans un lac qui portait son nom. C'est près d'une nappe d'eau appelée Labicum, aujourd'hui lac de Regillo, qu'eut lieu la rencontre des Romains et des Sabins. Aux *Aquæ albulæ*, au pied de Tivoli, de vastes piscines s'ouvraient pour les baigneurs ; de nos jours, dans ces lieux, la fièvre pernicieuse menace le visiteur. Albe-la-Longue s'étendait sur le bord du moderne lac d'Albano. Enfin nous pouvons citer le lacus Nemorensis et le lacus Sabatius, aujourd'hui lago di Bracchiano, etc.

Telle est la nomenclature incomplète des nappes liquides dont l'histoire nous a transmis les noms. Il est évident qu'il faut ajouter à cette énumération les autres lacs qu'on trouve aujourd'hui dans la campagne, et dont l'antiquité est incontestable ; enfin ceux qui ont disparu, par exemple le lac de Giuturna, entre Albano et le Monte Savello, que le pape Paul V a fait dessécher à cause des miasmes pernicieux qui s'en échappaient.

Les savants se sont justement préoccupés des changements qui surviennent dans le climat d'une région, sous la double influence des modifications du globe, et des transfigurations que subit la surface du sol par le travail de l'homme. Ces études ont fourni de belles pages à l'un des amis de la GAZETTE MÉDICALE, au professeur Fuster. On n'attend pas de nous des recherches approfondies sur la ville et la campagne de Rome considérées à ce point de vue ; avec notre existence nomade, les esquisses à grands traits sont seules permises.

On s'est demandé si le climat de la ville d'autrefois différait notablement de celui de Rome moderne, et, dans l'affirmative, s'il était plus chaud ou plus froid. Pour cette dernière opinion se sont déclarés plusieurs auteurs, qui ont cru expliquer de cette manière la moindre nocuité des miasmes paludéens, dans les temps anciens, malgré l'abondance des surfaces exhalantes. Cette manière de voir n'est pas soutenable, et nous ferons voir que les fièvres ont été, jadis comme elles le sont aujourd'hui, en rapport d'intensité et de nombre avec l'étendue des laboratoires paludéens. La première supposition devient au contraire l'expression de la vérité, quand on la formule avec cette réserve : le climat n'a pas beaucoup varié dans le cours des siècles; il était probablement autrefois un peu plus chaud et un peu plus humide.

Puisque nous ne pouvons pas emprunter nos termes de comparaison à des observations thermométriques prises à l'époque ancienne et dans les temps modernes, il faut recourir à des preuves indirectes. Et d'abord, invoquons le règne végétal, qui nous a déjà fourni ailleurs de précieux indices, lorsque nous tracions la météorologie du Sahara algérien et du désert central. (V. Expédition du général Cavaignac dans le Sahara algérien. Relation du voyage, exploration scientifique, etc. — 1 vol. gr. in-8°. Paris, 1849.)

Dans la ville de Romulus, comme dans la cité des papes, on trouve les mêmes espèces végétales ; telles sont, pour ne citer que les plus caractéristiques : l'olivier, l'oranger, le myrte, le laurier et quelques palmiers. Nous avons vu que Varron place au pied du Palatin un bosquet de myrte consacré à Vénus, et Ovide nous représente un palmier s'élançant d'une fente des édifices qui surmontaient le Capitolin. Que ce palmier ait été un *phœnix dactylifera* ou un *chamærops humilis*, peu importe ; les deux se retrouvent dans la ville actuelle. Nous ajouterons même, au sujet de ce dernier, que, dans nos nombreuses courses en Algérie, nous n'avons jamais rencontré un *chamærops humilis* aussi élancé que celui qu'on voit dans le jardin du couvent de Saint-François, au Transtévère. Il donne un formel démenti à l'épithète que les botanistes ont accolée à son nom.

Quelques auteurs italiens ont prétendu que la réussite du cèdre, transporté autrefois à Rome où il a prospéré, est une preuve de la haute température dont cette ville jouissait jadis, cet arbre ne réussissant plus aujourd'hui qu'en Afrique et en Asie Mineure. Pour soutenir une pareille opinion, il fallait ne pas avoir vu le cèdre magnifique qui étale son large parasol au Jardin des Plantes, à Paris.

La température de Rome ancienne n'était certainement pas plus basse que celle de la ville actuelle : voici les motifs qui nous portent à penser qu'elle se trouvait au contraire un peu plus élevée.

Rome moderne s'étend au nord d'un groupe formé par l'Aventin, le Capitolin, le Palatin, le Cœlius, voire même l'Esquilin et le Viminal. Ce rempart défend, jusqu'à un certain point, la ville des ardeurs du midi. Au septentrion, la cité est au contraire à peu près sans protection.

Rome antique se trouvait dans des conditions presque opposées ; elle couronnait les sept collines, les dépassait, et s'étendait dans la rase campagne balayée par les vents du midi. Bien plus, la ville était protégée contre le nord par une ceinture de forêts qui n'existe plus aujourd'hui.

Incontestablement, toutes ces circonstances sont propres à élever la température.

Les Romains portaient autrefois des vêtements qui laissaient à découvert les jambes, les bras et le cou. Ce costume pourrait peut-être aussi être invoqué pour concourir à la démonstration à laquelle nous voulons arriver.

Tacite nous apprend que des regrets ont été donnés à l'ancienne construction de Rome, après que cette ville, ruinée pour satisfaire un caprice de Néron, eut été repeuplée de maisons moins hautes, et coupées de rues plus larges.

« Erant qui crederunt, dit l'historien (Ann., lib. xiii), veterem illam formam salubritati magis conduxisse ; quoniam angustiæ itinerum, et altitudo tectorum non perinde solis vapore perrumperentur ; at nunc patulam latitudinem, et nullâ umbrâ defensam, graviore æstu ardescere. »

Certes, dans Rome moderne, on n'en est pas à manifester de tels regrets, et l'on n'envie pas cette vieille construction qui rappelle l'antique Carthage, où, selon Polybe, pour aller de l'enceinte extérieure à la citadelle de Byrsa, l'armée de Scipion dut traverser des rues encaissées entre des maisons à six ou sept étages, si étroites qu'on pouvait presque se donner la main, par les fenêtres, d'un côté à l'autre. A la brûlante Afrique d'autrefois, ces maisons si prodigieuses en hauteur ; et à l'Afrique moderne ces tortueuses ruelles que les enjambements des habitations changent en une suite de porches obscurs. L'Europe n'a que faire de ces précautions.

En parcourant les restes du palais de Néron (*domus aurea Neronis*), nous avons aussi recueilli cette impression : que le climat devait être plus chaud alors qu'aujourd'hui, pour motiver une semblable construction. Mais qu'on nous permette de visiter avec quelque détail ce précieux débris des temps antiques, car une foule de considérations hygiéniques vont jaillir sous nos pas.

Le faîte du palais se trouve au-dessous du sol actuel, et ses appartements spacieux sont restés, pendant des siècles, remplis de terre, de débris, et ignorés du monde. C'est à cette circonstance que nous devons la conservation du monument dans son entier. Sans doute on n'y retrouve pas, comme à Pompeï, chaque chose en son lieu, avec ses formes et sa fraîcheur, et chaque objet usuel n'attendant, pour ainsi dire, que la main qui allait en disposer quand la ville fut subitement engloutie ; mais la carcasse est parfaitement conservée, les murs restent debout et supportent des voûtes sur lesquelles le temps n'a pas mordu. On montre encore aujourd'hui des fresques qui, du temps de Raphaël, étaient assez vives pour que ce grand maître ait pu y chercher des inspirations qu'il a jetées sur les cintres du Vatican.

La construction de ce palais est des plus simples. Figurez-vous un vaste parallélogramme formé par une double série de sept salles adossées côte à côte ; les deux séries sont elles-mêmes juxta-posées, et chacune forme ainsi l'une des grandes faces du parallélogramme. Flanquez chaque petite face d'un corridor,

qui longera conséquemment deux salles ; enfin, groupez contre l'un de ces corridors une foule de petites chambres, qui constitueront les communs, et vous aurez
bâti la *maison dorée* de Néron.

Comme tout le palais, les salles sont voûtées ; elles ont 33 pieds de hauteur
sur 25 de longueur approximativement et 18 de largeur. Chaque pièce prend son
jour sur le jardin au milieu duquel le palais était situé; une porte surmontée
d'une fenêtre : voilà toutes les ouvertures destinées à introduire l'air et la lumière dans ces vastes salles. Ces voûtes épaisses, ces larges murailles, ces
grandes dimensions, en hauteur surtout; l'absence de ces petites pièces dans
lesquelles l'habitant des pays tempérés cherche un chauffage plus facile pendant
l'hiver; la rareté et l'exiguïté des ouvertures; la substitution du stuc et du
marbre à ces boiseries auxquelles on demande, dans le Nord, de conserver le
calorique artificiellement entretenu dans l'intérieur, et de protéger contre le
froid du dehors: tout cela ne dénoterait-il pas un vif désir de fraîcheur, qui
ne se fait pas sentir à un égal degré sous le ciel de la ville actuelle? Ce qui
nous porte encore à le penser, c'est que chaque salle semble avoir été, en
outre, protégée par une sorte de galerie, de péristyle, dont la saillie couvrait
d'ombre les murs des appartements. Sur les parois de ces galeries, on voit des
fresques représentant des arbres, des palmiers surtout, et l'on se demande si le
peintre n'a pas eu l'intention d'harmoniser sa décoration intérieure avec celle
du jardin, de marier ses feuillages peints aux feuillages naturels qui, sans doute,
s'engageaient jusque sous les arceaux. Toutes ces précautions dénoteraient un
amour extrême, fruit d'un besoin réel, pour l'ombre, la fraîcheur et l'isolement.
Les modernes Italiens cherchent aussi à se placer dans ces conditions, mais
ils font bien moins de frais et d'efforts pour atteindre ce but.

La partie du palais de Néron la plus significative au point de vue qui nous
occupe, c'est la *crypta*, galerie voûtée parallèle au palais, mais isolée du corps
de bâtiment. Ce véritable caveau est clos de toutes parts, et ne donne accès à
la lumière que par quinze petites ouvertures carrées pratiquées le long de ses
voûtes. Celles-ci ne sont guère moins élevées que les cintres des appartements
du palais. On pense généralement que les Romains cherchaient dans leurs
cryptes cette température uniforme que l'air conserve, dans les souterrains, pendant les différentes saisons.

Ce qui reste du palais des Césars, ruines immenses couvrant le mont Palatin
tout entier, nous indique une construction analogue à celle de la *maison dorée*,
quoique sur de plus grandes proportions. Ce sont partout des voûtes épaisses,
des porches obscurs qui se succèdent les uns aux autres, des vestiges de dômes
massifs, des appartements bien clos, fermés à la lumière et précédés de portiques. Les bains de Livie, aujourd'hui souterrains, recevaient si peu de jour,
qu'on pourrait aisément croire qu'ils ont toujours été au-dessous du sol. Nous
en dirons autant de la vaste galerie, revêtue de stucs richement peints, que des
fouilles récentes, entreprises par les ordres de l'empereur de Russie, ont fait

decouvrir et déblayer. Ce corridor, qu'on pense être celui où Caracalla a été tué, était une véritable *crypte*.

Retournons à la *maison dorée;* nous ne sommes pas au bout des leçons d'hygiène antique qu'on peut y puiser. Mais ici qu'on nous permette une petite excursion à laquelle on pardonnera sans doute, en faveur de l'intérêt qui s'y rattache, de nous éloigner un peu de notre sujet.

Néron avait bâti son palais sur des maisons particulières, à 1 mètre ou 2 au-dessus de leur pavé. On voit encore les mosaïques qui chamarraient le sol de ces habitations, et l'on reconnaît avec facilité l'emplacement des pièces. Un parchemin trouvé dans le palais atteste en outre qu'il a été construit sur la demeure de plusieurs citoyens.

Le palais du tyran subit lui-même le sort que son maître avait infligé aux humbles demeures des Romains; un autre empereur, le fils de Vespasien, condamna la *maison dorée* à servir de fondements à ses Thermes. Mais au lieu de démolir le palais, il bâtit par dessus ses voûtes, qui devinrent le sol des nouveaux édifices. Comme le palais n'était pas assez vaste pour servir de support aux immenses constructions qu'il avait projetées, Titus en doubla presque l'étendue, en y ajoutant de grandes galeries conçues à peu près sur le même plan que les salles de Néron. Ces corridors furent construits obliquement aux façades du palais, crime de lèse-architecture dont le vainqueur de Jérusalem se souciait peu, pour les motifs que nous allons exposer. Après avoir retiré de l'ancienne demeure impériale les objets les plus précieux qui s'y trouvaient (le Laocoon était de ce nombre), il fit combler de terre et le palais et ses nouvelles constructions. De la sorte, la splendide *maison dorée*, dont les auteurs ont tant célébré la magnificence, fut enfouie, avec ses fresques admirables, avec les marbres précieux qui la revêtaient, et se trouva réduite au rôle fort humble de servir de piédestal, de fondement, aux Thermes gigantesques de Titus, c'est-à-dire à des piscines publiques, à des bains particuliers, à la demeure impériale, à des temples, des gymnases, des exèdres, des pinacothèques, etc.; car, comme on ne le sait pas assez, les Thermes contenaient tout cela, et n'étaient pas seulement de simples établissements ouverts aux baigneurs.

Quel but se proposait Titus par cet étrange procédé de construction? Évidemment aucune idée conservatrice n'y a présidé, puisque le palais a été ignominieusement comblé. On ne peut pas non plus supposer un calcul d'économie, soit de temps, soit d'argent, car il était moins coûteux et plus expéditif d'abattre le palais et d'utiliser ses décombres, que de construire de nouvelles arcades colossales et de remplir de matériaux ces immenses lacunes. Titus a eu sans aucun doute en vue, ou de manifester son mépris pour un empereur odieux, ou bien d'assainir ses Thermes, placés dans un lieu bas, humide, exposé aux fièvres et visité peut-être quelquefois par les eaux débordées du Tibre. Je livre à votre appréciation, cher et savant confrère, cette dernière supposition, à laquelle je suis enclin à m'arrêter.

Nous ne quitterons pas la *maison dorée* de Néron, sans parler d'une inscription singulière trouvée sur les murs de la *crypta*, inscription où l'on confie peu galamment aux déesses des soins de police dont elles devaient fort peu se soucier :

Duodecim deos et deas
Et Jovem omnipotentem maximum
Habeat iratos quisquis hîc
Mixerit aut cacarit.

Cette inscription ne date certainement pas du temps où Néron habitait son palais. Il est probable qu'alors les jardins étaient clos, et d'ailleurs la terreur qui suivait un pareil nom était bien capable de donner un moment de patience au sphyncter sollicité le plus vivement. On croit qu'après l'abandon du palais, les édiles ont dû formuler cette terrible menace, afin d'empêcher la dégradation d'un monument auquel s'attachait un intérêt artistique.

Notre promenade, à la lueur des torches, sous les voûtes aujourd'hui obscures de la *maison dorée*, nous a fait perdre de vue notre sujet. Nous venions de chercher à établir que le climat de Rome antique devait être un peu plus chaud que le climat de la ville des papes. La différence, comme nous l'avons dit, n'est pas bien grande ; cette dernière proposition pourrait, à la rigueur, s'énoncer, sans qu'il soit besoin de l'appuyer ; mais, cher et savant confrère, il faut que je vous donne encore un peu de votre aliment favori, un peu de latin.

Il n'est pas bien rare de voir aujourd'hui le mont Oreste (*Soracte*) se parer d'un blanc manteau de neige ; or ce phénomène n'était pas inconnu du temps d'Horace :

Vides ut altâ stet nive candidum
Soracte ; nec jam sustineant onus
Silvæ laborantes, geluque
Flumina constiterint acuto ;
Dissolve frigus, ligna super foco
Large reponens.......
(Horace, liv. i, ode viii.)

Dans l'hiver de 1812 à 1813, la glace de la pièce d'eau Borghèse a pu supporter des patineurs pendant quatre jours. La citation précédente tend à établir qu'autrefois de semblables exceptions se présentaient déjà. Tite-Live, d'ailleurs, dit très-explicitement avoir vu le Tibre gelé.

La moyenne annuelle des jours de neige est aujourd'hui de 1,6 à Rome, et, dans un hiver extraordinaire, on a compté quatre jours de neige. La strophe suivante établit encore que de tels faits ne sont pas sans analogues dans l'antiquité :

Jam satis terris nivis atque diræ
Grandinis misit pater, et, rubente
Dextrâ, sacras jaculatus arces,
Terruit urbem.
(Horace, ode ii.)

Comme de nos jours, l'hiver était jadis assez froid pour rendre le feu nécessaire ou au moins agréable.

> Solvitur acris hiems, gratâ vice veris et Favoni
> . . . .
> Ac neque jam stabulis gaudet pecus, aut arator igni.
>
> (Horace, ode iv.)

Horace, qui célébrait le bonheur de la médiocrité et n'en vivait pas moins en aimable et raffiné sybarite, avait grand soin, quand les brouillards d'automne ou la neige de l'hiver couvraient les collines de Tibur ou les champs d'Albano, de quitter ces humides et froides contrées pour Rome ou les bords de la mer:

> Quod si bruma nives albanis illinet agris,
>   Ad mare descendet vates tuus......
>
> (Horace, ep. vi, liv. i.)

Nous avons dit que, selon toute probabilité, l'atmosphère était plus chargée d'humidité dans Rome ancienne que dans la ville moderne. En effet, les bois qui garnissaient les pentes aujourd'hui décharnées, qui s'étalaient dans la campagne, et grimpaient jusque sur les collines de la cité, devaient arrêter au passage les vésicules aqueuses qui voyagent dans les airs, et entretenir ainsi une constante humidité. Nous ajouterons que l'évaporation était évidemment plus grande dans la ville antique, à cause de l'étendue des surfaces liquides créées artificiellement, et de l'abondance des fontaines et des eaux jaillissantes. Une des choses qui frappent le plus dans Rome actuelle, c'est la véritable prodigalité des eaux ; aucune ville de France ne saurait lui être comparée à ce sujet ; eh bien ! cette profusion, qui fait l'admiration des étrangers, n'est que pauvreté, eu égard à la masse liquide que la ville des Césars recevait. Elle est évaluée à 1,320,000 mètres cubes par jour ; tandis qu'aujourd'hui 1/6 seulement de cette quantité, 180,000 mètres cubes, arrivent dans la ville et se disséminent dans ses fontaines.

Ainsi, vastes forêts remplissant l'office de chapiteaux condensateurs, large surface d'évaporation, température plus élevée et conséquemment plus de capacité pour les vésicules aqueuses ; voila, ce nous semble, tout autant de causes qui devaient concourir à modifier l'état hygrométrique de l'atmosphère.

Nous nous arrêterons là dans le champ de nos suppositions motivées. Il était permis de chercher à déterminer l'inflexion qu'a subie la ligne isotherme dans la succession des siècles, mais il serait téméraire d'entreprendre un pareil travail relativement aux lignes isothère et isochimène ; seulement, on peut avancer que le climat de Rome ancienne devait être plus constant qu'il ne l'est aujourd'hui. D'abord, les forêts des collines qui s'élèvent au nord de la ville, la sauvegardaient un peu contre ces dépressions thermométriques si fréquentes de nos jours, quand le septentrion vient à souffler et à dompter les vents du midi. En second lieu, on sait que l'abondance des eaux contribue à entretenir une certaine uniformité dans la température, par la raison qu'elles subissent avec lenteur l'influence des milieux ambiants, qu'elles se maintiennent, l'été, plus fraîches, l'hiver, plus chaudes que l'air environnant.

Dans une prochaine lettre, j'appliquerai à la pathologie, considérée dans le cours des temps, les données topographiques et météorologiques qui figurent dans celle-ci.

IV.

Rome, 30 novembre 1849.

A M. le docteur **Vaillant**, médecin-inspecteur, membre du conseil de
santé des armées.

MALADIES DE ROME DANS L'ANTIQUITÉ, AU MOYEN AGE ET JUSQU'A NOS JOURS.

Fièvres paludéennes dans Rome antique. — Culte de la déesse Febris. — Pleurésies.
— Apoplexies. — Assainissement graduel. — L'insalubrité revient avec la barbarie
et diminue quand la civilisation refleurit.

Dans ma précédente lettre, adressée au docteur Daremberg, j'ai voulu tracer
la topographie de l'ancienne Rome ; permettez-moi, très-honoré chef, de vous
faire hommage des lignes où je cherche à féconder ces documents, en montrant
les rapports qui existent entre l'état du sol et de l'atmosphère et le caractère
du règne pathologique.

I. — Fièvres dans l'ancienne Rome.

En présence de la nombreuse coborte des fièvres paludéennes graves qui
vient fondre annuellement sur Rome à la fin de chaque été et pendant tous les
automnes, on s'est demandé si un pareil état de choses a pu exister dans la ville
ancienne, si remarquable par le beau type et la trempe robuste de ses habitants ; dans cette Rome, maîtresse du monde, dont la population s'est accrue
si rapidement et a prospéré à un si haut degré. Beaucoup d'historiens et presque tous les gens du monde ont nié que la ville de Romulus fût insalubre, sans
se donner la peine d'interroger les archives des temps antiques, sans étudier ce
livre éternel qu'on appelle la nature, et dont les immuables enseignements restent toujours les mêmes devant les siècles qui passent. Quelques médecins, abu-
sés sans doute par l'amour du pays, ou désireux de ne pas jeter la terreur à la
foule étrangère qui vient animer Rome, ont prétendu, au contraire, que la cité
ancienne était plus insalubre que la ville actuelle. Leur opinion sera discutée
dans le cours de cette lettre.

Les recherches auxquelles nous nous sommes livré, et dont les principales trouveront place ici, établiront que Rome antique a été sujette aux fièvres paludéennes, mais que la nocuité de celles-ci a varié selon les temps, ou plutôt, pour mieux spécifier, selon la civilisation plus ou moins avancée, se traduisant par des travaux d'assainissement et par des mesures hygiéniques plus ou moins efficaces. Rome naissante a été ravagée par des fièvres endémo-épidémiques des plus graves ; à mesure que sa puissance s'est accrue, le miasme fébrifère a cédé la place ; avec la décadence, le mal a repris son empire ; enfin, de nos jours, la sécurité renaît et la santé tend à chasser la maladie. Toujours le règne pathologique a été en rapport avec l'étendue et la puissance des foyers miasmatiques, et cette grande loi qui reçoit journellement sa consécration dans l'espace, c'est-à-dire par l'observation de tous les pays, la reçoit aussi dans le temps, c'est-à-dire quand on la considère dans le cours des siècles.

Il est impossible, absolument impossible, *à priori,* que la contrée dépeinte dans notre dernière lettre n'ait pas été d'une flagrante insalubrité ; on se rappelle sans doute les conditions dans lesquelles elle se trouvait : chaleur, humidité, inondations, marécages. L'histoire est là pour dire que cette prévision de l'esprit est bien l'image de la vérité. Solin nous apprend que les habitants primitifs avaient été obligés d'abandonner le mont Palatin, à cause des exhalaisons vomissant la fièvre. Or, on n'a pas oublié que le Palat'n était enfourché par le double bras du grand marécage appelé Vélabrum.

Si l'on pouvait prendre à la lettre le pesssimiste Juvénal, la détérioration de l'espèce aurait commencé de bonne heure sous ces funestes influences :

> Nam genus hoc vivo jam decrescebat Homero.
> Terra malos homines nunc educat atque pusillos.

Presque tous les historiens, Plutarque, Tite-Livé, Denys d'Halicarnasse, Solin, etc., relatent l'histoire de nombreuses épidémies qui, sous les rois de Rome et pendant la République, ont sévi sur les populations. On est en droit de se demander si ces pestes, mot employé jadis dans un sens tout autre que celui qu'on lui donne aujourd'hui, n'étaient pas les fièvres paludéennes, estivales et automnales (1). Les principales ont eu lieu sous le règne de Romulus, de Numa, à la fin de celui de Servius Tullius, et du temps de Tarquin le Superbe ; mais des motifs qui nous semblent d'un certain poids nous autorisent à penser que ces années ont été tout simplement celles où des circonstances insolites ont amené une plus grande mortalité.

Ces épidémies devinrent plus rares dans la suite. Dion Cassius (lib. LIV) parle

---

(1) Dans le passage suivant, Vitruve désigne évidemment les fièvres paludéennes sous le nom de peste : « M. Hortilius, cum Salapiam ad lacum sitam quatuor millia passuum, ab eo loco Salapios transtulisset, cives illos annuâ peste » liberavit » (Lib. I, cap. V).

encore d'une peste qui, en l'an 22 avant J.-C., couvrit de désolation Rome et
l'Italie entière. Le Tibre avait considérablement débordé, et les autres fleuves
de la Péninsule étaient probablement aussi sortis de leur lit accoutumé. L'épidémie sévit dans toute l'Italie et enleva tant de monde que les campagnes restèrent en friche faute de bras pour les cultiver. Cette peste, que Dion qualifie
de *contagieuse*, peut bien, malgré certaines présomptions étiologiques, avoir
été toute autre chose qu'une endémo-épidémie de fièvres paludéennes; aussi ne
parlerons-nous que des premières.

Si l'on veut juger du caractère des pestes qui désolèrent l'origine de Rome,
d'après celui que les descriptions des médecins d'une époque plus avancée as-
signent aux maladies dominantes et aux endémo-épidémies annuelles, on est
forcé de faire rentrer ces pestes dans la grande famille des fièvres paludéennes.
En effet, Galien décrit comme fort communes les hémitritées, et déclare que la
semitertiana a été l'affection dominante pendant le règne de Marc-Aurèle.
(Comm. II, in lib. I; Hipp., De morb. popul., et in libro De morb. temp., c. viii.)
Asclépiade dit d'une manière non moins formelle que, de son temps, c'est-à-
dire à l'époque de Pompée, les fièvres quotidiennes, cataleptiques et léthargi-
ques dominaient la pathologie romaine (Cælius Aurelianus, Acut. morb., lib. ii,
cap. x. Le grand Pompée fut lui-même atteint de fièvre, gagnée en Campanie,
ainsi qu'en témoigne une citation qui sera bientôt rapportée.

Frontinus, intendant général des aqueducs sous l'empereur Nerva, félicite
ce prince d'avoir, par ces travaux, corrigé l'air romain, considéré jusque-là
comme infâme (De aquæductibus urbis Romæ commentaria, éd. commentée par
Rondelet) : *apud veteres urbis infamis fuit aër.*

Horace, dans la charmante épître où il s'excuse à Mécène du retard qu'il met
à le rejoindre à la campagne, décrit les terreurs qui assiégent les familles à l'é-
poque où les fièvres s'abattent sur la ville éternelle :

> Quinque dies tibi pollicitus me rure futurum,
> Sextilem totum mendax desideror : atqui,
> Si me vivere vis sanum, recteque valentem,
> Quam mihi das ægro, dabis ægrotare timenti,
> Mæcenas, veniam : dum ficus prima, calorque
> Designatorem decorat lictoribus atris ;
> Dum pueris omnis pater, et matercula pallet,
> Officiosaque sedulitas, et opella forensis
> Adducit febres, ac testamenta resignat.
>
> (Horace, liv. i, epit. vii.)

Vitruve, Palladius, Varron, Pline, etc., recommandent de ne bâtir ni cirques
ni habitations particulières au voisinage de marais. Il serait trop long de rapporter ces passages, d'où il résulte que les anciens appréciaient les malfaisantes influences des eaux croupissantes.

Un fait bien remarquable qui avait néanmoins passé inaperçu, avant que le savant professeur de Matthœis, le tirant de l'oubli, lui donnât tout le relief qu'il mérite, c'est le culte rendu par les anciens Romains à la déesse Febris (1). L'existence de cette divinité, pure création romaine, car on ne la retrouve chez aucun des autres peuples du paganisme, et les sacrifices qu'on lui offrait sur trois autels, dans la ville de Romulus, établissent péremptoirement que les fièvres sévissaient avec fureur dans la cité de ces temps-là.

L'antiquité fourmille de si nombreux documents, épars çà et là, il est vrai, constatant le culte de la déesse Febris, qu'on s'étonne de voir les historiens des derniers siècles ne leur donner aucune place dans l'Olympe du paganisme. Avec l'aide de quelques recherches, et surtout grâce aux aimables causeries et à la dissertation archéo'o-médicale du professeur de Matthœis, nous allons vous étaler, très-honoré chef, une longue page d'érudition, quelquefois d'emprunt, qui, si vous ne perdez pas patience en chemin, restituera son domaine à cette pauvre déesse, si méchante pour les hommes, mais si utile aux médecins, auxquels elle envoyait force clients.

Dans quelques lignes bien hardies pour l'époque où il vivait, un homme qui était à la fois un grand orateur, un politique habile et un phi'osophe, Cicéron, déplore l'aveuglement des hommes qui, divinisant le mal, ont consacré des autels aux génies malfaisants, et nous apprend que Febris trônait à Rome dans le sanctuaire de la divinité.

« Quis tantus error fuit perniciosis etiam rebus non modo nomen deorum,
» sed etiam sacra constituerentur? Febris etenim fanum in Palatino, et Orbo-
» næ ad eadem Larum, et aram Malos Fortunæ Esquilis consecratam vidimus. »
(DE NAT. DEORUM, lib. III.)

« Araque vetus stat in Palatio Febris. » (DE LEG., lib. II.)

D'après Valerius Maximus, la déesse Febris a eu trois temples à Rome :

« Febrem autem ad minus nocendum templis colebant, quorum adhuc unum
» in Palatio; alterum in area Marianorum monumentorum, tertium in summâ
» parte Vici Longi extat. »

Cette phrase de Valerius Maximus donnerait même à penser que ces temples ne sont pas les seuls qui aient existé. (Valerius Maximus. DIC. FACT. MEMOR., lib. II, cap. V.)

Non-seulement Cicéron et Valerius Maximus, mais d'autres historiens, entre autres Pline l'ancien (NAT. HIST., lib. II, cap. V) et Elien (VAR. HIST., lib. XII,

---

(1) « De Matthœis, Dissertatio medico-archeologica sul culto reso dagli antichi Romani alla Dea Febris. Roma 1818. »— Curt Sprengel, dans son HISTOIRE DE LA MÉDECINE, dit aussi un mot de cette divinité. si nous avons bonne mémoire, et Lancisi parle des divinités *Mephitis* et *Cloacina*. Ce dernier nous paraît tout simplement une épithète de la déesse Febris ; mais Méphitis semble avoir été une déité à part.

cap. XI) parlent du temple érigé à la déesse Febris, sur le Capitolin. Ce temple
était probablement le plus célèbre, et le lieu se trouvait bien choisi pour un tel
culte, car, du sommet du monticule, on planait sur les marécageux Vélabres,
empire de la malfaisante déesse.

Prudentius, auteur chrétien, déplore, comme Cicéron, la perversion du sentiment religieux chez les hommes qui ont déifié la fièvre :

> Par furor illorum quos tradit fama dicatis
> Consecrasse Deas Febrem Scabiemque sacellis.
>
> (Hamart, v. 157.)

Les archéologues (Tomasini, DE DONARIIS ET TABELLIS VOTIVIS, IN GRÆV,
vol. XII, p. 867), Grutero (INSCRIPT., vol. I, p. 97), nous ont conservé une bien
curieuse inscription, de laquelle il résulte que Febris était une puissante déesse
(*divina, magna, sancta*), et ne figurait pas dans la foule obscure des minces
divinités dont l'imagination antique peuplait si prodigalement les cieux, la terre
et les eaux :

> febri. divinæ. febri
> sanctæ. febri. magnæ
> camilla. amata. pro
> filio. male. affecto. p.

Non-seulement Febris recevait les offrandes des familles dans lesquelles un
être cher subissait sa colère, mais on voyait aussi des peuples entiers réunir
leurs prières pour apaiser la cruelle déesse :

> Provida Pompeio dederat Campania febres
> Optandas ; sed multæ urbes, et publica vota
> Vicerunt. . . . .
>
> (Juvénal, satire X, v. 283. — V. aussi Vell.
> Pater. et Dion Cassius.)

Le culte de la déesse Febris était un culte de terreur ; dans cette divinité, on
doit voir un génie mauvais qu'on cherchait à fléchir, et non pas une déesse
protectrice dont le rôle aurait été, non pas de répandre la maladie, mais de
préserver contre ses atteintes. Cela résulte évidemment des passages de Cicéron, de Valerius Maximus et de Prudentius, que nous avons rapportés plus haut.
L'autorité du saint évêque d'Hippone vient encore se joindre à toutes ces
preuves :

« Pallori et Febri fana Romani constituerunt, et cacodæmones placando mo-
nent ne noceant (1). » (Augustinus, DE CIVITATE DEI, lib. III, caput. XXV.)

---

(1) Saint Augustin parle encore ailleurs de la déesse Febris : « Eisque Febrem
» Bellonamque prætulerunt, quibus antiqui fana fecerunt. (DE CONST. EVANG.,
lib. I, cap. XVIII.)

Il était réservé au christianisme de purifier l'idée de la puissance divine et de bannir de ses prières toutes les fictions et les allégories qui personnifient le mal. Certes, la pratique de la religion catholique a bien ses superstitions, surtout dans certaines classes et dans certains pays, mais sur toutes ces croyances, souvent ridicules dans leur manifestation, domine le beau génie du christianisme : on demande un bienfait, une faveur, à une divinité bonne, mais jamais prière n'a eu pour but d'apaiser un être divin, mauvais et injuste. Aussi était-ce une douce vierge, cette miraculeuse *madonna delle febbi*, dont l'image, exposée à la sacristie de Saint-Pierre, pendant le moyen âge, attirait un grand concours de fidèles, qui lui rendaient un culte tout d'amour, d'espoir ou de reconnaissance.

On sait que, chez les anciens, les gens délivrés d'une maladie quelconque se tenaient sous les portiques des temples, pour indiquer aux souffrants les remèdes qui les avaient guéris ; ou bien qu'ils écrivaient l'indication du mal et du traitement qui l'avait dompté, sur des tables exposées à la vue du public. Les choses se seraient passées différemment dans les temples de la déesse Febris, selon un commentateur de Valerius Maximus. Ce dernier historien s'exprime ainsi :

« In eaque (Febris templa) remedia, quæ ægrorum corporibus adnexa fuerant, » deferebantur. »

Le jésuite Cantel, interprétant à sa manière ce passage peu clair de Valerius Maximus, pense que les malades apportaient dans le temple et sous le péristyle les remèdes qui avaient été appliqués sur leur corps, et qu'ils les laissaient exposés aux yeux des fidèles :

« In eaque Febris templa, post recuperatam valetudinem, portabantur reme- » dia quæ fuerant ægrorum corporibus applicata. »

Nous pensons, avec M. de Matthœis, qu'il faut entendre le mot *deferebantur* dans le sens de *proclamer, rendre public*, soit par la parole, soit par l'inscription. De la sorte, le culte de la déesse Febris ne différait pas, sous ce point de vue, de celui des dieux, grands et petits, qui présidaient à la médecine : Apollon médecin, Minerva medica, Esculape, Podalyre et Machaon, Hygie et Panacée, etc.

Sous quelle forme le paganisme, si heureux dans le choix des attributs dont il a paré ses dieux, a-t-il représenté la redoutable déesse Febris ? Les anciens se taisent à cet égard, mais le professeur de Matthœis est disposé à croire que la statue dont les traits sont ainsi esquissés par Lucien pourrait bien avoir été celle de la déesse : presque chauve, demi-nue, peu de barbe, veines saillantes, abdomen proéminent, représentée dans la position d'une personne qui veut boire. Cette peu gracieuse effigie, si éloignée de ces formes héroïques ou suaves que le ciseau grec taillait dans le marbre, pour retracer l'image des dieux, cette effigie, disons-nous, réunit en effet plusieurs des caractères de la cachexie paludéenne. Ainsi le volume du ventre trahirait l'accumulation séreuse péritonéale ou l'engorgement des viscères abdominaux ; la divarication veineuse pourrait être le produit de la gêne de la circulation, amenée notamment par l'hypersplénotrophie ; enfin, la soif accompagne la fièvre lente des individus dont l'économie est imprégnée du miasme paludéen. L'opinion de M. de Matthœis est donc, tout au moins, ingénieuse et vraisemblable.

II. — Apoplexies et pleurésies dans l'ancienne Rome.

Nous nous sommes longuement étendu au sujet des fièvres, et nous avons dû le faire, puisque ces affections, dans tous les âges de Rome, ont imprimé un cachet spécial à la pathologie de l'*agro romano*. Nous serons plus bref en parlant de quelques autres maladies dont le rôle est bien moins important.

Quoiqu'un certain nombre de présomptions se réunissent pour établir que le climat de l'ancienne Rome avait moins d'instabilité thermométrique que le climat de la ville moderne, il n'en est pas moins vrai que les perturbations devaient être pourtant assez fréquentes, dans cette vallée du Tibre, où Borée et Auster soufflent alternativement le chaud et le froid, sans que leur influence puisse être mitigée, sans que la transition soit ménagée par l'intervention pacificatrice de l'est et de l'ouest. Aussi la pleurésie, commune aujourd'hui, surtout dans les jours d'automne, a-t-elle été déjà observée par les anciens.

Horace semble spécifier la maladie dans le vers suivant :

> . . . . Latus, aut renes morbo tentantur acuto.
>
> (Horace, sat. III, lib. II.)

Juvénal fait sans doute allusion au même mal, dans ce passage :

> Præterea lateris vigili cum febre dolorem
> Si cœpere pati, missum ad sua corpora morbum
> Infesto credunt a numine. . . . . .
>
> (Juvénal, sat. XIII.)

Cicéron (DE ORAT., lib. III) et Plutarque (VIE DE CAÏUS MARIUS) nous apprennent que Lucius Crassus et C. Marius ont succombé, le septième jour, à une douleur de côté.

Nous pouvons nous dispenser de rapporter ici les passages où Celse et Cœlius Aurelianus parlent de la pleurésie ; la fréquence de cette affection, dans l'ancienne Rome, est assez mise hors de doute par un grand débat qui a fourni de nombreuses pages à Galien : il s'agissait de savoir si, dans la pleurésie, il était indispensable de saigner du côté malade, comme le prétendaient les adversaires du médecin de Pergame, ou si, avec ce dernier, on pouvait espérer qu'une saignée du bras droit calmerait l'inflammation de la plèvre gauche.

L'apoplexie offre ceci de remarquable à Rome, qu'elle a revêtu assez souvent le caractère épidémique, si toutefois ce mot, mal défini, peut être employé pour désigner une pareille affection groupant un certain nombre de cas dans un espace de temps restreint, sous l'influence de perturbations atmosphériques, aidées probablement par d'autres circonstances indéterminées. Quoi qu'il en soit, Panarolus, au milieu du dix-septième siècle (IATROLOGISMI OBSERV.), Barnabei

(DISSERT. DELLE MORTI IMPROV.), Lancisi, au commencement du dix-huitième siècle (DE SUBITANEIS MORTIBUS), et enfin Pirrius, quelques années plus tard, relatent l'histoire de ces apoplexies.

Les anciens n'ont pas ignoré ces affections ; Celse les représente comme très-
fréquentes : « Quod nervorum resolutio frequens ubique morbus sit » (lib. III,
cap. XVII) ; et Pline envie le sort de ceux que la mort vient ainsi enlever sans
souffrances : « Miraculo sunt, atque frequente mortes repentinæ, hoc est summa
» vitæ felicitas, quas esse naturales docebimus. Plurimos prodidit Verrius, nos
» cum delecta modum servabimus. » (Lib. VII, cap. LIII.)

III. — Fièvres de Rome, au moyen âge et jusqu'à nos jours.

Lorsque l'empire romain atteignit l'apogée de sa grandeur, l'insalubrité se
trouva considérablement diminuée, par suite d'immenses travaux dans lesquels
le luxe et l'hygiène concouraient au même but, à l'assainissement. La campagne voisine était couverte de jardins, de cultures, de bosquets, et semée d'habitations ; des aqueducs recueillaient sur les montagnes et conduisaient dans la
ville d'immenses quantités d'eau ; partout des bassins, des lacs artificiels, des
canaux recélaient une onde limpide ; les flaques étaient desséchées, et les
terrains bourbeux hier encore jaunissaient bientôt parés de riches moissons :

..... Sterilisque diu palus, aptaque remis,
Vicinas urbes alit, et grave sentit aratrum.

(Horace, ARS. POET.)

Puis, quand les eaux, qui jouaient un rôle si important dans les plaisirs comme
dans l'hygiène du peuple-roi, avaient rafraîchi leur ville, elles se rendaient au
Tibre, sans s'égarer en route, sans stagnation et sans effluves.

Grâce à cet assainissement progressif, le culte de la déesse Febris fut négligé,
et on laissa le temps lésarder les murs de ses temples. Sous Trajan, comme nous
l'apprend un auteur déjà cité, Frontinus, l'air romain ne méritait plus l'épithète
infamis, qu'on lui avait, à bon droit, appliquée dans les premiers temps, et que
la décadence lui fit donner de nouveau.

L'insalubrité ne reprit pas son empire à mesure que les affaires périclitaient,
parce que sous les derniers souverains, à l'époque où Rome se trouvait si tour-
mentée au dedans, si affaiblie au dehors, chacun de ses maîtres d'un jour se
hâtait de jouir, et gaspillait ses trésors en luxe et en ostentation ; or, comme
nous l'avons dit, le luxe travaillait dans l'intérêt de la santé publique.

Mais quand la chute de l'empire fut complète, la nature, dont les funestes
tendances n'étaient réprimées qu'à l'aide d'efforts soutenus, reconquit bientôt
tous ses droits. L'homme se mit aussi de la partie, et prêta secours à l'influence délétère qui le tuait. Rome abandonna les sept collines antiques, s'é-
tala sur la rive gauche du Tibre, dans la plaine humide et inondée de *Campo
Marzo*, et au pied du mont Pincio, sur la place du Peuple, encore engraissée
par des débris végéto-animaux en putréfaction. Enfin elle passa le torrent, et

jeta les fondements de ses palais et de ses masures, dans l'insalubre Vatican, au Transtévère et au Borgho, que le *malaria* enveloppe dans ses funestes influences.

Totila, roi des Goths, couvrit l'Italie de ruines ; les murs d'enceinte furent abattus en grande partie, les aqueducs coupés, et une portion de la ville devint la proie des flammes. La maladie se joignit à la dévastation pour achever la ville de Rome. Avec Théodoric commença heureusement une période de restauration ; les aqueducs furent réparés, et les eaux stagnantes reprirent leur cours vers le Tibre. Mais le Nord n'avait pas encore vomi toutes ses hordes ; les Francs, les Lombards passèrent bientôt, comme un torrent destructeur. *Ubique luctus aspicimus*, s'écrie saint Grégoire, *ubique gemitus audimus*.

Vers ces temps-là, comme nous l'apprend Joannès Diaconus, il y eut une inondation du Tibre si extraordinaire que l'eau coulait par-dessus plusieurs monuments. Rome et sa campagne devinrent un vaste cloaque, et une peste cruelle dépeupla tout le pays.

La grande vénération dont on entourait les *madones de la fièvre*, entre autres l'image dont nous avons déjà parlé, nous semble une excellente preuve indirecte de la fréquence des fièvres paludéennes au moyen âge. Mais les preuves directes sont loin de faire défaut.

Voici le portrait que saint Pierre Damien, qui écrivait au onzième siècle, fait des habitants de Rome, dans une épître en vers adressée au pape Nicolas II :

> Roma vorax hominum, domat ardua colla virorum ;
> Roma ferax febrium necis est uberrima frugum ;
> Romanæ febres stabili sunt jure fideles ;
> Quem semel invadunt, vix a vivente recedunt.

L'historien qui a conté les faits de Frédéric Ier (Otho Frisingensis, DE REBUS FREDERICI, lib. II, cap. XX, p. 252) nous dépeint avec les plus sombres couleurs la désolation de la ville de Rome, lorsque ce prince y arriva.

« Ex vicinis stagnis, cavernosisque ruinosis circa urbem locis, tristibus erumpentibus, et exhalantibus nebulis, totus vicinus crassatur aer, ad hauriendum mortalibus lethifer ac pestilens. »

Aussi les habitants fuyaient-ils la ville pour gagner les montagnes : «Urgebatur hoc incommodo in urbe, civis, hoc tempore, ad montana consuetus fugere. » L'armée fut également obligée d'aller asseoir son camp dans la contrée montagneuse.

Innocent III, au commencement du treizième siècle, gémissait sur la brièveté de la vie des Romains de son temps ; peu d'individus, disait-il, arrivent à quarante ans, et les sexagénaires sont une véritable rareté.

Sous ce pape, Rome, qui avait compté plusieurs millions d'âmes, cherchait, épars çà et là, perdus dans ses vastes ruines, de rares et pâles habitants : la ville éternelle ne nourrissait plus que 35,000 enfants !

Pendant le séjour des papes à Avignon, la cité romaine fut loin de refleurir ;

aussi, quand Grégoire XI s'assit de nouveau sur le siége de Saint-Pierre, la population ne dépassait elle pas 17,000 âmes, selon Cancellieri.

Les papes Martin V, Pie II, Sixte IV, Alexandre VI, Jules II, employèrent tous leurs efforts à repeupler et à assainir Rome ; mais dans cette période qui comprend près d'un siècle les tentatives ne furent pas très-heureuses. Un des plus grands papes dont la chrétienté s'honore, Léon X, vit au contraire ses vœux couronnés, et la ville compta 85,000 habitants. Cet état prospère dura trop peu ; sous Clément VII, quinze ou vingt ans après la mort de Léon X, les maladies ravageaient de nouveau Rome réduite à 32,000 âmes.

A partir de cette époque, Rome ne cessa de progresser, et la sollicitude des papes ne lui manqua pas un seul instant. Actuellement le recensement donne 160,000 habitants.

Nous ne voulons pas dire que Rome soit aujourd'hui une ville salubre ; cette thèse serait insoutenable. Les fièvres ont toujours régné et régneront toujours à Rome, mais à des degrés extrêmement différents. Les auteurs qui ont pris à tâche de prouver la salubrité quand bien même de l'air romain, ont échoué en plaidant leur mauvaise cause ; tels sont Cagnati (DE ROMANI AERIS SALUBRITATE COMMENTARIUS), et Panorolus (ÆROLOGIA). Lancisi est beaucoup mieux inspiré quand il loue ses qualités *natives*, tout en reconnaissant que des circonstances accidentelles le chargent de malfaisantes vapeurs (DE NATIVIS ET ADVENTITIIS COELI ROMANI QUALITATIBUS ; DE NOXIIS PALUDUM EFFLUVIIS). Doni (DE RESTITUENDA SALUBRITATE AERIS ROMANI), Manelphius (MENSA ROMANA, SEU URBANA VICTUS RATIO), Baglivi (PRAX. MED., lib. I, cap. XIII) se joignent à Lancisi pour condamner l'air romain comme impur et malsain, *crassum et humidum*. Le passage où Jean-Baptiste Doni dépeint l'aspect des habitants de Rome est trop remarquable pour que nous ne le rapportions pas ici :

« Horum plerosque videas morbosos, pallidosque aspectu, ac vix firmandis vestigiis, ne dum farniculis, aut ferramentis ferendis habiles, catervatius mœstos ingredi, quippe quorum magna pars in urbanis nosocomiis vel vitam relinquunt, vel longo tempore cum morte luctantur. »

Le facies paludéen des Romains n'a pas non plus échappé aux poëtes, car Alfieri, dans un fameux sonnet à l'adresse de Métastase, si je ne me trompe, les appelle *pallidi, muti, estenuati volti.*

Mais en voilà assez sur cette bonne ville de Rome, dont cette lettre est loin d'être le panégyrique. J'ai bien peur, très-honoré chef, de ne pas pouvoir être plus gracieux à son égard dans quelques unes de mes autres épîtres, et mon ami Daremberg, qui avait avant moi le projet de parler de l'état sanitaire de Rome au moyen âge, d'après des renseignements encore peu connus, aura aussi grand mal à être galant, mais il lui sera facile d'être plus complet. Je me rattraperai en courtoisie dans mon exploration médico-artistique ; ici l'admiration ne sera que justice.

V.

Rome, 10 décembre 1849.

APERÇU CHIRURGICAL DU SIÉGE DE ROME.

A M. le professeur **Bégin**, chirurgien inspecteur, membre du conseil
de santé des armées.

Affaires des villas Pamfili, Valentini et Corsini. — Ambulance Pamfili-Doria. — Chloroforme. — Quelques blessures. — Ambulances du quartier général de Santucci. — — Coup d'œil sur les blessures. — Évacuation sur Civita-Vecchia. — Ambulance de Corviale. — Quelques blessures remarquables. — Statistique des blessés admis à Corviale. — Épisode — Onverture des tranchées. — Ambulances de Ponte-Molle et de Monte-Mario. — Ambulance du dépôt de tranchée. — Le chirurgien devant les cas désespérés. — Aperçu des blessures. — Les brancards. — Épisodes. — Le dernier ami du soldat. — Ambulance de la maison aux volets verts. — Assauts et prise de Rome. — Le 13ᵉ léger. — Tivoli. — Statistique générale.

En faisant ressortir, dans notre deuxième lettre, le rôle que la chirurgie militaire a rempli à l'affaire du 30 avril, nous avons mêlé à notre narration des détails circonstanciés sur les opérations de la guerre. Pour apprécier ce rôle à sa juste valeur, il ne fallait pas seulement déterminer quel a été son caractère au point de vue exclusif de l'art, mais il importait aussi de faire connaître au milieu de quelles circonstances le chirurgien a dû remplir sa mission.

Les mêmes exigences subsistant aujourd'hui, notre plume aurait également une double narration à conduire de front ; mais comme la période que nous embrassons est fort étendue, et que les événements militaires s'y pressent, compliqués et nombreux, nous n'essayerons pas de les lier dans le but de présenter une esquisse complète des travaux du siége. Nous ne parlerons que des événements militaires offrant une connexion étroite avec les faits chirurgicaux.

Pendant que le convoi de blessés se dirigeait sur Palo, où nous l'avons accompagné dans notre deuxième lettre, le corps expéditionnaire se massait à

Castel de Guido, où il séjourna le 2 mai. Soixante hommes, dont on n'avait pas jugé les blessures bien graves, avaient suivi ce mouvement. Mais des accidents se manifestèrent chez bon nombre d'entre eux, et l'on ne tarda pas à découvrir que des lésions, en apparence légères, étaient au contraire de nature à inspirer des inquiétudes. De Santi eut grand mal à installer ses blessés à Castel de Guido, où les ressources manquent à peu près entièrement. On parvint néanmoins à organiser une ambulance qui fut levée le 3, et gagna Palo avec toute l'armée.

A Palo, le corps expéditionnaire reçut des renforts, et le personnel de santé, tout à fait insuffisant, se compléta peu à peu. L'offensive fut alors reprise, et nos troupes abordèrent de nouveau la ville, non loin du théâtre de l'affaire du 30 avril.

De ce côté, la place est flanquée de nombreuses *villas* et de *vignas* entourées de haies et de murs, espèces de camps retranchés dont il fallut s'emparer d'abord. Parmi ces propriétés, nous citerons en tête la superbe villa Pamfili-Doria, l'une des plus splendides des environs de Rome, avec son riche château, ses belles statues, ses bosquets magnifiques. Elle est aujourd'hui silencieuse et dévastée. En seconde ligne, viennent les villas Valentini, Corsini ou casino *di Quattro-Venti*, dont les clos touchent presque le rempart. Telles sont les positions contre lesquelles se dirigèrent nos efforts, dans la journée du 3 juin.

L'affaire commença à trois ou quatre heures du matin, et l'on surprit, sans beaucoup de pertes, les Romains stationnés sous les superbes pins-parasols et dans le casino (château, pavillon) de la villa Pamfili. Mais l'attaque des autres villas fut bien plus sérieuse : cinq fois, dans cette journée, certaines positions furent prises et reprises par les Français et par les Romains. Dans le casino *di Quattro-Venti*, situé à portée de mitraille de la place, le feu ennemi nous faisait tant de mal que nous n'avons pas pu nous y maintenir. Le pavillon n'est plus aujourd'hui qu'une ruine, et le pan de muraille qui reste ressemble littéralement à un crible. A l'église Saint-Pancrace *extra muros*, nous étions également fort exposés, quoiqu'à un moindre degré pourtant.

Vous avez prévu, très-honoré chef, qu'une affaire durant tout un jour, dans de pareilles circonstances, a dû mettre beaucoup d'hommes hors de combat ; on en a effectivement compté à peu près 300.

Voici comment les ambulances avaient été établies pour leur porter secours.

La réserve des troupes se tenait à la porte de la villa Pamfili, et les chirurgiens des corps donnaient les premiers soins aux blessés qu'on apportait à chaque instant. Mais ceux-ci étaient bientôt évacués sur l'ambulance Pasquier, établie dans le casino Pamfili.

Cette ambulance avait trouvé, en arrivant, une dizaine de blessés français auxquels M. Rollinger, aide-major au 25e léger, prodiguait ses soins, et trois blessés romains, restés en notre pouvoir. La première des trente et quelques opérations qui furent pratiquées dans cette ambulance, pendant la durée du siége,

eut pour objet l'un des blessés ennemis ; Pasquier lui fit la désarticulation sca-
pulo-humérale. Un autre Romain, dont l'avant-bras était fracassé, fut soumis à
la chloroformisation ; mais l'excitation, les spasmes, devinrent si alarmants, qu'on
le reporta bientôt sur son matelas. A peine y était-il déposé qu'un boulet, traversant le casino, rasa la table d'amputation, où il eût, un instant auparavant,
tué le malade et le chirurgien. Ce fait indique assez combien l'on était peu en
sûreté dans cette ambulance, qui garda néanmoins sa position les 3 et 4 juin.
On voit encore, du reste, sur le château Pamfili la trace des boulets qui ont
presque ruiné cette habitation princière.

La journée du 3 juin fut extrêmement pénible pour Pasquier et pour ses deux
sous-aides, MM. Chapuy et Bonnet. Les blessés arrivaient toujours en foule, et
quand un instant de répit faisait espérer un peu de repos, une autre fournée en-
combrait de nouveau l'ambulance. Cent soixante blessés approximativement
passèrent par l'ambulance Pamfili. Dès que les amputations les plus indispensables avaient été pratiquées, dès que les premiers appareils étaient placés sur
les blessures graves, on dirigeait une évacuation vers le quartier général, situé
à Santucci, à trois milles à peu près de la villa Pamphili. Dix caissons étaient
affectés à ce transport ; ils y suffisaient à peine. De temps en temps une voix
lugubre jetait ces paroles : Évacuez, évacuez, les Romains reprennent la position ! Mais, les fourgons une fois remplis, il fallait bien attendre patiemment.

Pasquier dut renoncer au chloroforme dans ses amputations pratiquées le
3 juin. Les accidents que nous avons signalés dans notre deuxième lettre s'op-
posaient constamment à son emploi. Il nous semble en conséquence qu'on peut
regarder cet anesthésique comme contre-indiqué chez les hommes encore en
proie à l'exaltation du combat. A Santucci, où les blessés n'arrivaient qu'après
un chemin pendant lequel leur effervescence se calmait un peu, le chloroforme
rendit au contraire des services ; mais il demandait à être manié avec précaution, et à ne pas être employé sur tous les sujets indistinctement.

Pour en terminer avec le chloroforme, anticipons un peu sur les événements.
A l'ambulance du dépôt de tranchée, M. de Santi a fait les mêmes remarques
que M. Pasquier. Il ne pouvait pas obtenir l'insensibilité complète : des désordres nerveux, une agitation telle que plusieurs hommes ont été quelquefois nécessaires pour maintenir le patient, accompagnaient les tentatives de chloroformisation chez les individus récemment blessés. M. Morin, chirurgien sous-
aide sous les ordres de M. de Santi, nous a conté qu'après trois inhalations, un
individu auquel on se proposait d'amputer la cuisse, avait été pris d'accidents
qui ne cessèrent qu'à sa mort, une demi-heure après la chloroformisation. Ce
fait, qui pourrait figurer dans le procès intenté aux anesthésiques, manque malheureusement de détails ; il serait injuste d'en exiger de mes collègues, dont
l'attention devait changer d'objet à chaque instant, et dont la main ne quittait le
couteau que pour le bistouri. Qu'il nous suffise de dire que les assistants ont
attribué la mort à la chloroformisation.

Après la journée si meurtrière du 3 juin, le 4 parut un jour de repos ; l'ambulance ne reçut que huit blessés. Mais le 5, trente hommes furent admis au casino Pamfili.

Comme les boulets ennemis continuaient toujours à arriver de temps en temps sur le château, on eut l'idée de hisser le drapeau rouge, pavillon de douleur qui, chez tous les peuples civilisés, protége le soldat blessé. Mais, soit que le signal eût été mal compris, soit pour une tout autre raison, la ville n'en tira que plus fort. La place n'était plus tenable ; il fallut évacuer le casino et se réfugier dans le bâtiment dit l'*Orangerie*, un peu mieux protégé contre le feu ennemi.

Ce bâtiment servait alors de magnanerie. On réserva le rez-de-chaussée pour des magasins, et la salle du premier, couverte de vieilles dorures et de fresques passées, fut convertie en ambulance. De la paille, des paillasses, des matelas pris dans le château, des tapis tirés d'un caveau muré, reçurent nos malades, et leur tête s'appuya sur des coussins, sur des assises mobiles de chaises et de fauteuils, enlevées des siéges qu'elles garnissaient. Malheureusement on manquait tout à fait de draps. Pour quelques amputés dont l'évacuation n'était pas jugée praticable, Pasquier emprunta des draps à l'approvisionnement de grand linge des caissons d'ambulance.

Tout s'organisa ainsi peu à peu dans l'Orangerie, où l'ambulance demeura jusqu'au 6 juillet. Cette période de plus d'un mois ne fut pas traversée sans quelques dangers ; les boulets venaient encore de temps en temps troubler les occupations de nos confrères. Un jour qu'ils avaient placé leur table à manger entre deux fenêtres, pour éviter les ouvertures pouvant donner passage à ces vilains visiteurs, un boulet traversa une croisée bouchée par un mur de briques, et couvrit de débris leur modeste repas. Fort heureusement on finit par bien digérer partout.

Nous devrions ici, pour suivre les événements jour par jour, abandonner l'ambulance Pasquier, et aller retrouver les hommes qu'elle évacuait sur le quartier général dans la journée du 3 juin. Mais il nous semble plus convenable d'achever auparavant l'histoire de cette ambulance.

Comme les positions voisines furent tenues pendant tout le siège, elle reçut continuellement des blessés jusqu'à l'assaut du 30 juin. Ce jour-là, un officier d'artillerie romaine fut apporté à Pamfili, le crâne haché par douze coups de sabre et la cuisse percée de dix coups de baïonnette ; il portait en outre une double fracture du bras et de l'avant-bras. Il avait défendu sa batterie comme un lion défend sa proie, et avait cédé alors seulement que son bras eut refusé d'obéir à sa volonté. Ce brave officier reçut à l'ambulance les soins les plus empressés jusqu'au 3 juillet où on le transporta chez lui à Rome. Il a guéri heureusement.

Trois fois l'opération du trépan a été pratiquée ; un malade était en bonne voie depuis plusieurs semaines, lorsque des accidents survenus l'ont emporté.

Les deux autres ont succombé rapidement. Malgré ces insuccès, M. Pasquier pense que l'on a trop rarement recours à la trépanation, et que, dans certaines circonstances, elle est évidemment indiquée et peu dangereuse.

Un cas bien remarquable de blessure des plus graves terminée par la guérison est le fait suivant, recueilli par M. Lacauchie, chirurgien en chef du corps expéditionnaire, de la bouche du chirurgien romain qui a pansé le sujet. Ce cas peut faire pendant avec celui de l'artilleur dont nous avons rapporté tout à l'heure l'histoire. Un éclat d'obus entre par la fosse iliaque, déchire l'intestin, brise l'os des iles et va se loger sous la peau, derrière le bassin. La plaie est béante, et les matières excrémentitielles sortent de l'intestin. Eh bien ! le sujet a guéri, et n'a pas même aujourd'hui une fistule stercorale! C'est bien l'occasion de s'écrier : Je le pansai, Dieu le guérit. La nature, quand elle veut, est le meilleur chirurgien du monde.

Les blessés, nous l'avons dit, ne faisaient que passer à l'ambulance Pamfili le 3 juin ; on les dirigeait le plus promptement possible sur le quartier général, à Santucci, où se trouvaient les trois officiers de santé en chef, MM. Finot, Malle, Raoult, et MM. Philippe et de Santi.

Comme on ne comptait pas sur un si grand nombre de blessés, et que le chirurgien en chef n'avait pas été averti que l'attaque dût avoir lieu ce jour-là, les ressources n'étaient pas en rapport avec les besoins. On n'occupait qu'une très-petite maison à un seul étage au-dessus du rez-de-chaussée. Celui-ci servait de magasin d'effets de campement, et un cabaret se tenait dans un autre coin. Le premier se composait de trois étroites pièces ; la pharmacie fut installée dans la cuisine ; une deuxième chambre servit de bureau et de logement pour les officiers d'administration, tandis que les chirurgiens finirent par aller coucher dans un fossé ; enfin la troisième pièce reçut les officiers blessés. Les soldats furent dispersés sous des tentes, dont chacune protégea à peu près une dizaine d'hommes. Il faisait une chaleur accablante ; quelques mûriers, plantés le long de la maison, ne projetaient qu'un ombrage douteux sur les toiles les plus voisines.

Cependant la petite ambulance se remplissait toujours, et les chirurgiens avaient à peine le temps de refaire les pansements exécutés avec précipitation près du champ de bataille. Le manque d'espace devint imminent ; mais on cherchait à calmer les justes prévisions de nos confrères, en objectant à leurs réclamations que l'affaire était finie, et qu'il n'y avait plus de nouveaux blessés. Néanmoins des fourgons chargés arrivaient encore à chaque instant. A neuf heures du soir, l'ambulance regorgeait.

M. le chirurgien-major Philippe, accompagné de trois sous-aides, personnel que vint bientôt renforcer l'ambulance de Santi, donnèrent leurs soins aux cent quatre-vingts blessés à peu près qui furent pansés dans cette journée. On ne pratiqua aucune grande opération ; le renouvellement des premiers appareils et l'apposition de bandages occupaient tout le temps de nos chirurgiens.

Les jours suivants, au contraire, le couteau eut beaucoup à faire, et de Santi, pour sa part, exécuta plus de quinze grandes amputations.

Les ressources étaient tout à fait insuffisantes dans l'*ambulance aux tentes ;* on ne disposait que de quatre infirmiers militaires, et les blessés qui, engagés dans une chaude affaire avant l'aube, n'avaient quelquefois pas bu depuis le matin, réclamaient plaintivement de la tisane. Il se trouva heureusement là deux de ces êtres qui, en temps de paix, ne se signalent guère que par leurs mœurs douteuses et leur vie étrange, mais qui, du milieu du combat, grandissent, semblent se transfigurer, luttent de courage avec le guerrier, de douceur, de dévouement et d'abnégation avec la religieuse. C'étaient deux cantinières du vingtième de ligne. Elles couraient d'un blessé à l'autre, ici donnant à boire, aidant celui-là à changer de place, et trouvant pour tous des paroles qui partent du cœur. Ces deux femmes se sont montrées admirables, et ont dignement soutenu la réputation que, pendant les guerres de l'empire, se sont justement acquise les cantinières, ces sœurs de charité du champ de bataille.

Il arriva, au milieu de la nuit, un instant où il devint impossible d'admettre un blessé de plus à l'*ambulance aux tentes*, et pourtant il s'en présentait toujours. Les arrivages ne cessèrent qu'à trois heures du matin. Deux maisons isolées se trouvaient à dix minutes de là ; on alla frapper à leur porte, et leurs propriétaires en cédèrent une partie, sans trop de façons. L'une, vaste et commode, qu'on occupa peu à peu presque en entier, demeura l'ambulance définitive du grand quartier général ; l'autre, plus petite, devint une succursale et servit de magasin.

Le 4 juin fut un jour de repos pour l'armée, mais un jour de rude labeur pour nos chirurgiens, ainsi qu'on a pu facilement le prévoir. Comme un certain nombre de blessés français pouvaient être restés dans la campagne, et que les Romains avaient dû abandonner beaucoup des leurs dans les vignes et dans les champs, une suspension d'armes fut conclue, pendant laquelle chaque parti alla reconnaître et recueillir les siens. Cet armistice, dicté par le plus louable sentiment d'humanité, nous reporte à un triste épisode de l'affaire du 30 avril, épisode que nous avons passé sous silence. Quelques-uns de nos malheureux soldats, oubliés quand on battit en retraite, restèrent plus d'un jour entier, sans aucun secours, baignés dans leur sang, en proie aux plus cruelles souffrances physiques et morales, dans les plis de terrain qui avoisinent le rempart. Ce ne fut qu'après ce long martyre que les Romains les trouvèrent et les recueillirent chez eux.

Les blessures reçues dans la matinée du 3 juin siégeaient presque toutes à la tête et à la partie supérieure du thorax. Cette position se conçoit très-bien quand on songe que nos hommes, ayant à gravir des coteaux, ne montraient souvent que le haut du corps, et que les balles ennemies plongeaient sur les masses ou sur les tirailleurs. Mais plus tard, quand on combattit de plain pied, et que l'on se trouva exposé, dans la villa des Quatre-Vents, au feu du rempart, nos chirurgiens observèrent de nombreuses et graves lésions de l'abdomen et des membres inférieurs

Parmi les cas les plus curieux, nous citerons le suivant ; il prouve de nouveau combien les balles peuvent s'ouvrir un trajet bizarre, que la configuration des parties n'eût pas permis de prévoir. Un projectile, tiré de haut en bas, atteint un officier au centre de la rotule, et, malgré la tension de la peau sur l'os, glisse néanmoins entre celui-ci et le tégument, sans produire de fracture, contourne le genou et vient se loger vers le creux poplité.

Nous retrouverons à l'ambulance de Corviale les autres blessés du 3 juin, qui sont dignes d'attirer l'attention ; mais, avant de les visiter, accompagnons l'évacuation qui fut dirigée sur Civita-Vecchia, le 4, afin de diminuer l'encombrement du quartier général. Le convoi se composait de 125 blessés, de 10 fiévreux et de prisonniers romains. Deux tartanes, remorquées par un petit vapeur, devaient le conduire, par le Tibre, jusqu'à Fiumicino, situé à l'embouchure du fleuve. Là, des vapeurs pouvant tenir la mer attendaient nos malades pour les transporter à Civita-Vecchia.

C'est une tâche peu brillante, mais des plus pénibles, que celle du chirurgien chargé d'accompagner un convoi de malades. Des misères de toute nature l'attendent, et comme les ressources ne sont jamais en rapport avec les exigences, il est souvent réduit à rester spectateur impuissant de la souffrance. Nous avons bien des fois, pour notre part, subi ces difficultés, en Algérie.

On commença, à onze heures du matin, à envoyer les hommes aux bateaux ; mais les tartanes ne purent démarrer qu'à six ou sept heures du soir. Parmi les blessés, beaucoup se trouvaient très-gravement atteints, mais d'autres, légèrement frappés, et dont les forces, usées dans le combat, avaient besoin de se réparer, demandaient à grands cris quelque nourriture. Ils n'avaient rien pris depuis le matin. La soif est un besoin plus impérieux que la faim ; pendant la nuit, les blessés réclamaient de la tisane ; or, pour 125 hommes, *il n'y en avait qu'un seau!* Comme le docteur Monier, chargé de l'évacuation, s'adressait à tout le monde, frappait à toutes les portes pour demander qu'on vînt à son aide, l'officier d'administration tira de sa poche un bout de suc de réglisse pesant 12 à 15 grammes. Ce fut ce mince fragment qui, dilué dans une masse d'eau, fournit de la boisson à nos pauvres soldats. La première partie de la nuit ne fut pourtant pas trop pénible pour les blessés.

A Fiumicino, où le convoi toucha à dix heures du soir, un nouveau pyroscaphe prit les tartanes à la remorque. En rade se trouvait *le Magellan* ; de cette frégate à vapeur se détacha le chirurgien-major, qui vint offrir avec empressement sa coopération et laissa à bord des tartanes un chirurgien de deuxième classe, muni de tous les objets nécessaires pour assurer le service. Ce renfort fut des plus utiles à Monier, car, autant la première partie de la nuit avait été bonne, autant la seconde fut mauvaise. La Méditerranée était houleuse ; le mal de mer se mêlait à l'agitation et au délire traumatique de quelques blessés :

d'autres se roulaient par terre, enlevaient leurs appareils et faisaient reparaître des hémorrhagies qu'on avait grand'peine à réprimer.

Enfin, on arriva à Civita-Vecchia le 5, à huit heures du matin. Toute la population était sur le port, impatiente de connaître le résultat d'une journée dont elle avait appris le commencement, mais dont elle ignorait l'issue. L'amiral Tréhouart et les autorités de la ville s'empressèrent de se rendre sur le bateau, et tout fut bientôt disposé pour transporter en ville nos blessés, auxquels on fit d'abord préparer, sur l'*Albatros*, un bouillon dont ils ne laissèrent pas une goutte.

A Civita-Vecchia, quelques chirurgiens de marine se joignirent à nos confrères de l'armée de terre, pour donner des soins aux blessés. Une partie de ceux-ci fut évacuée, le 6, sur l'hôpital Saint-Mandrier, à Toulon.

Monier, de retour sous les murs de Rome, le 7, fut immédiatement chargé de la nouvelle ambulance que M. l'intendant Pâris de Bollardière avait fait installer à Corviale, à 3 kilomètres en arrière du quartier général. Cette ambulance, la seule où le soldat trouvait un couchage un peu convenable et des soins suffisants, était destinée à recevoir les hommes les plus gravement malades et les amputés dont l'évacuation n'était pas possible. Elle exista à partir du 7 juin jusqu'à la fin du siége. Quinze jours après son installation, M. le chirurgien-major Philippe vint relever M. Monier et prendre la direction sanitaire de l'établissement.

L'ambulance de Corviale était installée dans une maison assez spacieuse, à laquelle attenait un cellier dans lequel furent placés trente lits de fer, garnis de paillasses, de draps et de couvertures. Au premier étage, on disposa dix lits destinés aux officiers. Toutes les places se trouvaient à peu près constamment occupées, les sorties étant comblées immédiatement par les entrées. Le chirurgien était secondé par un officier d'administration et par cinq infirmiers militaires.

Parmi les nombreuses blessures observées à Corviale, quelques-unes ont offert assez d'intérêt pour que nous leur consacrions une courte description.

Une des plus effrayantes à voir était celle d'un artilleur auquel un projectile de gros calibre avait enlevé toute la figure, moins le front et les yeux. Le nez, les maxillaires, tout avait disparu, laissant une cavité hideuse, ici charbonnée par la poudre, là saignante et déchiquetée en lambeaux pendants. La langue était rétractée en arrière, mais, quoique les attaches inférieures et antérieures n'existassent plus, l'accident que les chirurgiens redoutent dans l'ablation de la partie moyenne du maxillaire inférieur, ne vint pas abréger la vie du malade. Ce malheureux, qui vécut huit jours dans cet horrible état, buvait de la tisane et prenait du bouillon, quand on les lui portait au fond de la bouche. Deux hémorrhagies survinrent; la première fut arrêtée, mais la seconde, dont on ne pouvait préciser l'origine, au sein de ces détritus et de ces lambeaux noircis, emporta le malade, après huit jours de souffrances. La vue est restée intacte jusqu'au bout ; quand on soulevait les paupières paralysées, le patient témoignait par le mouvement de ses yeux et par des cris assez intelligibles, que les images et les sons étaient perçus par lui.

Un sergent reçut une balle qui lui fractura le grand trochanter droit et sortit près du grand trochanter gauche, après avoir probablement fusé sous la peau. Pendant douze ou quinze jours, il ne put se mouvoir qu'en marchant sur les genoux ; des esquilles furent extraites par l'ouverture d'entrée ; tout se remit peu à peu dans l'ordre, et aujourd'hui ce sous-officier serait entièrement rétabli, si, en marchant, il ne fauchait pas un peu de la jambe droite.

M. Rustan de Vérac, aujourd'hui chirurgien-major, ayant pratiqué la désarticulation coxo-fémorale, évacua son amputé sur Corviale. Le malade donnait beaucoup d'espoir, et la plaie était cicatrisée aux trois-quarts, lorsque, vingt-huit jours après l'opération, il fut emporté par la résorption purulente. M. le chirurgien-major Philippe tenta aussi deux désarticulations coxo-fémorales.

L'état sanitaire fut satisfaisant du 7 au 29 juin ; mais, à partir de cette époque, le temps devint lourd, la chaleur étouffante ; des orages bouleversèrent l'atmosphère, et, chaque matin, un brouillard qui s'élevait des terrains humides plantés de cannes, obscurcissait les airs et mouillait les vêtements. La résorption purulente fit des ravages ; les amputations consécutives n'étaient pas heureuses ; les vers pullulaient dans les plaies et s'y reproduisaient d'un pansement à l'autre. On observa quelques fièvres, et un officier mourut en peu d'heures d'un accès pernicieux. Mon collègue Lasserre était chargé de ces fiévreux.

Voici le mouvement de l'ambulance de Corviale, du 7 juin au 6 juillet, jour où les malades furent évacués sur Rome :

Entrées	89, dont 14 officiers ;
Sortis guéris	4, dont 3 officiers ;
Évacués sur Civita-Vecchia . . .	45, dont 5 officiers ;
Évacués sur Rome	15, dont 3 officiers ;
Morts	24, dont 3 officiers.

L'ambulance était fréquemment visitée par les officiers généraux, par les membres de l'intendance, et par les officiers de santé en chef. Les malades ne manquaient pas de bonnes paroles et de chaleureuses exhortations ; mais ils manquaient de chemises... A ce sujet, nous allons conter une petite anecdote. Un jour, un haut personnage vint compatir aux souffrances de nos blessés. Par malheur, il s'aperçut que deux Italiens figuraient à côté des nôtres : Quoi ! docteur, s'écria-t-il, des ennemis parmi nous ! — Pardon, répondit le chirurgien, ce sont des blessés. — Prenez note, dit le général à son aide de camp, et qu'on les évacue demain. — Quelques pas plus loin, le haut personnage découvrit que plusieurs de nos soldats n'avaient pas de chemises. Il est vrai que d'autres en portaient de superbes, et notre bon ami Monier sait bien qui les leur avait données. — Prenez note, répéta le général à son aide de camp, et qu'on leur fasse avoir des chemises à tous ces braves. Vous en aurez, mes amis.

Le lendemain, un fourgon emportait deux pauvres diables qui, en proie à la fièvre, se plaignaient dans une langue étrangère. Mais les chemises? Elles ne sont pas arrivées! Il n'y en avait probablement pas ; car, quatre mois après ces faits, elles n'existaient pas encore en assez grand nombre dans les hôpitaux de Rome.

Aussitôt que l'affaire du 3 juin nous eût rendus maîtres de fortes positions, qui nous garantissaient la sécurité sur toute cette face de la ville, les tranchées furent ouvertes, à 300 mètres de la place. Au *dépôt de tranchée*, on organisa une ambulance destinée à recevoir tous les hommes blessés en exécutant les travaux du génie.

Avant d'entamer ce qui est relatif à cette dernière ambulance, et de suivre pas à pas les événements qui s'y sont passés jusqu'à la prise de Rome, terme de notre narration, disons un mot des affaires chirurgicales de la division qui, stationnée du côté de Ponte-Molle, avait pour mission principale de faire des diversions. C'est à cette division qu'un de nos bons camarades, Rustant de Vérac, gagna son grade de chirurgien-major.

Le 15 juin, le 13ᵉ léger dut se porter en toute hâte à Ponte-Molle, où le 13ᵉ de ligne se trouvait dans une position assez critique. Il fallut occuper de vive force le Monte-Pariole, défendu par une batterie romaine. Toute la nuit fut employée par MM. Waguette et Hecco, aides-majors du 13ᵉ léger et du 13ᵉ de ligne, à refaire les pansements de trente-trois blessés, dans le nombre desquels figuraient cinq Romains. Il en mourut trois pendant la nuit même. Le 21 juin donna aussi un certain nombre de blessés, ainsi que le 23 du même mois, jour où un changement de tir de la batterie romaine du mont Pincio, nous fit en quelques minutes beaucoup de mal.

L'ambulance de Monte-Mario fut organisée un peu tard. Pendant quelque temps elle se composa d'un caisson, de deux infirmiers et d'un officier d'administration, sans aucun officier de santé. L'administrateur disait un jour très-naïvement à un de mes collègues : Ne vous gênez pas, docteur, je suis tout ici, mais j'y suffis ; c'est moi qui prescris les vivres et les tisanes. Envoyez-moi vos malades.

L'ambulance du dépôt de tranchée, à laquelle nous arrivons enfin, a été établie dans la vallée même dont l'une des pentes a reçu le premier coup de pioche destiné à ouvrir les tranchées. Comme ce vallon est enfilé par les boulets de la place, il fallut choisir pour l'ambulance un endroit qui présentât quelque abri. Or un flanc de cette vallée est taillé à pic dans le roc, et derrière une sorte de promontoire, s'ouvrent quelques caveaux, creusés dans la roche. Ce fut dans un de ces souterrains, servant d'écurie, long de quinze pas à peu près, sur six de large, que M. de Santi, avec trois sous-aides, MM. Morin, Doin et Couquet, établit une ambulance dont les chirurgiens des corps avaient déjà fait les premiers frais d'installation.

Cette position était bien choisie, car un kilomètre seulement la séparait du rempart, et l'on jouissait d'une parfaite sécurité dans ce petit coin ; mais il ne fallait pas s'en écarter de quelques pas. Pendant que nos chirurgiens dînaient dans un gourbi sec attenant à la grotte, un boulet vint tomber à leurs pieds. Ils ne quittèrent pas pour cela leur salle à manger.

De la paille constitua d'abord tout le couchage ; mais on finit par avoir des matelas et des couvertures. Les caissons d'ambulance, stationnés à la porte de la grotte, fournissaient les objets nécessaires à l'exercice de l'art chirurgical.

Le personnel de l'ambulance ne restait pas toujours confiné au dépôt de tranchée ; quand une attaque sérieuse devait avoir lieu, on envoyait un chirurgien sur le théâtre du combat. Les corps fournissaient aussi chaque jour des officiers de santé de service, qui partageaient tous le danger de la position. Enfin, les jours, ou plutôt les nuits d'assaut, l'ambulance en masse se transportait tout près de la brèche, comme nous le verrons bientôt. A cette époque, MM. Bourguillon et Bonard, chirurgiens aides-majors, et M. Didelot, chirurgien sous-aide, étaient venus former une seconde ambulance destinée à agir de concert avec la première.

Pendant chacun des vingt-sept jours de tranchée, non compris les assauts, il y eut environ huit à dix blessés parmi les troupes occupées aux travaux du génie, et il s'est bien fait, dans la grotte, vingt grandes amputations en tout, sans compter celles qui furent pratiquées, soit à Santucci, soit à Corviale.

Les plaies pénétrantes de l'abdomen ont toutes été mortelles ; plusieurs sujets, au contraire, ont survécu à des plaies de cette nature siégeant à la poitrine. Ainsi un soldat dont le poumon avait été traversé de part en part par une balle, vers le sommet de l'organe, a néanmoins guéri assez rapidement. Hémoptysies, emphysème des parois thoraciques, sortie de l'air par la plaie, rien n'a manqué ; il a fallu pratiquer au malade de nombreuses saignées.

Une des positions les plus pénibles pour le chirurgien est celle où, devant des désordres qui ne laissent pas d'espoir, il est condamné à s'abstenir, et à répondre aux demandes du patient par un silence dans lequel celui-ci peut lire son arrêt de mort. Ces faits ne sont malheureusement que trop communs, quand un boulet a exercé ses ravages. Ainsi un soldat avait eu les deux cuisses fracassées, et d'horribles lambeaux pendaient encore au tronc ; il n'y avait pas d'hémorrhagie, et l'opérateur dut rester inactif. Le blessé vécut quelques heures, et conserva sa connaissance presque jusqu'au bout.

Un de mes blessés, dit Waguette dans des notes écrites sur place qu'il a bien voulu nous communiquer, un blessé avait été atteint d'un éclat d'obus à la partie inférieure de l'abdomen ; la perte de substance était énorme, et les intestins se montraient à nu. En proie à une exaltation effrayante, il déchirait l'appareil qui, replacé aussitôt, ne tardait pas à être de nouveau déchiré Ce malheureux poussait tantôt des hurlements affreux, tantôt me suppliait, les larmes aux yeux, de mettre fin à ses souffrances. Il souffrit longtemps encore, pendant plusieurs longues heures, et mourut dans la journée.

Le 6 juin, entre la tranchée et le dépôt, deux carabiniers du 13e léger sont éventrés par le même boulet. L'un d'eux a l'abdomen littéralement broyé, et les entrailles bavent de la plaie, sous forme de détritus à demi fluide. Il meurt sur le coup. L'autre a les deux cuisses fracturées et la partie antérieure du bassin enlevée. Il vivait encore quand Waguette arriva pour le relever ; il fouillait de ses mains l'horrible blessure, appelait sa mère et nommait son camarade tué à ses côtés. Une heure après ils étaient dans la même fosse, et la même croix portait leurs deux noms, suivis de ces mots : Morts au champ d'honneur !

Ces deux soldats étaient de vieux amis d'enfance et des camarades de lit ; l'un s'appelait Jean, l'autre François. C'est moins poétique sans doute que *Nisus et Euryales, Arcades ambo* ; mais lorsque, sur les pierres encore tachées du sang de Jean et de François, on m'a conté leur simple histoire, j'ai tressailli plus vivement qu'à la lecture du fameux et dramatique épisode de Virgile.

Un militaire portait un gabion sur sa tête ; un boulet passe et lui enlève le gabion. Le soldat rit beaucoup de la mésaventure. Après cela, venez nous parler du vent du boulet !

Un autre eut son sac (fixé aux épaules par deux courroies, comme on sait), emporté par un boulet qui lui contusionna le dos et le renversa par terre. Le pauvre garçon, revenu de sa stupeur, se tâtait partout, en demandant s'il lui restait encore quelque chose, et si le projectile ne lui avait pas coupé la moitié du corps. Heureusement il en était quitte pour la peur, et une madone, taillée dans le roc, reçut immédiatement ses ferventes et naïves prières.

Un militaire du 13e léger fut atteint à la poitrine par un boulet qui ne fit que l'effleurer, mais qui fractura pourtant trois côtes et occasionna une énorme ecchymose. Ce malade a guéri. Toute la violence du projectile s'était probablement épuisée sur les parois thoraciques, sans contusionner les organes intérieurs.

Deux hommes blessés au cervelet ont présenté des symptômes qui semblent corroborer l'opinion de M. Flourens à l'égard des fonctions régulatrices et coordinatrices du mouvement, fonctions attribuées à cette partie de la masse encéphalique, par le savant secrétaire de l'Académie des sciences. Ils se roulaient constamment sur eux-mêmes. L'un d'eux conserva très-longtemps son intelligence intacte ; la mort fut la suite de ces deux lésions.

La déflagration de la poudre produisit plusieurs brûlures. Toutes les fois que celles-ci ont été étendues, une vive réaction s'est allumée, et des saignées nombreuses n'ont pu sauver les malades.

En général, on a observé peu d'hémorrhagies, la trituration ou l'arrachement des chairs s'opposant à l'issue du sang. Cependant, un officier qui avait reçu une balle dans le creux poplité succomba à une hémorrhagie foudroyante, avant qu'on pût lui porter secours.

Peu de blessures ont été produites par les balles ennemies; ce sont les boulets, les obus et les débris de pierre que les projectiles faisaient sauter, qui ont amené le plus de lésions.

Nos soldats ont supporté héroïquement les amputations. Quand le chirurgien leur annonçait qu'un membre devait tomber, ils le présentaient immédiatement au couteau. A Monte-Pariole, un sergent du 13ᵉ léger fut frappé par un biscaïen qui, tombant obliquement sur l'appendice xiphoïde, chemina entre les muscles et vint faire saillie sous la peau, près de l'ombilic. Ce projectile ne fut extrait que le soir. Le brave sous-officier n'avait voulu être pansé qu'un des derniers, et, la pipe à la bouche, il avait patiemment attendu son tour.

A Pamfili, un sergent arrive, la figure ruisselante de sang; une balle l'avait atteint à la joue. Sa blessure est lavée et recouverte d'un appareil. Le chirurgien lui assigne une place à l'ambulance et court à d'autres malades. Une heure et demie après, Pasquier, repassant à l'endroit où il l'avait laissé, le retrouve abattu, prostré, les traits décomposés, les membres en proie à des mouvements convulsifs. Étonné, il s'approche et interroge. Le sergent, voulant rendre aux Romains ce qu'il en avait reçu, s'était précipité au combat, aussitôt que le chirurgien avait eu le dos tourné. Malheureusement, un projectile lui était entré dans l'abdomen, et le courageux soldat s'était de nouveau traîné à l'ambulance, sans rien dire, et y avait repris sa première place.

Après l'opération, nos soldats n'étaient pas moins admirables que sous le bistouri. Lorsque, couchés sur une mauvaise paillasse, ils manquaient de toutes ces petites douceurs qui allègent tant la souffrance, pas de plainte, pas d'impatience, mais toujours résignation et courage. Ces conditions morales favorables étaient toutes éminemment propres à seconder les efforts de l'homme de l'art; aussi les résultats furent-ils en général satisfaisants.

Nous ne sommes pas le premier, du reste, à faire remarquer combien les sentiments expansifs du soldat victorieux influent heureusement sur son état sanitaire, soit pour maintenir son économie dans l'état physiologique, soit pour l'y remettre lorsque la maladie l'en a fait sortir.

Les soldats Romains, ou plutôt les hommes de toute nation, qui, recueillis chez nous, recevaient les mêmes soins que les nôtres, étaient en proie à une inquiétude, à un affaissement, bien naturels sans doute, qui ont beaucoup contrarié les tendances salutaires de la nature.

Les hommes qui tombaient dans la tranchée étaient ramassés par leurs camarades, et les chirurgiens là présents pouvaient leur donner les premiers secours, grâce aux ressources du sac d'ambulance qui les suivait toujours, porté par un soldat; puis le blessé était chargé sur un brancard, et le petit convoi se mettait en marche pour l'ambulance, en suivant les nombreux zig-zags des boyaux et des parallèles, afin d'avoir toujours le talus et les gabions entre lui et le feu du rempart.

Nous venons de parler de brancards; mais il ne faudrait pas croire que le service des transports avait été assuré, à l'aide d'un approvisionnement de matériel en rapport avec le nombre présumable des blessés. On ne possédait pas le quart de ce qu'il fallait, et trop souvent on a pu être attristé par l'affligeant spectacle d'un blessé que ses camarades portaient par les quatre membres, sans respect pour ses fractures, ni pour tant de lésions graves qui exigent une foule de précautions. On improvisa bientôt des brancards avec des sacs de campement roulés autour des fusils; mais on obtient ainsi des civières plus expéditives que commodes. M. Volage, chirurgien-major du 13ᵉ de ligne, fit construire, par les tambours laissés à sa disposition comme aides, quatre brancards beaucoup plus convenables, avec des couvertures de campement et des branches d'arbre.

Il faut, dans les moments de bataille, que le chirurgien militaire fasse un peu de tout. Sa mission est difficile et complexe, mais aussi entourée de prestige et de respect, dans ces instants suprêmes. Voici, à ce propos, un fait qui a bien sa signification, et qui nous semble établir une fois de plus cette vérité : le médecin, dont le monde a généralement un médiocre souci, quand ses soins ne sont pas nécessaires, s'entoure au contraire de l'éclat d'un véritable sacerdoce, quand la mort exerce ses ravages et que chacun vit sous son incessante menace.

Quelques hommes du 13ᵉ léger avaient été tués roides, non loin du dépôt de tranchée. Une petite députation se détache et vient trouver l'aide-major Waguette : « Voilà des camarades qui viennent d'aller rendre leurs comptes ; on ne peut pas les enterrer comme des chiens. Venez, major, vous ferez la cérémonie; vous jetterez la première pelletée; et puis, adieu... » La fosse était creusée; Waguette s'approcha de la tombe et prononça ces simples paroles : « Morts au champ d'honneur! Soyons braves comme eux, mes amis, et que Dieu nous garde tous! » L'aide-major jeta la première pelletée; deux soldats remplirent la fosse; puis chacun regagna silencieusement son poste, non sans avoir senti une larme rouler sous sa paupière.

Plusieurs mois après, une voiture voilée de noir traversait lentement les rues de Rome, au roulement étouffé de tambours couverts de crêpes. Un détachement l'escortait, précédé d'un capitaine et de l'aide-major du 13ᵉ léger. La même députation, moins un brave tué dans une tranchée, était encore venue trouver Waguette, et lui avait dit : « Major, aujourd'hui on déterre les camarades pour les porter au cimetière avec les autres ; vous avez fait la première cérémonie ; nous venons vous chercher pour la seconde. » Oh oui! le médecin militaire est le dernier ami du soldat. Lorsque, couché dans un lit d'hôpital, loin de sa famille, le soldat souffre et attend, isolé et triste, mais toujours résigné et patient, que la mort ou la guérison vienne le tirer de son lit de douleur; dites, qui est-ce qui le console et l'encourage, qui est-ce qui soutient son moral par l'espérance, qui est-ce qui l'aime jusqu'au bout et l'accompagne jusqu'au moment suprême? C'est son dernier ami, c'est le médecin militaire.

Quand, dans le combat, un soldat est blessé, il se jette instinctivement dans les bras de son chirurgien. Je lis dans les notes manuscrites de Waguette :

« 17 juin. Une batterie romaine occupe le sommet du mont Pariole. Le 2ᵉ bataillon du 13ᵉ léger reçoit l'ordre de s'emparer de la position. Arrivés au pied du mamelon, les batteries font feu et nous tuent plusieurs hommes. Au cri : *En avant!* la petite troupe, qui s'était inclinée sous la mitraille, se redresse, prend son élan, gravit la pente escarpée et surprend l'ennemi, qui n'a que bien juste le temps d'emmener ses pièces. — Pendant qu'on gravit le mamelon, un carabinier reçoit une blessure ; il se retourne, fait quelques pas vers moi et se jette dans mes bras en s'écriant : Major, à moi, je suis blessé. Pendant que je cherche la balle en promenant ma main sur ses vêtements, je le sens s'affaisser : il était mort. Une balle lui avait traversé la poitrine, dans la région du cœur.

» Au même instant, quelques hommes s'approchent de moi, accompagnés d'un sergent, et m'offrent, au nom des carabiniers du 2ᵉ bataillon, le sabre d'un officier d'artillerie romain qu'ils venaient de tuer. »

Mais pendant que nous nous attendrissons à ces épisodes, les deux ambulances quittent la grotte et suivent les tranchées qui mènent à la place. Nous sommes au 21 juin ; la nuit est noire, et l'on marche en silence. On va monter à l'assaut, et l'ambulance est nécessaire tout près de la brèche.

Entre le dépôt de tranchée et le corps de la place se trouvent deux maisons, dont l'une, connue depuis les affaires sous le nom de *maison aux volets verts*, est à 600 mètres du rampart, tandis que l'autre, appelée dans les rapports officiels *maison aux deux portails*, est située un peu plus loin.

C'est derrière la *maison aux volets verts* que les deux ambulances s'établirent. Cette maison, toute criblée de boulets, protégeait complètement contre la canonnade de la place (aucun projectile n'a percé la maison de part en part), et, fort heureusement, les batteries du mont Testaccio, qui eussent pu lui faire quelque mal, étaient alors éteintes. Cependant un boulet brisa le rail d'un caisson, enleva une roue de derrière, tua deux hommes et en blessa un troisième. Pour ne pas attirer l'attention de l'ennemi, on avait eu soin de couvrir les lanternes de compresses mouillées. C'est à cette lueur douteuse qu'il fallut panser les blessés. Mais cette prudente mesure fut un instant oubliée par l'état-major établi au premier étage ; c'est ce qui valut une grêle de projectiles à la *maison aux volets verts*.

Nous eûmes environ 100 hommes mis hors de combat dans cet assaut. A mesure qu'ils avaient reçu les premiers soins, on les évacuait sur le quartier général. M. le sous-intendant Pagès, qui ne quitta pas l'ambulance, veillait à ce que ce service se fît ponctuellement.

Le feu, qui avait commencé à deux ou trois heures du matin, cessa vers huit ou neuf heures, et une chaleur étouffante força l'ambulance à regagner sa grotte.

Le second assaut eut lieu dans la nuit du 29 au 30. C'était la fête de Saint-Pierre, et l'immense coupole de la basilique illuminée resplendissait de mille feux. Mais l'orage s'amasse dans le ciel, le bruit de la foudre se mêle au bruit du canon, et des torrents d'eau inondent la terre. L'ambulance est à son poste, derrière la *maison aux volets verts*. Sa tâche est pénible, car les blessés arrivent en foule ; nous avons près de 130 hommes mis hors de combat, et 30 prisonniers romains viennent encore augmenter la besogne de nos collègues.

A neuf heures du matin les ambulances descendent à la *maison aux deux portails*. On parle de paix ; les feux sont éteints.

Le 4 juillet on s'installa dans la ville prise, au collége romain ; le même soir et le lendemain, plusieurs hommes poignardés furent apportés à l'ambulance.

Le 5, on se hâta de préparer l'hôpital San Spirito à recevoir nos blessés. Le 6, les ambulances de tranchée y transportèrent leurs hommes, et Corviale ne tarda pas non plus à évacuer ses blessés sur Rome.

Nous avons accompagné depuis l'ouverture du premier boyau jusqu'à la brèche, les troupes qui ont fourni des travailleurs pour les tranchées. Nous devons aussi quelques mots sur les dernières opérations de la division de Ponte-Molle. Laissons la parole à l'auteur des notes dans lesquelles nous avons déjà puisé ; rien n'a autant de caractère et de vérité que les simples mots écrits sous l'impression des événements.

« 28 juin. Deux bataillons, après avoir travaillé tout le jour à la tête du pont, partent de Ponte-Molle à sept heures du soir, *sans le moindre moyen de transport pour les blessés*. Nous marchons toute la nuit et nous arrivons à Tivoli à dix heures du matin. Le but de l'expédition était la destruction d'une poudrière ; on ignorait si l'on trouverait de la résistance. La marche a été tellement rapide que beaucoup d'hommes faibles ont été pris de fièvre et n'ont pu suivre le mouvement, malgré les dangers de rester derrière. Ils se sont réfugiés à tout risque dans des maisons isolées, où nous les avons repris le lendemain. Mon chirurgien-major m'avait prêté son cheval ; malheureusement il n'y avait là que pour un malade.

» Après quelques heures de repos en plein midi, on repart pour Rome. A force de sollicitations, j'obtiens du général Sauvan la mise en réquisition de moyens de transport. On nous livre six grands chariots attelés de bœufs à longues cornes. Mes chariots sont bientôt remplis de malades et d'éclopés.

» Quand l'orage éclata, je suivais pédestrement ma pittoresque ambulance, à une heure et demie en arrière de la colonne, faisant sonder les berges dans l'ombre, et mettant à contribution les traînards, pour les faire pousser aux roues de mes prolonges souvent embourbées. L'orage fut terrible ; le ciel était en feu ; les éclairs nous éblouissaient au point de nous empêcher quelquefois d'avancer. Nous étions mouillés jusqu'aux os. La route n'était qu'une mare.

» Pourtant la colonne avançait toujours. Il fallut, à force de coups, faire prendre le trot à nos bœufs. Nous gagnons du chemin. Mais quelle lueur s'élève sur Rome ? la ville éternelle serait-elle en feu ! C'était l'illumination de Saint-Pierre. — A deux heures du matin, nous étions de retour au camp. »

Les statistiques officielles de l'état-major général portent aux chiffres suivants nos hommes mis hors de combat pendant le siège de Rome :

1,004 blessés ou tués,

dont 162 tués sur place (7 officiers),

et 842 blessés (50 officiers).

Malgré tout notre respect pour les chiffres officiels, nous sommes bien obligé de dire que des hommes placés dans des conditions telles qu'ils ont pu apprécier avec rigueur, ne nous ont pas fourni un chiffre aussi modéré que celui de l'état-major.

Les défenseurs de la place, d'après un chirurgien romain qui occupe une position très-élevée dans la société et dans la science, n'auraient pas eu moins de 4,000 hommes mis hors de combat ; ce chiffre nous paraît mériter toute confiance.

Telle est, très-honoré chef, la relation que nous avons pu tracer sur place, en nous aidant des détails fournis par tous ceux qui ont joué un rôle dans ces affaires. C'est bien peu de chose sans doute, surtout au point de vue scientifique ; mais puisque personne n'a tendu la main pour récolter cette riche moisson, les épis laissés sur le champ ne seront au moins pas perdus pour le glaneur.

VI.

Rome, 13 janvier 1850.

LES HÔPITAUX MILITAIRES DE ROME.

A M. Michel Lévy, médecin en chef et premier professeur à l'hôpital militaire de perfectionnement du Val-de-Grâce.

Lors de notre entrée à Rome, dans les premiers jours de juillet, le corps expéditionnaire n'était pas surchargé d'un grand nombre de malades. A l'aide du système des évacuations successives, on avait pu diriger presque tous les blessés sur Civita-Vecchia, sur la Corse et sur la France; et, d'autre part, les fiévreux, qui s'étaient maintenus, pendant le siége, à un chiffre très-modéré, ainsi que nous le verrons dans une prochaine lettre, avaient aussi profité des convois pour quitter le centre des opérations de guerre. De la sorte, il ne fut pas difficile de trouver place pour tous nos malades dans l'*archiospedale del San-Spirito in Sassia*, c'est-à-dire dans le grand hôpital de Saint-Esprit. L'autorité française traita immédiatement avec l'administration, et nos militaires, fiévreux, blessés, vénériens, furent admis moyennant 20 *baiocchi* ou 1 franc par jour. Ce marché n'était pas trop onéreux pour nous, et nous donnait l'immense avantage de trouver de suite toutes les ressources nécessaires au traitement de nos malades. Il se trouvait également avantageux pour l'administration de Saint-Esprit, car elle ne recevait autrefois, pour chaque soldat, que la moitié de cette somme, fournie par le trésor romain, lorsque les troupes du pape n'avaient pas encore d'hôpital spécial.

Nous avons eu à notre disposition, de juillet 1849 à janvier 1850, 800 lits qui, dans les premiers temps, ont presque toujours été entièrement occupés. Le service médical, confié d'abord à M. Lasserre, médecin adjoint, n'a pas tardé à passer dans les mains des médecins du pays; les blessés et les vénériens ont toujours été traités par des officiers de santé de l'armée. Les chirurgiens mili-

27

taires étaient devenus exubérants depuis la prise de Rome, mais les médecins ne pouvaient suffire à tous les besoins.

Ces secours étrangers et l'occupation d'un local dont l'administration échappait à notre surveillance ont été longtemps nécessaires, à cause de la double insuffisance du personnel de santé militaire et des établissements improvisés en hôpitaux. Mais, à la fin de septembre, un certain nombre de médecins de l'armée étant venus renforcer le noyau primitif, de nouvelles salles ayant été ouvertes, enfin le chiffre des malades ayant commencé à décroître d'une manière progressive et soutenue, en octobre, on a pu prévoir dès lors qu'il serait possible d'évacuer prochainement l'hôpital Saint-Eprit. La négligence de l'hygiène, l'insalubrité du site et l'encombrement rendaient cette évacuation urgente. Elle commença vers la fin de décembre, et, le 15 janvier 1850, l'armée française n'avait plus à Rome que des hôpitaux régis par son administration et dirigés par ses officiers de santé.

Certains hôpitaux de Rome sont assis dans des localités si malsaines que le nombre des fièvres gagnées dans les salles mêmes s'élève à un chiffre très-considérable. Instruits par cet exemple et libres à peu près du choix de l'emplacement, nous avons évité les lieux bas voisins du Tibre, et notre attention s'est portée sur le Quirinal, la plus saine des collines romaines. Or l'arête du Quirinal est précisément formée par une foule de couvents qui faisaient bien notre affaire. Il ne s'agissait que de les rendre libres. Pour tout autre vainqueur que nous, c'était la chose du monde la plus facile et la plus expéditive ; mais nous ne sommes plus au temps de notre grand père Brennus, et jamais on n'a vu des maîtres aussi polis et courtois, aussi respectueux et soumis que les Français à Rome. Il n'est pas question de cela, me direz-vous ; soit. Le fait, le voici : Nous nous sommes à la fin emparés des couvents. Certains moines avaient fui ; d'autres, trop au large, s'étaient resserrés dans une aile ; enfin, il faut bien le dire, nous avons eu la hardiesse extrême de faire sortir malgré eux quelques cénobites qui avaient, du reste, de quoi se loger commodément ailleurs. Ajoutons qu'ils rentrent aujourd'hui un peu malgré nous, témoin ce qui se passe à Saint-Dominique, notre meilleur hôpital, que les nobles religieuses commencent à nous arracher pièce par pièce.

Les couvents que nous avons transformés en hôpitaux militaires sont : Saint-Dominique, Saint-André, Sainte-Thérèse, Saint-Bernard. La distribution intérieure, appropriée à la vie monastique, ne l'est guère à l'installation d'un hôpital ; mais il a bien fallu accepter ces nécessités contre lesquelles nous ne pouvions rien. Ces bâtiments consistent surtout en de vastes couloirs, quelquefois en véritables cloîtres, rarement à jour comme nos vieux cloîtres gothiques, mais percés le plus souvent dans le centre des ailes. Sur une paroi ou même sur l'un et l'autre flanc, s'ouvrent une foule de cellules de grandeur variable. Ces cloîtres sont frais l'été, mais ils manquent d'air, et l'odeur qui y règne prévient peu en faveur de leur salubrité. L'hiver, ils sont très-froids, et le vent s'y engouffre

sous forme d'un courant glacial et rapide, quand on ouvre une fenêtre à leur
extrémité pour leur donner un peu d'air. Les cellules sont au contraire trop
chaudes pendant l'été ; l'hiver elles présentent de bonnes conditions. Les cellules
de Sainte-Thérèse ne contiennent qu'un ou deux lits, celles de Saint-Dominique peuvent en recevoir trois, et celles de Saint-André le double au moins.
On s'est fortement élevé en France, dans ces derniers temps, contre les trop
vastes salles d'hôpital ; ici le défaut contraire se fait sentir. Le service est trop
fractionné, la surveillance devient difficile, et les soins sont moins promptement administrés.

Le rez-de-chaussée de ces couvents est la partie qui convient le mieux à l'organisation hospitalière. Les réfectoires, les garde-robes, les parloirs, les salles
d'assemblée, ont des dimensions fort convenables dans tous les sens. Nous
avons aussi trouvé dans les cuisines une installation qui nous a sauvés de
travaux longs et coûteux. Les vastes marmites, destinées à nourrir un grand
nombre de religieux, ont assez de capacité pour suffire à tous les besoins des
hommes hospitalisés. Enfin des lavoirs, des buanderies, des séchoirs, des eaux
courantes se sont aussi rencontrés fort à propos.

Outre des cours assez spacieuses, les couvents du Quirinal possèdent de
beaux et vastes jardins, divisés en carrés par des bordures de buis hautes et
épaisses, ombragés par de magnifiques orangers, égayés par le murmure des
fontaines et des eaux jaillissantes se jouant dans des bassins de marbre. C'est à
donner envie de se faire religieux.

Non-seulement les malades trouvent dans ces jardins une promenade au
grand air ; mais la verdure, les fleurs et les fruits, les bruits de l'eau, ont en
outre quelque chose qui les charme, les occupe et les attache. Il ne faut rien
négliger quand il s'agit de prévenir la nostalgie toujours prête à se glisser dans
le cœur du soldat éloigné de sa patrie, lorsque la maladie affaiblit son moral et que
la souffrance lui fait sentir plus vivement qu'il est loin des doux soins de la famille.

Le couvent de Saint-Dominique constitue notre meilleur établissement hospitalier. Nous consacrerons quelques mots à sa description. Il est situé vis-à-
vis la villa Aldobrandini Borghèse, sur l'un des points culminants du Monte
Cavallo ou Quirinal. Sa cour principale, ornée d'une belle fontaine, est entourées de galerie soutenues par des pilastres et s'ouvrant sur le parvis central. Au
premier, quatre grandes galeries se joignent à angle droit et permettent de
faire le tour de l'établissement ; 90 portes sont percées sur l'une et l'autre paroi
de ce cloître intérieur. Ce sont les ouvertures de 90 cellules dont les unes
prennent jour sur la cour intérieure et principale, les autres sur les cours extérieures. Ces cellules ne peuvent en général contenir que trois lits chacune. Le
développement des quatre galeries n'a pas moins de 350 pas ; elles ont 6 ou 7
pas de largeur sur une vingtaine de pieds d'élévation. Au deuxième étage existent d'autres cellules plus petites donnant dans des corridors étroits qui s'ouvrent, comme des tribunes, dans les cloîtres du premier.

Les salles du rez-de-chaussée sont belles et spacieuses ; on se proposait de les réserver pour les cholériques, à l'époque où 9 décès dans nos hôpitaux militaires de Civita-Vecchia nous avaient fait craindre l'invasion de l'épidémie.

Au troisième s'ouvrent les beaux appartements de la noble abbesse, tout chatoyants de fresques et de dorures, et dominant Rome aux confins de la vieille cité et de la ville récente. Les officiers malades occupent ce local, et plus d'un bassin détérioré par une maladie criminelle outrage le velours des fauteuils où s'asseyaient les nobles et chastes religieuses.

Il faut bien, honoré et affectionné chef, que je vous dise aussi un mot de la *cucina* et de la *pasticciera* de ces dames ; vous à qui nulle fine observation n'échappe, vous m'en voudriez trop de laisser passer celle-ci. Quel beau tourne-broche il y a dans la grande cuisine ! Il constitue à lui seul une véritable usine. Il est mis en mouvement par une roue à anges sur laquelle tombe un courant d'eau projeté avec force par un tuyau de plomb. La *pasticciera*, pâtisserie, n'est pas non plus une des pièces les moins importantes de l'établissement ; elle contient trois grands fours dont les gueules chaudes ont vomi bien des fois d'excellentes friandises. Mais, ô profanation ! sur les tables de marbre où se roulait le feuilleté, pourrissent aujourd'hui de hideux débris. La *pasticciera* est un amphithéâtre. Si ces dames le savent jamais, quelle désolation ! Cet affreux souvenir leur inspirera bien pour deux jours la haine de la pâtisserie.

J'ai à vous conter maintenant des choses fort tristes. Il fallait bien nous dérider un peu auparavant.

Ce n'est pas le tout d'avoir quatre murs nus, surmontés d'un toit, pour former un hôpital : médecins, administrateurs, médicaments, matériel, voilà bien des choses nécessaires encore. Nos misères vont commencer.

D'abord les officiers de santé militaires étaient en beaucoup trop petit nombre. Mon collègue Beylot a eu, à Civita-Vecchia, jusqu'à 450 malades. Parmi ces 450, 150 arrivaient de Rome en masse ; c'était donc 150 sujets à inscrire, 150 affections à diagnostiquer, 150 prescriptions à formuler, sans préjudice de 300 autres malades qui réclamaient aussi leur part de soins. En vérité, c'est trop demander à un seul homme. On ne saurait se faire une idée du tumulte, des embarras, des difficultés sans nombre qui ont accompagné l'installation de nos hôpitaux ; pas de personnel, pas de matériel, aucune ressource, et pourtant il fallait fonctionner, le temps pressait. Dans ce désordre inévitable, on ne pouvait pas toujours inscrire ses malades, et le médecin manquait de point de repère pour lui rappeler à chaque visite l'affection de chacun des hommes qu'il voyait. La partie administrative n'était pas moins en souffrance ; les corps ne connaissaient pas toujours le nombre de malades qu'ils avaient à l'hôpital, et une foule d'hommes ont été portés sortants par l'administration des hôpitaux, sans avoir figuré sur ses registres parmi les entrants. A Rome, chaque médecin avait communément de 200 à 300 malades. Le service était d'une excessive difficulté. Aussi pouvons-nous dire à juste titre que si les chirurgiens ont eu leur champ de bataille à l'affaire du 30 avril et pendant le siége, les médecins ont également eu le leur au sein de l'endémo-épidémie. Et puisque, dans les premières circonstances, bien des noms, liés aux événements, se sont présentés sous notre plume, nous ne pouvons pas non plus taire ici ceux de MM. Finot, Donzel, Martenet, Mayer, Dussourd, Mollard, Beylot, Garnier, Lasserre et Taboureau.

Dans l'origine de l'installation de nos hôpitaux improvisés, les malades n'ont quelquefois trouvé que de la paille jetée par terre, puis bientôt des paillasses que l'on confectionnait en toute hâte. Des tréteaux, des lits de fer, des couvertures et des draps n'ont pas tardé à compléter le couchage. Mais, pendant plus de quatre mois, au moment de l'apogée de l'endémo-épidémie, on a manqué de matelas. Au commencement de novembre, j'avais encore quelques hommes atteints de fièvre rémittente grave, couchés sur des matelas, dont un simple drap les séparait. A peu près jusqu'à cette époque, les hôpitaux n'ont possédé de matelas que pour un tiers des hommes. Les chemises se trouvaient aussi en nombre trop restreint, de sorte que certains malades dont la chemise était trempée de sueur devaient rester nus dans leur lit. Les draps manquaient également, et l'on attendait trop souvent, pour changer un moribond qui allait sous lui, que les draps étendus dans la cour fussent suffisamment secs.

Malgré notre vif désir de ne pas faire d'opposition, nous devons à la vérité de dire que les mises en réquisition avaient été faites avec la plus blâmable timidité. Dans les casernes, c'était bien pis encore : un sac de campement rempli de paille, une couverture ou même une demi-couverture, composaient tout le couchage du soldat. Dans les corps de garde, sous le portail des églises et des palais, il a longtemps passé la nuit couché sur la dalle froide, exposé à l'humidité du sol et aux brouillards chargés d'effluves pernicieux.

Vers le milieu d'octobre, le choléra s'étant déclaré à Civita-Vecchia, M. l'inspecteur Alquié et les trois officiers de santé en chef, MM. Faure-Villar, Lacauchie et Rollin, renouvelèrent leurs instances d'une manière si pressante, en laissant entrevoir qu'un tel état de choses pourrait amener les plus grands malheurs, en cas d'invasion du fléau, que la municipalité romaine fut mise en demeure de fournir 2,000 matelas et autant de couvertures, dont moitié fut destinée aux hôpitaux, moitié aux casernes. A la fin de novembre, chaque homme avait enfin son matelas dans les hôpitaux militaires du Quirinal.

Sur ces entrefaites, l'hiver arriva, et il fallut songer à chauffer les salles, en y établissant des fourneaux. Ce fut une affaire d'État. La glace couvrait déjà les ruisseaux des rues, et l'on n'avait pas encore de poêles. L'hiver de 1849 à 1850 fut malheureusement le plus rude qu'on ait observé à Rome depuis dix ans. Du 21 décembre au 6 janvier, il gela tous les jours, et les Romains jouirent du spectacle, nouveau pour eux, de la ville éternelle couverte d'une couche de 6 pouces de neige, qui demeura plusieurs jours sur la terre en beaucoup d'endroits. Au milieu de ce grand froid, l'hôpital Sainte-Thérèse n'était pas encore chauffé.

Saint-Dominique était censé l'être, car un poêle était placé à chaque angle des grands cloitres, pour chauffer 90 chambres et un développement de galeries de 350 pas. Ajoutons que ces fourneaux donnaient plus de fumée que de chaleur, et que, le plus souvent, ils n'allaient pas tous les quatre à la fois. Heureusement que l'idée qu'on est chauffé réchauffe un peu l'homme de bonne volonté. Mais les nombreuses bronchites produites par le froid et par la fumée rappelaient bientôt le médecin à la triste réalité.

On a manqué à peu près complétement d'effets d'habillement spéciaux. L'homme qui a froid la nuit s'enveloppe la tête avec un pan de son drap. Le cavalier n'a que sa veste, le fantassin sa capote pour se couvrir, s'il veut se promener, et souvent le soulier ferré ou la grosse botte refusent d'admettre les pieds infiltrés à la suite de vieilles fièvres intermittentes. Voilà donc le malade condamné à garder le lit, et, s'il veut aller aux lieux, à marcher nu-pieds sur les dalles, car, comme on le sait, le soldat n'a pas de chaussettes, et les hôpitaux n'en possédaient que fort peu. C'était réellement fort triste. Dans ces derniers temps, on a pu distraire du matériel envoyé dans la prévision du choléra, un nombre suffisant de chaussettes et même des chemises de flanelle pour les hommes dont la peau a besoin d'excitation et de protection.

Eh bien ! au moment de sa plus grande détresse, le soldat ne se trouvait pas encore trop mal ; il ne se plaignait presque pas. Rien au monde n'est bon comme le soldat ; il est content quand on fait la moindre chose pour lui. Il a compris qu'en campagne on ne peut pas l'entourer de tout le bien-être qu'il trouve en France. Nous, médecin, nous avons été probablement un peu sévère pour l'administration, un peu exigeant envers l'autorité, en nous plaignant toujours, en demandant sans cesse ; mais l'expérience nous a appris qu'il faut beaucoup crier pour être un peu entendu.

Hélas ! le médecin militaire est trop souvent le seul à plaider la cause du soldat ; l'administration des hôpitaux est loin de le seconder. L'heureux consensus qu'on suppose entre ces deux corps n'est qu'un vain rêve ; ils vivent au contraire dans un perpétuel antagonisme, le médecin cherchant avant tout l'intérêt du soldat, l'administration considérant celui-ci comme un numéro, une chose, un colis secondaire, et donnant le rôle principal au matériel. Cet état de choses si déplorable durera tant que la médecine n'aura pas le contrôle direct de l'administration.

Les infirmiers militaires, pour la régénération desquels la GAZETTE MÉDICALE a déjà pris la parole (1849, p. 435, 455), se livrent trop souvent aux plus déplorables désordres. Ils pratiquent en grand le commerce de vivres avec les malades, et le médecin n'est sûr d'aucune prescription. Les abus sont incroyables. Vingt fois peut-être, dans mon hôpital, les infirmiers ont caché à l'avance des seaux d'eau chaude derrière les portes ou sous les lits, et, quand passait la distribution, les ont versés pour allonger la sauce des panades ou des légumes ; se trouvant ainsi nécessairement en bénéfice après la distribution, ils ont tenu un mar-

che public auquel accouraient surtout les hommes à la diète. Ce fait laissera
pressentir les autres et dira assez haut combien est insuffisante la surveillance
administrative.

Parmi les *desiderata* qui subsistent encore aujourd'hui, malgré les améliorations successivement introduites, nous citerons les salles de bains. Les hôpitaux
du Quirinal, contenant environ 1,500 lits, ne possèdent que 5 baignoires, dont
2 à Saint-Dominique et 3 à Saint-André. Aucun appareil à fumigation n'existe
dans ces établissements. Le médecin, si souvent paralysé dans ses efforts, comme
praticien, l'est également comme homme d'étude. Ainsi, après huit mois de séjour en Italie, nous n'avons pas une boîte à autopsie, pas un rachitome, pas un
entérotome. La difficulté des recherches est triplée.

Les hôpitaux du Quirinal contiennent à peu près 1,500 lits, avons-nous dit ; en
voici la répartition :

<pre>
            Saint-Dominique   570
            Saint-André   530
            Sainte-Thérèse   250
            Saint-Bernard   132
                                       ———
                                       1,482
</pre>

A cela, ajoutez 100 lits que nous avons occupés provisoirement à la Trinité des
Pèlerins, et 800 à Saint-Esprit, et vous arriverez au chiffre de 2,382 lits dont l'armée française pouvait disposer à Rome. Le 15 janvier, Saint-Dominique, Saint-
André et Sainte-Thérèse étaient seuls occupés ; on y comptait 678 hommes en
tout, tandis qu'au commencement d'octobre, nous avions 2,100 malades dans les
hôpitaux de Rome.

Civita-Vecchia peut avoir à sa disposition environ 600 lits, et nous possédons,
en moyenne, à peu près 100 lits dans chacun des hôpitaux ou hôpitaux-ambu-
lances de Viterbe, Tivoli, Albano, Montalto, enfin 350 aux dépôts de convalescents de Frascati. Ces différents nombres ajoutés à notre chiffre 2,382, nous donnent un total de 3,732 lits pour notre armée, c'est-à-dire plus de 10 pour 100
hommes d'effectif. On peut conséquemment répondre à presque toutes les éventualités, car, hors des circonstances tout à fait extraordinaires, le nombre des
malades varie, dans l'armée, de 5 à 10 pour 100.

Nous avons nommé le dépôt de convalescents de Frascati. C'est une création
due à M. l'inspecteur Alquié, qui a produit tous les résultats que son auteur en
espérait.

Au cœur de l'été, à l'apogée de l'épidémie, les hôpitaux regorgeaient, de nombreux malades encombraient les casernes, et les hommes qui sortaient de l'hôpital éprouvaient presque immédiatement des rechutes qui les y faisaient rentrer.
On comprend que, plongés continuellement dans le milieu miasmatique, ils

étaient d'autant plus vite repris que, dans leur économie déjà imprégnée, une faible dose de poison suffisait pour faire déborder la mesure.

Il n'y avait qu'un remède à cet état de choses : le changement de climat. Or, aux portes de Rome, à cinq lieues seulement de la ville, s'élève le pâté montagneux d'Albano, dont les rampes se parent de riches cultures et d'ombrages, parmi lesquels blanchissent des villes et de somptueuses villas. Sur ces montagnes, notamment au centre et au nord, règne un tout autre ciel qu'à Rome ; Frascati, par exemple, ne connaît pas l'air empoisonné de la plaine. L'*aria fina* le baigne de ses ondes salutaires ; le teint jaune du Transtévérin y retrouve ses roses ; les fièvres y meurent en accès de plus en plus éloignés, si l'on vient à temps demander la santé à ce climat bienfaisant.

A deux milles de Frascati, en allant vers Albano, on trouve le couvent de Grotta Ferrata, si fameux par la célèbre fresque du Dominicain représentant la guérison d'un enfant possédé du démon. Ce couvent a pu recevoir 225 lits, presque sans gêner les moines. De l'autre côté de la ville, à dix minutes seulement de celle-ci, en se dirigeant vers Monte Dragone, on rencontre Villa-Taverna, domaine des princes Borghèse ; 125 lits furent placés dans le casin de cette propriété. Ces lits n'ont jamais eu de matelas, mais seulement une paillasse, une couverture et des draps.

La promenade libre dut bientôt être interdite aux convalescents, le cabaret et la maraude dans les vignes amenant une foule de rechutes de fièvre et de diarrhée. Tout le jour, ils pouvaient prendre l'air dans les cours, mais les promenades à la campagne se faisaient à heures fixes, sous la surveillance de sous-officiers dont la besogne, assez semblable à celle des chiens de bergers, consistait à éloigner le troupeau des vignes qui tentaient son appétit.

Malgré ces précautions, les rechutes étaient toujours fréquentes, chez des hommes profondément modifiés par le miasme paludéen. Comme Grotta Ferrata et Villa Taverna n'offraient pas les ressources nécessaires pour les soigner, on établit un hôpital-ambulance de 100 lits à Monte Alto, dans les bâtiments, alors abandonnés, de ce fameux collége de la propagande de la foi, dont le but est de former des missionnaires en donnant une instruction spéciale à des jeunes gens de tous les pays du monde.

Cet hôpital a toujours laissé beaucoup à désirer ; pendant bien longtemps, on y a manqué de matelas, et pourtant des hommes bien gravement atteints y étaient reçus, à telle enseigne que la mortalité y a été presque double du chiffre proportionnel des autres hôpitaux.

Frascati et ses villas sont habités pendant les ardeurs caniculaires, et presque délaissés aux approches de l'hiver ; aussi tout y est disposé pour se soustraire à la chaleur, presque rien pour se garantir du froid. En conséquence, l'évacuation du dépôt de convalescents devint nécessaire à la fin de l'automne, d'autant plus que l'hiver est plus rigoureux sur les montagnes qu'à Rome, et que, pendant la saison froide, le séjour dans cette dernière ville n'a rien de dangereux. Enfin, une autre considération engageait à évacuer Frascati : de nombreuses places étaient vides dans les hôpitaux de Rome, et un ordre du général en chef, prescrivant d'envoyer en France tous les hommes qui ne pouvaient pas se remettre, sauvegardait contre l'encombrement et faisait un devoir d'appliquer la mesure à beaucoup des convalescents de Frascati. Le dépôt fut supprimé en décembre 1849.

VII.

Civita-Vecchia, 31 mars 1850.

APERÇU DE L'HISTOIRE MÉDICALE DU CORPS D'OCCUPATION DES ÉTATS ROMAINS.

A M. le docteur Alquié, médecin-inspecteur, membre du conseil de santé des armées.

Dans nos deux lettres intitulées : LA CHIRURGIE MILITAIRE A L'AFFAIRE DU 30 AVRIL, ET APERÇU CHIRURGICAL DU SIÉGE DE ROME, nous avons esquissé les principaux événements de l'histoire du corps expéditionnaire, de manière à faire suffisamment connaître les diverses positions dans lesquelles il s'est successivement trouvé. Nous rappellerons cet historique en deux mots : débarquement de trois brigades le 25 avril 1849 ; malheureuse affaire du 30 du même mois ; l'armée prend des positions, y campe, et se complète par des arrivées de France ; en juin, affaire du 3 et occupation des villas ; ouverture des tranchées, travaux du siége, deux assauts, entrée dans Rome le 3 juillet.

Nous nous proposons, dans cette lettre, de jeter un coup d'œil sur les affections qui ont régné dans l'armée, depuis le débarquement jusqu'aujourd'hui. Nous nous en tiendrons presque toujours aux aperçus généraux, et les détails seuls qui offrent un intérêt spécial trouveront place dans notre esquisse. Les affections endémo-épidémiques nous occuperont surtout ; ce sont celles dont la connaissance importe le plus au médecin d'armée. Chemin faisant, nous établirons un parallèle entre les maladies de l'*agro romano* et celles que nous avons observées en Algérie. Ce rapprochement nous a semblé curieux sous plus d'un rapport.

Afin qu'il soit plus facile de suivre les oscillations de l'état sanitaire, mettons immédiatement sous les yeux le tableau du mouvement des fiévreux dans les hôpitaux. En mai et juin, le seul hôpital de Civita-Vecchia existait ; à partir de juillet, d'autres établissements ont été successivement ouverts. Nous en avons fait l'histoire dans notre lettre précédente.

TABLEAU N° 1.

MOUVEMENT DES FIÈVREUX DANS LES HÔPITAUX DE ROME ET DE CIVITA-VECCHIA.

Mois.	Restants le 1er du mois.	Entrés pendant le mois.	Sortis.	Décès.	Restants le 31 du mois.	Mortalité pour 100 entrés.	Observations.
Mai	000	232	116	5	111	4,1	Les entrées de chaque mois, proportionnellement auxquelles nous établissons la mortalité, sont ainsi obtenues : restants le 1er du mois + entrées dans ce mois — restants le 30 de ce mois.
Juin	111	376	196	7	284	3,4	
Juillet . . .	284	2,558	1,202	84	1,556	6,5	
Août. . . .	1,556	3,801	3,023	159	2,175	4,9	
Septembre.	2,175	2,932	2,681	161	2,265	5,6	
Octobre. .	2,265	1,928	2,374	149	1,670	5,9	
Novembre.	1,670	1,246	1,837	100	979	5.1	
Décembre .	979	1,113	1,532	73	487	4,5	
Janvier. . .	487	662	816	43	290	5,0	
Totaux. . .	9,527	14,848	13,777	781	9,817	Moyenne : 5,0	

Avant le siége et pendant la tranchée, l'état sanitaire a été satisfaisant, malgré les travaux de guerre, malgré les intempéries que subissait le soldat, n'ayant pour abri que la toile d'une tente basse, dans laquelle on ne peut se tenir debout.

Trois causes ont contribué à ce résultat : 1° en mai et juin, la température est sans doute élevée ; mais l'influence endémo-épidémique ne commence à régner qu'à la fin du dernier de ces deux mois. La saison d'été est en outre marquée, à Rome, par des flatulences et une mobilité nerveuses auxquelles le soldat échappait, grâce à sa constitution non modifiée par le climat, et aux occupations physiques qui entretenaient l'activité des fonctions végétatives. 2° Ces travaux ont été incontestablement pour quelque chose dans le maintien de la santé ; car ils n'étaient qu'exceptionnellement poussés jusqu'à la fatigue, et restaient, en temps ordinaire, proportionnés aux forces du soldat. 3° Enfin, l'exaltation dans laquelle l'entretenaient les événements de la guerre lui a donné, pendant cette période, une vigueur temporaire dont le résultat était d'opposer immédiatement une vive réaction à toute cause morbifère qui impressionnait son économie.

Mais le réservoir des forces *in posse* s'épuise par cette continuelle dépense des forces *in actu;* aussi, dès que l'excitation tomba, après la victoire, l'état sanitaire passa-t-il, sans transition, du satisfaisant au pire, le soldat subissant pleinement et sans lutte les atteintes de la saison endémo-épidémique, dont l'ouverture coïncida avec les derniers travaux du siége et l'installation dans Rome.

Voici trois chiffres propres à donner une juste idée de cette mutation subite survenue dans l'état sanitaire.

En mai, 232 fiévreux entrés à l'hôpital ;

En juin, 376 ;

En juillet, 2,558.

Les proportions de ce brusque saut peuvent être amoindries par les considérations suivantes. En mai, l'effectif était peu considérable; en juin, 284 hommes seulement figurent à l'hôpital de Civita-Vecchia; mais plus de 400 hommes étaient malades sous la tente, ou du moins se traînaient, languissaient, ne se soutenant qu'à force d'énergie et de résolution. Dès que les portes de Rome furent ouvertes, ils entrèrent en foule à l'hôpital San-Spirito, qui, dans les premiers temps, reçut plus de 100 fiévreux chaque jour.

Les affections qui régnaient au camp étaient presque toutes d'origine paludéenne. Quelques orages avaient versé des torrents d'eau qui, sur la campagne inculte et à niveaux discordants, s'étaient accumulés en mares temporaires, dans lesquelles l'humidité et la chaleur amenèrent une rapide fermentation. Un jour entre autres, le 6 juin, un si violent orage creva sur le camp, que les travailleurs se trouvaient dans l'eau jusqu'aux genoux, et que le génie fut obligé de faire en toute hâte des saignées, pour dessécher les parallèles, dont les parois menaçaient ruine Les Romains, auxquels l'influence de ces pluies est bien connue, disaient déjà partout que des fièvres nombreuses allaient bientôt paralyser les forces des assiégeants. Nous ajouterons, pour compléter cet aperçu étiologique, qu'à cette époque les rosées étaient quelquefois des plus abondantes, ainsi que nous l'avons vu en parlant de l'ambulance de Corviale. La chaleur sèche et continue de l'été avait donc fait place à ces alternatives de sécheresse et d'humidité qui, comme nous pensons l'avoir prouvé ailleurs (1), en parlant des fièvres d'Afrique, sont les conditions attendues par les laboratoires d'effluves, alors inoffensifs, pour entrer en active fabrication. On sait que la chaleur, l'eau et l'oxygène sont indispensables pour que les combinaisons chimiques travaillent la matière végéto-animale des marais ; or, pendant les ardeurs caniculaires continues et sans rosées, l'un de ces éléments fait défaut, l'humidité, et les campagnes qui entourent Rome ne présentent qu'une surface poudreuse et momifiée pour ainsi dire par les rayons solaires.

Juillet, août et septembre sont certainement l'époque la plus fiévreuse dans l' *Tyro romano*, et l'apogée peut être placé en août, quant à la fréquence et à la gravité des affections miasmatiques. En octobre, la décroissance, qui a commencé à la fin du mois précédent, suit une rapide descente. L'état sanitaire de l'armée a subi des oscillations conformes à ces règles :

---

(1) F. Jacquot, Recherches sur les causes des fièvres a quinquina, etc. (Mémoire présenté à l'Académie, Gaz. Méd., 1848.)

En juillet, 2,558 entrées, 84 décès.
En août, 3,801 — 159 —
En septembre, 2,932 — 161 —
En octobre, 1,928 — 149 —

Si l'on consulte, non plus le nombre absolu, mais le chiffre proportionnel, on arrive à ce résultat, que les affections ont été plus graves en juillet que pendant tous les autres mois : les décès sont montés à 6,5 pour 100 entrées, tandis qu'ils n'ont atteint que 4,9 en août. Cette gravité relative trouve sa raison dans les circonstances suivantes : 1° l'exaltation qui soutenait le soldat pendant le siége, condition heureuse pour le moment, est tombée, faute de raisons d'être, après l'occupation de la ville ; 2° beaucoup de militaires ont lutté contre la maladie, qui, déguisée temporairement par leur énergie, a exercé des ravages dont on s'est aperçu seulement lors de leur entrée à l'hôpital ; 3° enfin les logements ont été, après la prise de Rome, tout ce qu'on peut imaginer de pire : nous pourrions dire que la moitié de la troupe n'était logée que de nom.

En août, les maladies ont atteint un chiffre très-considérable : il y a eu 3,801 entrées à l'hôpital, ou 12 hommes entrants pour 100 d'effectif. Les conditions physiologiques et hygiéniques que nous avons spécifiées ayant subi de notables changements, et le total des affections régnantes ayant surtout été porté haut par le grand nombre de fièvres sans gravité, la mortalité a été, proportionnellement aux entrées, moins forte qu'en juillet, 4,9 pour 100. La proportion a même été plus faible que dans les mois suivants, où elle est représentée par 5,6 en septembre, 5,9 en octobre, 5,1 en novembre, etc.

Pour donner une idée exacte de l'état sanitaire en août, nous devons ajouter qu'outre les malades à l'hôpital, beaucoup d'hommes étaient couchés sur leurs paillasses, dans les casernes. Ainsi, à la fin de ce mois, on comptait 2,175 malades dans les hôpitaux de Bone, et 1,500 dans ce que l'on appelait les casernes, 3,670 malades en tout. En ajoutant les hommes présents aux hôpitaux de Tivoli, Viterbe, Civita-Vecchia, etc., on dépasse 4,000, c'est-à-dire l'effectif étant de 30,000 hommes, 14 malades, à un jour donné, pour 100 hommes valides.

En septembre, il y a eu moins d'entrées à l'hôpital, 2,932 au lieu de 3,801 ; mais comme les hommes qu'on y admettait avaient éprouvé plusieurs atteintes, leur économie, profondément modifiée, ne rentrait dans l'état physiologique qu'après des soins prolongés. Il s'en est suivi que, malgré la diminution des entrées, un plus grand nombre de malades s'est trouvé à la fois présent aux hôpitaux en septembre qu'en août : ainsi 2,175 le 30 août, et 2,265 le 30 septembre.

En octobre, l'influence endémo-épidémique a commencé à perdre de son intensité, et les maladies ont décru d'une manière très-prononcée ; plus tard, la diminution a continué avec plus de rapidité encore. En Algérie, l'état sanitaire ne s'améliore pas si vite, et la plus forte mortalité coïncide souvent avec octo-

399

bre, ce qu'on doit attribuer et à la prolongation du règne endémo-épidémique, et à la gravité des dyssenteries qui sévissent en automne.

Mais les chiffres qui figurent dans le tableau pourraient induire en erreur sur la marche habituelle des maladies de Rome, sur la mortalité dans les différents mois, sur la dégradation de l'endémo-épidémie, si nous n'entrions dans quelques explications à ce sujet. La décroissance a été accélérée par les circonstances suivantes, étrangères à la pathologie : 1° à partir de novembre, le nouveau général en chef Baraguay d'Hilliers a adopté franchement le système des évacuations sur France, et surtout des congés de convalescence, accordés à tous les hommes qui ne pouvaient pas se remettre. 3,000 malades au moins ont été dirigés de Civita-Vecchia sur France, et ces évacuations ont eu lieu surtout en novembre et décembre 1849. 2° L'armée a éprouvé des réductions successives, dont le résultat a été évidemment moins d'entrées à l'hôpital. De 30,000 hommes, elle est descendue à 15,000 en mars 1850.

La proportion des décès, c'est-à-dire la gravité des maladies, n'a pas diminué avec le chiffre des entrées ; nous la trouvons à peu près stationnaire, environ 5 pour 100 entrées, de septembre à janvier. Les maladies chroniques avaient, en effet, remplacé les affections aiguës, et, comme on le sait, la médecine est moins puissante contre les désordres organiques que contre les lésions de fraîche date.

Le tableau suivant, portant sur de courts intervalles, donnera une idée plus complète des oscillations du nombre des malades, d'août 1849 à avril 1850. Il ne concerne que les hôpitaux de Rome, et comprend tous les genres de malades, fiévreux, blessés, vénériens :

TABLEAU N° 2.

1er août	1,274	20 décembre	945
1er septembre	1,781	30 —	749
1er octobre	1,903	10 janvier	700
10 —	2,060	20 —	656
20 —	2,019	30 —	540
30 —	1,732	10 février	416
10 novembre	1,600	20 —	388
20 —	1,514	30 —	381
30 —	1,253	15 mars	341
10 décembre	1,179		

Enfin, les chiffres suivants, extraits des pièces officielles de l'état-major général, sont également nécessaires pour bien apprécier l'état sanitaire du corps d'occupation. En effet, les malades fournis par l'armée ne figurent pas tous dans les hôpitaux de Rome, mais aussi dans ceux de Viterbe, Tivoli, Albano, Civita-Vecchia, Montalto. Frascati ; il en est d'autres enfin qui, évacués sur France, séjournent dans les hôpitaux, ou qui, ayant obtenu des congés de convalescence, sont forcés par une rechute de prendre un lit dans un établissement hospitalier. Le tableau suivant comprend tous les hommes hospitalisés, tant en Italie qu'en France :

TABLEAU N° 3.

	Officiers.	Soldats	Total.
1er juin	21	707	728
16 —	44	1,158	1,202
1er juillet	55	1,591	1,646
16 —	56	2,349	2,405
1er août.	57	3,040	3,097
16 —	57	3,759	3,816
1er septembre. . . .	54	4,096	4,150
16 —	50	4,194	4,244
1er octobre	52	4,340	4,392
16 —	50	4,259	4,309
1er novembre. . . .	53	3,751	3,804
16 —	30	2,131	2,161
1er décembre	30	2,616	2,646
16 —	30	2,131	2,161
1er janvier	27	1,616	1,643
16 —	25	1,050	1,076
1er février	22	905	927
16 —	22	784	806
1er mars	23	633	656
16 —	25	635	660

Le service chirurgical a tenu le premier rang après l'affaire du 30 avril ; les ambulances actives, Civita-Vecchia, Bastia, Toulon, ont coopéré, à différents degrés, au traitement des blessés. Pendant le siége, il a conservé à peu près la même importance relative; mais dès l'entrée à Rome, il s'est entièrement effacé à un plan très-reculé devant le nombre et la gravité des affections médicales. Il en est toujours ainsi; les guerres de l'empire n'ont pas fait exception.

Les blessés n'ont pas dépassé à Rome, pendant l'occupation, la moyenne de 100. La mortalité a varié de 1 à 5 par mois.

La syphilis a suivi une progression ascendante, dont les termes, partant de 0, ont atteint pour un moment, au bout de quelques mois, le chiffre 300. Le chiffre des hommes affectés a toujours été proportionnellement moins élevé (excepté pour les officiers) que dans certaines villes de France, qu'à Lyon par exemple. A l'armée des Alpes, la troupe a été également plus maltraitée qu'à Rome; mais la gravité des syphilis est plus grande dans cette ville qu'en France. Nous appelons avec insistance l'attention sur les points suivants : à

Rome, les accidents consécutifs, les syphilides surtout, se manifestent avec une rapidité à peu près sans exemple chez nous ; les uréthrites sont rares comparativement aux chancres ; les bubons d'emblée ont été fréquemment observés ; les bubons ouverts revêtent souvent le plus mauvais caractère. Il y a certainement dans cette marche spéciale, dans ces caractères insolites, matière à un travail des plus intéressants.

Nous avons eu très-peu de gales parmi nos troupes. Nous rappellerons, pour établir une comparaison, qu'à l'armée des Alpes elles ont été, dans certains corps, d'une extrême fréquence.

Après avoir esquissé, avec l'aide des statistiques, la marche générale de l'état sanitaire, faisons ressortir quelques groupes, abordons chaque affection en particulier. Mais il est auparavant nécessaire de dire un mot des conditions hygiéniques que le soldat a rencontrées lors de son installation dans Rome.

Pour se reposer de ses labeurs, il n'a trouvé que la dalle des portiques et le pavé des rues. Mieux valait le campement sur les collines assez salubres qui flanquent la ville au N.-O. Après quelque temps, des cloîtres, des couvents, des églises, des portiques ouverts, les humides rez-de-chaussées des palais, lui ont été assignés comme casernement. Mais plusieurs nuits passées en plein air, dans un pays où l'on redoute à si juste titre les miasmes, dangereux surtout au lever et au coucher du soleil, avaient suffi pour répandre partout le germe des fièvres paludéennes. D'ailleurs, ces conditions funestes se perpétuèrent en grande partie : des galeries à jour, des salles voûtées et humides, furent conservées comme casernes ; dans les corps de garde, dans les postes, le soldat n'eut pour se coucher que son sac de toile étendu sur la pierre ; dans les longs corridors des couvents, qui constituaient les chambrées, son couchage se composait de ce même sac plus ou moins rempli de paille ; certains corps ont manqué de paille plusieurs semaines. Une couverture de campement complétait d'ordinaire le lit (1). Après quatre ou cinq mois seulement, des tréteaux isolèrent du sol toutes les paillasses. Bien tardivement, le soldat eut enfin un couchage complet.

Les choses se trouvaient dans cet état : sites insalubres, voûtes humides ou combles à température de fournaise, hommes entassés les uns sur les autres, salles trop étroites, hôpitaux regorgeant, malades à l'hôpital, malades à la caserne, malades partout, quand vous êtes arrivé à Rome, muni de pouvoirs très-étendus. L'autorité ne connaissait pas toute la grandeur du mal ; il lui échappait qu'aux deux mille et quelques centaines d'hommes couchés dans les établissements hospitaliers, il fallait en ajouter quinze cents autres, dont plusieurs n'étaient pas moins gravement affectés.

La mission fut longue et difficile, mais fructueuse, car les casernes s'élargirent, les hôpitaux se multiplièrent, le dépôt de convalescents de Frascati fu'

---

(1) Pas toujours, près de 6,000 couvertures ayant été perdues depuis le débarquement.

créé, les sites furent mieux choisis, les couchages améliorés, l'encombrement cessa en partie, le personnel de santé s'augmenta par de nouvelles arrivées, et bientôt tout fonctionna aussi régulièrement qu'on pouvait l'espérer dans les circonstances.

Le régime alimentaire du soldat l'aida à lutter contre les influences hygiéniques défavorables qu'il subissait. Il était plus réparateur et plus excitant qu'en France : du café, du vin, du riz, des légumes, avaient été ajoutés à la ration ordinaire. La ration de viande fut même portée de 250 à 3½0 grammes, pendant quelque temps, d'après vos conseils, dans les régiments dont les finances permettaient de réaliser cette amélioration.

Avant de reprendre chaque affection en particulier, un coup d'œil sur la physionomie générale du règne pathologique nous paraît indispensable.

En entrant dans les hôpitaux de Rome, en septembre, nous avons été immédiatement et vivement frappé de la ressemblance des maladies avec celles qu'on observe à pareille époque dans l'Afrique septentrionale. C'étaient bien les mêmes hommes, avec leur habitude extérieure paludéenne si caractéristique, avec leur anémie, leur bouffissure, leur facies plombé, mat et jaunâtre, leur apparence cachectique. Ce premier coup d'œil ne nous avait pas trompé : l'influence miasmatique sévit sur Rome, et surtout sur sa campagne, avec autant d'intensité que dans les régions les plus insalubres du littoral algérien. Mais un examen plus attentif, un regard rétrospectif et l'observation ultérieure ont bientôt mis en relief deux faits capitaux que nous énonçons ici, sauf à y revenir plus tard : 1° Les diarrhées et surtout les dyssenteries sont infiniment moins graves et moins communes, pendant la saison d'automne, dans l'*agro romano* qu'en Algérie, et les affections hépatiques, soit isolées, soit concomitantes de la dyssenterie, sont également beaucoup plus rares. Sous ce double rapport, l'état sanitaire de la population civile a été parallèle à celui de l'armée. 2° Par opposition, la fièvre typhoïde est loin de disparaître, à Rome comme en Algérie, du cadre des affections régnantes.

Les maladies peuvent être ainsi rangées par ordre de fréquence : fièvres à quinquina, qui ont constitué les trois quarts du nombre total, flux intestinaux, fièvre typhoïde.

A défaut de statistique générale indiquant la maladie de tous les hommes admis dans les hôpitaux, le tableau suivant pourra nous guider dans notre appréciation ; il comprend la mortalité par mois et par genre de maladie, dans les hôpitaux de Saint-Dominique, Saint-André, Sainte-Thérèse. Ces documents ont été puisés dans le registre des décès tenu par l'administration ; le nom de la maladie est celui même que le chef de service a inscrit sur le billet de mort. Ce tableau ne permet pas de comparer les diverses maladies sous le rapport de leur fréquence relative, mais bien sous le point de vue de leur gravité respective ; il met aussi en évidence les différentes phases qu'ont parcourues ces affections.

MORTALITÉ DANS LES HÔPITAUX SAINT-DOMINIQUE, SAINT-ANDRÉ, SAINTE-THÉRÈSE.

MALADIES.	Juillet.	Août.	Sept.	Oct.	Nov.	Déc.	Janv.	Totaux.
Fièvre typhoïde. . . .	4	41	54	18	10	3	2	132
Fièvres pernicieuses.	14	43	23	7	7	11	1	106
Diarrhée chronique .	1	2	10	23	28	25	16	105
Dyssenterie.	1	2	6	8	8	10	3	38
Cachexie paludéenne.	»	»	»	1	5	3	1	10
Pneumonie.	»	»	1	»	2	1	5	9
Fièvre bilieuse. . . .	1	3	1	»	»	»	»	5
Phthisie	»	»	»	2	»	1	2	5
Péritonite.	»	1	»	»	2	»	1	4
Variole	»	•	»	»	2	1	1	4
Hépatite	»	»	1	1	»	»	1	3
Congestion pulmon .	»	»	»	»	2	»	»	2
Gastro-entérite. . . .	1	»	»	»	»	»	»	1
Scarlatine.	»	»	»	1	»	»	»	1
Pleurésie.	»	»	»	»	1	»	»	1
Asphyxie.	»	·	1	»	»	»	»	1
Érysipèle facial. . . .	»	»	»	•	1	»	»	1
Gangrène du pénis. .	»	»	»	»	»	1	»	1
Non indiquée.	»	4	3	4	»	»	»	11
	22	96	100	65	68	56	33	440

440

Les fièvres à quinquina, les dothinentéries, les flux intestinaux, les affections pulmonaires, ont suivi une marche distincte et indépendante, et ont présenté une période d'augment, une apogée, une période de décroissement. L'époque de maximum d'intensité des fièvres paludéennes a été le mois d'août; celle des fièvres typhoïdes, le mois de septembre; celle des flux intestinaux, octobre et novembre; enfin celle des affections des organes respiratoires, les mois d'hiver.

Les maladies qui ont causé le plus de décès devraient être ainsi rangées, en consultant le tableau : flux intestinaux, fièvre typhoïde, fièvres de marais. Nous allons démontrer, en abordant chaque affection en particulier, que l'intoxication paludéenne, sous forme d'accès pernicieux ou de cachexie, occupe en réalité le premier rang, et qu'à une assez grande distance au-dessous d'elle, arrivent les flux intestinaux et les dothinentéries, dont le chiffre est exagéré dans ce tableau.

Les fièvres à quinquina ont dominé, avons-nous dit. Sur toutes les maladies régnantes, le génie paludéen a jeté une teinte uniforme, sur laquelle les individualités morbides ne tranchaient que comme des nuances. Dans la saison endémo-épidémique, les pyrexies miasmatiques ont absorbé les autres affections plus complétement encore qu'en Algérie, puisque, ainsi que nous l'établirons plus tard, les flux intestinaux, surtout les dyssenteries, se sont toujours tenus à un rang inférieur.

Le relevé suivant, portant sur le mois de septembre, formulera plus nettement la fréquence relative des diverses affections : sur 2,932 entrées pour fièvre, blessures, syphilis, on a compté 1,889 pyrexies paludéennes, dont 202 pernicieuses ayant causé 42 décès, et 392 diarrhées ou dyssenteries, suivies de 23 décès; enfin 651 maladies diverses, internes ou externes.

Cherchons maintenant à apprécier le nombre des entrées pour fièvre paludéenne, dans les différents mois. Les chiffres précis nous manquent; mais les affections miasmatiques ayant constitué presque toutes les maladies régnantes, nous pouvons accepter, sans erreur notable, les chiffres qui nous représentent les entrées en bloc; ce sont :

En juillet. 2,558
En août 3,801
En septembre 2,932
En octobre. 1,928

Le maximum a donc été au mois d'août. A mesure que la saison s'est avancée, les fièvres de première invasion ont fait place aux fièvres récidivées; en novembre, on n'observait plus guère que des rechutes.

Les corps de troupe constituant l'armée expéditionnaire ont été atteints à des degrés bien différents. Le 66° de ligne a eu en même temps plus de 1,000 malades, dont 700 à l'hôpital, tandis que, dans d'autres régiments, 200 hommes seulement étaient alités. Le 66° a été si maltraité que le nombre des entrées à l'hôpital y a dépassé le double de son effectif; il a perdu plus de 200 hommes. 3 ou 4 hommes par compagnie ont été seuls exempts de la fièvre, pendant son séjour en Italie. Des deux régiments de cavalerie, l'un, le 1er chasseurs, a joui d'un etat sanitaire satisfaisant, tandis que l'autre, le 11° dragons, était décimé par la fièvre. Quelques batteries d'artillerie ont également beaucoup souffert.

On se rend aisément compte de ces différences en considérant les divers lieux occupés par ces corps. Le 66° a séjourné longtemps, à son arrivée à Rome, sur un site réputé des plus insalubres, sur le mont Aventin, près du vieux forum désert, dont le sol est criblé, entre les ruines amoncelées, de nombreuses lacunes qui deviennent autant de foyers miasmatiques; dans des couvents dont les jardins sont pleins de vieilles citernes aux eaux croupissantes et fétides; sous les coups directs des vents méridionaux, qui ont balayé la plaine inculte, ont traversé les marais Pontins et les eaux dormantes d'Ostie; au bord du Tibre, sur un sommet dont le rayonnement nocturne condensait les dangereuses vapeurs; sur la colline Aventine enfin, qui domine la région du Vélabre, vaste marais desséché, quartier insalubre depuis la plus haute antiquité. Les dragons avaient campé à la villa Borghèse, reconnue si malsaine pendant l'été qu'une promenade à cheval, le soir, suffit pour y faire contracter la fièvre, selon le comte de Tournon, l'un des auteurs les plus consciencieux qui aient écrit sur Rome. La fraction d'artillerie qui a le plus souffert a été casernée en dehors de la porte del Popolo, lieux que les habitants désertent pendant la saison endémo-épidémique. L'autorité n'aurait pas dû ignorer le fait suivant, dont la connaissance lui eût dicté une sage abstention. En 1811, sur 80 hommes casernés dans les mêmes bâtiments, 27 étaient morts au bout de trois semaines (1).

La fréquence des fièvres, dans les autres corps de troupe, a été aussi en rapport avec la salubrité des lieux ; mais comme la même troupe a successivement occupé plusieurs stations, il est difficile d'analyser avec rigueur ces influences complexes.

Enfin les corps venant d'Algérie, directement ou après un court séjour en France, ont mieux résisté que les autres aux fatigues et au climat.

Le type des fièvres a été franchement intermittent ou rémittent, rarement continu. Les types quotidien et tierce ont dominé pendant l'été ; le type quarte n'a jamais pris d'extension, même en automne. Les fièvres rémittentes ont été communes ; les fièvres pernicieuses ont fait beaucoup de victimes, ainsi qu'on a pu s'en assurer par le tableau de mortalité par genre d'affection.

Le maximum de fréquence des accès a coïncidé avec les heures les plus chaudes de la journée. Cette loi, établie depuis longtemps par les médecins militaires pour la Grèce et l'Algérie (2), a reçu une nouvelle confirmation dans les États romains, par les recherches de M. Beylot.

L'état saburral des premières voies, l'embarras gastrique et intestinal, ont été observés dans la grande majorité des fièvres. Dans la plupart des cas, ils étaient peu marqués ; d'autres fois ils s'accusaient fortement et s'accompagnaient d'un accablement remarquable et de brisement des jambes, avec céphalalgie peu vive, mais continue. L'embarras des voies digestives est si fréquent parmi les fiévreux fournis par la population civile de Rome et de Civita-Vecchia, que les médecins de ces localités appellent les pyrexies dont nous parlons, non pas fièvres intermittentes, fièvres paludéennes, mais *fièvres gastriques*, donnant ainsi à l'un des éléments non essentiels de la maladie le rôle capital, qu'il ne remplit certainement pas.

L'état bilieux proprement dit a été moins commun et moins prononcé qu'en Algérie ; il s'est manifesté à la fin de l'été et en automne, époque où l'ictère s'est déclaré chez un assez grand nombre de fébricitants. Dans l'Afrique septentrio-

(1) De Tournon, ÉTUDES STATISTIQUES DE ROME, etc., 1831, t. I, p. 203.

(2) Raymond Faure, FIÈVRES DE GRÈCE, etc.; — Maillot, TRAITÉ DES FIÈVRES OU IRRIT. SPIN.; — Finot, TOPOGRAPHIE DE BLIDAH, *in* RECUEIL DE MÉM. DE MÉD. MIL., t. LVI ; — Jacquot et Sonrier, MÉM. SUR LES FIÈV. COMAT. DE SEBDOU, GAZ. MÉD., 1849.

nale, l'état bilieux est souvent lié à une lésion plus ou moins profonde du paren-chyme hépatique, hypérémie active, congestion passive, phlegmasie, abcès ; il n'en a pas été de même à l'armée d'occupation des États pontificaux.

Rarement les fièvres rémittentes ont débuté avec ce type ; d'ordinaire elles se sont montrées intermittentes dès l'origine, puis l'apyrexie est devenue de moins en moins complète entre les accès.

Nous avons déjà dit que les hôpitaux se trouvaient encombrés, et que, dans les casernes, étaient couchés de nombreux fiévreux auxquels il était impossible d'administrer des soins suffisants et opportuns. Avec une médication plus prompte et plus énergique, beaucoup de fièvres eussent sans doute été arrêtées, avant de revêtir le type rémittent, qui en rendait la curation plus difficile.

Les fièvres rémittentes sont assez fréquemment devenues pernicieuses. Les choses se sont alors passées de deux façons : 1° le malade tombait peu à peu, comme par suite de l'épuisement de toutes les forces de son économie, dans une sorte de collapsus ainsi caractérisé : stupeur ; accablement général ; décubitus en supination et immobilité ; affaiblissement de l'intelligence qui l'isolait à demi des objets environnants ; fièvre continue ; redoublements irréguliers, arrivant néanmoins préférablement le soir. La mort ne tardait pas à arriver ; un traitement énergique était loin de la conjurer toujours. 2° Fièvre pernicieuse à forme typhoïde, avec tous les phénomènes précédemment décrits, et de plus fuligo, subdélirium, pétéchies, voire même météorisme, diarrhée, gangrènes, râles pulmonaires.

Cette forme de l'affection paludéenne peut certainement en imposer pour une dothinentérie ; mais une étude attentive des phénomènes, de leur marche, de leur succession, ne permet pas de persister dans une erreur contre laquelle, d'ailleurs, protestent les autopsies. Cette confusion est journellement commise par les médecins de Rome, qui, sous le nom bien vague de *fièvre nerveuse*, englobent et la véritable dothinentérie et la fièvre paludéenne à masque typhoïde. Ne cherchez pas dans leurs écrits le mot *fièvre typhoïde* ; cette affection n'a pas, pour les neuf dixièmes d'entre eux, cette existence à part qu'on lui accorde en France et en Allemagne, par exemple. Il faut bien avouer, du reste, que cette erreur a été partagée par plusieurs médecins de l'armée, que le défaut d'une pratique antérieure en Algérie exposait à une méprise bien pardonnable, et qui, vu le surcroît de besogne du moment, ne pouvaient rectifier leur diagnostic par la nécroscopie (1).

____

(1) Voici une preuve, entre autres, à l'appui de ce que nous avançons. Le grand nombre des fièvres typhoïdes inscrites sur les cahiers qu'on leur transmettait ayant paru extraordinaire à plusieurs médecins qui avaient exercé en Algérie (MM. Mayer, Molard et moi), ils ont fait soigneusement l'autopsie de ceux d'entre ces malades qui sont venus à succomber. À peu près jamais les lésions caractéristiques n'ont confirmé le diagnostic.

Nous avons conséquemment dit avec raison que beaucoup des décès qui, dans le tableau de la mortalité, sont mis sur le compte de la dothinentérie, doivent être éliminés de cette case pour être reportés dans celle des fièvres paludéennes. Ainsi le chiffre 106, qui représente la part des fièvres pernicieuses dans le total 440, est très-certainement bien au-dessous de la réalité.

Bien rarement ces pyrexies ont débuté brusquement par un premier accès pernicieux d'emblée ; elles se sont développées selon un des modes suivants : 1° consécutivement à un ou plusieurs accès intermittents ; 2° dans le cours d'une fièvre rémittente ; 3° après des prodromes ainsi caractérisés : une sorte d'ivresse, céphalalgie, inquiétude, étourdissements, quelquefois frissons et bouffées de chaleur, tremblement des membres, idées sans netteté, un peu de loquacité délirante, ou bien une nuance de somnolence.

Ce court aperçu indique immédiatement de bien simples, mais bien importantes déductions thérapeutiques, qu'il faut saisir et appliquer avec le plus grand soin. Si l'on guérit difficilement les fièvres pernicieuses, on peut, en revanche, les prévenir dans la majorité des cas. Nous avons déjà insisté ailleurs, à propos des fièvres d'Algérie, sur ce mode de développement et sur cette thérapeutique prophylactique (1).

Il est possible de ramener à cinq les formes pernicieuses qui se sont présentées : 1° accès caractérisés par les trois stades exagérés et prolongés, avec prédominance de l'un d'eux, qui s'accompagne de délire et de quelques autres phénomènes variables ; 2° forme comateuse, depuis la stupeur jusqu'au carus ; 3° forme typhoïde, avec ou sans pétéchies, avec ou sans hémorrhagies ; 4° forme délirante et ataxique ; 5° forme algide. Les formes apoplectique, pneumonique, dyssentérique, ont été rarement observées.

Quelques cas de fièvres subcontinues pernicieuses, avec symptômes graves du côté du foie, ont porté l'un des plus habiles médecins de l'expédition, M. Donzel, à croire à l'existence de ces fièvres rémittentes bilieuses des pays chauds, décrites par Twining et Stewardson, dans l'Indoustan et en Pensylvanie. Le parenchyme hépatique était dur, un peu friable, d'une couleur bistrée ou olivâtre. Ces fièvres ont été considérées par les autres médecins de l'armée comme des fièvres pernicieuses subcontinues s'accompagnant de désordres siégeant dans le foie, et ces désordres ont été rapprochés de ceux qu'on rencontre quelquefois dans le cerveau, les méninges, la rate, la poitrine, etc., désordres qui commandent la forme de la maladie, sans autoriser à éliminer celle-ci de la grande classe des fièvres à quinquina.

Nous avons noté un certain nombre de fièvres larvées ; le masque emprunté par la pyrexie paludéenne était le plus souvent une céphalalgie intermittente ou rémittente, accompagnée quelquefois d'étourdissements, d'un peu d'embarras de l'intelligence et d'anorexie. Assez souvent ces accès céphalalgiques ont remplacé

____

(1) F. Jacquot et Sorrier, mémoire cité.

les accès réguliers supprimés par les fébrifuges, et ils se sont quelquefois montrés plus rebelles que ces derniers. Fréquemment aussi les récidives s'annonçaient par ces accès céphalalgiques auxquels la fièvre normale ne tardait pas de succéder, si le médecin n'intervenait pas à temps.

Les récidives ont été d'une déplorable fréquence, et se sont reproduites avec une opiniâtreté désespérante. Nous pensons qu'on ne rencontrerait pas un homme sur douze, n'ayant subi qu'une seule atteinte de fièvre. Quelques-uns ont été repris jusqu'à quinze fois et plus, et chaque rechute se composait d'une série d'accès plus ou moins prolongés. Ces rechutes ou récidives (car il est difficile de déterminer ici si c'est l'une ou l'autre) ont été séparées tantôt par des intervalles irréguliers, tantôt par des périodes régulières variant de quelques jours à un mois. A la caserne, il était à peu près impossible de les prévenir, à cause de la difficulté de suivre les hommes. A Frascati, situé hors de la sphère d'action de l'*aria cattiva*, on a observé beaucoup moins de rechutes qu'à Rome, sur les 825 hommes qui ont été admis au dépôt de convalescents établi dans cette position salubre. Les rechutes n'en ont pas moins atteint 26 pour 100. Aux hôpitaux de Rome, on ne conjurait pas sans difficulté le retour de la fièvre, comme nous allons le voir en entamant le chapitre thérapeutique.

Dans les fièvres intermittentes simples ou accompagnées d'un embarras gastrique très-peu marqué, le sulfate de quinine, à dose variable de 0,3 à 0,6, a parfaitement réussi. Une seule dose empêchait communément l'accès suivant, ou l'amoindrissait beaucoup. Nous devons ajouter que, même dans les cas les plus simples, les évacuants gastriques ajoutent à l'efficacité du fébrifuge, vérité déjà mise hors de doute par les savants travaux de M. Boudin. Un vomitif seul, sans sulfate de quinine, a quelquefois coupé la fièvre pour un temps plus ou moins court.

L'acide arsénieux, à la dose moyenne de 3 centigrammes par jour, aidé ou non de vomitifs, a été employé, à Rome et à Tivoli, par MM. Pasquier et Gougé, qui ont été obligés d'y renoncer pour intolérance ou inefficacité. Nous nous réservons de nous prononcer au sujet de ce médicament, dans un travail spécial, accompagné de 200 à 250 observations recueillies par nous même, dans le service dont nous étions chargé.

Les fièvres rémittentes ont été rarement simples ; presque toujours elles ont marché avec les états gastriques et bilieux. Ces complications et la gravité de ces fièvres ont nécessairement exigé des évacuants et le sulfate de quinine porté à 1 ou 3 grammes par jour. L'expérience a prouvé que si, dans les fièvres franchement intermittentes saburrales et bilieuses, le vomitif est très-utile, mais non indispensable, il y a nécessité d'avoir recours à cette médication dans la fièvre rémittente.

Les médecins de Rome manient les évacuants avec beaucoup de timidité ; une potion avec un gramme de calomel et pareille quantité d'ipéca leur paraît déjà une grande hardiesse. La constitution de leurs malades est bien différente de

celle des nôtres ; là probablement siège la cause de cette différence entre leur
thérapeutique et celle des médecins de l'armée.

Quand même l'état comateux qui succède quelquefois à la fièvre rémittente
ne paraîtrait que la conséquence d'une sorte d'usure des forces et que le
miasme paludéen ne se manifesterait plus par aucun phénomène, il serait encore prudent de continuer le sulfate de quinine. Mais ce fébrifuge administré
seul n'a plus qu'une efficacité douteuse : les toniques, les stimulants, les révulsifs, quelquefois les éméto-cathartiques sont alors indiqués. Un vésicatoire
sur le cuir chevelu nous a rendu grand service dans quelques circonstances.
Enfin il arrive qu'une congestion cérébrale demande une déplétion sanguine
locale ou générale, mais ce cas n'est pas commun.

La base du traitement des fièvres pernicieuses a été le sulfate de quinine,
dosé de 2 à 4 grammes par jour, bien rarement davantage. On s'est bien trouvé
de l'administration du fébrifuge le plus promptement possible, quelquefois
même avant la fin de l'accès.

Quand les voies digestives supérieures ne supportaient pas ce sel, on l'admi-
nistrait en lavement ; l'addition d'un gramme d'éther sulfurique dans l'injection intestinale, nous a paru favoriser la tolérance et exercer une utile modification dans l'économie.

Le sulfate de quinine n'a pas constitué toute la médication ; la forme de la
maladie dicte aussi des indications spéciales. On a recours contre ces phénomènes à une véritable médecine de symptômes. En un mot, le traitement est
double ; à l'aide de la quinine, il s'attaque au fond de la maladie ; armé de
moyens très-divers, il fait la guerre aux accidents, aux localisations. On comprend que, dans les circonstances où la physionomie spéciale de l'accès pernicieux dépend de la dose de poison absorbée ou de troubles purement fonctionnels, la médication dirigée contre le fond puisse suffire seule ; mais quand il
existe des lésions plus ou moins profondes dans les organes, ces désordres ont
évidemment des exigences particulières.

Il va sans dire que, dans tout accès pernicieux, quelle qu'en soit la forme, si la
vie est menacée d'extinction, il faut recourir aux stimulants, aux révulsifs
capables d'empêcher cette funeste terminaison.

Nous avons parlé avec quelques détails de l'état typhoïde qui suit souvent les
fièvres rémittentes. Un assez grand nombre de fièvres pernicieuses revêtent aussi
cette forme, quelquefois d'emblée, mais bien plus fréquemment après un premier accès. A Rome, cet état a été l'un de ceux contre lesquels les efforts du
médecin ont le plus fréquemment échoué. On a, en général, dirigé contre lui le
traitement dont nous avons parlé à propos de la période comateuse qui termine
quelquefois les fièvres rémittentes, traitement qui se compose de sulfate de quinine, puis d'une série de moyens stimulants, révulsifs, perturbateurs. On a cru
bien se trouver de l'adjonction de quelques antispasmodiques, quand le délire
et l'ataxie prenaient un notable développement. La potion composée d'éthe

2 grammes, teinture d'opium 12 gouttes, avec eau distillée de menthe poivrée pour véhicule, ou bien encore le camphre à 0,5 et la teinture d'opium à 12 ou 15 gouttes, sont les médicaments auxquels notre expérience nous porte à accorder le plus d'efficacité. Enfin, l'un de nous, M. le docteur Mayer, à la pratique duquel un long séjour en Algérie donne de l'autorité, a heureusement manié, dans cet état typhoïde, de fortes doses de chlorhydrate d'ammoniaque (1).

Un des traits caractéristiques des fièvres de Rome, c'est leur tendance aux récidives. Celles-ci se manifestent certes avec autant d'opiniâtreté que dans les localités algériennes réputées très-insalubres. Le changement d'air, l'envoi à Frascati, était le meilleur préservatif. Un certain nombre de sujets, après s'être continuellement bien portés sur les collines saines de Frascati, ont vu la fièvre revenir aussitôt qu'ils ont été de retour à Rome. Un écart de régime, un refroidissement, une émotion, ont souvent été les causes occasionnelles de ces rechutes. D'autres fois celles-ci sont arrivées sans qu'on puisse invoquer autre chose qu'une nouvelle absorption du miasme.

Nous avons essayé, à l'hôpital, de prévenir les rechutes, au moyen du régime suivant : alimentation copieuse et substantielle largement arrosée de vin, décoction ou vin de kina (2), vin de gentiane et autres amers, petite centaurée,

---

(1) Quelques médecins italiens, faisant exception à la bonne confraternité que nous avons trouvée chez nos collègues de Rome, ont répandu dans les cafés, dans les officines, chez les perruquiers, le bruit que les médecins français ne savaient pas du tout soigner les fièvres graves d'Italie, et ont crié partout que la mortalité était énorme dans nos hôpitaux.

Et d'abord, les quatre cinquièmes des médecins du corps expéditionnaire avaient séjourné plus ou moins longtemps en Algérie.

Et ensuite arrivons aux chiffres.

Des médecins italiens traitaient des militaires français à Saint-Esprit; les médecins de l'armée étaient chargés d'autres hôpitaux. Les hommes admis des deux côtés se trouvaient dans les mêmes conditions. De part et d'autre, on fournissait des relevés officiels. Or il ressort de ces pièces, déposées au conseil de santé, que la proportion de la mortalité a été plus élevée à Saint-Esprit que dans les hôpitaux du Quirinal.

Nous ne donnerons pas un démenti à la réputation de courtoisie acquise aux Français, d'autant plus que la masse des médecins de Rome, et surtout les plus éclairés d'entre eux, se sont montrés pleins de sympathies. Nous attribuons la mortalité de San Spirito au site insalubre de cet hôpital et à l'encombrement qui y régnait.

(2) Le vin de kina du formulaire des hôpitaux militaires est une mauvaise préparation. Au lieu de le faire par macération, on l'obtient en jetant quelques gouttes

fer, café. Il est arrivé que plusieurs de nos malades recevaient à la fois presque tous ces médicaments. Nous avons eu des succès, mais ils n'ont pas été en rapport avec notre espérance. L'arsenic n'a pas répondu à notre attente. Au contraire, le traitement suivant nous a semblé mériter toute confiance : même régime que ci-dessus, amers, fer, café, quinquina sous un autre forme que le sulfate de quinine, celui-ci épuisant quelquefois son action quand on l'administre journellement ; puis, à l'époque présumée du retour de la fièvre, un émétique ou un éméto-cathartique, et quelques doses de sulfate de quinine, sans discontinuer ni l'alimentation réparatrice ni les amers.

À Rome, on vante les deux préparations suivantes, comme efficaces contre les récidives opiniâtres : 1° poudre, à parties égales, de quinquina et de crème de tartre soluble; 60 grammes, à prendre en cinq jours. Ce médicament, que nous avons donné à 20 grammes par jour, est bien loin de valoir la médication à laquelle nous nous sommes arrêté. 2° Poudre, à parties inégales, de quinquina, valériane, chlorhydrate d'ammoniaque. Nous n'avons pas expérimenté ce composé.

Une vive secousse imprimée à l'économie détruit très-souvent la tendance aux récidives. À Rome, le peuple se débarrasse des fièvres quartes rebelles d'automne, en s'enivrant fortement. Dans notre service, nous avons presque toujours observé qu'une affection grave survenue, pneumonie, variole, bronchite aiguë et profonde, etc., mettait un terme aux récidives. Les flux intestinaux ne nous ont pas semblé remplir le même rôle ; il faut ajouter que ceux-ci étaient le plus souvent symptomatiques de fièvres invétérées accompagnées de cachexie.

L'autopsie a révélé des lésions en rapport avec la forme des accès et les phénomènes présentés pendant la vie ; lésions récentes, peu marquées en général, consécutives ou tout au plus concomitantes de l'accès sous la dépendance duquel on s'est accordé à les ranger. Ce sont des hyperémies sthéniques, des infiltrations ecchymotiques passives, des engorgements, des collections séreuses. La rate a été trouvée d'autant plus développée que la fièvre était plus ancienne ; aussi était-elle énorme chez quelques sujets ayant succombé à la cachexie paludéenne, tandis qu'elle sortait peu des limites normales chez les individus tués rapidement par un accès pernicieux. Dans quelques cas rares, l'organe splénique avait les dimensions physiologiques. La fièvre algide ne laisse souvent que des concrétions fibrineuses dans le cœur ; la fièvre comateuse, de la sérosité dans les méninges et dans les ventricules cérébraux ; la forme ataxique, un peu de congestion cérébrale, et souvent aucune lésion ; la forme typhoïde et putride, des infiltrations ecchymotiques. Mais ces désordres sont trop inconstants pour qu'on puisse, avec quelque sûreté, rattacher une lésion fixe à une forme de fièvre donnée. D'ailleurs ils peuvent entièrement manquer.

---

de teinture de kina dans de gros vin du midi. Pendant quatre à cinq mois, nous n'avons pu avoir que du quinquina gris pour nos décoctions.

Dans la cachexie paludéenne, l'autopsie a révélé : anasarque, hydropisies diverses, engorgement des viscères abdominaux, sang appauvri, souvent lésions intestinales. Nous insisterons ici sur un fait remarquable, sur l'absence de lésions intestinales chez quelques sujets morts de cachexie paludéenne accompagnée de diarrhée séreuse prolongée.

Cette expression *cachexie paludéenne* nous semble caractériser parfaitement l'état dans lequel tombent les individus qui ont subi de nombreuses atteintes du miasme des marais. Cet état, encore incomplétement décrit aujourd'hui, exige un travail spécial, auquel nous comptons consacrer nos soins. Qu'il nous suffise de rappeler ici, pour l'intelligence de ce qui va suivre, qu'il est, en général, ainsi caractérisé : anémie ; teinte mate et jaunâtre de la peau qui devient sèche, pulvérulente, amincie ; langueur de toutes les fonctions ; hydropisies et anasarque ; engorgements abdominaux.

Une première remarque importante est celle-ci : certains individus ont été en proie à la cachexie paludéenne après trois ou quatre rechutes seulement ; d'autres ne l'ont présentée qu'à un faible degré après quatre ou cinq mois de rechutes nombreuses et rapprochées. Ordinairement lente et graduelle dans son développement, elle s'est quelquefois montrée véritablement aiguë et galopante. Nous sommes obligé de nous borner aujourd'hui à signaler ce fait, malgré le haut intérêt qui s'y rattache.

On peut grouper sous quatre chefs les différentes manières dont la mort est survenue chez les individus affectés de cachexie paludéenne : 1º par suite d'une sorte d'épuisement lent, dû en partie à l'incomplète assimilation des matières alimentaires ; 2º par le progrès croissant des collections séreuses et de l'engorgement des viscères ; 3º dans le coma ; 4º par la diarrhée.

Insistons seulement sur la mort par le coma. Nous avons vu des individus vivre un et même deux mois, avec une énorme ascite et une anasarque réellement monstrueuse, contre lesquelles le traitement le plus énergique échouait. L'appétit était conservé ; il y avait souvent un peu de somnolence, conséquence de l'accumulation de sérosité dans les cavités cérébrales ou méningiennes ; puis, sans prodromes, un coma profond survenait, et le malade était enlevé en un, deux ou trois jours. On a souvent pris ce coma entraînant rapidement la mort pour un nouvel accès pernicieux ; or, dans la majorité des cas, il est dû à une rapide augmentation de la sérosité contenue dans les cavités cérébrales et méningiennes. Nous avons déjà relevé cette erreur pour les fièvres d'Algérie.

Quand on s'y prend de bonne heure, on enraye la cachexie paludéenne ; mais lorsqu'elle est profonde et déjà ancienne, on échoue le plus souvent : l'anasarque persiste, malgré les diurétiques ; un régime substantiel, les toniques, les stimulants, amènent une diarrhée qui emporte le malade ; sous l'influence d'un régime sévère, le malade s'affaiblit avec rapidité, le coma et la diarrhée l'enlèvent également ; les purgatifs font tomber les forces ; en un mot, presque toujours on est impuissant à conjurer la mort. La diarrhée séreuse, atonique, qui se déclare dans les derniers temps a surtout fait notre désespoir, rien n'a pu l'arrêter, ni les opiacés, ni les évacuants, ni les toniques à l'intérieur, ni les injections intestinales opiacées et amylacées, ni les astringents les plus actifs, tels que le sous-acétate de plomb dosé de 1 à 10 grammes, ni l'alun, à plusieurs grammes par lavement.

Le traitement auquel on s'est arrêté dans la cachexie paludéenne est définitivement celui-ci : régime réparateur, mais peu copieux, prudent et composé d'aliments facilement digestibles ; quinine de temps en temps ; décoction de kina ; café ; nitrate de potasse ; quelquefois chlorhydrate d'ammoniaque ; surveiller avec le plus grand soin l'intestin, avoir recours aux amylacés opiacés et aux légers astringents, dès que la diarrhée se déclare.

C'est ici le lieu de légitimer une proposition que nous avons avancée dans la première partie de ce travail, savoir que, dans le tableau de mortalité, le chiffre des décès par flux intestinaux doit être diminué au bénéfice du nombre des décès par affection paludéenne. En effet, on a porté morts de diarrhée beaucoup de sujets ayant succombé par suite de flux intestinaux survenus dans la période ultime de la cachexie paludéenne ; or il est bien évident que la diarrhée n'est ici qu'un phénomène, qu'un accident de cette cachexie, et que la table des décès doit inscrire cette dernière affection, et non la première.

Les fièvres à quinquina figureront donc en tête des maladies qui ont régné, et à cause de leur nombre, et à cause de la mortalité résultat de ces affections.

Les diarrhées simples et constituant à elles seules toute l'affection, n'ont été ni graves, ni même très-fréquentes. Peu aiguës, le plus communément elles ont cédé au régime et aux opiacés. Les pilules de Segond, les évacuants, en avaient également raison. Ainsi donc, différence complète entre ces flux intestinaux et les diarrhées liées à la cachexie paludéenne.

La dyssenterie a été beaucoup moins commune et beaucoup moins grave que les flux intestinaux sanglants qui font tant de victimes chaque automne dans nos provinces algériennes. Il y a, sur ce point, une dissemblance radicale entre la pathologie des deux régions ; dissemblance qui n'existe pas seulement pour l'époque dont nous traçons l'histoire médicale, mais qui, d'après divers renseignements, se maintient chaque année, à des degrés divers, dans le pays de Rome et de Civita-Vecchia. Sur un total de 440 décès figurant dans notre tableau, 38 seulement sont dus à la dyssenterie.

Si nous avons constaté un défaut d'analogie entre les dyssenteries des deux contrées au point de vue de la fréquence et de la gravité, nous devons, au contraire, établir un rapprochement sous le point de vue thérapeutique. En Italie, comme dans l'Afrique septentrionale, ce sont les évacuants, aidés quelquefois de l'opium, qui ont rendu le plus de services. Dans les dyssenteries aiguës au début, 4 à 8 pilules de Segond par jour, ou la potion avec 1 gramme de calomel et 1 gramme d'ipéca, ont constitué le traitement le plus communément employé. Cette potion était, quand les circonstances l'exigeaient, répétée le surlendemain, quelquefois même le lendemain. Il nous est arrivé de la prescrire avec succès trois fois dans les six jours. Les doses que nous avons spécifiées ont été fréquemment doublées par M. Mayer, dont la pratique a été heureuse.

Cette méthode, à laquelle on a donné bien des noms : substitutive, perturbatrice, modificatrice, spécifique même, cette méthode a été quelquefois vraiment *jugulante*. Nous nous souvenons avoir eu la hardiesse de l'appliquer sur deux sujets très-affaiblis par des maladies antérieures et pris subitement de dyssenterie qui laissait peu d'espoir ; ils ont été jetés dans un collapsus des plus alarmants, dont ils sont sortis comme par enchantement. Nous ne savons pas trop néanmoins si nous oserions recommencer dans la même circonstance.

Les dyssenteries légères, dans lesquelles une seule potion éméto-cathartique suffit, cèdent également, quoique avec plus de lenteur, aux opiacés ingérés dans l'estomac et injectés dans l'intestin. Mais, dans les cas graves, cette dernière médication est le plus souvent impuissante à arrêter le mal.

Lorsque la dyssenterie aiguë n'a cédé qu'incomplétement aux éméto-cathartiques, la décoction avec 6 ou 8 grammes d'ipéca, est le moyen dont nous avons eu le plus à nous louer, en Italie comme en Afrique.

Les affections hépatiques ont été rares, et l'on n'a pas observé cette remarquable coïncidence entre la dyssenterie et les lésions du foie, coïncidence établie en loi, pour l'Algérie, par nos confrères et amis Catteloup et Haspel. En effet, un relevé des autopsies pratiquées de septembre 1849 à janvier 1850 ne nous a fait découvrir que 3 cas d'abcès du foie. Les hypérémies hépatiques qui surviennent chez un si grand nombre de militaires en Afrique (Haspel), se sont également bien rarement montrées parmi nos troupes d'occupation.

Trois autres rapprochements vont achever le parallèle entre le règne pathologique algérien et romain ; ils sont relatifs aux gangrènes, à la fièvre typhoïde, à quelques accidents qui se rattachent à la congestion cérébrale et à la calenture.

Des gangrènes des plus graves et des plus envahissantes se sont quelquefois déclarées, non-seulement dans la fièvre typhoïde, mais aussi dans les fièvres paludéennes, voire même pendant la convalescence. Elles ont siégé aux lèvres, au pénis, sur les vésicatoires. Ces accidents ne sont pas rares dans les hôpitaux civils de Rome, et ils étaient autrefois plus fréquents encore. Or, plusieurs médecins de l'armée d'Afrique, entre autres M. Haspel pour Maskara, ont signalé de pareilles gangrènes dans les fièvres automnales.

Nous serons bref au sujet de la fièvre typhoïde. Nous avons exposé les motifs qui nous portent à rétrécir beaucoup le nombre de celles qui figurent sur la table de mortalité ; mais il n'en reste pas moins, d'après les autopsies, un nombre de dothinentéries proportionnellement plus considérable que cela ne s'observe en Algérie. Ce fait est peu significatif, en ce qui concerne nos militaires arrivés de France depuis quelques mois seulement. Il faudrait faire des recherches dans la population civile, si l'on voulait recueillir quelques chiffres propres à éclairer la question de l'antagonisme entre l'imprégnation paludéenne et la dothinentérie. Ces recherches sont à peu près impossibles, à cause de l'extension du mot *fièvre nerveuse*, que les médecins de Rome appliquent à la fièvre typhoïde proprement dite, et aux fièvres paludéennes de forme typhoïde. Nous avons dû conséquemment nous borner à consulter les autopsies; or, dans la population civile, la nécroscopie montre assez fréquemment des plaques gaufrées et réticulées, lésions décrites dans le recueil d'anatomie pathologique du professeur romain Folchi (1), médecin du grand hôpital de San-Spirito.

Rien de particulier au sujet des vraies fièvres typhoïdes qui ont régné sur nos militaires. Le traitement par les évacuants a été généralement suivi. L'autopsie a dévoilé les lésions dothinentériques qui caractérisent anatomiquement cette affection.

Dans les marches forcées en plein été et au milieu du jour, surtout dans celles qui ont amené précipitamment certains corps sous les murs de Rome, en juin, on a observé des accidents semblables à ceux qui se développent quelquefois en Algérie sur une plus grande échelle : nous voulons parler de ces subites congestions cérébrales et pulmonaires qui font tomber tout à coup les hommes, et de ces délires souvent furieux auxquels, dans un autre travail, nous avons donné le nom de *calenture de terre* (2). Si nous appelons ici l'attention sur ces accidents, c'est parce qu'on serait peut-être tenté d'en faire un état pathologique particulier à ce climat d'Algérie tant décrié. Mais ces phénomènes ont été même observés en France, dans des circonstances nombreuses.

Les courtes descriptions que nous avons consacrées aux fièvres paludéennes, aux flux intestinaux et à la dothinentérie, ont épuisé tout ce qui est relatif aux affections qui se sont réunies en groupes nombreux pendant la saison endémo-épidémique. Les autres maladies qui figurent dans notre table de mortalité, ne sont que des faits pathologiques isolés, qui ne peuvent trouver place dans une esquisse générale aussi rapide.

Un mot, cependant, sur les affections pulmonaires. Les phlegmasies de la séreuse et du parenchyme, à peu près inconnues pendant la saison chaude, se sont déclarées en automne et en hiver. Septembre nous a donné 1 décès; octobre, 0; novembre, 3; décembre, 1; janvier, 5. La congestion pulmonaire a fait deux victimes en novembre; nous avons perdu 5 hommes de phthisie pulmonaire, 2 en octobre, 1 en décembre, 2 en janvier. Ces chiffres ne peuvent donner aucune idée de la fréquence des maladies des organes respiratoires en automne et en hiver; ajoutons, pour compléter, que les phlegmasies pleuro-pneumoniques ont été communes, et que la bronchite, souvent très-aigue, a pris un développement à peu près aussi considérable qu'en France à pareille époque. Il ne pouvait pas en être autrement, par l'hiver exceptionnel qui a régné à

---

(1) Folchi, EXERCITATIO PATHOLOGICA, SEU MULTORUM MORBORUM HISTORIA PER ANATOMEN ILLUSTRATA, 2 vol. in-8°, Rome.

(2) F. Jacquot, LETTRES D'AFRIQUE, lettre VI, GAZ. MÉD., 1846.

Rome en 1849-50, chez le soldat mal abrité dans ses casernes, et enfumé bien plutôt que chauffé dans les hôpitaux militaires.

Deux affections épidémiques, et réputées contagieuses par bon nombre de médecins, ont fait une courte apparition en Italie et se sont éteintes sans prendre de l'extension ; ce sont : la méningite cérébro-spinale, dont on a observé trois cas mortels dans les hôpitaux de Rome en février 1850, et le choléra asiatique qui, sans gagner Rome, a fait neuf victimes à l'hôpital militaire de Civita-Vecchia, et quelques autres seulement dans la population civile. Il ne rentre pas dans l'esprit de cet aperçu général d'exposer et de discuter ici les faits à l'aide desquels on pourrait établir son importation de France à Civita-Vecchia.

VIII.

A mon frère, Léon Jacquot, capitaine d'artillerie.

Naples, 10 mars 1850.

Nous nous sommes croisés sur la mer, sans nous en douter, sans nous voir. La bataille était finie, tu revenais ; pour moi la bataille commençait, l'épidémie était dans son plein, et j'allais. Mais hélas ! le premier de ceux auxquels mes soins eussent été nécessaires, c'était toi, qu'une fièvre pernicieuse avait mis à deux doigts de la tombe.

Tu te désoles fort de la maladie qui t'a empêché de parcourir les environs de Rome, plus beaux de souvenirs que de réalité, de voir le ciel étincelant de Naples, la rade aux eaux bleues si transparentes, le Vésuve avec son panache de fumée, et Pompéia surtout, cette ville merveilleuse sortant toute fraîche de son linceul, après deux mille ans.

Eh bien ! si tu veux, nous allons visiter ensemble la vieille cité. Nous la verrons en médecins, en hygiénistes ; mais les feuillets de mes livres, usés par tes doigts curieux, me disent assez que cette excursion ne te portera pas sur une terre entièrement étrangère.

Prenons le chemin de fer ; nous avons une journée bien remplie ; il faut gagner du temps. Ne nous amusons pas en route. Voilà cependant, sur le bord du chemin, Resina, bâtie sur l'antique Retina, l'une des villes englouties par les déjections du Vésuve ; puis nous arrivons à Portici, auquel Herculanum, saisi par les laves, fournit des fondements aussi durs que le roc. Nous passons devant la petite ville de Torre del Greco, et, quelques instants après, aux portes de Torre del Annunziata. Bientôt les wagons s'arrêtent ; nous sommes au but. D'un côté de la route s'élève un talus qu'il faut gravir ; ce sont les terres et les cendres qui encombraient les rues de Pompeï, remplissaient ses places et ses maisons, et recouvraient ses plus hauts édifices.

Pompéia ! que d'émotions dans ce seul mot, rappelant une des plus terribles catastrophes qui aient épouvanté le monde ; et, en même temps, que de désirs ce nom fait naître, comme il excite la curiosité, combien il évoque de souvenirs ! Le suaire a si bien conservé le cadavre de la vieille cité, qu'on peut aujourd'hui assister à une partie des scènes qui se passaient il y a deux mille ans. Mais tâchons de ne pas oublier que nous sommes médecins, et faisons un choix parmi les vives impressions qui vont nous assaillir en foule.

Pompéia, aujourd'hui Pompéi, fondée par les Pélasges et les Tyrrhéniens, dans une antiquité reculée, était une ville riche et commerçante, située à l'embouchure du Sarno ; la mer baignait jadis ses murs, mais les atterrissements et les matériaux vomis par le volcan ont avancé le rivage en empiétant sur le golfe. Bouleversée, en 63 de notre ère, par un tremblement de terre, elle se relevait de ses ruines, quand, en l'an 79, le Vésuve engloutit, sous des montagnes de cendres et de lave, Pompéia, Herculanum, Stabies, Ophlonte et Retina. La coulée de lave ne prit pas la direction de Pompéia ; celle-ci fut assaillie par une pluie de cendres et de vapeurs aqueuses qui, en se condensant, formaient un mastic avec la cendre. Une grande partie des habitants parvinrent à se sauver ; on rencontre pourtant des squelettes épars dans les maisons, et on en a découvert des groupes nombreux dans la caserne des soldats, et dans les caves de la villa suburbaine d'Arrius Diomède.

Un tiers de la ville est déblayé. Du haut du rempart, découvert dans tout son périmètre, qui a 3 milles, on peut jeter un coup d'œil d'ensemble sur les dispositions gérérales. La ville se développait sur un terrain dont la pente allait mourir dans la mer. Des rues bien percées la traversaient dans toute sa longueur, témoin la voie de la Fortune, qui va de la porte d'Herculanum à la *porta Nolana*. Les rues sont presque toutes longues, larges, tirées au cordeau ; on voit très-peu de ruelles étroites et tortueuses. Le pavage consiste en grandes dalles de lave. L'air circulait d'autant plus librement dans ces amples canaux, que les maisons n'avaient qu'un seul étage au-dessus du rez-de-chaussée. Des carrefours et des places s'étendaient entre les îlots de maisons ; deux de ces places sont aujourd'hui déblayées, le grand forum et le forum triangulaire. D'autres espaces libres se rencontraient à chaque pas dans la ville, grâce au mode de construction usité dans ces temps-là : presque tous les monuments publics, larges et spacieux, étaient à ciel ouvert ; on ne trouvait d'abri que sous le péristile qui les entourait, et dans quelques emplacements intérieurs, par exemple dans la *cella* des temples. La basilique, tribunal où se débattaient publiquement les affaires : la caserne des soldats, qui peut bien avoir été aussi un marché ; les temples nombreux éparpillés dans les divers quartiers de Pompéia ; tout, jusqu'au lavoir des prêtres, jouait un rôle important dans l'économie hygiénique de la ville, en remplissant l'office de réservoirs dans lesquels l'air jouait avec liberté. D'ailleurs Pompéia, légèrement bâtie en amphithéâtre et regardant le nord, était balayée par les vents salubres du septentrion, que les monticules de Baïa et de Mysène ne peuvent arrêter, à cause de leur éloignement et de leur peu d'altitude.

L'origine si ancienne de Pompéia, et sa destruction avant que le régime romain eût notablement modifié la ville, expliquent une particularité qui étonne de prime abord, quand on se reporte aux cités élevées plus récemment et de toutes pièces par les descendants de Romulus : nous voulons parler de l'absence presque complète d'égouts et de conduits souterrains à Pompéia, en opposition avec l'abondance de ces substructions dans les villes romaines. Les eaux pluviales, descendant des rues et vomies par les dégorgeoirs des maisons, n'étaient pas absorbées, d'espace en espace le long de la voie publique, par les bouches béantes des égouts ; elles se ruaient, comme de véritables torrents, dans toute la ville, quand une des averses diluviennes de l'hiver venait à répandre beaucoup d'eau en peu d'instants. Aussi un mode de construction tout particulier a-t-il été nécessaire pour remédier à ces graves inconvénients. De larges trottoirs s'alignent de chaque côté de toutes les rues ; ils ont 2 et jusqu'à 3 pieds d'élévation, surtout dans les carrefours vers lesquels convergaient les ruisseaux débouchant de plusieurs rues. Mais ce n'était pas tout de permettre au passant de longer les maisons, à l'aide d'un trottoir suffisamment exhaussé pour le mettre à l'abri de l'eau ; il fallait lui donner le moyen de se transporter d'un ilot à un autre. Or l'enjambement des rues torrentueuses était facile, au moyen de larges pierres plates, un peu moins élevées que les trottoirs, et disposées d'espace en espace sur la voie publique. Ces pierres forment de véritables petits ponts qui n'auraient que des arches sans tablier ; elles sont disposées par lignes de deux ou trois, et quelquefois on n'en trouve qu'une seule, dans les ruelles étroites. Ce système réunissait un triple avantage : l'eau s'écoulait entre les piliers ; la circulation des chars n'était pas interrompue ; l'habitant pouvait traverser la rue à pied sec. Pompéia, lorsqu'un réseau de torrents enfermait tous ses ilots de maisons, devait momentanément offrir en miniature l'image de Venise.

Des empreintes, qu'on dirait d'hier, sillonnent les rues et les trottoirs. Ici c'est l'ornière tracée par les roues ; sur les espaces découverts, les chars, libres dans leur course, n'ont pas laissé de vestiges ; mais les roues, obligées de passer entre les pierres plates, ont profondément fouillé la lave des pavés. Le trottoir est également creusé en rigole , par la continuité du passage des piétons, dans les rues les plus fréquentées ; c'est même là, avec l'abondance des boutiques sur rue, un bon moyen de déterminer le mouvement de la population dans les différents quartiers. Tout a l'apparence de l'actualité à Pompéia ; en passant devant les maisons, on reçoit encore le bonjour du maître, car on lit à chaque pas sur le seuil des portes : *Have* ou *Vale*.

Nous devons citer, au nombre des mesures de police sanitaire, le soin de reléguer le cimetière hors de la ville. La voie des Tombeaux, qui part de la porta Herculanea, est certainement une des plus curieuses de Pompéia, avec ses monuments funèbres de toute forme, en pierre et en marbre, qui s'élèvent de chaque côté de la route. Un monument était destiné à un personnage célèbre, ou bien à une famille, ou encore à la population en général. On montre le *columbarium* des gladiateurs, et une vaste cour, qui semble avoir été le premier cimetière.

Il n'était pas si urgent que chez nous de rejeter les cimetières loin de la ville, à cette époque où l'usage voulait qu'on livrât les cadavres au bûcher, pour en recueillir seulement les cendres dans les urnes funéraires. On a trouvé à Pompéia une grille de bronze, recouverte d'un tissu d'amiante dans lequel on mettait le corps exposé aux flammes du bûcher. Toutes les familles ne suivaient pas cette coutume ; quelques-unes conservaient les cadavres entiers : c'est ainsi qu'on a découvert, dans la voie des Tombeaux, des squelettes adossés aux parois du caveau sépulcral. La même exception s'est perpétuée à Rome : les tombeaux de la famille Scipion recélaient des cadavres entiers. Pline et Cicéron nous apprennent, du reste, que l'usage de cette illustre maison n'était pas de brûler la dépouille des morts.

Sur la voie des Tombeaux de Pompéia, les habitations des vivants se mêlaient à la dernière demeure de leurs ancêtres ; le champ de repos était animé par des auberges, des jardins et des maisons de plaisance, au nombre desquelles nous citerons la villa urbaine de Diomède, l'une des plus vastes et des plus riches de Pompéia.

On trouve très-peu d'écuries dans la ville ; elles étaient reléguées hors des portes. Les hôtelleries *intrà muros* semblent surtout avoir été destinées aux gens à pied.

Pompéia ne ressemblait pas à certaines de nos villes du Midi, où les lieux d'aisances manquent dans les maisons, de sorte que trop souvent on jette les immondices sur la voie publique. Nous avons rencontré à Pompéia beaucoup de lieux d'aisances avec leur fosse.

L'eau de source ne faisait certainement pas défaut dans la ville : on trouve des fontaines publiques, notamment dans la rue de l'Abondance, et, dans les maisons riches, on aperçoit au fond de la cour ou sur le *viridarium* une coquille en rocaille et en mosaïque, de laquelle l'eau s'échappait en tombant de cascade en cascade. Mais il y a loin de là aux rivières que les aqueducs conduisaient dans Rome antique. Pour remédier à cette pénurie relative, et à cause du rôle important que l'eau jouait dans leur hygiène comme dans leurs plaisirs, les Pompéiens recueillaient avec le plus grand soin toutes les eaux pluviales, dans des citernes, dans des bassins et dans l'inévitable réservoir appelé *impluvium*, creusé au milieu de l'*atrium* de toutes les habitations.

Les maisons de Pompéia sont généralement construites sur le même modèle ; elles n'avaient, comme nous l'avons dit, qu'un étage au-dessus du rez-de-chaussée. Il a cédé sous le poids des amas de cendre ; de sorte que le rez-de-chaussée est aujourd'hui à ciel ouvert, excepté dans les rares endroits où il était protégé par une voûte. Les maisons qui donnaient sur la mer, par exemple la villa de Diomède, étant bâties le long d'une pente rapide, offraient seules deux étages, du côté de la plage, tandis que sur la rue elles rentraient dans la règle générale.

Le premier était destiné aux esclaves ou loué à de petites gens. Quelques gradins en pierre, terminés par un escalier de bois, conduisaient à ces appartements, et le maître de la maison, pour s'isoler la nuit de sa domesticité, faisait retirer l'escalier de bois, absolument comme un pont-levis. C'est au rez-de-chaussée qu'habitaient la famille et les esclaves favoris employés près de la personne des maîtres.

Les maisons sont en général assez légèrement construites ; on n'y trouve pas ces épaisses murailles, ces solides maçonneries, cette profusion de voûtes qui caractérisent les villes romaines. Les Étrusques, au territoire desquels Pompéia s'est trouvée agglomérée dans un temps, n'ont pas non plus inspiré le goût de leur architecture. Pompéia était une ville grecque : le joli, le brillant, l'agréable et le frivole, l'application des arts aux usages journaliers, étaient les conditions recherchées par les Pompéiens, pressés de jouir et pensant peu au lendemain. Aussi allons-nous voir que, dans leurs maisons, on trouvait un véritable petit monde, et qu'à chaque espèce de plaisir était réservé un local particulier.

Une maison bien complète peut être représentée par un rectangle allongé, divisé en trois corps de logis : l'*andronitis* en entrant, le *gynécée* au milieu, le *viridarium* à l'extrémité opposée à la porte. Le propriétaire tirait parti de la façade en la louant à des boutiquiers ; les appartements de la famille donnaient tous sur les cours intérieures, comme dans les maisons mauresques, avec lesquelles, du reste, les demeures des Pompéiens offrent plus d'un point de ressemblance.

L'*andronitis*, appartement des hommes, se composait d'une cour, *atrium* ou *cavædium*, entourée de petites pièces. En entrant par le vestibule, on trouvait les *cellæ atrienses*, loge du portier ; puis, dans chaque aile latérale et au fond, les *alæ*, espèces d'antichambres ouvertes, où l'on attendait le maître du logis ; le *tablinum*, ou cabinet d'étude, dans lequel les clients étaient reçus ; le *larium*, temple des dieux domestiques ; enfin les *cubiculæ*, chambres à coucher, destinées aux hommes et aux hôtes.

La cour de l'*andronitis* était quelquefois entièrement à ciel ouvert ; dans d'autres circonstances, un toit, soutenu par des poutres et des poteaux, la recouvrait en partie. Au centre est toujours ménagée une lacune, par laquelle les eaux pluviales tombent dans un bassin nommé *impluvium*.

On voit que ce premier corps de logis correspond parfaitement au local destiné, dans la vie orientale, à la réception des étrangers.

De l'*andronitis* on passait dans le *gynécée* ou *gynæconitis*, appartement des femmes, qui répond au sérail des musulmans. C'était pour cette partie de sa demeure, remplie de fleurs et de femmes, de parfums et de volupté, que le Pompéi en réservait tout son luxe, toute sa magnificence. La cour était entourée d'un péristyle soutenu par des colonnades. Sous ces portiques s'ouvraient les appartements des femmes, ornés de stucs et de fresques, et pavés de mozaïques aux riches couleurs. Un parterre à la chinoise fleurissait dans la cour ; ce jardin en miniature se composait de gazons, de petits arbres, de petites fontaines, de fleurs, de statuettes en bronze et en marbre, d'animaux dispersés sur la pelouse. Le *viridarium* de la maison de la musicienne, dans lequel on a eu le bon goût de laisser à leur place tous les objets, donne une parfaite idée de ces jardinets.

Quelquefois des treilles ou des plantes grimpantes, soutenues par des berceaux, ombrageaient la cour du gynécée, et leurs rameaux formaient sur les terrasses d'autres voûtes où la famille allait, le soir, respirer l'air frais. La disposition de ces ombrages rappelle tout à fait les maisons mauresques de l'Algérie : après avoir étalé sur la cour leur dais de verdure, les treilles retombent sur les terrasses en portiques d'où les musulmanes peuvent, quand la nuit tombe, jeter à travers les branches un coup d'œil jaloux sur la foule joyeuse, aux plaisirs de laquelle elles ne doivent s'associer qu'en imagination.

Dans le *gynécée* se trouvent les *cubiculæ*, chambres à coucher pour les femmes et les esclaves favorites. Ces chambres ne sont que des cabinets, et quelques-unes, malgré leur étroitesse, contiennent cependant des alcôves, *thalami*. La bibliothèque, le cabinet de toilette, le *sacrarium* avec ses statues, la cuisine, les lieux d'aisances, les bains, la salle à manger (*triclinium*) d'hiver, se pressaient également sous les colonnades du *gynécée* ou dans des recoins reculés. Toutes ces pièces sont nécessairement très-petites, à cause de leur multiplicité. Il est probable, du reste, qu'à Pompéia, comme en Orient, on se tenait beaucoup moins dans les appartements exigus que sous les arcades fraîches qui se retrouvent à profusion dans les architectures grecque, romaine et mauresque. Il semble même qu'il soit resté quelque chose de cet usage à Naples, où les ouvriers se livrent à leur métier en pleine rue, le long de leurs portes.

Le *venereum*, *aphrodision* des Grecs, avait également sa place dans le *gynécée*. Son nom indique assez ce à quoi il était destiné. Nous ne dirons certes pas un mot des peintures qui décorent les *venerea* ; les vieux célibataires les plus débauchés n'oseraient certes point, chez nous, orner leurs alcôves d'images aussi lubriques.

L'*exedra*, grand salon d'apparat, la pièce la plus splendide de la maison, terminait le *gynæconitis* ; on aperçoit ses statues et ses colonnes, en débouchant des *fauces*, corridor de communication entre l'*androconitis* et le *gynécée*.

La construction du palais de Néron, que nous avons visité dans notre troisième lettre, est un des éléments sur lesquels nous nous sommes appuyé pour émettre la proposition suivante : Le climat de l'ancienne Rome était probablement plus chaud que celui de la ville moderne. Certes, cette opinion est également soutenable à Pompéia : chambres s'ouvrant sous des portiques qui répandent un premier ombrage, voûtes de feuillage destinées à épaissir encore cette ombre ; bassins et fontaines dans les cours ; stucs et marbres partout ; pavés en mozaïques ; absence presque absolue de cheminées dans les chambres ; pas de boiseries ni de parquets. En un mot, tout est sacrifié au désir de la fraîcheur.

Dans nos lettres d'Afrique (1), en décrivant les maisons mauresques, coulées, pour ainsi dire, dans le même moule que les habitations pompéiennes, nous avons signalé quelques vices inhérents à ces sortes de constructions ; stagnation de l'air qui s'imprègne profondément d'humidité entretenue, l'hiver, par l'abondance des pluies, l'été, par les eaux qui jaillissent ou dorment dans les bassins. Le même inconvénient existait sans aucun doute à Pompéia. Dans la maison du Faune, l'une des plus belles de la ville, on admire des fresques mieux conservées qu'ailleurs ; la raison s'en découvre facilement : les stucs ont été appliqués sur des lames de plomb et retenus par de nombreuses pointes qui pénètrent de toute part dans la porte. L'humidité des murs n'a pu dégrader ces précieuses peintures.

L'un des meilleurs moyens de préserver les rez-de-chaussée de l'humidité, c'est de les bâtir sur caves. En examinant, dans les ruines romaines, les substructions qui supportent les pièces destinées à l'habitation, nous nous sommes plusieurs fois demandé si le but de ces voûtes n'aurait pas été, au moins en partie, d'isoler les appartements à l'aide de l'interposition d'une couche d'air. Quoi qu'il en soit, toujours est-il que les substructions sont bien loin d'êtres communes à Pompéia comme dans les bâtisses romaines. La longue cave qui fait le tour du jardin de Diodème était un cellier, dans lequel on trouve encore des amphores ; elle ne ne supportait aucune aile de bâtiment habité.

Dans les maisons bien complètes on voit, derrière le *gynécée*, le *viridarium*, ou grand jardin, entouré d'un péristyle à colonnades. Ce corps de logis semble avoir été destiné aux plaisirs de société, comme le *gynœconitis* aux plaisirs intimes ; on y trouve le salon de musique, la salle de danse, la salle des jeux, la salle à manger d'été. Le *viridarium* manque dans beaucoup d'habitations d'ailleurs riches et confortables ; le parterre du *gynécée* le remplace alors. Dans les maisons qui n'ont qu'un *atrium*, un petit coin de la cour, ordinairement en face de la porte, est disposé en *viridarium*.

Autant les habitations privées sont étroites, autant les monuments publics se développent avec ampleur. A ces âges de l'antiquité, une partie de l'existence se passait dans les lieux de réunion politique ou religieuse, sous le péristyle des temples, des curies et des basiliques, dans les cirques, les amphithéâtres, et surtout au forum. On n'a pas oublié que, plusieurs siècles auparavant, Socrate te-

---

(1) LETTRES D'AFRIQUE (GAZ. MÉD., 1846 et 1847).

nait, pour ainsi dire, son école sur les places et dans les rues ; le philosophe sortait de sa maison, accostait le premier ami qu'il rencontrait et la discussion entamée attirait bientôt un cercle nombreux. D'autres sectes enseignaient aussi en se promenant sous les portiques, ou dans les jardins d'Académus. Plus tard, il en fut de même dans la ville des empereurs ; la foule se pressait sur les nombreux forums, pour y prendre part aux affaires publiques. Rome a possédé des lieux de réunion inconnus à la Grèce ; nous voulons parler des Thermes, véritables villes dans les villes, gigantesques monuments où les plaisirs de l'esprit et du corps s'offraient sous toutes les formes. A Pompéia, dont l'ère est resserrée entre ces deux époques caractérisées par la vie en public, les choses se passaient certainement de la même manière. La femme vivait généralement retirée, mais l'homme, qui a besoin de plus d'espace, de mouvement et de liberté, oubliait l'étroitesse de la maison paternelle, quand son œil embrassait la vaste étendue du forum, et suivait la fuyante perspective des colonnades et des péristyles.

Nous ne faisons pas ces études au point de vue des mœurs, mais bien de l'hygiène. Ces longues heures passées en plein air, jointes à la culture des exercices gymnastiques, corrigeaient indubitablement l'influence qu'auraient pu exercer les habitations trop rétrécies.

Il ne rentre pas du tout dans notre plan de décrire les monuments publics ; mais il en est autrement de la maison des bains, l'une des mieux conservées de tout Pompéia.

Cet établissement était compris entre trois rues, sur chacune desquelles il avait une ouverture. Il était séparé en deux parties, l'une pour les hommes, l'autre pour les femmes. La même disposition générale se présentait dans l'une et l'autre subdivision ; visitons la dernière, plus confortable et mieux ornée.

On retrouve à Pompéia les bains de la Grèce et de la république de Rome, et non pas ces thermes dont nous avons dit deux mots. Les premiers thermes élevés à Rome datent de l'édilité d'Agrippa ; ils ne s'étaient pas encore introduits à Pompéia, à l'époque de la catastrophe qui engloutit cette ville.

On entre dans une première salle, *spoliarium*, sur les murs de laquelle on a pu reconnaître les bois qui servaient à accrocher les vêtements. De là on passe dans le *frigidarium*, pièce voûtée comme les suivantes, circonstance à laquelle elle doit sa bonne conservation. C'est une rotonde recouvrant une piscine circulaire dont les parois présentent un gradin sur lequel on s'asseyait. On quittait le bain froid pour le bain tiède, *tepidarium*. Les murs sont ornés d'une corniche, située à peu près à hauteur d'homme et formée par une série de statuettes d'atlas laissant entre eux des niches dans lesquelles on plaçait les parfums et les huiles odoriférantes. C'était dans le *tepidarium* qu'on faisait sa toilette, probablement au sortir du bain chaud, et non pas avant d'y entrer. La voûte est peinte en caissons de couleurs vives, et ornée de bas-reliefs en stuc. A une extrémité de cette salle allongée, on voit encore le grand brasier en bronze qui servait à entretenir une douce chaleur.

La dernière pièce est le *calidarium* ou bain chaud. C'est également une chambre triangulaire et voûtée, dont les deux extrémités sont occupées, l'une par la piscine, l'autre par la fontaine, *labrum*, où la baigneuse trop vivement impressionnée venait se jeter de l'eau froide à la figure. Le bassin d'eau chaude est revêtu de marbre blanc et muni d'un gradin sur lequel il fallait s'asseoir, sous peine de n'avoir de l'eau que jusqu'à mi-cuisse. On aperçoit dans les murs de cette salle les conduits qui amenaient l'eau et la vapeur. Une chaudière en brique et une autre en bronze étaient destinées à maintenir la température convenable. Les anciens avaient encore un autre moyen de faire passer rapidement l'eau de l'état liquide à la forme gazeuse; ils la projetaient sur des briques fortement chauffées au feu, procédé encore en vigueur aujourd'hui chez les Orientaux.

Parvenu au *calidarium* par une succession de pièces à température croissante, le baigneur en ressortait en parcourant les mêmes lieux, en sens opposé. Une promenade dans le jardin de l'établissement l'empêchait d'éprouver un refroidissement trop brusque.

Une trentaine de femmes pouvaient à la fois se tenir dans les différentes pièces du bain.

Un médecin ne quitte pas les ruines de la vieille cité sans se faire indiquer le petit temple d'Esculape, la maison du chirurgien et les deux boutiques connues sous le nom de pharmacies. Dans l'officine du *trivium*, un serpent était peint sur le mur extérieur, en guise d'enseigne. L'apothicaire d'autrefois avait bien choisi son emplacement, dans un carrefour où trois rues venaient déboucher. On montre, au musée Borbonico, à Naples, sous le nom de pilules, les médicaments trouvés dans ces boutiques; mais les plus petites sont de gros bols, et les plus grandes de véritables masses pilulaires que l'instrument n'avait pas encore divisées.

La maison du chirurgien, ainsi nommée à cause de la nature des objets qu'on y a trouvés, n'a qu'un *atrium* et un *viridarium* au fond de la cour; mais le confortable paraît ne pas avoir manqué dans la demeure de notre confrère de Pompéia.

Il faut nous transporter un instant au museo Borbonico, pour voir cette riche et unique collection qui ne compte guère moins de 300 objets de l'arsenal chirurgical antique. Je ne veux pas faire de la science à ce sujet; je laisse à notre ami Daremberg le soin laborieux de caractériser chaque instrument par la phrase que les Grecs et les Latins consacrent à sa description et à la désignation de ses usages. J'ai dessiné celles de ces pièces qui m'ont paru offrir le plus d'intérêt; j'en dirai quelques mots seulement. J'eusse bien voulu les toucher, les manier, en faire jouer le mécanisme, mais une impitoyable verrière a toujours mis un obstacle à mes vœux. Ce qui est beaucoup plus regrettable, c'est que le docteur Daremberg, qui pouvait les étudier avec beaucoup plus de profit pour la science, n'ait pas été plus heureux que moi.

Si je ne me trompe, les *speculum ani* et *uteri* ont déjà été décrits. On se représente parfaitement le premier en se figurant une grande pince à pansement dont chaque branche est coudée à angle droit à son extrémité ; en agissant sur les anneaux, on écarte ces deux tiges, faisant office de valves, tiges qu'on a préalablement introduites dans le rectum. Pour avoir une idée du speculum uteri, prenez un speculum ani de forte dimension, et traversez son articulation, ici plus compliquée, d'un pas de vis dans lequel s'engage une branche également coudée à angle droit, c'est-à-dire perpendiculairement au corps de l'instrument. Voilà trois valves, ou plutôt trois tiges un peu aplaties, qu'on peut réunir en faisceau, introduire dans le vagin, et écarter ensuite en faisant jouer le mécanisme. L'instrument est lourd, massif, un peu compliqué ; mais ce sont là ses moindres défauts. Les trois branches, trop courtes, ne devaient que difficilement permettre d'examiner le museau de tanche ; et, beaucoup trop grêles, elles laissaient sans aucun doute la muqueuse proéminer dans leurs larges interstices, à moins qu'on ne dilatât démesurément l'instrument. Nous avons été jusqu'à penser que ce speculum uteri pourrait bien avoir été destiné à d'autres usages, qu'il reste à déterminer.

Le nombre des scalpels est grand ; on leur reprocherait avec raison d'être trop volumineux. On voit des lames droites, convexes, en grattoir ; quelques-unes affectent la forme de nos couteaux de table, c'est-à-dire que le tranchant ne se dévie pas de la ligne droite et que, vers la pointe, c'est le dos qui s'infléchit vers le tranchant. Le manche est en bronze et ressemble d'une manière frappante à celui de nos scalpels : à partir de l'articulation, il se présente sous forme d'une plaque rectangulaire à vives arêtes ; puis il subit un étranglement, et se termine par un renflement ovalaire qui sert au chirurgien à déchirer et à écarter les tissus, quand il opère dans un dangereux voisinage.

Nous ne serions pas éloigné de penser que ces scalpels servaient à la médecine vétérinaire, ainsi qu'une flamme et un instrument à rogner le sabot, qui figurent dans les verrières. Il existe une série d'autres manches beaucoup plus délicats, privés aujourd'hui de leurs lames, qui sont peut-être les véritables bistouris employés dans la chirurgie humaine.

On voit une seule paire de ciseaux, semblables, sur une petite échelle, aux ciseaux à tondre les moutons, et dont l'extrémité mousse peut former pince.

Deux bistouris ont appelé notre attention : de l'un il ne reste que la lame concave, percée d'un trou qui servait à la fixer dans le manche. Le second, convexe, est entièrement conservé ; son manche se termine en anneau. Ces deux lames sont à peu près de la dimension des nôtres, mais bien plus épaisses au dos. Il semble que l'ancien arsenal de chirurgie avait peu d'instruments qui se fermaient ; pour protéger le tranchant, on les engainait dans de grands étuis.

Nombreuse est la collection de pinces à mécanisme semblable à celui de nos pinces à dissection. Si notre mémoire nous sert bien, le mode d'articulation de nos ciseaux et de nos pinces à pansement était peu employé dans l'arsenal chirurgical d'autrefois.

Les pinces affectent toutes les formes, toutes les tailles; il en est de vraiment gigantesques, dont le mors a près d'un pouce de largeur. Quelques-unes sont de vraies pinces à dissection à mors dentés, mousses, portées par des tiges courbes sur le plat ou sur le bord. On trouve une tenette à cuillers perforées au centre. Enfin, dans cette collection figurent des pinces dépilatoires.

Deux lancettes, en bronze et en argent, sont dignes de toute notre attention. La lancette d'argent a la forme d'un fer de lance effilé; elle est un peu plus grande que nos lancettes ordinaires, et tient à un manche en bronze non pas aplati, mais presque arrondi comme une baguette. La seconde, entièrement en bronze, est plus petite que la première. A côté de celle-ci figure une petite cuiller ronde; près de l'autre, un instrument terminé par quelques dents de scie sur une arête droite.

Nous avons remarqué deux cautères, composés d'un disque en forme de demi-ovale, fixé à une tige coudée. Quelques manchons métalliques semblent avoir eu pour office de servir de conducteurs à ces cautères, quand il s'agissait de porter le feu sur des parties profondes.

Parmi les élévateurs, les uns servaient probablement dans les fractures du crâne et pour l'opération du trépan; les autres, véritables pieds-de-biche, appartenaient peut-être à la chirurgie dentaire.

La famille des spatules est des plus nombreuses et leurs variétés ne le sont pas moins. Il est inutile de les décrire. Quelques-unes sont des spatules à grain.

Nous avons trouvé des stylets aiguillés, cannelés, boutonnés; une lime, une tenaille, des aiguilles, des érignes, deux trocarts, des canules droites et courbes, etc.

Les cathéters et les sondes méritent une attention spéciale; il en est pour homme et pour femme; ils sont droits, courbes et même en S, invention crue moderne et qui a tout pour le moins deux mille ans de date.

Enfin signalons un méningophilax, une sonde se terminant par un pavillon semblable à celui de notre sonde cannelée; des crochets qui pourraient bien avoir eu leur emploi dans les opérations pratiquées sur les veines variqueuses pour soulever celles-ci probablement.

On examine avec curiosité des cassettes contenant des médicaments, de la charpie; vingt-cinq étuis renfermant des sondes et des spatules; une boîte de métal à tiroir, dans laquelle on trouve des médicaments; treize ventouses en bronze, affectant à peu près la forme des nôtres, mais beaucoup plus grandes.

Voilà une énumération un peu ardue et accompagnée de bien peu d'apprécia-tion et de critique; on a deviné que nous attendons une autre plume pour don-ner de l'intérêt à ce véritable catalogue de musée.

Nous sera-t-il permis, avant de dire adieu à Pompéia, de faire une petite ex-cursion, très-scabreuse, mais bien intéressante, sur le domaine de la morale con-sidérée dans ses rapports avec la médecine et l'hygiène? La question de la prosti-tution se présente; de nombreux éléments sont encore là pour nous apprendre ce qu'elle était dans l'ancienne Pompéia.

En parlant de la prostitution en Algérie, dans nos Lettres d'Afrique, nous disions que certaines villes, *Blidah la prostituée*, par exemple, étaient de véritables nids où fourmillaient les femmes galantes et les filles de joie, tandis que d'autres cités, entre autres Tlemcen, avaient conservé des mœurs austères. A moins de concevoir la plus triste opinion de l'antiquité, il faut croire que Pompéia, comme Baïa le fut plus tard, était un de ces rares repaires du vice et de la débauche. Ville de commerce et port fréquenté par les marins à jeun, elle se trouvait hantée par une classe qui donne volontiers dans ces travers.

La prostitution n'était pas, comme chez nous, tacitement tolérée, cachée et honteuse; elle marchait au grand jour, de pair avec les autres professions, et exposait sans crainte son impudique enseigne aux yeux de tous les passants. Un énorme *phallus* en bas-relief indiquait les lupanars. C'est incroyable en vérité! La jeune fille ne pouvait manquer de porter les yeux sur ces indécentes exhibitions, affichées dans les rues les plus fréquentées; et le soir une lampe allumée devant l'image invitait les chalands à entrer. Nous avons aperçu deux phallus, lors de notre visite à Pompéia : l'un, dans la voie Storto, ne se dévie pas de la verticale; l'autre, dans la voie consulaire, se contente de la modeste horizontale. Il n'est pas rare non plus de trouver des phallus sur les piliers des hôtelleries; il en existait aussi en ronde bosse, et en telle quantité qu'on a pu les réunir dans une cour de la ville, comme un véritable musée, dont nous ne livrerons certes pas la clef au lecteur. Qu'il nous suffise de dire qu'il est des phallus de 5 pieds de haut, que nous avions à tort pris pour des gargouilles, puisqu'ils ne sont pas perforés. On a recueilli au musée de Naples un phallus trouvé dans la maison de Pansa, au-dessus d'un four à pain ; on lit sur le corps même du phallus :

HIC HABITAT FELICITAS.

Nous sommes entré dans un sujet bien délicat; mais il nous semble qu'on peut décrire ce qui est exposé publiquement aux yeux de tous, surtout quand on le fait dans un but moral.

La représentation des actes amoureux et de leurs instruments éveillait évidemment dans l'esprit des anciens de tout autres idées que chez nous. Les plus indécentes peintures se rencontrent dans les meilleures maisons de Pompéia; on trouvait probablement aussi naturel de les voir figurer au *venereum* que des tableaux de fruits dans le *triclinium*. Le phallus était un objet physique, comme un bras ou une jambe, et, exposé partout, il n'attirait pas spécialement l'attention; ou bien le Priape était divinisé, c'était un symbole. Les hommes et même les femmes portaient, en guise de bijoux, des phallus ailés, qui passaient pour garantir des maléfices. Priape a un temple à Pompéia. Il trônait dans le sanctuaire de la famille; une lampe brûlait près de lui. Il avait sa part de prières et d'encens.

Quelques philosophes ont soutenu que ce système était plus utile à la morale publique que le mystère, si excitant pour la curiosité, dont on entoure, dans la société moderne, ce que les anciens montraient aux yeux de tous comme une chose banale, vulgaire, usuelle. Il ne nous appartient pas de juger cette question ; l'agiter serait d'ailleurs oiseux, car nous sommes trop loin de telles mœurs (1).

On voit au museo Borbonico une quantité de médailles en terre cuite et en os, trouvées dans les lupanars de Pompéia. Une fresque a mis sur la voie de la découverte de leur usage : c'étaient des cachets d'entrée dans les maisons publiques. On pense qu'on prenait des abonnements au lupanar, comme aujourd'hui au bain.

Ce serait une étude bien curieuse et bien instructive que celle, non pas des inscriptions gravées, mais écrites sur les murs, sous l'impression du moment, avec de la craie, un clou, la pointe d'un couteau. On saisirait ainsi les actualités, les mœurs sur le fait. En voici quelques exemples ayant rapport à l'étude qui nous occupe.

Ici ce sont trois soldats qui ont écrit leurs noms sur le mur d'un lupanar, avec indication du prix : 5 as pour chacun.

Là c'est une inscription que nous ne pourrions rapporter en français ; mais il est reçu qu'en latin on a la permission de tout écrire. D'ailleurs le mot le plus choquant se lit journellement dans Horace :

> Hic ego nunc foutui formosâ formâ puellam, à multis
> decantatam ; sed lutus intus erat.

Dans ces temps étranges, il se trouvait pourtant des gens qui protestaient contre la trop grande liberté accordée à la prostitution, et contre la place qu'on lui laissait occuper près des professions honorables. L'inscription suivante en fait foi :

« Julia Felix, fille de Spurius, propose à loyer, du 1er au 6 des ides d'août, un appartement de bains, un venereum, neuf cents boutiques et étaux, pour cinq années continues, sous condition que si on y établit un lupanar, le bail sera résilié. »

Ces conditions sont stipulées par lettres initiales seulement, ce qui prouve que cette formule était fréquemment employée et bien connue de tous.

---

(1) Le musée secret de Naples fourmille de preuves établissant que les anciens représentaient tout sans façon. Nous n'avons pas fait un seul emprunt à ce musée ; nous ne nous sommes appuyé que sur les objets publiquement exposés ou décrits dans les livres.

IX.

SECOURS PUBLICS, HOSPICES ET HÔPITAUX A ROME.

A M. Faure-Villard, médecin en chef de l'armée d'Italie.

Civita-Vecchia, 15 avril 1850.

§ Ier. — SECOURS PUBLICS ET HOSPICES.

Rome, siége du souverain pontife d'une religion qui met la charité au nombre des trois vertus théologales, doit être naturellement une des villes où les secours publics sont organisés le plus largement. Les beaux principes du christianisme ont reçu en effet une entière application dans la capitale des États de l'Église. Mais pour amoindrir la mendicité, pour répandre un bien-être durable sur les masses et leur préparer un avenir meilleur, générosité d'argent et secours en nature, ne suffisent certainement pas. Il faut que la classe pauvre, par l'industrie qu'elle se crée ou que le gouvernement lui prépare, améliore elle-même sa position et apprenne à se passer peu à peu des secours publics qui, reversés sur d'autres familles, deviendront ainsi plus efficaces, et permettront à celles-ci de sortir à leur tour de la mendicité. Or, à Rome, on regrette l'absence des deux derniers éléments nécessaires à l'extinction du paupérisme, savoir, d'une part, le travail provenant du besoin d'activité du peuple; d'autre part, le travail résultant de l'impulsion communiquée par le gouvernement. Il s'en suit que la largesse des secours publics pallie le mal, remédie aux misères du moment, mais que le moyen efficace n'intervient pas pour extirper ou tout au moins pour diminuer graduellement le paupérisme.

L'administration française qui, sous l'empire, a fait tant et de si bonnes choses en peu d'années, avait compris ces besoins, et s'était mise à l'œuvre. Un homme des plus distingués, le comte de Tournon, se trouvait alors à la tête de la préfecture du département du Tibre ; pour commencer ses réformes, il partit de ce principe : c'est moins de l'abondance des secours que de leur judicieuse distribution, que dépend le bien qui en résulte.

La liste de 30,000 indigents, dressée par les curés des paroisses, fut immédiatement soumise à l'examen d'une commission, qui élagua 15,000 individus, comme pouvant pourvoir à leur subsistance. Restait donc 15,000 sujets réellement nécessiteux. Deux dépôts de mendicité furent créés, l'un, pour 400 hommes, au palais de Latran ; l'autre, pour 500 femmes, à Sainte-Croix en Jérusalem. Là, chacun remplissait des occupations proportionnées à ses forces. Des ateliers furent ensuite ouverts ; les hommes, les femmes, les enfants pouvaient y gagner le nécessaire. Enfin il ne faut pas omettre un élément qui joue un grand rôle ; nous voulons parler de l'impulsion donnée au commerce et à l'industrie, et de la stimulation communiquée à la nonchalance populaire, par le contact de l'activité française.

Après l'évacuation de l'Italie, le gouvernement retomba dans ses errements premiers, et la liste des pauvres se renfla bientôt du chiffre qu'elle avait perdu sous le régime français. Quelques timides améliorations furent tentées par intervalles ; mais elles étaient impuissantes. Enfin une nouvelle ère brilla pour l'Italie, quand Pie IX s'assit sur le trône de saint Pierre. On sait que la tourmente révolutionnaire brisa l'édifice commencé. Aujourd'hui le calme s'est rétabli, et nous ne doutons pas que les généreux instincts du pontife ne renouent la chaîne des améliorations radicales, un moment rompue par les événements.

Le mal est plus grand que jamais. Nous ne saurions citer les chiffres, et nous pensons que la municipalité ne possède aucun document exact sur le sujet qui nous occupe. Mais l'impression que nous avons ressentie à Rome, au milieu de cette foule des mendiants *de toute condition* qui nous assiégeaient à chaque pas dans les rues, suffit pour asseoir notre opinion.

Nous ne pouvons considérer les secours publics tels qu'ils sont aujourd'hui, puisque tout a été bouleversé. Nous les prendrons au point où ils en étaient quelquelques années avant l'inauguration de Pie IX.

On comprendra que la plus grande réserve nous est commandée par le caractère de nos Lettres ; aussi ne remonterons-nous pas aux causes. Après quelques mots d'appréciation générale sur la bienfaisance publique, nous énumérerons brièvement les principales formes par lesquelles elle se traduit.

Abondance de ressources, bonnes institutions sur le papier ; et, d'autre part, en réalité, application vicieuse, répartition peu clairvoyante, contrôle administratif impuissant, accessoire absorbant trop au détriment du principal, pas assez de moralisation par le travail, trop de portes ouvertes à l'inactivité ; tels sont les caractères de l'assistance publique à Rome.

Depuis quelque temps on a compris l'importance de l'élément travail, au point de vue multiple des intérêts du trésor, du bien-être des individus, et de l'amélioration morale de ceux-ci ; mais le travail n'est intervenu que dans une région fort restreinte, de sorte que ce principe si fécond a donné des fruits incomplets.

Cette dernière proposition sera légitimée lorsque nous aborderons l'histoire des asiles ouverts au jeune âge.

Voici, d'après Mgr Morichini, commandeur actuel de *San Spirito* (1), les sommes consacrées annuellement au soulagement des classes pauvres.

La *camera apostolica* avait un exercice de 364,284 scudi (2), dont 116,620 pour les hôpitaux, 189,364 pour les secours à domicile, 52,000 pour les ateliers de bienfaisance, 6,300 pour les dotations; 43,900 scudi sont en outre distribués par les corporations dites *della Limosineria, della Dataria, da' Brevi;* ce qui donne 408,184 scudi fournis par le trésor public. Les hôpitaux jouissent en outre de 115,490 scudis de revenu, les corporations *della Limosineria* de 10,242, les sociétés pour les dotations de 39,700; enfin signalons diverses rentes, qui font monter le chiffre des revenus à 213,542 scudi. Les deux totaux additionnés donnent 621,726 scudis consacrés annuellement aux classes pauvres. 22,000 nécessiteux reçoivent des secours, au moyen de ce budget.

Arrivons à quelques-unes de ces institutions en particulier, en nous étendant sur celles-là seules qui offrent un intérêt spécial au médecin.

Nous n'avons pas à nous occuper des écoles publiques : elles sont au nombre de 387, dont 180 pour les deux sexes, 49 pour les enfants mâles et 113 pour les filles ; elles reçoivent 14,157 élèves, la plupart gratuitement, le reste moyennant une faible rétribution.

Nous ne ferons que signaler :

1° Le *sussidio de' pubblici lavori*, espèces d'ateliers nationaux ou 1,000 ouvriers sont *censés travailler* journellement. Le gouvernement prodigue pour cette œuvre 52,000 scudi. Cette institution date de Sixte V. Elle était organisée sur un plus grand pied du temps des empereurs de la vieille Rome.

2° L'*archiconfraternità di S. Ivo* et *di S. Girolamo*, fondée très-anciennement, sous le pontificat de saint Grégoire le Grand, et dont la mission consiste dans la défense gratuite des pauvres appelés à comparaître devant les tribunaux.

3° Les *ciechi e stropii mendicanti alle quarantore*, corporation de 40 infirmes jouissant du privilége assez lucratif de mendier à la porte des églises. On a calculé que la moyenne de leur journée est de 25 *baiocchi*. Le *baiocco* vaut un peu plus de 5 centimes.

4° Trois sociétés pour visiter les prisonniers.

5° Une maison de correction, pour mineurs des deux sexes, analogue à celles que nous possédons à Paris.

---

(1) Morichini, Degl' instituti di pubblica carita, etc.; 2 vol. in-8°. Rome, 1842. Nous ferons de nombreux emprunts à ce bon livre, auquel on reproche cependant de représenter quelquefois plutôt ce qui devrait être que ce qui est réellement.

(2) Le scudo vaut 5,40.

6° Divers établissements ouverts au repentir, ou destinés à prévenir le vice. Ce sont d'abord trois *ritiri per le donne penitenti*, vrais couvents de repenties, pouvant recevoir 48 femmes. En second lieu, deux espèces d'institutions où la charité chrétienne étend son aile sur la vertu en danger : la *pia casa di carità per le fanciulle pericolanti*, où l'on admet, de 12 à 18 ans, les jeunes filles qui, orphelines, pauvres, portées au mal par de mauvais instincts, ou négligées par leurs parents, sont exposées à la séduction ; sept à huit petits établissements destinés à recueillir les veuves que la mort du mari prive de moyens de subsistance et dont la vertu est aux prises avec le besoin. Le gouvernement est loin d'être toujours l'auteur de ces pieuses fondations ; presque toujours à celles-ci se rattache le nom d'un pape, d'un cardinal ; très-souvent aussi on s'aperçoit avec satisfaction que les princes opulents de Rome, les Borghèse, Odescalchi, Doria, Colonna, etc., etc., consacrent une partie de leurs immenses revenus à ces œuvres d'humanité et de moralisation.

7° Le mont-de-piété doit aussi être compté parmi les créations de bienfaisance ; il reçoit un nombre très-considérable de dépôts, à titre peu onéreux pour le pauvre.

8° Il existe une caisse d'épargne, à laquelle 1,653,659 scudi ont été versés en dix ans, de 1831 à 1840, période décennale sur laquelle sont également établies les statistiques qui suivent.

9° La société qui a soutenu 600 enfants privés de leurs parents par le choléra. Cette institution jouissait de 11,000 écus de rente.

10° Les secours à domicile ont pour intermédiaires diverses confréries. Il y a à Rome, comme chez nous, des dames de charité qui savent découvrir les pauvres honteux, et ne les oublient pas dans leurs largesses. Les étrangers sans fortune, malades, dans les auberges ne sont pas non plus délaissés ; ils reçoivent des secours de la *confraternità della perseveranza*.

Nous arrivons à d'autres institutions qui sont de nature à fixer plus longuement notre attention.

Il existe à Rome et dans d'autres villes d'Italie une corporation connue sous le nom de *archiconfraternità della morte e dell' orazione*. Sa mission consiste à aller recueillir jusqu'à une distance de 20 à 30 milles les cadavres des individus assassinés, morts d'accident ou tués brusquement par la fièvre dans la campagne, à leur donner une sépulture chrétienne et à prier pour le repos de leur âme. Cette institution a sans doute été nécessitée par le grand nombre d'assassinats qui se commettaient, dans les siècles passés surtout, sur les grand'-routes et au milieu de la ville, aussi bien que par l'abandon dans lequel vivent ces familles de paysans, qui, à l'époque des travaux des champs, descendent es montagnes dans la plaine empestée, campent à peu près en plein air, travaillent, dorment et meurent souvent dans le même sillon. La confrérie de la mort a recueilli 180 cadavres pendant dix ans. Les squelettes sont ses trophées ; elle les dispose dans son église, en ornements de toute sorte, corniches, pilastres, chapelles, lustres et guirlandes ; l'artillerie ne déploie pas, chez nous, plus d'art et d'habileté, quand elle veut faire servir à la décoration les diffé- rentes pièces des armes de guerre. A Rome, à Frascati, à Civita-Vecchia, nous avons également vu des chapelles de la mort, où la religion et l'art ont eu la singulière idée d'employer la triste dépouille de l'homme aux frivolités de l'or- nementation.

On connaît sous le nom générique de *ospizii e case di ricovero*, plusieurs établissements destinés à donner, pour la nuit, un logement aux pauvres sans asile. L'été, on reçoit jusqu'à une demi-heure après la tombée de la nuit; l'hi- ver, jusqu'à trois heures après le coucher du soleil. Les règlements prescrivent de ne pas garder les mêmes personnes au delà d'une période de quelques jours ; mais, pendant la belle saison, quand les portiques des églises offrent un abri suffisant, les *ricoveri* sont peu fréquentés, et l'on peut donner l'hospitalité pour un temps plus prolongé ; tandis qu'en hiver, époque où la foule cherche un asile dans ces établissements, on est contraint d'observer strictement la règle. Le couchage se compose d'une paillasse sur des tréteaux de bois, de draps et d'une couverture. Ces utiles institutions sont sous la direction du cardinal-vicaire, qui délègue un ecclésiastique pour gérer la petite rente des *ricoveri*.

S. Galla est destiné aux hommes. On y compte 224 lits répartis de la ma- nière suivante : 5 dortoirs communs, une salle à part pour 9 galeux, un dor- toir particulier pour 11 ecclésiastiques. A la fête de S. Galla, on sert un repas complet à tout le monde ; en temps ordinaire, l'établissement donne la soupe chaque matin. Ce *ricovero* a été fondé au dix-septième siècle, par la charitable famille des princes Odescalchi.

Les femmes sont admises à S. Luigi Gonzagua, établissement assez vaste pour contenir 60 lits, nombre que la faiblesse des revenus a forcé à réduire de moi- tié. On n'admet ni les femmes enceintes, ni celles qui sont affectées de maladies contagieuses.

L'ospizio ed archiospedale della santissima trinità de' pellegrini e conva- lescenti est une institution qui date du commencement du quatorzième siècle. Elle a été créée dans un double but : l'hospice héberge les pèlerins qui, à cer- taines époques, affluent à Rome, de toutes les parties de la chrétienté ; il est ensuite destiné aux convalescents sortant des hôpitaux et auxquels un air plus pur et quelques jours de repos sont nécessaires.

650 pèlerins trouvent place aux réfectoires, et 224 dans les dortoirs ; 40 fem- mes peuvent être couchées et 300 s'asseyent à la table de l'hospitalité. Les lits sont assez larges pour recevoir 2 personnes, quand le besoin du moment l'exige. Le nombre des individus admis à l'hospice des pèlerins est énorme dans les grands jubilés : en 1625, il est monté à 582,760, dont 460,269 hommes et 122,491 femmes.

C'est surtout comme hospice de convalescents que cette institution doit atti- rer notre attention. Les Anglais sont justement fiers de *la Samaritaine*, dont 'ie but est le même ; mais Rome les a devancés dans la création de cette œuvre dont l'utilité est tellement connue, que tout commentaire à ce sujet devient inutile. Le nombre des convalescents qui figurent à la Trinité des pèlerins est généralement de 95 ; mais ce chiffre est souvent beaucoup dépassé. Les deux plus grands hôpitaux de Rome, S. Esprit et S. Sauveur, ont des voitures pour transporter leurs convalescents à l'hospice *della Trinità de' pellegrini*. Ils y passent ordinairement un petit nombre de jours. Un médecin, attaché à l'établissement, les renvoie à l'hôpital en cas de rechute. Leur régime alimentaire est ainsi fixé : le matin, un bouillon et 2 onces (1) de pain ; à dîner, 4 onces de soupe, 6 de pain, 6 de viande, 3/4 d'une foglietta de vin (2) et des fruits ; le soir, une soupe, 6 onces de pain, 4 de viande, même quantité de vin qu'au repas de midi.

Cet établissement s'entretient au moyen d'une rente de 16,600 scudi, et de 2,400 scudi fournis par le trésor. Un fond de 25,000 scudi, légué par le cardinal Lazarre Pallavicini, est placé à rentes qu'on laisse s'accumuler pour subvenir aux dépenses des grands jubilés. La Trinité des pèlerins reçoit, en outre, des aumônes qui lui sont d'un assez bon secours.

L'*ospizio e scuola di Sordomuti*, hospice et école des sourds-muets, a été fondé à Rome en 1830. Il admet 20 élèves, nombre auquel il faut ajouter 20 autres sourds-muets entretenus à l'hospice de Sainte-Marie-des-Anges. Les parents aisés payent 4 scudi par mois ; les communes font des versements pour les enfants pauvres qu'elles envoient à l'Institut ; enfin le trésor donne 300 scudi par an.

La *pia casa degli espositi in S. Spirito in Sassia*, ou maison des enfants trouvés, a été fondée à Rome en 1198 ; elle est donc antérieure à celle de Paris, mais postérieure aux établissements créés successivement à Milan, Novare, Montpellier et Marseille.

Suivons rapidement l'enfant abandonné, dans les différentes périodes de sa vie.

Le tour est aujourd'hui fermé ; mais il suffit, pour faire admettre l'enfant, de remplir certaines formalités bien faciles en comparaison des entraves que l'on rencontre chez nous. Le nouveau-né est inscrit, tous ses signes sont relatés sur le procès-verbal, et le *caporale* lui tatoue au pied droit une indélébile croix du Saint-Esprit. Il est alors placé dans une des trois grandes salles, de 50 lits chacune, qui constituent l'établissement. Des nourrices entretenues dans l'hospice allaitent les enfants ; ordinairement une femme a deux nourrissons et trois par exception. On garde ceux-ci le moins longtemps possible ; on les envoie en ville ou à la campagne.

---

(1) La livre romaine, de 16 onces, vaut 339 grammes.
(2) La faglietta vaut 0 litre 456.

Un régime substantiel était nécessaire pour permettre aux nourrices de la *pia casa* de remplir leurs obligations. Elles reçoivent par jour une livre (1) 8 onces de pain, une livre 4 onces de viande, 6 onces de potage, 3 foglietta de vin ; et, par semaine, une livre de fromage, demi-livre de salaison et 4 œufs. On leur donne environ 13 francs par mois.

La nourrice qui allaite chez elle reçoit l'enfant avec un petit trousseau, et 1 scudi par mois, pendant la période dite *a latte, de lait*, qui comprend quatorze mois. A cette époque commence la période *a pane* qui dure jusqu'à 12 ans pour les garçons, jusqu'à 10 pour les filles. A l'ouverture de cette période, la moitié du trousseau est renouvelé, et la nourrice touche 60 baiocchi par mois pendant le premier semestre, puis 40 seulement. D'autres sommes sont aussi versées à différentes époques ; savoir : 10 baiocchi aux 6e, 12e, 18e mois de l'enfance, à titre de chaussures, puis 1 scudi chaque année pour l'habillement.

Le garçon à 12 ans, et surtout la jeune fille à 10, deviennent un très-grand embarras pour le gouvernement. Leur adoption par les familles dans lesquelles ces enfants ont été élevés, est favorisée par tous les moyens possibles, et il arrive en effet que le nourrisson trouve ainsi de nouveaux parents ; mais ce moyen d'écoulement est bien loin de suffire. Les enfants réclamés par leurs parents ne sont pas non plus bien nombreux. C'est la mort qui contribue le plus, dans les premières années, à empêcher l'encombrement.

A l'aide de quelques sacrifices temporaires, l'administration parvient à mettre les garçons à même de pourvoir à leur subsistance. Autrefois, sous l'administration française, on les envoyait, à 12 ans, à la florissante colonie agricole de Monte-Romano ; aujourd'hui ils sont dirigés sur la maison de Sainte-Marie-de-la Providence, près de Viterbe. Là ils apprennent un état ; puis ils vont courir le monde, avec une petite avance de 10 scudi, quand ils atteignent la vingtième année. On leur conserve officiellement le nom de *espositi, sposili, proietti*, dénominations qu'il serait désirable de voir disparaître.

Mais que va devenir la jeune fille que les primes accordées aux familles n'ont pu faire adopter, ou que ses parents n'ont pas réclamée ? Elle est reçue dans un établissement appelé *Conservatoire des bâtardes*, où elle passe souvent sa vie tout entière, peu utilement pour la société, et tristement sequestrée du monde. Chaque jour ce conservatoire se remplit ; il regorge aujourd'hui. Deux commandeurs du Saint-Esprit, monsignor Virgilio Spada, et monsignor Francesco Febei, ont compris que, de l'introduction du travail dans ce conservatoire résulteraient des avantages multiples : amoindrissement des charges du trésor, amélioration de la moralité et du bien-être physique des enfants trouvés, destruction de ces funestes habitudes d'oisiveté qui font préférer aux jeunes filles la retraite inoccupée dans leur conservatoire, à une vie laborieuse

---

(1) Nous continuerons à nous servir des mesures romaines.

et libre dans le monde, enfin moyen de faciliter les mariages en permettant aux jeunes filles d'augmenter leur dot du produit de leur travail. Malheureusement les principes établis par les deux commandeurs n'ont pas complétement fructifié ; quelques vieilles oisives incorrigibles prêchent un exemple trop contagieux, et le grand vice de paresse étiole encore trop souvent le cœur et l'intelligence de ces pauvres filles, mortes pour le monde et travaillant médiocrement pour le ciel.

L'administration dote les enfants trouvés qui veulent se faire religieuses. Mais nous ne considérons pas cette munificence comme une porte ouverte à l'activité. Ce jugement ne paraîtra plus sévère quand nous aurons dit que les saintes femmes que nous connaissons en France sous le nom de sœurs de Saint-Vincent-de-Paule, sont encore à imiter à Rome.

Cent scudi sont accordés aux jeunes filles qui se marient, et, dans quelques circonstances, la dot peut même aller à 600 scudi ; mais les mariages, fréquents autrefois avec une dot moindre, sont devenus plus rares aujourd'hui. Pie II avait institué trois processions annuelles, dans lesquelles les bâtardes, escortées des chantres et des chanoines de Saint-Esprit, défilaient processionnellement par les rues, aux yeux de la foule accourue à ce spectacle. Le but de cette exposition de jeunes filles était d'amener des mariages ; en 1647, il se contracta 73 unions. Cette exhibition, qui avait certes son bon côté au point de vue de l'économie, a été abolie au commencement du dix-huitième siècle.

Dans les États pontificaux, on compte 34 hospices pour les enfants trouvés. Les expositions, dans une année, sont comme 1 est à 841 habitants. Il nous est impossible d'établir la proportion pour la ville de Rome isolément, parce que bien des mères de la campagne apportent leurs enfants à la *casa pia di San-Spirito*. Cet établissement reçoit annuellement 834 exposés. En comptant en bloc les jeunes enfants qui sont à la *casa pia*, en nourrice, ou qui résident au Conservatoire, on arrive à un total de 3,168 individus ayant figuré chaque année. La moyenne des sujets présents à un jour donné est de 2,300. La mortalité a été de 6,426 pour la période décennale, ou 27 pour 100 individus présents. Cette mortalité porte presque entièrement sur les jeunes enfants encore en nourrice et sur les premières années de la vie. Le Conservatoire *per le bastarde* compte, en moyenne, 558 filles, et l'établissement de Viterbe, 9 garçons seulement.

Le nombre des expositions a suivi une progression croissante, mais non graduelle, dans son ascension :

813 exposés en 1831
739   —   1832
804   —   1833
763   —   1834
804   —   1835

804 exposés en 1836
999 — 1837
846 — 1838
836 — 1839
922 — 1840

La statistique suivante, composée d'après les documents fournis par monsignor Morichini, permettra, à l'aide de moyennes portant sur dix ans, d'apprécier le sort qui attend les enfants exposés.

Mâles exposés dans une année	424
Filles id. id.	410
Enfants en nourrice pendant l'année	1,747
Nombre de filles figurant au Conservatoire.	558
Nombre de garçons figurant dans l'établissement de Viterbe. .	9
Filles admises au Conservatoire pendant l'année.	18
Total.	3,168
Enfants rendus, pendant l'année, à leurs parents légitimes. . .	74
Enfants concédés à des familles	66
Rentrés au Conservatoire, et à Viterbe.	20
Morts en nourrice ou à la *Pia casa*.	642
Décès des jeunes filles du Conservatoire	10
Mariages id. id.	7
Sorties, rendues à leurs parents.	1
Restants dans l'établissement, à la *Pia casa*, au Conservatoire, etc.	2,352
Total.	3,166

Ce serait une chose triste si, dans la ville des papes, les fruits des amours coupables trouvaient seuls un asile ouvert par la charité publique. Nous sommes loin d'être autorisé à articuler ce reproche. D'abord la *casa pia* recueille bon nombre d'enfants qui ne peuvent être conservés par leurs parents nécessiteux ; en second lieu, il existe à Rome une foule d'hospices, crèches, asiles ou conservatoires pour les orphelins et pour les enfants pauvres. On en compte cinq, destinés à 919 garçons, et dix-sept contenant 1,294 places pour les filles. En ajoutant à ce nombre 40 sourds-muets, les enfants trouvés, les vieillards, dont nous parlerons tout à l'heure, enfin les élèves des instituts agricoles et industriels, on arrive au chiffre énorme de près de 5,500 individus plus ou moins complétement élevés, nourris, entretenus gratuitement par la charité publique (1).

____

(1) Voilà ce qui devrait ou pourrait être ; mais nous ne garantissons pas que cela soit tout à fait ainsi.

Une courte description de quelques-uns de ces établissements suffira pour donner une idée assez exacte de l'institution dans son entier.

L'*Ospizio di S. Maria degli angeli*, fondé par Pie VII, entretient 450 garçons et 500 filles. On y recueille les enfants des familles pauvres, surtout les orphelins. Les garçons sont reçus de 7 à 12 ans et sortent toujours avant 20 ans, après avoir appris un métier ou même un art, et avoir reçu l'instruction élémentaire, qui consiste dans la lecture, l'écriture et l'arithmétique. Les filles qui ne se font pas religieuses, ou qui ne trouvent pas à se placer, restent dans l'établissement, qui se trouve conséquemment toujours avec un surplein de sujets du sexe féminin, tandis que les garçons ne l'encombrent jamais.

Le régime alimentaire est fixé comme il suit : avant 15 ans, 15 onces de pain par jour, 4 de viande, 3 de soupe, 5 de légumes, un tiers de foglietta de vin ; après 15 ans, 20 onces de pain, 6 de viande, 3 de soupe, 5 de légumes, un tiers de foglietta de vin. Les jours de fête, il y a un demi-foglietta de supplément. Ces aliments sont distribués en trois repas.

L'établissement n'a que 400 scudi de revenu, mais le trésor donne 12 baiocchi par jour pour les enfants au-dessus de 12 ans, et 10 et demi avant cet âge. Cet hospice dispose aussi de 608 scudi, provenant d'un impôt sur les abattoirs, *tassa di zampetti*, et se fait quelques mille scudi par les travaux de ses élèves. Les produits qui sortent de la maison sont surtout destinés aux fournitures militaires.

L'*ospizio apostolico di S. Michele* est le plus vaste établissement de ce genre. Il a été fondé par un Odescalchi. Il est divisé en quatre grandes classes : vieillards, vieilles femmes, enfants mâles, filles.

Les vieillards, au nombre de 120, entretenus gratuitement, et de 20 pensionnaires, doivent être Romains et domiciliés dans la ville depuis plus de cinq ans. On n'admet pas ceux qui sont atteints de maladies incurables ou contagieuses. Un médecin visite à cet effet les individus qui se présentent. Ces vieillards sont partagés en deux catégories : les uns, aptes encore à quelques travaux, sont utilisés pour les besoins de l'établissement ; les autres, infirmes, occupent un dortoir particulier et ne sont pas tenus de travailler. Deux prêtres pauvres, qui partagent les bienfaits de la commune hospitalité, remplissent leur ministère dans la maison.

Le régime est ainsi déterminé, par jour : 18 onces de pain, 4 de viande, et deux fois la semaine, légumes, soupe, et une foglietta de vin ; au deuxième repas, un plat et salade.

Dans cet établissement comme dans presque tous les autres en général, on porte un costume uniforme.

Les femmes sont au nombre de 120, dont 30, plus jeunes que les 90 autres, sont employées au service.

Les orphelins figurent pour 200 dans la population de l'hospice ; 100 autres garçons peuvent être admis moyennant 4 écus et demi par mois. On leur apprend à lire, écrire, compter ; on leur enseigne ensuite un métier, ou même un art, comme la peinture ou la sculpture. Ceux qui embrassent cette carrière suivent les classes du Capitole.

Le conservatoire des filles contient 240 places, presque toutes données gratuitement. On leur apprend ce qui est nécessaire pour qu'elles puissent se rendre utiles plus tard ; mais beaucoup ne sortent que pour se faire religieuses.

Saint-Michel a le privilége de fournir de drap la troupe et le palais pontifical. Ses travaux, bien organisés, lui sont d'un certain rapport. On y fait des tapis qui imitent de loin nos Gobelins. Ses revenus et la somme donnée annuellement par l'État montent à 50,000 scudi.

Nous avons parlé de la colonie de Monte-Romano, institut agricole sur lequel on dirigeait autrefois les enfants trouvés, pour leur apprendre les travaux de la campagne. Il est fâcheux qu'on n'ait pas persévéré dans cette institution, si florissante lors de l'occupation française, et qu'on n'ait pas donné d'extension à cette heureuse idée d'employer les bras à la mise en culture de quelques points du désert romain.

Il existe aujourd'hui, sous le nom de *Pio istituto agrario di S. Maria della misericordia*, une institution datant de 1841, qui a pour but de façonner aux travaux agricoles et à la dure vie du campagnard, 150 à 200 pauvres jeunes gens. Les terrains qu'ils exploitent s'étendent non loin de la *Porta-Salara*. On apprend en outre aux élèves à lire, écrire et calculer.

Il nous a semblé que, dans le but d'habituer ces jeunes gens au régime qu'ils subiront plus tard, quand ils deviendront campagnards, on les prive beaucoup trop de viande. Ils sont, du reste, entourés des soins hygiéniques nécessaires dans la plaine assez peu salubre sur laquelle ils promènent la charrue et la houe. Le matin, ils ne sortent pas à jeun ; ils ne boivent pas d'eau pure ; il leur est enjoint de ne pas se découvrir quand ils ont chaud ; enfin, défense expresse leur est faite de dormir les fenêtres ouvertes.

On a calculé que 6,000 scudi suffisent annuellement pour l'entretien de 150 élèves.

En parlant des enfants trouvés, nous nous sommes étendu sur l'encombrement qui survient dans le conservatoire des filles, les sorties restant toujours à un chiffre bien moins élevé que les entrées. Le même grave inconvénient existe pour les dix-sept maisons donnant asile à 1,291 jeunes filles.

La munificence du pays et la générosité des riches familles ont institué, pour remédier à ces maux, un système de dotations organisé de la façon la plus large. Douze cents jeunes filles sont dotées à Rome, chaque année. La somme qu'elles reçoivent varie selon les institutions sous le régime desquelles elles ont été élevées ; mais la dépense annuelle totale étant de 39,700 scudi, on pourrait estimer chaque dot à 33 scudi. L'*archiconfraternità della santissima annunziata* donne en effet à chaque jeune fille une somme qui va en moyenne à 30

scudi ; mais les divers *conservatorii per le fanciulle*, le conservatoire des bâtardes de Saint-Esprit, dépassent de beaucoup cette somme, grâce aux bénéfices que la jeune fille a pu réaliser par son travail, et aux dons de ses camarades qui, devenues trop vieilles pour songer au mariage, consacrent leurs éco-
nomies au bonheur de leurs jeunes compagnes. C'est de cette manière que les
dots dépassent souvent 100 scudi, et vont même jusqu'à six fois cette somme.

Ces dots, comme nous l'avons déjà dit, sont loin d'être données toutes aux
orphelines qui se marient ; la somme exigée pour première mise, des jeunes
filles qui se font religieuses, en absorbe une grande partie.

C'est ici le lieu de nous expliquer sur une proposition émise au commencement de cette LETTRE : le travail n'intervient, dans l'œuvre de bienfaisance publique à Rome, que sur un point fort restreint, de sorte que les fruits en sont
incomplets.

En effet, on a introduit ce travail dans les asiles, dans les hospices ; et il en est
résulté une amélioration morale pour les individus, des bénéfices matériels pour
ceux-ci, pour l'établissement et pour le trésor, avantage dont on devine trop
aisément le mécanisme et les détails pour qu'il soit nécessaire d'insister sur ce
chapitre.

Mais le travail, en apparaissant dans les communautés, n'a pris droit de domicile que sur un terrain bien circonscrit ; la masse libre, le peuple, est restée
sous le poids de l'inactivité, et a même subi des pertes par suite de la concurrence des maisons de charité livrant à bas prix le résultat de ses travaux. En
France, quelques voix se sont élevées, surtout dans ces derniers temps, en faveur des ouvrières des villes, privées quelquefois de travail par le bon marché
des confections sorties des maisons de correction et des communautés. En Italie, où d'une part ces institutions sont proportionnellement plus nombreuses,
où, d'autre part, moins de travaux s'exécutent au dehors, la gent laborieuse a
souffert un bien plus grand dommage.

Le gouvernement n'ayant pas su, par des efforts intelligents et au moyen de
sacrifices bien entendus, fournir à la masse les éléments sur lesquels son activité
stimulée pût employer ses forces, et une partie de ces éléments ayant même été
exploités à son détriment par les maisons de refuge ou de bienfaisance, il en
est fatalement résulté les conséquences qui suivent. Les individus que le gouvernement prend sous sa garde sont condamnés, le plus souvent, à naître, vivre et mourir sous le toit de la communauté, la vie libre et individuelle ne pouvant leur fournir assez de travail pour leur permettre de pourvoir à leur subsistance. Aussi les portes qui s'ouvrent sur le monde sont-elles d'étroites filières,
tandis que, des bureaux de bienfaisance aux couvents, les communications sont
larges et fréquentes. D'après les statistiques de monsignor Morichini, on compte
à Rome, sur une population de 154,632 âmes, 6,000 ecclésiastiques, religieux
et religieuses. Cette forte proportion viendrait-elle de l'instinct religieux des
masses? Sa cause n'est pas là, nous l'avons dit.

Nous croyons que la source du mal ne saurait être méconnue : défaut d'activité des populations, absence de commerce, d'industrie, d'agriculture, d'émulation. Mais tout fait espérer que le libéralisme du pontife actuel et l'influence française sauront imprimer au peuple la tendance au bien être, à la possession, à la liberté individuelle, et le besoin de l'activité, du travail, de la production, ces éléments sur lesquels une sage liberté doit exercer et dépenser ses forces.

§ II. — HÔPITAUX.

Les hôpitaux de Rome se partagent en deux grandes classes : hôpitaux nationaux, hôpitaux étrangers. Les premiers, destinés aux sujets du souverain pontife, ne sont néanmoins pas fermés aux autres peuples ; les seconds, entretenus par divers gouvernements de l'Europe, sont réservés chacun à sa nationalité. Les etablissements qui rentrent dans cette catégorie étaient très-nombreux à l'époque où Rome, reine des arts et dominant le monde par la religion, attirait dans son sein une multitude de fidèles, de savants et d'artistes, accourus de tous les pays de la chrétienté. Aujourd'hui, le nombre de ces hôpitaux est réduit à neuf, parmi lesquels nous citerons seulement *S. S. Ambrogio e Carlo*, et *S. Maria di Loreto de' Fornari*.

Les hôpitaux romains proprement dits vont appeler toute notre attention.

Les uns sont destinés aux fiévreux, à savoir, *San Spirito in Sassia*, pour les hommes ; *S. Salvatore*, pour les femmes ; *Ben Fratelli*, pour les deux sexes affectés de maladies aiguës. Les autres s'ouvrent aux affections externes ; ce sont : *S. Giacomo*, destiné surtout aux maladies chroniques et aux vénériens, hommes et femmes ; la *Consolazione*, dont la spécialité consiste à recueillir les individus atteints de lésions qui exigent de prompts secours ; *S. Rocco*, qui reçoit les femmes en couche ; et *S. Gallicano*, les affections cutanées. *S. M. de Jérusalem* est réservé aux militaires. Nous avons parlé de la *Trinité des Pèlerins*, où sont admis les convalescents. Il existe enfin un hôpital de fous, sous le nom de *Ospedale di S. Maria della pietà de' poveri pazzi*.

Voici la contenance de ces divers établissements :

San Spirito.	1,616 lits.
San Salvatore	576
San Giacomo.	384
S. Maria della Consolazione	157
S. Gallicano	238
S. Rocco.	26
S. Maria de' poveri pazzi.	420
S. M. ordine Gerosolimitano.	500
Ben Fratelli	74
Neuf hôpitaux de diverses nations	50
Trinité des Pèlerins, pour les convalescents.	480
Total.	4,521 lits.

Ce nombre est bien au-dessus des besoins journaliers; ordinairement sont occupés 1,839 lits, dont 712 pour affections internes, 403 pour maladies chirurgicales, 232 dans divers établissements spéciaux, à l'hôpital militaire, à *Ben Fratelli*, 392 à l'hôpital des fous, 100 pour les convalescents de la Trinité des Pèlerins.

D'après monsignor Morichini, dans dix ans, de 1831 à 1840, il est entré aux hôpitaux de Rome 165,462 fiévreux, dont 15,996 ont succombé, c'est-à-dire 9,66 pour 100; 36,807 blessés, dont 3,077 sont morts, ou 8,35 pour 100; 1,061 fous, dont 431 sont décédés, ou 40,62 pour 100; enfin, les hôpitaux spéciaux, *Ben Fratelli* et *S. M. de Jérusalem*, donnent 11,169 entrées, 783 morts, ou 7,05 pour 100; et la Trinité des Pèlerins a reçu 111,765 convalescents, dont aucun n'a succombé. Total, 214,499 entrées, 21,291 décès, ou 9,29 pour 100.

La proportion des employés est de 3 pour 10 malades.

Les hôpitaux sont loin d'être tenus tous avec des soins pareils; aussi *Ben Fratelli* et *S. Giacomo* nous ont paru laisser peu à désirer, tandis que *S. Esprit* ne mérite pas les mêmes éloges.

A Rome, où tant de femmes embrassent la vie religieuse, on pourrait s'attendre à voir tous les hôpitaux desservis par des sœurs consacrant leur vie à l'œuvre la plus méritoire aux yeux de la religion, au soin des pauvres malades qui, dans l'esprit de l'Évangile, sont les enfants de Dieu. Il n'en est pas ainsi : la vie à peu près inoccupée du cloître a plus d'attraits pour la nature apathique du peuple, que l'abnégation, le dévouement, l'existence laborieuse de la sœur de Saint-Vincent de Paule. On trouve bien, à Rome, des religieuses dans certains hôpitaux de femmes; mais elles n'ont pas su, comme chez nous, s'attirer la vénération et la reconnaissance; elles exercent un métier plutôt qu'un sacerdoce.

Pie IX, qui n'ignore pas les côtés faibles de sa nation et qui cherche partout des remèdes à ces maux, a dernièrement mandé de France 5 sœurs, attachées aujourd'hui à l'hôpital militaire Saint André; il est à désirer que l'exemple de ces saintes femmes fasse des prosélytes. Il irritera d'abord sans doute, mais nous avons trop bonne opinion des Italiens, pour ne pas croire qu'il finira par toucher et convaincre.

L'administration de la plupart des hôpitaux de Rome fourmille d'irrégularités, d'abus déplorables, et trop souvent le malade ne reçoit que les miettes de la table des employés. Saint-Esprit surtout demande une réforme radicale; on nous a assuré que les plaies y sont si nombreuses et si profondes, que le souverain pontife lui-même a presque désespéré du remède. Il est vulgairement reconnu que les employés s'engraissent aux dépens du malade; aussi, lors de la fondation de l'hôpital militaire de *S. M. de Jérusalem*, en 1841, a-t-on statué, dans le règlement, que les employés ne seraient pas nourris dans l'établissement. L'archevêque Morichini nous en donne les motifs : c'est pour éviter que les employés, arrêtant au passage les morceaux de choix, le malade ne soit réduit, comme dans les autres hôpitaux, aux aliments de seconde qualité. A Saint-Esprit, non-seulement les fonds étaient détournés de leur but et gaspillés, mais la razzia s'exerçait sur tout : vivres, linge, médicaments, ustensiles, jusqu'au mobilier, tout sortait de l'établissement. Monseigneur Morichini a fait les efforts les plus louables, sinon les plus efficaces, pour arrêter ces inconcevables désordres.

Pour qu'on ne nous accuse pas de partialité et d'aveuglement, fruits d'une piété nationale outrée, déclarons immédiatement qu'en France nous sommes loin de la perfection. Nous ne parlerons pas des hôpitaux civils, dans lesquels pourtant nous avons assez vécu pour en dévoiler le côté peccant, mais nous dirons un mot des hôpitaux militaires, dont les comptables font bien souvent une fortune scandaleuse. De là cependant il y a loin à ce qui se passe à Rome. Chez nous les bénéfices sont réalisés surtout à force d'industrie, d'habileté, de simplifications, par la stricte économie, par l'entente des achats ; de manière que le comptable peut s'enrichir sans nuire bien ostensiblement au malade, tandis qu'à Rome, on prend dans le chaos, à pleines mains, partout, au hasard, sans qu'un rayon de soleil puisse jamais percer ces épaisses ténèbres pour montrer le coupable.

L'administration des hôpitaux se composait à peu près exclusivement d'ecclésiastiques et de dignitaires ; Pie IX y a introduit des hommes de l'art. Nous voyons avec satisfaction le professeur Carpi, digne en tout point de cet honneur, dans une nouvelle commission qui, se substituant aux commissions spéciales des hôpitaux, dirige aujourd'hui *San Spirito*, *S. Giacomo* et *S. Gallicano*. On parle même de confier la direction de tous les hôpitaux à ce conseil, présidé par monseigneur Morichini. Cette unité d'impulsion et de contrôle permettra d'entrer franchement dans la voie des réformes radicales, et d'extirper les abus qui, dans chaque établissement, se perpétuent de génération en génération.

Les hôpitaux de Rome ne sont généralement pas situés dans les quartiers salubres. Les collines couvertes de palais et d'habitations, et le centre de la ville, passent à juste titre pour les positions les plus saines ; mais là aussi les emplacements sont chers et les propriétés divisées, de sorte qu'il devenait bien difficile d'y fonder des établissements aussi vastes que les hôpitaux. Voyons si l'hygiène intérieure compense ce qui manque à la salubrité du site.

Depuis nombre d'années déjà, on a reconnu, en France, les inconvénients des salles trop vastes. A Rome, on suit les anciens errements, et les vices se décuplent par l'exagération du système. Les salles sont sans doute très-amples dans tous les sens, de hauteur aussi bien qu'en longueur, de manière à présenter un énorme cubage, mais l'agglomération des malades est telle, dans certaines circonstances, que l'air finit par manquer. Nous avons vu, à Saint-Esprit, près de 400 hommes dans le même local. Dans ces vastes salles, on ne dispose pas les lits par longues files laissant une rue entre chaque série et une ruelle entre chaque lit. Contre les murs de la salle, les lits sont rangés par groupe de deux ou trois se touchant bout à bout, c'est-à-dire tête à pied ; on conserve seulement un étroit passage entre chaque groupe. En vain la salle est-elle élevée; avec six rangs de lits sur le sol, la couche inférieure de l'atmosphère doit être perpétuellement viciée, surtout si un bon système de ventilation ne vient pas continuellement la brasser. Or nous avons à signaler les plus grands *desiderata* à ce sujet. Les fenêtres sont percées à 3, 4 ou 5 mètres au-dessus du plancher, et les ventouses manquent presque partout sous les lits ; de manière que les courants n'ont aucun accès dans la partie inférieure. Plusieurs salles possèdent une longue galerie qui fait le tour du local, à la hauteur des fenêtres, galerie destinée aux malades qui veulent s'égayer en regardant dans la rue. Elle a malheureusement un inconvénient, c'est d'empêcher l'air de tomber des fenêtres le long du mur, pour aller se substituer aux couches qui stagnent dans les angles, contre des parois sans ouvertures. Enfin, ces fenêtres insuffisantes et mal placées sont presque toujours closes, de sorte que l'on se prive ainsi du peu de bénéfice qu'on pourrait en retirer. Ces réflexions sont surtout applicables à Saint-Esprit ; nous verrons que, dans la construction de la salle neuve de *San Giacomo*, on a fait preuve d'une meilleure entente de l'hygiène.

Si nous avons insisté aussi longuement sur l'aération et l'encombrement, c'est à cause du rôle majeur que ces deux éléments jouent dans l'hygiène des hôpitaux et des monuments publics destinés à renfermer une assemblée nombreuse. Il serait fortement à désirer qu'on pût appliquer aux hôpitaux de Rome le système Léon Duvoir, qui allie si heureusement les exigences du chauffage et de la ventilation, système qui a déjà reçu une heureuse application à Beaujon, à la Madeleine, à l'Observatoire, au Luxembourg, et dont M. Boudin s'est fait le parrain dans le monde médical.

Des arrêtés récents de police sanitaire ont condamné les cimetières que presque tous les hôpitaux possédaient dans une de leurs cours. Ces cimetières consistaient en caveaux dans lesquels on jetait pêle-mêle tous les cadavres.

Quand on examine philosophiquement l'histoire des secours publics et notamment des hôpitaux à Rome, deux réflexions capitales frappent l'esprit. Mais, pour se rendre compte des phases qu'a parcourues cette histoire, il faut ne pas perdre de vue la nature du régime gouvernemental.

Et d'abord, on s'aperçoit que les secours publics ont été organisés, dès l'origine, d'une manière moins imparfaite et plus large que dans les autres pays de l'Europe. Il ne pouvait en être autrement, sous des princes dont la religion est la bannière et la charité la devise. Nous voulons parler ici surtout des hôpitaux. Certes, à l'époque où l'Hôtel-Dieu de Paris offrait le spectacle profondément triste et navrant dont on peut voir la saisissante peinture dans le rapport de Bailly, Ténon et Lavoisier, les hôpitaux de Rome étaient organisés d'une manière moins défectueuse. Telle est la première conséquence du gouvernement religieux ; il est tout à l'avantage et à la louange de celui-ci.

Mais il n'en est plus de même quand on parcourt les périodes qui se sont succédé depuis ces périodes déjà reculées jusqu'aux temps modernes. Le progrès s'est arrêté ; après avoir été en avance, on se trouve aujourd'hui fort en retard à Rome. C'est que la vivacité des lumières n'est pas en rapport avec la ferveur de la charité. Or si cette vertu théologale peut tout quand il ne s'agit que de fonder, les lumières doivent indispensablement intervenir, quand il faut appliquer, perfectionner, quand il est question d'administration, d'économie, d'hygiène et de science.

Nous n'avons pas craint de formuler nettement notre opinion, dût-elle se traduire par une sorte de reproche, parce que cet état de choses ne peut manquer de s'améliorer rapidement, par l'influence d'un pontife dont le but est de répandre la lumière, tout en ravivant la charité.

Les médecins des hôpitaux sont divisés en *primarii* et *sostituti*. Les premiers se font appeler professeurs et se recrutent, par voie de concours, parmi les *sostituti*. La place de *primario*, à laquelle on est nommé à vie, est fort recherchée ; elle donne une position honorable dans le monde et attire la clientèle. A Saint-Esprit, un *primario* a 228 scudi de solde annuelle, plus le pain et le vin ; un *sostituto*, 36 scudi seulement, mais il a droit en outre au logement et à la nourriture complète. Le concours pour devenir *sostituto* consiste communément en deux épreuves, l'une orale, l'autre écrite. Il est beaucoup moins sérieux que les épreuves auxquelles on soumet, à Paris, les aspirants au titre de médecins du bureau central des hôpitaux.

Les classes établies dans le personnel chirurgical correspondent à celles que nous avons signalées dans la médecine. Ce sont les *primarii* et les *assistenti*. Leur solde est, en général, un peu plus faible que celle des médecins, excepté pourtant dans les hôpitaux où la chirurgie occupe le premier rang comme importance. Ainsi, à *S. Giacomo*, le médecin n'a que 10 scudi par mois, et le chirurgien 24.

Outre les hommes de l'art occupant comme titulaires l'une des quatre positions nommées ci-dessus, il en est qui s'y rattachent comme *honoraires*. Ces médecins n'ont point d'appointements, à moins qu'ils ne soient appelés, en cas de besoin, à prendre la direction d'un service.

Dans l'Université pontificale, il existe une séparation complète entre la médecine et la chirurgie ; chacune de ces deux sciences s'exerce en vertu de diplômes spéciaux ; les élèves en puisent les éléments à des cours différents. Cette scission, l'interdiction faite au médecin d'exercer la chirurgie, au chirurgien de faire de la médecine, exigent un double personnel pour chaque salle de malades. Il est fort singulier de voir, dans un service de blessés, le chirurgien visiter ses malades et prescrire les topiques qu'il juge convenables ; puis, quand tout est terminé, le médecin reprendre chaque malade et formuler les prescriptions. On peut dire qu'en général le chirurgien occupe encore, en Italie, la position relativement inférieure qu'il tenait en France, il y a un siècle, à l'égard du médecin.

Les chefs de service sont tenus de voir leurs malades deux fois par jour.

C'est plus d'exigence que dans nos hôpitaux civils de Paris; mais on sait que les médecins militaires sont astreints aux mêmes obligations.

On trouve à Rome l'analogue de nos internes et de nos externes. Les *caporali*, qu'on doit ranger dans la première catégorie, reçoivent, à Saint-Esprit, 14 scudi par an, et sont logés et nourris. D'autres étudiants remplissent les fonctions d'externes et jouissent également de quelques avantages pécuniaires ou en nature. Ils portent, dans l'établissement, un costume particulier, une sorte de simarre, de couleur variable, selon l'hôpital; à *S. Giacomo*, elle est rouge. Un personnel spécial est attaché aux professeurs de clinique interne et externe. Enfin, des individus revêtus des bas grades universitaires ventousent, font les saignées, rasent, appliquent les sangsues. On les connaît sous les noms de *maggiori*, *unzionarii*, *mignattori*, etc.

La pharmacie se fait généralement avec un peu de laisser aller. L'incertitude de l'approximation remplace trop souvent, même pour les substances actives, la rigueur de la balance et de la mesure. Le matériel n'est pas toujours convenable. Ainsi, à *San Spirito*, on mettait, dans des petits pots couverts de papier, les potions destinées à nos soldats. Il est évident que la fiole bien bouchée ne peut pas ainsi être remplacée par un vase mal clos, qui laisse pénétrer l'air de toutes parts, et ne s'oppose pas à l'évaporation des substances volatiles.

Après ce coup d'œil général sur les hôpitaux de Rome, consacrons quelques lignes à chacun d'eux en particulier.

L'*archiospedale di San Spirito in Sassia*, le plus grand établissement hospitalier de Rome, développe ses longs bâtiments sur la rive droite du Tibre, non loin de Saint-Pierre, dans un quartier peu sain. Il occupe l'emplacement de l'hospice fondé au huitième siècle par Sena, roi des Saxons, qui, s'était retiré à Rome après avoir abdiqué. Bien des fois dévasté et rétabli, pendant les invasions et les troubles qui ont agité le moyen âge, il doit ses derniers bâtiments à Pie VI. Il est divisé en deux parties par une rue, qui sépare l'hôpital proprement dit de l'aile construite sous le pontificat du pape que nous venons de nommer. Les vastes bâtiments de la succursale contiennent 840 lits; ils sont desservis par les communs du vieil hôpital.

Saint-Esprit est exclusivement réservé aux hommes fiévreux. On peut y loger 1,616 lits, dont une faible partie est occupée dans la bonne saison; mais, pendant le règne endémo-épidémique, la succursale, jusqu'alors fermée, ouvre ses portes aux citadins et surtout aux campagnards atteints de fièvre paludéenne. Il est bien rare que plus de 1,000 lits soient occupés à la fois; année commune, le chiffre des malades oscille entre 7 et 800.

C'est à Saint-Esprit que se font les cliniques médicale et chirurgicale. Les quelques blessés admis dans l'établissement sont ceux que le professeur désigne, de sorte que le choix des malades peut suppléer jusqu'à un certain point à leur nombre beaucoup trop restreint. Autrefois la clinique chirurgicale se faisait à *San Giacomo*. Les salles de clinique médicale ne peuvent recevoir que 12 hommes et 6 femmes, mais le professeur a le droit d'aller recueillir dans tous les services, et même dans les différents hôpitaux, les sujets qui lui semblent présenter le plus d'intérêt.

Saint-Esprit possède, pour les besoins de l'enseignement, un grand amphithéâtre de cours, un petit cabinet d'histoire naturelle, un assez beau musée d'anatomie normale et pathologique, un amphithéâtre d'anatomie, enfin la riche bibliothèque Lancisienne, ainsi nommée de son célèbre fondateur. L'église de Saint-Esprit appartient aussi à l'hôpital. On y lit sur chaque pierre le nom d'un professeur célèbre dans l'endroit; mais l'attention se fixe sur la belle marqueterie de marbres précieux qui recouvre les dépouilles du plus célèbre d'entre eux, de Lancisi, auteur fécond auquel on doit surtout d'excellents travaux sur les *qualités natives et accidentelles de l'air de Rome.*

Les cours sont trop petites à Saint-Esprit, et le malade n'a pas le droit de s'y promener; l'ombrage des orangers, le murmure des eaux vives, la fraîcheur des arcades à la mauresque, sont réservés aux employés de la maison. Pendant l'occupation française, sous l'empire, on avait eu l'heureuse idée de jeter des clôtures en travers de la rue qui coupe l'établissement de manière à créer un vaste promenoir. La circulation n'en était nullement gênée, à cause des rues latérales. On n'a pas cru devoir imiter cet exemple pendant l'expédition actuelle.

L'établissement possède des fontaines et une salle de bains. Les lieux d'aisances sont assez bien organisés, des conduits, parcourus par des eaux courantes, enlèvent les immondices à mesure qu'elles sont déposées.

On compte 12 salles à Saint-Esprit; elles sont ou fort petites ou immenses.

En entrant par la grande porte, on trouve la salle gigantesque appelée *bracchio vecchio,* dont le centre est occupé par une chapelle recouverte d'un dôme qui ne manque pas d'élégance. D'un bout à l'autre de cette longue nef, nous avons mesuré à peu près 130 mètres; on peut estimer la largeur à 12, et la hauteur à un chiffre à peu près pareil. Malheureusement les fenêtres n'existent qu'à mi-distance du sol au faîte, et on les ouvre trop rarement pour renouveler l'air vicié par les exhalaisons des fiévreux. Nous avons vu ceux-ci entassés au nombre de près de 400 sur six rangs disposés de la façon que nous avons décrite plus haut.

Quand nous avons pénétré dans cette salle, en octobre 1849, nous avons été saisi par cet air lourd, chaud, nauséeux, saturé de miasmes et d'odeurs putrides. La physionomie des malades était triste, abattue, leur teint jaunâtre et plombé; la paresse des réactions, le brisement des forces, la tendance à la putridité, disaient hautement qu'un véritable empoisonnement s'infiltrait peu à peu dans l'économie des pauvres malades. C'était un petit monde que cette salle immense : ici un mourant qui râle (1), là des chiens qui jouent sur un lit; à côté

____

(1) Dans les circonstances ordinaires, on porte les mourants dans une salle à part.

d'un convalescent à qui l'on fait la barbe, un moribond se confesse et marmotte des prières; sur le matelas voisin se tient un tripot entouré d'un cercle nombreux et babillard; des infirmiers chargés de marmites contenant les vivres heurtent en passant un cadavre qu'on emporte; enfin, pour compléter ce tumulte et ce pêle-mêle, d'espace en espace sont installés des comptoirs où siégent en permanence des *caporali*, des pharmaciens, des aumôniers, qui se groupent tantôt ici, tantôt là, pour faire les petits cancans du jour.

Mais les murmures cessent; le prêtre monte à l'autel. Les aliments sont portés jusqu'auprès des marches, au moyen d'espèces de brancards; l'officiant récite quelques versets auxquels répond l'assistance, et la bénédiction termine la cérémonie. Le tumulte recommence alors; le bruit s'élève et se gonfle du cliquetis des cuillers et des fourchettes sur les plats d'étain et de terre cuite.

Ce spectacle eût été réellement des plus curieux, sans la tristesse qu'il inspirait.

De cette salle, on passe dans le *bracchio nuovo*, moins vaste, qui peut contenir 280 lits.

Dans la succursale, située de l'autre côté de la rue, les salles ne sont pas moins gigantesques. Le premier et le second forment chacun une galerie voûtée à trois nefs, soutenue par 84 piliers et pouvant recevoir de 300 à 360 malades. En restreignant le nombre des files de lits, ces locaux présentent d'assez bonnes conditions de salubrité. C'est, du reste, seulement pendant la saison fiévreuse que l'encombrement règne. Il est probable qu'il atteint bien rarement le point auquel nous l'avons vu arriver, à l'époque où notre entrée dans Rome a jeté dans l'hôpital une population insolite.

Les aliments se distribuent à des heures un peu irrégulières : le matin de sept à neuf heures; le soir de deux et demie à cinq heures. Voici le régime qui a cours dans l'établissement, comme dans presque tous les autres hôpitaux :

Terza. Bouillon avec jaune d'œuf; une, deux ou trois fois par jour.

Senza pane. Soupe, un œuf, eau et vin; deux fois le jour.

Dieta. Soupe, 4 onces de pain, 2 de viande, eau et vin; deux fois le jour.

A carne. Potage, 3 onces de viande, 6 de pain, vin; matin et soir. On peut ajouter à ces aliments un plat d'herbages, et le jour de la sortie le double de vin; cette portion s'appelle alors *far locanda*.

Seconda. Soupe, 4 onces de pain, un œuf, eau pour boisson.

Une carte portant un signe conventionnel est accrochée au lit de chaque malade et indique le régime ordonné par le médecin.

On touche des orgues trois fois la semaine, pendant la distribution. Cette coutume nous rappelle que, sous l'empire, la musique des régiments allait jouer dans les hôpitaux; Napoléon comptait beaucoup sur ce moyen pour éviter ou chasser la nostalgie.

La garde n'est pas montée par jour, comme cela se pratique dans nos hôpitaux; la journée est divisée en quatre quartiers. Les *caporali* font l'office d'internes de garde; ils ont des externes sous leurs ordres.

Le nombre réglementaire du personnel médical est ainsi fixé : quatre médecins *primarii* et quatre *sostituti*, deux chirurgiens *primarii* et deux *assistenti*. Les médecins honoraires sont en nombre variable.

Mgr. Morichini fait remarquer que, dans tous les autres hôpitaux de l'Europe, les médecins sont astreints à ne pas sortir d'une certaine liste de médicaments, tandis qu'à *San Spirito* ils peuvent puiser dans toute la pharmacopée. Peut-être ont-ils cette latitude parce qu'ils n'en usent jamais. Le fait est que beaucoup de médicaments usuels dans nos hôpitaux ne se trouvaient pas à la pharmacie de *San Spirito*, lors de notre occupation de l'établissement; et nous doutons, d'autre part, qu'aucune des substances familières aux médecins de *San Spirito*, ne soit monnaie courante dans nos hôpitaux français.

Les revenus de Saint-Esprit sont de 90,000 scudi, auxquels le trésor en ajoute 36,000 par an.

De 1831 à 1840 sont entrés à Saint-Esprit 134,916 malades, dont 11,455 sont décédés, ou 8,27 pour 100. La moyenne des journées de traitement a été de 13; la moyenne des malades présents de 500; la moyenne des employés, 169.

L'*archiospedale dei Santissimo Salvatore ad Sancta Sanctorum*, dû à la libéralité d'un Colonna, est destiné aux femmes fiévreuses. Situé tout près de la basilique de *Saint-Jean-de-Latran*, il est séparé en deux corps de logis par la rue qui mène de cette église au Colysée. Sa fondation date de 1216. On peut y recevoir 576 malades distribués dans des salles un peu moins vastes que celles de *San Spirito*. Les lits y sont généralement plus espacés qu'à ce dernier hôpital; dans les circonstances ordinaires, un tiers seulement de ces lits se trouve occupé.

Les pansements et la petite chirurgie sont confiés aux sœurs hospitalières de la Miséricorde, qui sont à nos religieuses de Saint-Vincent de Paule ce que le clergé romain est au clergé français, c'est-à-dire dans un état d'infériorité incontestable. Mais, en évitant le tort si commun aux historiens et aux touristes, de juger les choses romaines au point de vue français, c'est-à-dire de prendre comme terme de comparaison ce qui se passe chez nous, on se relâche de sa sévérité, et l'on trouve que, pour des Romaines, elles s'acquittent convenablement de leur mission.

Deux médecins *primarii* et deux *sostituti*, un chirurgien *primario* et un *assistente* sont attachés à l'établissement. Les élèves en médecine ne suivent pas les visites. Les *assistenti* et les *sostituti* montent la garde, par période de vingt-quatre heures.

L'établissement jouit d'une rente annuelle de 32,000 scudi, grossi de 14,400 scudi fournis par le trésor.

Les statistiques décennales ne fournissent pas, à *S. Salvatore*, des résultats aussi satisfaisants qu'à Saint-Esprit, ce qu'il faut peut-être attribuer au nombre des sujets atteints d'affections chroniques reçus dans l'établissement, à l'insalubrité du site plongé dans la *malaria*, enfin surtout à l'état de misère et de détérioration des malheureuses femmes qui trouvent asile dans cet hôpital. Voici ces statistiques portant sur la période 1831 à 1840 :

> 30,546 entrées ;
>
> 4,541 décès :
>
> 14,86 décès pour 100 ;
>
> 25 jours pour moyenne de traitement ;
>
> 209 présents à l'hôpital, en moyenne ;
>
> 72 employés, en moyenne.

L'*archiospedale di San Giacomo in Augusta*, fondé en 1339 par les Colonna, est situé dans le Corso, rue principale de Rome, non loin de la place *Del Popolo*. On y compte 384 lits destinés aux blessés et aux vénériens des deux sexes.

Les anciennes salles sont fort grandes, mais peu élevées, peu saines. Elles sont occupées par les femmes blessées et vénériennes.

Nous étant imposé, dans ces lettres, le devoir de dire surtout notre façon de penser, même dans les questions les plus délicates, nous récrierons-nous sur les idées étroites et inhumaines par suite desquelles on laisse ces infortunées dans des locaux insalubres, sous prétexte de leur faire payer des fautes dont leur mal est certes déjà une expiation ? Mille fois non. Si notre main s'armait des verges de la critique, ce serait sur Paris et non sur Rome que se dirigeraient nos coups. Il n'y a pas encore un an que nous visitions les hôpitaux de Lourcine et du Midi, où, malgré de notables améliorations, les salles non blanchies et sans air accusent hautement l'administration de professer des opinions qui, pardonnables à Rome, sont sans excuses en France. Et que serait-ce donc si, reportant nos yeux en arrière, nous jetions un regard sur le sort qui attendait les malheureux syphilitiques, sous les règnes impudiques et éhontés de Louis XIV et de Louis XV ? La moitié des malades se couchait (1), 4 par lits, de huit heures du soir à une heure du matin ; une seconde fournée remplaçait la première d'une heure à sept. La fustigation commençait le traitement ; la fustigation le terminait. Le vénérien attendait quelquefois six ou neuf mois qu'il plût de commencer à s'occuper de lui. Entassés dans des soupentes qui n'avaient souvent que 2 à 3 mètres de haut, les malheureux ne pouvaient pas même se coller à la fenêtre pour respirer un air pur, car la fenêtre était clouée ou même murée ! Regardons-nous bien avant de critiquer les autres.

La salle neuve de *S. Giacomo* est certainement ce que nous avons vu de mieux en ce genre dans tout Rome. La critique ne peut s'attaquer qu'à son immensité. Les fenêtres s'ouvrent, il est vrai, à 4 mètres du plancher, et une

----

(1) Aux Petites-Maisons, à Bicêtre, à la Salpêtrière.

galerie règne tout autour de la salle, à cette même hauteur ; mais la plus irréprochable propreté et un système d'aération bien compris remédient en grande partie à ces inconvénients. D'abord, à chaque extrémité de cette grande salle, de vastes fenêtres, pareilles pour la dimension à celles de nos cathédrales gothiques, occupent toute la paroi du haut en bas et peuvent servir à renouveler l'air dans toutes les parties du local. En second lieu, des ventouses sont percées sous les lits. Au moyen de portières de fer, munies d'ouvertures de grandeurs diverses, on peut aménager les courants. Enfin au plafond sont pratiqués des regards à opercules mobiles, donnant sur l'espace triangulaire couvert par le toit, percé lui-même d'œils-de-bœuf. Le prieur de la confrérie de Sainte-Marie del Popolo, dont nous regrettons de ne pas savoir le nom, nous a fait voir l'hôpital avec un empressement bien légitime quand on a un établissement si bien tenu à montrer.

De 1831 à 1840 ont été reçus 20,682 malades, dont 2,337 ont succombé, ou 11,29 pour 100. Nous avons dit que le chiffre proportionnel de la mortalité est plus élevé à Saint-Sauveur, hôpital des femmes fièvreuses, qu'à Saint-Esprit, destiné aux hommes affectés de maladies internes. La même différence existe entre les deux sexes, quant aux décès causés par les affections chirurgicales : 9,19 décès pour 100 hommes traités, 19,22 pour 100 femmes.

La moyenne du traitement est de 43 jours ; la moyenne des malades présents, 245 ; la moyenne du nombre des employés, 74.

D'après les registres, très-bien tenus, la journée de traitement a été de 15 à 16 sous en 1847-1848.

La rente de *S. Giacomo* est de 32,000 scudi ; le trésor public ajoute 16,780 scudi par an.

Le service médico-chirurgical est confié à deux médecins *primarii*, deux *sostituti*, deux chirurgiens *primarii*, deux *assistenti*, 16 étudiants. Autrefois les cours de clinique chirurgicale et d'anatomie se faisaient à Saint-Jacques ; mais Pie VII a centralisé toute l'instruction pratique à Saint-Esprit.

L'*archiospedale di S. Maria della Consolazione* est destiné à recevoir les individus des deux sexes, affectés de lésions chirurgicales qui exigent de prompts secours. Il contient 157 lits. La besogne étant presque entièrement chirurgicale, le personnel est ainsi composé : un médecin *primario* et un *sostituto*, deux chirurgiens *primarii* et deux *assistenti*. L'établissement s'entretient au moyen de 12,000 scudi de revenu, et de 3,750 scudi donnés par le trésor public.

En dix ans, 9,006 entrées, 470 décès ou 5,21 pour 100. Les femmes fournissent encore ici le plus fort contingent à la mort : hommes 4,69 pour 100, femmes 7,54 pour 100.

L'*archiospedale di S. Maria e S. Gallicano* occupe l'ancienne maladrerie. Il est aujourd'hui ouvert aux individus affectés de maladies de la peau. On y compte 238 lits. Un médecin *primario* et un *sostituto*, un chirurgien *primario* et deux *assistenti*, huit étudiants, composent le personnel de cet hôpital.

2,600 scudi de revenu, 10,000 fournis par l'État, constituent son avoir. En dix ans, 5,461 entrées, 262 décès ou 4,79 pour 100.

L'*archiospedale di S. Rocco* reçoit les femmes en couche. Il ne contient que 20 à 26 lits.

Les femmes en mal d'enfant qui se présentent sont admises sans qu'on s'informe de leur nom, de leur condition, sans qu'on s'enquière si elles sont mariées ou non. Ainsi parlent les statuts. Cela est ou serait certes fort beau ; mais nous ne garantissons rien. Le traitement est gratuit ; les femmes aisées qui veulent déposer dans le mystère le fruit de leurs amours peuvent, toujours d'après les statuts, compter sur un silence religieux. Moyennant 3 scudi par mois, elles reçoivent tous les soins convenables. L'enfant est déposé à la *Pia casa di San Spirito*.

Les femmes restent en général très-peu de jours à San-Rocco, quoiqu'une certaine latitude leur soit donnée ; la moyenne du traitement est de moins de cinq jours. En dix ans, on a compté 1,658 entrées et 8 décès seulement, soit 0,47 pour 100, proportion très-minime et bien digne d'attirer l'attention. Mais nous devons nous en tenir à cet aperçu général, car *San-Rocco* est un mystérieux séjour où l'on ne pénètre pas. Les étudiants n'y peuvent pas non plus être admis ; les manœuvres sur le mannequin sont tout ce que connaissent les élèves de l'école de Rome, quand, devenus docteurs, ils sont appelés à pratiquer.

Le professeur d'obstétrique de l'École de médecine fait le service à *San-Rocco*.

La journée de traitement, y compris les médicaments, est de 22 baiocchi. Les revenus de l'établissement montent à 2,490 scudi, auxquels l'État en ajoute 690 par an.

L'*ospedale di S. Giovanni calabrita*, plus connu sous le nom de *Ben Fratelli*, n'est pas tenu, comme les autres hôpitaux, à rendre des comptes au cardinal-vicaire. Les religieux de *S. Giovan de Dio calabrita* (Saint-Jean de Dieu) l'administrent de la façon la plus digne d'éloges. On y admet les individus affectés de maladies internes aiguës, sur la présentation d'un billet libellé par un sociétaire de la compagnie qui régit l'établissement. C'est, sans contredit, l'hôpital dans lequel le malade trouve les conditions les plus favorables au rétablissement de sa santé. On y compte 74 lits seulement. Un médecin *primario* fait deux visites par jour. Les religieux de Saint-Jean de Dieu remplissent avec dévouement leurs fonctions d'infirmiers, et pratiquent habilement les opérations de petite chirurgie.

Cet établissement se maintient dans un état prospère, malgré la presque nullité de ses revenus, grâce aux ressources de sa pharmacie, qui fournit beaucoup pour le dehors.

En dix ans l'hôpital *Ben Fratelli* a reçu 9,893 malades, dont 706 ont succombé, ou 7,13 pour 100, proportion moins élevée qu'à Saint-Esprit et à Saint-Sauveur.

Ospedale del S. M. ordine Gerosolimitano. — Avant 1841, les militaires étaient traités dans les hôpitaux civils, moyennant 10 baiocchi par jour ; mais à cette époque, l'ordre des chevaliers de Jérusalem a établi l'hôpital, où les militaires sont aujourd'hui reçus, moyennant 20 baiocchi par jour et par homme, alloués à l'administration par le trésor public. On y admet les fiévreux et les blessés. Les malades achèvent leur guérison dans une salle de convalescence, annexée à l'établissement.

Le régime médical offre ceci de particulier, que les médecins et les chirurgiens traitants doivent, lorsqu'il s'agit de déterminations graves, s'éclairer des lumières des médecins consultants, pris dans les hauts grades du personnel de santé militaire.

Les prescriptions alimentaires rentrent généralement dans ces trois catégories : 1° *dieta*, quatre onces de potage, distribués en deux fois ; 2° *mezzo vitto*, quatre onces de soupe, cinq de viande, six de pain, une demi-*foglietta* de vin, pour deux repas ; 3° *tutto vitto*, quatre onces de soupe, huit de viande, onze de pain, une *foglietta* de vin, donnés également en deux fois. Pour les convalescents, on porte le pain à 18 onces par jour.

Nous avons déjà dit que, lors de la fondation récente de cet hôpital, on avait pris la sage résolution de ne pas nourrir les employés dans l'établissement, pour éviter le gaspillage au bénéfice de ceux-ci et au détriment du malade.

L'hôpital peut contenir 500 lits ; il est trop récent pour que nous puissions en donner le mouvement et les statistiques.

L'*ospedale di S. Maria della pietà de' poveri pazzi* contient 420 lits. Les fous appartenant à des familles aisées y sont traités en payant pension. Les indigents y séjournent gratuitement, sauf à la commune à rembourser l'administration de l'hôpital.

La rente annuelle de 3,500 scudi ne suffit pas à l'établissement ; le trésor vient à son secours, et les pensions payées par les familles achèvent de le mettre à même de remplir ses obligations.

Un médecin et un chirurgien sont attachés à l'hôpital des fous.

L'alimentation des sujets qui ne présentent pas d'autre affection que l'aliénation mentale est ainsi déterminée : seize onces de pain, trois de potage, neuf de viande, une *foglietta* de vin, et le soir, un plat d'herbes et une salade.

Le traitement moral et pharmaceutique, le premier surtout, sont fort en retard à Rome ; mais nous devons nous contenter d'énoncer ce jugement général, porté par les médecins italiens eux-mêmes, sans chercher à le légitimer au moyen de l'analyse. En effet, nous n'avons pas suivi le traitement des fous admis dans cet hôpital.

Voici la statistique de 10 ans, 1831 à 1840.

Moyenne des individus présents, 391.

ENTRÉES DANS LES DIX ANS :

Hommes.   709
Femmes.   352
                              Total. 1,061

GUÉRISON, SUR 100 ENTRÉES :

Hommes. 63,52
Femmes. 46,02

DÉCÈS, SUR 100 ENTRÉES :

Hommes 33,00
Femmes. 55,96

Nous reviendrons sur une réflexion que nous avons déjà eu occasion de faire : ici encore, comme dans les hôpitaux de flévreux et de blessés, la mortalité est plus considérable chez la femme que chez l'homme. La cause de cette différence ne peut être cherchée dans les locaux, puisqu'on la retrouve partout, mais bien dans les conditions mêmes du sexe féminin. Nous indiquons ici le problème, sans chercher à le résoudre.

X

PROMENADE MÉDICALE DE NAPLES AU CAP MYSÈNE.

Grotte du Pausilippe. — Lac d'Agnano. — Grotte du Chien. — Grotte ammoniacale. —
Étuves. — Pouzzoles. — La Solfatare. — Temple de Sérapis. — Villa de Cicéron. —
Lac Lucrin et Monte-Nuovo. — Lac Averne et grotte de la Sybille. — Étuves de Néron. — Cumes. — Achéron. — Baïa. — Banli. — Villa d'Agrippine. — Piscina mirabilis. — Port et cap Mysène. — Mare-Morto et Champs-Élysées. — Ischia. — Récapi-
tulation des eaux minérales du golfe de Baïa.

A M. le docteur **Ed. Carrière**.

Cività-Vecchia, 1er juillet 1850.

Très-cher, je ne vous ai pas encore fait compliment sur votre livre intitulé :
CLIMAT DE L'ITALIE. Vous déclarer que je le trouvais bien écrit, c'était faire de
l'histoire ancienne ; qu'il est composé avec conscience et savoir. ., j'eusse certainement dû vous le dire. Mais je pouvais deviner seulement qu'il est aussi vrai
pour le fond que pittoresque et attachant par la forme. Je n'affirme jamais ces
choses-là sans m'en être assuré moi-même. Vous voyez que je suis difficile ; aussi
mes complimentations, pour être tardives, n'en seront pas moins bien reçues, je
l'espère.

Je veux vous ramener sur des plages à vous connues. Si, en les parcourant de
nouveau avec moi, vous éprouvez la moitié du plaisir que j'ai eu en les visitant,
votre livre à la main, certes je n'aurai causé d'ennui ni à vous, très-cher, ni au
lecteur qui voudra bien suivre notre promenade médicale.

Nous quittons la ville dans une calèche attelée de deux chevaux chargés de
panaches, et ornés de harnachements aux couleurs vives. Ils sont un peu petits
et maigres ; mais, soyez tranquille, ils valent mieux qu'ils n'en ont l'air. Comme
ils brûlent les larges dalles de la Riviera de Chiaia ! Un coup d'œil, en passant,

s'il vous plaît, sur la Villa-Reale, cette splendide promenade dont les balustrades sont baignées par les eaux d'un des plus beaux golfes du monde. Bientôt une ouverture sombre se présente devant nous : c'est l'immense grotte du Pausilippe, taillée dans le roc vif par la main de l'homme ; grandiose comme les temples indous d'Ellora, comme les hypogées de la haute Égypte, véritable nef de cathédrale souterraine, longue, haute et large, qui traverse de part en part la colline du Pausilippe, et joint en ligne droite Naples et les parages où fut la voluptueuse Baïa.

Le tombeau de Virgile surmonte l'ouverture d'entrée. Saluons le poëte dont nous allons retrouver tant de souvenirs pendant notre pèlerinage d'aujourd'hui.

Au sortir du tunnel, nous laissons à gauche le pauvre village de Piedi-Grotta, et nous quittons la grand'route pour aller visiter le lac d'Agnano, qui va nous offrir une foule d'observations médicales.

Le chemin est encaissé ; il se creuse de plus en plus. Nous nous engageons dans les accidents qui entourent le bassin du lac.

En débouchant d'une petite vallée, on aperçoit tout à coup le lac d'Agnano, qui n'a guère plus d'un mille de tour. Sa nappe n'est pas tranquille ; un double mouvement l'agite : c'est d'abord le vent qui la ride en longues ondulations ou bien en remous clapoteux, et ensuite un bouillonnement profond qui fait éclore de grosses bulles à la surface. Ouvrons notre guide ; il parle à peu près ainsi : Les eaux du lac d'Agnano bouillonnent, quoiqu'elles soient froides. Ce phénomène curieux a exercé la sagacité des savants ; il est demeuré sans explication.

Le touriste met la main dans l'eau, regarde ébahi ce bouillonnement extraordinaire, et s'en va avec la persuasion qu'il a vu un phénomène unique et merveilleux.

Mais avec les lecteurs de la Gazette Médicale, il n'y a pas même moyen d'exciter la curiosité sur un tel phénomène, et de la tenir en suspens dans l'attente d'une explication retardée à plaisir. Déjà chacun a dit : C'est tout simplement quelque gaz qui se dégage du lac.

En effet, nous sommes dans les Champs Phlégréens ; une mince couche de terre nous sépare d'un foyer intérieur dont le travail incessant va se manifester à chaque pas. Le lac d'Agnano n'est qu'un cratère éteint. La bouche ignivome est devenue une nappe d'eau, et les parois brûlées du volcan disparaissent aujourd'hui sous une riche végétation. Un pli de terrain sépare le lac d'Agnano d'un autre bas-fond, nommé Astroni, autrefois volcan en activité, de nos jours parc royal, où les meutes courent les bêtes fauves dans les grandes chasses de la cour. Des ruisseaux d'eau chaude, les Pisciarelli, viennent se jeter dans le lac d'Agnano. Ici la grotte du Chien, et en regard, au bord du lac, un des jets les plus volumineux d'acide carbonique. La même faille alimente probablement ces deux sources de gaz. Là une autre grotte à dégagements ammoniacaux. Plus loin des étuves ; partout enfin des manifestations du foyer qui a jadis bouleversé les Champs Phlégréens.

Sitôt notre voiture sortie du petit vallon, deux vieilles femmes s'étaient précipitées sur nos pas ; quatre ou cinq chiens rôdaient aux alentours, tristes, maigres, souffrants, le poil en désordre. Vous devinez les victimes de la fameuse grotte. Le marché fut bientôt conclu avec une des vieilles ; nous devions voir et la grotte et l'expérience pour 2 carlins ou 17 sous chacun. La vieille passa en revue sa piteuse meute, saisit l'animal auquel revenait le tour de corvée pour ce jour-là, et le laissa bientôt aller librement. Le pauvre animal savait ce qui lui était réservé, car :

« Il suivait lentement le chemin de la grotte », l'œil morne, la queue basse, la tête pendante, les poils hérissés de crainte. Le fait est que la pauvre bête faisait là un bien triste métier.

Nous arrivons, enfin. Une mauvaise porte de bois s'ouvre, et nous apercevons la fameuse grotte. Ah ! ne vous attendez pas à trouver une spacieuse caverne, des détours sombres et perdus, du silence et du mystère, des parois vertes de capillaires ou blanches de stalactites. La grotte du Chien est le trou le plus prosaïque du monde, creusé dans la terre sablonneuse, sous la pente de la colline, long de 10 pieds, large de 4, haut de 9. Voilà tout.

Avant d'entrer, voulez-vous que nous fassions une petite réflexion ? Ni l'un ni l'autre nous n'aimons à être mystifiés ; avançons-nous avec prudence.

On lit dans les livres classiques de physique, les détails de l'expérience suivante : sur un ballon d'acide carbonique renversez un autre ballon rempli d'hydrogène ; les deux vases communiquent ensemble par le goulot. Les deux gaz ne conserveront pas leur position relative, quoique leur pesanteur spécifique les sollicite à rester chacun chez soi ; au bout de quelque temps, ils seront mélangés dans les deux flacons. Voilà qui est bel et bon ; mais, alors, pourquoi, dans la fameuse grotte, l'acide carbonique garde-t-il imperturbablement les couches inférieures, sans se mêler à l'air des couches supérieures ? L'expérience du chien ne serait-elle pas une plaisanterie comme le mystère du bouillonnement des eaux froides du lac ? Peut-être les chiens sont-ils des Munitos fort bien appris, des convulsionnaires de commande ! Les pauvres bêtes sont pourtant bien tristes et bien souffreteuses ! Bah ! les femmes vaporeuses le sont aussi. Ce chien doit être une chienne ; le sexe féminin est bien plus apte que l'autre aux convulsions. C'est vrai, c'est une chienne !

Entrerons-nous ? — A tout hasard, entrons. — Non, pas encore. J'ai quelque chose à vous conter auparavant. Après la dissertation sur les gaz, voici une petite histoire.

Un de mes compagnons de voyage est si petit, si petit, que moi, pas bel homme, je le dépasse d'une tête et demie. Aussi j'aime à le fréquenter, d'abord parce que c'est un charmant confrère, plein de savoir et d'esprit, ensuite parce que la comparaison des deux tailles me rehausse de 2 bons pieds. C'est tout bénéfice pour moi. Nous avons fait bien des courses ensemble aux environs de Rome ; il marche bien, quoiqu'il n'ait que des jambottes ; mais il n'a jamais

voulu venir avec moi à la Roche tarpéienne ; il craint que je ne le pousse à bas.
Il est plus avancé que moi dans les cadres des médecins militaires ; dans ces
cas-là, il est reçu parmi les officiers, qu'on peut se débarrasser de son homme,
pour avoir de l'avancement. Pour le punir courtoisement de son affreuse supposition, je lui sauvai la vie à la grotte du Chien. Le pauvret, si petit, si petit,
allait imprudemment respirer dans la même couche d'air que le chien destiné à
l'expérience. Je pris donc mon confrère sur le dos, et nous entrâmes bravement.

Cette fois-ci, nous y sommes bien ; je n'ai plus rien à vous conter ; nous
allons voir l'expérience.

Au pied de la paroi gauche de la grotte est un petit trou creusé de quelques
pouces seulement au-dessous du niveau du reste du sol. La vieille prend le chien
par les quatre pattes ; l'animal pousse un cri plaintif, et tourne des yeux sup-
pliants, de vrais yeux de biche blessée, des yeux à fendre le cœur ; mais la
vieille le met dans le trou, le dos contre terre.

Nous allons bien voir maintenant si on nous mystifie.

La respiration s'embarrasse évidemment ; la gueule s'ouvre et la langue se
projette à demi au dehors ; les narines s'agitent ; le thorax exerce des mouvements précipités ; les yeux s'injectent ; la physionomie prend un air de souffrance
et d'anxiété. Bientôt l'animal se roidit et tressaille convulsivement ; quatre ou
cinq secousses soulèvent en masse son corps contracté ; l'avant-dernière est
faible déjà ; la dernière se perd dans un collapsus qui distend tous les muscles
convulsés ; les membres se relâchent, la tête tombe, l'animal s'abandonne
comme une masse inerte ; il est asphyxié, bien asphyxié ; nous n'avons pas été
trompés.

La cruelle expérience a duré deux minutes. L'affreuse vieille saisit l'animal,
le porte en dehors de la grotte, et le jette sur le gazon, où dame nature et la
seconde vieille vont faire revenir le chien, destiné à recommencer l'expérience,
quand reviendra son tour de corvée.

Si on prolonge l'expérience trois minutes, le chien ne peut être rappelé à la
vie. Il faut à peu près six minutes pour tuer un homme couché. Je ne sais vraiment qui a essayé ; au fait, tant d'Anglais visitent la grotte du Chien !

La couche d'acide carbonique paraît conserver une hauteur à peu près constante : 18 pouces au-dessus du sol. Des torches qui brûlent parfaitement dans
les parties supérieures, s'éteignent brusquement quand, promenées de haut en
bas, elles arrivent à 18 pouces de la terre. Le phénomène a lieu brusquement ;
la flamme ne pâlit pas par degrés, elle meurt tout à coup. Nous avons plusieurs
fois répété nous-mêmes l'expérience. La limite de la couche de gaz est pourtant
franchie par une certaine quantité d'acide carbonique ; en effet, un homme debout ne peut rester plus de deux heures dans la grotte, quand la porte est
fermée. Mais aussitôt que celle-ci est ouverte, les courants d'air qui entrent et
ceux qui sortent renouvellent complétement les couches supérieures, de ma-

nière que la respiration et la combustion s'exercent normalement dans ces parages. En pénétrant dans la grotte, fermée depuis une heure et demie au moins,
nous n'avons rien ressenti qui dénotât la présence de l'acide carbonique. La
couche où gît ce gaz pur ne paraît éprouver à peu près aucune variation dans
son épaisseur ; son niveau s'est maintenu constant pendant tout notre séjour
dans la grotte, c'est-à-dire l'espace de 15 à 20 minutes. En ramassant vivement,
avec la main, mais surtout avec un chapeau, l'air contenu dans le petit trou
dont nous avons parlé, on sent très-bien l'odeur piquante de l'acide carbonique.

Non loin de la grotte du Chien, au pied du pavillon royal, existe une autre
excavation bien moins connue et pourtant tout aussi digne de l'être : c'est la
grotte ammoniacale. La couche de gaz toxique est bien moins limitée que dans
la grotte du Chien, circonstance qui, jointe aux propriétés plus délétères de ce
gaz, ne permettent pas de séjourner longtemps. Ayant ramassé l'air des parties
déclives et l'ayant livré aux organes respiratoires, nous avons été pris de deux
ou trois efforts de toux : l'odeur est pénétrante, lancinante, pour ainsi dire ; elle
prend au nez, aux yeux, et affecte les bronches ; mais ce n'est certainement pas
de l'ammoniaque pur ; c'est seulement un mélange ou une combinaison dans
lequel entre cette substance. Une allumette enflammée, précipitée sur le sol,
nous a paru ne s'éteindre que lentement.

On ne tente aucune expérience dans cette grotte, qui pourtant demande à
être étudiée. Il paraît que le gaz y est toxique à un haut degré, car on n'est pas
maître, comme à la grotte du Chien, de s'arrêter à point voulu, de manière à
permettre de faire revivre l'animal.

Parmi les nombreuses fuites de gaz qui se font jour dans le bassin du lac
d'Agnano, il en est une, fort considérable, qu'on a utilisée pour construire un
établissement de bains d'étuves. Rien de plus simple au monde que cet établissement : des chambres, dont les murs sont bossués par d'informes concrétions
de nitre, d'alun, de soufre ; des trous en guise de baignoires, desquels s'échappent des vapeurs sulfureuses, et qui sont destinés à recevoir les malades ;
d'autres ouvertures plus petites, dans lesquelles on engage seulement le membre
affecté ; tel est à peu près tout l'aménagement intérieur. Ces bains sont réputés très-efficaces contre les affections rhumatismales. Il est regrettable qu'on y
trouve à peine le nécessaire. Cette pauvreté nous a surpris, aux portes de Naples, si florissante et si prospère, ville de luxe et de confort.

Regagnons maintenant la grande route, que nous avons quittée un instant
pour visiter le lac d'Agnano. Elle va du Pausilippe au cap Mysène, en contour-
nant tout le golfe de Pouzzoles et de Baïa. Le Pausilippe et Mysène sont les extrémités avancées des deux bras que le rivage projette dans la mer, pour enfermer cette belle nappe le long de laquelle nous devons, aujourd'hui, recueillir
des impressions médicales.

Avant d'atteindre Pouzzoles, on rencontre une assez chétive maison de bains,

que nous n'avons pas visitée, du reste. C'est encore un soupirail des feux intérieurs, qui alimente cet établissement. Nous sommes toujours dans les Champs
Phlégréens; la terre brûle sous nos pieds.

Pouzzoles, l'ancienne Puteolana , s'échelonne sur un petit promontoire que
la folie de Caligula voulait prolonger jusqu'à Baïa, à l'aide d'un pont gigantesque, dont on voit encore quelques pilastres. Mais, ni ce pont, ni les beaux
restes de l'amphithéâtre ne nous intéressent comme médecin. La Solfatare et le
temple de Sérapis nous appellent ; en nous y rendant, visitons, dans la villa
Cardito, les ruines du bain orthodonique, si fameux chez les anciens, et dont
les ondes salutaires reçurent le corps de tant d'illustres personnages malades
et lassés, et de tant de fameux jouisseurs blasés et amollis.

La Solfatare, *fucina Vulcani* des anciens, est un vaste entonnoir dont le fond
s'est comblé par les éboulements des parois et par les déjections du volcan primitif. C'est un véritable cirque, aux parois gigantesques ; ses dimensions disent
assez que Dieu seul a pu être son architecte. En foulant le sol, blanc et poudreux, on entend résonner sous ses pas des abîmes souterrains , de chaudes fumées sulfureuses jaillissent en maint endroit et tourbillonnent dans l'espace ;
l'œil, arrêté par le circuit, n'aperçoit que débris volcaniques, terres alumi-
neuses, cristaux de soufre et de nitre, laves, ponces et scories dégradées par le
temps et recouverts d'un peu d'humus dans lequel de rares et maigres buissons
cherchent leur nourriture. Les parois sont roides et escarpées, déchirées de crevasses, hérissées de rocs informes. Nous sommes dans le cratère d'un volcan à
demi éteint ; le gouffre est bien près de nous , sous cette couche peu épaisse que
la main de l'homme ne craint pas de fouiller et d'amincir encore, pour en extraire des sels et du soufre,

> Illi robur et æs triplex.
> Circa pectus erat, qui..... ...
> . . . .
> Primus nec timuit............

Ces vers d'Horace, destinés à une autre peinture, nous revenaient à la mémoire
en visitant les trous pratiqués au fond du cratère même. Des intervalles des
pierres volcaniques qui tapissent ces excavations, s'échappent des fumerolles
blanches dont la température est fort élevée. Nous nous revêtîmes *du triple airain et du chêne,* pour aller voir de plus près le phénomène. Le guide nous
régala alors d'une curieuse expérience. Dès qu'on approche un morceau d'amadou enflammé d'une fente qui ne vomit pas de vapeur, aussitôt cette bouche
inactive se met à lancer des fumées. Est-ce le vide produit par la dilatation de
l'air chauffé par l'amadou, qui attire ainsi, comme une véritable cheminée d'appel, les gaz intérieurs; ou bien ces gaz, dont nous ne saurions déterminer la
composition, s'échapperaient-ils en permanence, sous forme de vapeurs incolores,
imperceptibles, et ne deviendraient-ils visibles qu'après avoir changé de nature

en se brûlant à l'amadou en ignition? Nous nous contentons de signaler ce phénomène, que nous avons vu se reproduire dans la coulée de laves encore chaude vomie par la grande éruption vésuvienne de 1840.

Aujourd'hui on n'extrait plus que de l'alun, de la Solfatare de Pouzzoles ; de récentes ordonnances ont interdit l'exploitation du soufre. En revanche, on y fait actuellement de la médecine, et quelle singulière médecine !

Je ne sais plus quel auteur de l'antiquité, je crois que c'est Pline l'Ancien, qui a jasé très-agréablement sur tout, conseillait aux phthisiques d'aller respirer l'air de la mer et les émanations sulfureuses de l'Etna et du Vésuve. La recommandation de l'amiral romain a été mise ici à exécution d'une façon bizarre Quand une personne, nous dit le custode, est attaquée de la poitrine et abandonnée par les médecins, on la place dans ce trou rempli d'exhalaisons sulfureuses, elle y reste trois jours, après quoi elle en sort guérie ou morte. Je voudrais bien voir les statistiques et savoir si une seule en a jamais été retirée vivante. Rien qu'en approchant du trou, l'homme à robuste poitrine sent déjà ses bronches affectées. Pauvres poitrinaires !

En allant de la Solfatare au lac d'Agnano, on trouve les étuves de San Germano, les plus fameuses et les plus fréquentées des Champs Phlégréens. Nous n'avons pas eu le temps de les visiter.

Le temple de Sérapis est sans doute, avec le magnifique temple de Neptune, à Pœstum, l'un des plus anciens de la Péninsule. Il date de l'époque grecque. On ne connaît rien de précis sur la date de sa fondation, on sait seulement qu'il a été restauré dès l'an 105 avant J.-C. Délaissé lors des troubles qui ont agité l'empire romain, il fut bientôt ensablé par les alluvions pluviales et par les galets de la mer. Aurélien le fit déblayer et ordonna la construction de fortes digues. Les grands phénomènes volcaniques de 1538 en couvrirent de nouveau les restes de cendres et de scories. Il reparut au jour en 1750 ; mais ces belles colonnes de granit ne tardèrent pas à aller orner la résidence royale de Caserte. Les assises inférieures sont encore en place ; on distingue les portiques, la cella, les péristyles, les seize chambres intérieures et les seize chambres *extra muros*, trois colonnes élancée- s'élèvent majestueuses et planent sur les ruines.

C'est dans ce temple de Sérapis que s'est passé un phénomène remarquable dont il est question dans tous les traités de géologie. Lors de la formation du monte Nuovo qui, le 15 septembre 1538, s'éleva au milieu du lac Lucrin, les eaux de ce réservoir refluèrent sur le temple de Sérapis, et l'Averne se déversa de son côté, dans la grotte de la sybille. Depuis cette époque, les couloirs, les péristyles, les parties déclives du temple sont de véritables canaux qu'on traverse sur de petits ponts.

Ce qui intéresse surtout le médecin, ce sont les bains qui faisaient partie du temple. Les seize chambres extérieures leur étaient consacrés ; l'une d'elles, plus spacieuse et mieux ornée, était réservée aux prêtres. La source thermale sort au pied du temple même ; elle est abandonné aujourd'hui. Le nombre des individus qui fréquentaient ces bains devait être considérable, si on en juge par l'espace qui leur était destiné.

Dans les temps anciens, les malades ne trouvaient pas seulement quelques bons conseils parmi le fouillis de paroles ambiguës des oracles, mais les temples étaient ordinairement situés dans une position élevée et salubre, propre à rétablir la santé détruite par l'habitation des vallées basses, et à l'hygiène se joignaient souvent des moyens thérapeutiques proprement dits, tels que des bains thermaux. Cela se rencontrait surtout dans les temples consacrés aux dieux de la médecine; or Sérapis doit figurer au nombre de ceux-ci, comme l'a parfaitement établi M. Guigniaut.

Sérapis dériverait du mot sémitique *sarap*, serpent. Dans la mythologie égyptienne, le serpent fait souvent partie des attributs de Sérapis, et pare même quelquefois sa compagne Isis. Il ne serait pas impossible que les Grecs eussent transformé en Esculape le Sérapis des Égyptiens.

En quittant Pouzzoles, saluons ces vénérables ruines réticulaires : c'est, dit-on, le portique, la maison de Cicéron. Cicéron n'est-il pas cher à tout le monde, et aux médecins en particulier ? Nous serions bien ingrat de ne pas dire mot de l'homme dont la plume a tracé ces mots : *Homines ad deos nullâ se propiùs appropinquunt quàm hominibus salutem dando.*

Le lac Lucrin, que nous trouvons bientôt, à quelques pas de la route, n'est plus qu'une petite lagune communiquant avec la mer.

Le 29 septembre 1838, l'île d'Ischia, située non loin du cap Mysène, tremblait sur ses fondements, et son volcan, l'Épomée, lançait des gerbes de flamme. Au même instant une montagne, le Monte-Nuovo, surgissait au milieu du lac Lucrin, dont les eaux refluèrent, avons-nous dit, sur l'emplacement du temple de Sérapis. La voilà cette montagne créée en un jour ! C'est ce cône aride et triste, amas confus de cendres, de scories, dont l'aspect désolé repousse le regard et se refuse à la germination.

Quelles bonnes huîtres il y avait jadis dans le lac Lucrin ! si on en croit Horace, qui certes mérite bien d'être cru en pareille matière :

> « Non me Lucrina juverint conchylia. »

Aujourd'hui ces coquillages sont à peine médiocres. Des huîtres au vin blanc, il n'y a qu'un pas; du Lucrin au coteau de Falerne, il n'y a pas loin. Le Falerne est toujours un vin agréable ; mais certes il ne vaudrait plus la peine d'être célébré en maint endroit par un poëte comme Horace.

Nous nous occupons beaucoup trop d'Horace. Ce joli viveur dut avoir bien des fois besoin des médecins, pour indigestion ou pour autre chose. Vous allez voir comme il était reconnaissant. Cicéron n'était pas un ingrat comme lui :

> Ambubajarum collegia, PHARMACOPOLÆ
> Mendici, mimæ, balatrones, hoc genus omne
> Mœstum ac sollicitum, est cantoris morte Tigelli.

Dans quelle belle compagnie sont envoyés les pauvres médecins qui tenaient officine le long du Palatin ! Laissons bien vite Horace. Nous sommes d'ailleurs arrivés au lac Averne.

Il ne faut pas que ce mot vous effraye. Vous ne trouverez plus cet Averne dont Virgile dit :

..... Tuta lacu nigro nemorumque tenebris,

ce réceptacle d'enfer, dont les exhalaisons asphyxiaient les oiseaux qui passaient sur le lac. Ici tout est encore changé, mais cette fois à l'avantage des temps modernes. Rien ne rappelle plus l'infernale réputation de l'Averne, rien que ces ruines sombres suspendues sur les eaux : c'était le temple de Pluton. Partout ailleurs votre œil se repose sur de fraîches collines, et l'oreille est égayée par le chant des oiseaux.

Le lac Averne occupe un ancien cratère; on prétend qu'il a 400 pieds de profondeur. Ses eaux sont douces, contrairement à celles du Lucrin. Ces deux lacs communiquent ensemble par un canal creusé, sous l'édilité d'Agrippa, par 20,000 esclaves.

La grotte de la Sibylle, par laquelle Énée fit sa descente aux enfers, est à quelques pas du rivage. Puisque nous sommes en pleine ÉNÉIDE, pourquoi ne ferions-nous pas un petit voyage, comme le fils d'Anchise? Ce n'est guère médical, me direz-vous, et il est impossible qu'une telle course soit hygiénique. Cher lecteur, ne vous en déplaise, vous en avez, comme moi, envoyé plus d'un dans l'autre monde; vous y trouverez peut-être plus de connaissances que vous ne voudrez. Je puis vous garantir, d'ailleurs, que Cerbère ne mord jamais les médecins; il se couche dolemment à leurs pieds. Vous devez prévoir aussi que l'impitoyable Caron, pour lequel nous sommes si bons fournisseurs, nous donnera le passage gratis. Quant aux Parques, elles pourraient bien nous chercher dispute : nous devançons quelquefois leurs ciseaux; mais elles doivent en avoir pris bravement leur parti, ces trois affreuses sœurs, car la concurrence ne date pas d'aujourd'hui.

On va en enfer fort commodément. La grotte s'ouvre par un long corridor souterrain, large et haut, taillé par l'homme dans la colline qui sépare le lac Averne de la ville de Cumes. On s'aperçoit encore que ce vestibule du Tartare était orné de stucs, de fresques, de mosaïques et de rocailles. On parcourt ainsi deux cents pas, sur un sol uni qui rend la marche facile; puis on tourne à droite. Ici le passage est étroit, la pente roide, la nuit noire, et les torches jettent une lueur douteuse et rougeâtre. Les guides vous prennent sur le dos : c'est qu'au fond de l'enfer on trouve, non du feu, mais de l'eau, depuis que le Monte-Nuovo a exhaussé le niveau des lacs.

La partie la plus déclive de la grotte, dans laquelle nous sommes arrivés, consiste en deux chambres communiquant l'une avec l'autre par un couloir et par une sorte de fenêtre. La seconde servait de bains à la sibylle; les deux lits de repos, en pierre, existent encore. Dans la première, se rendaient les fidèles qui voulaient consulter la prêtresse ; elle leur répondait de son lit de repos, par la fenêtre ou chatière, fort commodément, sans se déranger, sommeillant à demi. La tradition prétend que Néron prenait des bains avec la sibylle, et que sur le deuxième lit de repos se couchait ce cruel empereur.

Je ne pense pas qu'on sache d'où provenait l'eau destinée aux bains. Il est possible que des eaux thermales y étaient apportées, ou peut-être existait-il dans le fond de la grotte une source thermale qu'on ne peut reconnaître depuis l'envahissement par les eaux de l'Averne.

La sibylle n'arrivait pas dans la grotte par l'entrée vulgaire que nous avons prise. Un très-long souterrain conduisait du temple de Cumes à la chambre des bains. On voit encore, à son origine, une vingtaine de degrés qui annoncent un large escalier ; mais les éboulements nous empêchent d'aller plus loin.

J'ai voulu goûter de l'eau des bains de la Sibylle ; mal m'en a pris : je crois que c'est le Lethé lui-même. Mon imprudence m'a ôté la mémoire de tout ce que j'ai pu voir en enfer ; je ne suis pas même sûr d'y être allé.

Nous nous rattraperons aux Champs-Élysées, que je vous ferai voir en réalité, sans mentir.

Avant d'arriver à Baïa, la grand'route est resserrée contre la mer par une masse verticale de tuf volcanique. Des bouffées de vapeur s'échappent d'ouvertures creusées sur le flanc perpendiculaire : ce sont les étuves de Néron ou de Tritoli. Les cavités, taillées dans le roc vif, sont dues aux Romains, qui peut-être n'ont fait qu'achever l'ébauche de la nature. Sur les parois de quelques chambres rectangulaires, on voit encore les espèces de niches qui recevaient les parfums et les huiles odoriférantes. Dans l'une de ces chambres, débouche un étroit couloir tout à fait obscur : c'est le souterrain sans issue qui s'enfonce sous la colline de tuf, et aboutit à la source thermale cachée dans sa profondeur. Les vapeurs s'exhalent de la source, remplissent le couloir et sont vomies au dehors.

Le gardien, homme élancé et maigre (on va voir qu'il a ses raisons pour cela), ôte tous ses vêtements, moins un léger pantalon, allume une torche, prend quatre œufs, un par voyageur, les met dans un seau qu'il prend à la main, et nous montre le chemin de la source. « Quand je reviendrai, dit-il, les œufs seront cuits durs, et vous me verrez rouge comme un homard qui sort du chaudron. — On entre là comme chez soi, » répondis-je imprudemment en suivant le guide dans l'étuve. Deux de mes compagnons imitèrent mon exemple. Notez bien que le custode était à peu près nu, et moi, tout habillé, ganté, cravaté, gibus sur la tête, album et canne sous le bras. Mes compagnons se trouvaient également en toilette complète.

En entrant dans le couloir, nous fûmes saisis, nous manquâmes étouffer, et de l'hésitation se manifesta dans la petite troupe. Heureusement que notre excellent guide, sans rancune contre ma forfanterie, nous cria charitablement : « L'air est plus frais contre la terre ; baissez-vous, excellences. » On respire en effet avec moins de gêne en se tenant fortement courbé.

Nous avançons toujours. Nous sommes inondés; notre chemise et nos habits sont mouillés à les tordre; la sueur ruisselle de nos cheveux sous notre cravate, et, sans mauvaise plaisanterie, sans exagération, le long du dos et du ventre, jusque dans nos souliers. Les vapeurs se condensent à la voûte, et tombent en larges gouttes sur notre tête et sur nos épaules; les parois du couloir sont tapissées d'un réseau de cascatelles; tout ruisselle autour de nous et sur nous. Je cherche à faire éventail de mon gibus; mais l'air est saturé, et l'eau qui me couvre le visage refuse de se convertir en vapeur.

Un de mes compagnons suffoque et parle de s'en aller. Malgré ma bonne envie d'en faire autant, je persévère; moi, le donneur d'exemple, je dois aller de l'avant jusqu'au bout, sous peine d'être cruellement plaisanté! Je fais le brave, et ma bravoure se communique à la petite compagnie.

Cependant le passage devient plus difficile, le sol plus anfractueux, le couloir plus étroit, la pente plus roide; nous tournons à droite. Ce coude est un des endroits les plus pénibles de tout le voyage souterrain; la chaleur s'y concentre; les vapeurs s'en échappent par bouffées. L'air me manque, je suffoque, je vois trouble, mes oreilles tintent, mon cerveau se congestionne, mes jambes chancellent, j'entends battre mes artères. Le moment est critique, et le lieu fort mal choisi pour se trouver mal. Je reprends le dessus; j'avance, à tâtons, en titubant, mais enfin j'avance. « Que la source est loin! » s'écrie alors un des touristes. Le fait est que je ne veux pas essayer d'estimer l'étendue du souterrain: je prendrais les mètres pour des lieues.

Quelques pas encore, et nous atteignons le but de notre pénible course. Voilà la source thermale; elle occupe un petit bassin de roc, dans la partie la plus déclive et la plus reculée du souterrain. Le custode prend de l'eau chaude dans le seau, et les œufs se mettent à cuire.....; nous aussi. Excellentissimes, dit alors notre cicérone, restons ici quelques instants, si vous voulez que les œufs soient durs.—Gardons-nous en bien, répondis-je, je les hais durs, je les adore mollets. Bravache! disais-je en moi-même, en revenant prestement sur mes pas.

Le retour fut moins pénible que l'allée; nous avions en perspective un air frais, et non plus un *crescendo* de chaleur. D'ailleurs nous abrégeâmes un peu, en prenant, à mi-route, un autre couloir.

Nous mangeâmes les quatre œufs; ils étaient, ma foi, cuits à point. Il nous fallut rester un quart d'heure dans la pièce d'entrée, pour nous sécher un peu; en sortant, la brise de mer, qui nous parut bien fraîche, acheva de nous essuyer.

Le custode eut 2 carlins par personne; mais, poursuivant mon rôle jusqu'au bout, je voulus les assaisonner d'un pourboire: Brave homme, je ne conçois pas que vous vous donniez la peine de vous déshabiller pour faire cette petite promenade d'agrément.

Être appelé excellence, et même excellentissime, n'être cuit qu'à moitié, manger un œuf frais, avoir fait bravachement une prouesse de touriste anglais, s'en retirer sans fluxion de poitrine : tout cela pour 2 carlins, 17 sous ! Pourtant je ne recommencerais pas. En Algérie, je prenais un bain maure par semaine, mais c'est assez d'un bain de Néron dans toute sa vie.

Si vous voulez jeter un coup d'œil sur la place où fut Cumes, *regna cumana*, gravissez les rampes, et faites quelques centaines de pas dans l'intérieur des terres. Les ruines sont répandues sur un vaste espace, mais informes et presque sans intérêt intrinsèque. On reconnaît à peine l'amphithéâtre et les restes d'un arc-de-triomphe. Le temple où siégeait notre fameuse consœur, la sibylle de Cumes, n'a plus pierre sur pierre.

Au delà de Cumes, voilà, séparée de la mer par une étroite langue de terre, la nappe mythologique de l'Achéron, aujourd'hui Fusaro ; c'est là qu'exerçait son métier notre bon ami Caron. Ce n'est pas un fort bel endroit ; mais il est pourtant dépouillé de ses terreurs antiques.

On sait que le golfe de Baïa était le séjour de plaisance de tous les nobles et riches Romains. Une foule de splendides villas se pressaient le long du rivage ; leurs terrasses escaladaient les rampes ; leurs fondations empiétaient sur la mer. Tibère, Néron, Adrien, Antonin le Pieux, Cicéron, Salluste, Lucullus, etc., eurent des palais à Baïa. Horace chante en plusieurs passages les délices de ce golfe ; mais les philosophes se réunissent pour flétrir l'infâme débauche qui régnait dans ces riches demeures. Un grave sénateur réprimanda fortement Cicéron, par cela seul qu'il y possédait une villa. Passer une saison à Baïa, suffisait pour compromettre un homme réputé sage. Properce l'appelle la ville corrompue ; Sénèque flétrit en elle le rendez-vous de tous les vices. C'est à Baïa que les plus célèbres courtisanes venaient tendre leurs filets aux riches voluptueux. Levina, Cintia et Triphena, célébrées par Martial, Properce et Pétrone, étalaient leurs grâces perfides à Baïa.

Quand la barbarie succéda à la civilisation romaine, et pendant les âges de renaissance, Baïa conserva, parmi ses ruines, quelques palais, villas ou bains, où l'on vit accourir les princes Angevins, Durasques, Aragonais. Le château de Pierre de Tolède, véritable forteresse, est le seul monument postérieur aux temps anciens, qui subsiste aujourd'hui. Si Baïa n'était plus alors que l'ombre d'elle-même, sous le rapport de l'étendue, de la splendeur et de la population, elle n'en resta pas moins fidèle à ses mœurs dépravées d'autrefois. Pétrarque, Pontano, Boccace, qui visitèrent Baïa déchue, l'appellent le village du libertinage, la ruine des jeunes gens, la perte des vieillards.

De toutes les magnificences romaines, que reste-t-il ? des ruines sans forme et des souvenirs. Non loin des étuves de Néron, on retrouve pourtant un groupe de temples et de thermes dignes de l'attention du touriste. Le temple de Mercure se fait surtout remarquer par une fort belle coupole encore debout. Les temples de Vénus et de Diane offrent chacun leur intérêt spécial. Ils paraissent avoir fait partie de vastes Thermes ; c'était le pointt cenral de Baïa, la maison de jeu, de danse, de bain et de conversation. Mais c'était encore autre chose ; dans de mystérieux réduits creusés sous la colline, et sur l'un desquels on voit encore des bas-reliefs en stuc, se célébraient les mystères obcènes de Vénus. Près de ces chambres existe, fouillée également sous la colline, une vaste salle de bains, dans laquelle la main des modernes nous semble avoir maladroitement disposé des espèces de baignoires. Celui des trois temples qui élève isolément, sur le bord de la mer, sa haute coupole à demi-tombée, pourrait bien avoir été, non pas un sanctuaire de divinité, mais la salle d'apparat des Thermes, la Pinacothèque. C'est là une opinion que nous hasardons avec réserve.

Non-seulement Baïa n'est plus habité ; il n'est plus habitable. Des marécages s'étendent jusque sous les voûtes des temples ; les aqueducs sont rompus, les conduits oblitérés ; la putréfaction remue toute la surface et s'exerce jusque dans les profondeurs de la terre, poreuse, volcanique, riche en débris aptes à lui fournir d'abondantes matières. Les terrains plutoniens de la côte occidentale d'Italie sont naturellement insalubres ; ce n'est qu'à force de soins, d'industrie et de science, que l'homme parvient à en extirper les fièvres endémo-épidémiques. Si son travail se ralentit, la maladie reprend bientôt son empire. Où sont aujourd'hui les trente-trois cités volsques (1) qui florissaient sur le site des marais Pontins ? De rares pâtres décharnés et pâles nous montrent quelques pierres sous les hautes herbes des marais. L'Agro Romano, dont Pline, Columelle et Varron nous vantent les populeux villages agricoles, est aujourd'hui un désert. Le séjour d'Ostie est mortel ; les plus belles campagnes de la riche Étrurie sont incultes et fiévreuses. Tant vaut l'homme, tant vaut le sol, dit un proverbe fort vrai. Partout, comme à Baïa, la maladie et la mort se sont hâtées de reprendre le domaine que l'homme et la civilisation leur lâchaient pied à pied. Tant de décadence est chose bien triste à considérer. Mais la volonté humaine est toujours là ; elle n'attend qu'une impulsion pour se mettre à l'œuvre et pour chasser le miasme. Le grand-duc de Toscane a déjà montré à l'Italie ce que l'on peut espérer d'efforts intelligents et soutenus. Les papes et le roi des Deux-Siciles ont également assaini certaines localités de leurs États.

Dans le village de Baccola (Bauli), qu'on trouve un peu avant d'arriver à l'ancien port de Mysène, les habitants ont presque tous ce cachet spécial qui dénote l'existence des fièvres endémo-épidémiques. Quelle différence entre leur aspect chétif et l'apparence de santé qui brille sur toutes les physionomies, le long de la côte de Sorrente et de Vico, située de l'autre côté du golfe de Naples, en allant au cap Massa ! Vous avez trop bien rendu compte du pourquoi de ces différences, très-cher, pour que je revienne ici sur ce sujet épuisé par votre plume.

Nous ne ferons que signaler la villa d'Agrippine. On visite, aux flambeaux, le

____

(1) Pline l'Ancien.

dédale souterrain dans lequel l'empereur fit mettre à mort sa mère. Nous sommes ici un peu dans le domaine de la médecine ; le meurtre de sa mère n'est-il pas le dernier acte de la monomanie de cruauté dont Néron fut affecté pendant tout son règne ?

La conservation de l'eau potable est certainement un des points capitaux de l'hygiène. Sous ce rapport, l'étude des citernes romaines nous appartient. Les plus beaux réservoirs de Constantine, si renommés pourtant, ne peuvent rivaliser avec la *piscina mirabilis*, située sur le rivage du port de Mysène. C'est une véritable cathédrale souterraine, à trois nefs, soutenue par quarante-huit pilastres. La voûte est percée de regards, par lesquels venaient faire de l'eau les marins de la célèbre flotte de 100,000 hommes, commandée par Pline l'Ancien. La *piscina mirabilis* a presque conservé toute sa fraîcheur primitive ; ses murs sont revêtus de concrétions, déposées par les eaux, qui augmentent leur solidité et rendent les parois imperméables. Aujourd'hui ce vaste édifice souterrain est à sec.

D'autres citernes, plus petites, se rencontrent aux environs de la *piscina mirabilis*. De l'autre côté du cap Mysène, on trouve la *grotta dragonaria*, autre réservoir, très-vaste, dit-on, qui paraît avoir été commencé par la nature et achevé par l'homme.

A nos pieds, sous la terrasse de la *piscina mirabilis*, bleuissent les eaux du port de Mysène, enfermé au sud par une langue de terre où quelques ruines sont baptisées maison de Salluste, au nord par la presqu'île élevée dont la pointe forme le cap Mysène. On sait que la flotte de 100,000 hommes était mouillée dans ce port, en 79 après J.-C., sous les ordres de Pline l'Ancien, cet aimable conteur auquel la médecine doit la conservation de beaucoup de documents précieux. Dès que l'amiral apprit que le Vésuve couvrait de ses déjections les malheureuses cités assises à ses pieds, il se hâta de voler à leur secours ; mais l'homme était impuissant devant ce grand courroux de la nature. On lira avec émotion, dans Pline le Jeune, le saisissant récit de la mort de son oncle, qui périt, victime de son zèle, sur le rivage de Stabia, la moderne Castellamare.

Le fond du port de Mysène s'ouvre dans la mer Morte, petite nappe autour de laquelle Virgile place les Champs-Élysées. Sur les pentes qui viennent mourir dans ces eaux dormantes, verdissent sans doute d'agréables bosquets, mais cependant on pourrait trouver, pour les âmes des héros, quelque chose de mieux, le long de la côte italique. Ce séjour n'est, du reste, bon que pour des ombres ; les vivants seraient bientôt expédiés dans l'autre monde, par les méphitiques vapeurs qu'exhale la zone marécageuse qui borde la *mare Morto*.

A quelques kilomètres du cap Mysène, s'élèvent les îles Ischia, Procida, Vivara. Ischia, qui étale ses bosquets au pied du volcan Epomée, intéresse le médecin par ses eaux minérales ; on n'y compte pas moins de quatorze sources et de quatre étuves. Elles sont si diversement minéralisées que l'homme de l'art peut y satisfaire à presque toutes les indications. Le thermomètre y marque depuis 26° ou 28° cent. jusqu'à 60°. N'ayant pas visité Ischia, nous n'y conduirons pas le lecteur; mais, pour terminer la course, il est à propos de récapituler rapidement, en nous complétant, les sources thermales disséminées le long du rivage du golfe de Baïa; ce sont :

Subventi homini, Lipposi, Sérapis, sources acidules, salines et ferrugineuses;

Acqua della Pietra, eau ferrugineuse et alcaline, marquant 26°;

Bagnoli, ou les Étuves de Néron;

Sans compter la grotte de la Sibylle, du Chien, la grotte ammoniacale, les étuves de San-Sermano, et quelques autres établissements du même genre, la Solfatare, etc.

Il serait sans doute poli, maintenant, de ramener à Naples le lecteur qui a eu la patience de nous suivre jusqu'au bout; mais nous pensons qu'il a assez de notre babillage, et, sans cérémonie, nous le plantons là, sur le promontoire de Mysène. Le soleil est bas sur l'horizon; ses clartés rougeâtres colorent les ruines de la maison de Salluste, et glissent, en traits de feu, sur les eaux sombres du port et de la mer Morte. Ces vapeurs douteuses ne seraient-elles pas les âmes errantes dans les Champs-Élysées? Ces bruits confus des flots sur la plage, ressemblent au lointain murmure qui devait s'exhaler de la grande flotte. Les airs sont pleins d'harmonies.... Est-ce Énée pleurant son fidèle écuyer Mysène, ou bien le dernier chant du cygne, l'improvisation de Corinne sur le promontoire? Nous ne pouvons pas laisser le lecteur en meilleure compagnie, et devant un plus magique spectacle.

XII

A M. Lacauchie, officier de santé en chef du corps d'occupation,

Cività-Vecchia, 1ᵉʳ octobre 1850.

Devant ces tableaux dus à des pinceaux fameux, au pied de ces statues que les temps modernes envient à l'antiquité, je me suis arrêté en extase, laissant libre cours à mes sentiments d'artiste. Plus que beaucoup même, j'ai d'abord été tout à l'admiration, car, d'une main timide, je saisis quelquefois le crayon et le pinceau, et le peu que je sais me montre la difficulté et m'apprend, par opposition, à estimer les œuvres du talent et du génie. Mais, de l'ensemble, je suis descendu peu à peu aux détails, et, dans l'analyse, un médecin peut-il oublier la spécialité de ses études anatomiques et physiologiques? Nous ne voulons cependant pas ici, profane découpeur d'amphithéâtre, disséquer pièce à pièce tous les membres de ces chefs-d'œuvre; quelques-unes de nos appréciations sont de larges reproches adressés à la manière de nos plus habiles maîtres, et même à la peinture en général.

Presque toutes les écoles font les cadavres beaucoup trop morts de *ton*, pas assez de *pose*. Développons cet énoncé.

Un cadavre est une matière inerte soumise à toutes les lois physiques et chimiques, et obéissant forcément à la pesanteur. Un cadavre ne peut conserver des poses qui impliquent le jeu des muscles, une activité, un effort quelconque ; la rigidité seule, momentanément, rend les muscles inflexibles et maintient les membres dans une position qui cesse dès que la détente succède à la roideur. Un cadavre glisse, s'affaisse, se courbe, tombe, s'écroule sur lui-même, pour ainsi dire, jusqu'à ce que toutes ses parties aient satisfait à la pesanteur. Donner à un corps abandonné par la vie une physionomie quelconque, le disposer de manière à faire lire une pensée dans les dispositions harmoniques des diverses parties de cette chair morte, c'est une œuvre d'art, une fiction, mais ce n'est pas la nature. Un cadavre précipité à terre peut tomber indistinctement sur le dos, sur le ventre; ou bien encore en trois quarts, un bras reployé sous le corps le retenant en équilibre. La tête, heurtant le sol la première, subit quelquefois une torsion qui jure avec la pose du torse; les bras, s'arc-boutant contre la terre, contre une partie du corps, affectent des positions anguleuses, imprévues, bizarres. Tout cela, avouez-le, est bien loin des dispositions étudiées, concordantes entre elles, que les peintres se plaisent à donner aux cadavres. Le corps d'un guerrier tué dans la bataille n'exprime pas plus la menace que le cadavre d'Adonis la grâce; le gladiateur et la vierge martyre, le Sybarite et le Cimbre, tombent de la même façon, et leurs restes n'affectent pas de poses en rapport avec le caractère qu'ils avaient de leur vivant. La mort confond tout.

Dans nos séances d'amphithéâtre, il nous est arrivé à tous d'avoir besoin de hisser un cadavre sur la table à dissection. Je me souviens que cette masse inerte est fort lourde, à telle enseigne que, pour la monter du sol sur la table, nous prenions le cadavre à deux, l'un par les pieds, l'autre par les bras; puis nous calculions nos efforts de manière qu'un des balancements que nous lui communiquions le portât sur le marbre. Or, de même que les peintres semblent croire qu'un cadavre peut encore *poser*, de même ils paraissent convaincus qu'il peut s'aider, se soutenir, associer ses mouvements à ceux des personnes qui se mettent en devoir de le transporter.

Considérons, à ce point de vue critique, deux admirables marbres modernes : la *Mater dolorosa*, œuvre de Michel-Ange âgé de 25 ans (première chapelle, à droite en entrant, à Saint-Pierre), et la Vierge aux sept douleurs, de Montauti, groupe caché dans le demi-jour du caveau de la chapelle Corsini, à Saint-Jean-de-Latran.

Certes il m'est arrivé, quand je n'avais que peu d'instants à consacrer à Saint-Pierre, de m'arrêter devant le groupe de Michel-Ange, et d'être surpris par l'heure avant d'avoir dépassé la première chapelle. Mais, plus d'une fois, j'ai fini par me sentir fatigué de la fatigue de cette frêle femme, tenant un lourd cadavre dont le tronc, sans appui contre la terre, pèse de tout son poids sur les genoux de la Vierge.

Dans le beau marbre de Montauti, la Vierge, appuyée contre les pierres d'une muraille ruinée, pose sur une marche sa jambe fléchie; le cadavre du Christ est appuyé sur la cuisse de Marie et l'enfourche de l'aisselle. Il est clair, d'après l'inclinaison du corps, qu'il doit inévitablement glisser, à moins que le bras ne fasse effort pour le maintenir. Sur un cadavre, ce bras doit se relever et laisser le corps s'affaisser sous les pieds de la Vierge.

On admire beaucoup l'expression de la figure du Christ. A notre sens, cette remarque est tout autant un blâme qu'un éloge.

Sur la face d'un mort, reste évidemment l'expression qui résulte de la confi-

guration même des traits; ainsi, par exemple, un front bas, envahi par les cheveux et plissé verticalement, des sourcils épais, incultes, rapprochés, ombra-
geant un orbite creux, une bouche méchante, etc., donnent, sur le cadavre
comme sur le vivant, une expression de férocité. Mais supposons que cette physionomie répulsive s'illumine, dans les derniers moments d'une agonie chrétienne, d'une teinte de piété, de recueillement, de douceur; voilà l'expression
fugitive qui ne subsistera pas ou qui s'effacera rapidement, parce qu'elle tient
au mouvement musculaire que la mort relâche presque toujours, tandis que la
première est liée à une configuration physique même, et persiste conséquemment jusqu'à la désagrégation des parties. Aussi trouvons-nous trop de physionomie *tenant au mouvement*, à cette tête de saint Jean, bien belle du reste, si
pâle et si suavement douce, que la superbe Hérodiade, la femme aux terribles
caprices, porte sur un plat doré, dans le tableau fameux du Guide, galerie
Corsini. Ce défaut des peintres est bien plus marqué encore sur certaines têtes
de Goliath, qui, vertes de putréfaction, conservent pourtant encore des menaces
et des contractures impossibles.

Le guerrier blessé qui tombe sur l'arène arrosée de son sang, la femme que
ses esprits abandonnent devant un spectacle qui l'épouvante, etc., ont quelque
chose qui les rapproche du cadavre, et quelque chose qui les en éloigne. Très-
souvent, dans la chute, tandis que tout le corps s'abandonne, un instinct de
conservation produit un mouvement non raisonné, destiné à la protection. Le
Gaulois mourant (vulgairement gladiateur mourant), marbre antique, au Capitole,
nous semble un modèle en ce genre. Tout le corps est dans un collapsus complet ; mais le guerrier a instinctivement tendu la main pour amortir le choc sur
le sol. A demi couché, il semble repousser cette terre à laquelle il va bientôt
appartenir.

On conçoit fort bien que l'instinct, auquel la raison ne participe pas, puisse
encore se manifester quand les fonctions intellectuelles sont presque éteintes ;
mais la coquetterie, la vanité, ces fruits artificiels qui ne viennent point de l'arbre des déterminations instinctives, ne se comprennent guère dans ces moments
extrêmes. César se drapant, pour tomber majestueusement aux pieds de la statue de Pompée, nous paraît un bien grand charlatan, et Auguste, ajustant ses
cheveux et se mirant quand la mort le refroidit déjà, est certes un insigne co-
médien.

Le dernier acte de la vie du vainqueur de Pharsale pourrait bien, du reste,
n'être qu'une invention.

Le défaut d'étude du cadavre, et partant l'impossibilité de rendre la nature
avec une vérité complète, a conduit les peintres à l'exagération de coloris des
chairs mortes, dans le but de suppléer au caractère qui manque à leur œuvre.

La couleur a plus de fantaisie et d'imagination que le crayon. Le trait est
pur, les formes sont correctes, ou bien le dessin est mauvais; il n'y a guère
deux façons de juger un carton ou un tableau. Mais dans le domaine du coloris,

on manque bien souvent de type, d'étalon ; la nature, ce grand miroir auquel l'œil du peintre doit toujours revenir, n'a point l'immobilité de la couleur comme la permanence de la forme. Dans nous et hors de nous, tout conspire à ce perpétuel changement des couleurs. La nature est comme un kaléidoscope n'offrant jamais deux fois de suite le même arrangement de morceaux mobiles.

Les divagations du pinceau sont surtout flagrantes à propos des tons de chairs mortes, et comme l'étude d'un cadavre, teinté par la putréfaction, a quelque chose de trop répulsif, le point de départ est loin d'être toujours la nature. C'est assez dire que les derniers termes de ces fantaisies doivent en être prodigieusement éloignés. On voit que certains esprits hardis et forts, comme Michel-Ange, Salvator Rosa, Ribera, n'ont pas craint de méditer de temps en temps sur un cadavre décomposé ; mais ces études n'ont pas été assez longtemps suivies pour les garantir eux-mêmes de beaucoup de fautes.

Il n'est peut-être pas de couleur que la palette n'ait broyée pour les jeter ensuite sur un cadavre. Les verts, les jaunes, les bleuâtres, ont été généralement employés avec assez de bonheur. La pâleur est assez bien comprise, quoiqu'on l'ait quelquefois poussée à l'excès ; mais la peinture regorge d'énormités, d'impossibilités, quand elle manie les bistres, les bitumes, le brun rouge, les violets, le noir. Nous entrons ici, à pleine voile, dans les mers fantastiques des Mille et une nuits, et la nature n'est jamais du voyage.

Les peintres pèchent peut-être encore moins par la fausseté du coloris que par l'ignorance à peu près complète des régions dans lesquelles la putréfaction se manifeste successivement, et de l'aspect que prend le cadavre à mesure que le temps s'écoule et que la désagrégation s'opère. Une foule de corps que la vie a abandonnés depuis quelques instants revêtent, sous le pinceau de nos plus grands maîtres, l'aspect de cadavres retirés de l'eau depuis huit à dix jours, abandonnés à l'air depuis une semaine ou deux. A l'un, prend la fantaisie de faire commencer la putréfaction par la main, par le pied ; à l'autre par la face, par le thorax ; à celui-ci par l'abdomen ; à celui-là par le dos. Si quelques-uns tombent juste , c'est aussi souvent par hasard que par connaissance de cause.

Les Écritures saintes nous apprennent que le Christ a été mis en croix vers trois heures après midi , que son dernier soupir s'est exhalé le soir, et qu'il a été descendu et enseveli dans la nuit même. Or examinez les calvaires, les piétés, les descentes de croix, et vous verrez que les trois quarts des tableaux représentent des cadavres vieux de plusieurs jours, voire même d'une semaine ou deux.

L'un des Christs morts qui nous ont paru le plus se rapprocher de la nature, pour la pose et la couleur, est celui de Michel-Ange de Carravage, au musée du Vatican. Ce tableau nous a fortement frappé. Nous avons un faible pour la peinture ferme, large, hardie, accentuée et fortement ombrée de ce maître ; c'est bien dommage qu'il ait manqué d'invention. Parmi les descentes de croix qui nous ont semblé mériter des éloges, au même point de vue, citons encore l'admirable toile de Raphaël et un grand tableau de Benvenuto Garafalo, peint avec la naïveté du Pérugin (Musée Borghèse), enfin la belle fresque de Daniel de Volterre, dans la première chapelle à gauche de l'église de la Trinité des Monts.

Le défaut que nous reprochons aux peintres qui ont représenté le Christ mort se retrouve, bien entendu, dans toutes les conditions analogues. Ainsi Van Dyck ne les a pas évités dans son Martyre des Machabées, tableau de grand mérite qui décore les appartements du pape, au Vatican. Un des fils vient d'être décapité, et son cadavre gît aux pieds du bourreau qui s'apprête à décoller un autre des sept frères héroïques. Eh bien ! ce cadavre tout frais semble vieux de quatre à cinq jours au moins. La teinte générale, pâle, mate, plombée, évite la critique ; mais les extrémités sont d'un bleu verdâtre cru et foncé qui dénote clairement une putréfaction bien établie. Le corps, au reste, est tombé très-naturellement, comme une masse inerte. Au musée Borbonico, à Naples, on remarque une Piété, d'Annibal Carrache, dans laquelle les tons bleus feraient croire que le cadavre a séjourné dans l'eau six à huit jours. Dans la salle du Trésor (Chartreuse San Martino, à Naples), nous avons admiré un fort beau tableau de l'Espagnolet ; mais le cadavre est également beaucoup trop bleu, surtout à la main gauche, sur le premier plan. Au musée Colonna, à Rome, un tableau de Mola représente Caïn et Abel. Le cadavre, encore chaud, puisque le fratricide n'a pas quitté la victime, paraît abandonné depuis plusieurs jours, grâce à ces malencontreuses teintes bistrées dont nous avons blâmé déjà l'usage abusif.

L'exagération des teintes bitumineuses a été poussée à l'excès par Salvator Rosa, dans son Christ au tombeau (appartement du pape, au Vatican). Les jambes sont couleur de bronze, et par la disposition des ombres et des lumières, on dirait un véritable cylindre de métal, avec cette arête vive de lumière qui court sur les objets compacts et brillants. A côté de ce Salvator Rosa, figure un autre Christ au tombeau, de N. Poussin. Le cadavre est d'un pâle bleuâtre uniformément répandu sur toute la périphérie, qui n'est pas du tout naturel. Rien de plus rare que de trouver un cadavre vrai de tons ; aussi conservons-nous une légitime admiration, même après avoir vu les chefs-d'œuvre de Rome, pour la Leçon d'anatomie, par Muller, tableau qui figure à l'Académie nationale de médecine de Paris.

Le tableau d'Ismaël et Agar est l'un des morceaux les plus estimables de la galerie Doria. L'ange apparaît au milieu des teintes chaudes du ciel du désert ; il indique à la pauvre exilée la source qui doit rappeler à l'existence son enfant à l'agonie. Mais l'Espagnolet a fait Ismaël si bien mort, que l'eau ne pourrait plus ranimer ce corps abandonné par la vie. Le peintre a été trop loin. Vis-à-vis ce tableau, un artiste de l'école napolitaine a représenté le même sujet : Ismaël est à l'agonie, mais ce n'est pas encore un cadavre ; on comprend qu'il puisse être rappelé à la vie. Ce tableau, quoique plus vrai que le premier, lui est bien inférieur comme peinture.

L'Adonis mort, de Ribéra, au musée de Corsini, peut être considéré comme un modèle de cadavre; il est tombé avec un naturel irréprochable. On comprend tous les mouvements, toutes les positions; on le voit tomber la tête contre terre, les bras heurtant le sol et se courbant là où la violence de la projection les sollicite. Le cadavre est d'une excellente étude.

Nous devons à Ét. Maderne une sainte Cécile morte, marbre qu'on admire dans l'église consacrée à cette sainte, au Transtévère, à Rome. C'est vraiment un chef-d'œuvre. L'effet produit est prodigieux, malgré l'extrême simplicité de la composition. C'est que

Rien n'est beau que le vrai, le vrai seul est aimable.

Le Bernin, artiste facile, mais des plus maniérés, eût, sans doute, pour arriver à l'effet, posé le cadavre pour la douleur résignée, la grâce, la candeur ; Étienne Maderne s'est contenté de le représenter dans la position qu'il avait dans sa bière, roulé dans un linceul, lorsqu'on le retrouva je ne sais après combien de siècles. Il est étendu aux trois quarts sur la face antérieure, le visage contre terre, les bras jetés ou pliés au hasard ; un linceul épais, aux larges plis , dessine le mouvement des principales formes, et ondoie avec le fleuve de cheveux qui tombe de la tête de la sainte. Telle est la simplicité de l'œuvre.

Dans la petite église de San-Severino, à Naples, se voit un Christ au tombeau, dont le cadavre est caché par un voile plus transparent. Ce marbre ne vaut pas, à beaucoup près, celui de sainte Cécile. Dans la même église, le custode montre avec satisfaction la Pudicizia, femme aux contours voluptueux, si indiscrètement dessinés, dans tous leurs moindres détails, par une gaze fine comme une toile d'araignée, diaphane comme une vapeur, que je ne sais rien au monde de plus impudique que cette pudeur, si ce n'est une fresque trouvée à Pompéi , dans la maison de Cicéron: ici la toile d'araignée est à trame si claire, qu'on semble n'avoir eu l'idée de jeter un peu de mystère que pour piquer un instant la curiosité bientôt satisfaite. Quand on cherche, même légèrement, on trouve avec plus de charme.

Le triomphe de David est un sujet affectionné des peintres. Le jeune héros porte par les cheveux la tête du géant; les femmes dansent autour de l'enfant et du trophée, et sourient devant la menace morte, encore empreinte sur la lèvre de Goliath; le roi Saül se tient près du groupe, déguisant mal son dépit contre celui dont il semble déjà prévoir la grandeur future (grand tableau du Dominiquin, musée Rospigliosi). Mais cette tête devait être bien infecte et bien horrible, si on en juge par quelques tableaux, et nous doutons fort que l'allégresse de la victoire puisse effacer dans un cœur de femme l'instinctive répulsion qu'inspire une tête que la putréfaction ronge depuis dix à douze jours. Ce ne sont plus les douces filles de Sion que je crois voir danser ; je me rappelle ces affreuses matrones arabes hurlant en cadence autour des lambeaux de tête d'un malheureux soldat français. Comme on peut d'un coup de pinceau dénaturer le caractère d'une nation !

On compte, au seul musée de Rospigliosi, trois David et Goliath, du Guerchin, du Dominiquin, de Michel-Ange de Caravage. La galerie Spada possède un autre David, de ce dernier peintre. C'est une fort belle composition, mais la tête que le vainqueur vient de trancher et qui gît par terre, semble avoir sept à huit jours de détroncation. Dans les mêmes salons, on montre un tableau du Guerchin, traitant le même sujet. Le jeune héros, frêle adolescent, tient à bras tendu une tête gigantesque à laquelle ferait prêter plusieurs jours de macération la nuance générale jaunâtre mêlée de bistre. Le Guide a été plus heureux dans sa Judith du palais Spada ; la tête d'Holopherne est bien une tête qui vient d'être coupée. Les peintres devraient se pénétrer de cette vérité si simple, si banale, et pourtant si souvent méconnue : une tête qui tombe, un cadavre que la vie vient de quitter, n'admettent pas les teintes de la putréfaction.

Les grands maîtres ont généralement su qu'une lésion peut amener la mort, sans avoir profondément dilacéré les téguments externes. C'est ainsi que bien peu, dans l'intention de montrer la pulpe cérébrale désorganisée, ont supposé la destruction du frontal par la pierre qui a frappé Goliath. Quelques fissures en étoile et une plaque de sang caractérisent la plaie, dans la plupart de leurs œuvres. Mais, ce qu'aucun d'eux n'a reproduit, soit sur la tête de Goliath, soit dans des circonstances analogues, c'est la décroissance des teintes de l'ecchymose, mourant en cercles excentriques bleuâtres et jaunâtres dont les dernières teintes se fondent avec les tons physiologiques de la peau. Ainsi, pour citer un seul exemple entre vingt, dans le tableau du Guerchin, galerie Spada, la lésion est représentée par une plaque d'un brun rouge foncé, couleur de sang caillé, uniforme dans toute son étendue et tranchant nettement, sans transition, sur la peau saine qui l'entoure.

Les peintres semblent avoir des notions assez précises sur les différences des hémorrhagies provenant soit d'une plaie par écrasement, par broiement, soit d'une ouverture par une section nette, par une piqûre vive. Dans le premier cas, peu d'hémorrhagie ; le sang bave et se concrète en grumeaux noirâtres ; dans le second, au contraire, il s'épanche en gouttes rutilantes. Ainsi, sous la couronne d'épines qui déchire le front du Christ, le pinceau doit représenter une seconde couronne, dont le sang trace les contours et les rayons. Parmi les trois *Ecce-Homo* du musée Corsini, têtes admirables dues au Guerchin, à Carlo Dolci, à Guido Reni (le Guide), et dont la plus estimée est, à juste titre, celle du Guerchin ; parmi ces trois chefs-d'œuvre, la production de Charles Dolci se distingue par la manière irréprochable avec laquelle il a su rendre ces traînées vermeilles s'échappant de chaque épine, descendant en légères ondulations, et renflées, à leur extrémité déclive, en grosses gouttes nourries, prêtes à crever pour continuer le sillon sanglant.

A chaque pas, le peintre trouve dans le médecin son conseiller et son juge naturel. Sur ce cadavre, créé par le pinceau, personne ne peut prononcer sciemment comme le médecin, qui a été témoin du moment où le corps est devenu cadavre, le médecin dont l'œil ne l'a pas quitté jusqu'à l'heure où, sous son scalpel, il ne s'est plus trouvé qu'un détritus sans forme et sans nom. Si la mort lui est familière, la vie n'est pas moins son domaine : il reçoit l'enfant qui naît, le suit d'âge en âge dans ses progrès comme dans la souffrance, l'accompagne dans ses vieux jours et lui ferme les yeux. L'habitude extérieure dans ses rapports avec la santé, la maladie, les tempéraments, les passions, la jeunesse ou la vieillesse ; les tons de chairs, si variables selon ces diverses conditions ; les muscles, dans leurs reliefs, leurs lignes, leurs fonctions ; la structure et le jeu des organes que le pinceau montre souvent à découvert, etc., sont autant d'études qui ressortissent de l'art médical, et dont le peintre ne se passe qu'aux dépens de la vérité de son œuvre.

Les chairs roses, fermes, élastiques et polies de la jeunesse, les chairs ternes, molles, flasques et ridées de l'âge avancé, nous les palpons, nous les examinons tous les jours ; toutes leurs propriétés profondes nous sont connues comme la coloration de leur superficie. Le médecin est habile à saisir les nuances de ton qui appartiennent aux divers tempéraments, et, dans l'état de maladie, il cherche et trouve souvent dans la teinte de la peau un précieux élément de diagnostic. Les tons mats, ternes, pâles, jaunâtres, bleus, violacés, disent au médecin exercé qu'il a devant lui un scrofuleux, un anémique, un cancéreux, un ictère, une cachexie paludéenne, une affection qui entrave la circulation, etc., etc.

Du masque, de la forme, le médecin a été conduit à méditer sur les agents dont la manifestation a l'habitude extérieure pour théâtre ; il a cherché à formuler les rapports entre le physique et le moral ; il a rattaché à tel tempérament un caractère moral particulier, une passion dominante, un certain genre d'esprit et d'activité. Un homme de l'art ne supportera jamais qu'on représente avec les traits épais, les chairs fades, les formes engorgées, les cheveux clairs du lymphatique, un Alexandre le Grand, un Tamerlan, un Pyrrhus, un Annibal, un Mahomet, un Attila, etc. Il se récriera si un peintre s'avise de revêtir d'un tempérament sec et bilieux le berger Pâris, le beau Narcisse, le gourmet Lucullus, l'efféminé Sardanapale, etc. Les diverses écoles ne sont guère tombées dans ce dernier défaut ; mais l'abus des cheveux blonds, des chairs roses, des formes trop remplies, dans la représentation des héros à nature forte, leur font souvent encourir le premier reproche. Les exemples seraient ici tellement nombreux que nous n'osons pas en commencer la liste.

Les tons de chairs et les lignes de la musculation, même chez nos grands maîtres, sont loin d'avoir la flexibilité nécessaire pour s'accommoder à tous les sujets. Presque toujours, chaque maître a son genre, et se restreint, comme instinctivement, dans un domaine limité, hors duquel sa couleur et sa musculation deviennent des contre-sens. Ainsi ne demandez pas un portrait de fraîche jeune fille à Ribéra ni un portrait de vieillard au Guide ; laissez l'Albane peindre des femmes ; abandonnez à Michel-Ange et à Salvator Rosa les natures énergiques et sauvages.

L'auteur célèbre de l'Aurore (palais Rospigliosi) est bien loin d'avoir possédé un irréprochable coloris dans ses carnations. Ses tons cobalt et outre-mer vont souvent jusqu'à la véritable cyanose. Cette exagération est surtout flagrante dans deux grands tableaux de la galerie Spada, Cléopâtre et Judith : un peintre d'anatomie pathologique n'emploierait pas d'autres teintes pour représenter un sujet dont la nature aurait oublié de boucher le trou de Botal. La Fortune, tableau renommé du même auteur, à l'Académie Saint-Luc, n'est pas non plus exempte des mêmes reproches; l'Aurore les évite en grande partie. Ces chairs azurées ne manquent pas d'un certain velouté, d'un chatoiement doux à l'œil ; elles peuvent s'adapter à la peinture de ces jeunes femmes dont la peau fine, transparente, quoiqu'un peu mate, est bleuie par un fin réseau de veinules; mais hors de là, elles deviennent un vrai contre-sens. Dans l'Espérance, tête allégorique (sacristie de l'église de Saint-Pierre-ès-Liens), ces tons bleus et lymphatiques ne choquent pas la raison ; dans Judith, femme de nature énergique, on commence à ne plus les comprendre. S'il s'agissait de représenter des guerriers, ces tons seraient insupportables. Le Guide, à la première époque de la maturité de son talent, a su peindre avec force le beau tableau du Crucifiement de saint André ; dès que ses chairs ont passé au bleu, son talent a dû se restreindre à des portraits de femme.

Si le Guerchin a excellé dans les Madeleines, c'est en grande partie parce que les tons de chair et la musculation de ce maître s'accommodent parfaitement à ce sujet. Madeleine, accroupie dans le demi-jour fantastique de la caverne, les cheveux en désordre, rugissant plutôt que soupirant de repentir, d'une main se déchirant la poitrine et de l'autre serrant une froide tête de mort, Madeleine est évidemment une de ces femmes à passions violentes dans la pénitence comme la la volupté, une de ces femmes qui savourent la souffrance comme le plaisir. Le Guerchin, avec son coloris violâtre et bronzé, sanguin et bilieux, qu'on nous passe l'expression, avec sa peinture ferme et un peu rude, nous a représenté Madeleine telle que chacun la comprend. Parmi toutes les toiles que ce grand peintre a consacrées à la même scène, on admire surtout celle que possède le musée Bourbonien, à Naples. Le médecin ne l'estimera pas moins que l'artiste.

L'école espagnole a excellé dans les cadavres et dans les vieilles chairs vivantes. Nous ne parlerons pas de ces moines peints d'une manière si forte et si ascétique, parce qu'on n'en voit guère dans les musées de Rome, mais nous pouvons faire une étude de vieillards. Les saint Jérôme abondent dans les musées de la ville éternelle; au seul palais Doria, on en compte jusqu'à trois, si notre mémoire nous sert bien. Ce pauvre saint Jérôme a le triste privilége d'exciter tous les pinceaux à qui le fera le plus hideusement vieux, le plus affreusement décrépit ; tout comme saint Sébastien qui n'était plus jeune pourtant quand il a été percé de flèches, jouit de la faveur d'appeler sur lui le coloris et les formes qui caractérisent la jeunesse.

L'Espagnolet est le peintre qui a le mieux représenté l'excessive vieillesse ; il tombe cependant quelquefois dans l'exagération et dans le faux. Il a évidemment fait de sérieuses études d'après nature ; mais ensuite il a laissé son pinceau errer aventureusement. Il a trop consulté ses souvenirs et oublié de les rafraîchir par la réalité. Ainsi, dans plusieurs de ses tableaux, des sillons tracent des espaces intermusculaires là où l'anatomie ne montre aucun interstice. Ses élèves, ses imitateurs, ont presque tous exagéré le maître, sans hériter de son mérite. Nous avons vu des saint Jérôme dont les sterno-cléido-mastoïdiens sont tellement détachés du cou par de profondes vallées, et dont la flaccidité est rendue par de telles flexuosités, le coloris par un jaspé si vineux, qu'on dirait deux serpents écorchés se tordant le long du cou du vieillard. Cette critique tombe en plein sur le saint Antoine de Jacinthe Brandi, dans la galerie Doria.

Titien, Van Dyck, Rembrandt, le Guerchin, Jordaëns, ont signé des tableaux dans lesquels nous avons admiré de fidèles peintures de la vieillesse. Rembrandt exagère quelquefois ; le Guerchin prodigue trop les bistres et les violâtres. L'Espagnolet lui-même a jeté sur un de ses saint Jérôme (galerie Rospigliosi) des teintes bistrées et noirâtres par plaques si larges qu'on dirait une peau badigeonnée avec le nitrate d'argent.

Les peintres ne doivent pas oublier qu'il y a trois espèces de rides chez le vieillard. Les unes, produites par la disparition du tissu cellulo-graisseux intermusculaire, sont comme des ravins profonds séparant des collines de masses charnues. Le pinceau doit ici se garder de la moindre fantaisie ; l'anatomie lui trace sa route. Les autres sont le résultat de mouvements habituels, soit commandés par le jeu de la physionomie pour l'expression des sentiments, soit produits par les articulations, par toutes les exigences de la vie de relation ou de la vie végétative. Il faut de l'observation et de l'étude pour leur donner la position convenable, pour les mettre en harmonie avec le caractère qu'on prête à son sujet. Enfin il est des rides que le pinceau peut ouvrir presque partout. La peau des vieillards, devenue mince, sèche, sans élasticité, ne cède plus sous le doigt en dépressions lisses et arrondies, mais se plisse de toutes parts, comme un papier à calquer froissé dans les mains. Ce fin réseau de légers plis entre-croisés ou sensiblement parallèles, court sur presque tout le corps ; mais ses linéaments deviennent bien plus visibles quand une traction, une pression, un froissement, s'exercent sur un endroit quelconque. C'est ce que le Bernin a compris dans son groupe d'Énée portant Anchise, marbre de la villa Borghèse. Le doigt d'Énée, en s'enfonçant dans le mollet de son vieux père, creuse une dépression accidentée par des rides sèches et nombreuses qui trahissent bien l'état de la peau dans un âge avancé. Ce petit détail est très-heureux. Il serait à désirer que tous les artistes connussent ainsi non-seulement la superficie, mais aussi la texture et le jeu des organes et des membranes.

Parmi les chefs-d'œuvre dont Rome s'enorgueillit avec raison, brillent au premier rang la Transfiguration, de Raphaël, et la Communion de saint Jérôme, du Dominiquin, tableaux du musée du Vatican, que le pinceau des copistes et le burin du graveur ont mille fois reproduits. Pour ne pas être tout admiration devant ces œuvres capitales, il faut, me direz-vous, avoir été vomi par le Nord avec les hordes de Vandales, il faut compter parmi les enfants incultes de la Béotie ; mais nous avons heureusement pris nos précautions d'avance.

Le saint Jérôme du Dominiquin est admirable : l'auguste vieillard, arrivé au dernier terme de la décrépitude, se fait soutenir à genoux pour recevoir le viatique. On sent que si les mains qui le serrent venaient à manquer, le corps s'affaisserait. C'est à peine si le saint, un instant ranimé par l'acte solennel qu'il va accomplir, trouve la force d'élever ses yeux vers l'hostie que l'évêque tient entre ses doigts. Voici quelques petites taches. Le genou du saint a une étendue, des méplats, des bosses et des sillons qui n'ont pas leur raison d'être dans l'anatomie normale. Quoique réduit à une extrême maigreur, qui non-seulement a détruit le tissu cellulo-graisseux, mais a amené l'atrophie des muscles, de sorte que le relief des os se fait voir presque partout, saint Jérôme conserve un deltoïde si nourri et si puissant que Milon de Crotone s'en fût contenté quand le chêne étreignait ses membres débilités par l'âge. Ce muscle ample et charnu, sur un corps squelettique, est du plus criant effet.

Enfin il existe dans ce tableau une grosse erreur, disons-le, une énorme sottise, qui, lorsque l'analyse succède à l'admiration, enlève à cette scène son charme austère, et mêle des idées d'acrobate et de tours de force aux pensées graves qui devraient seules occuper et remplir l'esprit. Le poids du corps de saint Jérôme à genoux, soutenu et non porté par un assistant, tombe tout entier sur les talons, contre lesquels s'appuie le bassin. Or le bout du genou du saint repose seul sur une marche de l'autel, de sorte que le corps se trouve suspendu en l'air d'une façon tout aussi merveilleuse que dans les séances magiques de Robert Houdin.

Dans la Transfiguration, de Raphaël, l'un des personnages qui attirent le plus l'attention, c'est l'enfant démonomaniaque dont la figure grimace et dont les membres se roidissent et se tordent convulsivement. Cet enfant est représenté avec l'habitude extérieure d'un vigoureux athlète. Des membres volumineux sont fortement bossués par les contractions de muscles épais ; chez lui, on voit que tout est muscles, et que l'ampleur des formes dépend de la profusion de la chair musculaire, et non pas du tissu cellulo-graisseux. Or, à 9 ou 10 ans, ce tempérament ne s'observe pas ; on ne le trouve que sur l'athlète adulte. Raphaël s'est évidemment mépris : il a peint le développement musculaire permanent, au lieu de la contraction convulsive momentanée. Cette erreur est choquante dans une composition réputée irréprochable. Nous préférons de beaucoup l'enfant exorcisé de la fameuse fresque du Dominiquin, dans le couvent de Grotta-Ferrata, près de Frascati. Ce n'est plus un athlète, mais un grêle enfant, nerveux, amaigri par la maladie, pâle et souffreteux, dont le corps se roidit et dont la face se convulsionne sous un spasme passager.

Les anges bouffis, les amours roses, tous les petits enfants deviennent des monstres sous le pinceau et le ciseau des artistes; ils en font de véritables lipômes ambulants. Leurs joues ont l'air d'abcès qui vont crever; leur ventre proéminent fait prononcer le mot ascite; leurs jambes rappellent l'éléphantiasis des Arabes; leurs bras tombent par étages comme un menton obèse; leurs pieds et leurs mains ressemblent à des vessies de porc gonflées. Le croupion plumé d'une poularde du Mans passée grasse n'est pas plus informe que ces affreuses boules de saindoux qu'on appelle anges ou amours. Parmi cent exemples qui affluent dans notre souvenir, citons les anges qui soutiennent les grands bénitiers, à droite et à gauche, en entrant à Saint-Pierre. L'antiquité n'a pas toujours su éviter ces défauts. L'Hercule enfant, bronze du Capitole, n'est qu'un petit éléphantiasique, infiltré, lymphatique. On ne comprend pas que d'une pareille nature, si gorgée de sucs blancs, ait pu surgir Alcide aux douze travaux.

Les anciens ont été beaucoup plus heureux dans leurs représentations d'Hercule adulte. L'Hercule Farnèse, trouvé dans les Thermes de Caracalla et figurant aujourd'hui à Naples, est une large carcasse revêtue d'une puissante musculation, et terminé par une très-petite tête surmontant un torse colossal et d'amples épaules. C'est bien là ce triste héros, chez lequel la vie végétative s'était développée aux dépens de l'intelligence. Ce front bas, cette physionomie où se reflètent des instincts grossiers, appartiennent certes à ce ridicule demi-dieu qui filait comme une vieille femme aux pieds d'Omphale, et qui, jouet des caprices dédaigneux d'un prince, vidait le fumier des écuries et curait les marécages insalubres.

L'Hercule Farnèse est loin d'être le seul qui représente Alcide sous de pareils traits; il peut seulement être considéré comme le modèle du genre. Au musée du Capitole, on voit un Hercule, en bronze doré, dont la tête est si petite et le cou tellement musculeux que l'extrémité cervicale ne forme presque pas saillie sur le cylindre qui la rattache aux épaules.

Parmi les grands maîtres qui ont le mieux étudié l'anatomie, nous devons tout d'abord citer Michel-Ange Buonaroti. Les marbres taillés par ce génie prodigieux, les fresques de la chapelle Sixtine et même de la chapelle Pauline, en sont des preuves incontestables. Mais les connaissances anatomiques de Michel-Ange l'ont presque toujours conduit à une affectation qui blesse les yeux d'un médecin; il met tous les muscles en mouvement, et fait saillir en même temps ceux qui concourent à la flexion, à l'extension, à la rotation, à l'adduction, à l'abduction. Il semble oublier que leur jeu alternatif, c'est-à-dire la contraction des uns, tandis que les autres se reposent, est nécessaire pour que les mouvements s'exécutent. En un mot, si l'anatomie de Michel-Ange est irréprochable, sa physiologie pèche souvent. Cette exhibition, cette véritable exposition de muscles est surtout flagrante dans ses deux statuettes d'Hercule couché, à l'Académie romaine de Saint-Marc. Le Satyre mourant, oublié dans une antichambre du palais Barberini, marbre plein de l'expression la plus douloureuse et la plus vraie, est déparé par des saillies musculaires abdominales qui sortent des limites du possible.

Devant le Moïse de Michel-Ange, à Saint-Pierre-in-Vincoli, nous avons été terrifié d'admiration. Un génie dominateur brille sur les traits vivants de cette figure de marbre; on s'incline, on se courbe devant le grand législateur, devant le grand capitaine; et quand le soleil couchant dore le marbre se détachant sur les ombres des arceaux, on croit que le héros va se lever, les rayons de feu sur la tête et les tables de la loi à la main; on assiste à la scène terrible du Sinaï, et un frisson parcourt le corps immobile du spectateur. A Saint-Pierre, après m'être complu à avoir peur quelques instants des deux célèbres lions de Canova (tombeau de Clément XIII), j'allais fourrer ma main dans leur gueule menaçante, entre leurs dents terribles; mais toujours j'ai admiré à distance le Moïse; toucher sa barbe vénérable m'eût paru une insulte téméraire, une impiété, une profanation.

De l'habitude extérieure, passons aux organes mêmes. Ici les monstruosités se multiplient, l'impossible et le ridicule semblent devenir la règle. *Risum teneatis, amici.*

Je n'ai guère reconnu la nature que dans un tableau de Salvator Rosa, au palais Corsini, représentant Prométhée attaché sur le roc et dévoré par le vautour.

Des chaînes fixent la victime au rocher; sous cette étreinte, ses muscles convulsés s'épuisent en vains efforts; la bouche est béante et pousse des rugissements; les yeux se contractent avec horreur; tous les membres se crispent et tressaillent. Le vautour a enlevé à coups de bec toute la paroi antérieure du ventre, et les bords de l'affreuse plaie, déchiquetés en lambeaux, pendent comme des franges trempées dans le sang. Les entrailles palpitent pêle-mêle; le foie, tiré de l'abdomen, a glissé jusqu'entre les jambes; le vautour tient dans son bec une anse d'intestin, et semble jouer avec l'inépuisable aliment qui ne disparaît de son bec que pour renaître sous sa serre. Ajoutez, comme encadrement de la scène, le paysage sauvage et la couleur fantastique de Salvator Rosa, et vous comprendrez que les hommes frémissent devant cette éternelle douleur rendue si énergiquement, et que les femmes effrayées ferment les yeux ou s'enfuient en pâlissant.

Il est évident que le rude Salvator Rosa a étudié les entrailles d'un cadavre ouvert, mais il n'a pas poussé assez loin son ébauche d'après nature, car si de l'ensemble on passe aux détails, on s'aperçoit, malgré la mauvaise position du tableau, noirci d'ailleurs par l'âge, que certains organes ne sont pas bien fidèlement rendus; l'intestin grêle, entre autres, est si mince et surtout si finement tortillé sur lui-même, qu'on le prendrait plutôt pour un intestin de poulet que pour des entrailles humaines.

On admire au Vatican le Martyre de saint Érasme de N. Poussin, tableau d'un coloris général beaucoup trop violacé. La scène représentée est hideuse. Le saint est couché sur le dos; par une courte incision, pratiquée dans la direction de la ligne blanche, le bourreau tire l'intestin, qu'on enroule un peu plus loin sur un treuil. Sa main, appuyée sur la plaie, ne laisse passer l'intestin qu'entre le pouce et l'index, comme s'il craignait que toute la masse ne s'échappât en bloc; de l'autre main, l'exécuteur fait délicatement sortir, comme s'il dévidait un peloton de ficelle, un intestin bien net, sans froncures, sans franges mésentériques. Le grand peintre ne savait donc pas que le tube intestinal n'est pas libre dans l'abdomen, et que, sans avoir incisé le long de la partie adhérente, on ne peut ni l'extraire sans effort, ni obtenir un tube régulier.

Chacun a lu le récit lamentable de la mort de Sénèque. Néron ordonne qu'on ouvre les veines de son précepteur; Pauline veut mourir avec son vieil époux. Mais la mort est trop lente, et Sénèque demande à l'eau tiède du bain d'activer l'écoulement d'un sang paresseux. L'agonie se fait encore attendre, et Sénèque se fait transporter sur un fourneau chauffé. Si j'ai bonne mémoire, l'histoire dit que le noble vieillard ne put trouver un terme à ses souffrances qu'en se faisant verser le poison par une main amie.

Certes, nous concevons ces lenteurs de la mort, et nous comprenons que Sénèque dût longtemps savourer l'agonie (pour me servir du mot de son parent Pison, qui subit le même sort peu de jours après), si l'exécuteur a été aussi malhabile qu'on pourrait le croire d'après le tableau de Michel-Ange de Caravage, dans la galerie Corsini.

Sénèque est debout dans un bain et n'a pas de l'eau jusqu'à la ceinture; singulière manière de faire couler les piqûres des extrémités supérieures! Rester debout quand les quatre membres saignent en plusieurs endroits, nous paraît un grand tour de force. Le membre thoracique droit est en évidence, il a subi trois coups de lancette, et de l'une des incisions le sang jaillit au loin en jet volumineux. Mais c'est précisément sur les points où l'anatomie nous apprend qu'il n'y a pas de veines, que le malavisé pinceau de Michel-Ange de Caravage a tracé des piqûres. Ce tableau est d'un ridicule complet.

Les crimes capitaux de lèse-anatomie sont si nombreux que, de cette fourmilière d'énormes péchés, nous devons nous contenter d'extraire quelques échantillons seulement. Au palais Corsini, un tableau de Carlo Saraceni représente une double décapitation; la première tête vient de tomber, et le sang bave comme d'une lésion insignifiante donnant lieu à une hémorrhagie en nappe. Dans la fresque de la chapelle du Bras-Droit-de-la-Croix, à Sainte-Marie-des-Anges, le peintre n'a pas été plus heureux; la section ressemble à l'ouverture d'un sceau dont le contenu se verserait en masse par terre; tous les points coulent de la même façon; on ne découvre pas un soupçon d'artère. A Saint-Janvier-des-Pauvres, à Naples, l'artiste est tout aussi fantastique : il crée, juste au milieu du cou, une énorme artère imaginaire qui vomit un jet de sang.

Les peintres ne savent probablement pas tous que la tête tient au tronc par une masse considérable de muscles, de conduits, de membranes et par une colonne osseuse. Les bourreaux font voler les têtes avec des sabres si légers, qu'il faut les supposer tous trempés à Damas ou à Tolède. Quelquefois, invraisemblance plus grande encore, la lame n'a pas, en longueur, deux diamètres du cou ; la section, en frappant et en sciant, n'est point alors possible, à moins d'avoir un point d'appui et d'y revenir à plusieurs reprises.

Au palais Sciarra, un peintre, je ne sais plus son nom, a fait bien cruel le vieil Abraham : il tient sur une roche la tête d'Isaac, et se met en devoir de la couper avec un couteau de 3 pouces de long. On égorge ainsi les poulets, mais un père épargne au moins la souffrance de son fils.

Nous pourrions faire ici un petit cours de dissection, car, dans les musées de Rome, on ne voit pas mal d'exécuteurs détachant de larges lambeaux de peau, et mettant ainsi à nu les parties profondes ; mais ce serait trop pitoyable besogne, ces œuvres sont le plus souvent hors de critique.

Si cette pauvre anatomie est à chaque instant maltraitée, les lois physiques ne le sont pas moins. Veuillez me dire, s'il vous plaît,

« . . . . . Et Phyllida solus habeto, »

d'où viennent les ombres de la figure du blond Phœbus, qui est le soleil même, dans la fameuse fresque de l'aurore du Guide ? Profane, me direz-vous, vouliez-vous donc que le Guide fît une figure où tout fût lumière, sans aucune ombre ? Le grand maître a bien fait ; mais, dites-moi, d'après quelle loi, et

« . . . . . . Eris mihi magnus Apollo. »

J'ai aussi appris, en regardant la grande gloire, derrière la chaire de Saint-Pierre, que les rayons lumineux sont rigides et tenaces comme des barreaux de fer, car des petits anges boufis s'accrochent, se pendent à ces rayons pour se pencher curieusement sur l'abîme du vaisseau. De grâce, matérialisez la lumière en la représentant par des rayons divergents, mais arrêtez-vous là ; faites jouer les anges parmi ces rayons comme dans la vapeur, mais ne plantez pas un champ de roseaux animé par des batraciens cramponnés à chaque stipe.

On peut encore apprendre, en abaissant les yeux de la gloire sur la chaire de Saint-Pierre, que si saint Ambroise, saint Augustin, saint Athanase et saint Jean Chrysostôme ont été les quatre plus fortes têtes des pères de l'Église, ils étaient aussi les quatre plus forts bras ; car, sur le bout du doigt, ils portent une chaire de bronze qui pèse je ne sais combien, mais énormément sans aucun doute, puisqu'elle a coûté tout près de 900,000 francs. C'est là une invraisemblance qu'on aurait pu éviter. J'aime mieux les cariatides de Puget, avec leurs grands efforts pour soutenir les balcons qui les écrasent.

Sortons bien vite de Saint-Pierre, car je ne pourrais éviter une interminable jaserie. Quelles belles femmes de marbre, bien nues, ou tout au moins décolletées jusqu'à la ceinture, à partir du haut ou à partir du bas, pleurent sur les tombeaux des vieux papes ! L'une était si belle que... sortons bien vite. L'une, due au ciseau de Guillaume de Laporte, et couchée sur le sépulcre de Paul III, était si belle et si nue que Le Bernin a été obligé de cacher ses chairs trop provocatrices sous une affreuse draperie de bronze. La chronique conte que certains visiteurs avaient agi avec elle comme avec une femme de véritable chair. Mais, sortons donc, car, à propos de la reine de toutes les églises chrétiennes du monde, nous disons de bien singulières histoires.

Terminons notre journée par la visite d'une église qui fournira une ample moisson à nos observations médico-artistiques ; gravissons la colline inhabitée du Cœlius, où s'élève, solitaire, l'église de Saint-Étienne-le-Rond. C'est une vaste rotonde soutenue par soixante-quatre belles colonnes antiques de marbre et de granit, dérobées, les uns disent à un temple de Claude, les autres prétendent à un marché public. Le large développement de la muraille circulaire, peint à fresque par le Pamerancio, représente les principaux martyres avec une crudité naïve qui a perdu beaucoup de son charme, sous le pinceau impie des restaurateurs.

Je relis les notes écrites sur place ; leur sans façon me semble en harmonie avec la simplicité du pinceau de l'artiste ; aussi vais-je les donner telles que je les ai griffonnées à la hâte, assis sur une dalle moussue du portique silencieux.

« Persécution d'Afrique. Le bourreau, avant d'arracher la langue, fait, avec un grand couteau, une incision verticale qui paraît n'intéresser que la peau de la symphyse du menton. A quoi bon ce préliminaire ? Il coupe les langues et ne les arrache pas, comme on pourrait le croire en prenant ce mot à la lettre, dans les pères de l'Église. Après les avoir tranchées avec des tenailles, il en jette les bouts par terre. Il y a, tout près de lui, un gros tas de langues coupées. La foule qui a subi l'opération attend là, avec un peu de sang sur les lèvres, et n'a l'air ni souffrante ni inquiète. La foi est un excellent chloroforme. — Un autre bourreau coupe les poignets, très-net, avec un couperet qui nous semble bien faible pour cet usage. Six à huit personnes ont déjà été mutilées ; leurs pauvres bras tronqués pendent le long du corps, de la manière du monde la plus naturelle. Personne ne sourcille ; tout le monde est debout ; aucun martyr ne tombe en syncope d'hémorrhagie. La foi est donc aussi un excellent hémostatique. — Dans un autre tableau, voici sainte Marthe, martyrisée sous Claude. On lui a coupé les deux poignets, puis on a eu l'idée, à la fois cruelle et baroque, de les attacher aux deux bouts d'un cordon qu'on lui a passé au cou, de sorte que les mains pendent, comme deux ornements, sur la poitrine de la sainte. Elle les regarde assez tristement. »

« Sous Julien l'Apostat, saint Artemius est écrasé entre deux énormes blocs de pierre. Il y a du bon dans cette horrible scène. Le corps s'aplatit, s'étale, la peau se tend, craque, se crève, et les viscères bavent par les fissures ; les yeux

tombent sur la figure, expulsés de l'orbite, et pendants au nerf optique, comme
une cerise à sa queue; les entrailles se précipitent hors du ventre rompu; mais
quelles entrailles! C'est une panse de mouton. Jamais homme n'a eu de semblables viscères. Le Pomerancio a fait du saint un ruminant, un herbivore. »

« Règne de Maxime et de Licinius. Un saint est couché sur le dos; le bourreau le coupe en morceaux menus comme chair à pâté, comme les herbes hachées par une ménagère. Du cou aux pieds, il y a bien vingt entailles qui en-
tament la moitié, les trois quarts, et tranchent quelquefois toute l'épaisseur
des parties. Les boyaux qui sortent de l'abdomen rappellent encore la panse
des herbivores. — Comptoir de boucherie, débit en détail de viande humaine,
malheureuse idée, scène horrible, peinture médiocre qui excite le dégoût sans
émouvoir en proportion de la terreur de l'action.

» La jeunesse et la beauté d'une foule de vierges ne trouve pas grâce. On
arrache toutes les dents de sainte Apolline avec un davier en forme de lyre.
Quel dommage, si la sainte était aussi belle que son portrait, par Carlo Dolci,
au palais Corsini! Les deux mamelles de sainte Agathe sont à ses pieds; la
section a laissé une plaie sanglante; la sainte se pâme légèrement. — Sous
Alex. Sévère, le bourreau déchire le cou de sainte Cécile; elle n'en meurt pas;
on la fait cuire dans un grand feu. Saint Laurent lui fait pendant, sur son gril.
— Sainte Bladine, enfermée dans un filet, est livrée aux cornes de taureaux
furieux qui la font sauter en l'air comme un volant poussé par la raquette. —
Sous Dioclétien, on perce le cou de la jolie sainte Lucie. — Saint Denis porte
sa tête comme une lanterne; tout le monde est fort étonné et fait des gestes de
grande stupéfaction.

» Voilà un groupe de martyrs dans une chaudière de poix bouillante. Ils ont
l'air bien tranquille et prient; quelques-uns sont presque contents. Pourtant
dans la poix bouillante, sitôt plongés, sitôt cuits, ce nous semble.

» L'évêque Érasme est couché, on lui coule du plomb fondu dans la bouche.
L'évêque Blain est cardé comme de la laine avec des peignes de fer. Saint Pri-
mus et saint Félicien sont pendus par les bras, une pierre aux pieds; on les
brûle à la torche. Ils ne meurent pas assez vite, du plomb fondu leur est versé
dans la bouche. Leurs reliques reposent sous l'autel. »

Mais en voilà assez. Je n'ai pas eu le courage de retoucher tant soit peu ces
notes, elles me rappellent des choses trop hideuses. Quant à l'anatomie et à la
physiologie, ces fresques ne peuvent avoir la prétention de mériter la critique.
Beaucoup de grands maîtres ont représenté des martyres, mais jamais avec
cette nudité, cette horreur crue. On ne doit guère aller à Saint-Étienne-le-
Rond que pour chercher des impressions semblables à celles qu'on recueille à
la Morgue.

BIBLIOGRAPHIE.

ESSAI DE TOPOGRAPHIE MÉDICALE SUR BISKARA (AFRIQUE),

Thèse de Paris, 1849,

Par M. J.-H. Bédié,

Chirurgien militaire.

Les médecins militaires travaillent avec assiduité à recueillir les topographies particulières qui permettront, dans quelques années, d'établir une topographie générale de l'Algérie. Les officiers de santé de la marine ont produit de solides travaux dans ce genre, ayant pour objet les Antilles et le Sénégal ; les médecins de l'armée de terre ne resteront certainement pas en arrière. Vingt années d'occupation, et les matériaux qui s'amassent tous les jours, les mettront bientôt à même d'entreprendre cette œuvre et de la mener à bonne fin. La climatologie, la météorologie, le règne pathologique de certaines localités restreintes, sont sans contredit d'un grand intérêt ; mais un travail à la fois d'ensemble et de détail, de synthèse et d'analyse, sur l'Algérie en général, et sur ses différentes régions en particulier, sera d'un attrait bien plus puissant, et deviendra la source d'enseignements théoriques et pratiques de la plus haute utilité.

La topographie médicale dont nous allons rendre compte comble en partie une lacune qui rendrait difficile l'édification d'une topographie générale de l'Algérie. Nous allons montrer, à l'aide d'une rapide esquisse, dans quelle région siégeait cette lacune, qui se remplira sans doute peu à peu.

L'Algérie se présente sous forme de trois bandes parallèles, se succédant de la Méditerranée au désert central, et offrant chacune une topographie bien différente :

1° La bande méditerranéenne, ou Tell (de *tellus*, terre cultivable); elle est coupée de terres basses et de montagnes, et arrosée par un assez grand nombre de sources et de cours d'eau peu considérables en général. Son climat est bien connu par les travaux déjà anciens de Schaw et par des topographies récentes.

2° Les hauts plateaux, sorte de terrasse allongée, d'une altitude variant de 800 à 1,200 mètres, bordée pour ainsi dire de deux parapets, dont l'un, le Petit-Atlas, la sépare du Tell, et dont l'autre, le Grand-Atlas, court entre cette terrasse et la bande suivante.

3° Cette dernière bande est bornée au nord par le Grand-Atlas, qui, à l'est, commence par un renflement considérable nommé Aurès, se continue à l'ouest chez les Ouled-Sidi-Chicks, franchit la frontière et se perd dans le Maroc. Au sud, la zone dont nous parlons borde le grand désert central ou Falat. Cette bande est inclinée du nord au sud et de haut en bas, contrairement au Tell, dont le plan est dirigé du sud au nord et de haut en bas, et regarde conséquemment le septentrion. Loin d'offrir une altitude considérable, comme les hauts plateaux, elle forme une dépression. A Biskara, on ne compte que 75 mètres au-dessus du niveau de la mer.

Nous avons dit que la climatologie du Tell est suffisamment connue. Nous ne possédons, au contraire, sur les hauts plateaux, que des notions assez incomplètes, consignées dans l'ouvrage intitulé : EXPÉDITION DU GÉNÉRAL CAVAIGNAC DANS LE SAHARA ALGÉRIEN (1). On comprend que, dans le cours d'une expédition vagabonde, aucune observation bien suivie n'a pu être prise, et que beaucoup d'inductions ont dû être invoquées pour lier la chaîne des faits épars. Heureusement ces *desiderata*, déjà atténués du reste par le travail que nous venons de citer, sont plus regrettables au point de vue purement scientifique, que sous le rapport des conséquences relatives à la pratique et à la colonisation. En effet, cette ingrate région, pauvre en eau, et réfractaire, surtout à l'ouest, à la culture des palmiers et des céréales, ne sera jamais que la demeure de tribus errantes ; nous n'y aurons jamais de

---

(1) Félix Jacquot, EXPÉDITION DU GÉNÉRAL CAVAIGNAC DANS LE SAHARA ALGÉRIEN ; RELATION DU VOYAGE ; EXPLORATION SCIENTIFIQUE, etc. Paris, 1849. Grand in-8°.

population européenne agricole un peu importante et permanente, si ce n'est dans quelques points montagneux (Aurès, Sahari, Djebel-Amour), et notre occupation se résumera en général en un certain nombre de postes militaires et d'échelles commerciales.

La zone suivante se présente sous d'autres auspices : c'est là que verdissent de nombreuses et vastes oasis, riches en palmiers, centres commerciaux et politiques, et animées par une double population, l'une sédentaire, confinée derrière les murs, l'autre nomade, dont les troupeaux tondent les touffes d'herbe croissant dans les plaines voisines. Tôt ou tard, si notre colonisation algérienne prend de l'assiette, nous nous établirons sérieusement dans cette bande saharienne, où nous occupons déjà Biskara.

Or nous ne possédions aucun document météorologique sur cette contrée avant la thèse de M. Bédié, relative à la topographie médicale de Biskara.

Nous ne nous contenterons pas de rendre un compte détaillé de ce travail consciencieux et plein d'intérêt ; nous le compléterons et le contrôlerons, à l'aide des observations qui nous ont été fournies par M. le docteur Beylot, médecin en chef à Biskara, en 1844-1845.

L'oasis de Biskara n'est située qu'à une faible distance (une à deux lieues) au sud du Grand-Atlas, ou parapet méridional des hauts plateaux, pour continuer notre comparaison. De ce rempart, qui protége l'oasis au nord, se détache un chaînon qui la couvre aussi à l'ouest. Au sud, au contraire, le terrain est entièrement plat, sans végétation forestière ; l'œil se perd sur les plages monotones qui vont se confondre avec les sables du désert central. Au sud-est de Biskara, on rencontre, à une distance d'environ 5 lieues, l'oasis de Hocba, sur le prolongement du même Thalweg.

Biskara gît par 3° 20′ longitude est du méridien de Paris, 34° 80′ latitude septentrionale. Son altitude est de 75 mètres. Le terrain de l'oasis se compose de marne argileuse reposant sur un fond de galets. La plaine voisine est sablonneuse. A peu de distance à l'ouest de Biskara, on rencontre des eaux thermales, et, dans un ancien cratère entouré de débris volcaniques, un lac de 150 pieds de diamètre à peu près, dont l'existence nous a été signalée par M. Beylot. L'oasis est arrosée par l'Oued-Biskara, dont les eaux sont entièrement absorbées par les cultures pendant l'été. L'hiver, dit M. Bédié, les eaux, devenues très-abondantes, roulent jusqu'à une demi-lieue au sud de Biskara. Selon M. Beylot, les choses ne se passeraient pas ainsi. Ce médecin a suivi le Thalweg durant quatre ou cinq heures, et il y a trouvé, en automne, avant les pluies, ici des flaques, là des roseaux croissant dans des terrains humides. Il paraît même que le Thalweg se prolonge beaucoup plus au sud. Les eaux sont sans doute cachées sous une couche superficielle de terrain, particularité hydrologique que M. Félix Jacquot a constatée bien des fois pendant son voyage dans le désert.

Les eaux de l'Oued-Biskara sont salées au point d'être, surtout l'été, fort désagréables à boire; elles sont troubles, et demandent à être reposées avant de servir à la consommation. Leur usage n'a pas nui à la santé de la garnison. A l'aide d'un barrage, les eaux sont jetées dans une multitude de ruisseaux qui rafraîchissent les sept villages (ksours) de l'oasis, arrosent les céréales et plus de 100,000 palmiers (*phœnix dactylifera*).

Cette esquisse rapide a déjà fait pressentir que le climat de Biskara doit être excessif, c'est-à-dire très-chaud l'été, et proportionnellement très-froid l'hiver. Ces données, que les lois de la météorologie permettent de déduire *à priori*, ne sont pas démenties par l'expérience. Tandis que les localités les plus chaudes du Tell ne dépassent guère la moyenne thermométrique annuelle 18°, la moyenne de Biskara est représentée par le chiffre 22°,72, résultat d'observations prises cinq fois par jour. M. Beylot était arrivé à un nombre à très-peu de chose près semblable, à l'aide de trois observations concordantes faites à trois époques différentes de l'année, dans un puits très-profond. La moyenne de Biskara est donc à peu près la même que celle du Caire et de Rio-Janeiro. Les moyennes mensuelles nous donnent 34°,95 en août, mois le plus chaud, 14°,65 en février, mois le plus froid.

Les étés sont si chauds à Biskara, dit M. Beylot, qu'on voit disparaître tous les insectes, poux, puces, et même les mouches, qui, dans les autres saisons, se montrent par myriades. Eh bien ! avec cet été torride, les hivers présentent de très-basses températures. M. Bédié a observé $+$ 0,4, et M. Beylot, le 3 février 1845, a constaté $-$ 1, a trouvé de la glace, et a vu quelques flocons de neige qui se sont dissipés dans l'atmosphère, sans atteindre le sol. En regard, mettons les hautes températures constatées pendant l'été : à l'ombre, à l'air libre, 46°,8 par M. Bédié ; 52° par M. Beylot ; 40° à cheval et en marche par M. Cabrol ; au repos, 50° par M. Bédié. Au soleil, le thermomètre de M. Beylot est monté à 65° ; il montait même encore, mais comme le tube s'arrêtait à quelques degrés au delà, on a été obligé de suspendre pour sauver l'instrument.

Dans une année, les oscillations s'exercent donc sur une échelle de 50° et plus; de 66°, si l'on prend le maximum au soleil. Les variations, dans un seul nyctémère, seraient en moyenne, d'après M. Bédié, de 14°; les maxima de ces variations atteindraient un chiffre extrêmement élevé. Pour apprécier l'amplitude des oscillations nyctémérales à Biskara, comparons-les aux mêmes intempéries dans les régions où elles sont reconnues très-marquées. A Rome, par exemple, d'où nous écrivons cet article, les vicis-situdes atmosphériques par lesquelles on passe dans les vingt-quatre heures sont à juste titre regardées comme très-considérables relativement à celles qu'on subit dans la plupart des pays ; or, selon Folchi, elles atteignent quelquefois une étendue de 10 à 13°, c'est-à-dire que leurs maxima n'atteignent pas la moyenne de Biskara.

Terminons-en avec la thermométrie : la moyenne annuelle de Biskara dépasse de beaucoup la moyenne de la région tellienne; l'été y est incomparablement plus chaud ; on observe en hiver des températures aussi basses que dans certaines villes du littoral. Ainsi il est bien rare qu'à Oran le thermomètre descende à 0. Le climat de cette oasis a donc, à bon droit, été appelé *excessif*.

Les observations barométriques conduisent à des résultats bien remarquables : elles se raprochent des résultats obtenus dans les régions tempérées, par la presque immobilité horaire de la colonne ; et, d'autre part, le thermomètre se comporte à Biskara comme dans les contrée équinoxiales, car on n'y constate pas ces fréquentes et brusques oscillations accidentelles, apanage des pays tempérés.

L'hygrométrie a aussi un caractère spécial à Biskara. L'air y est d'une grande sécheresse, surtout quand le sirocco souffle. Alors, d'après les observations de M. Beylot, le ciel, ordinairement d'un bleu foncé au sein de l'été, devient terne et gris comme celui du nord de la France dans les jours sombres d'automne. C'est une poussière impalpable qui obscurcit ainsi l'atmosphère. M. Grellois, à Aamman-Mes-outin, province de Constantine, a vu l'hygromètre marquer 0° pendant le règne du sirocco.

Il ne tombe annuellement à Biskara que 102 millim. d'eau. Les orages sont très rares l'été et avortent dans les airs avant d'atteindre le sol. Il y a à peine trois ou quatre jours pluvieux d'octobre à janvier. Les rosées ne semblent guère exister qu'en novembre et décembre.

Les vents du nord prédominent à Biskara, comme dans toute l'Algérie ; ils règnent surtout l'hiver. Dans cette saison, ils sont froids, ayant traversé les montagnes neigeuses du Tell et des Hauts-Plateaux. Les vents du sud sont toujours brûlants. Ici se présente une question de météorologie importante à éclaircir, mais pour l'élucidation de laquelle nous ne possédons aucun élément. En Égypte, lorsque le désert rayonne activement vers les espaces célestes, dans la saison d'hiver, le vent du sud paraît froid ; en est-il de même en Algérie ? Les topographies algériennes se taisent à ce sujet.

Après avoir donné ses observations météorologiques et géologiques, M. Bédié aborde la pathologie de Biskara. Ici nous serons obligé de faire intervenir fréquemment M Beylot. et d'avertir que ce sujet laisse beaucoup de *desiderata*.

Et d'abord voyons ce qui concerne les fièvres paludéennes.

La Casbah, bâtie par les Français et occupée par eux, ne couvre qu'une faible partie de l'ancienne ville. Celle-ci était entourée d'un fossé circulaire dû probablement à l'extraction de la terre destinée à la construire. Ce fossé, du temps de M. Beylot, conservait de l'eau croupissante dans deux marécages, dont l'un mesurait environ 400 mètres de longueur sur 30 de largeur, l'autre 100 dans le premier sens sur une largeur de 30 mètres également. Les fièvres paludéennes ont été nombreuses, et une partie des décès a été causée par des accès pernicieux. Sur 600 Européens, il y a eu 25 décès du 6 août 1844 au 16 février 1845, ce qui, approximativement, nous donnerait une mortalité semblable à la mortalité moyenne de l'Algérie, 77 pour 1,000 par an. Nous devons ajouter que les troupes venaient de El Arouch, l'une des localités les plus malsaines de l'Algérie.

Lors du séjour de M. Bédié, il n'existait plus qu'une mare, la plus petite des deux, entourant presque la Casbah ; et dans ce marécage on avait soin d'entretenir toujours un niveau constant. Aussi plus de fièvres pernicieuses, pas une seule dans l'espace d'une année. M. Bédié pense que les 131 cas de fièvres paludéennes qu'il a observés sur les 500 hommes occupant Biskara, provenaient de germes contractés dans le Tell. Il ajoute que les indigènes, répandus il est vrai dans sept villages disséminés sur l'oasis, professaient la même opinion relativement à leurs fièvres.

Après le départ de M. Bédié, on a remué le fond vaseux du marécage pour livrer celui-ci à la culture. Les fièvres ont reparu. L'avenir nous apprendra si le desséchement complet et la culture bien établie ne ramèneront pas la salubrité. On peut d'avance répondre par l'affirmative.

Nous arrivons à l'application de ces données, à des déductions relatives à l'acclimatement, thèse à laquelle la Gazette Médicale a accordé, à plusieurs reprises, tous les développements qu'elle comporte.

La mortalité, pendant l'année, n'a été que de 12 (dont 10 par dyssenterie) sur un effectif de 500 hommes, ainsi constitué : 380 Européens, 120 Algériens ; ce qui donne 22 décès sur 1,000 hommes d'effectif, et 31,6 sur 1,000 Européens (aucun indigène n'a succombé). Or cette proportion est faible, car la moyenne de toute l'Algérie, de 1837 à 1846, est de 77,8, et le minimum qui a été observé en 1838 est de 45,1 pour 1,000.

Il n'y a là rien qui doive étonner, comme il est facile de le montrer en quelques mots.

La Gazette Médicale a établi qu'il fallait distinguer avec le plus grand soin les circonstances essentielles d'un climat, des circonstances accidentelles (par exemple les miasmes paludéens), qu'on sépare très-bien par la pensée de ce climat, et dont la main de l'homme peut amoindrir ou même anéantir les effets pernicieux. On s'acclimate, on s'habitue aux premières, dans de certaines limites, avons-nous dit, tandis qu'on n'acquiert pas d'immunité complète contre les secondes. Or, à Biskara, pendant le séjour de M. Bédié, les agents accidentels toxiques avaient été considérablement atténués, et les causes essentielles étaient restées seules. L'Européen a vécu au milieu d'elles ; et pourtant il subissait une moyenne dépassant de plus de 4° la fatale ligne 18°, qu'un savant médecin lui a opposée comme une barrière qu'il ne saurait franchir sous peine de mort pour sa race. Ajoutons qu'on ne peut attribuer à l'oisiveté cet état sanitaire satisfaisant ; car le soldat travaillait avec activité, et tout ce qui existe à Biskara, jardins potagers voisins de la Casbah, habitations, fortifications, tout cela est dû à nos militaires.

La dyssenterie est l'affection qui, pendant le séjour de M. Bédié, a presque exclusivement causé la mortalité ; elle règne en août, mois le plus chaud de l'année. Les diarrhées simples n'ont pas eu de gravité. Les maladies des organes respiratoires se sont montrées rares, puisque M. Bédié n'a observé que cinq bronchites, une pneumonie et cinq pleurésies, sur un effectif de 500 hommes. Deux fièvres typhoïdes ont été notées.

La loi de la coïncidence des abcès du foie avec la dyssenterie, loi formulée par deux médecins militaires, MM. Haspel et Catteloup, a reçu une nouvelle confirmation à Biskara. Sur 10 hommes morts de dyssenterie, on a trouvé dix fois des collections purulentes dans l'organe sécréteur de la bile. C'est dire implicitement que les maladies du foie sont communes à Biskara ; M. Bédié, pour être complet, aurait dû dégager ce fait.

Les ophthalmies sont endémiques à Biskara, surtout en novembre. Selon M. Beylot, elles affectent toutes les parties de l'œil. Le traitement abortif en vient toujours à bout, quand on les prend dès l'origine. M. Beylot n'a échoué dans aucun des 156 cas traités dans son hôpital. Si on laisse le malade sans traitement, il en résulte, au contraire, quelquefois des désordres irréparables ; c'est ce qu'on observe fréquemment sur les indigènes.

M. Beylot a, sur ces ophthalmies, des opinions qui appellent le contrôle d'observations subséquentes : il leur attribue de la parenté avec les fièvres paludéennes ; il a constaté que ces deux sortes d'affections se remplacent quelquefois mutuellement et alternent ; que ces ophthalmies sont très-souvent rémittentes, parfois même intermittentes ; que le sulfate de quinine à l'intérieur, sans préjudice du collyre au nitrate d'argent, rend de réels services, etc. M. Bédié ne consigne, dans sa thèse, aucune remarque semblable.

Il nous reste à parler d'une dernière affection bien remarquable, très-fréquente, endémique à Biskara, appelée *abba* dans le pays, et qui est incontestablement la même que le bouton d'Alep. Elle se développe en septembre ou octobre, et atteint presque tous les étrangers ayant de deux à trois mois de séjour. Les indigènes prétendent qu'on ne l'a qu'une fois dans sa vie. M. Poggioli a soutenu à tort, dans sa thèse, qu'elle est exclusivement propre à Biskara. D'abord l'abba n'est autre, avons-nous dit, que le bouton d'Alep ; en second lieu, on la retrouve sur d'autres points de l'Algérie et jusque dans le Tell (environs de Tlemcen, de Daya, bords de la Malouïa). MM. Beylot et Bédié s'accordent à dire que le traitement qui réussit le mieux consiste presque dans une prévoyante expectation ; la méthode abortive, la cautérisation ne parviennent pas à arrêter ses progrès ; il faut que le bouton poursuive et complète son évolution. Cette circonstance, et l'assertion des indigènes sur l'immunité acquise par une première atteinte de l'*abba*, nous portent à penser qu'il y aurait peut-être lieu de rechercher si le bouton de Biskara et d'Alep ne serait pas une crise nécessaire, ou même s'il ne dépendrait pas d'une sorte de fièvre éruptive à symptômes généraux lents et obscurs.

Telle est l'oasis de Biskara au point de vue topographique et médical. L'espace que nous lui avons consacré indique assez l'importance que nous attachons à l'exploration de cette localité, sous le rapport de la pathologie et de la météorologie ; et les détails dans lesquels nous sommes entré, en empruntant à chaque pas à M. Bédié, disent si clairement l'estime dans laquelle nous tenons son travail, que nous pouvons nous dispenser de tout autre éloge.

LE MÉDECIN,

LA CHIRURGIE ET LA MÉDECINE

CHEZ LES POPULATIONS AFRICAINES DE L'ALGÉRIE.

LE MÉDECIN,

LA CHIRURGIE ET LA MÉDECINE

CHEZ LES POPULATIONS AFRICAINES DE L'ALGÉRIE.

PAR

FÉLIX JACQUOT,

Médecin de l'armée d'Italie.

(Publié par l'*Union Médicale*, Septembre, Octobre et Novembre 1848.)

INTRODUCTION.

Les nations mauresque et arabe, après avoir fleuri sous le règne d'une civilisation avancée, sont retombées dans leur barbarie primitive. Expulsés d'Espagne, les Maures se sont réfugiés en Afrique, où la conquête des Turcs est bientôt venue leur imposer une dure servitude et a étouffé les dernières lueurs de leur antique civilisation. Chez les Arabes algériens, que leur vie nomade empêche toujours de suivre aussi rapidement le progrès intellectuel, la civilisation n'a pas survécu à celle de leurs voisins sédentaires ; elle est morte faute d'alimentation, pour ainsi dire, dès qu'elle a cessé de pouvoir puiser à ses sources habituelles, elles-mêmes taries, c'est-à-dire dans les villes autour desquelles gravitent les tribus errantes. L'Asie-Mineure n'a pas été plus heureuse que l'Afrique septentrionale ; elle a subi le même sort sous les mêmes vainqueurs. Aussi (pour nous restreindre de suite dans limites de notre sujet) chercherait-on vainement aujourd'hui quelques débris qui rappelassent les travaux de la brillante époque médicale qui nous a donné les arabistes ; il ne reste pas même un souvenir des écoles de Dschondisabour, de Bagdad, de Damas, de Kufa, de Bassora et de Cordoue ; la barbarie a tout englouti, et les modernes Algériens, semblables à un peuple qui sort des langes, n'ont qu'une médecine grossière, amas d'élémens que ne relie aucune idée de doctrine rationnelle et bien suivie, assemblage de pratiques superstitieuses ou empiriques, d'ignorance et de crédulité, au sein duquel brillent quelques rares méthodes heureuses.

Quoique ce préambule promette peu, il nous a semblé néanmoins que, sans parler de l'intérêt offert à la curiosité par l'histoire d'une science naissante, d'autres motifs plus graves légitiment l'entreprise de notre travail. Et d'abord, au point de vue professionnel et politique, le rôle que le médecin joue dans la société arabe est de nature à donner lieu à des rapprochemens dignes d'attention, et l'importance de ce rôle nous révèle en outre tout le parti que le gouvernement pourrait tirer de nos confrères de l'armée d'Afrique, comme interprètes et propagateurs de notre civilisation. Au point de vue philosophique, les amulettes et les talismans arabes, que nous trouvons ridicules et barbares, à cause de leur forme étrangère, nous font naturellement reporter les yeux sur nos superstitions, auxquelles de semblables épithètes seraient sans doute appliquées par celui qui les considérerait avec un jugement frais que n'aurait point émoussé l'habitude. Enfin, notre science médicale pourra peut-être tirer parti de quelques lambeaux d'idées pathogéniques des tébibs (médecins) arabes, et surtout de quelques-uns des moyens qu'ils dirigent contre les lésions chirurgicales et même contre les affections internes.

Telle est, d'une part, la simplicité des rouages de la société arabe ; d'autre part, la pauvreté des connaissances thérapeutiques des tébibs, que nous pourrons resserrer dans les limites qui nous sont accordées notre sujet tout entier.

Il n'existe pas de travail qui réunisse tout ce qui concerne le médecin, la chirurgie et la médecine chez les Algériens.

M. Warnier, dans une thèse soutenue à Montpellier en 1839, n'a exposé que le traitement des plaies par armes à feu (1), et ce travail, remarquable d'ailleurs, est incomplet aujourd'hui, même à son point de vue restreint.

La même année, M. Périer a inséré dans le *Journal des connais-*

---

(1) *Du traitement des plaies d'armes à feu chez les Arabes Bédouins de l'Algérie*; 1839. Thèse n° 131.

sances médicales, deux lettres ayant surtout pour but de montrer le reflet jeté sur le médecin et sur le malade, par les mœurs et les croyances
musulmanes.

Dans la *Relation de la campagne de Constantine*, par M. Sédillot,
on lit une description très exacte de l'appareil à fractures, appelé djebira
par les indigènes. L'Académie de médecine de Paris a également reçu
quelques communications à ce sujet.

Le *Recueil de mémoires de médecine, chirurgie et pharmacie militaires* contient aussi, épars çà et là, quelques rares documens consignés surtout par MM. Guyon, Fouqueron, Deleau, Lagger.

M. Furnari a terminé son ouvrage intitulé *Voyage médical dans
l'Afrique septentrionale*, consacré à l'étude de l'ophthalmie dans cette
contrée, par un chapitre dans lequel on trouve des faits déjà connus et
publiés, et des renseignemens nouveaux auxquels on peut reprocher
d'avoir été quelquefois amassés avec précipitation et accueillis sans vérification de la véracité du narrateur.

Nous avons nous-même publié dans nos *Lettres d'Afrique* (1) des
détails tout à fait neufs sur le traitement des maladies internes, et nous
avons spécifié brièvement la place que le tébib occupe dans la société
arabe. Nos relations journalières et amicales avec Sidi-Ben-Zergua, ancien chirurgien en chef des armées d'Abd-el-Kader, et les nombreuses
visites que nous faisions, soit chez les Maures et les Coulouglis de Tlemcen, soit chez les Arabes nomades, nous avaient mis à même de recueillir ces documens nouveaux.

Enfin la thèse de M. Cabasse (2), prisonnier des Arabes pendant près
de deux ans, nous a révélé quelques particularités dont nous ferons notre profit.

N'ayant pas cessé de diriger nos recherches dans le but de rassembler les élémens qui nous manquaient encore, nous sommes parvenu à
amasser des matériaux qui, réunis à ceux dont la presse est déjà en possession, nous permettent de présenter aujourd'hui un travail complet.

Ce travail, au point de vue de l'intérêt et de l'invention, se divise en
trois parties : 1° Résumé de ce qu'on trouve par fragmens, épars dans
diverses publications ; 2° reproduction, sous une autre forme, de ce que

(1) Félix Jacquot. *Lettres d'Afrique*; Gaz. méd. de Paris, 1846 et 1847, et brochure in-8, chez V. Masson.

(2) *Relation médico-chirurgicale de la captivité des prisonniers français
chez les Arabes (184.. Fragmens saillans de médecine arabe.* Th. de Paris, 1848.

nous avons consigné ailleurs ; 3° enfin , documens inédits et originaux
qui occupent la place la plus étendue dans ce travail.

CHAPITRE Ier.

Le médecin et le malade ; la médecine en général chez les populations africaines de l'Algérie.

La médecine a suivi les mêmes phases progressives que les autres
sciences ses sœurs. Dès l'origine, partie intégrante du faisceau primitif
qui représente les notions scientifiques rudimentaires des sociétés naissantes, elle n'a que peu à peu acquis son individualité, par suite de l'œuvre de morcellement qui est la conséquence nécessaire du perfectionnement successif, ou, si l'on aime mieux, de l'éducation graduelle de l'intelligence humaine ; œuvre qui dessine d'abord les sciences, les arts, les
professions, leur donne une existence à part et limitée, et qui, plus tard,
fait sortir de chaque individualité des spécialités distinctes.

Chez les peuples qui essaient le premier pas pour sortir de la barbarie, la médecine ne consiste, principalement, qu'en un certain nombre
d'arcanes ; théoriquement, elle n'est qu'un des élémens du groupe peu
homogène qui constitue les connaissances de cette époque ; politiquement, elle rentre dans les nombreuses attributions des chefs et des prêtres, et se mêle aux invocations cabalistiques dont ils déploient, en hommes habiles, l'appareil fascinateur devant les yeux de la foule superstitieuse. En Grèce, on consultait non seulement les prêtres d'Esculape,
d'Hygie et de Machaon, mais les ministres de presque tous les dieux de
l'Olympe : les antres de Trophonius et de Charonis rendaient des oracles médicaux à ceux qui venaient interroger leurs sombres entrailles ;
la pythie de Delphes lançait des paroles ambiguës, parmi lesquelles le
malade cherchait à démêler l'indication du remède qui devait le guérir ;
tous les dieux envoyaient des songes révélateurs à ceux qui, après certaines préparations, s'endormaient sous le péristyle, et quelquefois les
prêtres se chargaient de dormir et de rêver au lieu et place du patient.
Les Romains ont eu pour premiers médecins les aruspices et les augures ;
et, dans les temples de la déesse Febris, les prêtres possédaient de véritables pharmacies. Chez les Juifs, jusqu'à la captivité de Babylone, la
médecine a été pratiquée par les lévites. Dans l'Inde, elle était l'apanage
des Brahmes ; en Egypte, jusqu'au temps de Psammétique, elle ne sortit
point de la caste des prêtres. L'Europe nous a offert le même spectacle

au moyen-âge : jusqu'au XIIIe siècle, époque où l'on peut saisir quelques traces du rétablissement des sciences, le clergé a exercé la médecine, et quelquefois il a joint à ses superstitions des connaissances réelles, témoin les célèbres écoles de Monte-Carsino, et surtout de Salerne.

Il n'est pas nécessaire de remonter ainsi dans les temps, jusqu'à l'origine des peuples, pour trouver la médecine unie au sacerdoce ; cela s'observe chez toutes les nations qui commencent leur existence comme peuple civilisé. L'Algérie moderne va nous en offrir un exemple.

Chez les Arabes, on ne distingue guère que trois classes, sous le rapport de l'instruction : les uns vivent dans une entière ignorance ; les autres savent lire et écrire, ou lire seulement ; enfin, il est des hommes qui se consacrent à l'étude des principes légués par leurs devanciers. La médecine fait partie de ces connaissances encore embryonnaires ; de de sorte que tout lettré est, à la rigueur, plus ou moins capable de donner des conseils aux malades, et de discourir sur les théories médicales. Mais il est des hommes qui s'occupent plus particulièrement de l'art de guérir, ce sont : le marabout, pour lequel néanmoins la médecine ne passe qu'après les choses du ciel, et qui a presque exclusivement recours aux amulettes, aux ablutions, aux exorcismes ; puis le tébib, ou homme de l'art proprement dit, qui fait de la médecine sa spécialité, et la cultive en homme pratique (1).

Dans l'origine, le marabout est un solitaire passant ses jours dans la vie contemplative, et occupé uniquement des affaires du ciel, comme nos anciens anachorètes de la Thébaïde. La vie exceptionnelle qu'il mène, le prestige de sainteté qui l'entoure, les relations qu'on lui suppose avec l'Être suprême, ont naturellement porté l'indigène barbare et superstitieux à lui attribuer une puissance surnaturelle, le don des miracles, et partant le pouvoir de guérir les malades. De plus, comme il est admis qu'une grande partie des affections qui assiégent l'homme est produite par les djinouns (démons) qui se logent dans son corps, le marabout, qui commande aux génies du mal, est nécessairement appelé à exorciser le patient, pour le débarrasser de ses hôtes infernaux.

Quand le marabout quitte ce monde, on lui bâtit, pour dernière demeure, une sorte de chapelle sépulcrale surmontée d'un dôme, et les populations accourent de bien loin déposer leurs morts autour des reliques du saint homme, du grand médecin. Ses enfans héritent de son

____

(1) Chez les premiers Egyptiens l'exercice de la médecine était également réparti à deux classes de prêtres : les uns ne s'occupaient que de la partie théurgique, les autres administraient des médicamens et appliquaient des topiques

nom, quand bien même, quittant la solitude paternelle, ils rentrent dans la vie commune, et le peuple leur attribue les mêmes pouvoirs miraculeux qu'au fondateur de la race.

Il n'est pas rare que le marabout, assailli par une foule de malades, et désireux de s'élever à la hauteur de sa mission, cherche à joindre au don prétendu des miracles les connaissances plus positives du véritable tébib. Aussi, entouré d'une haute considération; redouté à cause du mal qu'il peut accumuler sur la tête de ses ennemis; recherché et fêté pour le bonheur qu'il lui est donné de répandre sur les familles, en rendant les moissons fécondes et en guérissant les malades; consulté sur les plus importantes affaires, en vertu de la haute sagesse et de la science de divination qu'on lui suppose, le marabout-médecin passe fréquemment de la puissance spirituelle au commandement. De la sorte, chez les Arabes comme chez les Grecs de la guerre de Troie et chez les croisés, qui avaient leurs chevaliers hospitaliers, il peut arriver que les plus illustres guerriers prodiguent leurs soins, après la bataille, ou traitent, dans les temps d'épidémie, ceux qui ont été blessés dans l'action ou qui éprouvent les atteintes du fléau. Remarquable rapprochement, à travers les siècles et les mers, entre l'enfance des sociétés naissantes!

Agissant surtout dans le but de débusquer les démons logés dans le corps du patient, le marabout proprement dit néglige le peu de moyens que possède la thérapeutique indigène, et dirige contre les génies parasites des batteries d'amulettes et de talismans (hheurz). Le guérisseur griffonne sur un petit carré de papier enjolivé, un verset du Coran contenant une allusion à la maladie de son client, ou le nom de l'organe affecté, mais n'ayant quelquefois pas plus trait à l'état du malade que l'épigraphe de la moitié de nos livres n'a de rapport avec le sujet qu'on y développe. L'intention tient alors lieu du fait. L'efficacité du verset sacré est souvent fortifiée par l'addition de figures magiques et de signes ou de lettres analogues à notre Abracadabra. Le précieux grimoire, enfermé dans un sachet en marocain doré ou dans une petite bourse bariolée de vives couleurs, est suspendu au cou du malade, ou placé sur sa coiffure à l'aide d'un cordon orné de glands de soie ou de laine.

Si la guérison survient, le fétiche a chassé les démons qui avaient établi leur malfaisante nichée dans le corps du malheureux; si l'affection continue, il faut en accuser la rage des génies qui ont lutté contre la puissance du talisman en demandant du renfort aux enfers. Le marabout, dans ce cas, délivre une amulette plus efficace et conséquemment plus chère.

Non seulement les merveilleux versets jouissent de la propriété de guérir les malades, mais ils les gardent aussi contre les affections à venir, ils jouissent, en un mot, de vertus préservatrices. Il y a des amulettes contre la fièvre, contre les ophthalmies, contre la variole, contre les balles de l'ennemi, contre la mort ou la souffrance sous tous les formes. Certains Arabes portent, suspendu sur leur poitrine, un long chapelet de talismans qui correspondent à la nomenclature complète des maux qui peuvent assiéger l'espèce humaine. Il est inutile d'ajouter qu'ils ne s'en portent pas mieux.

Un jour, un spahis tristement agenouillé près du cadavre de son cheval tué dans une affaire, entonnait le champ de mort sur les restes de son fidèle compagnon ; un soldat, sans pitié pour sa naïve douleur, riait de ses plaintes et le narguait sur l'amulette pendue au poitrail du coursier qu'elle devait préserver de tout accident. Or, le soldat portait au cou une petite médaille fort connne à Lyon, et à son doigt verdissait une vieille bague de cuivre consacrée à St-Hubert et destinée à garer le fidèle de la morsure des chiens enragés. Plus d'une fois peut-être aussi il avait consulté le devin du village dont l'*abracadabra* délivre de la fièvre. Singularité de l'esprit humain ! la différence des lieux et des formes nous fait trouver de l'étrangeté dans des choses qui, chez nous, se passent journellement sous les yeux. Il faut bien qu'il existe naturellement au fond du cœur de l'homme l'idée d'un pouvoir providentiel et une croyance innée à son immixtion aux choses de ce monde, pour que, dans tous les pays et chez des peuples arrivés à tous les degrés possibles de la civilisation, on rencontre le même besoin de se mettre sous sa garde et d'invoquer son intercession. Quelle que soit la légitimité de cette croyance, au point de vue philosophique, toujours est-il que ses résultats sont bienfaisans, lorsque, sans donner une fausse sécurité, elle sauve du tourment de perpétuelles appréhensions, et répand sur les esprits inquiets le calme et la sécurité si nécessaires au fonctionnement régulier de notre économie. Médailles, croix ou scapulaires, amulettes ou talismans, sont la traduction du même instinct du cœur. Il est si vrai que l'idée est toujours identique malgré les nombreuses métamorphoses de sa manifestation matérielle ; il est si vrai que c'est toujours au même pouvoir providentiel qu'elle s'adresse, quels que soient les attributs dont l'imagination de l'homme orne celui-ci, que nous avons vu des Européens, surtout des femmes espagnoles, avoir recours aux talismans des marabouts, à défaut de vendeurs de reliques chrétiennes et de scapulaires bénits.

A propos des marabouts et des pratiques religieuses employées dans un but thérapeutique, nous sommes naturellement conduit à dire un mot des sacrifices offerts à Allah pour obtenir la guérison des malades. Cette coutume, spéciale aux Maures des villes, est à peu près inconnue aux Arabes et aux Kabyles. L'autel privilégié de l'holocauste est le bord de la mer, près de l'hôpital de la Salpétrière, à deux kilomètres d'Alger, et le jour consacré est le mercredi, depuis le lever du soleil jusqu'à ce que l'astre ait atteint le midi. La victime est un mouton, une chèvre, le plus souvent un coq (1), que l'on a auparavant purifiés par des ablutions et des onctions d'huile et de *lawsonia inermis*.

Le volatile est porté au sacrificateur, qui lui arrache quelques plumes du cou, incise assez profondément avec son couteau, et précipite l'animal sur le rivage. Si, dans les convulsions de la mort, la victime se dirige vers la mer, le sacrifice est agréé, un rayon d'espoir déride le front des assistans, et les femmes poussent leur cri de joie accoutumé : iou, iou, iou.

Ce n'est là que le premier acte du sacrifice : on jette quelques dépouilles de l'animal, ordinairement les plumes du coq, dans l'une des fontaines du rivage, et de petits cierges allumés sont rangés autour du bassin. Dans la fontaine consacrée par le sacrifice, on puise de l'eau, souvent fétide et nauséeuse, qu'on apportera au malade comme un breuvage salutaire. On lui donne aussi quelquefois du bouillon fait avec la chair de la victime. Il n'est pas rare qu'on amène le patient lui-même, pour lui pratiquer des ablutions.

Tel est le marabout considéré comme guérisseur ; arrivons maintenant au tébib ou médecin proprement dit.

Le véritable tébib est un savant qui, possédant plus ou moins les connaissances générales, dirige spécialement ses études vers la médecine et la chirurgie. Comme le marabout, quoique à un bien moindre degré, il passe pour avoir un pouvoir surnaturel et pour connaître des breuvages miraculeux; mais ce qui lui attire surtout la confiance du public, c'est son expérience, son savoir, sa qualité de médecin proprement dit, en un mot. Sa profession n'est pas un métier, mais mieux qu'un art, mieux qu'une science; c'est un sacerdoce. On ne lui paie pas ses visites comme on solde une marchandise qu'on achète ; on lui fait seulement des cadeaux en argent et le plus souvent en denrées, à titre de don et non pas de salaire. En outre, il est bien rare qu'il ne soit pas convié, quand il arrive chez son client, à s'asseoir à la table de l'hospitalité.

---

(1) Les Grecs immolaient aussi des coqs au dieu de la médecine. Nous devons un coq à Esculape, disait Socrate mourant à son disciple Criton, pour indiquer que la ciguë allait le délivrer de ses maux.

Le tébib occupe, sur l'échelle de la hiérarchie sociale musulmane, un échelon au moins aussi élevé que le médecin dans la société chrétienne moderne. L'ancien gouvernement a hésité à faire Double, pair de France, et l'illustre Larrey (1) n'a pas obtenu cet honneur qu'il désirait vivement, tandis que Méhémet-Ali a décoré du titre de bey, Clot et Gaëtani, et que le schah de Perse a accordé à un médecin français la plus haute distinction honorifique de l'Etat, l'ordre du Portrait. En Afrique, le tébib est entouré par la foule d'une véritable vénération, et les grands partagent à son égard le sentiment du peuple. Sidi-ben-Zergua nous a souvent conté toutes les attentions dont il était l'objet de la part d'Abd-el-Kader. L'émir s'informait souvent avec curiosité et bienveillance de l'usage de chacun des instrumens de son proto-chirurgien, et s'enquérait des causes et du traitement prophylactique des maladies. Il lui faisait donner des chevaux, des mulets et des vivres, alors que certains chefs allaient à pied et que la disette menaçait déjà la table princière. Il faut bien soigner, répétait Abd-el-Kader, celui qui nous soigne si bien tous.

Dès l'origine de l'islamisme et dans les siècles de sa splendeur, la médecine a toujours brillé à un rang des plus distingués. Le Prophète lui-même célèbre l'habileté du médecin Hhareth-Ebn-Kaldaht. Le fils de Dschibrail, médecin et favori du grand calife Haroun-el-Raschid, s'éleva à une telle puissance sous le califat de Motawakkel, qu'il prétendit éclipser son souverain; une chute bien méritée le punit de sa folle audace. En Andalousie, Averrhoës succéda à son père dans la double charge de grand-justicier et de grand-prêtre. Avicenne, médecin déjà célèbre à 16 ans, comme il nous l'apprend lui-même, Avicenne et Ebn-Beithar furent élevés à la dignité de visir. Le calife Mulek-Adel, bienfaiteur de l'école de médecine de Damas, s'y rendait souvent, un livre sous le bras, pour assister aux leçons des professeurs, suivant en cela l'exemple d'Haroun-el-Raschid, qu'on avait vu s'asseoir aux cours de médecine.

Ces faits, relatifs à la haute considération accordée à la médecine par les souverains, nous rappellent que des empereurs chinois, Chin-Nong

---

(1) Nous croyons que le titre de baron et le cordon de commandeur de la Légion-d'Honneur sont les titres et les distinctions les plus élevés que les médecins aient obtenus en France, pour services rendus dans l'exercice de leur profession. La munificence impériale était plus large à Rome, où Valens et Valentinien comptaient le médecin Cœsarius parmi leurs amis, et où les archiâtres palatins, décorés du titre de *dux*, de *perfectissimus vir* marchaient à côté des princes et des premiers officiers du palais, et jouissaient d'immunités toutes spéciales. (Codes de Justinien, de Théodose, Lettres de Libanius, *passim*)

et Hoang-ti, par exemple, se sont non seulement initiés à la science médicale qu'ils considéraient comme la plus noble et la plus utile avec l'agriculture, mais ont même occupé leurs loisirs à écrire des traités de pathologie et de matière médicale. Selon la tradition, le plus éclairé et le plus savant de tous les rois des Juifs, Salomon, aurait aussi composé un livre dans lequel il enseignait à traiter les maladies non par les sortiléges et les prières, mais par des méthodes rationnelles. Ezéchias brûla ce livre qui nuisait aux lévites, jusqu'alors consultés seuls par les malades qu'ils prétendaient débarrasser de leurs affections en offrant des sacrifices.

La considération des Arabes pour leurs tébibs rejaillit sur nos médecins. On sait que l'Algérien, imbu d'idées égoïstes et absolues de nationalité et de religion, flétrit tous les chrétiens du qualificatif *Roumi*, qui veut dire étranger, mécréant, infidèle. Eh bien ! le médecin n'est pas pour lui un Roumi, c'est le tébib, une sorte de prêtre, le gardien de la santé des hommes par droit de science et par droit divin. C'est à leur titre de tébib que plusieurs de nos confrères de l'armée d'Afrique ont dû la vie ou un adoucissement aux souffrances de la captivité. Le collet cramoisi brodé d'or porte avec lui des priviléges et des immunités, dont les plus grosses épaulettes ont plus d'une fois été jalouses.

Il est fort remarquable que les seules sympathies un peu étroites qui se soient établies jusqu'ici entre les Arabes et les Européens, sont précisément celles qui lient les tébibs à nos médecins. Parmi les savans (tolba) indigènes de toutes les castes, si peu désireux d'agrandir le champ de leurs connnaissances en nous demandant des leçons, un groupe seul se distingue par sa tendance à fraterniser, par ses efforts d'imitation ; ce groupe, c'est celui des tébibs. Dans plusieurs villes, à Tlemcen (1) et à Alger (2), par exemple, des tébibs voient journellement nos confrères de l'armée, suivent les hôpitaux, observent les malades, assistent aux opérations, apprennent à manier nos médicamens. Nous avons montré ailleurs, en traçant l'histoire de Ben-Zergua, tous les progrès qu'ils sont susceptibles de faire, et tout ce qu'on trouverait de ressources et d'aptitude dans leur esprit. Il est incontestable, pour ceux qui ont étudié la question d'Afrique, qu'un des moyens de répandre la civilisation parmi les populations indigènes, et d'accélérer la fusion à laquelle nous devons tendre, serait, d'une part, de favoriser les relations des Arabes avec nos médecins, et de donner plus de poids aux efforts de ceux-ci en joi-

(1) Ben-Zergua.
(2) Hamet-ben-Chaoua.

gnant à leur mission d'humanité des pouvoirs militaires, administratifs et
politiques ; d'autre part, en multipliant les points de contact entre les
médecins et les tébibs, qu'on engagerait facilement, par l'appât des
honneurs et du bénéfice, à venir s'instruire aux leçons des premiers.
L'autorité ne devrait pas oublier que, en remettant la propagande civili-
satrice aux médecins, elle s'adresse à des gens capables et éclairés, et
que les tébibs, intermédiaires de la diffusion des lumières, sont eux-mêmes des hommes instruits, progressifs et fort influens. Mais l'épaulette
est essentiellement exclusive et jalouse, et paraît peu disposée à appliquer le système que nous proposons, et dont M. de Salvandy avait compris toute l'importance et la haute portée.

Les tébibs n'exercent pas leur art en vertu d'un diplôme ou d'épreuves constatant leur aptitude. Il n'y a, en Algérie, ni écoles, ni professeurs
de médecine. Les chefs de famille communiquent à leurs enfans et à
quelques adeptes les connaissances traditionnelles qu'ils ont reçues de
leurs aïeux, et les moyens dont leur propre expérience leur a appris
l'efficacité. Nous croyons pourtant que, dans quelques grandes villes,
surtout dans le Maroc, certains tébibs renommés font quelquefois des
espèces de cours de médecine ; mais cela est fort rare, l'art de guérir
restant le privilége de certaines familles, qui se soucient peu d'en perdre
le bénéfice et le monopole, en vulgarisant leurs secrets.

L'Algérie a, comme l'ancienne Grèce, ses familles dont les membres
sont médecins de père en fils, ses Asclépiades en un mot. Il faut remarquer aussi qu'une analogie de plus consiste dans le mode de transmission
des principes de la science médicale ; le serment d'Hippocrate semble
une peinture de ce qui se passe aujourd'hui en Algérie.

Les tébibs, quoique leur mission et l'exercice de leur art ne soient
légalisés par aucun diplôme, n'en forment pas moins une classe parfaitement distincte. Aussi la société arabe considère-t-elle comme beaucoup au-dessous d'eux, la sage-femme (kabla), l'ignorant médicastre qui
prône des remèdes secrets (madouï), le barbier et le çana, espèce de re-
bouteur, bandagiste et vétérinaire. Les médecins sont rongés, en Algérie
comme en France, par une autre plaie ; nous voulons parler des bonnes
femmes, dont chacune a son remède secret, son onguent mirifique, et qui
affament le pauvre tébib, auquel on n'a souvent recours qu'après avoir
épuisé toute la liste des commères du voisinage. Mais ils ont, de plus que
nous, d'autres concurrens encore, ce sont les étrangers. Il est digne de
remarque que, dans les pays barbares, tout étranger est consulté par les
malades, quels que soient la position et le genre d'études du visiteur. Le
patient, qui a essayé tous les moyens connus dans son pays, pense sans

doute que le voyageur pourra lui indiquer quelque remède nouveau, employé par les tébibs de sa patrie lointaine ; ou peut-être espère-t-i' comme les malades exposés sous le portail des temples grecs, que l'é tranger, guéri d'une maladie pareille à la sienne, le fera bénéficier de s. propre expérience.

Les tébibs ne connaissent pas même le titre des ouvrages de leurs il-lustres prédécesseurs, Rhazez, Avicenne, Ali-Abbas, Avenzoar, Ebn-Beitbrar, etc. Nous n'avons jamais pu nous procurer aucun livre moderne de médecine, mais nous croyons savoir qu'il existe, disséminés dans l'Al-gérie, quelques formulaires informes, contenant des recettes barbares, et des ébauches de pathologie où le symptôme est plutôt décrit que l'af-fection elle-même. M. Furnari parle aussi de traductions espagnoles de Dioscoride, accompagnées de gravures qui, aux yeux du professeur, constituent le principal mérite de l'ouvrage ; il cite également des trai-tés grossiers d'anatomie dans lesquels les planches d'ostéologie imitent seuls la nature avec un peu de fidélité.

L'ignorance des tébibs est complète en anatomie, et le peu d'idées physiologiques qu'ils possèdent sont bizarres ou ridicules. S'ils connais-sent assez bien les os, ils donnent à peine un nom distinct aux principales masses musculaires. Les tébibs les plus instruits distinguent seuls les nerfs des vaisseaux, et ceux-ci, veines ou artères, sont confondus sous la dé-nomination de eurg ou arong. Le mécanisme de la circulation est pour eux un mystère, et si quelques tébibs explorent le pouls, c'est probable-ment par suites de traditions dont l'origine remonte sans doute aux Es-pagnols. Le trajet des gros vaisseaux leur a été révélé, non par l'anato-mie, mais par la gravité des hémorrhagies sur certains points. Dire qu'ils ne connaissent pas la circulation, c'est énoncer implicitement qu'ils n'ont jamais recours à la ligature, et qu'ils sont ainsi condamnés à une extrême timidité en médecine opératoire. Le koran, qui défend formellement la dissection, ne va pas jusqu'à anathématiser celui qui étudie les os trou-vés sans sépulture. Abdollatif nous apprend que les médecins arabes d'autrefois ramassaient déjà les ossemens dans les cimetières, les exami-naient avec soin, et contrôlaient par ce moyen les descriptions données par Galien, leur auteur favori.

Deux croyances religieuses ont surtout entraîné la proscription des autopsies. D'abord, il faut que le corps reste intact pour se présenter dignement aux deux génies qui doivent présider au jugement dernier (1) ;

(1) C'est également par suite d'idées religieuses que l'anatomie fut si peu cultivée chez les Grecs et chez les Egyptiens. Les premiers croyaient que l'âme errait mal-

en second lieu, disséquer un cadavre serait une horrible cruauté et une profanation, parce que l'âme ne quitte pas brusquement le corps, mais l'abandonne partie par partie, et persiste longtemps dans la poitrine. Les mêmes idées religieuses avaient déjà exercé une semblable influence sur les arabistes, mauvais anatomistes et craintifs opérateurs, comme on le sait.

Les tébibs ont une sorte de système de pathogénie générale. Nous avons vu qu'ils font consister beaucoup de maladies dans l'envahissement de notre corps par les génies malfaisans ; mais ils attribuent aussi un grand rôle au froid, au vent, qu'ils accusent de produire la plupart des autres affections (1). Nous avons entendu bien souvent des malades nous dire : j'ai un froid dans la poitrine, dans la tête, etc., pour nous indiquer que ces parties étaient affectées ou douloureuses. Nous signalons, en passant, la concordance de ces manières de parler avec celles que le peuple emploie journellement chez nous. A Lyon, par exemple, il n'est pas rare d'être consulté par des gens qui se plaignent d'un *chaud et froid*, et ne veulent pas entendre parler de saignée, quoiqu'ils soient réellement affectés de maladies qui réclament cette opération, sous le prétexte que la sueur suffira pour faire cesser un mal produit par sa rétrocession. Ce n'est pas là, du reste, le seul rapport qui existe entre les erreurs et les inexactitudes de la populace française et celles de l'indigène algérien. Les Arabes confondent le cœur et l'estomac, et appellent, comme chez nous, *mal de cœur*, les envies de vomir, le malaise épigastrique et les difficultés d'une laborieuse digestion.

Les tébibs acceptent franchement les conséquences de leur système,

heureuse sur les bords du Styx , jusqu'à ce que le corps fût enterré ou consumé par les flammes. Les Egyptiens avaient une telle horreur de toute opération faite sur les cadavres, que le *paraschiste* était obligé de s'enfuir précipitamment , dès qu'il avait achevé l'incision nécessaire pour l'embaumement, sous peine d'être accablé de pierres par les assistans.

(1) C'est sur les bords du Gange que paraît avoir pris naissance, dans une antiquité fabuleuse, la médecine théurgique, c'est-à-dire les pratiques superstitieuses, les purifications et les exorcismes ayant pour but de chasser les démons qu'on accuse de produire toutes les maladies. De l'Indoustan, ces idées ont pénétré en Perse, en Syrie, en Egypte, où elles ont surtout été en vigueur à Alexandrie.

Les Brahmes comme les Arabes, voient dans les vents une source féconde de maladies; comme eux, ils ont recours aux échauffans dans presque toutes les affections, même dans celles qui les contr'indiquent formellement. Les médecins chinois, selon Staunton (*Relation de l'ambassade anglaise en Chine*, Londres, 1792), font aussi jouer aux vents un rôle pathogénique important. C'est là conséquemment une croyance répandue dans les pays les plus divers.

en ayant surtout recours aux moyens antagonistes du froid, c'est-à-dire aux excitans, et à la provocation de la sueur à l'aide d'une surcharge de tapis et de bournous, sans oublier les boissons diaphorétiques chaudes. Les espèces aromatiques, telles que la lavande, la sauge, l'absinthe, le thym; les épices et les condimens, tels que le poivre, la cannelle, le gingembre; enfin le pyrèthre, le safran, le henné, etc., sont administrés sous toutes les formes possibles, en infusion, en masticatoire, en poudre à priser, en cataplasmes. Il n'est pas rare de rencontrer un patient qu'on stimule ainsi par tous les pores et par tous les sens. Les femmes dont les menstrues fluent difficilement, les hommes dont les corps caverneux se congestionnent mollement, vivent au milieu des ombellifères et des labiées, se saturent d'aromates et d'épices de haut goût. Mais la plante la plus usitée, la panacée universelle à laquelle on a recours pour tous les maux, c'est le henné (*Lawsonia inermis* de Desfontaines, *Cyprus* des anciens), arbrisseau (1) cultivé avec beaucoup de soin dans quelques localités du Tell, et dont les feuilles, chargées d'un principe colorant très abondant, jouissent d'énergiques propriétés astringentes. C'est avec la décoction rapprochée de henné que les femmes se teignent en rouge orangé, les ongles, la plante des pieds et la paume des mains. Ce cosmétique tanne véritablement la peau et la rend bien moins impressionnable aux vicissitudes atmosphériques.

En général, les tébibs affectionnent les applications externes, aux dépens des modificateurs médicaux introduits dans les premières voies. Ils s'expliquent bien comment un topique peut agir sur la partie avec laquelle on le met en contact, mais leur ignorance de l'absorption ne leur permet pas de se rendre compte de la diffusion dans toute l'économie d'un médicament confié à l'estomac. L'expérience leur a pourtant enseigné qu'il en est ainsi, et leur a appris les vertus électives de certaines substances auxquelles ils ont recours, sans s'inquiéter de ces lois physiologiques à la recherche desquelles nous sommes si passionnés.

Après avoir nommé les excitans, aromatiques ou âcres, on ne trouve plus guère, en fait de médicamens internes actifs administrés par les tébibs, que le datura, la salsepareille, l'alun, les cantharides, le mercure, etc., agens employés seulement dans certaines localités et par quelques tébibs. Sans doute chaque guérisseur a souvent des remèdes secrets auxquels il accorde une confiance spéciale; de même que, chez nous,

---

(1) Panacée pour panacée, j'aime mieux le henné des Arabes que le chou des pythagoriciens, encore vanté par Caton-le-Censeur (*De re rusticâ*), et par Pline l'Ancien.

les médicastres et les charlatans vantent une plante par dessus toutes les autres; mais comme ces remèdes sont employés à peu près contre tous les maux, c'est-à-dire sans diagnostic et sans discuter l'indication, et que, d'autre part, ils restent dans la pratique de certains individus, sans entrer dans la thérapeutique des tébibs en général, nous ne devons pas en tenir compte ici.

C'est par exception que les tébibs sollicitent des évacuations alvines en administrant de la coloquinte ou du turbith (1) ; il est plus rare encore qu'ils poussent l'estomac à se débarrasser des matières qu'il contient. Les anciens arabistes avaient déjà une antipathie bien prononcée pour les purgatifs.

Il ne faut pas perdre de vue que la chirurgie, mais surtout la médecine arabe, offrent de grandes différences selon les lieux dans lesquels on les considère : ainsi, la civilisation des villes, les relations avec l'Espagne et l'Italie ont enrichi la thérapeutique et peuplé l'arsenal de certains tébibs, tandis que les tribus nomades et les Kabyles des montagnes éloignées, n'ont pu suivre ce progrès. Notre conquête a aussi agrandi le champ des connaissances des tébibs ; mais il est bien entendu que c'est du vieux guérisseur indigène que nous faisons l'histoire ici : un tébib arabe badigeonné d'une légère couche de médecine française, être de transition qui a perdu son originalité et n'a pas encore acquis de véritable savoir, n'est intéressant à étudier qu'au point de vue de l'aptitude des Algériens à recevoir notre civilisation.

Ici le tébib actuel n'a pas profité des travaux des arabistes ; il a hérité des entraves que la loi de Mahomet a toujours imposées aux croyans. L'excessive pruderie des Musulmans met presque toujours obstacle à l'exploration des parties génitales de l'homme ; et, quand il s'agit des femmes, il n'est pas même permis d'interroger. C'est dire que le médecin n'intervient jamais dans les accouchemens, qui sont abandonnés à d'ignorantes matrones, dont nous décrirons plus loin les procédés dégoûtans et barbares.

Du temps d'Albucasis, c'est-à-dire au xiiᵉ siècle, les médecins étaient exclus d'une manière aussi absolue du traitement de certaines maladies du sexe féminin. Le célèbre chirurgien décrit l'opération de la taille chez la femme ; mais il nous apprend que les sages-femmes seules sont appe-

(1) Le turbith n'est pas la racine d'une plante de la famille des convolvulacées, comme on l'a cru longtemps, mais d'une ombellifère, *tapsia garganica*. Desfontaines, dans sa *Flora atlantica*, ne parle pas des propriétés purgatives de ce *tapsia*, mais seulement de son emploi en cataplasmes maturatifs.

ices à la pratiquer, les hommes ne pouvant, dans aucun cas, se permettre un pareil attentat à la pudeur du sexe.

Pour en terminer avec l'influence des idées religieuses sur le domaine de la médecine, constatons que certaines maladies sont considérées comme une juste punition du ciel, de sorte que les malheureux qui en sont atteints deviennent un objet de réprobation et n'obtiennent pas même de secours de leurs proches parens.

Le tébib confectionne lui-même ses drogues et ses appareils; il se rend chez son malade avec tout ce qu'il juge nécessaire pour le traiter. Mais, lorsqu'il s'agit de médicamens simples, de sels minéraux, par exemple, ou de plantes aromatiques, le client s'approvisionne lui-même chez le premier boutiquier venu qui tient ces articles. On lui livre sans formalité tout ce qu'il demande, cantharides, mercure, arsenic, sans s'informer de l'usage qu'il veut en faire, sans mesurer, sans peser exactement les substances actives et toxiques. Le plus souvent, les médicamens se trouvent pêle-mêle dans la boutique (el hanout) avec les objets les plus divers, parmi les marchandises les plus hétérogènes; mais il existait, lors de notre conquête, quelques véritables pharmacies dans la ville d'Alger. Nous ne savons pas si elles étaient soumises à une police spéciale.

Après avoir parlé du médecin, il importe de dire un mot du malade; en effet, les croyances religieuses, la tournure d'esprit, le genre d'instincts et de passions du musulman, communiquent aux ravages de son économie une marche spéciale qui influe puissamment sur les phénomènes physiologiques et morbides.

Chez le musulman, où le fatalisme règne en souverain despotique, la passive résignation est sœur de l'adversité et de la douleur. Quand un malheur l'atteint ou frappe un des siens, la maxime fatique : Allah! c'était écrit! s'échappe de sa poitrine; et, sans accuser personne, sans se révolter contre le sort, il se plonge dans une mélancolique et silencieuse rêverie. Pour le malade, point de terreurs, point d'appréhensions sinistres : son arrêt est écrit dans le livre du destin; ni ses efforts, ni ceux de l'homme de l'art ne peuvent reculer le terme irrévocablement fixé pour son départ de ce monde; l'allégement de ses souffrances est tout ce qu'il ose espérer. Il quitte la terre sans regrets, parce que rien ne l'y attache bien étroitement, et qu'une foi robuste lui montre les joies du paradis. Il était aimé tièdement des siens, et l'affection qu'il leur rendait n'avait rien de passionné. La bière sera portée à la mosquée, et tous ceux qui s'y trouveront par hasard l'accompagneront au cimetière, en courant, au murmure de quelques versets sacrés. A sa mort, ses fem mes se déchireront le visage, puis, quelquefois, elles viendront s'accroupir autour de sa tombe en poussant des plaintes modulées ; mais ces démonstrations sont plutôt commandées par l'usage, que l'expression d'une douleur véritable. Il ne laissera qu'un vague souvenir, et quand les siens parleront de lui, ils répéteront ce qu'il disait lui-même de ses ancêtres décédés : Dieu l'a voulu !

Cette indifférence de l'homme pour le monde et du monde pour l'homme, ce silence des passions, ce fatalisme aveugle, répandent dans le cœur du malade une sérénité qu'on est bien loin de trouver chez l'Européen, assiégé par la crainte, par les regrets, par le doute. Aussi, délivré des complications que font naître les préoccupations d'un malade inquiet, le médecin trouve-t-il plus de chances de réussite chez le musulman que chez le chrétien.

A côté de ces avantages, signalons quelques inconvéniens. Persuadé que son sort est fixé d'avance, l'Arabe se décide bien difficilement à supporter des opérations, et même à suivre un traitement long et pénible. Il préfère les amulettes, les secrets, les exorcismes, dont il croit l'effet plus rapide. Mais, une fois qu'il a consenti à subir ce traitement ou cette opération, il montre une docilité exemplaire.

Quand on considère l'absolutisme de l'empire du fatalisme (1) sur les musulmans, loin d'être étonné de l'indifférence qu'ils ont quelquefois pour la médecine, on est au contraire fort surpris de leur trouver autant de confiance. En acceptant les conséquences de leur système, ils devraient refuser tout secours de l'art ; mais l'instinct de la conservation est plus puissant encore que le fanatisme émané d'une théorie religieuse. D'ailleurs le Prophète lui-même a compris qu'il devait cette concession, et a implicitement autorisé le recours à la médecine, quand il a écrit cette parole, sur laquelle celle d'Ambroise Paré semble moulée : Allah guérit, le médecin coopère.

Envisagé au point de vue physique, l'Arabe se trouve également dans

(1) La philosophie des musulmans, puisée aux leçons des Nestoriens et des Juifs, qui professaient à Dschondisabour, et empruntée primitivement aux péripatéticiens et à l'école d'Alexandrie, se spécialisa bientôt par le fatalisme qui la domine et par l'immixtion de la divinité dans tous les phénomènes du monde anorganisé et organique. D'après l'école dont le chef est Aboul-Hassan-al-Aschari, de Bassora, et selon le célèbre philosophe Abou-Bekk-Ebn-Thophail, qui vivait en Espagne, au XIIe siècle, la cause de tous les phénomènes de l'univers n'est point dans le monde matériel, dans des lois, dans des forces, mais dans la divinité qui intervient partout et toujours. On rêverait difficilement un panthéisme plus absolu, et, comme corollaire, un fatalisme plus tyrannique et plus exclusif.

de meilleures conditions que l'Européen, pour que les forces médicatrices travaillent efficacement à la solution favorable de la maladie : peu de sympathies entre les divers systèmes d'organes ; absence de ce perpétuel éréthisme morbide, fruit d'un régime de vie artificiel et désordonné ; jeu synergique des organes dans leur lutte contre l'agent morbifique, et rareté des accidens ataxiques qui surchargent et entravent si souvent chez nous l'évolution régulière de la maladie ; enfin, priviléges spéciaux de l'organisme, en vertu desquels certaines maladies ou complications ne se manifestent pas dans les cas où elles se montrent ordinairement chez nous. C'est ainsi, pour prendre un exemple, que l'inflammation traumatique qui suit les blessures et les opérations chirurgicales, ne dépasse presque jamais, chez les Arabes, le degré strictement nécessaire pour amener la cicatrisation, et que la réaction générale ou fièvre traumatique se maintient communément entre de très justes limites. C'est encore ainsi que beaucoup de blessures qui, à vos yeux, commandent évidemment l'amputation immédiate, sont suivies de guérison chez les indigènes. Ce dernier fait a été surabondamment mis hors de doute par une expérience de dix-neuf ans. Nous devons ajouter qu'on ne doit pas attribuer ces bénéfices exclusivement à la constitution de l'indigène, mais aussi au climat, car les succès opératoires sont bien plus brillans sur les Européens en Afrique qu'en France. A Paris, la pratique de MM. Guyon, Pointis, Baudens, Saiget, etc., etc., passerait à juste titre pour inouïe et fabuleuse.

On se figure à tort, en France, que tout Arabe atteint d'une blessure un peu grave, périt toujours, à cause du manque de soins, de l'insuffisance des transports, de l'éloignement des habitations, de la nécessité de suivre les mouvemens rapides de la troupe. Il n'en est point ainsi : un tiers des réguliers d'Abd-el-Kader portaient des traces de blessures; et, sur 4,000 douairs armés pour notre cause, M. Varnier a compté plus de 800 hommes couturés par les balles, par le sabre ou la baïonnette.

Quand une troupe armée est contrainte à des marches précipitées, les blessés, quelle que soit la nature de leur lésion, n'ont que la selle de leurs chevaux pour moyens de transport ; mais, quand les mouvemens ne sont pas si pressés, quand on se trouve dans un pays de ressources, quand un douar se déplace pour changer de pâturages, on a recours à de plus commodes véhicules : tantôt ce sont des tapis roulés en couronne et placés sur le dos d'un mulet (micen). D'autres fois de véritables brancards (naacls) posés sur deux sacs remplis de paille et fixés sur chaque flanc d'un mulet ; on dispose la litière de manière à coucher la malade soit en travers, soit en long. Quand la bête de somme

est un dromadaire, on peut construire sur son dos une plate-forme pouvant porter deux ou trois personnes qu'on recouvre d'une sorte de
grande cage en osier ou en branchages, revêtue de tapis ou de toiles.
Ces carcasses, appelées basour et dyeresa, sont représentées dans le
tableau de la prise de la Smala, par Horace Vernet.

Maintenant que nous connaissons le médecin et le malade, et que
nous avons une idée générale de la médecine chez les Algériens, abordons la pathologie et la thérapeutique chirurgicale et médicale, sujet
que nous espérons traiter complètement en deux chapitres.

CHAPITRE II.

De la chirurgie chez les populations africaines de l'Algérie.

ARTICLE Ier.— PLAIES PAR ARMES A FEU.

On peut résumer sous sept chefs les indications qui se présentent au
tébib appelé à traiter une plaie par arme à feu : 1° sonder la plaie; 2° extraire les corps étrangers; 3° appliquer le feu ou un liquide bouillant; 4°
introduire une sonde de miel à demeure; 5° panser la plaie; 6° éviter le
froid, le contact de l'air et l'eau ; 7° combattre les accidens, tels que
l'inflammation traumatique, l'hémorrhagie, et détruire les vers.

§ I. — Sonder la plaie.

Le tébib est impitoyable dans cette opération. Il faut que la sonde
explore toutes les plaies, n'importe leur nature, leur position, les parenchymes et les tissus entamés, l'importance des organes voisins et
l'imminence de leur lésion ; il faut, s'il existe des corps étrangers, que
l'instrument les trouve et les touche ; il faut, dans le cas où le trajet a
deux ouvertures, que la sonde pénètre par l'une et sorte par l'autre. Ni
les cris du patient, ni les difficultés d'un trajet sinueux, rien n'arrête le
travail de la sonde ; aussi, désigne-t-on cette opération cruelle sous le
nom expressif de zaff et dlil, colère de la sonde. L'hémorrhagie seule,
accident fort redouté des tébibs convaincus de leur impuissance à la réprimer, met un frein à la fureur de l'instrument.

Les tébibs se servent le plus souvent, pour sonder, des longues et
fortes aiguilles avec lesquelles les Arabes cousent leurs tapis et leurs
tentes ; mais ils ont aussi quelquefois recours à une tige flexible de plomb
et même de bois ou de roseau verts.

La colère de la sonde, manœuvre aveugle et barbare, a pourtant un

avantage qui, du reste, est loin de compenser les dangers de l'opéra
tion ; c'est de faire découvrir divers corps étrangers que l'Arabe jette
pêle-mêle dans son fusil avec la balle : des clous, des morceaux de
plomb, des cailloux, etc. Chez nous, quand on a trouvé la balle, et la
bourre dans le cas où le coup a été tiré de près, on peut généralement
s'en tenir là ; mais, chez l'Arabe, cela ne suffirait pas. En second lieu, les
plaies devenues plus simples par l'extraction des corps étrangers, marchent à la cicatrisation avec une si admirable rapidité, et la persistance
de ces corps apporte tant d'entraves et de retard, que l'on comprend
très bien les efforts du tébib pour mettre la solution de continuité dans
la première catégorie.

§ II. — Extraction des corps étrangers et des esquilles.

Malheureusement le chirurgien arabe ne peut pas suivre jusqu'au
bout la ligne de conduite qu'il s'est tracée ; l'indication est bien nette,
bien précise, mais l'exécution est hors de sa portée ; autant il a été téméraire dans le premier temps, autant il·sera timide pendant le second,
qui consiste dans l'extraction des corps étrangers dont la sonde a révélé l'existence. C'est à peine s'il ose débrider la peau qui recouvre les
balles, fendre les aponévroses dénudées qui cachent le projectile, porter
e couteau sur les minces couches musculaires sous lesquelles il sent la
balle. Les contre-ouvertures, le débridement des plaies trop étroites,
les incisions profondes pour atteindre des corps étrangers, sont des
opérations trop graves, défendues au tébib par son ignorance en ana·
tomie. Les instrumens sont d'allleurs presque toujours insuffisans : il ne
connaît ni le tire-balle, ni la sonde canelée, ni les pinces grêles et longues qui pénètrent au fond des trajets étroits, souvent il emprunte ses
instrumens à l'armurier et au bijoutier ; et quand il possède un arsenal
à lui, le ∞ pièces qui le composent sont d'une grossièreté qui n'en permet
pas l'usage dans les cas difficiles. La pauvreté du tébib est aussi grande
en fait d'instrumens tranchans, car il ne connaît souvent que le petit
yatagan pendu à sa ceinture, et qui lui sert à des usages multipliés, à la
guerre comme en chirurgie, à la boucherie comme à la cuisine.

Le fameux Sidi-ben-Zergua, de Tlemcen, et le tébib Sidi-Mohammed, des
Beni-Snassen, avec lequel M. Cabasse a été en rapport pendant sa captivité,
se sont acquis une grande réputation dans l'extraction des balles. Le premier la doit à un tire-balle espagnol qu'il s'était procuré je ne sais comment,
et dont il se sert avec adresse ; le second, à la hardiesse avec laquelle il
entame les parties molles afin d'arriver sur le corps étranger. Craignant
l'hémorrhagie, il n'emploie pas le yatagan, mais un cautère bastile chauffé

au rouge, qu'il applique linéairement jnsqu'à ce que l'escarre atteigne le projectile.

Les tébibs et les malades redoutent beaucoup moins la présence des balles dans les chairs, que celle de la bourre, des lambeaux de vêtemens, des corps anfractueux, se fondant sur ce que les premières seulement finissent par être tolérées et par acquérir droit de domicile.

Les esquilles mobiles, libres et entièrement détachées, sont les seules que les tébibs extraient; ils ne font aucune tentative pour tirer celles qui adhèrent encore par un pédicule, ou que les parties molles retiennent en place avec quelque solidité.

A côté de ces pratiques chirurgicales se placent mille ridicules procédés pour l'extraction des balles ; en voici quelques échantillons empruntés à la thèse de M. Warnier :

Prendre un rat, lui couper les pattes, la tête et la queue, le partager en deux et l'appliquer tout saignant sur la plaie. Il est rare, dit-on, qu'à la troisième application, la balle ne se présente pas à l'ouverture : fût-elle logée à la nuque, on la ferait sortir par les pieds du patient. Certes, voilà une histoire qui vaudra aux tébibs le reproche bien mérité d'ignorance et de barbarie. Mais trouvez-vous moins ridicule le médicastre français qui conseilla le remède suivant à un homme atteint de cancer ulcéré de la lèvre inférieure : Prendre un crapaud, l'appliquer vivant sur la surface ulcérée, et laisser là, jusqu'à ce qu'il meure, le dégoûtant batracien. Le malade eut le courage de suivre ponctuellement la prescription.

La truffe blanche en cataplasme ; la racine d'une iridée appelée en arabe kef sbâa, pilée et mélangée avec du miel, et étendue sur un plumasseau de laine tirée de la queue d'un mouton vivant, passent pour posséder les mêmes vertus miraculeuses que le quartier de rat.

Chaque contrée a son charlatan qui prétend posséder le secret d'extraire les balles : il se livre à mille simagrées plus ou moins bizarres, escamote une balle qu'il tire de dessous son bournous, et la montre au patient émerveillé. Nous avons vu un Arabe qui avait déjà payé trois prestidigitateurs dont chacun avait prétendu extraire la balle de la plaie ; mais le projectile y était encore, et Ben-Zergua en débarrassa enfin le pauvre patient, grâce à une incision qu'il pratiqua hardiment.

§ III. — Application du fer rouge ou d'un liquide bouillant.

Quand la balle est extraite, ou après les tentatives infructueuses faites dans ce but, quelquefois même aussitôt après l'accident et avant de se vrer à aucune exploration, le tébib cautérise les environs de la plaie en les frappant légèrement avec le dos d'un couteau rougi au feu. Toute plaie par arme à feu ou par arme blanche, et en général, toute lésion exige, selon les tébibs algériens, l'application du cautère, autant comme moyen curatif que comme précaution destinée à conjurer les accidens Nous insisterons, dans un article spécial, sur le rôle immense que la cautérisation joue dans la thérapeutique arabe.

On sait qu'avant la réforme radicale apportée par Ambroise Paré dans le traitement des plaies d'armes à feu, on considérait, en Europe, la brûlure, la mortification produite par un coup de feu à bout portant, l'incrustation de la poudre qui tatoue les parties molles, comme l'indice d'un empoisonnement, d'un état pathologique de nature maligne et à tendances funestes, qu'on se hâtait de détruire en substituant, à l'aide de caustiques, des surfaces nouvelles aux surfaces anciennes. Eh bien ! le même préjugé existe aujourd'hui chez les Algériens. Quelques tébibs, il est vrai, se contentent d'une compresse huilée, d'un emplâtre de terre argileuse humide, d'un cataplasme de figues cuites, de mauves, de bouse de vache ; mais la plupart versent dans le trajet ou sur la plaie, de l'huile, du beurre ou du goudron bouillans. D'autres ont recours à un mélange de chaux vive et de terre ocreuse. Beaucoup badigeonnent avec un pinceau trempé dans la térébenthine, ou saupoudrent avec du poivre, de la racine de pyrèthre, du sulfate de cuivre, de l'alun, voire même de l'arsenic (Deleau).

§ IV. — Introduction d'une sonde de miel cuit.

On lit dans le koran : « Ton seigneur a dit à l'abeille : cherche-toi des demeures dans les montagnes, dans les arbres et dans les maisons des hommes. Nourris-toi de tous les fruits ; voltige dans les chemins ouverts par ton seigneur. De tes entrailles sortira une liqueur destinée à servir de remède à l'homme. » Aussi le miel est considéré par les Arabes comme un baume donné par la Divinité pour soulager les souffrances de 'homme. Ils l'emploient dans presque toutes leurs pommades, dans presque tous leurs onguens ; ils en bourrent les trajets creusés par les projectiles de guerre ; ils en font des sondes dont nous allons bientôt parler. Lors de sa captivité, le docteur Cabasse, obligé de suppléer au cérat qui lui manqua bientôt, eut d'abord recours au beurre, mais cette substance avait acquis, par son extrême rancidité, des propriétés irritantes qui durent la faire rejeter. Il essaya de faire du cérat, mais l'huile des Arabes n'était ni moins rance, ni moins irritante. Le miel, auquel notre confrère en appela en dernier ressort, justifia sa réputation ; c'est un topique émollient et doux qui lui rendit les meilleurs services.

Une pratique tout à fait spéciale aux tébibs, c'est l'introduction dans

le trajet de la plaie d'une sonde de miel cuit, dlill el açel. Il suffit, pour
l'obtenir, de pousser le feu jusqu'à un point tel que, par le refroidissement, le miel devienne malléable et tenace, de manière à pouvoir conserver la forme d'une sonde. Quelquefois, pour donner plus de rigidité
à l'instrument, on prend un mandrin, en papier roulé par exemple, sur
lequel on applique le miel cuit. Dans les cas où l'on ne parvient pas à
introduire la sonde, on se contente de pousser du miel dans la plaie.

Le tébib construit son dlill el açel de manière que son diamètre et sa
longueur s'adaptent à la configuration de la plaie. Si le membre a été
traversé de part en part, la sonde doit être introduite par l'ouverture
d'entrée, et sortir par l'ouverture opposée. Tous les jours l'instrument
est renouvelé, et celui qu'on substitue à l'ancien est d'autant plus grêle
que les bourgeons charnus rétrécissent davantage le trajet. Bientôt on
remplace la sonde unique par deux tronçons qui, enfoncés le premier
dans l'ouverture d'entrée, le second dans l'ouverture de sortie, vont au-
devant l'un de l'autre, sans arriver au contact. A chaque pansement on
les introduit de moins en moins profondément, de façon à permettre à
la plaie de se cicatriser à partir du centre. Dans les cas où il n'existe
qu'une ouverture, la sonde unique est également de moins en moins en-
foncée chaque jour, pour que les bourgeons charnus opèrent l'occlusion
de l'extrémité la plus reculée du trajet, avant l'accolement des lèvres de
l'orifice.

Lorsque l'introduction de la sonde est douloureuse et produit l'effusion d'un peu de sang, le tébib reconnaît que les bourgeons charnus
sont suffisamment excités ; il abandonne la sonde jusqu'à nouvelle indication, ou bien il en diminue beaucoup le diamètre. Si, au contraire, le
travail réparateur ne se fait pas assez activement, il l'accélère en oignant
la sonde d'une pommade irritante. Voici la recette de deux de ces topiques ; nous empruntons le premier à M. Warnier (1), et nous tenons le
second de Ben-Zergua.

1° Benjoin ,
   Tartre brut,
   Afsa (plante que M. Warnier n'a pu déterminer),
   Zendjar (résine du *Tuya articulata*).

Pulvérisez isolément et mêlez ensuite les substances. Les trois premières sont prises à parties égales ; la dernière figure en petite proportion.

---

(1) M. Warnier doit probablement cette composition à Sidi-Mohammed Tounsi,
chirurgien marocain, attaché à Abd-el-Kader après le traité de la Tafna.

2° Graisse de mouton,
Huile,
Résine du lentisque,
Encens,
Alun,
Pyrèthre.

Ces topiques sont aussi employés pour irriter les surfaces traumatiques blafardes, et, d'un autre côté, les topiques destinés spécialement à ce dernier usage, et dont nous donnerons bientôt la composition, servent souvent à enduire la sonde de miel.

Notre travail prendrait trop d'entension si nous entreprenions de comparer les méthodes arabes aux nôtres. Notre but consiste simplement à fournir au lecteur des élémens sur lesquels il puisse asseoir son jugement. Nous nous contenterons de faire ressortir les faits qui suivent :

1° Le miel coulé dans la plaie isole l'une de l'autre les parois du trajet et les baigne d'un suc émollient. Or, deux surfaces enflammées en contact s'excitant mutuellement, le miel ou tout autre topique approprié rendrait peut-être quelques services quand le travail inflammatoire est trop aigu. Reste l'inconvénient d'un corps étranger dans les profondeurs d'un trajet sinueux.

2° Le procédé des Arabes réussit à faire commencer la cicatrisation précisément dans les points où il est désirable qu'elle s'établisse d'abord.

3° Souvent le miel, liquéfié par la chaleur du corps, sert de véhicule aux corps étrangers, pour ainsi dire, et les entraîne au dehors. Il est vrai que, à une certaine période, le pus remplit à peu près le même office.

Si nous jugeons la méthode arabe par ses résultats, nous ne pouvons la condamner. Mais n'allons pas, à l'exemple de quelques algérophiles enthousiastes, la préférer, comme méthode générale, au mode de pansement suivi chez nous. Il ne faut jamais oublier, quand on veut apprécier les résultats obtenus en Algérie, de faire la part du climat et des races. Pour nous, nous ne serions guère disposé à tirer de la méthode arabe que des indications relatives à certains trajets fistuleux dont l'occlusion s'obstine à ne point commencer par la profondeur : les irriter dans toute leur étendue et placer une sonde nous semblerait alors rationnel. Les mèches et les tentes de charpie remplissent la même indication.

§ V. — Pansement.

Après voir sondé la plaie, extrait les corps étrangers, appliqué le feu, introduit la sonde de miel cuit, le tébib procède au pansement.

Nous avons vu des tébibs saisir parfaitement les diverses indications qui se présentent et employer des topiques appropriés ; mais, il faut bien le dire, ces chirurgiens rationnels sont en petit nombre. On peut résumer ainsi leur pratique :

Une compresse trempée dans l'huile est appliquée sur la plaie. Pour modérer l'inflammation, cataplasmes de figues cuites, de mauves, feuilles de *cactus opuntia* cuites sous la cendre, plastron de terre argileuse humide, topique de bouse de vache. Cette dernière application n'a que le défaut d'être repoussante, mais elle n'inspire aucune répugnance aux Arabes, fort amateurs de ce cataplasme, qu'ils recueillent tout confectionné et tout chaud autour de leurs tentes.

S'il y a menace de putridité, ou si le tébib craint le développement des vers, le cérat suivant prévient assez bien les accidens redoutés : cire, miel, gomme arabique pilée et camphre.

Mais c'est pour exciter les plaies que le médecin arabe possède une riche matière médicale. Malheureusement presque tous les tébibs emploient à tort et à travers ces topiques incendiaires, sur les surfaces traumatiques récentes ou anciennes, blafardes ou déjà trop enflammées.

Voici, d'après M. Warnier, le barbare topique dans lequel les tébibs ont le plus de confiance :

Graisse de bouc.	250	grammes.
Huile d'olive.	250	"
Miel.	250	"
Savon noir.	250	"
Cire jaune, à volonté, mais au moins la moitié de la somme totale.		
El barahme, sécrétion près-testiculaire du bélier.	très peu.	
Assa.	60	grammes.
Benjoin.	60	"
Tartre brut.	30	
Mert ekdabi, substance exotique d'origine inconnue.	30	"
Zendjar, résine du *taya articulata*.	15	"
Cheâ (1).		
Hallale, fleurs de lavande.		
Haras, feuilles du *taya articulata*.	poignée.	
El Methnane (2).		

(1) La cheâ est très probablement l'*artemisia odoratissima*, et le methnane.

(2) Le methnane dont nous a dit très ailleurs... [Jacquot *Expédition du*

Ajouter l'huile, le miel, le savon et le barahme à la graisse et à la cire qu'on a fait probablement fondre dans une marmite en cuivre étamé. Faites bouillir pendant demi-minute ; versez les autres substances pulvérisées ; mélangez ; faites bouillir de nouveau jusqu'à ce que le liquide acquière la consistance sirupeuse et file à la cuiller.

Cette préparation se conserve indéfiniment quand on la soustrait au contact de l'air. Les tébibs qui vont à la guerre en emportent ordinairement une provision.

Outre ce topique et celui dont nous avons donné la recette d'après Ben-Zergua, les tébibs emploient la poudre de poivre, de cannelle, de pyrèthre, etc.: les sels de cuivre, d'antimoine, l'alun, et même quelquefois l'acide arsénieux.

M. Cabasse nous apprend que le tébib Sidi-Mohammed ne se contentait pas d'appliquer des topiques sur les plaies ; il recouvrait encore le pourtour d'une couche épaisse de goudron.

La prédilection des Arabes pour les substances excitantes est tellement invétérée, que Ben-Zergua lui-même, malgré ses lumières et son esprit progressif, n'a pu encore se décider à n'étendre ses topiques incendiaires que sur les plaies qui ne marchent pas franchement.

Le coton et la laine sont les seuls tissus que les tébibs emploient pour panser les plaies ; l'absence du lin et du chanvre ne semble causer aucun accident. La charpie leur est inconnue, mais ils matelassent quelquefois les blessures avec de la laine, de la bourre (1), des poils de chameau, voire même de la mousse, pour absorber le pus des plaies qui donnent abondamment. Par dessus ces premières pièces, on entasse des lambeaux de laine, pour soustraire la surface traumatique au contact de l'air et à l'action du froid, accidens qu'ils redoutent au plus haut degré. Ils ne maintiennent pas l'appareil avec des bandes, mais avec des cordes, des liens, des mouchoirs pliés en triangle à la manière de Mayor.

Le pansement est renouvelé tous les jours, plusieurs fois par jour même, si le tébib le juge nécessaire.

Il est d'usage, dans certains endroits, surtout lorsqu'on a affaire à des

général Cavaignac dans le Sahara algérien. Relation du voyage, exploration scientifique, etc. Paris, 1849. Un vol. grand in-8, avec cartes et lithographies, page 55, etc.)

(1) Cabasse, manquant de charpie, a eu recours, pour panser les prisonniers français, à la bourre du plastron de leur tunique, qu'il employait sans inconvéniens, après avoir pris la précaution de la faire laver pour la débarrasser de la sueur et de la poussière.

personnages de distinction, de parfumer la blessure chaque fois qu'on
lève l'appareil, dans le but de neutraliser le mauvais effet produit par le
contact inévitable de l'air. Cette petite opération se pratique avec un roseau dans lequel on fait brûler des parfums dont les vapeurs odoriférantes sont soufflées sur la surface traumatique.

§ VI. — Éviter le froid, le contact de l'air et de l'eau.

Ce que nous avons dit du système de pathogénie des tébibs, qui consiste à attribuer au froid, aux coups d'air, la plupart des affections, a fait
pressentir qu'ils doivent redouter leur influence sur les blessures. C'est
dans le but d'éviter l'air et le froid, qu'ils étouffent les plaies sous d'é-
paisses étoffes entassées. La double action de la chaleur du climat et de
la moiteur entretenue par l'appareil, ne sont peut-être pas sans influence
sur la marche si rapide des plaies en Algérie. Le climat semble remplir
à l'égard de toute l'économie, le même rôle que l'appareil à incubation
de M. J. Guyot, relativement aux lésions circonscrites.

Les tébibs ne craignent pas moins l'eau que l'air et le froid ; jamais ils
ne lavent les plaies, jamais ils n'ont recours à l'eau froide comme sédatif,
à l'eau tiède comme émollient.

L'aventure suivante, arrivée à Cabasse lorsque, prisonnier des Arabes, il était conduit à la deïra d'Abd-el-Kader, établie alors sur les bords
de la Malouïa, dans le Maroc, mettra en relief la plupart de ces faits, en
les parant de couleurs dramatiques. Nous en empruntons le récit aux
feuilletons de la *Gazette médicale*, dans lesquels nous avons conté les
souffrances et le dévoûment de notre confrère (1).

Le 3 octobre 1845, on campa dans une oasis de figuiers et de vignes,
près du petit village marocain de Cherraa. Cabasse fut appelé par le kalifa d'Abd-el-Kader, Sidi-Kadour, frère du fameux Sidi-Embarrack. Ce
chef avait reçu, onze jours auparavant, à l'affaire de Sidi-Brahim, une
blessure dont le trajet est intéressant à étudier. Lorsque, penché sur la
tête de son cheval, il s'apprêtait à faire feu, une balle, arrivant sur l'é-
pine de l'omoplate, avait entamé l'os, glissé sous la peau du cou, pénétré
dans la bouche au-dessous de la langue, du côté gauche, brisé les alvéoles de la canine et des deux premières molaires inférieures droites, et
était enfin sortie par la joue du même côté, après s'être rompue en plusieurs fragmens.

Kadour accueillit avec bienveillance le tébib roumi, dont on lui avait
déjà vanté les talens, en exaltant d'une façon particulière l'art miraculeux

1 *Gazette médicale de Paris* 1849, page 13.

avec lequel il savait deviner l'âge d'un individu, rien qu'à voir sa figure et son port. Le chef arabe voulut immédiatement en faire l'expérience sur lui-même, et Cabasse fut assez heureux pour tomber juste en estimant son âge à vingt-quatre ou vingt-cinq ans. L'assistance fut ébahie, et le kalifa, enchanté, accorda sa confiance à l'habile devineur.

Bientôt la diffa de l'hospitalité fuma pour les convives accroupis en cercle sur une natte : c'était un mouton entier rôti aux ardeurs d'un immense brâsier, un énorme plat de couscous, des fruits, et, pour couronner le repas, une tasse de café à l'arabe, ce qui veut dire une décoction dans laquelle on laisse le marc. Notre confrère, après avoir fait le plus grand honneur au festin, se mit en devoir de visiter la plaie.

Pansée à la manière habituelle, c'est-à-dire sondée, cautérisée et bourrée de miel par le tébib Sidi-Mohammed qui avait ensuite goudronné le pourtour, cette plaie se trouvait dans un assez triste état. Le sang caillé et le goudron formaient un épais mastic fort adhérent; l'inflammation était vive, et des esquilles entièrement libres encombraient le fond du trajet.

Les plus minutieuses précautions sont prises pour empêcher la pénétration de l'air dans la tente; les pans, relevés par des bâtons, sont abattus et ajustés hermétiquement. Cabasse prend alors de l'eau tiède, et se met en devoir de nettoyer la blessure; mais le chef fait un geste de terreur, les assistans se troublent et la plus vive émotion se peint sur tous les visages. — Chrétien, tu veux me faire mourir, s'écrie le kalifa : les livres saints, les marabouts, les tébibs, les tolba (savans) s'accordent tous pour proscrire l'eau comme pernicieuse dans le traitement des plaies. Prends garde à toi; je suis puissant et je puis, à mon gré, te faire beaucoup de bien ou disposer de ta tête. — Quand un médecin français, répondit Cabasse sans se troubler, est appelé près d'un médecin ou d'un malade, il ne s'inquiète jamais de la faveur ou du discrédit que pourra lui valoir un traitement malheureux ou heureux, il ne s'informe pas s'il a affaire à un ami ou à un ennemi ; ses soins sont pareils pour tous. Tu peux te remettre entre mes mains avec confiance, j'agirai envers toi comme envers nos soldats. Si je me conduis autrement, Dieu sera mon juge.

Ces paroles rassurèrent les Arabes, peu habitués à des sentimens si nobles et si généreux. Cabasse put nettoyer la plaie, extraire les esquilles et faire un pansement méthodique. Le kalifa se rétablit avec assez de rapidité.

§ VII. — Combattre les accidens, tels que l'inflammation et l'hémorrhagie, et détruire
les vers.

Nous avons dit que l'inflammation qui accompagne à peu près constamment toute solution de continuité des parties molles, se maintient
presque toujours, chez les Arabes, dans des limites telles, qu'elle suffit seulement à amener la cicatrisation. Aussi, les Algériens considèrent-ils une
inflammation un peu vive (zammam) comme une nouvelle maladie indépendante de la lésion, et dirigent-ils contre elle des moyens spéciaux.
Pour eux, c'est un véritable empoisonnement, ou tout au moins un accident qui fait sur eux une impression analogue à celle que nous éprouvons
à la vue de la gangrène et de la pourriture d'hôpital. Ils cherchent à limiter le zamman en serrant le membre dans une ligature, ou bien en
entourant la partie affectée d'une escarre circulaire. Ils pensent qu'une
maladie si grave et si aiguë ne peut être attaquée que par des modificateurs très actifs ; aussi, ont-ils recours aux topiques incendiaires dont
nous avons parlé, et à une autre recette dont l'effet ordinaire est d'agra-
ver le mal. Il va sans dire que le marabout est consulté en même temps
que le tébib, et qu'il délivre mainte amulette contre le mal si redouté.

Le zammam passe si bien aux yeux des Arabes pour une maladie spéciale, que, à Tlemcem, mais surtout au camp de l'I-ser, on venait nous
trouver, de six ou huit lieues quelquefois, pour nous demander le remède, le contre-poison du zammam, sans nous amener le malade, sans
nous spécifier la nature de sa lésion.

Quand la gangrène se déclare, le tébib épouvanté s'enfuit, et le malade
abandonné se recommande à Dieu.

Le tétanos n'est pas rare chez nos blessés ; mais les Arabes le connaissent à peine. Un tébib qui paraît l'avoir observé, a dit à V. Warnier qu'il
avait appliqué deux lignes de feu sur la colonne vertébrale, de l'atlas au
coccyx.

Nous avons nous-même employé cette cautérisation avec succès à l'hôpital militaire de Lyon, dans l'affection appelée méningite cérébro-spinale, maladie qui serait, selon M. Boudin, un véritable typhus.

L'ignorance des tébibs en anatomie les rend tout à fait inhabiles à réprimer les hémorrhagies artérielles graves. La constriction qu'ils exercent avec des cordes, ne peut pas être maintenue longtemps, sous peine
de gangrène. Chez une coulouglis de Tlemcem, dont nous avons lié la
crurale avec plein succès (1), Ben-Zergua avait établi un véritable tour-

(1) Gazette médicale, 1867, page 808.

niquet, dont le bâtonnet était séparé de la peau par une plaque de corne. Le tébib connaissait ce moyen avant ses relations avec nos médecins.

Quand le vaisseau lésé n'a pas un calibre trop considérable, dans les hémorrhagies capillaires et en nappe, les tébibs parviennent souvent à arrêter le sang en coulant dans les plaies diverses substances à l'état de fusion ; en voici quelques-unes :

1° Graisse d'autruche additionnée de camphre ;
2° Goudron :
3° Résine, graisse, et poils de chèvre hachés.

Souvent aussi le chirurgien arabe introduit dans la plaie un tampon de poils, qu'il a la précaution de mettre lorsque le liquide ne s'est pas encore solidifié, de manière à augmenter la résistance qu'il oppose à l'hémorrhagie, après son refroidissement.

Enfin signalons le dernier et étrange moyen auquel les tébibs ont recours dans les hémorrhagies qu'ils ne peuvent maîtriser : ils enfoncent dans la plaie une cheville de bois.

Après les amputations chirurgicales, si rares qu'on les compte dans le courant d'un siècle, et après les amputations légales bien plus souvent pratiquées par le bourreau, on ne lie pas les artères, on ne les tord pas, on ne cautérise pas leur orifice béant ; ces moyens sont inconnus ; on plonge le moignon dans de la poix bouillante, et on l'enferme dans un épais cataplasme de terre glaise ou de toute autre substance résistante et compacte.

On sait que les vers se développent rapidement sur les plaies dans les pays chauds. Larrey, dans sa *Clinique chirurgicale*, nous apprend que chez la plupart des blessés de Syrie on trouvait des vers après quelques heures, et que ces larves atteignaient la grosseur d'un tuyau de plume. M. Guyon, chirurgien en chef de l'armée d'Afrique, signale la présence de vers innombrables qui, lors de la seconde campagne de Constantine, envahissaient les plaies, les appareils et jusqu'aux vêtemens des blessés. M. Cabasse a observé la même génération de larves chez les prisonniers français.

Cette complication des plaies est beaucoup plus rare, en Algérie, sur nos blessés que sur les Arabes ; nous ne l'observons guère que dans les circonstances où les blessés manquent de soins et de topiques convenables. Si ces larves, dues surtout, selon M. Cabasse, à la mouche bleue appelée *musca vomitaria* par Linnée, sont plus fréquentes chez les Arabes, cela ne tiendrait-il pas, en partie du moins, à ce que ces dipières sont attirés par les préparations au miel que les tébibs mettent sur presque toutes les plaies ?

Ce n'est pas le lieu de parler ici des inconvéniens qui résultent de la présence de ces animaux et des services qu'ils rendent peut-être parfois en avivant certaines plaies blafardes ; mais toujours est-il qu'ils sont un objet de terreur pour le blessé auquel ils causent une insupportable démangeaison. Les Arabes les redoutent au plus haut degré ; ils pensent qu'ils dévorent les chairs, et cherchent à les détruire par tous les moyens possibles. Pour atteindre ce but, ils emploient : le savon noir ; le vinaigre ; la décoction ou la poudre de laurier rose (*nerium oleander*) ; des pommades contenant de l'arsenic ou de l'acétate de cuivre. Le tébib Sidi-Mohammed avait pansé, avant l'arrivée de Cabasse, nos blessés avec un cérat si chargé d'acétate de cuivre, que les mouches tombaient mortes sur la plaie ; mais cette préparation excite trop vivement, cause de cuisantes douleurs, et l'absorption peut engendrer des accidens toxiques.

CHAPITRE III.

Luxations, fractures et entorses.

§ I. — Luxations.

Nous n'avons pu saisir nulle part le moindre indice d'un traitement spécial et rationnel dirigé contre les luxations. Il est probable que les tébibs les confondent le plus souvent avec les fractures, et enferment l'articulation dans l'un des appareils que nous décrirons bientôt. Nous sommes à peu près certain qu'ils n'emploient pas l'extension, la contre-extension et la coaptation, mais les massages répétés jusqu'à cessation de la contracture des muscles, et quelques manœuvres de coaptation alors exécutées, doivent amener la réduction de certaines luxations. Le plus souvent, sans aucun doute, il se produit une articulation nouvelle.

Il est inutile d'ajouter que les cautérisations et les topiques au henné ne sont pas oubliées.

§ II. — Fractures.

Nous arrivons aux fractures, c'est-à-dire à celles des affections chirurgicales qui, avec les plaies d'armes à feu, sont traitées le plus rationnellement par les tébibs arabes.

Leur méthode de réduction diffère essentiellement de la nôtre. Chez nous, on emploie l'extension et la contre-extension, manœuvres de force destinées a latter directement contre les muscles ; puis, quand la résistance qu'ils opposent est vaincue, la coaptation, manœuvre de précision. Les tébibs arrivent au même résultat, à la réduction, par une méthode composée de divers temps, pendant lesquels la violence n'est pas un seul instant mise en jeu. Le massage leur procure le même bénéfice que l'extension et la contre-extension qu'elle remplace, et les conduit tout doucement, mais avec lenteur, à la coaptation.

Le tébib, après avoir mis le membre dans la position convenable, le plus souvent dans la demi-flexion, le frictionne légèrement avec de l'huile, qu'il fait pénétrer en pétrissant, en malaxant les masses musculaires. Ses mains se promènent ainsi non seulement sur les muscles qui recouvrent l'os fracturé, mais aussi sur tous ceux qui ont des rapports avec ses articulations supérieure et inférieure. Les parties molles s'assouplissent ; la rigidité et la douleur disparaissent. Arrivé à ce point, le tébib maintient provisoirement avec la main les fragmens de l'os fracturé, et fait exécuter des mouvemens variés aux articulations. Le massage recommence, et bientôt les muscles énervés par d'incessantes pressions et par de douces manipulations, n'opposent plus aucune résistance au tébib qui, de sa main gauche fixe le fragment supérieur, et, à l'aide de la droite, amène à son contact le fragment inférieur. Le chirurgien acquiert la certitude que la coaptation est opérée, en laissant glisser sa main gauche sur le lieu de la fracture, et en comparant, d'un coup d'œil, la forme et la longueur des deux membres. Quelques nouvelles passes de massage achèvent de jeter dans la torpeur les fibres musculaires, et l'appareil peut être appliqué avant que de nouvelles contractions ne soient venues détruire la coaptation.

M. Warnier assure avoir exactement réduit des fractures par la méthode des massages, méthode que l'on retrouve, en France, chez un assez assez grand nombre de rebouteurs. La consolidation parfaite, sans difficulté et sans raccourcissement de la plupart des fractures traitées par les tébibs, ne permet pas, du reste, de révoquer en doute l'efficacité de leur *modus faciendi*, pas plus que celle de leurs appareils.

M. Warnier pense que les Arabes n'emploient que la méthode de massage pour réduire les fractures ; mais nous croyons qu'exceptionnellement quelques tébibs avaient recours à l'extension et à la contre-extension. Ben Zergua paraît avoir connu ces manœuvres.

Avant d'appliquer le bandage, le tébib escarrifie les environs de la fracture avec le couteau rougi au feu. Cette opération a ici un double but : d'abord, c'est un préservatif de tout accident, selon les tébibs ; ensuite, pour me servir de leur ingénieuse comparaison, c'est une vigilante sentinelle qui veille nuit et jour et arrête, par la douleur que les escarres provoquent, les mouvemens malencontreux que le patient pourrait faire.

Le bandage emp'oyé par les Arabes s'appelle djebira. Il offre de l'analogie avec l'apparei inamovible que Larrey a trouvé en Egypte, et qui a donné à ce chirurgien l'idée du bandage dont il s'est servi avec tant de succès pendant toutes les guerres de l'empire.

Il se compose d'abord d'un cuir-fanon, formé d'un morceau rectangulaire de peau de mouton, et quelquefois, mais rarement, d'un carré d'étoffe, dernier cas dans lequel nous devrions appeler la pièce drap-fanon. Ses dimensions doivent être telles qu'il puisse entourer le membre et l'envelopper dans toute sa longueur. Il ne s'étend sur les articulations que dans le cas où les fractures siégent près de celles ci.

Les attel'es sont fixées sur le cuir de plusieurs manières : quelquefois leurs extrémités sont passées dans des boutonnières percées dans la pièce ; mais le plus ordinairement elles sont maintenues par les bords du cuir repliés et cousus sur ces attelles.

Les attelles sont tantôt flexib'es, tantôt rigides. On fabrique ces dernières avec des éclisses de dattier ou de tout autre arbre, mais communément on emploie les tiges légères de diverses férules, desséchées, coupées par le milieu dans leur longueur, et appliquées sur le membre par la surface plane provenant de la section. Les tébibs préfèrent généralement les attelles flexibles qui peuvent se modeler sur le membre : ce sont des tiges de férules vertes, du fenouil, des roseaux de saule ou d'osier, des roseaux verts fendus en lames, des faisceaux de joncs liés ensemble, etc. Quelle que soit la nature de ces éclisses, elles doivent être fixées sur le cuir-fanon, de manière à se trouver presque en contact par leurs bords correspondans, et pour former une sorte de boîte à parois à peu près continues dont on entourera le membre fracturé. Il faut dix ou douze éclisses de deux doigts de largeur, pour une cuisse revêtue du mé ange solidifiable.

Des courroies et des boutonnières fixées ou pratiquées aux bords libres du cuir, sont destinées à assujettir l'appareil. Mais comme ce moyen ne produirait pas une constriction suffisante, on ajoute trois lacs jetés par dessus le bandage et munis d'un petit mécanisme des plus ingénieux. Chaque cordon porte un tourniquet en roseau creux, à l'aide duquel on serre à volonté et sans secousse. Quand on est arrivé au degré voulu, on passe une tige inflexible dans le calibre des trois fragmens de tube, et la torsion se trouve ainsi maintenue et arrêtée.

Le cuir-fanon n'est pas appliqué immédiatement sur le membre ; au préalable on matelasse celui-ci d'un mélange solidifiable. Tantôt le tébib, après avoir placé sur le lieu de la fracture une compresse trempée dans l'huile, dispose autour du membre diverses couches de laine cardée, ou de poils de chameau, voir même de mousse; tantôt il garnit le membre d'un amas confus, sans chercher à faire des couches régulières et superposées. Dans tous les cas, ce matelas doit être confectionné de manière à s'amincir en regard des proéminences et à acquérir plus d'épaisseur le long des plis et dans les dépressions.

Le liquide solidifiant dont le feutrage est imbibé, n'a pas toujours la même composition. Voici les recettes les plus usitées :

1° Henné réduit en poudre ,
    Blancs d'œufs,
    Eau.

Le henné, par ses propriétés tannantes, durcit la peau au point de la changer en une sorte de virole propre, selon M. Warnier, à s'opposer aux déplacemens provoqués par des puissances peu énergiques.

2° (Warnier) :
    Vieux chiffons de coton pulvérisés ,
    Chaux,
    Encens,
    Blancs d'œufs.

3° On se sert quelquefois de cire , quand on manque de blanc d'œufs.

Nous avons dit que la djebira n'enveloppe que l'os fracturé : la partie inférieure du membre est laissée entièrement libre. D'après M. Warnier, le gonflement qui l'envahit ne dure que peu de jours, à cause de la douceur de la compression exercée par la djebira. Les tébibs, du reste, regardent ce gonflement comme salutaire, en s'appuyant sur le raisonnement qui suit : si la circulation est entravée dans les parties molles infiltrées et congestionnées, le sang affluera plus abondamment, et la circulation sera plus active dans les parties dures, dans les os, et le travail de consolidation sera accéléré. Pour eux, la cessation du gonflement est la preuve que la réparation est commencée.

Quand, dans le désert, on manque de toutes les ressources nécessaires pour confectionner une djebira, on a recours à un appareil des plus simples. Après avoir matelassé le membre d'herbes sèches, et quelquefois même sans prendre cette précaution, on coud autour de lui une peau de chameau mouillée. En se desséchant, celle-ci revient sur elle et forme au membre fracturé une gaîne qui le maintient parfaitement. Si le gonflement fait craindre l'étranglement, on met à l'aise les parties tuméfiées, en humectant par places la peau desséchée, qui fait godet et permet l'expansion. On se formera une idée de la solidité de ce moyen de contention, en se rappelant que les selles arabes sont formées de plusieurs morceaux de bois sans ferrure ni chevilles, et assujetties seulement par une enveloppe de peau (Warnier), ce qui ne les empêche pas d'être fort résistantes.

Quand la fracture est compliquée de plaie, que celle-ci soit produite par l'issue des fragmens ou par un projectile de guerre, le tébib applique la djebira, et taille une fenêtre ou deux si l'ouverture est double, en regard de la plaie, au moyen d'une évidure pratiquée à deux bords correspondans des éclisses. Le feutrage est également enlevé, de sorte que la surface traumatique paraît bientôt à nu, sans que l'appareil ait rien perdu de sa solidité. Pour que la suppuration et les topiques ne souillent pas les diverses pièces, le tébib construit une sorte d'entonnoir en mastic, partant du pourtour de la plaie et aboutissant à l'extérieur ; les divers liquides, pathologiques ou médicamenteux, sont, par ce moyen, éconduits sans se glisser entre les couches de l'appareil. Ce mastic est composé de diverses substances : soit de cire, de graisse et d'encens ; soit de sel marin, de graisse de mouton et de racines de ronce carbonisées (Warnier), etc.

Par cette méthode, la plaie est traitée comme s'il n'y avait pas de fracture ; la fracture, comme s'il n'y avait pas de plaie.

Plusieurs chirurgiens n'ont pas hésité à mettre la djebira arabe au-dessus de nos appareils. Telle n'est pas notre opinion, mais les remarques suivantes montreront peut-être que nous pourrions faire quelques emprunts aux tébibs : 1° le cuir-fanon, qui remplace notre drap et nos attelles, a l'avantage d'être d'une seule pièce et de pouvoir être enlevé et remis avec beaucoup de facilité ; 2° la multiplicité des attelles, formant une cage autour du membre préalablement matelassé, mériterait notre attention dans certaines circonstances ; 3° la plaie reste accessible à la vue et aux topiques, sans dérangement de l'appareil ; 4° le tourniquet-roseau nous semble fort ingénieux.

Après avoir parlé de la djebira proprement dite, nous n'accorderons que peu de mots à divers autres appareils qui sont loin de la valoir. Ainsi, Ben-Zergua ne nous semble pas heureux dans la modification qu'il a voulu introduire en supprimant le cuir et en appliquant l'une après l'autre autour du membre, les nombreuses éclisses qu'il serre ensuite au moyen du tourniquet-roseau. Nous regardons aussi comme inférieur à la djebira, le bandage suivant que M. Cabasse a vu employer pendant sa captivité : matelasser le membre avec de la laine ; disposer tout autour des faisceaux de roseaux fendus ; recouvrir le tout de terre argileuse ou de mastic, qui se solidifie et forme un cylindre résistant. Nous ne citerons que pour mémoire un autre procédé auquel ont recours quelques tébibs de la province de Constantine, selon M. Moulinier, chirurgien-aide-major aux tirailleurs indigènes. Il consiste à recouvrir immédiatement le membre d'une épaisse enveloppe de plâtre que l'on rend plus solide en le garnissant extérieurement d'attelles assujetties avec des cordes.

Pour les fractures du tronc, les tébibs n'emploient que la cautérisation, les topiques astringens, et quelquefois un bout de haïck en guise de bandage de corps. M. Cabasse a pourtant vu un appareil pour fracture de la clavicule, qui nous semble trop bien raisonné pour ne pas nous avoir été emprunté. Un coussin axillaire étant retenu par une courroie fixée sur l'épaule opposée, le bras est entouré jusqu'au coude d'une peau molle et douce, et maintenu solidement contre le corps par des courroies cousues à cette peau.

Nous avons étudié la réduction des fractures et l'appareil de contention ; il nous reste à jeter un coup d'œil sur la position donnée au membre et au malade, et sur le régime auquel on soumet celui-ci.

Le membre supérieur est toujours mis en demi-flexion ; le membre inférieur, en extension non forcée. Si le membre pelvien est le siége de la fracture, dit M. Warnier, le blessé garde l'immobilité pendant tout le traitement, c'est-à-dire jusqu'à consolidation ; si la lésion porte sur le membre thoracique le malade peut se lever après quelques jours. Nous ajouterons que quelques tébibs, voulant recueillir tous les bénéfices de l'appareil inamovible, permettent, dans les cas de fractures des membres inférieurs, quelques mouvemens avant la complète réparation osseuse.

On sait que les Algériens n'ont pas de lits, mais qu'ils couchent par terre, les habitans des villes sur des matelas, des coussins, des tapis, les nomades sur des nattes ou des tapis seulement. Dans les appartemens pavés, le membre fracturé est rangé sur des coussins ; sous la tente, on le loge dans une rainure creusée dans la terre, et à laquelle on a donné la configuration du membre. Une petite fosse est également pratiquée sous le bassin du patient, pour lui permettre de s'exonérer sans exercer de mouvemens.

Selon M. Warnier, le fracturé doit, pendant les dix premiers jours, se nourrir de blé grillé, qui passe pour favoriser la formation du cal. Le blé est broyé en grain par le malade, si son ratelier lui permet cet exercice ; sinon on réduit les grains en poudre. Nous ajouterons que cet usage n'est pas partout en vigueur.

Nous empruntons aussi à notre collègue les histoires singulières suivantes, relatives aux fractures.

C'est d'abord le fait du grand marabout des Ouled-Sidi-Chicks, atteint d'une balle qui lui avait fracturé le fémur, tout près du col. Trois djebiras, successivement appliquées, ne purent être supportées ; la douleur était des plus vives, toute position pénible, le gonflement énorme, la consolidation ne marchait pas, et de nombreux abcès s'étaient développés depuis la hanche jusqu'au pied. Cet état dura plus d'un an. Le marabout s'avisa alors d'enterrer sa cuisse dans du sable fin, qui, se moulant exactement sur le membre, le supportait et le maintenait sans réveiller les douleurs que le moindre contact excitait auparavant. Le sable était renouvelé quand l'abondance de la suppuration l'avait trop souillé. Bou-Smaâ guérit enfin, si toutefois il est permis d'appeler de ce nom un raccourcissement de quatre pouces, un pied-bot équin et une ankylose de l'articulation tibio-tarsienne, en regard de laquelle un vaste abcès avait exercé ses ravages ; mais toujours est-il que le marabout monte à cheval presque comme les autres cavaliers de sa tribu, et peut faire une lieue à pied.

Le second fait est un appareil grossier à extension continue, pour une fracture de la cuisse. « Le malade étant étendu sur le sol, deux piquets garnis de chiffons, afin qu'ils ne blessent pas, sont plantés en terre, l'un entre les deux cuisses, immédiatement au-dessous de la symphise pubienne, et l'autre entre les fausses-côtes et le bord supérieur de l'os iliaque. A ce dernier piquet, est fixée une ceinture qui embrasse le corps du blessé. A quelques pouces au-dessous du pied, on plante également un troisième piquet auquel on attache l'extrémité inférieure du membre à l'aide d'un bas lacé muni de courroies. De cette manière, l'extension est bien faite, et le chirurgien peut l'augmenter ou la diminuer suivant le besoin, à l'aide des courroies et des lacets qui fixent le pied. »

§ III. — Entorses.

Les applications résolutives et astringentes, et la cautérisation, sont les moyens communément employés contre les entorses. La haine systématique et invétérée des Arabes contre l'eau, a toujours empêché d'employer l'immersion dans l'eau froide. Cependant Ben-Zergua, et cela doit être considéré comme une très grande hardiesse, n'hésitait pas à y avoir recours, avant même que nous lui en eussions vanté l'efficacité. Il appliquait de nombreuses petites attelles flexibles formant une sorte de gaîne qui s'accommodait aux ondulations de l'articulation tibio-tarsienne ; des lacs maintenaient solidement l'appareil, et le pied, ainsi empaqueté, était plongé dans l'eau, ou mieux dans le courant d'un ruisseau. Après cinq jours, ce bandage était enlevé ; et si le malade ne pouvait pas marcher facilement, il lui appliquait une djebira inamovible. Le tébib de Tlemcen ne savait pas distinguer l'entorse de la fracture de l'extrémité inférieure du péroné ; mais l'expérience lui avait appris que si, après ce laps de temps, la guérison n'était pas survenue, il fallait un traitement prolongé pour rendre au membre l'intégrité de ses fonctions.

ARTICLE III.

Dans cet article, nous rangerons facilement tout ce qui nous reste à dire de la pratique chirurgicale des tébibs ; leur traitement des plaies par armes à feu et des fractures, que nous avons précédemment exposé, constituant les trois quarts de leur thérapeutique.

§ I. — Cautérisation et révulsifs cutanés.

La cautérisation à l'aide du fer rougi au feu joue un rôle capital dans la thérapeutique des Arabes. Il est bien peu de maladies internes et de lésions chirurgicales dans lesquelles les tébibs n'aient pas recours à la cautérisation pratiquée, comme nous l'avons indiqué déjà, avec le dos d'un couteau. On ne traîne pas le fer sur la partie, mais on s'en sert comme d'un marteau, frappant à petits coups et quittant la surface tégumentaire plus ou moins de temps après l'avoir touchée. Par ce moyen on parvient à produire des brûlures de degrés très divers, depuis la vésication jusqu'à l'escharification du derme. Superficielle et répétée à courts intervalles, elle rend les mêmes services que les vésicatoires volants ; plus énergique et plus profonde, elle agit comme les moxas, les cautères, les sétons. Sans chercher à absoudre les tébibs de la blâmable prodigalité avec laquelle ils usent de la cautérisation, nous devons dire qu'ils en retirent souvent d'excellens effets, grâce à leur hardiesse et à leur persévérance, grâce aussi à la précision avec laquelle ils arrêtent l'ustion au degré voulu.

La cautérisation n'est pas seulement un agent curatif, mais un préservatif de bien des maux, selon nos confrères barbares. On rencontre fréquemment des chevaux qui portent sur l'une et l'autre épaule, presque comme un ornement, des traces de cautérisation sous forme d'une circonférence coupée de cinq à six rayons. Ces brûlures de précaution, disent-ils, préservent des affections, donnent à l'articulation un jeu plus

libre et augmentent la force des muscles. Les traits de feu que les tébibs
appliquent soit en regard d'une fracture, soit au pourtour d'une plaie
par arme à feu, sont aussi des préservatifs autant que des moyens curatifs. Dans le cas de lésions produites par des projectiles de guerre, la
cautérisation est quelquefois poussée assez loin pour que la plaie soit cicatrisée, alors que la rainure produite par le fer rouge n'est pas encore
comblée par les bourgeons charnus. Les tébibs pensent que la plaie
marche régulièrement, sans accidens et sans complications, sous la protection des raies de feu, toujours prêtes à étouffer dès sa naissance tout
phénomène dangereux qui tenterait de se développer.

Quelques artistes raffinés, dédaignant le vulgaire couteau, ont un véritable arsenal de cautères. Ben-Zergua possède de très ancienne date
une trentaine de cautères, affectant tous la forme hastile. Le plus petit
n'a que 60 millimètres de longueur, dont 20 pour le renflement ; le plus
grand atteint 20 centimètres. Tous sont percés au centre du disque
d'un trou par lequel le tébib les accroche par rang de taille. Chaque
cautère n'a pas de manche inamovible ; au moment de s'en servir, on en
adapte un à ceux qui en manquent, en enfonçant la tige aiguë qui le
termine, dans un morceau de bois cylindrique.

M. Laporte, aujourd'hui pharmacien en chef de l'armée des Alpes,
nous a assuré avoir vu chez les tébibs des cautères affectant d'autres
configurations que la forme hastile. Nous savons, d'autre part, que l'on
se sert assez souvent d'un anneau rougi pour tracer une escharre circulaire autour des plaies ouvertes par les balles. On se cautérise aussi en
renversant sur la partie le fourneau d'une pipe contenant du tabac en
combustion ; mais nous pensons que c'est là plutôt une pratique sacramentelle qu'un moyen thérapeutique. Le spahis qui engage sa foi, qui
jure amitié ou fidélité à sa maîtresse, se soumet quelquefois volontairement à cette torture, m'a-t-on assuré, pour donner plus de poids et de
solennité à son serment.

M. Furnari parle du séton que les tébibs appliqueraient dans les
ophthalmies, et M. Fouqueron d'un moxa de toile de coton roulée qu'on
laisse brûler entièrement sur la surface cutanée. On teint d'abord le coton avec du pastel, substance qui passe pour augmenter l'efficacité du
moyen. Nos recherches ne nous ont jamais fait découvrir les moindres
indices de ces deux opérations.

Les vésicatoires et les rubéfians sont rarement employés par les tébibs ; la cautérisation superficielle y supplée presque toujours. Cependan-
dant, Ben-Zergua obtenait la vésication avec la décoction très concentrée de la racine du garou (*daphne gnidiam*), plante qui croît abondam-

ment en Algérie. Ils font des cataplasmes rubéfians ou maturatifs, soit avec la pulpe d'oignon, soit avec un mélange de vinaigre et d'ocre rouge, soit avec des mauves auxquelles on a incorporé du poivre, de la racine de pyrèthre, etc.

§ II. — Scarifications, saignée.

Les scarifications sont, avec les raies de feu, les deux remèdes universels. On se les pratique souvent entre soi, dans les familles, sans avoir recours au tébib. Le petit couteau yatagan est à peu près le seul instrument dont on se serve pour scarifier; mais les barbiers, qui pratiquent la petite chirurgie en Algérie, comme dans certains pays de l'Europe, ont le plus souvent recours à leur rasoir.

Les tébibs semblent avoir en vue deux indications différentes, quand ils emploient la cautérisation ou les scarifications. Ils réservent la première pour toutes les affections aiguës, tenaces et profondes, pour les maladies chroniques, pour les lesions chirurgicales d'ont la guérison ne peut s'opérer qu'avec le temps ; tandis que les secondes leur semblent surtout utiles dans les accide s aigus et passagers. Cette dichotomie n'est pourtant pas absolue, car souvent un des deux moyens empiète sur le domaine de l'autre.

Lorsqu'on veut obtenir beaucoup de sang, on entoure d'une ligature le membre sur lequel on veut promener le couteau. Quand les scarifications doivent être pratiquées à la nuque et sur le cuir chevelu, opération très usuelle chez l'Arabe dont la tête est rasée, on produit d'abord la congestion à l'aide d'un cordon qui serre le cou. On accélère aussi l'issue du sang en roulant un petit cylindre sur les incisions, ou bien en ordonnant au malade de contracter les muscles. Nous avons vu employer un singulier procédé pour forcer le patient à faire entrer en action les muscles des jambes, parties sur lesquelles on avait pratiqué les scarifications : aussitôt après l'opération, on l'avait placé sur deux corps sphéroïdaux, de manière à provoquer de continuels mouvemens par le besoin de se maintenir en équilibre.

Dans quelques localités on connaît les ventouses à succion ; ce sont des cornes ou des cônes de fer blanc percés à leur sommet d'un trou par lequel on fait le vide avec la bouche.

Lorsque les vaisseaux deviennent saillans, soit par suite de l'affection même, soit par la constriction exercée par le tébib autour des membres ou du cou, le chirurgien se hasarde quelquefois à couper la veine, surtout celles du front, de la racine du nez, des mains et des pied ; mais la saignée du bras est une opération réputée difficile et dangereuse, que les tébibs des douars intérieurs n'osent que bien rarement entreprendre. Ben-Zergua n'avait jamais saigné avant que les docteurs Beulian et de Santi lui eussent appris à pratiquer cette opération. A Alger et dans les principales villes, il existe des saigneurs de profession : ce sont des Juifs, des Maures, quelquefois des Coulouglis, jamais peut-être des Arabes. Ces ignorans opérateurs se servent d'une sorte de lancette à abcès, et lèsent souvent l'artère ou le tendon du biceps.

On arrête l'effusion du sang avec de la bourre, ou avec un emplâtre de terre argileuse. Il paraîtrait aussi que l'amadou est quelquefois employé comme hémostatique par les Arabes.

Les sangsues pullulent dans beaucoup de points de l'Algérie, mais les tébibs ne les utilisent pas.

§ III. — Amputations.

Les arabistes pratiquaient bien rarement l'amputation d'un membre ; Albucasis, le plus hardi de tous leurs chirurgiens, était lui-même très circonspect.

Les tébibs modernes n'amputent à peu près jamais, pas même quand un membre a été emporté aux trois quarts par un projectile de gros calibre. Lors même que le Koran ne le leur défendrait pas, ils n'oseraient pas se hasarder à entreprendre une si grave opération, à cause de leur impuissance à réprimer les hémorrhagies produites par la section des artères principales. Pourtant, comme nous l'avons dit plus haut, il existait en Algérie un supplice consistant dans la désarticulation du poignet. L'un des bourreaux plaçait la pointe d'un fort yatagan sous l'apophyse styloïde du radius, et l'autre, frappant sur l'instrument avec un bâton, faisait glisser la lame entre le carpe et les os de l'avant-bras. La victime devait s'être procuré d'avance les moyens hémostatiques dont nous avons parlé plus haut ; le plus souvent on trempait son moignon dans du goudron bouillant.

Nous ne connaissons que deux amputations pratiquées par les tébibs ; nous tenons la relation de la première de notre confrère et ami Julia, de Cazères ; nous avons trouvé le second fait dans la thèse de M. Cabasse, qui le rapporte d'après M. le chirurgien-major C., témoin de l'opération.

Comme du temps d'Albucasis, c'est avec un couteau rougi au feu, que la section des chairs est pratiquée. Le tébib commence le second coup de couteau à l'endroit où cesse le premier, sans s'inquiéter le moins du monde de la rétractilité des chairs et de la conicité du moignon qui sera la suite inévitable d'un tel procédé. L'os est brisé d'un coup de tranchant, et ensuite égalisé avec un couteau. L'hémorrhagie est arrêtée en appliquant à plat sur les chairs une lame chauffée au rouge, et on prévient l'affusion consécutive du sang en coiffant le moignon d'un emplâtre de poix, de goudron, de terre glaise et de bouze de vache.

Les deux sujets dont nous parlons furent amputés de la cuisse et guérirent. On se rend difficilement compte de ces succès après une opération aussi barbare, et sans le secours des ligatures.

Nous pensons que l'acquisition de quelques connaissances anatomiques lèveront bien des scrupules religieux dont les tébibs sont imbus aujourd'hui, et qu'alors ils ne craindront pas d'amputer dans les cas où l'opération est impérieusement indiquée. D'après le docteur Buges, les marabouts, les tolbas et les tébibs admettent déjà qu'il est permis d'amputer dans les circonstances suivantes : zammam (inflammation traumatique) portée au plus haut degré ; gangrène ; hémorrhagie ayant résisté à tous les moyens connus. Certes, cette formule restrictive est bien vicieuse, mais elle prouve au moins que la proscription n'est pas absolue et sans appel.

§ IV. — Bec-de-lièvre (chareb el djemel, bec de chameau).

Ici nous voulons laisser parler M. Furnari, ne nous souciant pas d'endosser la moindre responsabilité :

« Comme les médecins européens, les tébibs connaissent l'opération du bec-de-lièvre : comme eux, à l'aide du bistouri, ils avivent les deux bords de la solution de continuité ; comme eux aussi, quelques-uns se servent de la suture entortillée. »

Nous commençons par dire que, dans la province d'Oran, nous n'avons pas trouvé trace de sutures quelconques employées par les tébibs, et moins encore d'opération du bec-de-lièvre.

M. Furnari continue : « Dans la plupart des cas, ils ont recours à un procédé qui, quoique infiniment simple, nous semble très ingénieux. Ce procédé consiste à substituer au moyen de contention ordinaire, la suture, un insecte carnassier connu en entomologie sous le nom de *Scarite pyracmon;* cet animal, pourvu de deux mandibules terminées à leur extrémité libre par deux petits crochets, est placé sur la plaie, et cela de manière que les bords avivés et affrontés préalablement se trouvent entre les deux crochets, dont l'effet, par l'effort constricteur de l'insecte, est de maintenir la réunion ; on place ainsi deux à trois scarites, selon l'étendue de la solution de continuité ; après cela, par un mouvement de rotation, on enlève le thorax de l'insecte en coupant la tête ; mais afin de prévenir l'écartement des mandibules, les tébibs recouvrent l'articulation de ces organes avec un peu de mastic très adhérent. »

M. Furnari, séduit par ce procédé, a fait confectionner par Charrière des têtes de *Scarite pyracmon* en acier, et les a proposées pour certaines sutures délicates.

Albucasis nous apprend que les empiriques (1), *ahlou'ltediribeh*, rapprochaient les lèvres des plaies de l'abdomen en faisant mordre de grosses fourmis. Cette fable, qui eut cours jusqu'au xvie siècle, époque où Massa révoqua en doute ce procédé, n'aurait pas été accréditée si l'on eût fait attention à la catégorie dans laquelle Albucasis range ceux auxquels il prête ce singulier moyen thérapeutique. Après Massa, Guy de Chauliac, Fabrice d'Aquapendente et Sprengel ont fait les incrédules; l'un qualifie même le procédé de *plaisanterie ridicule*. Nous nous rangeons avec les rieurs, et, mettant le *scarite pyracmon* à côté de la fourmi, nous pensons que ceux qui ont rapporté ces histoires les ont recueillies de quelque fumeur de haschich que son kif faisait voyager dans le monde des chimères.

§ V. — Maladies des yeux.

On sait que de graves ophthalmies règnent endémiquement et épidémiquement en Algérie. M. Furnari, juge des plus compétens dans cette matière, pense qu'elles ne sont pas de même nature que l'ophthalmie purulente et contagieuse d'Egypte. Sans entamer cette question, abordons la thérapeutique des tébibs dans ces affections.

Tantôt ils se contentent de matelasser l'œil et d'exercer une légère compression. Au bout de six à dix jours l'appareil est levé; l'œil est alors rétabli dans ses fonctions ou bien quelquefois entièrement perdu.

Tantôt ils emploient des topiques : soit des applications de terre argileuse humide; soit des cataplasmes rubéfians, le plus souvent de pulpe d'oignon, sur les paupières; soit une foule de poudres irritantes et de collyres substitutifs : par exemple du sulfate de cuivre dans de l'eau de roses; ou bien une solution d'alun, moyen favori de Ben-Zergua; ou enfin les poudres de safran, de pyrèthre, de poivre, de girofle, de sel marin, diversement mélangées entre elles.

M. Furnari parle d'un double traitement interne et externe. Voici la

---

(1) Abul'Casem Chirurg., lib. m., c. 85, page 392. Ed. Channing, in-4°, Oxon. 1778

composition de l'un des collyres secs indiqués par cet habile ophthalmo-
logiste :

Ailes de chauve-souris (ter-el-lill, oiseau de nuit) grillées et pulvérisées.
Safran (zafran).
Sulfate de cuivre (hadjera-zergua, pierre bleue).
Alun en poudre (nila).
Hadida (1).

En même temps qu'on saupoudre l'œil du collyre dont nous venons de
donner la composition, on fait prendre au malade, matin et soir, la valeur d'une cuiller à café de l'électuaire qui suit :

Ail rouge haché.	500 grammes.
Miel.	500 —
Beurre de vache, rance.	500 —

Faites cuire le tout ensemble, et ajoutez :

Poivre commun pulvérisé. . . .	180	grammes.
Gingembre id.	30	—
Muscade id.	7	—
Cannelle id.	7	—

Le tébib Sidi-Mohammed Tounsi sacrifiait la conjonctive dans le ché-
mosis. Dans les ophthalmies graves, il passait au séton (moyen qu'il nous
a emprunté probablement). Il plaçait des ventouses scarrifiées à la nuque
et sur le crâne, quand il y avait céphalalgie.

On a rapporté à M. Furnari que certains tébibs des environs de Tunis
traitent de la manière suivante l'entropion, affection assez commune sur
la côte septentrionale de l'Afrique : faire un pli longitudinal à la paupière, et le traverser de soies de cochon, qu'on serre jusqu'à ce que le
bord de la paupière ait repris sa position normale.

Dans le trichiasis, si fréquent chez les Juifs, on arrache les cils au
malade.

Voici comment le savant chirurgien en chef de l'armée d'Afrique,
M. Guyon, s'exprime au sujet du traitement employé contre la cataracte par les Kabyles qui habitent au sud de Sétif et de Milah : « Cette
opération, qu'ils font sur les animaux, notamment sur les chèvres, et
peut-être aussi sur l'homme, se pratique en traversant l'œil avec un fil,

_____

(1) Cosmétique employé par les femmes pour se teindre les sourcils. Nous pensons que c'est le même que le mhendda, composé de sucre brûlé, d'huile et de noir
de fumée; ou de cendres de coquilles de noix et d'huile. Les femmes se teignent aussi
le bord libre des paupières avec le sulfure d'antimoine, la plombagine, etc.

dont on laisse quelque temps les deux extrémités au dehors : il est introduit à l'aide d'une aiguille particulière. Un Kabyle a opéré ainsi à Alger,
en 1836, un bouc qui était atteint d'une double cataracte ; l'animal ap-
partenait au consul de Sardaigne ; il est parfaitement rétabli. »

Dans les ophthalmies, sans distinction de nature, les Arabes se frot-
tent les yeux avec la peau que les serpens abandonnent à une certaine
époque de l'année. On nous a assuré que le même usage existe en
Corse.

M. le docteur Bodichon nous a conté avoir vu une négresse passer
très adroitement sa langue entre les paupières et le globe oculaire pour
faire sortir un corps étranger qui s'y était introduit. Cette manœuvre
fut suivie de succès.

On a rapporté au même confrère un procédé auquel on a recours
pour extraire de l'œil les aiguillons fins et tenaces du fruit du *cactus
opuntia*. Le tébib prend un taon qu'il place en regard de chaque épine ;
celle-ci est saisie par le diptère, et on l'extirpe en éloignant brusquement de l'œil le vorace animal qui n'abandonne pas sa prise.

§ VI. — Appareil digestif.

Certains tébibs et même les çana (bandagistes) réduisent assez bien
les hernies. Il est évident que leur défaut de diagnostic les porte souvent à exercer le taxis sur des tumeurs qui ne sont rien moins que des
hernies. M. Cabasse a vu dans le Maroc des bandages qui maintenaient
efficacement les hernies réduites ; nous regrettons qu'il ne les ait pas
décrits.

§ VII. — Appareil génito-urinaire.

L'hydrocèle est une affection commune chez les Algériens. On la traite
à l'aide d'applications astringentes sur le scrotum. Quelques Juifs ponc-
tionnent la tumeur avec un couteau aigu, mais ils ne poussent pas d'injection dans la tunique vaginale.

Le plus souvent la gonorrhée est abandonnée à elle-même et s'épuise
de vieillesse. Il est rare qu'elle paraisse aux Arabes un motif pour s'abstenir des plaisirs de l'amour. Lorsqu'on veut pourtant s'en débarrasser,
on a recours aux purgatifs ; les plus employés sont la coloquinte, le
turbits et les pilules d'aloës et de jalap. Ces dernières, appelées bogla
dans le Maroc où elles sont surtout employées, viennent de la péninsule
espagnole.

M. Deban cite un malade auquel un tébib maure pratiqua la boutonnière pour remédier à une rétention d'urine.

§ VIII. — Phlegmons.

Des cataplasmes émolliens de mauve ou de bouze de vache, des frictions avec de l'huile ou de la graisse, les maturatifs dont nous avons parlé, tels sont les moyens auxquels on a recours dans les cas de phlegmons. Les scarifications sont d'un usage général dans ces affections, et l'on a même recours à la cautérisation avec le fer rouge. Les tébibs ne se hasardent à évacuer le pus qu'à la dernière extrémité, lorsque la peau amincie, blanche, poussée par le liquide, indique avec évidence le lieu que la nature a choisi pour l'élimination spontanée.

§ IX. — Brûlures.

Les moyens les plus opposés sont employés contre les brûlures ; on pourrait du reste faire la même remarque chez nous. Nous citerons parmi les remèdes les plus usuels les cataplasmes de figues cuites, l'huile en onctions, l'essence de térébenthine, les poudres de gérofle, canelle, pyrèthre, poivre, un mortier composé de terre rouge et de chaux, de la terre ocreuse, de l'argile humide, etc. Nous avons été un jour fort surpris de trouver en bon état une brûlure au troisième degré (classification de Dupuytren) qu'on avait saupoudrée de cannelle et de poivre.

§ X. — Maladies de la bouche.

Le sulfate de cuivre et les poudres irritantes végétales dont nous avons parlé rendent service aux tébibs dans les angines surtout dans les angines ulcéreuses.

Ben-Zergua arrachait les dents avec une sorte de davier qu'il avait fabriqué lui-même.

CHAPITRE IV.

De la médecine chez les populations africaines de l'Algérie.

La médecine est moins avancée que la chirurgie dans l'Afrique septentrionale, et il doit en être ainsi chez tous les peuples barbares. En
effet, en chirurgie, on peut faire beaucoup avec des sens exercés, un
peu d'art, de l'observation et une dose de raisonnement; tandis que la
médecin, partant des élémens acquis par l'observation et par l'exercice
des sens, a besoin, pour arriver à son but, de procédés plus délicats et
plus difficiles du raisonnement, parce que, du fait brut à la conclusion,
il y a souvent une longue série de déductions qui découlent les unes
des autres. Or, les Arabes ne sont pas encore parvenus à cette période
de l'éducation de l'intelligence humaine, dans laquelle un pareil travail de l'esprit est possible (1).

§ I. — Syphilis (el tencfia).

La syphilis exerce d'affreux ravages sur les habitans des villes et des
douars; dans certaines tribus, la moitié de la population est infectée :
les enfans naissent syphilitiques; adultes, ils vivent avec la syphilis, elle
les accompagne dans leur vieillesse et ils descendent dans la tombe,
après avoir créé des enfans voués comme leurs frères à une misérable
existence. Quand les accidens ne sont pas bien graves, les Arabes s'en
occupent peu : affectés de chancres et de gonorrhées, ils continuent
quelquefois leurs rapports avec les femmes, surtout dans les tribus ar-
riérées et éloignées des villes; mais le mal devient souvent si intense,
que la continence est forcément imposée, et que le marabout est appelé
à délivrer des amulettes et des talismans.

Dans les villes du littoral et dans les grands centres de population
de l'intérieur, le tébib dirige une médication souvent efficace contre la
syphilis.

Le traitement arabique, qui a pris racine dans ces derniers temps à
Montpellier et à Marseille, n'est autre que la méthode algérienne. Selon
M. Jaumes, elle a été importée en France par un pharmacien espagnol.
Elle consiste en une diète sèche de trente à cinquante jours, laps pen-

____

(1) C'est à peu près l'opinion de Kurt Sprengel. Trad. Jourdan ; t. 1, p. 22.

dant lequel on ne donne au malade que des figues sèches, des raisins secs, des amandes et des noix torréfiées. Le traitement est rarement employé à cet état de simplicité ; on soumet d'ordinaire en même temps le malade à des boissons sudorifiques, et on excite la diaphorèse en étouffant sous des amas de bournous et de couvertuures le patient couché immobile dans un coin de la tente. Dans quelques endroits, on lui fait mâcher de la mauvaise salsepareille de Portugal, ou bien on la lui donne en décoction.

Après un mois d'un pareil traitement, le sujet est très amaigri et d'une extrême débilité, mais il reprend avec assez de rapidité. Les faits que nous avons recueillis tendent à établir que cette méthode, efficace contre les accidens consécutifs, échoue souvent contre les syphilis récentes : quand l'embonpoint renaît et que les forces reviennent, les symptômes reparaissent aussi.

Le virus syphilitique est au contraire radicalement expulsé de l'économie quand on accompagne le traitement arabique de l'ingestion d'un sel de mercure. Malheureusement, l'usage de ce précieux médicament est encore moins répandu que celui de la salsepareille. Quelques tébibs seulement l'emploient dans les principales villes. Ben Zergua nous a dit n'y avoir jamais eu recours. Aussi, doit-on considérer comme une thérapeutique tout à fait exceptionnelle celle que M. Furnari a décrite en la généralisant. Cette méthode consiste à administrer conjointement les pilules mercurielles et l'opiat sudorifique dont voici la composition :

Pilules.

Mercure coulant.	
Deuto-chlorure de mercure. . .	
Séné.	de chaque, 2 grammes.
Racine de pyrèthre.	
Agaric.	
Miel. . . . . q. s.	

Pulvériser les substances végétales ; diviser le mercure avec le sublimé, jusqu'à disparition des globules ; ajouter le miel ; diviser en pilules de 20 à 25 centigrammes, à prendre deux par jour.

Opiat sudorifique, 10 à 15 grammes par jour :

Salsepareille.	150 grammes.	
Squine et Séné.	90	—
Coquilles de noisettes torréfiées. . . .	30	—
Gérofle.	4	—
Miel.	q. s.	

Nous avons dit que les tébibs essaient de faire disparaître la gonorrhée, en donnant de fortes doses de coloquinte. Il nous reste à signaler un barbare préjugé : les Arabes croient qu'en cohabitant avec une
négresse, on se débarrasse de son uréthrite qu'on passe à la malheureuse esclave, obligée de se soumettre à cet impur coït qui double le
nombre des infectés.

Le pian est, selon MM. Guyon et Baudain, une affection commune
dans l'Aurès, où elle sévit surtout sur la race noire. Les tébibs traitent
comme la syphilis cette maladie qu'ils appellent douny ou mord-el-ké-
bir. On sait, du reste, que plusieurs pathologistes considèrent le pian
ou frambœsia, comme une conséquence de la syphilis.

Les Arabes ne dirigent aucun traitement topique contre la derma-
those tuberculeuse et ulcéreuse appelée el habba, affection que M.
Poggioli a décrite dans sa thèse, comme spéciale au cercle de Biskra,
mais qu'on rencontre dans beaucoup d'autres localités, notamment
dans les environs de Tlemcen et dans le Maroc, où M. Cabasse l'a fréquemment observée. El habba paraît, du reste, être le bouton d'alep.
Elle atteint, à Biskra, Kabyles, Arabes et Européens.

§ II. — Impuissance et stérilité.

Il n'est pas de médecin de l'armée d'Afrique qui n'ait été assailli,
pour peu qu'il fréquentât les indigènes, par des hommes jeunes encore
lui demandant des remèdes propres à les rendre aptes à satisfaire leurs
désirs érotiques. Ces sollicitations répétées nous ont d'abord paru dé-
noter une haute dose de salacité ; mais, en y regardant de plus près,
nous nous sommes aperçu qu'elles ont pour cause réelle un véritable
affaiblissement prématuré des facultés génératrices, à un âge où le cœur
est encore passionné et l'imagination ardente. Comme c'est à l'amour
que les Musulmans demandent presque tous leurs plaisirs, on comprend
leurs efforts pour remédier à leur caducité génitale anticipée.

Les aromatiques, le piment, et en général tous les condimens, sont employés dans ce but, mais les cantharides sont surtout en grand renom. On
recherche avec avidité le précieux coléoptère, qui néanmoins est fort
rare dans les tribus et même dans certaines villes. Ben-Zergua nous a
assuré ne l'avoir jamais administré. Quand on sut chez les Beni-Suas-
sen que notre ami Cabasse se servait de cantharides comme vésicant, il
fut tellement tourmenté de demandes que sa provision passa presque
tout entière par l'estomac des débauchés et des impuissans. Un nègre
manqua mourir pour en avoir avalé 6 décigrammes en une seule
fois.

Un singulier procédé est employé à Tlemcen pour rendre les femmes fécondes. La femme est couchée par terre et une matrone lui met sur le ventre un nouet de sel marin, dont les quatre angles s'épanouissent librement au sortir de la ligature qui retient le sel dans le sachet. On enflamme cette extrémité libre, et, quand le feu flambe, on applique sur le ventre une énorme ventouse, qui n'est autre chose, le plus souvent, qu'un grand pot à beurre. Le vide se fait, le ventre entre presque tout entier dans le vase, et la femme ne ressemble pas mal alors à une tortue dont les quatre appendices et la tête sortent seuls de la carapace. Au lieu de déprimer avec la main un point restreint de l'abdomen, pour faire pénétrer l'air et tomber la ventouse, trois ou quatre matrones se mettent à tirer, souvent de toutes les forces, sur le pot à beurre, bousculant et ballotant la pauvre femme dont le corps suit les mouvemens imprimés à la gigantesque ventouse.

M. Catteloup, qui nous a communiqué ce fait curieux, pense que cette opération peut quelquefois produire un résultat avantageux, soit en congestionnant un utérus anémique et paresseux, soit en remédiant à sa rétroversion. Il est bien entendu, au reste, que nous n'avons nulle envie d'introduire ce barbare procédé dans note thérapeutique.

§ III. — Diarrhée et dyssenterie (djeri).

Quelques tébibs se contentent de mettre des cataplasmes sur le ventre; d'autres prescrivent des opiats irritans; des poudres de gérolle, de poivre; de la coloquinte et de la racine de turbith. Ce traitement substitutif est quelquefois suivi d'un succès qui ne doit pas nous étonner, puisqu'il est aujourd'hui hors de doute que le calomel uni à l'ipéca (et à l'opium dans quelques circonstances), sont en général le médicament le plus héroïque contre les flux intestinaux, en Algérie. Mais le péril est près du bienfait, et comme les tébibs ne savent pas saisir les diverses indications, ils jettent souvent, par un traitement inopportun, le patient dans l'état le plus déplorable.

Un médicament fort en vogue chez les Arabes, c'est le *datura stramonium*, solanée très abondante dans l'Afrique septentrionale. On emploie communément la décoction très concentrée, qu'on conserve dans des fioles bien bouchées et dont on verse quelques gouttes dans la boisson du malade. Ben-Zergua donnait du datura à tous ses dyssentériques, et M. Cabasse nous apprend que ce remède est vulgaire dans le Maroc. Le Koran défend l'opium (afion) aussi bien que le haschich.

Il est rare que l'Arabe atteint de dyssenterie s'astreigne à un régime; il participe, quand il a faim au repas préparé pour sa famille; il boit quand il a soif. Tout son régime consiste donc, à proprement parler, à ne pas manger sans faim.

Néanmoins, dans les maladies du tube intestinal accompagnées de maigreur, de débilité et de difficultés dans la digestion gastrique et intestinale, on prépare du bouillon de poulet ou de pigeon, seule nourriture qu'il lui soit alors permis de prendre.

§ IV. — Fièvres.

Sous les noms de *sellema* et *begla*, les Arabes comprennent les affections à marche rapide, dans lesquelles dominent les troubles des centres nerveux ; c'est donc un groupe complexe semblable au *phrenitis*, nom que les Grecs appliquaient à des affections dissemblables par le fond, mais analogues par la physionomie de leurs symptômes. En général, pourtant, le *sellema* et le *begla* par excellence des tébibs, c'est la fièvre pernicieuse dans laquelle le coma et l'excitation se montrent alternativement. Le *dem-el-moïa* des Égyptiens nous semble, comme les deux dénominations algériennes, englober des affections que sépare notre cadre nosologique plus parfait : ce n'est ni une inflammation cérébro-méningée exclusivement, ainsi que le pense Clot-Bey, ni une fièvre pernicieuse dans tous les cas, comme le voudrait Pugnet ; mais c'est tout cela à la fois.

Lorsque les symptômes du *sellema* et du *begla* se manifestent, les tébibs ordonnent pour boisson de l'huile et du sel (guyon), ou de l'eau vinaigrée ; quelques-uns font des aspersions froides, tous appliquent le feu à la nuque et au crâne.

Les fièvres intermittentes paludéennes sont appelées *el-homma* (1). Selon M. Deleau, la petite centaurée est le fébrifuge des Arabes ; nous savons d'autre source qu'ils emploient aussi diverses artémises.

Dans plusieurs camps où les fièvres paludéennes régnaient épidémiquement, nous avons vu les soldats se gorger tous les jours de tisane de petite centaurée, dans un but prophylactique et curatif. Les fièvres continuaient leur cours, malgré ce traitement, jusqu'à ce qu'on administrât du sulfate de quinine. Dans les fièvres d'Afrique, la petite

(2) Félix Jacquot. *Recherches sur les causes des fièvres à quinquina en général, et en particulier sur les foyers qui leur donnent naissance en Algérie.* Mémoire présenté à l'Académie nationale de médecine. *Gazette médicale*, 1848 ; et brochure in-8, chez V. Masson.

Félix Jacquot et Sourier. *Mémoire sur les fièvres comateuses qui ont régné, en 1847, dans la subdivision de Tlemcen et notamment à Sebdou.* (*Gaz. méd.*, 1849), et brochure in-8, chez V. Masson.

centaurée ne nous paraît recommandable que comme adjuvant. Au moment où une note officielle, émanée du ministère de la guerre, tend à donner à cette plante un rôle d'une toute autre importance, il nous a semblé opportun de consigner le résultat de notre expérience.

Nous ne parlerons pas des amulettes destinées à guérir de la fièvre intermittente, ni des pratiques superstitieuses propres à chaque marabout et à chaque contrée. A Tlemcen, l'eau dans laquelle on a délayé de la terre du cimetière de Sidi-Daaudi, passe pour un breuvage des plus efficaces.

M. Glæzel a vu un Arabe avoir recours à un étrange moyen pour faire avorter un accès de fièvre dont les premiers frissons se faisaient déjà sentir. Il serra dans un lien le cou du patient, jusqu'à ce que celui-ci tombât par terre, accablé par l'hypérémie cérébrale et en proie à une asphyxie commençante. L'opérateur ranima alors sa victime, en lui jetant de l'eau à la figure et en lui imprimant des mouvemens brusques. L'accès avorta, mais il fut plus fort les jours suivans.

§ V. — Variole (djedri).

La variole fait tous les ans de nombreuses victimes parmi les populations algériennes. Dans les villes et dans les douars, on rencontre beaucoup d'individus borgnes, aveugles même, couverts de cicatrices et de coutures.

L'inoculation est connue des Arabes, mais ils la pratiquent rarement; c'est entre le pouce et l'index qu'ils introduisent le pus pris sur un bouton varioleux.

Le tébib se contente habituellement, quand l'affection s'est déclarée, de prescrire des onctions avec l'huile et le miel.

§ VI. — Folie.

La folie est plus rare en Algérie qu'en France. Les fous sont considérés comme des inspirés, et leurs incohérentes paroles recueillies comme des oracles. Partout où ils entrent, ils trouvent asile et nourriture; de peur de les contrarier, on se soumet à leurs bizarres fantaisies et on subit leurs longs et déraisonnables discours. Ils vaguent librement par les rues, les marchés, caravanserails; et on les considère tellement comme des êtres privilégiés et saints, qu'on ne les soumet pas aux exigences de cette pudeur outrée qui caractérise les mœurs du Musulman ; loin de là, on les laisse se promener en plein jour et dans les quartiers les plus populeux, moins vêtus que les statues qui n'ont que la feuille de vigne. Nous avons vu des jeunes gens de dix-huit ans, et une fille à peu près du même âge.

parcourir les rues dans cette complète nudité. Nous nous sommes laissé
dire que, dans certaines tribus, le fou ou la folle qui entrent sous une
tente et manifestent quelque velléité génitale, trouvent une entière complaisance ; satisfaire le désir de l'inspiré passe pour une œuvre méritoire aux yeux de la Divinité.

Nous nous étonnerons moins des croyances superstitieuses qui se rattachent à la folie dans l'Afrique septentrionale, quand nous les aurons
rapprochées de l'idée qu'on se faisait autrefois de la lèpre. On regardait
cette affection comme un sûr moyen de se mettre dans la voie du salut,
et de devenir l'élu de Dieu. Saint-Louis, Henri III d'Angleterre, Robert I,
fils de Hugues-Capet, etc., visitaient les maladreries, soignaient les lépreux, baisaient leurs plaies sanieuses. Léon IX fit coucher un lépreux
dans son lit ; les statuts des chevaliers de Saint-Lazare portaient qu'ils ne
pouvaient choisir qu'un lépreux pour grand-maître, etc., etc.

§ VII. — Accouchemens (ouleda).

Le tébib n'intervient jamais dans les accouchemens ; les cas les plus
difficiles sont abandonnés à d'ignorantes matrones.

La femme trouve un point d'appui dans une barre contre laquelle elle
arcboute ses pieds, et dans une corde pendue au plafond de l'appartement ou au sommet de la tente ; elle s'y cramponne avec ses mains. Si
le travail se fait trop lentement, la kabla (sage-femme) présente à la
femme en couche un horrible breuvage composé des excrémens les plus
fétides, et de lambeaux de charogne putréfiée (1) : à peine la coupe s'ap-
proche-t-elle des lèvres, que l'estomac se soulève, et que les muscles de la
matrice se contractent synergiquement. D'autres fois, la matrone se place
derrière la patiente assise, enlace ses bras avec les siens, et lui fait
exécuter des mouvemens en avant et en arrière, puis elle lui masse le
ventre avec violence, et monte quelquefois même dessus. M. Furnari
parle d'une autre pratique non moins sauvage : un moulin à bras (2)

____

(1) Les Romains employaient des moyens tout aussi dégoutans ; ainsi Dioscoride
(chap. xxxvi) vante les punaises, comme excitant des nausées, dans la fièvre quarte ;
Pline, l'encyclopédiste, indique également certains remèdes qu'on pourrait rapprocher des recettes arabes (*Plinius secundus major*, lib. xx, c. 82, 84. Lib. xxi, c.
105, etc. ; Xénocrate d'Aphrodisée préconise les vertus médicamenteuses du sang de
chauve-souris, du cérumen, des déjections menstruelles, etc. (Galenus. *De facul.
simpl. méd.*; lib. vi et ix.)

(2) Soit deux pierres de 30 centim. à peu près de diamètre ; on les place l'une
sur l'autre, de manière que la supérieure convexe s'encnasse dans l'inférieure concave. Au centre de cette dernière est fixé un axe qui traverse la pierre supérieure,

est placé sur l'abdomen, on le charge de blé et on le fait mouvoir, espérant que son poids et les mouvemens saccadés de la trituration exciteront l'utérus. Souvent aussi les matrones entourent le corps de hricks pliés en forme de serviettes, et tirent dessus de manière à pousser la matrice en bas. La kabla titille aussi le col de la matrice avec l'index préalablement trempé dans une substance que nous n'avons pas pu nous faire indiquer.

On déchire le cordon et on abandonne à la nature l'expulsion de l'arrière-faix.

Les matrones, surtout les juives, entreprennent souvent de faire avorter les jeunes filles enceintes. Il est probable que les moyens réputés efficaces pour provoquer la contraction de la matrice chez les femmes en couche, sont également employés dans le but d'amener l'expulsion prématurée du fœtus. On est persuadé, en Algérie, que trois ou quatre pincées de feuilles de henné, jetées dans un litre d'eau bouillante, sont un excellent abortif.

On sait que certaines peuplades sauvages, par suite d'idées singulières sur la beauté, ont l'étrange habitude de modifier le type naturel de leur race, en soumettant le crâne encore flexible des nouveau-nés à des pressions qui le déforment. Les Caraïbes surtout ont poussé cette aberration jusqu'à la cruauté. Les Arabes modernes n'en sont pas là, mais dans les familles nobles principalement, les mères pétrissent avec douceur la tête de leurs enfans, à l'aide de massages répétés chaque jour, de bas en haut, sur les joues et sur les tempes. Cette manœuvre, qui a pour but de perpétuer et même d'exagérer le type primitif de la nation arabe, a sa source dans le mépris que ces tribus nomades professent pour les Kabyles agriculteurs, leurs voisins et leurs rivaux sur la terre algérienne, peuples avec lesquels ils ne voudraient pas que des similitudes pussent les faire confondre. Ces derniers, véritables autochtones, ont la tête globuleuse, et la section horizontale pratiquée à la base du crâne représente à peu près une circonférence. Chez les conquérans, au contraire, c'est-à-dire chez les Arabes, on observe une tête allongée, un front haut, quoique manquant de largeur ; les parties latérales sont déprimées, l'occiput est développé, et la section horizontale donne une ellipse à grand axe antéro-postérieur. Dans les familles patriciennes (djonad, chérif,

qu'on fait mouvoir autour de cet axe à l'aide d'un manche fiché sur les bords : tel est le moulin arabe.

Félix Jacquot et le commandant Topin, *De la colonisation et de l'acclimatement en Algérie*. In-8, chez V. Masson ; Paris, 1849, p. 38. Et F. Jacquot, *Gaz. méd. de Paris*, 1838, page 684.

marabouts) on tient prodigieusement à afficher, par la configuration de sa tête, la noblesse et la pureté de son origine, de même que, chez nous, on fait preuve d'extraction distinguée en montrant une petite main et un petit pied mignon.

Nous ne serions pas étonné que la configuration donnée artificiellement à la tête n'exagérât, par hérédité, le type naturel de la race, au physique comme au moral. Par ce dernier mot, nous faisons allusion à la prédominence des instincts sur l'intelligence, chez les Arabes. Or, on sait que les parties postérieures de la masse cérébrale, auxquelles les manœuvres dont il s'agit font une large place, sont précisément celles qui président aux déterminations instinctives.

§ VIII. — Affections nerveuses.

L'hystérie et les vapeurs sont beaucoup moins communes chez les Algériennes que chez les Européennes. La fréquentation du monde, les émotions, les spectacles, les passions doivent être rangés parmi les causes qui, chez nous, produisent souvent la mobilité nerveuse ; or, la femme n'est point sujette à ces influences en Afrique. Dans les tribus nomades, les rudes travaux qui remplissent ses jours ne laissent guère de temps aux égaremens de l'esprit ; dans la ville elle vit cloîtrée, étrangère au monde, tout entière à son mari, à sa famille, aux soins du ménage. Cependant, il n'est pas rare de rencontrer des Mauresques douées de passions irritables et vacillantes, et d'une impressionnabilité qui se réveille aux moindres stimulans. Nous comparerions volontiers ces femmes à imagination ardente, et dont l'activité intellectuelle s'accumule faute d'occasions de dépense, à une muqueuse gastrique qui tombe dans l'éréthisme, et s'irrite par suite d'une diète trop prolongée ; et nos femmes du monde vaporeuses et tourmentées de spasmes, à cette même muqueuse irritée par des alimens trop copieux et trop sapides.

L'épilepsie ne s'observe guère que chez les filles publiques, qui passent d'une existence retirée à une vie agitée. Dans certaines villes, à Constantine par exemple, les femmes ont des fêtes de nuit, où, pareilles à nos convulsionnaires, les illuminées se livrent avec frénésie, au son d'une musique sauvage et à la lueur douteuse des lampes, à une danse furieuse et à des mouvemens désordonnés, jusqu'à ce qu'épuisées elles tombent par terre. Une nouvelle femme remplace celle que la fatigue accable, et bientôt, sous les sombres galeries qui entourent la cour théâtre de la fête, une foule de frénétiques s'associent à la pantomime échevelée. Les filles épileptiques (Deleau) sont souvent conduites à ces séances comme à un salutaire exorcisme ; mais on prévoit que leur mal empire, que leur attaque fait explosion, et que l'imitation propage la maladie.

§ IX. — Affections cutanées.

La gale et la teigne sévissent sur un grand nombre d'individus, surtout dans l'enfance. Le moment de la puberté nous a paru amener souvent une modification très favorable, ou même faire entièrement cesser ces affections, pour peu que la tendance salutaire de la nature fût aidée par un essai de traitement.

Contre la gale, les tébibs emploient divers composés irritans, entre autres leur savon noir très alcalin, qui fait disparaître assez vite la maladie,

La teigne serait beaucoup plus grave et beaucoup plus tenace en Algérie, si les indigènes n'avaient pas l'habitude de se tenir le cuir chevelu rasé. Ben Zergua cautérisait avec le fer rouge les têtes rongées par la teigne. D'autres tébibs emploient le goudron, le sel et le vinaigre, etc.

§ X. — Phlegmasies.

Nous avons vu que les Arabes n'utilisent pas les sangsues qui foisonnent dans beaucoup de ruisseaux, et que la saignée est pratiquée dans quelques villes seulement. Aussi, les tébibs sont-ils réduits aux scarifications, et à la révulsion à l'aide du cautère actuel. Ces lacunes sont heureusement moins regrettables en Algérie que chez nous : sur le littoral, le génie franchement inflammatoire n'a qu'un règne fort douteux, et les plateaux ou les montagnes que leur attitude expose à une plus basse température, n'y sont néanmoins par trop sujettes.

§ XI. — Scrofule (khranzir).

Le mot scrofules a été tiré de scropha, truie, à cause de la ressemblance qu'on a trouvée entre certains engorgemens qu'on observe assez souvent sur cet animal, et ceux qui se manifestent dans la diathèse strumeuse. Les Arabes ont saisi la même analogie, car ils appellent cette maladie khranzir, qui veut dire littéralement truie. Les larves qui se développent sur les plaies et qu'ils redoutent à un si haut degré, jouent, selon les tébibs, un grund rôle dans la génération des scrofules ; ce sont elles qui les reproduisent, soit après avoir pénétré dons la profondeur des chairs, soit par leur génération spontanée au sein des parenchymes et du tissu musculaire (1).

(1) Dans l'Hindoustan, les brahmes attribuent aux vers toutes les maladies de la peau. Sprengel, t. i, p. 80.

§ XI. — Migraine, céphalalgie (oudja-rass).

L'Arabe atteint de céphalalgie ou de migraine se fait scarifier le front
et le cuir chevelu, et, s'il n'a personne pour lui rendre ce service, il se
déchire lui-même, avec l'ongle, l'espace inter-sourcillier. Quelques tébibs ordonnent des applications froides, par exemple un mélange de café
en poudre et de vinaigre ; de sel et de vinaigre ; du jus de citron, etc.

§ XII. — Rhumatismes et douleurs anciennes.

Les bains maures, c'est-à-dire les étuves sèches et le massage, nous
ont paru fort utiles dans les cas de douleurs rhumatismales anciennes.
On sait que les Algériens, les femmes surtout, en font habituellement
usage et en abusent même souvent. Employés ainsi presque journellement, les bains maures améliorent certaines affections cutanées, tandis que d'autres dermathoses s'exaspèrent sous leur influence. La flaccidité des chairs et l'atonie sont aussi l'un des résultats de leur abus.

Les eaux thermales sont abondantes en Algérie, et les indigènes ap-
précient parfaitement leurs propriétés. Beaucoup de sources chaudes
et médicamenteuses sont le rendez-vous où affluent tous les incurables
des environs ; mais le plus souvent ce n'est pas dans les eaux mêmes que
les malades se plongent (1), ils se contentent de faire des ablutions et
de séjourner plus ou moins longtemps dans une pièce remplie de vapeurs
de la source thermale. Les indigènes utilisent aussi ces eaux comme
boisson ; ainsi M. Cabasse nous apprend que la deïra d'Abd-el-Kader
n'allait pas puiser dans la rivière Malouïa, mais dans les sources thermales ferrugineuses et salines qui coulent sur ses bords. Les tébibs recommandent les bains thermaux dans les rhumatismes anciens, les
vieilles blessures, les dermathoses invétérées, la débilité et les infiltrations suite de fièvres paludéennes et de dyssenterie, et l'ignorant indigène
n'attribue pas, du reste, l'efficacité de ces eaux aux principes salins
qu'elles contiennent, mais à l'intercession du marabout qui les a bé-
nies (2) et leur a donné son nom.

FIN.

(1) Cela arriva pourtant : nous avons vu des Arabes se baigner dans la source
d'Oued-el-Hammans.

(2) Félix Jacquot. *Lettres d'Afrique.* V. Lettre XI : Bains maures ; quelques
eaux thermales de l'Algérie, notamment Sidi-Dedeyop et Hammam-Meskoutin,
page 71

ERRATA.

Page 504, ligne 16, au lieu de : *principalement*, lisez : *pratique-ment*.

Page 515, ligne, au lieu de : *ici le tébib actuel n'a pas profité des travaux des arabistes ; il a hérité*, lisez : *si le tébib actuel n'a pas profité des travaux, il a hérité.*

Page 516, ligne 23, au lieu de : *ravages*, lisez : *rouages*.

Page 519, ligne, 28, au lieu de : *zaff et dlil*, lisez : *zaff-ed-dlil.*

Page 525, ligne 38, supprimez : *et le methnane.*

Page 528, ligne 29, au lieu de : *d'un médecin ou d'un malade*, lisez : *d'un blessé ou d'un malade.*

Page 529, ligne 16, au lieu de : *et à une autre recette*, lisez : *et à toute autre recette.*

Page 531, ligne 16, au lieu de : CHAPITRE III, lisez, ARTICLE II.

Page 546, ligne 1, au lieu de : *Deban*, lisez : *Deleau.*

Page 547, ligne 1, au lieu de : CHAPITRE IV, lisez : CHAPITRE III.

Typographie **Félix Malteste** et Ce, rue des Deux-Portes-St-Sauveur, 22.

LETTRES D'ITALIE.

XIII

§ I.

Le Romain au point de vue intellectuel, moral, ethnographique, physique
et médical.

A mon ami le docteur Rouis, à Blidah (Algérie).

Rome, 15 février 1851.

Nous sommes sur la tour du Capitole, en curieux, bien entendu, et non pas
en triomphateurs ; Rome est à nos pieds ; derrière nous, au sud, la cité des
Empereurs, amas de ruines vénérables, le Forum désert, silencieuse nécropole
où le souvenir évoque l'ombre des vieux Romains ; devant nous, au nord, la cité
des Papes, massif confus de maisons coupé en deux par le Corso qui, précisément en face de notre œil, aligne ses palais dont les arêtes fuyantes convergent
sur l'obélisque de la Piazza del Popolo. La masse sombre et carrée des palais
et des couvents, les flèches de quelques églises de l'époque romane, les dômes
hardis d'une foule de basiliques, surgissent des fouillis de maisons et donnent
une physionomie tout orientale à la cité. Saint-Pierre, le plus superbe monument du monde entier, plonge dans les profondeurs bleues du ciel son immense
coupole, prodigieuse comme le génie qui l'a conçue. La ville des vivants n'est
guère moins silencieuse que la ville des morts : calme, triste et solennelle, elle
n'exhale qu'un murmure vague ; on dirait le bruit religieux d'une prière. Le
désert, plus morne encore, l'entoure et l'étreint de ses bras arides ; de temps en
temps il franchit même les murailles et étend sa désolation sur de larges quartiers. La vie s'est concentrée au cœur de la ville ; en s'éloignant de ce point, les
habitants deviennent de plus en plus clair-semés ; aux palais succèdent les masures, à la richesse la pauvreté, à la santé la mort ; les cabanes disparaissent à

42

leur tour, l'œil n'aperçoit plus que des *vigna*, des terrains vagues, des décombres et des ruines...., et pourtant nous sommes encore dans Rome ! L'homme fort avait autrefois dompté la nature ; la nature chasse aujourd'hui l'homme abâtardi. Nous approchons des remparts ; le silence est profond ; n'étaient-ce les soldats qui gardent les portes et les douaniers qui veillent aux entrées, on pourrait se croire sur la voie des tombeaux à Pompéi.

Rome s'étale paisiblement comme au fond d'un nid, dans l'enceinte naturelle formée par les sept collines historiques ; un torrent boueux, *flavus Tiberis*, la traverse en décrivant un coude très-prononcé. Son premier horizon est formé par des hauteurs couronnées de pins-parasols dont la silhouette foncée, se découpant sur le ciel, donne un caractère tout spécial au paysage. Par-dessus la croupe des collines et au delà des déchiquetures des arbres verts, l'œil se perd sur la surface monotone du désert romain, inondé de cette lumière à la fois vive et voilée, splendide et douce, qui répand sur la nature un coloris et un charme où le vaporeux se mêle à la chaleur, le rêve et la mélancolie à la jouissance. Ces longues lignes rougeâtres, percées à jour et surmontées de franges vertes, ce sont les aqueducs brisés, abandonnant à la brise leur chevelure de clématites et d'arbustes. A l'ouest, le bleu de la mer tyrrhénienne se confond avec le bleu du ciel ; au sud, les montagnes d'Albano, jaspées de maisons blanches à moitié ensevelies sous les bosquets, s'arrondissent à l'ombre du sommet chauve du Monte Calvo et terminent l'horizon ; en allant vers l'orient, le panorama s'accidente de plus en plus : voilà la fraîche Tibur, chantée par Horace, les montagnes de la Sabine dont le pinceau du peintre suit avec amour chaque découpure, enfin le pic isolé du Soracte azuré par les reflets du ciel ou blanchi par les frimas de l'hiver.

Cet ensemble solennel et mélancolique nous a reporté involontairement aux scènes majestueuses du désert d'Angbad, que nous avons contemplées autrefois et dont les vastes horizons sont encore aujourd'hui sondés par votre œil rêveur. Peuplez de mon souvenir les déserts d'Afrique, comme je peuple du vôtre le désert de la ville éternelle !

La première chose qu'on cherche naturellement dans Rome, ce sont des Romains : je veux dire les fils de ces hommes prodigieux, forts par l'esprit et par le corps, dont l'activité n'avait pour limites que l'impossible, dont l'empire ne s'est arrêté qu'aux confins du monde connu. Cher ami, cherchons tout ce que vous voudrez, mais pas cela, de grâce.

En conscience, le plus simple coup d'œil sur l'histoire apprend que le type pur des anciens ne peut pas subsister aujourd'hui ; pourquoi donc s'obstiner à le chercher, et surtout pourquoi s'étonner quand on n'en trouve pas de trace ?

Toutes les hordes barbares du Nord se sont, comme d'un commun accord, ruées sur Rome ; maintes fois la ville a été pillée, saccagée, remplie de deuil et de sang ; un nouvel empire, aux mains de nouveaux maîtres, a succédé au vieil empire ; une partie des anciens Romains a péri, et ce qui a survécu a mêlé son sang au sang du Nord. La dépopulation est arrivée à un tel point, pendant le séjour des papes à Avignon, que la ville éternelle, d'après Cancellieri, n'a plus compté que 15,000 âmes, après en avoir nourri 400,000 (1) aux temps de sa splendeur passée. Comment ce faible noyau s'est-il enflé dans la succession des temps, de manière à atteindre le chiffre actuel de 160,000 habitants? Est-ce au moins cette race bâtarde, produit du Nord et du Midi, qui, par ses propres forces et sans emprunts à l'étranger, a prospéré et s'est accrue? Non, cette race mêlée s'est agrégée encore de nouveaux éléments hétérogènes. Pendant plusieurs siècles le nombre des décès a surpassé celui des naissances, et la cité éternelle ne serait plus aujourd'hui qu'un tombeau désert, si les étrangers n'étaient venus vivifier son sang appauvri par la misère et par la maladie, et si, plus tard, une longue suite de pontifes n'avaient consolidé ce bienfait en travaillant à faire naître le bien-être et à rétablir la salubrité. Nous avons esquissé, dans notre lettre IV, un tableau sinistre de cette Rome, *vorax hominum, où l'on n'entendait que gémissements, où l'on ne voyait que deuil, où l'on cherchait les hommes ayant atteint 40 ans, où la terreur déifiait la fièvre sous forme d'une madone ; de cette Rome enfin dont les habitants fuyaient l'atmosphère fiévreuse pour se réfugier dans les montagnes voisines.* On peut donc avancer que la race primitive a été détruite tout comme les monuments qu'elle avait élevés, et que, pour se représenter l'une et les autres, il faut que l'imagination bâtisse sur quelques pierres oubliées, et restaure de toutes pièces quelques fragments de ruines croulantes.

Une excursion dans l'ordre moral et politique nous permettrait d'établir que l'homme intellectuel a changé autant que l'homme physique; mais la démonstration nous forcerait à parcourir un terrain brûlant sur lequel nous ne voulons pas mettre le pied ; bon gré mal gré, il faut que vous acceptiez la conclusion sans me demander l'exposition ni les preuves.

Aussi bien, voici la plus agréable manière de détourner notre attention du monde politique. Examinons cette femme qui passe ; c'est une Transtévérine. Que ces rubans d'un rouge ardent posés en couronne sur sa superbe chevelure noire retenue par de longues épingles d'argent, que les couleurs ponceau, jaune vif et bleu hardi de ses vêtements chamarrés d'or, s'assortissent à merveille avec les tons chauds et fleuris de sa brillante carnation! Les traits sont réguliers, les chairs bien fournies, l'expression calme et paisible, la tête a un port majestueux. Le cou, un peu fort et un peu court, mais aux lignes pures et voluptueuses, unit la tête à des épaules charnues, larges, qui s'arrondissent avec tant de splendeur que la Transtévérine ne peut résister à la coquetterie

____

(1) Il est bien établi que l'enceinte de Rome n'a pas pu contenir plus de 400,000 habitants. Quand les auteurs parlent et quand nous parlons nous-même de millions (lettre IV), il faut entendre Rome et le pays romain, comprenant beaucoup de villes populeuses.

de se décolleter carrément sur le dos. La région dorsale est un peu bombée, mais ce n'est certes pas aux dépens du luxe de la face antérieure, à laquelle un dur corset donne une rigidité bien souvent menteuse (1).

Cher ami, je m'aperçois que nous ne pensons plus du tout à la politique. Mais ne nous enflammons pas si vite, car voici des correctifs. Les jambes sont courtes, mal faites ; cette femme est tout buste. Voilà du moins ce qu'on dit, car je n'en sais absolument rien par expérience. Certes, elle a un port de reine, une prestance de matrone romaine, une majesté de statue antique, mais il faut se contenter de l'admirer au repos ; car — pardonnez la crudité de l'expression — elle marche comme les oies, oiseau cher aux Romains, lourdement, gauchement, en se balançant à droite et à gauche, en se traînant comme fatiguée de son propre poids. Ce que je vous dis là est fort grave, mais de la plus exacte vérité. Ma comparaison, prosaïque et désenchanteresse, est proverbiale ; je ne l'ai pas inventée. Mais comme Rome est un endroit où il y a beaucoup de couteaux, je vais immédiatement donner leur petit paquet aux dames des autres pays ; les Romaines n'auront plus à être jalouses ; elles se trouveront dans le même sac avec les Anglaises, qui ne marchent pas, mais qui poussent comme des asperges, avec les Allemandes qui posent les pieds comme les grues, enfin avec les Françaises qui, quand elles marchent mal, chose rare, frétillent comme la bergeronnette, vulgairement hoche-queue, mot que je préfère au premier quoiqu'il soit moins pastoral.

Le comte de Tournon, Ed. Carrière et cent autres se plaignent de n'avoir pas rencontré une goutte de sang romain. Le type pur ne se trouve nulle part à Rome, mais on découvre quelques étalons peu croisés chez ces montagnards, que leur pauvreté et la difficulté des terrains ont abrités contre les excursions des barbares. Dans la classe élevée de la société romaine, les mélanges ont fait disparaître le type primitif, et l'oisiveté, jointe à la forme du gouvernement, ont entièrement dénaturé les caractères intellectuels. C'est seulement au Transtévère et dans le quartier des Monts, qu'on retrouve quelques traits du type ancien parmi les lignes d'un dessin d'origine plus récente.

Chez le Transtévérin, hybride des Romains et des hommes du Nord, l'homme qui se livre aux études ethnologiques est immédiatement frappé par ce fait capital : les caractères des deux races se sont moins fusionnés, combinés ensemble, qu'accolés de manière à conserver presque chacun leur individualité sur le même sujet. Ainsi l'on trouve, chez la Transtévérine, la peau blanche et ro-

----

(1) La Transtévérine et l'Albanaise (d'Albano) ont, à peu de chose près, le même type. Ici nous avons un peu habillé notre Transtévérine en Albanaise ; le pittoresque y a gagné, car le costume de cette dernière a beaucoup plus de style et de couleur orientale ; mais la vérité n'a point souffert, au fond, de ce changement de vêtements entre deux femmes de la même famille.

sée des femmes du Nord, avec une abondance luxuriante de cheveux noirs et de poils qui ne respectent pas même la lèvre supérieure des dames. Certes, à Montpellier, à Marseille, à Toulon, le type est plus méridional qu'au Transté-vère ; les formes sont moins rondes, moins engorgées, et le caractère dominant de la carnation est une teinte brune, mate, opaque qui n'est que l'exception dans le quartier romain que nous parcourons.

Nous compléterons ces études quand nous quitterons les généralités de la description, pour décrire les tempéraments. Nous devons, auparavant, dire quelques mots du Romain au point de vue moral.

Vous croyez au Romain plus de poésie qu'au Français par exemple, plus d'i-magination, de passions, de fécondité, de mobilité, de sentiment artistique. Eh bien! vous vous trompez sur presque tout cela. Vous ne lui supposez ni acti-vité, ni industrie, ni besoin de produire, ni propension à l'étude des sciences, ni esprit guerrier, et vous avez certes raison. Nous nous dispensons d'insister sur ces derniers points ; ce sont des axiomes.

La littérature de nos villes de second et même de troisième ordre est plus riche que celle de Rome d'aujourd'hui ; le théâtre s'alimente de traductions de Scribe, de nos vaudevillistes et de nos dramaturges. L'Italien ne connaît pas le comique, mais le burlesque ; il ne saisit point les finesses délicates et de bon goût, il lui faut des pasquinades ; il partage son temps entre l'enflure et le tri-vial. La musique, sa passion dominante, est obligée de couler toutes ses produc-tions dans ces deux moules : grand opéra, ou farces grossières qu'on appelle *opera buffa.* Notre opéra comique proprement dit, la romance, la chansonnette lui sont à peu près inconnus.

La langue italienne n'existe guère que dans les livres, en Toscane et un peu à Rome. On parle ici un dialecte, là un jargon. Bien peu d'hommes savent leur langue au point de pouvoir l'écrire correctement. L'activité intellectuelle des jeunes hommes se consume et se gaspille à faire de futiles sonnets pour la belle de leur pensée. On en fait généralement pendant cinq, six et sept ans, toujours pour la même beauté ; puis on se marie, et on fait une foule d'enfants entremêlés d'une foule de sonnets pour d'autres femmes.

Le pinceau tremble à Rome ; il n'en faut point parler. La sculpture a con-servé quelques dignes représentants : Tenerani et Tadolini, en première ligne. On aime beaucoup les tableaux : il faut être bien pauvre pour ne pas avoir quelques bonnes copies dans son salon ; les maisons princières possèdent pres-que toutes un musée ou une galerie, mais bien souvent ce ne sont que des es-pèces de meubles de famille, des objets d'apparat et de luxe qu'on conserve pour leur valeur pécuniaire, absolument comme ces vieux diamants qui passent de l'aïeule à la mère, de la mère à la fille. Les ordonnances empêchent d'ail-leurs la vente de ces tableaux à l'étranger.

Il n'en a pas toujours été ainsi : Rome et Florence ont été les capitales du monde pour les beaux arts, et ont attiré dans leur sein les grands maîtres de

tous les pays. Il reste aujourd'hui à Rome d'immenses richesses artistiques en-
fantées par un autre siècle, des souvenirs et des ruines, un ciel poétique et
inspirateur, et peut-être des facultés qui ne sont qu'endormies.

Le fond du caractère du Romain, c'est la nonchalance ; il s'y complaît
comme l'Arabe accroupi au seuil de sa tente se berce dans ses vagues rêveries. Il est triste, un peu morne ; si nous nous amusions comme lui, nous nous
ennuierions fort ; quand il jouit, c'est en dedans, pour lui seul ; il n'a point
cette gaieté expansive des Français, dont le propre est de se communiquer aux
autres, en propos enjoués, en fines plaisanteries, en critiques. Rien n'est monotone, pâle, comme la conversation des salons romains ; rien n'est ennuyeux
comme ces soirées, exposition de toilettes de plus ou moins bon goût, où l'on
pose, où l'on se regarde, où l'on ne rit jamais ; rien n'est prosaïque comme
l'intérieur de la plupart des familles.

Le Romain est pauvre. Nous employons ce mot dans la plus large acception.
Chaque peuple, fasciné par ce grand nom, ému par cette triste décrépitude,
sent les plus vives sympathies pour lui, et voudrait lui tendre une main secourable. Mais le Romain se croit riche, plus riche que tous les autres, et ne tend la
main à personne. La vanité perd Rome.

Le Romain est susceptible de se passionner ; il se relève alors, grandit, se
transfigure ; l'homme s'est fait héros ; mais la lueur brille et passe comme un
éclair ; il n'a ni suite d'idées, ni persévérance, ni opiniâtreté ; son activité ne
vit qu'un jour, puis elle s'épuise et meurt. Est-ce débilité radicale, impuissance
native, ou bien oppression et sommeil narcotique dû aux pavots sous lequel on
ensevelit le peuple ? La même question se représente toujours. Pour magnétiser,
il faut un magnétiseur, mais aussi un sujet qui y mette un peu plus de bonne
volonté ou qui lutte mollement. Notre opinion, formulée en deux mots, est
tombée de notre plume malgré nous.

Les Romains sont d'une taille élevée ; leur port est calme, digne, mais en
même temps un peu mou ; la fierté énergique de l'Espagnol est toute différente.
Les sculptures héroïques de Canova sont à la manière de Michel-Ange, ce que
les Italiens sont aux Espagnols. Canova s'est inspiré de ce qu'il avait sous les
yeux ; son genre s'est continué ; sa source est perpétuelle. Le genre de Michel-
Ange devait mourir avec son auteur ; sa source n'est pas dans le monde italien.
Les traits des Romains sont réguliers, nobles, un peu empâtés, paisibles, d'une
beauté immobile comme celle de la statue ; ils empruntent leur beauté à la
permanence de la forme et non pas à la variété mobile des expressions qui s'y
peignent et s'y succèdent. A Rome, surtout dans le peuple, les belles femmes,
les belles têtes abondent, mais l'expression de *joli minois* n'existe pas plus
dans la langue que dans la nature.

Le type romain ne doit pas être confondu avec le type grec ; il ne faut pas
chercher l'angle droit olympien, ni ce nez héroïque qui semble faire suite à un
large front, auquel il succède presque sans vallon intermédiaire. Le nez est gé-

néralement fort, saillant, anguleux, un peu épais. La bouche est longuement fendue, les lèvres charnues, les dents fort belles. Les yeux sont grands, très-beaux, de couleur foncée; leur expression a du charme, elle est plutôt douce, contemplative, rêveuse, voilée, que vive et passionnée. Les grands mouvements de l'âme les illuminent quelquefois d'un feu ardent et passager.

Les rachitiques ne sont pas rares à Rome, et nous avons observé une forte proportion de nains parmi la foule à taille élancée.

Vous parlerai-je de la femme romaine? Le sujet est appétissant. De peur de nous laisser trop aller, nous le restreindrons. La Romaine passe pour le type de la passion; mais la passion est un torrent qui, arrivé sur la pente de la montagne, précipite de plus en plus ses tourbillons, brise ou est brisé, et ne s'arrête que dans le calme de la plaine, c'est-à-dire dans la satiété de la possession. Or l'amour romain est précisément le contraire; son bouillonnement n'est que superficiel; on dirait que le fleuve va se précipiter impétueux, irrésistible; mais il s'arrête soudain, tout net et tout court, de l'air du monde le plus calme, le plus tranquille et certes le plus surprenant.

Les filles sont vraiment d'une chasteté romaine, mais c'est par calcul : elles spéculent sur le mariage. Une fois en puissance de mari, oh ! la scène change du tout au tout. Lisez plutôt les deux charmants volumes du président Des Brosses. On y voit des choses incroyables, entre autres cette bonne histoire arrivée chez la princesse Borghèse. La noble dame est malade et reçoit, non pas dans son lit, mais autour du lit. Un compagnon du président conte gaillardement ses amours avec une dame romaine; on se pince les lèvres à ses côtés, on rit en dessous : pourquoi? Le mari était assis dans la ruelle du lit de la princesse; il laisse achever l'histoire et la termine en ces termes, à peu près : « Ma femme n'est pas jolie, tant s'en faut; votre seigneurie fait trop d'honneur à ses faibles attraits et se montre trop indulgente pour mon choix. Tant de courtoisie m'enchante, et j'espère que votre seigneurie voudra bien dîner demain avec nous. » Et l'on dîna. Mon histoire est finie.

Quittons le grand monde, qui, du reste, nous nous plaisons à le dire, s'est beaucoup moralisé depuis l'époque du voyage du malicieux président; jetons un coup d'œil sur la classe qui a besoin de travailler pour vivre. Travailler est si dur dans la patrie du *far niente!* Comment faire? Madame travaillera, vous devinez de quelle manière; les seigneurs de Rome, les riches anglais, les princes russes seront les chalands. Tel est le marché honteux, dégoûtant, dégradant, qui se conclut trop souvent entre mari et femme. Le fait est connu, notoire, vulgaire, incontestable.

Jusqu'à quel point est-il permis et opportun de divulguer de pareilles mœurs? Mille pardons, je ne divulgue aucun secret; je conte ce qui est conté tous les jours, à chaque heure, à chaque moment, ce qu'on lit dans maint ouvrage, ce qu'on trouve à chaque instant sous ses pas. Les comédies représentent souvent de pareilles ordures non-seulement dans les petits théâtres populaires, mais aussi

sur les grandes scènes. Goldoni, le Molière de l'Italie, le miroir des mœurs intimes du monde, a quelquefois des peintures fort crues, par exemple, dans la
pièce intitulée *Il cavaliere e la dama* : il fait mouvoir sous vos yeux une foule
de Sigisbés, de maris trompés sciemment, de femmes qui n'ont pas même le
fard de la pudeur, mais qui affichent complaisamment leur honte. Qu'on me
passe le mot, c'est une véritable *chiennerie*, pis encore, car les maris échan-
gent leurs femmes, et les femmes vont à peu près jusqu'au rôle d'entremetteuses
de leurs maris!!!

Je n'ai donc rien dit de trop, rien de nouveau.

Nous avons vu jouer, dans un petit théâtre, une pièce peu morale, dans laquelle deux ménages font un chassez-croisez qui finit à la satisfaction générale. Le mari n' 1 s'aperçoit que sa femme a reçu 6 écus du mari n° 2, et le
mari n° 2 découvre que le mari n° 1 a gratifié sa moitié de la même somme. On
est quitte, et on se serre la main.

Le théâtre français est certes bien loin d'être moral aujourd'hui ; nous sommes
le premier à le déplorer. Si nous décrivons nous-même quelquefois certains faits
scabreux, c'est pour les flétrir, et parce que tout est profit et rien n'est danger
dans ces peintures, quand elles ne s'adressent plus au public en général, mais à
la classe restreinte et éclairée pour laquelle nous écrivons.

La tolérance française, au sujet des mœurs mises en scène sur le théâtre, ne
nous semble pas de saison dans un pays dont le monde chrétien attend des
exemples de vertu, de conduite, de morale et de religion. La scène a une grande
influence sur l'esprit et sur le cœur du peuple : par elle on moralise ou l'on
corrompt, par elle on falsifie ou l'on épure le goût. Ces vérités semblent encore
moins comprises à Rome qu'à Paris.

En regard de ces moyens généraux négligés, nous osons à peine signaler la
misère d'une mesure qui blesse aussi cruellement le goût et le sentiment des
arts, qu'elle sert petitement la morale. A Saint-Pierre, le voyageur s'arrête toujours au pied du tombeau des Stuarts, sur lequel Canova a sculpté, en bas-relief, deux génies penchés sur le flambeau de la vie, dont la flamme s'éteint
contre le sol. Ils sont si mélancoliques, si suaves, si aériens, leurs formes ont
tant de pureté, d'élégance, de grâce, leur pose tant d'abandon, de moelleux,
qu'on les couve, qu'on les caresse du regard, que l'œil suit tous leurs contours,
que la main palpe tous leurs reliefs. Mon Dieu ! qu'ils sont beaux ! Leur sublime
tristesse n'a rien de terrestre, mais reflète le ciel ; on rêve, on prie avec eux ;
avec leur pensée, la pensée de l'homme se berce dans les nuages vagues du
souvenir, des doux regrets, des pleurs paisibles, des aspirations divines. Eh
bien ! on leur a trouvé quelque chose de charnel, et une affreuse plaque de
bronze, badigeonnée de blanc, vient de dérober aux yeux une grande partie de
leur torse. Il n'y avait pourtant rien à cacher, par la raison qu'un ange, un génie, n'a point de sexe, et conséquemment rien à montrer.

Il y a longtemps que le chef-d'œuvre de Della Porta, statue de femme couchée sur le tombeau de Paul III, a été à moitié enseveli sous une draperie de bronze. Nous comprenons cette pudeur dans une église; il était moral et prudent d'enlever aux appétits charnels un stimulus des plus provoquants; mais nous n'acceptons pas la même raison pour les deux génies du tombeau des Stuarts, pas plus que sur celui que la barbarie menace aussi sur le tombeau de Clément XIII.

La feuille de vigne sur les statues est toujours un triste moyen. Le marbre et le bronze ne sont jamais que du marbre et du bronze; mais aux réceptions des cardinaux, on voit bien des choses en véritable chair : les dames y sont si décolletées que les prélats doivent être incessamment tentés par le fruit défendu. Il est vrai que ces réceptions se font en très-grande cérémonie; or, selon un proverbe de boudoir, *rien n'habille comme le nu.* Oh! alors ces dames sont certes très-habillées.

Les grandes et hideuses plaies que nous avons signalées plus haut réclament promptement un baume qui en adoucisse la laideur, s'il ne peut les cicatriser. Nous disions dans une de nos lettres que, pour diminuer le paupérisme et pour répandre l'aisance sur la classe si gênée qu'on appelle cependant à Rome la classe moyenne, il fallait faire succéder à la nonchalance, à l'apathie, au défaut d'aspiration à un état plus prospère, l'activité travailleuse, le besoin de produire, l'ardeur industrielle et commerciale. Or, comme dans les classes basse et moyenne l'immoralité naît le plus souvent de la misère ou de la gêne, il est clair qu'en luttant contre celles-ci, on battra deux ennemis à la fois. Mais, nous l'avons dit, cette grande résurrection morale d'un peuple, cette transfiguration intellectuelle, ne semblent point pouvoir émaner de lui, de son propre sein. L'étincelle du feu sacré s'est éteinte sous la cendre froide et oubliée; il faut que les lumières viennent d'ailleurs, et nous pensons qu'en dehors de toute considération de l'ordre politique, l'occupation française actuelle, quoiqu'elle ne soit pas dirigée dans ce but et ne déploie conséquemment pas les moyens propres à l'atteindre, aura pourtant d'utiles résultats, en communiquant à la paresse romaine un peu de notre activité et de notre industrie. Rome et l'Italie semblent désignés par la Providence comme un champ ouvert aux incursions des autres peuples, comme une terre qui aspire et appelle les occupations étrangères. Eh bien! oui, il y a quelque chose de providentiel dans cette désignation : l'Italie a eu longtemps besoin, et Rome a besoin encore de communier avec le reste de l'Europe, de même qu'il était autrefois nécessaire aux destins de l'humanité que l'orient et l'occident changeassent leurs lumières, leurs coutumes, leurs idées.

Ces études de mœurs nous conduisent naturellement à parler de la prostitution à Rome. Nous sommes décidément entré sur le terrain des sujets scabreux et délicats. L'auteur a besoin ici de se mettre à couvert. Nous avons autrefois, à propos de l'Algérie, abordé franchement la question. Quelques hommes fort respectables ont crié à l'immoralité (je dois dire que ces cris ont été très-

peu nombreux); d'autres, et c'est le plus grand nombre, ont pensé qu'un auteur avait bien le droit de dire la vérité à ce sujet comme sur tous les autres.
Leur désir de connaître, leur curiosité ont été satisfaits, et ils en ont su bon gré
à l'auteur. Il en est enfin, et dans ce nombre figurent des ecclésiastiques entourés de vénération pour leurs lumières et pour leur piété, qui ont aperçu
notre but et qui nous en ont loué. Ce but, le voici. Nous n'esquissons pas le
tableau du vice pour intéresser la curiosité et piquer l'attention, mais pour arriver à le flétrir et à chercher des remèdes au mal. Cet assentiment nous suffit,
et nous continuons, malgré la critique de ceux dont la pudeur timorée n'a su
ni pénétrer notre dessein ni s'élever à l'idée philosophique. Parent-Duchâtelet,
M. Pointe et beaucoup d'autres ont écrit sur les mêmes choses, dans le même
but. Nous ne prétendons pas ici comparer nos ébauches à leurs livres si bien
étudiés, si complets; nous voulons seulement nous couvrir du même manteau
qui les protége. Si nous contons des mœurs et des faits plus hideux, cela tient
tout simplement au terrain que nous explorons.

Puisque nous ne pouvons songer à écrire un traité, évitons les généralités,
et cherchons quelques-uns de ces faits caractéristiques qui peignent les mœurs
dans leur ensemble et dans leurs détails.

Un mot sur Naples d'abord. A Naples la prostitution est tolérée, et il existe
une certaine rue, nommée vulgairement Imbracciata, vaste lupanar où il se
passe les choses les plus étranges. Des personnes dignes de foi nous avaient
conté que les touristes ont l'habitude de traverser cette rue en voiture et de jeter
quelques tornési, quelques grains (1, à une nuée de filles qui se précipitent
dessus, puis, en guise de remercîment..... oserai-je le dire...., lèvent la toile du
théâtre jusqu'aux combles, en pleine rue, en plein jour. Je ne voulus pas croire
à ce récit que me firent à Rome un diplomate et un colonel, et quand je visitai
Naples où la police, le bon ordre, la surveillance ne laissent rien à désirer, j'y
crus moins encore. Je ne pensais point à tenter l'expérience, mais trois
de mes compagnons de voyage poussèrent jusqu'au bout. Voici le récit de l'un
d'eux :

« Le carrosse s'engage dans la fameuse rue. Un piquet de soldats veille en
permanence aux issues, prêt à rétablir la tranquillité à chaque instant troublée
dans ce repaire où chaque maison est une tanière de prostituées du plus bas
étage. Au bruit de la voiture, des groupes de femmes nous assaillent en poussant des cris. Le cocher jette quelques grains, et aussitôt....; le diplomate et le
colonel avaient bien raison; ils auraient pu ajouter que la toile se lève quelquefois gratis. Ce spectacle était dégoûtant; fouettez, dis-je au cocher, sortons
de cette maudite rue. Mais le sol est inégal, anfractueux, et le carrosse ne pouvait aller qu'au très-petit trot. Nos impressions n'échappèrent pas à la gent

---

(1) Un grain vaut un peu moins d'un sou ; le tornési est un demi-grain.

ignoble ; des voix rauques nous accablèrent d'injures ; ce fut la toile du fond du théâtre qui se leva, et les vociférations furent bientôt accompagnées des projectiles les plus insultants, côtes de melons, quartiers de citron, trognons de chou, etc. Nous eûmes hâte de sortir. L'aventure n'est pas brillante, mais elle est instructive. » Nous devons ajouter que le désordre est confiné dans cette seule rue ; partout ailleurs la décence est respectée.

A Rome, la prostitution n'est pas tolérée ; elle n'en existe pas moins, plus dangereuse et plus immorale ; elle s'exerce au sein de la famille, sous les yeux des parents, comme un métier avouable ; la mère vous introduit chez sa fille, la sœur chez sa sœur, et le plus jeune enfant vous éclaire dans l'escalier. Une fois qu'on a admis ce principe que la chasteté n'est qu'une convention, que tout organe peut légitimement fonctionner dès qu'il est adulte, que tous les moyens que la nature a mis à notre disposition doivent contribuer à nous faire vivre, dès qu'on a admis cela, il n'y a plus rien que de très-simple dans cette conduite. Le malheur est qu'on vienne quelquefois à admettre de tels principes.

Outre la *casa particolare*, il existe à Rome d'autres formes de la prostitution ; nous voulons parler des maisons de passe. Comme les maisons de prostitution proprement dites seraient vite connues de la police, et que, d'autre part, les simples rendez-vous ne peuvent pas suffire à tous les besoins, il s'est naturellement formé un genre de lupanar mixte, où les femmes ne couchent pas, mais viennent passer un certain nombre d'heures par jour, et quelquefois prendre leur repas. Ces sortes de maisons ne sont pas nombreuses ; nous ne pensons pas qu'aucune d'elles recèle plus de sept ou huit femmes. La majorité des femmes qui se prostituent pour de l'argent consiste dans les filles libres vivant chez elles, et dans les femmes mariées. On sait qu'en France c'est de ces femmes galantes, nous voulons parler des premières, qu'émane surtout l'intoxication syphilitique. C'est dire qu'à Rome il y a beaucoup de dangers. Chacune exerce clandestinement, silencieusement, sans être astreinte à aucune visite sanitaire. Le scandale, ou les sollicitations de quelque famille influente dont le fils donne dans des écarts avec un de ces êtres déchus, sont à peu près la seule cause d'arrestation.

Cet état de choses est déplorable au double point de vue de la morale et de la santé publiques. Le remède en serait dans la tolérance de la prostitution ; mais cela est impraticable, dit-on, au siège de la chrétienté ; il y a incompatibilité entre le caractère du gouvernement et l'acceptation d'une telle mesure. Des prélats avec lesquels je parlais de la grandeur du mal, pensaient qu'il serait peut-être possible de trouver un *mezzo-termine*, qui consisterait à délivrer des cartes aux femmes convaincues de prostitution, à les inscrire à la préfecture de police, et à les forcer à venir s'y soumettre à des visites régulières, sans permettre l'établissement d'aucune maison organisée. Mais, à notre avis, du moment qu'il y a inscription à la police et visites ordonnées, la prostitution est reconnue et tolérée ; s'opposer à l'établissement de maisons régulières, ce n'est que batailler contre une forme, après avoir accepté le principe. La saine morale nous semble donc faire au gouvernement romain une loi de tolérer franchement et complétement ce mal nécessaire qu'on appelle prostitution.

Comme annexe à la question de la prostitution, nous devons dire un mot de ce vice dont nous avons déjà signalé la fréquence en Algérie, et qui était monnaie courante chez les anciens Grecs et chez les anciens Romains. Les modernes habitants de Rome n'ont, heureusement, pas recueilli l'héritage complet de leurs pères. Le nombre considérable des célibataires par suite de vœux, et leur agglomération dans les couvents entretiennent cependant ce vice sur une plus large échelle qu'en France, mais il n'est pas passé dans les mœurs comme une chose naturelle et avouable ; on le cache, on en rougit, car la voix publique flétrit ces relations honteuses.

L'étude de l'esprit et du cœur, sans rentrer aussi étroitement dans le domaine médical que l'étude du corps, n'en est pas moins indispensable au médecin, fort heureusement pour nous, car s'il n'en était ainsi, on pourrait nous demander compte de l'épithète dont nous avons qualifié notre *Promenade médicale*. Le nombre des sciences accessoires ne se borne pas à la physique, à la chimie et à l'histoire naturelle. Ces raisons ne nous semblent pas mauvaises, mais, ce qui vaut mieux encore, nous allons entrer à pleines voiles dans l'hygiène et la médecine proprement dite.

Le tempérament du Romain, dit-on, tient le milieu entre le sanguin et le nerveux. Cet énoncé ne saurait nous satisfaire. L'élément sanguin qui entre dans leur constitution n'est pas franc ; ce caractère douteux se manifeste dans l'état de santé comme dans l'état de maladie. La circulation n'est pas assez active, le sang pas assez riche, la réaction pas assez aiguë pour que les inflammations affectent cette marche décidée, cette physionomie nette et typique, cette rapidité dans leur cours, cette franchise dans leurs terminaisons, qu'on observe chez les peuples plus septentrionaux. Les éléments nerveux, bilieux et lymphatiques interviennent à peu près toujours, et se combinent différemment. Le climat, à son tour, vient mitiger le génie phlegmasique.

On pourrait presque ranger tous les Romains dans deux grandes classes dont voici le dessin en quelques traits.

Premier type : réunion de la blancheur rosée des chairs avec l'abondance d'un système pileux d'un noir franc, doux, soyeux, souple. La Transtévérine que nous avons vue passer se range dans cette catégorie, qui est la plus nombreuse de beaucoup. Cette classe est exposée à l'obésité ; les femmes deviennent souvent énormes. Le sang est plutôt abondant que riche en globules. Le caractère moral est bien plus souvent frappé au coin de cette paresse, de ce manque d'initiative qui appartiennent à l'homme lymphatique, que de l'activité, de la gaieté, des sentiments communicatifs, expansifs, qui sont l'apanage ordinaire de l'homme sanguin. Les inflammations sont plutôt membraneuses que parenchymateuses ; les éléments catarrhe, rhumatisme, sub-irritation hypersécrétante, se mêlent à la phlegmasie. Ce tempérament est donc lymphatico-sanguin.

Second type. Il est constitué par les éléments bilieux et nerveux. Voici ses principaux caractères : taille élancée, pas de tendance à l'obésité, traits prononcés, saillants, carnation mate, brunâtre, jaunâtre, absence d'incarnat, activité du système bilieux, mobilité nerveuse, système pileux abondant, noir, rude, viscosité du sang, imminence des embarras dans la circulation et des obstructions viscérales.

Tous les médecins, indigènes ou étrangers, qui ont écrit sur Rome, s'accordent à signaler la mobilité nerveuse comme imprimant un caractère tout spécial à la pathologie du pays. M. le professeur de Matthœis (RATIO INSTITUTI CLINICI ROMANI, etc.) pense que ces nombreux maux de nerfs de toute espèce, qu'on englobe sous le nom générique de *tirature*, depuis la simple mobilité nerveuse jusqu'à l'hystérie la plus furieuse, n'ont paru à Rome qu'au dix-huitième siècle. La question est importante, mais nous ne saurions guère l'enrichir de nouveaux documents. Ce seraient surtout les odeurs qui auraient le privilége de mettre en émoi les nerfs des Romains et des Romaines d'aujourd'hui. Autrefois les robustes enfants de Romulus ne redoutaient pas ainsi les odeurs fragrantes ; ils corrigeaient les mauvaises qualités de l'air en brûlant des parfums, des résines avec des fleurs. Galien condamne pourtant les senteurs trop pénétrantes en disant : « Validos odores cerebrum nervosque ledere. » (DE INSTRUM. ODOR., cap. V.) Ramazzini, qui n'est pas encore bien loin de nous, parle de l'action des odeurs sur les femmes hystériques : « Quanta sit odorum vis, satis norunt mulieres histericis passionibus obnoxiæ. » (DE MORB. ARTIF., cap. XXXVIII *et passim*). Mais il y a loin de ces principes, vrais chez toutes les nations, au tableau qu'on nous trace aujourd'hui des dames romaines. Les femmes aux larges épaules, à la splendide poitrine, au torse luxuriant, et qui certes n'ont rien de la petite maitresse, et ressembleraient plutôt au boabab qu'à la sensitive, se pâmeraient à l'odeur d'une rose, suffoqueraient en sentant un jasmin, et un flacon d'eau de Cologne ferait vibrer convulsivement tous leurs nerfs comme les cordes d'une guitare. Ce serait de bien mauvais goût, quand on n'a pas le physique de l'emploi.

« Lorsque, dit M. Bérard (DE L'HYGIÈNE A ROME, p. 69, les devoirs de ma profession m'appelèrent pour la première fois auprès des nouvelles accouchées, je m'étonnai fort de leur trouver les narines bouchées par deux gros tampons de feuilles vertes de matricaire. J'appris que le danger de respirer quelque odeur malfaisante exigeait impérieusement qu'elles prissent cette singulière mesure. Depuis lors (M. Bérard est à Rome depuis quinze ans), j'ai pu constater moi-même l'action délétère des parfums, même les plus suaves, sur le système nerveux des Romaines, et je puis affirmer que, dans les précautions minutieuses, je dirai presque ridicules, qu'elles prenaient pour les éviter, rien n'est exagéré. » Soit, quoique cependant tout cela ne nous paraisse vrai qu'à moitié ; mais comment M. Bérard a-t-il eu assez peu de courtoisie pour insinuer, quelques lignes plus bas, que telles personnes délicates et nerveuses que l'œillet et la rose effrayent, font leurs délices des odeurs *les plus repoussantes* comme les *effluences fétides* qui s'exhalent dans les angles malpropres et solitaires des rues et des palais?

On a certes calomnié les Romaines; les relations que nous avons eues avec la société, soit comme médecin, soit comme homme du monde, ne nous ont pas dévoilé chez elles notablement plus de mobilité nerveuse que chez les Parisiennes, et il nous a semblé — ce que nous ajoutons encore à leur louange — que la feinte court moins les boudoirs de Rome que ceux de Paris. La seule chose qui nous a frappé au point de vue des affections nerveuses, c'est la violence excessive, vraiment exceptionnelle de certaines attaques d'hystérie. Nous y avons retrouvé ce cortége effrayant de désordres nerveux, de convulsions toniques et cloniques, de furieuse agitation, de perversion affective et psychique, dont on rencontre le tableau dans quelques auteurs. Notre clientèle romaine est trop peu étendue pour que nous puissions estimer la fréquence relative de ces attaques violentes comparées aux maux de nerfs plus calmes et plus vagues.

§ II.

Immondezzaj.—Entretien de la propreté.—Pavage. — Les eaux et leur aménagement; terreur des Romains pour les bains. — Visite curieuse et critique à un prince dans ses palais; leur construction et leur architecture au point de vue médical; mœurs intimes. — Alimentation, sobriété, repas, scènes de mœurs, substances alimentaires, vins. — Chauffage; *braciere* et *scaldino*. Eclairage; les madones. — Décès, inhumations, ossuaires, églises et cimetières.

A M. le **Docteur** Théophile **Mayer**, médecin du corps d'occupation.

Depuis une bonne heure nous parcourons les rues de Rome, devisant beaucoup, critiquant pas mal, louant peu, nous occupant longuement des Romains, presque pas de leur ville. Il est temps de varier notre sujet. Affectionné maître, prenez mon bras; je change de compagnon de voyage; nous allons courir ensemble, vous m'aiderez de votre jugement, vous soutiendrez par la sûreté de votre esprit, mes aperçus quelquefois un peu vagues, à cause de leur rapidité.

On assure que les Romains sont ennemis acharnés des odeurs; ils doivent alors se trouver fort mal à l'aise dans leur ville qui, Stendal l'a dit avant nous, pue partout et horriblement le chou. Encore s'il s'agissait de nos bons gras choux bien pommés et bien blancs; mais, loin de là, le Romain a une incompréhensible prédilection pour un légume nommé brocoli, qui tient du chou-fleur, avec cette différence que la tête blanche et charnue est remplacée par un avorton rougeâtre, de sorte que les longues feuilles vertes et les tiges rameuses constituent presque tout ce qu'on peut manger. Le brocoli est le vainqueur du macaroni. A l'angle des rues, des marchandes en plein vent font bouillir toute la journée du brocoli, que les commères du voisinage viennent acheter et emportent tout fumant dans leur assiette. L'odeur qui s'exhale de ces cuisines du pauvre ressemble à celle des eaux ménagères qui charrient du chou-fleur pourri. C'est peu faire son éloge.

Les sources odorantes ne se bornent pas là à Rome. A chaque instant, nous lisons le mot *immondezzaio* écrit en grosses lettres sur les murs. Immondezzaio veut dire fumier public, dépôt d'ordures autorisé par la police. C'est là que les servantes du quartier viennent jeter tous les résidus, les débris de leur cuisine, les vieilles hardes, les chiens et les chats crevés, les balayures, etc. Si, comme dans nos villes de France, un service régulier et matinal faisait table rase avant l'heure où la population se répand dans les rues, nous n'aurions qu'à louer l'établissement des immondezzaj ; mais les choses ne se passent pas de la sorte : les balayeurs qui doivent vider les immondezzaj avant le lever du soleil, en oublient toujours un grand nombre dans les endroits peu fréquentés, et les cloaques qu'ils ont débarrassés s'encombrent immédiatement de nouvelles déjections. Quelques-uns de ces fumiers publics ne se désemplissent pas d'ordures pendant plusieurs jours. Dans les rues commerçantes et populeuses, où les marchands ont un intérêt tout particulier à entretenir la propreté aux abords de leur boutique, ils viennent en aide aux balayeurs publics, et les résultats de cette entente sont des plus satisfaisants ; c'est ainsi que dans le Corso, dans la via Condotti et dans quelques autres, l'œil ne découvre rien qui le choque. Chaque propriétaire n'est pas tenu à faire balayer devant chez lui ; cet office échoit à des gens salariés par la ville. Dans les rues principales, cette besogne est régulièrement faite, mais l'apparition des balayeurs publics est rare dans les ruelles transversales peu fréquentées et non commerçantes ; et, d'autre part, le peuple, qui n'a pas l'instinct, le besoin de la propreté, ne supplée point spontanément à cet oubli. C'est ainsi que les rues montueuses qui se courbent sur la pente orientale du Capitole sont de véritables immondezzaj permanents ; la voie publique est jonchée de paille, de débris, de fumier, véritable litière grasse et épaisse, sans cesse remuée par le pied des bestiaux et des passants, mais négligées plusieurs jours de suite par la pelle et le balai.

Au moment où nous écrivons ces lignes (14 mars 1851), on affiche sur les murs un règlement de police qui rappelle les anciennes prescriptions et en formule de nouvelles. Le nombre des immondezzaj est fixé à 135, et la place de chacun d'eux soigneusement indiquée. C'est une bonne mesure, car le public, pour sa commodité, en avait créé infiniment davantage. Les heures auxquelles on peut jeter les ordures et la nature de celles qu'on doit porter soit au Tibre, soit sur les immondezzaj, se trouvent également déterminées par ce règlement. Enfin des amendes atteindront ceux qui jetteront n'importe quel résidu par les fenêtres, la nuit ou le jour. Tout cela est fort sage, et il est à désirer que ce règlement ne grossisse pas le nombre de ces institutions si satisfaisantes sur le papier, mais si rarement mises en pratique.

Les ruines vénérables qui attirent l'étranger à Rome sont à chaque instant profanées par les immondices. Ainsi le voyageur qui visite les arcades grandioses du temple de la Paix, doit se garder d'aller curieusement toucher de l'œil et de la main les vieux débris, les fragments de marbre, les frises et les chapiteaux tombés des voûtes et accumulés sur le sol, car ils heurteront un homme accroupi ou quelque chose de pire encore.

Il n'y a, dans les longues rues de Rome, aucun de ces petits réduits où l'homme peut décemment s'exonérer. Il s'ensuit que les allées sont presque toutes, comme à Lyon, de véritables *vespasiennes*. On a crié au scandale quand on a vu les Français profiter d'un angle rentrant, d'un enfoncement quelconque dans les murs de la voie publique, pour relâcher leur sphincter vésical sollicité par la plénitude du réservoir. Mais dans les allées tout semble permis, à telle enseigne qu'on y froisse quelquefois, le soir, des couples qui auraient bien besoin de solitude et de mystère. Sauver l'apparence, quel que soit le fond, serait-il réputé suffisamment moral à Rome? Y craindrait-on plus le scandale que le vice lui-même?

Il s'en faut de beaucoup que toutes les maisons possèdent des lieux d'aisances. Le vase de nuit comble cette lacune. Les Italiens ont un tel amour pour ce meuble qu'ils s'en servent même quand il y a des fosses dans la maison. Ce détail intime devait être noté, car nous allons retrouver sur les immondezzaj ou recevoir sur notre tête ces résidus fétides. Il existe, dans la via Frattina, un établissement de cabinets inodores, à l'instar de ceux de Toulon, mais ils ne sont guère fréquentés que par les étrangers. Le Romain est généralement méthodique : un mur solitaire, les abords d'un vieux palais le voient chaque jour à la même heure accomplir le même fait.

La ville dépense une somme énorme pour ce que nous n'aurons pas l'indulgence d'appeler l'entretien de la propreté. En France, on afferme les boues et immondices, et c'est un produit net pour la municipalité. Il ne peut pas en être ainsi à Rome, parce que, dans sa banlieue, trop peu de terres cultivées réclament des engrais. Aussi les ordures sont-elles jetées dans le Tibre, dont elles contribuent à rendre les eaux sales et limoneuses. On nous a assuré que, par certains jours de sécheresse et de retrait du torrent, des îlots de fumier pointent à travers la nappe amincie.

Les rues de Rome sont pavées de cubes de pierre beaucoup moins volumineux que ceux dont on se sert à Paris. Ces pierres sont très-solides, mais fort glissantes ; à chaque instant, dans le Corso, un cheval s'abat, un cavalier tombe. Le Corso, artère principale de Rome, est certainement un modèle pour la régularité du pavage et l'aménagement des eaux. Le dos d'âne est très-prononcé, et les eaux pluviales sont immédiatement englouties par les nombreuses bouches d'égout qui s'ouvrent sous les deux trottoirs. Malheureusement le Corso n'est qu'une exception : dans beaucoup d'autres rues, même fréquentées, comme la via Babuino, le pavé est inégal, les pentes mal dirigées ou à peine prononcées, et un ruisseau large, non encaissé, à renflements produits par les anfractuosités, parcourt le milieu de la voie publique. Ceux qui ont connu la rue Vivienne à Paris, les rues de la Harpe ou Saint-Jacques, quand un cloaque boueux coulait au milieu, savent tous les inconvénients qui résultent de cette disposition.

Par les pluies diluviennes d'automne et d'hiver, de pareilles rues se parsèment à chaque pas de lacs et de torrents infranchissables. Courir Rome par la pluie est chose dangereuse; non-seulement on se mouille les pieds, mais on est inondé par les gouttières. Il est assez rare que des conduits bordent les toits pour en recueillir les eaux; une longue nappe tombe en cascade sur le pavé; ou bien, quand ces conduits existent, des gargouilles vomissent des torrents presque jusqu'au milieu de la rue.

La boue n'est pas aussi épaisse à Rome qu'à Paris; il est beaucoup moins nécessaire de la ramasser et de l'enlever. Le semblant de balayage qu'on essaye après les pluies est pourtant loin d'être suffisant. La besogne est confiée à ces espèces d'ateliers nationaux dont nous avons déjà parlé (lettre IX), et qui, selon notre expression, sont censés travailler. Cette expression demeure toujours juste, mais nous sommes obligé, après avoir vu de plus près, d'avouer qu'elle est un peu dure. Ces pauvres gens sont des estropiés, des vieillards, des infirmes; ils font ce qu'ils peuvent, et bénissent la main charitable qui leur donne le pain de l'invalide.

Les desiderata de la police sanitaire de la ville disparaissent de jour en jour, grâce à l'organisation de la municipalité par le souverain pontife actuel. Aujourd'hui il existe une *congrégation sanitaire* qui veille, pour les États de l'Église en général, à tout ce qui est de son ressort, aux grandes mesures d'hygiène publique, par exemple, aux quarantaines. En outre, chaque ville a son conseil de salubrité dont les attributions sont circonscrites par les murs de la cité. A Rome, les médecins se trouvent représentés par quatre membres. L'introduction de l'élément médical est toujours un indice de progrès; c'est Pie IX qui a inauguré cette ère.

Le conseil de salubrité de Rome aura beaucoup à faire sous le rapport de l'entretien de la propreté et de l'aménagement des eaux. Ainsi les vices de nivellement, que nous avons signalés dans les étroites limites des rues, existent sur de plus vastes emplacements. Ed. Carrière dit avoir vu une stagnation aqueuse, née d'une averse, persister quelques semaines, au pied du temple de Vesta. Dans l'automne de 1850, des pluies diluviennes et le débordement du Tibre ont semé les terrains vagues, les rues, les places, de flaques nombreuses et étendues. Le Panthéon était envahi; l'eau pénétrait dans le sanctuaire. Ce sont surtout les égouts qui, parcourus par l'eau en sens opposé à celui de leur destination, vomissent dans les endroits déclives les flots du fleuve trop rempli. Le Tibre est pour Rome une grande cause d'insalubrité; ses eaux gonflées franchissent fréquemment la berge, s'épanchent sur la ville et sur la campagne et saturent jusque dans leur profondeur les terres meubles et détrempées. Ses crues montent quelquefois à un niveau fort élevé. Les eaux limoneuses, chargées de mille débris, abandonnent un dépôt gras, aussi favorable à l'engrais de la terre que préjudiciable à la santé.

Quelques papes ont rêvé des travaux considérables, ayant pour but de garantir Rome des visites des eaux jaunes du fleuve. Ils n'ont pas été exécutés ; on a bâti des églises ; il y en a à Rome plus que de jours dans l'année Cependant le Tibre demeure sans digues d'encaissement ; son cours est envahi par des pâtés de maisons dont il baigne les pieds, et par des débris de ponts rompus qui retiennent les eaux. Un large quai planté d'arbres serait aussi utile à la salubrité qu'à l'embellissement d'une ville dont la promenade à la mode, le Pincio, n'est, à tout bien prendre, qu'une terrasse sèche et poudreuse, malgré son aspect monumental et son admirable vue.

L'aménagement des eaux doit être l'objet de la plus vive sollicitude dans les pays à fièvres endémo-épidémiques. On n'oubliera pas que l'humidité est une des conditions indispensables à l'élaboration palustre, et qu'avec la précaution de ne permettre aux eaux de séjourner que sur les points où elles seront consommées utilement, sans stagnation, sans croupissement au contact des matières organiques, on évitera beaucoup de pyrexies à quinquina. Les anciens Romains étaient profondément pénétrés de cette vérité : des fleuves suspendus sur des arcades hardies alimentaient, dans la ville, mille viviers, bassins, fontaines, thermes, etc. Mais pas une goutte ne sourdait de ces réservoirs ni de ces conduits, pour s'épancher au hasard ; tout retournait au Tibre, sans avoir quitté un instant le marbre, le bronze et la pierre. Nous reviendrons plus tard sur la haute sagesse des règlements de police relativement aux eaux. Nous n'avons abordé ce sujet ici que pour regretter que les modernes n'aient point hérité de leurs pères sous ce point de vue.

Aucune ville n'est favorisée comme Rome, sous le rapport de l'abondance et de la qualité des eaux. La vieille Rome, peuplée de 400,000 habitants, recevait plus d'un million de mètres cubes d'eau par vingt-quatre heures ; la cité moderne, qui compte 160,000 âmes, reçoit 180,000 mètres cubes d'eau dans le même espace de temps ; proportionnellement au nombre de ses habitants, elle est donc beaucoup moins largement abreuvée, mais sa richesse est considérable, si on la compare à celle de la plupart de nos grandes villes de France. Il faut ajouter que la position de Rome, sur des collines et dans des vallées, permet de faire jaillir successivement en plusieurs endroits les mêmes eaux, de sorte que celles-ci paraissent plus abondantes encore qu'elles ne le sont en réalité. Rome possède les fontaines les plus architecturales et les plus abondamment pourvues qui existent au monde. L'admirable fontaine de Trévi et la cascade des jardins du Vatican sont assez belles pour que le voyageur n'hésitât pas à aller les admirer au fond des montagnes, si la nature eût jeté dans quelque ravin sauvage leurs rochers et leurs larges nappes. Les deux grands jets de la

place Saint-Pierre, les fontaines de Moïse, la fontaine Pauline, etc., figureraient
avec honneur sur la place de la Concorde, à Paris. Nous n'avons jamais compris les dépenses inouïes que l'on a faites, à Versailles, par exemple, pour le
spectacle passager d'eaux qui jouent trois ou quatre fois l'an. Il y a également
de la misère dans nos fontaines de la place de la Concorde, du Palais-Natio-
nal, etc., qui ne sont qu'un squelette sec pendant une partie de la journée.
Paris, grâce à la Seine qui le traverse, devrait posséder, comme Rome, des
bouches et des cascades vomissant tout le jour des torrents ou élançant vers
le ciel leurs gerbes puissantes. Il existe encore cette différence entre Paris et
Rome, au point de vue des eaux, que, dans cette dernière ville, elles sont à peu
près toutes potables sans filtration antérieure ; quelques-unes même présentent
cette pureté remarquable et cette saveur fraîche et piquante, qui caractérisent
les sources dans les montagnes.

Non-seulement les fontaines abondent sur la voie publique, mais aussi dans
les habitations particulières. Tous les palais, toutes les maisons grandes et
moyennes, recèlent dans leur cour une fontaine ou un jet d'eau. Dans les appartements d'été des palais, la paresse italienne s'endort au murmure des eaux
qui bruissent dans les bassins de marbre. Les jardins ont aussi leurs eaux
vives.

Les Romains modernes, en faisant arriver de telles masses d'eau dans leur
ville, semblent n'avoir voulu imiter que le luxe des anciens, sans songer que ce
luxe répondait à de véritables besoins et avait pour raison d'être la satisfaction
de ceux-ci. Pour les robustes descendants de Romulus, le bain était à la fois
une passion et une nécessité, et la ville contenait plus de 50 thermes, dont
quelques-uns pouvaient recevoir 1,800 baigneurs à la fois et couvraient des espaces qui eussent suffi à une cité ; aujourd'hui on cherche, à Rome et à Naples,
quelques maigres établissements dont les rares baignoires ne s'emplissent guère
que pour les étrangers. Les riches familles seules possèdent quelquefois une
salle de bain dans leur palais, mais elle ne leur sert qu'à certaine époque de
l'année. Les grands, la classe moyenne et la populace manifestent pour l'eau
une terreur des plus ridicules. .

Un diplomate napolitain de mes amis, homme des plus éclairés, avait besoin
de bains tièdes ; je lui en prescrivis l'usage. Il ne voulut jamais y consentir ;
nous étions au printemps, et la coutume veut qu'on ne se baigne qu'en été. Il
est vrai que, pendant les mois chauds, ce cher ami se rattrape, car il prend
alors un bain chaque jour. Mais, hors l'époque sacramentelle, un bain serait
une extrême imprudence à ses yeux. — Une petite comtesse romaine avec laquelle je m'entretenais des usages français relativement aux bains, me répondit résolument : Vos Françaises sont donc bien sales, puisqu'elles se lavent si
souvent. Si je n'étais pas discret !.... Mais je le suis. — Dernièrement j'ai vu à
mes pieds une famille entière, la mère, vieille marquise du temps passé, deux
marquisettes fort jolies, ses filles, et une bonne fort égrillarde. Le spectacle

m'eût fait pleurer s'il ne m'eût fait rire. On me demandait grâce pour une dame française qui habitait le même palais et que la noble famille avait prise fort en affection. La dame était dans une position intéressante et présentait des accidents contre lesquels j'avais cru devoir prescrire des bains tièdes. La vieille marquise prétendait que j'allais tuer son amie, et le médecin de la famille partageait la même terreur. Je ne fis pas comme Coriolan ; je tins bon. Les bains pacifièrent l'économie perturbée de la dame française. Croyez-vous qu'on se rendit à l'évidence ? Loin de là ; on alluma un bout de cire devant l'image de la madone, en la remerciant d'avoir sauvé la malade malgré le médecin.

Quelque temps après cette scène, un assez haut personnage, parent de la famille, succombait à une fièvre pernicieuse, pour laquelle on avait appliqué la méthode universelle usitée à Rome contre toutes les maladies : saigner et purger. Je n'en continue pas moins à être un imbécile, et le médecin de la maison un grand homme. Tels sont les préjugés à Rome.

Je ne puis terminer le chapitre consacré aux eaux, sans parler d'une très-ingénieuse manière de se passer de porteurs. Ce petit mécanisme très-ingénieux frappe tous les étrangers ; voici ce en quoi il consiste. De chaque étage, y compris le cinquième, part un long conducteur en fer qui va se fixer à une tringle de même nature, tendue horizontalement sur le puits ou sur la fontaine de la cour. Une corde, passant sur une poulie fixée en haut de la fenêtre, et terminée par un seau, suit la direction du conducteur à l'aide d'un moufle dont une poulie s'appuie sur cette corde, l'autre sur le conducteur de fer. Arrivé à la tringle horizontale, le moufle reste, le seau continue à descendre et se remplit d'eau. En remontant, le moufle refait son office jusqu'à ce que la ménagère, à tours de bras, ait fait parvenir le seau jusqu'à elle.

Il est midi et demi. C'est au milieu du jour et le soir que se font les visites. Voulez-vous que je vous présente au prince ***, au duc *** ? Choisissez. Il y a à Rome presque autant de familles princières qu'il y a eu de papes, puisque les neveux du pape étaient princes de droit. Oh ! c'était alors le bon temps ! On vit, par exemple, un simple capucin nommé Barberini arriver à la thiare et laisser à sa famille en mourant vingt-deux beaux et bons millions. Tous ces magnifiques palais, dont quelques-uns sont plus grands que le Luxembourg, ont été construits par les neveux des papes. Quel bon état c'était que d'être neveu d'un pape ! Aujourd'hui ce temps n'est plus. Avec Pie VII cessent les scandales du népotisme ; la famille de Pie IX reste aujourd'hui ce qu'elle était avant le pontificat du cardinal Mastaï Ferretti.

Les nouvelles fortunes se font dans le commerce et se continuent en se consolidant, par la banque et par le fermage des objets de consommation générale dont le gouvernement se réserve le monopole. Les T. et les G. sont fils de tout petits marchands ; le premier, quoique prince et grand dignitaire d'une foule d'ordres, continue à vendre de l'argent ; le second, quoique sa famille soit duchesse et baronne, visite encore ses fours à pain et a l'œil sur ses farines. La recette pour devenir prince, duc, marquis, comte, baron, est assez coûteuse à Rome, mais simple et facile du reste. Amassez une fortune bien ronde, en Hollande ou en Angleterre, dans les morues ou les denrées coloniales, arrivez à Rome, informez-vous par les petites affiches d'une principauté à vendre—il s'en trouve toujours — achetez le fief, et faites-vous autoriser par le gouvernement pontifical à en porter le titre : vous voilà prince.

Je ne vous parle ni des marquis ni des comtes ; cette denrée répond à peine à notre bonne bourgeoisie. Cela est si vrai que de deux officiers français, ni riches ni nobles, qui ont fait leur conjungo à Rome, l'un, appartenant à un corps peu aristocratique, a pris une marquise ; l'autre, sorti du cadre des sous-officiers depuis quelques mois seulement, a épousé une duchesse. En France, un officier sans fortune ne trouve guère qu'une mince bourgeoise dont la dot, fixée **au** minimum de 24,000 francs par les ordonnances ministérielles, n'a trop souvent d'existence que sur le papier. A Rome, il faut bien monter à la marquise pour trouver quelque chose d'un peu propre, et les princes romains qui, eux, veulent quelque chose de plus que propre, sont obligés d'aller pêcher des princesses en France, en Angleterre, en Belgique, etc. La communion du Nord et du Midi continue toujours, avec cette différence qu'au moyen âge le Nord barbare venait s'imposer à Rome civilisée, tandis qu'aujourd'hui c'est Rome qui fait des emprunts volontaires au Nord plus civilisé qu'elle.

Le pape mort, la famille commence à décliner, le palais reste inachevé. Au bout de quelques générations, messieurs les princes ne sont souvent plus que de pauvres diables habitant de très-grandes maisons, et se serrant le ventre devant des tableaux de 30,000 fr. J'en sais qui louent en garni une partie de leur palais, d'autres qui arrachent aux pauvres artistes 22 scudi comme droit d'entrée et de copie dans leur musée ; mais la plupart restent fiers, en se serrant de plus en plus le ventre. Il y a très-peu de princes romains qui soient gras ; ceux qui le sont, le sont beaucoup trop ; tout ou rien.

Voyez cette masse imposante ; c'est leur palais. Il est composé de deux, trois ou quatre façades ; chaque façade compte trois ou quatre étages et chaque étage aligne de quinze à vingt fenêtres. L'Italien pense qu'un palais doit dominer superbement les maisons voisines, et, comme signe de noblesse, il surmonte encore l'édifice altier d'une sorte de donjon féodal. Cette construction est bien éloignée de nos usages ; un hôtel à Paris ne doit avoir que deux étages au plus. Mais nos hôtels de Paris sont maigre chose, comme masse et comme étendue, en comparaison des palais de Rome. Les palazzi, malgré la multiplicité des fenêtres et des étages, n'ont pas le moins du monde l'air de fabriques ni de grandes casernes ; leur façade en pierres de taille brunies par le temps est pleine de style, imposante, noble, grandiose et sévère. Les fenêtres, vastes et espacées, se couronnent de grands reliefs bien saillants, et la corniche du palais est presque toujours un morceau d'art fort remarquable.

La plupart des palazzi, comme ceux qui portent les noms de Chigi, Altieri,

Braschi, Farnèse, la Chancellerie, etc., etc., sont constitués par une cour intérieure entourée de quatre corps de logis. C'est la construction florentine. Le palais du quai d'Orsay, le Luxembourg, le Louvre, peuvent en donner une assez juste idée. Ce mode présente, au point de vue hygiénique, un vice qu'on ne retrouve pas dans nos hôtels à trois corps de logis seulement ; il faut un immense carré de maçonnerie pour que la cour creusée dans son intérieur ne soit pas trop rétrécie, sombre, sans air, humide et triste. Dans les palais de moyenne étendue, cette cour ressemble à un puits profond, tapissé de capillaires, de mousses et de verdâtres moisissures. On n'a pas oublié que trois ou quatre hauts étages, c'est-à-dire la valeur de cinq ou six étages ordinaires, encaissent cette cour, tandis qu'au Luxembourg on ne compte qu'un seul étage au-dessus du rez-de-chaussée, si j'ai bonne mémoire. Au grand palais Farnèse même, l'un des plus beaux de Rome, au palais Farnèse, dont l'architecte s'appelle Michel-Ange, la cour est d'un triste à serrer le cœur et à faire périr d'ennui. Ce noble édifice respire partout les sombres passions ; on se sent glacé sous les voûtes de ses corridors, de ses galeries, de ses appartements. Le palais de Venise est plus terrifiant encore ; derrière sa façade féodale et ses machicoulis, l'imagination rêve les scènes terribles du moyen âge, l'inquisition, le poison des Borgia, les factions sanglantes des Colonna et des Orsini. Le palais Massini est tout aussi sombre, aussi répulsif. Je ne sais guère que le palais Doria qui soit gai et dilate le cœur au lieu de le serrer.

Mais n'oublions pas notre visite ; elle nous fournira quelques études de mœurs et d'hygiène.

Un beau suisse est à la porte, en riche costume de tambour-major ou quelque chose d'approchant. Il nous indique le chemin, en nous appelant excellences ; il paraît que nous n'avons pas trop mauvaise mine, ou bien ce grand faquin veut la pièce. Un vaste vestibule conduit à la cour, au fond de laquelle une belle fontaine, à goulot aplati, vomit une nappe mince et arrondie dans un vieux sarcophage de marbre dérobé à la voie appienne. Une grandiose cage d'escalier s'ouvre devant nous : à la Consulta, chez les Altieri, les Braschi, l'escalier est vraiment royal. Aux palais Doria, Torlonia, Ruspoli, Piombino, on foule aux pieds de larges marches de marbre blanc.

La première pièce ou salle des gardes de certains palais est un immense vaisseau occupant toute la hauteur du bâtiment. Versailles envierait aux Barberini leur magnifique salle d'entrée, dont la voûte à perte de vue a été couverte d'admirables fresques par Pierre de Cortone. Cette pièce, que nous visitons tout d'abord dans notre excursion, n'est certes pas la moins curieuse. Dans ce trépied de fer doré, on met le cierge qui reste allumé tout le temps que dure la visite faite par un cardinal à la famille. Ces parasols rouges et violets attachés au mur sont confiés aux laquais hissés derrière les carrosses des cardinaux et des princes allant en grande cérémonie ; quand la voiture rencontre un prêtre portant le viatique, le cardinal ou le prince descendent, font ouvrir le parasol et accompagnent le viatique jusque chez le moribond. Je n'ai, du reste, jamais vu cette cérémonie; les cochers ne sont pas des sots. Le complément de la décoration de la grand'salle consiste en un vaste dais recouvrant les armoiries de la maison, peintes sur le mur. Malheureusement beaucoup de détails jurent avec cet ensemble grandiose : d'un côté ce sont des habits jetés sur une tringle, là un domestique qui a installé une petite boutique de tailleur, ici un autre raccommodant les savates de je ne sais qui ; et partout ce monde-là vous tend la main, depuis le valet en livreé jusqu'au ministre (espèce d'intendant) en habit noir. Les pauvres gens ! on les paye si peu quand on les paye !

Une portière se lève et nous donne accès dans un vaste salon très-élevé dont les voûtes et les parois, peintes à fresques, portent les noms du Guide, du Dominiquin, de Lanfranc, de l'Albane, etc.; des tableaux décorent les grandes murailles, et quelques vieux fauteuils de mauvais bois dédorés ont l'air de se chercher sans pouvoir jamais se rencontrer sur le pavé de briques mal jointes. Une seconde portière vous découvre un autre salon, également vaste, nu, désert. Il n'est pas rare de parcourir une enfilade de quatre, cinq et six salons avant d'arriver au maître de la maison, perdu et grelottant dans l'immensité de ses appartements, comme un rat dans une église. Chez nous les salons sont encombrés de guéridons, de bahuts, de consoles, de cent petits meubles qui égayent, peuplent et tiennent compagnie. Dans la plupart des palais, tout est triste, dépouillé, morne, comme les habitants de ces demeures princières. Pénétrons dans la chambre à coucher : un lit de noyer sans rideaux, une commode d'auberge, des habits jetés sur tous les meubles, véritable étalage de fripier, des objets de toilette, cent objets vulgaires qu'on devrait cacher ; tel est le spectacle qui se présente. C'est que, dans les palais, on a tout sacrifié au désir d'avoir d'immenses appartements ; on chercherait en vain ces cabinets, ces couloirs, ces décharges qui accumulent tant de commodités dans un petit espace.

L'ameublement des vrais Romains d'autrefois n'avait rien de confortable ni de commode ; l'étendue des pièces, les peintures et les marbres comblaient tous les désirs des plus riches et des plus somptueux. Aujourd'hui rien n'est changé.

Je dois à la vérité de dire que le palais que nous avons visité appartient à l'un de ces nombreux princes déchus dont la famille sans ancêtres n'a plus pour fortune qu'un palais lésardé, un titre sans illustration, une vanité sans motifs, une éducation médiocre, une villa ruinée envahie par les ronces, et d'immenses prairies où les troupeaux de buffles piétinent dans les herbes humides et marécageuses. Quelques maisons — elles sont rares — étalent au contraire un luxe presque royal, possèdent deux ou trois palais à Rome, à Florence, etc. (Piombino, Corsini, Torlonia, Doria, etc.), vont se réchauffer au printemps sous les rayons du soleil qui dore leur villa suburbaine, et cherchent la salubrité pendant la saison de l'*aria cattiva* dans leur palais de Tivoli, de

Frascati et d'Albano. Les splendides villas Borghèse, Doria-Pamphili, Torlonia, Albani, etc., situées sous les murs de Rome, ne sont plus habitables, en effet, dès que juillet commence à amener les premières fièvres.

Ces palais forment un véritable petit monde ; les Barberini ne comptent pas moins de soixante personnes attachées à leur maison. Les mœurs intérieures rappellent la féodalié ; l'aîné hérite de toute la fortune ; les filles et les cadets n'ont qu'une dot ; les domestiques, de père en fils, restent dans la famille, dont ils font presque partie ; le plus souvent tout ce petit monde est régi par un souverain absolu, revêtu quelquefois des robes d'une vieille douairière ou d'un cardinal. Chaque domestique vole en détail, l'intendant vole en gros, les hommes font des sonnets, les femmes font des enfants…. Voilà comment se passe la vie.

Les Romains ne comprennent point le confortable ; l'apparat est tout pour eux. On pourrait leur appliquer le dicton : habit de velours, ventre de son. Dans la maison, c'est la parcimonie et la misère ; dans la rue, les femmes, parées comme des chapelles, se font traîner en équipage. Chez elles, elles sont vêtues comme des servantes, quand elles sont vêtues Hommes, femmes, enfants de la classe moyenne, tout le monde couche tout nu dans d'immenses lits où tient une famille entière Je me souviens que la propriétaire d'une maison que j'ai habitée était si gonflée de soie et de velours, quand elle allait au spectacle, qu'elle entrait à peine dans sa loge Chez elle, elle ne portait pas de bas, presque pas de robe. Elle a été heureuse huit jours d'une paire de pantoufles fort ruinées, bâillantes, culotées, dont je lui avais fait présent sur sa demande.

En général on prend le café ou le chocolat le matin ; on dîne vers une ou deux heures après midi ; on croque un morceau le soir, à des heures un peu indéterminées, de huit à onze heures. Les plats qui figurent le plus souvent au dîner sont une soupe à la pâte ou aux boulettes, appelée *minestra*, assaisonnée de fromage ; le macaroni remplace fréquemment ce potage, le Romain n mange par montagnes ; une friture de poissons ou de la première substance venue enfermée dans la pâte ; le bœuf auquel on a ajouté un morceau de volaille dans le pot-au-feu ; un *umido*, sorte de ragoût de haute saveur, dans lequel le cuisinier fait parfois jurer le salé et le sucré ; le sempiternel brocoli fait souvent son apparition ; le rôti se montre rarement. Le pot-au-feu, ce fondement de tout repas de famille chez nous, le bouillon, ce jus digestible et nutritif, sont parodiés par les Romains de la plus déplorable façon. Il n'y a guère que les riches marquis dont la table se charge de trois ou quatre plats à dîner. La classe moyenne vit maigrement ; le soir un reste du dîner, ou bien deux œufs, ou une friture, soit encore une salade et un morceau de charcuterie, composent le souper. Une tasse de thé ou un potage sont réputés suffisants dans quelques familles. Nous savons une noble maison dont un domestique en livrée va chaque soir acheter, au coin de la rue, un peu de friture, du brocoli bouilli, ou de la charcuterie : c'est le souper de tous, grands et petits, maîtres et valets. Nous le répétons : habit de velours, ventre de son. Les Milanais n'ont

pas tort de dire que *les Romains traînent leurs voitures avec leurs boyaux.*
Il est vrai que les Romains disent de nous *que tout notre argent passe en......*
Je ne puis achever; les proverbes sont si crus! Il faut bien l'avouer, ce dicton
est vrai : chez nous, les meilleures maisons sont celles qui donnent les meilleurs
diners ; nous vivons un peu pour manger; si nous travaillons de la tête, nous
ne chômons pas du ventre; les Romains ne travaillent de l'une ni de
l'autre.

Il y a sobriété et sobriété. Si l'on mange peu parce qu'on a un besoin plus
puissant à satisfaire, cela ne prouve pas qu'on n'aime pas à manger. Or le Romain préfère mettre tout dessus que dedans, quoiqu'il soit loin de dédaigner
ce dernier exercice. L'Arabe est proverbialement sobre, mais, devant une riche
diffa qui ne lui coûte rien, il déploie une prodigieuse activité. Or l'Italien ressemble un peu à l'Arabe, sous ce rapport comme sous plusieurs autres. Un jour
nous dînions chez notre patronne, la dame aux pantoufles ; elle nous fêtait de
son mieux, pas trop mal en vérité, pour nous remercier d'un service médical
rendu aux siens. Deux petits poulets rôtis restèrent non entamés : la dame aux
pantoufles les saisit l'un après l'autre, à pleines mains, et n'en laissa que les
os : ses dents et ses doigts firent tout seuls la besogne, sans couteau ni four-
chette. Pendant les cinq ou six jours suivants, elle ne mangea que du brocoli.

Le fait suivant, qui nous a été conté par notre ami le docteur Beylot, est à
lui seul toute une étude de mœurs, qui a bien sa valeur au point de vue qui
nous occupe. La scène se passe entre le Capitole et la place Trajan, dans un
petit carrefour plein d'activité, d'allants et de venants, encombré de boutiques
en plein air adossées aux maisons. Une loterie fort singulière se tire dans cet
endroit. Une table à deux couverts est mise dans la rue; rien n'y manque,
nappe, serviettes, bouteilles, plats ; seulement tout est cru : les légumes sont
dans la soupière, l'huile et le beurre près des herbages et du poisson; le rôti
attend le feu ; enfin voilà le café en poudre et le sucre, etc. Il n'y a plus qu'à
faire cuire et à s'asseoir sur les deux chaises disposées devant la table. Un
groupe nombreux entoure cette loterie; les numéros sont bientôt placés ; on
procède au tirage, et l'heureux gagnant vide les plats et emporte le contenant
pour le faire cuire chez lui. Le service est renouvelé; on va procéder à un autre
tirage. La petite industrie prospère, les numéros se placent rapidement, et le
bien avisé patron se frotte les mains de contentement.

Avouez-le, il n'y a que chez un peuple qui n'est point insensible aux plaisirs
de la bouche, que cette tentation de l'appétit public puisse ainsi faire fortune.
Certes les Romains ne sont pas gloutons comme les Anglais, les Allemands, les
Russes, mais, nous le répétons, il y a sobriété et sobriété.

Comme on courait aux diners du cardinal de Bernis, qui, selon sa propre
expression, tenait *l'auberge de France dans un carrefour de l'Europe!* Tous
les princes romains et même les princesses se léchaient les doigts et les lèvres
en sortant de chez ce prélat, dont on appréciait encore plus la bonne cuisine

que le bel esprit. Sa table était si succulente qu'on s'y oubliait jusqu'à l'indigestion, voire même jusqu'à la mort. Dans les caveaux de l'église de Saint-Louis-des-Français, reposent deux victimes de la cuisine cardinaliste. Par contre, on se dégraissait bien vite chez le cardinal Albani, le fondateur de la splendide villa de ce nom, palais de marbre rempli de précieuses statues grecques. On conte qu'un personnage de la maison, trouvant la chère trop maigre, fit venir un cuisinier français. En recevant les provisions de bouche, le Watel, les voyant si misérables, jugea qu'elles étaient simplement destinées à la domesticité, et celle-ci s'en régala, mais le cardinal se passa de dîner. L'éminence s'en plaignit, comme de juste, et le cuisinier promit de ne plus lui imposer ce jeûne intempestif. En effet, des mets d'une succulence inaccoutumée fumèrent sur la table d'Albani ; mais quand on présenta les comptes au cardinal, il s'écria, stupéfait de leur ampleur : Si je conserve ce cuisinier, je n'achèverai pas ma galerie ! Le cuisinier partit le lendemain, la maigre chère recommença, mais la galerie fut terminée.

Aujourd'hui, il ne reste pas même les fumées des festins sardanapalesques de Bernis, mais la villa Albani étale toujours son portique splendide et ses galeries où les empereurs romains trônent sur des socs de marbre, à côté des canophores qui courbent sous les fleurs, des cariatides pliant sous le poids des corniches, et des hermès qui font revivre les traits des héros et des poëtes de l'antiquité.

Lequel a été le plus sage de Bernis ou d'Albani ? Je donne la préférence à celui qui a payé ses statues avec ses boyaux.

Ce que je reproche à la cuisine italienne, romaine et surtout napolitaine, c'est d'être trop artificielle. Les viandes sont hachées et façonnées de manière qu'on ne puisse en reconnaître l'origine, ou bien on enferme toute sorte de chose dans de la pâte, ou encore on masque la saveur naturelle par une sauce de haut goût. Je n'ai jamais compris, par exemple, la sauce aux pruneaux et aux pignons, autour de la viande. Si l'on voulait juger les Romains d'après la maxime de Brillat-Savarin : Dis-moi ce que tu manges, je te dirai qui tu es, certes on jugerait mal les Romains. Les mets naturels, sains, nourrissants, simples, tels que les biftecks, les côtelettes grillées, le rôti, le rosbif, le bouilli, ne figurent presque pas sur les tables romaines.

La viande de boucherie est aromatisée, le mouton de bon goût, le bœuf bien charnu, mais le veau n'est que passable. Le buffle ne se sert que dans le quartier juif du Guetto. La volaille est abondante ; la dinde se débite à la livre comme la viande, mais elle nous a semblé moins délicate que chez nous ; nous n'avons rien vu qui pût être comparé à nos poulardes ou à nos chapons gras ; le gibier n'est ni rare ni cher ; la marée arrive de Fiumiccino et de Civita-Vecchia ; les légumes sont peu variés en espèces, et généralement de médiocre qualité ; rien qu'à voir ces vastes champs tout plantés de brocoli, je perds l'appétit ; les orangers abondent à Rome, mais leurs fruits sont à peine mangeables, il faut descendre jusqu'à Sorrente (golfe de Naples) pour trouver de bonnes oranges ; le melon devient beau et croît à merveille ; les pommes et les poires sont bien inférieures aux nôtres.

Dans nos villes de France, le cuisinier peut, à un jour donné, étaler devant ses convives des viandes variées et des légumes de plusieurs sortes ; en effet, à l'aide d'un peu d'artifice, certaines productions devancent la saison ou prolongent leur règne après le temps fixé par la nature. A Rome, rien de semblable, quoique le climat ne se ferait presque pas prier. La volaille, le mouton, le porc, chaque légume ne se mangent que pendant un certain temps, au delà et en deçà duquel on ne saurait s'en procurer à prix d'argent.

L'Italie n'est pas privilégiée sous le rapport des vins. Le Falerne, tant chanté par Horace, ne vaut pas notre bon Grave ; le Lacrima-Christi mérite des éloges, mais, comme le Capri, il se boit à petits verres ; ce n'est point un vin de table. Les vins ordinaires sont détestables, sans force, sans ton, sans bouquet, sans moelleux ; aigrelets ou sucrés, ils ressemblent, les uns à de très-petit vin de l'année, les autres presque à du jus sortant du pressoir. Quelques vins sont artificiellement sucrés, pour voiler leur acidité naturelle trop prononcée ; on chauffe les autres, avant la fermentation, dans des chaudières de cuivre, pour arriver au même but ; aussi excitent-ils souvent des coliques. Ce petit vin rouge est bu dans l'année ; il ne se conserve pas. Dans les caves de Rome, il se gâte en huit ou dix jours ; mais il se garde mieux dans les immenses caves creusées sous la montagne de poteries qu'on nomme Tettaccio. On est obligé de tirer sa provision de la campagne ou du Tettaccio, toutes les semaines ou tous les quinze ou vingt jours. En une nuit, le vin aigrit dans une bouteille débouchée.

Ce serait un gros péché d'être ivrogne dans un pays où le vin est si détestable. Les Romains ne pèchent pas, et ils ont une juste horreur pour nos soldats qui pèchent souvent avec cet horrible jus. Il est extrêmement rare de rencontrer un Romain battant les murailles et trébuchant dans les rues. Quand ils se grisent, ils le font décemment, cuvent leur vin à domicile et évitent le scandale dans les rues. Je ne connais pas de canaille qui ait meilleur genre que celle de Rome ; les plus petites gens sont polis, réservés, convenables, ont de la tenue, presque de l'élégance, en public, dans la ville. Par contre, les mœurs intimes des seigneurs sont parfois passablement grossières, dans l'intimité de la famille, et l'on entend de nobles dames prononcer d'affreux mots que nous n'osons redire. Tout est sacrifié au dehors : habit de velours, ventre de son ; robe de soie, linge sale ; toilette en voiture, guenilles à la maison ; dehors courtois et chevaleresques, brutalité dans le fond, etc., etc.

Après avoir dit comment on se loge et comment on se nourrit à Rome, voyons comment on s'y habille, on s'y chauffe, on s'y éclaire, et comment on y meurt.

On s'y habille luxueusement, nous l'avons déjà dit, mais on s'y chauffe fort mal, le plus souvent point du tout. Ce n'est pas chose facile que d'aviser un petit logement avec une cheminée, et encore les appartements qui s'en trouvent munis sont-ils le plus souvent, non pas destinés à la famille, mais réservés aux étrangers qui viennent les louer. Dans les grands logements, dans les appartements de palais, il se rencontre toujours une pièce pourvue de cheminée, mais on n'y fait presque jamais de feu. L'Italien se chauffe avec le *braciere* ou le *scaldino*. Le *braciere* est tout simplement du charbon allumé dans un bassin de métal, qu'on place au milieu de la chambre. Malgré la précaution de n'apporter le *braciere* qu'après l'avoir laissé se prendre entièrement au grand air et de le couvrir à demi de cendres, il exhale cependant des gaz dangereux, qui ont tout au moins le désagrément de causer des maux de tête. Dans les bonnes maisons, ce brasier est recouvert d'un grand chapeau métallique déchiqueté à jour, qui le fait un peu ressembler à un vaste encensoir ; mais ce couvercle ne mitige pas ses dangers.

Le mode le plus usité, c'est le chauffage individuel, à l'aide du *scaldino*, pot semblable à ceux dont se servent nos marchandes en plein air. C'est un vase à anse, rempli de cendres et de charbons embrasés. Les femmes et même les dames romaines sont tellement inséparables du *scaldino* qu'on l'appelle vulgairement *marito*, mari. Pas un instant de divorce entre les époux si bien unis ; l'épouse veille, avec un soin qui rappelle les vestales, à ce que son époux ne se refroidisse jamais. Ce *marito* a presque un droit de visite aussi étendu que le mari de chair et d'os ; on le promène sur tout le corps d'une façon des plus divertissantes. Le soir, dans le salon, chaque femme tient son *marito*, tantôt aux mains, tantôt sous elle. Beaucoup d'hommes ne dédaignent pas cet exercice. Je connais un brave militaire, homme de la plus grande énergie, ancien corsaire dans les parages de la Plata, lequel, étant entré par le mariage dans une famille de marquis romain, a pris les usages du pays ; de sorte que je ne manque jamais de le trouver chez lui avec son *scaldino*. Un corsaire chauffant ses mains à la braise d'un petit pot de vieille marchande du coin !... cela m'a toujours paru prodigieux. Quand une voisine vient se joindre à la causerie, elle apporte son *scaldino* ; si quelques femmes en manquent, on se passe mutuellement le précieux petit pot, de manière que chacune ait son tour. Dans les premiers temps, on ne manquait jamais de m'en offrir un, dans plusieurs familles que je fréquentais. Une vieille marquise surtout se sacrifiait toujours.

Le rôle du *scaldino* n'est pas confiné dans les appartements, comme l'est chez nous celui de la chaufferette. Les femmes du peuple, et même quelques vieilles femmes d'une classe plus élevée, ne se séparent pas de leur mari dans la rue ; elles le portent sur leur ventre, recouvert par les deux pans du châle. Les pauvres qui stationnent dans les rues, qui s'asseyent sous le porche des églises, ont aussi bien souvent leur *scaldino*. Je dois ajouter cependant que je n'en ai jamais vu aux militaires. Les soldats du pape ont meilleure contenance qu'on ne croit.

Les lampes en usage à Rome et dans les villes voisines sont des réservoirs à quatre ou six becs, portés sur une longue tige : c'est la forme antique pur sang. Quatre chaînettes pendent le long de la lampe, et portent tous les instruments nécessaires à l'entretien de cette lampe fumeuse mais pittoresque.

Les rues sont assez mal éclairées, à l'aide de réverbères à l'huile. On n'a pas encore introduit le gaz à Rome. La piété vient heureusement en aide à ces lumières rares et espacées : nous voulons parler de ces lampes qui brûlent devant l'image de la madone, petits autels incrustés dans la muraille, qu'on rencontre à chaque instant dans les rues de Rome. Beaucoup de maisons, presque toutes les boutiques, les cafés et autres lieux moins honnêtes, possèdent aussi leurs madones et leur petite illumination. Je soupçonne fort quelques rusés compères de ne pas allumer de lampes devant la madone, mais de mettre une madone derrière les lampes qu'ils sont obligés d'entretenir pour s'éclairer ; ce n'en n'est pas moins une œuvre méritoire, une pieuse politesse envers la Mère de Dieu, pour laquelle, du reste, le Romain a le culte le plus touchant et la vénération la plus profonde.

Notre longue promenade nous a un peu échauffé. Avant d'entrer dans quelque église, reposons-nous un instant au café, afin de ne pas nous exposer brusquement au froid des basiliques. A Rome, on entre au café comme chez soi ; on s'assied et l'on ne prend rien les trois quarts du temps. Des groupes entourent les tables vides, et s'en vont sans avoir consommé : c'est l'usage. Demandons du café, cela n'est pas ruineux : nous en serons quitte pour deux sous ; c'est aussi bon marché qu'en Algérie. Le Romain aime le café, et il a fort raison si, comme a pensé M. de Gasparin, le café empêche de se *dénourrir*.

Visitons la première église venue : toutes recèlent des richesses en marbres précieux, en tableaux de maître, en statues, bas-reliefs, tombeaux, reliques saintes et pieuses légendes. Les pierres que nous foulons sont des dalles sépulcrales, où le pied du passant use le relief des habits sacerdotaux et du froc monastique. Les parois sont tapissées d'inscriptions ; les urnes sépulcrales s'allongent le long des murailles ; les chapelles portent le nom de quelque famille princière et cachent les dépouilles mortelles de la noble maison. Il n'y a rien qui peuple une église comme les tombeaux : la foi y ranime les morts, le souvenir éveille les trépassés, et l'imagination fait surgir de la dalle tous les saints prélats, les hommes illustres ou bienfaisants qui gissent sous les arcades des basses-nefs. Mais il faudrait à cette pieuse évocation les murs sombres et les vitraux gothiques de nos vieilles cathédrales, et non pas les brillants rayons du jour se répercutant sur le damier mondain des marbres aux vives couleurs.

L'aspect de ces monuments funéraires nous amène naturellement à parler des décès et des inhumations.

Avant Pie IX, il n'y avait pas de municipalité à Rome ; aussi les règlements de police laissaient-ils entièrement à désirer. Aujourd'hui tout se réforme peu à peu, et une commission compétente élabore, pour le promulguer bientôt, un code complet de police sanitaire. A Rome, il y a partout à refaire; le point dont il s'agit n'est pas un des moins défectueux.

La constatation du décès n'est pas confiée au médecin, mais au curé, qui est toujours averti de l'événement, car pour le médecin oublieux de faire prévenir le prêtre que son client est en danger, une peine sévère est stipulée dans la loi. L'homme de l'art n'est appelé à se prononcer que dans le cas où une mort fortuite ou étrange fait concevoir quelques soupçons à l'autorité.

Après le décès, la famille quitte la maison, ou au moins se tient à l'écart pendant quelques jours. L'idée de la mort répugne aux Romains; ils craignent et fuient cette image. Ce n'est qu'aux enterrements de grand apparat que les parents suivent le corps à l'église, où il passe la nuit. Une voiture l'enlève le lendemain matin, et on le descend en terre sans cérémonie. La famille n'accompagne guère le mort de ses souvenirs; elle regrette plutôt une illustration ou une source de lucre perdues qu'une affection rompue entre deux cœurs. Par peur de l'idée de la mort, le Romain ne pense pas longtemps à celui qui s'en est allé; il est tiède dans le culte des morts, cette religion instinctive du cœur.

Les cadavres séjournent une nuit à l'église avant d'être portés au cimetière. Ils sont quelquefois assez avancés pour répandre d'offensantes odeurs. Cet inconvénient résulte en partie de la nécessité d'attendre une certaine heure pour l'enterrement. A Rome, la fortune et la noblesse du mort ne se mesurent pas seulement à la pompe de la cérémonie, mais à l'heure à laquelle elle se fait. Deux heures après l'*Angelus* est le moment aristocrate, auquel ne peuvent aspirer que les familles de distinction.

Il y a déjà longtemps qu'on a mis arrêt, en France, à l'usage d'enterrer dans les églises. Au point de vue de la salubrité, ce mode d'inhumation est en effet pernicieux. Pie IX a commencé, à Rome, à mettre un frein à l'abus; mais on comprend que la réforme ne puisse pas être immédiate, et que le règlement doive d'abord se montrer assez large à l'endroit des exceptions, car nous sommes dans le pays des privilèges.

Les couvents conservent leur ancienne habitude d'inhumer les frères dans le caveau de la communauté. A Sainte-Sabine, couvent des Dominicains, que nous avons visité dans tous ses détails, les morts sont couchés dans le caveau, l'un près de l'autre, sans bière. C'est là qu'ils pourrissent. Quand plusieurs décès ont lieu à des époques rapprochées, la déposition du nouveau cadavre près du précédent en pleine putréfaction, doit être un horrible chose. Nous lisons dans Lancisi le fait suivant (DE NOXIIS PALUDUM EFFLUVIIS, p. 152) : Le Tibre avait débordé, et, dans la terre profondément détrempée, les matières végéto-animales entraient en putréfaction, au contact de l'eau. Au couvent de Sainte-Marie, près la porta Angelica, quartier du Vatican, un religieux descend dans le caveau mortuaire de la congrégation; aucun cadavre n'y avait été descendu depuis quelque temps. Une demi-heure se passe, et on ne le voit pas revenir. Un second frère descend et ne reparaît pas. Un troisième se fait attacher à une corde; il aperçoit les deux religieux morts, il crie, et on le remonte à demi-asphyxié par les miasmes du caveau.

Le grand couvent des capucins, près la place Barberini, possède les caveaux les plus curieux à visiter. Qu'on nous permette ici de transcrire tout simple-ment nos notes prises sur place, elles nous semblent peindre ce tableau plus naï-vement et en moins de traits.

« Dans la cour du couvent donnent d'étroites fenêtres, dont chacune éclaire un caveau à ossements. Il y a six ou huit caveaux, de plain-pied avec le pavé de la cour. Le sol est sablé et divisé en compartiments par de légères arêtes; on dirait des plates-bandes pour recevoir des fleurs; ce sont quarante fosses tou-jours pleines. Quand un capucin meurt, on déterre le plus ancien cadavre, pour mettre le nouveau à sa place. Les vieux ossements sont étagés contre les parois, qui disparaissent complétement sous ces dépouilles accumulées depuis deux siècles. L'ornementation en ossements est fort bien entendue : corniches, frises, chapiteaux, frontons, arcades et niches, rien n'est oublié. Dans celles-ci, des squelettes entiers, couchés ou debout, sont drapés des vêtements de l'ordre; on dirait qu'ils prient, en comptant le rosaire, en baisant la croix. Plusieurs squelettes sont encore tout couverts de ligaments, de tendons, d'aponévroses desséchées qui obturent quelquefois les ouvertures de la tête et lui donnent une expression singulière. Je n'aurais jamais cru que les jeux du hasard, en disposant de diverses façons ces membranes, pussent ainsi imprimer des phy-sionomies si expressives aux têtes de morts. Il en est qui grimacent, d'autres qui prient, d'autres qui pleurent, beaucoup surtout qui souffrent à faire peur. Un Anglais et une très-longue Anglaise blonde visitaient ces caveaux, en même temps que nous : la grande Albionaise m'a paru plus hideuse que les morts; le plus léger signe d'émotion n'a pas un instant effleuré son visage! — Le plafond n'est pas la partie la moins curieuse; il est festonné d'arabesques en os, tout comme les appartements des princes le sont d'arabesques en couleur. C'est prodigieux ce qu'on peut faire avec les ossements. Des lustres en sacrum pen-dent le long de la voûte. Le vent qui soufflait à travers une vitre cassée les fai-sait craquer et gémir; l'impassible Anglaise ramenait nonchalamment sous son chapeau ses cheveux blonds que le même courant d'air débouclait et fouettait contre sa figure. »

A Rome, on ne dépose pas les corps dans des fosses creusées en terre, et re-couvertes ensuite avec soin, de manière que les miasmes et le putrilage soient absorbés par le réservoir commun. Les cimetières romains (campi-santi) sont des espèces de cours recélant une foule de caveaux dont les ouvertures, bou-chées par des opercules de pierre, marquettent le pavé. Pas un mouvement n'accidente le préau; on voit seulement sur les murs d'enceinte quelques in-scriptions qui se rapportent le plus souvent à un mort jeté dans la fosse com-mune. Il ne faut pas chercher dans les cimetières romains ce sentiment doux et mélancolique qui naît à l'aspect de ces tombes qui parlent de mort, des saules pleureurs symboles de la douleur, et des fleurs qui, sans cesse vives et renaissantes comme le souvenir, font penser au revoir dans une autre vie. Ces cours froides et sans physionomie ne peuvent inspirer aucun sentiment. Personne ne les fréquente que le fossoyeur ; on ne vient pas pleurer sur une fosse commune. Chaque caveau est un horrible pourrissoir, dans lequel mon imagination se refuse à pénétrer parmi cette foule de cadavres avec ou sans bière, qu'on y descend pêle-mêle, et que la parcimonie ou l'ignorance oublient quelquefois de couvrir de chaux ! Quand le caveau est plein, on le scelle, et les vieux ossements macèrent, je ne sais combien d'années, dans l'humidité des cadavres récents ; puis tout se dessèche ; on vide la fosse, qui ouvre alors ses flancs aux débris d'une nouvelle génération.

Nous avons été témoin, à Civita-Vecchia, d'une scène qui ne s'effacera jamais de notre mémoire. C'était à l'enterrement d'une cantinière. Quand on enleva l'opercule, une bouffée de gaz horribles nous fit tous reculer. Je m'approchai cependant ; ce que je vis est affreux à dire : c'était une montagne de bières, dont plusieurs rompues laissaient échapper les cadavres ; de l'une d'elles sortaient deux jambes rongées par une nuée de rats qui, sautant de cercueil en cercueil, ruisselaient comme des fourmis sur un tronc d'arbre. Affamés, avides, quelques-uns se précipitèrent au-devant de leur nouvelle proie, jusqu'au pourtour de l'ouverture. Le cantinier poussa un cri, se jeta sur le cercueil, en disant qu'il ne voulait pas qu'on descendît dans ce gouffre sans pitié, le corps de sa femme livré comme une vile pâture à ces rats dévorants. On entraîna le pauvre homme, et la fosse commune reçut un cadavre de plus.

A Rome, les caveaux sont vidés tous les cinq ans, je crois, et les ossements recueillis dans un ossuaire. Outre les cimetières publics, il en existait d'autres encore dans les couvents, dans les hôpitaux. C'étaient autant de foyers d'infection permanente, dont les sages mesures prescrites par Pie IX ont déjà fait fermer une partie. Le souverain pontife a l'intention de remplacer ces pourrissoirs par des cimetières semblables aux nôtres. Le culte saint des morts y gagnera autant que la salubrité.

En foulant les dalles sépulcrales de l'église, nous avons été conduit à parler de bien tristes choses. Un heureux divertissement va fort à propos changer le cours de nos idées. C'est la fête du patron de la basilique ; on chante les vêpres en grande cérémonie. L'aspect est bien un peu mondain ; les colonnes sont cannelées avec de longs galons d'or, les pilastres disparaissent sous des bandes de brocard, des draperies de soie blanche, bleue, rose, jaune, enrichies d'un liséré d'or, s'arrondissent dans les entre-colonnements et sous les arcades des nefs. Le parvis est jonché de buis ; une brillante illumination resplendit sur l'autel et le long du vaisseau. La musique est fort bonne : ténors, barytons, basses, rien n'y manque ; solo, duo, trio, quatuor, quintet, chœurs, nous avons de tout ; cavatines, grands airs, roulades, c'est au complet. Scandale ! je crois qu'on chante un opéra dans la sainte demeure de Dieu ! La mise en scène ne laisse rien à désirer : les décors sont frais, l'éclairage brillant, les figurants de bonne mine, mais le recueillement n'est nulle part.

Ce tableau est tracé en touriste; l'œil médical va maintenant en scruter un petit coin. Des voix de femme partent de bouches d'homme. Ces sons douteux, chancelants, sans caractère bien dessiné, font mal à entendre, et font penser à une triste mutilation qui se pratiquait souvent autrefois. Heureusement cette cruauté ne se renouvelle pas aujourd'hui. On prétend qu'il n'existe plus parmi les chanteurs d'église que trois castrats, dont deux sont des vieillards, et le troisième un individu dont une truie a dévoré les parties génitales quand il était au berceau. Il paraît qu'autrefois la castration ne s'opérait pas par ablation, mais par atrophie des testicules, que l'on comprimait, ligaturait, sans compter la malaxation progressive par les mains. Nous ne croyons pas, quoiqu'on nous l'ait positivement assuré, que certaines gens atrophient encore ainsi les organes séminaux de leurs jeunes enfants, dans l'espoir de leur voir occuper un jour un emploi lucratif pour la famille.

La foule s'écoule de l'église ; le jour baisse. C'est l'heure où les églises de Rome prennent un caractère un peu religieux : les détails s'effacent, l'ombre assombrit les trop vives couleurs, et l'œil n'embrasse plus que les immenses contours de la nef et des arcades. Les cierges s'éteignent ; on n'aperçoit plus que de rares lumières oubliées. La nef se remplit de nouveau de pénitents, de capucins et de curieux. Oh ! je hais les pénitents de toute nuance, mystérieux personnages dont on ne devine que les deux yeux à travers les trous du capuchon. Je n'ai certes pas peur d'eux, mais j'ai peur des souvenirs qu'ils me rappellent. Quand ils viennent à découvrir leur visage, je m'étonne de ne pas y lire des instincts féroces, et je ne puis me figurer que la torche qu'ils tiennent à la main ne soit pas destinée à éclairer un auto-da-fé.

Ils sortent de l'église ; la procession s'allonge ; après les laids pénitents marchent les bons capucins, la figure découverte et portant des torches. Le mort est un vieux religieux de leur ordre ; il est étendu, le visage et les pieds nus sur une litière portée à bras. Derrière marche un homme chargé de la bière encore vide (1). Une croix est fixée sur la poitrine du mort ; un long chapelet

---

(1) Hélas ! non. C'est la boîte où le clergé ramasse, après la cérémonie, les cierges à peine entamés. C'est un grand bénéfice pour l'église. Les gens riches ont deux boîtes portées derrière le mort. Je n'ai pas voulu vous dire cela dans le cours de mon récit, de peur de manquer mon tableau final. A Rome, il faut glisser un peu vite dans son examen, si l'on veut être édifié. Ne voyez jamais le revers de la médaille. Chaque pénitent, chaque capucin est poursuivi par un gamin qui trottine à sa suite et tend en l'air un grand cornet de papier, dans lequel il recueille les larmes du cierge, qu'il sollicite de temps en temps à pleurer en lui imprimant de légères secousses. J'ai d'abord cru que cette cire,

pend à ses côtés. Les cahots des porteurs font rouler le cadavre et trembler le rosaire. Des chants funèbres retentissent dans la rue; ils cessent bientôt, et l'autre extrémité de la procession répond par un murmure lointain. Les façades s'illuminent un instant à la lueur rouge des cierges; la clarté pâlit, les chants s'effacent, la procession s'écoule, la rue redevient solitaire et sombre. Rentrons.

Aussi bien le hasard nous a servis; il fallait assister à ce convoi funèbre pour compléter le tableau que je vous ai tracé du dernier voyage d'un Romain.

En rentrant, prenez garde à ces masses étendues par terre, sur les trottoirs, sous les porches des églises, le long des escaliers; ce ne sont pas des chiens, mais des chrétiens, de pauvres campagnards, qui couchent en plein air, *sub Jove frigido*, comme le chasseur d'Horace.

Avant de terminer, je sens le besoin de vous dire encore deux mots. Il me semble que de la bouche de votre cicerone sont quelquefois sorties des paroles un peu amères. J'ai dit ce que je pense. Eh bien ! néanmoins et par une sorte de contradiction, je sens une attraction puissante pour la ville éternelle, un charme tout particulier m'y retient, je me dilate d'aise dans ce milieu tranquille, j'y jouis doucement, paisiblement, pleinement. Serait-ce parce que l'ensemble vaut mieux que les détails, et que, dans ma critique, j'aurais trop exclusivement considéré ceux-ci ? Je ne crois pas avoir commis cette faute. Ou bien l'abondance du blâme viendrait-elle de ce que j'aurais jugé les Romains plutôt par comparaison que d'une manière absolue? Presque tous les auteurs ont fait cette fausse route; la nation à laquelle ils appartiennent a été pour eux un critérium, un type, un étalon, et tout ce qui ne cadre pas avec leur modèle a été condamné par eux. Si je n'ai pas toujours su éviter cette erreur, je pense du moins n'y avoir jamais donné en plein. Enfin cette sympathie pour Rome naîtrait-elle de ce que la réalité s'y efface pour faire place au rêve? Y vivrait-on, y jouirait-on moins de ce qu'on voit que de ce qu'on pense en se reportant à l'époque majestueuse de l'ancienne Rome, aux siècles de foi naïve du moyen âge, aux époques passées illustrées par les beaux-arts? Ces questions sont trop graves pour nous; nous avons babillé sans cérémonie; nos prétentions ne vont pas au delà.

---

sainte et vierge, était une pieuse relique. Erreur: on la recueille pour la vendre. Dans toute autre circonstance, cette coutume serait mesquine et ridicule; ici elle nous semble pitoyable, presque impie.

XIV.

HISTOIRE MÉDICALE DE L'ANNÉE 1850, A L'ARMÉE D'OCCUPATION DE ROME
ET APERÇU DE L'HISTOIRE CHIRURGICALE.

Rome, 20 mars 1851.

A MM. de l'Académie nationale de médecine de Paris.

Il y a deux manières de circonscrire son sujet quand on écrit une histoire médicale : on peut envisager l'état sanitaire par année sidérale, c'est le mode usité par l'administration, ou par année médicale, c'est le mode scientifique que nous suivrons. Dans les contrées soumises à une endémo-épidémie annuelle, le centre de l'année médicale coïncide avec l'apogée du règne pathologique ; mais son commencement et sa fin n'ont pas de limites mathématiquement précises. Quand il s'agit d'affections paludéennes, la terminaison est surtout bien vague, parce que, à une époque où la cause a cessé d'agir, les rechutes de fièvre et les cachexies paludéennes continuent à encombrer en si grand nombre les hôpitaux, que le chiffre des affections sporadiques disparaît dans la foule des maladies d'origine endémo-épidémique.

Les divisions rigoureuses n'ont heureusement pas la moindre importance ici. Après avoir donné le mouvement des malades pendant toute l'année sidérale 1850, nous nous contenterons de prendre l'endémo-épidémie à son origine, de la suivre dans son développement, de l'étudier à son apogée, d'observer sa période de décroissance, enfin de faire saisir ses dernières traces dans la saison hivernale et de caractériser en quelques mots la constitution médicale qui a succédé à l'endémo-épidémie.

Tableau n° 1.

MOUVEMENT DES FIÉVREUX DANS LES HÔPITAUX DE ROME EN 1850.

	Restants le 1er du mois.	Entrés pendant le mois.	Sortis.	Morts.	Restants le 31 du mois.	Mortalité sur 100 hom. traités.
Janvier . . .	487	662	826	33	290	3,84
Février . . .	290	174	259	20	185	7,16
Mars	185	207	252	7	133	2,07
Avril	133	186	166	7	146	4,61
Mai	146	242	155	6	227	3,73
Juin.	227	224	298	5	148	1,65
Juillet. . . .	148	379	290	4	233	1,03
Août	233	1,250	651	7	825	1,08
Septembre. .	825	1,070	1,016	9	870	0,88
Octobre. . .	870	602	1,024	5	443	0,48
Novembre. .	443	289	436	6	290	1,36
Décembre. .	290	177	306	4	157	1,29
Totaux . . .	4,277	5,462	5,679	113	3,947	2,43 [1]
	9,739			9,739		

Le tableau ci-dessus et les autres documents que nous possédons nous permettent d'établir les propositions suivantes :

Le nombre (proportionnel à l'effectif) des hommes présents aux hôpitaux au commencement de 1850, la gravité et la nature des affections, doivent faire rentrer ces premiers mois dans l'histoire de l'endémo-épidémie de 1849. Celle-ci avait eu une si haute gravité que les hommes traités en janvier 1850 et même au commencement de février, présentaient pour la plupart des cachexies paludéennes profondes, des anasarques, des engorgements viscéraux, des rechutes rapprochées de fièvres intermittentes, enfin des flux intestinaux. Ce n'est guère qu'au printemps, espèce de champ neutre, d'époque de transition et de repos, que les dernières traces de l'endémo-épidémie précédente se sont effacées, et que les premiers indices de celle qui allait lui succéder ont commencé à se montrer légèrement. La constitution hivernale a donc été presque absorbée, sous ce rapport numérique au moins ; les affections produites par son influence sont demeurées bien inférieures en nombre aux maladies dépendant du genre pa-

---

(1) Le chiffre des hommes traités chaque mois, proportionnellement auquel nous établissons la mortalité, est ainsi obtenu : restant le 1er du mois + entrés dans le mois — restants le 31 du mois.

ludéen, et cette infériorité aurait été beaucoup plus marquée encore si une foule de cachectiques n'avaient été dirigés sur la France.

Dans les localités palustres de l'Algérie, où, d'une part, les maladies du foie, les cachexies paludéennes scorbutiques et putrides, les flux intestinaux trahissent encore le poison paludéen après l'époque des pyrexies aiguës, et où, d'autre part, les affections rhumatismales et les inflammations thoraciques ne sont ni aussi vives ni aussi répandues qu'en Italie, la constitution hivernale telle qu'on l'entend en France, passe quelquefois presque entièrement inaperçue. Le médecin ne compte le temps que par les endémo-épidémies séparées par des époques intercallaires qui commencent vers le milieu de mars et finissent en juin. En Italie, où cette queue des affections endémo-épidémiques est généralement moins nettement dessinée et moins fournie, où les maladies du foie et les flux intestinaux sont plus rares, ainsi que les cachexies putride et scorbutique, où enfin les affections inflammatoires du thorax se montrent plus communes, le médecin peut diviser l'année médicale en trois saisons : 1° endémo-épidémie, des derniers jours de juin à décembre; elle peut elle-même se partager en période aiguë ou des pyrexies (fin de juin, juillet, août, septembre, vingt premiers jours d'octobre) et en période chronique ou des cachexies, ou arrière-saison endémo épidémique (fin d'octobre, novembre et décembre); 2° constitution hivernale, en janvier, février et au commencement de mars ; 3° constitution printannière, du milieu de mars au 15 ou 20 juin à peu près. Telle est la marche habituelle dans le pays romain. L'endémo-épidémie de 1850 s'y est conformée ; nous avons dit que celle de 1849 s'en est départie et a suivi les lois qui régissent la pathologie des localités palustres de l'Algérie.

Les différences ne s'arrêtent pas là entre les deux endémo-épidémies de 1849 et de 1850. Ici la gravité a été bien moindre, puisque la mortalité, dans le second semestre de 1850 n'a été que de 1,02 pour 100 hommes traités, tandis qu'en 1849 elle a atteint 5,40 p. 100. Le nombre des hommes hors de service pour cause de maladie, à un jour donné de l'apogée de l'épidémie, a été un peu plus considérable en 1850 qu'en 1849, 17 p. 100 d'effectif en 1850, 14 p. 100 en 1849. L'épidémie la moins grave a donc eu un peu plus d'extension que l'épidémie la plus meurtrière. Enfin le développement de l'endémo-épidémie de 1849 a été accéléré par les circonstances exceptionnelles dans lesquelles se sont trouvées nos troupes, circonstances que nous avons fait connaître, et dont le résultat a été évidemment de rendre l'imprégnation plus facile. En 1849, la maladie fait irruption subite et anticipée dans les premiers jours de juillet; on compte 2,558 entrées dans ce mois, et la mortalité atteint d'emblée 6,5 p. 100 hommes traités, c'est-à-dire le plus haut chiffre auquel elle se soit élevée dans tout le semestre; 3,028 entrées en août; 2,681 en septembre: chiffres qui sont entre eux, pour chaque mois, comme 0,84, 1,00, 0,88. En 1850, on compte 379 entrées en juillet, 1,250 en août, 1,070 en septembre: chiffres qui sont entre eux comme 0,30, 1,00, 0,80. Juillet 1849 est donc à août, apogée de l'endémo-épidémie :: 0,84 : 1,00, et juillet 1850 n'est à août de la même année que :: 0,30 : 1,00. Il est ainsi parfaitement évident que la maladie a eu un développement anticipé en 1849. Les mêmes différences existent entre la gravité des maladies régnantes : juillet 1849 est chargé de la mortalité la plus forte du semestre, 6,5 p. 100; la mortalité de juillet 1850, qui est de 1,03 p. 100, ne vient qu'en quatrième ligne dans le semestre.

Le maximum des entrées, en 1850, a coïncidé avec les six derniers jours d'août. Ce résultat confirme cette grande loi, établie pour l'Italie comme pour l'Afrique, que l'apogée de l'endémo-épidémie existe à une époque où la chaleur décroît déjà ; à Rome, juillet est le mois le plus chaud, mais ce n'est jamais le mois le plus chargé en fièvres.

Le tableau suivant permettra d'apprécier la marche de l'épidémie d'après le nombre des entrées, calculé par périodes de cinq jours.

Tableau n° 2.

ENTRÉES DANS LES HÔPITAUX DE ROME.

Du 1er juin...	au 5	54	Du 15 septembre au 20		187
5	au 10	84	20	au 25	170
10	au 15	59	25	au 1er octobre	149
15	au 20	53	1er octobre	au 5	125
20	au 25	49	5	au 10	90
25	au 1er juillet	51	10	au 15	86
1er juillet..	au 5	55	15	au 20	74
5	au 10	74	20	au 25	78
10	au 15	100	25	au 1er novemb.	81
15	au 20	110	1er novembre au 5		81
20	au 25	99	5	au 10	56
25	au 1er août	128	10	au 15	64
1er août...	au 5	133	15	au 20	59
5	au 10	163	20	au 25	55
10	au 15	155	25	au 1er décemb.	44
15	au 20	201	1er décembre au 5		36
20	au 25	217	5	au 10	53
25	au 1er septemb.	314	10	au 15	42
1er septemb.	au 5	236	15	au 20	41
	au 10	283	20	au 25	40
10	au 15	184	25	au 1er janv. 1851	33

Il est nécessaire de compléter ce tableau par une autre statistique indiquant, à courtes périodes, le nombre des hommes présents aux hôpitaux de Rome.

Tableau n° 3.

NOMBRE DES MALADES (FIÉVREUX, BLESSÉS, VÉNÉRIENS) PRÉSENTS DANS LES
HÔPITAUX DE ROME, DE DIX EN DIX JOURS.

1 janvier 1850	749	1 juillet	317
10 —	700	10 —	347
20 —	656	20 —	448
1 février	540	1 août	469
10 —	416	10 —	628
20 —	388	20 —	778
1 mars	381	1 septembre	958
10 —	339	10 —	1,073
20 —	350	20 —	963
1 avril	316	1 octobre	904
10 —	329	10 —	759
20 —	301	20 —	602
1 mai	297	1 novembre	565
10 —	340	10 —	500
20 —	385	20 —	496
1 juin	415	1 décembre	359
10 —	411	10 —	308
20 —	377	20 —	256

Le nombre des hommes hospitalisés, à un jour donné, a dépassé en réalité,
1,073, parce que deux évacuations ont été faites sur Cività-Vecchia. L'une, de
100 malades, fut précisément effectuée le 10 septembre, c'est-à-dire au moment
de l'encombrement le plus considérable. Pour arriver à connaître le nombre
des hommes distraits du service pour cause de maladie, à Rome, dans les
premiers jours de septembre, nous pouvons nous appuyer sur les bases suivantes :

Malades aux hôpitaux de Rome	1,073
Évacués sur Civita	100
Malades à la chambre	400
Id. à Tivoli, Frascati, Albano, Viterbe	150
Total	1,723

Ce qui revient à dire qu'au maximum de l'épidémie, on a compté 17 malades
sur 100 hommes d'effectif, en d'autres termes, près d'un malade sur 5 hommes
valides.

Tableau n° 4.

DÉCÈS DES FIÈVREUX, PAR GENRE DE MALADIE DANS LES HÔPITAUX DE ROME, EN 1850.

GENRE DE MALADIE.	Janvier.	Février.	Mars.	Avril.	Mai.	Juin.	Juillet.	Août.	Sep'emb.	Octobre.	Novemb.	Décemb.	Totaux.
Fièvres pernicieuses	1	»	»	»	»	»	2	5	5	2	2	1	18
Id. id., avec ramollissement de la moelle épinière	»	»	»	»	»	»	»	»	1	»	»	»	1
Id. id., avec abcès du foie	»	»	»	»	»	»	»	»	»	1	»	»	1
Cachexies palud. simples, scorbut., dyssentér.	1	»	»	»	»	»	»	»	1	»	»	1	3
Hépatite, abcès du foie	1	»	»	1	»	»	»	1	»	»	»	1	4
Dyssenterie aiguë et chronique	3	»	2	»	»	1	»	»	»	»	»	»	6
Diarrhée chronique	16	11	2	»	»	»	»	»	»	»	3	»	32
Choléra sporadique	»	»	»	»	»	»	»	1	»	»	»	»	1
Total des affect. endémo-épidém.	22	11	4	1	»	1	2	7	7	3	5	3	66
Péritonite	1	»	»	»	»	»	»	»	»	»	»	»	1
Congestion cérébrale	»	»	»	1	»	»	»	»	»	»	»	»	1
Méningite tuberculeuse	»	»	»	»	»	»	1	»	»	»	»	»	1
Id. cérébro-spinale	»	3	1	2	»	1	»	»	»	»	»	»	7
Pneumonies	5	2	»	»	1	»	»	»	»	1	»	»	9
Phthisie pulmonaire	2	2	1	3	4	1	»	»	1	1	»	1	16
Pleurésie chronique	»	1	»	»	»	1	»	»	»	»	»	»	2
Affections organiques du cœur	»	»	1	»	»	»	»	»	»	»	»	»	1
Gangrène des poumons	»	»	»	»	1	»	»	»	»	»	»	»	1
OEdème de la glotte	»	»	»	»	»	1	»	»	»	»	»	»	1
Variole	1	»	»	»	»	»	»	»	»	»	»	»	1
Fièvre typhoïde	2	1	»	»	»	»	»	»	1	»	1	»	5
Total des affections sporadiques	11	9	3	6	6	4	1	»	2	2	1	1	46
Total général	33 (1)	20	7	7	6	5	3	7	9	5	6	4	112

(1) Dans notre première lettre sur l'état sanitaire en 1849, on lit 43 ou 5 p. 100, tableau n° 1. C'est une erreur, lisez 33 ou 3,8 p. 100. Dans ce même travail, tableau n° 4. mortalité, cette erreur n'a pas été commise.

Abstraction faite des trois premiers mois qui appartiennent à l'année médicale précédente, on peut ainsi classer les principales maladies, d'après le nombre des décès qu'elles ont causés :

Fièvres pernicieuses 19
Phthisie pulmonaire 11
Affections du foie 3
Diarrhée chronique. 3
Méningite cérébro-spinale 3
Cachexie paludéenne. 2
Fièvre typhoïde. 2
Etc., etc.

Ces chiffres sont propres à nous fournir plusieurs enseignements.

Le nombre si élevé des décès par suite de phthisie pulmonaire est un fait à noter.

Dans notre compte rendu pour l'année 1849, nous avons fait tous nos efforts pour établir les propositions suivantes : quoique le tableau de la mortalité porte la dothinentérie et les flux intestinaux avant les fièvres paludéennes, qui ne viennent qu'en troisième lieu, on n'en doit pas moins considérer celles-ci comme ayant dominé la pathologie de l'année, par leur nombre et par leur gravité ; elles doivent figurer en tête du tableau des décès ; la dothinentérie et les flux intestinaux (diarrhée non symptomatique et dyssenterie) ont causé beaucoup moins de mortalité ; si on leur a fait occuper le premier rang sur l'échelle de gravité et de fréquence, c'est par suite d'erreurs de diagnostic, ou d'oubli, de remonter aux causes premières. En effet, on a compté, parmi les dothinentéries, bon nombre de fièvres rémittentes, subcontinues, pernicieuses, à masque typhoïde ; voilà l'erreur de diagnostic qui a renflé le nombre des *fièvres typhoïdes* au détriment des *états typhoïdes* d'origine paludéenne. Beaucoup de flux intestinaux qui ont entraîné la mort n'étaient pas symptomatiques de vieilles cachexies palustres, d'engorgements viscéraux, etc. ; on a oublié leur origine, et on a classé parmi les diarrhées idiopathiques des flux qui n'étaient, à proprement parler, qu'une sorte d'épiphénomène ultime d'une autre maladie.

Ces propositions ont trouvé beaucoup d'approbation et quelques opposants. Il devait en être ainsi. De nouvelles recherches rétrospectives ont corroboré notre conviction, et l'histoire médicale de 1850 est venue déposer dans notre sens. Cette vérité ressort si clairement de nos chiffres, qu'il n'est pas nécessaire d'insister sur ce point : 19 décès par fièvre paludéenne, 2 par fièvre typhoïde, 3 par diarrhée chronique, aucun par dyssenterie.

A Rome, la mortalité, *relativement à l'effectif de la troupe ou de la population*, atteint son maximum, pendant les épidémies régulières, dans l'épidémie et l'arrière-saison ; mais, à cette époque, le nombre des individus atteints par le miasme est si considérable, et les fièvres sans gravité réelle montent à un si

...aut chiffre comparativement aux accès pernicieux, que *la proportion des décès aux hommes traités* est alors peu élevée. Cet antagonisme entre les décès, comptés relativement à la population ou relativement aux hommes traités, est un fait constant. Dans la saison hivernale, nous observons la contre-partie de ce qui se passe pendant l'endémo-épidémie : les décès sont nombreux relativement aux hommes traités, rares comparativement à la population. A cette époque, en effet, il y a peu d'entrées aux hôpitaux, mais les maladies sporadiques régnantes ont généralement de la gravité, et trouvent des constitutions délabrées par la fièvre et ses reliquats.

Voici la preuve de ces énoncés. En 1849, avons-nous dit, l'arrière-saison endémo-épidémique a empiété sur l'année suivante ; il faut chercher la constitution hivernale en février 1850 ; or la mortalité est, pour ce mois, de 7,16 p. 100 traités, tandis que la moyenne des six derniers mois de 1849, malgré la gravité exceptionnelle de l'endémo-épidémie, n'est guère que de 5,4 p. 100. En 1850, même observation ; l'endémo-épidémie se prolonge moins ; la constitution hivernale se dessine en janvier et février 1851, qui nous donne plus de mortalité proportionnelle que le deuxième semestre 1850. Ainsi donc, on peut établir le principe suivant : c'est pendant les endémo-épidémies (ayant leur cours habituel) que la mortalité est la plus élevée relativement à la population, la moins élevée relativement aux entrées aux hôpitaux ou aux malades ; pendant l'hiver, c'est le contraire : forte mortalité relativement aux hommes atteints, faible mortalité relativement à la population. Les mêmes principes sont applicables à la pathologie de la plupart des localités palustres de l'Algérie.

Abordons actuellement l'étiologie. C'est une étude des plus importantes au point de vue scientifique et pratique. Sous ce dernier rapport, le médecin n'a pas moins intérêt à s'éclairer que l'autorité militaire. Les résultats auxquels nous allons parvenir seront d'une netteté qui, nous osons presque l'espérer, satisfera l'un et l'autre.

Les casernements ont été beaucoup améliorés depuis l'occupation ; le génie militaire y a exécuté des travaux bien entendus ; des clôtures ont mis obstacle à ces courants d'air qui circulaient dans la cage des vastes escaliers et le long des corridors. Nous n'avons plus de casernements ouverts à presque toutes les intempéries des saisons, sous les portiques, sous les arcades, dans les cloîtres, ou dans des locaux privés de châssis aux fenêtres. Mais le couchage continue à laisser à désirer. Le soldat n'a pas de matelas, après deux ans d'occupation.

L'amélioration la plus radicale, la plus éminemment utile à introduire dans le casernement, c'est le choix du site. Ici presque tout est à faire. La médecine n'est pas consultée quand il s'agit d'établir des casernes dans les divers quartiers de la ville ; elle est seulement appelée à intervenir, à titre de voix consultative, quand l'existence du mal a été démontrée par des résultats qu'on aurait pu prévenir. Il est bien entendu que nous ne prétendons pas subordonner les exigences militaires aux indications de la médecine ; notre prétention bien légitime se borne à éclairer, avant le fait et non pas après, les autorités militaires et administratives ; celles-ci n'appliqueront de nos recommandations que celles qui seront compatibles avec le maintien de la sûreté et le fonctionnement régulier des rouages administratifs.

L'expérience de la première année a servi à peu de chose ; on a cependant renoncé à cette caserne qui, située en dehors de la place du Peuple, avait produit tant de mortalité parmi l'artillerie qui l'occupait. Nous avons dit, dans notre histoire médicale de 1849, qu'on aurait pu éviter ce danger, sur lequel nous avait parfaitement éclairé notre première occupation sous l'empire.

Notre propre expérience n'est pas du tout nécessaire pour nous renseigner sur la salubrité des sites ; celle-ci est si bien appréciée à Rome, par le vulgaire et par les savants, qu'on pourrait facilement tracer une carte à teintes variées, où les graduations de ton indiqueraient la salubrité relative des différents quartiers et même des rues. Les observations suivantes faites sur nos troupes ne font que corroborer cette vieille expérience.

Au printemps, la proportion des hommes figurant à l'hôpital, sur 100 hommes d'effectif, est, à très-peu de chose près, la même pour divers corps occupant des quartiers éloignés les uns des autres. Mais, à mesure que l'endémo-épidémie s'avance, l'équilibre se rompt, et l'on voit chaque corps de troupe fournir d'autant plus de malades, qu'il est stationné dans un lieu plus insalubre. Ces différences ne sont certes pas des nuances, car elles s'étendent de 0,5 p. 100, représentant le nombre des hospitalisés du premier bataillon de chasseurs à pied, qui a occupé Albano et Frascati, à 19,4 p. 100, proportion fournie par le 36e de ligne, caserné sur les terrains inhabités du Viminal. En mettant de côté le premier bataillon de chasseurs à pied, qui ne doit point compter pour Rome, nous arrivons encore aux résultats suivants : en septembre, le 36e de ligne donne 19,4 p. 100, le 25e léger 3,8 p. 100, c'est-à-dire cinq fois moins.

Voici, du reste, l'emplacement des troupes durant les quatre mois de juillet, août, septembre et octobre, et la moyenne des malades qu'elles ont comptés aux hôpitaux pendant ce laps de temps. Nous devons ces chiffres, ainsi qu'une foule d'autres documents, à l'obligeance de M. Lacauchie, officier de santé en chef de l'armée.

Tableau n° 5.

MOYENNE DES MALADES A L'HÔPITAL POUR 100 HOMMES D'EFFECTIF.

Régiments.	Mois de juillet, août, septembre, octobre, en bloc.	Mois de septembre, époque du maximum.
13ᵉ léger.	13,00	18,30
36ᵉ de ligne	12,10	19,40
2ᵉ bataillon de chasseurs à pied. .	7,70	11,00
11ᵉ dragons	5,90	6,20
Artillerie	4,60	6,40
22ᵉ léger.	4,00	9,60
25ᵉ léger.	4,00	3,80
32ᵉ de ligne	3,80	5,00
1ᵉʳ bataillon de chasseurs à pied.	2,10	3,10
Moyennes générales. . .	6,30	9,20

Les deux régiments qui ont le plus souffert sont le 13ᵉ léger et le 36ᵉ de ligne, dont les casernements occupaient les terrains vagues, inhabités, périphériques, qui contournent les deux tiers de la ville, du nord au sud en embrassant toute la face orientale, terrains ouverts aux émanations d'une plaine inculte et sans montuosités (1). Puis viennent le deuxième bataillon de chasseurs à pied, l'artillerie et le 11ᵉ dragons. Or les deux premiers corps étaient stationnés le long du dernier tiers du mur d'enceinte, du côté de l'ouest, le premier au Transtévère (2), le second au Borgho, au fort Saint-Ange et non loin de la place du Peuple (3). L'insalubrité de cet arc est moindre pour les raisons suivantes : le Transtévère et le Borgho sont protégés contre les émanations de l'ouest par le mont Janicule; Saint-Pierre et le Borgho ne sont point limités par un rempart auquel succède immédiatement le désert romain ; des collines un peu boisées, qui se prolongent jusqu'au Monte-Mario, des villas peuplées de grands arbres, des vignes et des cultures couvrent et flanquent la ville de ce côté ; les bâtiments

(1) Casernement du 13ᵉ léger : Saint-Adrien, Saint-Sylvestre au Quirinal, Saint-Romuald, Saint-Marcel, Saints-Apôtres, Umiltà, Jésus, Saint-Côme et Saint-Damien, Sainte-Françoise-Romaine.—Du 36ᵉ de ligne : Sainte-Marie-des-Anges, prison des Thermes, Sainte-Praxède, Saint-Martin, Sainte-Marie dell' Olmo, Saint-Pierre in Vincoli, Néophites.

(2) 2ᵉ bataillon de chasseurs à pied : Saint-Calixte, Sainte-Marie au Transtévère, Saint-Michel et Saint-François, Saint-Chrysogone, Petit-Saint-Calixte.

(3) Artillerie : Hôpital Saint-Jacques, couvent Jésus-et-Marie, fort Saint-Ange, palais Corsini, palais Salviati, quartier Saint-Esprit.

occupés par nos troupes ne sont point égarés dans des terrains déserts, mais sont englobés dans des massifs de maisons, car sur cette face de la ville tout est habité jusqu'au pied des collines et des remparts, tandis que sur l'arc oriental d'immenses terrains vagues occupent toute la périphérie, dans l'intérieur même de l'enceinte. Sur cette bande occidentale de la ville, deux points sont surtout réputés malsains, le fort Saint-Ange et la place du Peuple; or le premier n'a eu qu'une faible garnison française, les Romains ayant conservé deux de ses trois enceintes, et nos troupes n'ont que peu à subir l'insalubrité de la place du Peuple, parce que la caserne située en dehors de la porte, local dont nous avons signalé la haute insalubrité l'année dernière, a été abandonnée, et que les casernes habitées se trouvent dans la ville même, au sein d'un quartier populeux, à une certaine distance de la place.

On se rend parfaitement compte de la position que le régiment de dragons occupe sur l'échelle de fréquence des fièvres. Il était stationné entre le 36ᵉ et la ville (1), aux confins des terrains inhabités et de la région populeuse. Il a figuré à un rang intermédiaire sous le double point de vue de la topographie et de la pathologie. L'influence de la première sur la seconde ressort à chaque pas.

Les 22ᵉ léger, 25ᵉ léger et 32ᵉ de ligne ont fourni à peu près la même proportion de malades, en considérant en bloc les quatre mois épidémiques. Ces trois corps occupaient le centre de la ville (2). Le 22ᵉ léger présente cette particularité que sa proportion de malades, semblable à celle des deux autres corps, en considérant les quatre mois, leur est de beaucoup supérieure si l'on n'envisage que le seul mois de septembre; elle monte à 9,60 p. 100, tandis que les deux autres corps n'ont eu que 5,00 et 3,80. Or cette circonstance s'expliquerait probablement par ces considérations : ce régiment était stationné sur cette espèce de promontoire tracé par le coude du Tibre, exposé aux infiltrations dès les premières crues du fleuve, promontoire dont la pointe nord-ouest se projette vers la périphérie de la ville, dans les environs du fort Saint-Ange et de l'hôpital Saint-Esprit.

Le 1ᵉʳ bataillon de chasseurs à pied, qui n'a eu que 2,10 p. 100, c'est-à-dire six fois moins que le 36ᵉ de ligne, n'habitait pas Rome pendant l'endémo-épidémie; il occupait Albano et Frascati.

Les résultats de ces recherches étiologiques sont parfaitement nets et précis :

---

(1) Dragons : palais Barberini, palais Albani, Capucins, Sainte-Thérèse.

(2) 22ᵉ léger : Saint-Office, caserne de Sora, Mont-Carmel, San-Salvador, Sainte-Marie-Madeleine, collége Capranica ; 25ᵉ léger : Saint-Sylvestre-in-Capite, San-Lorenzo-in-Lucina, Saint-André-delle-Fratte, place Colonne, couvent du Campo-Marzo, Crociferi (un bataillon à Tivoli); 32ᵉ de ligne : collége Saint-Charles-Borromée, chancellerie, Mont-de-Piété, Sainte-Marie-in-Campitelli, Sainte-Dorothée, Quarante-Martyrs, Saint-Paul-del-Regola.

du centre à la périphérie de la ville, l'insalubrité s'accroît ; les quartiers excentriques sont d'autant plus malsains qu'ils se trouvent moins habités, moins abrités par des collines et par des cultures. Cette loi est établie depuis longtemps ; nous en donnons ici une nouvelle confirmation qui acquiert peut-être une valeur toute particulière, parce que les sujets sur lesquels porte notre étude comparative ont le même régime de vie, les mêmes habitudes et les mêmes travaux, parité qu'on ne retrouve pas quand on opère sur la population civile.

En comparant l'état sanitaire des divers régiments en 1849 et en 1850, on s'aperçoit facilement que l'influence morbide a été exercée par des circonstances siégeant en dehors d'eux, c'est-à-dire que cet état a dépendu du site qu'ils occupaient. Ainsi le 66ᵉ, qui avait habité le forum romain et les environs en 1849, est le régiment qui a le plus souffert alors. Le 13ᵉ léger, qui avait présenté un état satisfaisant en 1849, stationne en 1850 au forum romain, et prend à son tour la tête de l'échelle morbide. En 1849, le 36ᵉ est envoyé à Frascati, et son état sanitaire est satisfaisant : en 1850, il occupe les terrains insalubres que nous avons indiqués, et la maladie s'abat sur lui. Le 32ᵉ, en 1849, avait été caserné dans ces derniers locaux et avait beaucoup souffert ; en 1850, il occupe le centre de la ville, et jouit d'une immunité relative, etc., etc.

Non-seulement l'état sanitaire a varié dans les divers corps, selon les régions de la ville qu'ils occupaient, mais de caserne à caserne, les différences ont été notables. Ainsi les deux principales casernes des dragons sont les palais Barberini et Albani, le premier situé sur la rampe du Quirinal, qui regarde la ville, pente couverte d'habitations ; le second, sur le sommet de la colline et sur le flanc peu habité qui va mourir aux pieds du Viminal désert. Il n'y a pas trois cents pas d'un palais à l'autre ; les jardins Barberini et une rue seulement les séparent. On pouvait deviner *à priori* que le palais Albani, recevant les exhalaisons de la plaine et les arrêtant par sa masse imposante, doit être plus malsain que le palais Barberini qu'il abrite. L'expérience est venue confirmer cet *à priori* en 1849 ; mais le capitaine commandant Barberini ayant proclamé que l'état sanitaire satisfaisant de ses troupes tenait aux soins hygiéniques dont il les entourait, on fit permuter, en 1850, la garnison des deux palais ; et la troupe transportée de Barberini à Albani présenta à son tour beaucoup de fièvres, tandis que les nouveaux arrivés à Barberini en souffrirent bien moins.

Le 13ᵉ léger a occupé des casernes qu'on peut diviser en deux groupes : les unes situées dans le forum désert ou aux environs ; les autres dans la ville, séparées du forum par le Capitole.

Celles-ci ont moins souffert que les autres ; mais cette différence a été rendue beaucoup moins appréciable par la garde des portes Saint-Sébastien, Saint-Paul et de la poudrière Saint-Paul, gardes qui ont été fournies par les deux groupes. Cette cause excessivement puissante d'intoxication a jusqu'à un certain point égalisé l'état pathologique, qui fût demeuré très-différent si chacun eût occupé son site sans en franchir les limites. M. Volage, chirurgien-major du corps, a observé que les fièvres les plus nombreuses et les plus graves sévissaient sur les hommes qui avaient monté la garde la veille ou l'avant-veille. Le nombre des hommes qui tombaient malades après ces gardes s'est assez élevé pour provoquer la mesure suivante : « Les divers régiments alterneront de quatre en quatre jours pour la station des postes les plus insalubres. » Pendant les quinze jours d'application de cette mesure, le 13e envoya moins de monde à l'hôpital. Pour rendre réellement utile cette détermination, il eût fallu la prendre dès l'origine, sans attendre que le régiment fût profondément imprégué par le miasme.

Pour compléter nos recherches étiologiques, il est nécessaire de donner un aperçu de la météorologie de la saison pendant laquelle ont régné les fièvres. Nous insisterons surtout sur la température et ses vicissitudes nycthémérales, parce qu'il existe aujourd'hui quelque tendance à leur attribuer le rôle de causes déterminantes, au détriment du miasme paludéen.

Tableau n° 6.

mois.	Températ. moyenne (1).	Températ. maxima.	Températ. minima.	OSCILLATION THERMOMÉTRIQUE DANS LES 24 HEURES.		
				moyenne.	maxima.	minima.
Juin.	16,89	25,90	10,60	9,37	13,20	2,20
Juillet.	18,98	26,60	10,50	9,57	13,60	3,10
Août	18,70	26,50	12,20	9,58	13,20	4,80
Septembre.	15,00	22,90	6,30	8,60	11,90	5,00
Octobre.	11,32	19,20	3,90	7,95	11,20	4,60
Novembre.	9,63	15,90	2,40	6,14	9,90	2,10

Juin. Le commencement de juin est nébuleux ; quelques pluies. Le vent quitte le S.-O. ; le temps se remet. Vers le 12 ou le 13, le S.-O. reprend, les nébulosités reparaissent, le ciel se couvre ; pluie le 13. Le S.-O. souffle presque chaque jour jusqu'à la fin du mois. Du 15 au 19, ciel pur ; du 19 au 25, couvert et quelques pluies. Du 26 au 30, le temps est beau. Température moyenne, 16,89° R. ; oscillation moyenne entre le maximum et le minimum observés dans les vingt-quatre heures, 9,37° R.

Or l'endémo-épidémie n'a commencé qu'en juillet, et ce mois a signalé sa période ascendante, août et septembre sa période d'état. En septembre, on compte 1,070 entrées aux hôpitaux ; en juin, 224 seulement. Cette différence entre le règne fébrile de juin et de septembre ne peut pas s'expliquer en considérant les météores comme cause déterminante des fièvres. Septembre a été en effet

---

(1) Obtenue en prenant la moyenne entre la moyenne des maxima et celle des minima. Tous ces chiffres sont extraits des registres du Collége romain. Thermomètre Réaumur.

moins chaud que juin, puisque la température moyenne est représentée par 15,00° R.; moins sujet aux vicissitudes nycthémérales, puisque la moyenne de celles-ci est de 8,60 au lieu de 9,37° R.; enfin, les perturbations hygrométriques, l'humidité, les pluies se sont montrées à peu près pareilles de part et d'autre. En admettant le miasme comme cause des pyrexies à quinquina, on s'explique très-bien la marche de l'endémo-épidémie. En juin, la végétation est dans son plein, la nature végétale vivace, les herbes et les feuillages verts, les récoltes sur pied tapissent la campagne. La fabrication du miasme ne s'effectue presque pas dans les marais-types, dont la chaleur n'a pas encore mis le fond à sec, et les surfaces destinées à devenir des foyers palustres temporaires et accidentels ne sont alors que des prés et des champs salubres. Mais bientôt la saison qui s'avance et le cours du temps font périr certaines plantes et une foule d'insectes, dont les débris s'accumulent sur le sol avec les résidus inutiles des récoltes coupées par la main de l'homme. La chaleur sèche du cœur de l'été maintient jusqu'à un certain point la salubrité, en momifiant les matières végéto-animales, et en refusant aux élaborations miasmatiques un des éléments qui leur est indispensable, l'humidité; mais dès que les nuits deviennent fraîches et humides, dès que la ro ée est abondante le matin, et surtout dès que les premières pluies de la fin de l'été et de l'automne humectent et détrempent le fond des marais desséchés par les ardeurs caniculaires et la grasse litière qui jonche la terre, les fièvres croissent en nombre et en gravité. Voilà pourquoi septembre est toujours plus fiévreux que juin, malgré une température plus douce, et moins de vicissitudes nycthémérales. Là réside encore la cause pour laquelle juillet, mois le plus chaud et le plus sec, et souvent août lui-même — comme nous l'avons observé à Civita-Vecchia — sont moins surchargés de pyrexies à quinquina que septembre et octobre, et ne présentent pas de fièvres pernicieuses aussi graves.

En juillet, mois le plus sec et le plus chaud, on compte seulement 379 entrées; en août, 1,250; et en septembre, 1,024. Voici l'aperçu météorologique de juillet.

Moyenne de la température, 18,98° R.; maximum, 26,60° R. Ce sont les chiffres les plus élevés de l'année. Oscillation thermométrique nycthémérale moyenne, 9,57° R.; maxima, 13,60° R.; c'est encore la plus forte de l'année. Pluie les 2 et 30 seulement. Le vent est au S. et S.-O. quatorze jours sur trente. Le ciel est presque toujours serein, quelques *cirrus* de temps en temps, *cumulus* puis *nimbus* aux approches de la forte pluie du 30. Une bande de brouillards a deux ou trois fois suivi le cours du Tibre.

En août, l'humidité croît, du 6 au 10 s'étend la période la plus humide de la saison; l'hygromètre oscille entre les deux extrêmes 9 et 52. Deux fortes tempêtes, les 16 et 22; orage sans pluie le 10. Le ciel est plus couvert qu'en juillet; du 14 au 18, il ne cesse d'être nébuleux; les jours sont bien rarement limpides du matin au soir, des cirrus ou des brumes en altèrent la sérénité. Moyenne thermométrique, 18°,70° R.; oscillation moyenne, 9,58° R., pareille à celle de juillet. La prépondérance relative du S.-O. reste à peu près ce qu'elle était dans ce dernier mois. La différence n'existe guère qu'au point de vue de l'humidité. Plus d'humidité, plus de débris organiques constituent, au point de vue de l'opinion miasmatique, des caractères différentiels qui suffisent pour expliquer l'intensité des fièvres à quinquina en août.

Le maximum des entrées, pendant toute l'endémo-épidémie, s'étend du 25 août au 1er septembre; les pluies tempétueuses des 16 et 22 semblent avoir amené cette active fabrication miasmatique. Ces six jours, du reste, ne présentent aucune particularité météorologique à citer; ceux qui nient le miasme n'y trouveront certes pas de circonstance météorologique qui puisse leur rendre compte de l'intensité de la maladie; les variations nycthémérales sont de 5,00° R. au minimum et de 11,90° R. au maximum; la température, qui en juillet est montée à 26,60° R., n'atteint que 23,5° R. Pas de pluies; le temps, généralement clair, se couvre quelquefois de nuées et de brumes; le S.-O. ne prédomine pas; il souffle une partie des journées des 28, 29, 30, 31.

Septembre est moins chaud, mais plus humide et pluvieux que le mois précédent. Il est beau jusqu'au 3; il pleut les 4 et 5; forte tempête le 8. Jusqu'au 29 le ciel reste toujours nébuleux, si ce n'est le 15; le Tibre se coiffe de brouillards; tempête le 24; le beau temps renaît; pluie le 30. Le S.-O. a été un peu moins fréquent qu'en août. Température moyenne, 15,00° R.; moyenne de la vicissitude nycthémérale, 8,60° R.

Octobre comprend la période décroissante de l'endémo-épidémie; on compte pourtant encore 602 entrées aux hôpitaux, tandis que juillet n'en a présenté que 379 et juin 224. Ces différences sont encore inexplicables au point de vue de l'hypothèse météorologique, car octobre est bien inférieur à juin sous le rapport de la température et de l'oscillation nycthémérale. Température moyenne, 11,32° R.; oscillation moyenne, 7,95°. Le sud et le S.-O. soufflent un peu plus souvent qu'en juin. Pluie les 1, 6, 7. Le temps se tient au beau, mais non sans nuages au ciel. Du 13 au 20, il est limpide. Il se couvre ensuite. Pluie le 21; violente tempête le 24, avec pluie abondante. Il pleut encore les 25, 26, 30, 21.

Ces documents météorologiques, dont nous avons pu, grâce à l'obligeance du père Secchi, professeur d'astronomie au collége Romain, puiser tous les éléments dans les registres officiels fort bien tenus, nous semblent suffisamment détaillés pour déposer en faveur de l'opinion qui consiste à soutenir qu'un miasme est la cause productrice des pyrexies à quinquina. J'adresse à l'Académie, en même temps que cette lettre, un second mémoire destiné à combattre l'hypothèse météorologique et à étayer la doctrine du miasme (1).

---

(1) Premier mémoire, RECHERCHES SUR LES CAUSES DES FIÈVRES A QUINQUINA EN GÉNÉRAL ET EN PARTICULIER SUR LES FOYERS QUI LEUR DONNENT NAISSANCE EN

Après avoir commencé cette lettre par des considérations générales, nous avons donné les statistiques sur lesquelles s'appuie notre travail; l'étiologie nous a ensuite occupé; abordons maintenant l'histoire pathologique proprement dite de l'année 1850.

La saison intercalaire aux deux endémo-épidémies de 1849 et de 1850 s'étend du commencement de mars à juillet. Janvier et février 1850 ont encore été encombrés par les cachexies léguées par l'année précédente. En janvier, mais surtout en février, la constitution hivernale s'est mêlée à ces reliquats paludéens; il en est résulté, dans ce dernier mois, une gravité considérable dans les affections régnantes. Dans la période intercalaire, les maladies sont fugaces, peu profondes, leur marche franche, rapide, leur terminaison favorable. Cette période peut elle-même se subdiviser. Du 1er mars au 15 mai, on a observé des subinflammations, des inflammations membraneuses, bronchites, angines, flux intestinaux légers, bénins, des affections catarrhales, rhumatoïdes. Le 1er mai, on compte 297 malades en tout dans les hôpitaux militaires français de Rome; c'est le minimum de toute l'année. Vers le milieu de ce mois, aux maladies qui régnaient antérieurement ont commencé à se mêler quelques fièvres printanières franchement intermittentes, simples, ne présentant aucune espèce de complication, ni saburrale, ni bilieuse, ni gastro-intestinale, et cédant avec facilité au sulfate de quinine, sans médication adjuvante. Elles sont, d'ailleurs, peu nombreuses. L'état sanitaire est excellent. Le genre nerveux joue un certain rôle dans la scène pathologique; les congestions y prennent aussi leur part légère.

En juin, l'état sanitaire continue à laisser peu à désirer: la moyenne des hommes présents à l'hôpital, qui était de 340 en mai, monte seulement à 400. La physionomie des maladies régnantes a changé, les fièvres se mettent à envahir la pathologie; simples au commencement du mois, elles se compliquent déjà, vers le 20, d'un peu d'embarras gastrique et s'accompagnent quelquefois de réaction assez vive. C'est une tendance à l'établissement des complications qui doivent se montrer plus tard, mais ce n'est pas encore leur règne. Une velléité de rémittence se montre aussi dans quelques cas.

Les dix premiers jours de juillet n'apportent pas un changement bien notable à cet état de choses; on remarque une nuance de plus dans les états saburral et gastro-bilieux, et la rémittence intervient un peu moins rarement. Les entrées sont de cinquante-cinq seulement pendant ces dix jours. Nous n'avons pas encore atteint l'endémo-épidémie.

ALGÉRIE, mémoire présenté à l'Académie, compte rendu par M. Gaultier de Claubry, séance du 29 février 1848.

Deuxième mémoire, ORIGINE MIASMATIQUE DES FIÈVRES A QUINQUINA, présenté à l'Académie.

La période qui s'étend du 1er mai au 10 juillet environ, a été caractérisée par une ascension très-lentement croissante dans le nombre des malades ; mais, à partir de cette époque, où l'on peut placer l'explosion de l'endémo-épidémie, le chiffre des entrées a suivi une progression très-rapidement croissante, jusqu'au 1er septembre, jour vers lequel le maximum des entrées doit être placé.

La période d'augment de l'endémo-épidémie ne comprend guère que juillet ; la période d'état embrasse août et septembre ; la décroissance commence avec octobre ; elle est aussi lente que l'augment a été rapide, et sa lenteur est rendue plus évidente encore par les rechutes, les cachexies, etc.

C'est vers le milieu de juillet que les fièvres rémittentes paludéennes à forme gastro-bilieuse établirent bien positivement leur règne. Dans les premiers temps, la fièvre débutait après une période prodromique de quelques jours, ainsi caractérisée : malaise, faiblesse, brisement des jambes, céphalalgie obtuse et quelquefois vive, inappétence, soif, embarras gastro-intestinal, quelques nausées, bouche amère, langue chargée, quelques désordres dans la calorification, état qui s'accompagnait ordinairement d'accès quotidiens, plus ou moins francs et réguliers. Pendant ce temps, les fièvres intermittentes simples disparurent peu à peu et cédèrent la place aux rémittentes compliquées.

Ces dernières ont été appelées, par abréviation, fièvres rémittentes gastro-bilieuses. En les analysant, on dégage les éléments et les phénomènes qui suivent : nature paludéenne, type rémittent, saburres gastriques, état bilieux. Elles ont caractérisé l'endémo-épidémie de 1850 et l'ont frappée d'un cachet tout spécial.

Dans nos pays, pendant le cours d'une épidémie, il existe ordinairement encore un nombre assez notable de maladies sporadiques, modifiées, il est vrai, dans leur marche, leurs symptômes, etc., par le génie régnant ; à Rome, au contraire, les affections isolées ont presque entièrement disparu. Ainsi, sur un relevé de 539 malades entrés en août et septembre (MM. Molard, Mayer, Petronelli) je ne compte que 28 affections sporadiques ; en septembre, M. Molard n'en a reçu qu'une sur 129 entrées. L'endémo-épidémie avait donc tout envahi, et parmi les maladies ressortissant du génie paludéen, les fièvres rémittentes gastro-bilieuses ont beaucoup prédominé, comme en témoignent les chiffres suivants, extraits d'un cahier de MM. Mayer et Petronelli.

Entrées en août et septembre 1850. 150

dont, 1° fièvres rémittentes gastro-bilieuses. 90
     2° fièvres intermittentes simples ou avec embarras gastrique. . . . 44
     3° Maladies diverses (flux intestinaux, bronchites, embarras gastrique, etc.). 21

TOTAL. 155

L'histoire des fièvres rémittentes gastro-bilieuses constitue donc presque toute la relation médicale ; aussi allons-nous leur consacrer une description détaillée.

En août et septembre, époque où ces fièvres ont régné en plus grand nombre et avec le plus d'intensité, le poison paludéen était doué d'une telle énergie que la fièvre débutait brusquement, et que la maladie atteignait à peu près d'emblée presque toute son intensité. Les chirurgiens des corps ont observé que l'invasion avait fréquemment lieu après une garde montée la nuit, surtout aux portes de la ville, condition éminemment propre, comme on le sait, à favoriser l'imprégnation ; ou bien encore après une revue, après une grande manœuvre, causes occasionnelles qui débilitent, perturbent l'économie déjà imprégnée, de sorte que le sujet ne lutte plus victorieusement contre le toxique.

Voici les symptômes qui annonçaient l'invasion : ordinairement frissons légers, quelquefois intenses et prolongés, dans certains cas, alternatives irrégulières de chaleur et de froid ; tremblement des jambes, vertiges, éblouissements, quelquefois chute et syncope, surtout quand le militaire était sous les armes, par un soleil ardent. Au frisson succédait une vive chaleur, accompagnée de céphalalgie, de malaise, d'angoisse, de tension épigastrique et de vomissements bilieux. Il est bien entendu que nous décrivons les cas les plus tranchés ; on n'observait pas toujours ce cortége complet, car, chez quelques hommes, ce frisson a même passé inaperçu.

La fièvre, une fois établie, présentait la physionomie suivante (ici nous décrivons encore les cas bien caractérisés) : fièvre ardente, pouls développé et fréquent, réaction générale vive, peau chaude et quelquefois sèche, facies vultueux, rouges, congestionné, yeux injectés ; teinte subictérique ou ictérique prononcée ; anxiété, agitation, inquiétude, quelquefois subdelirium ou même délire pendant la recrudescence vespérienne ; céphalalgie, brisement des forces, grande faiblesse des jambes, sentiment douloureux vague dans tout le corps, accompagné, dans un certain nombre de cas, de douleurs vives localisées dans le rachis, dans les lombes, aux jambes, à l'épigastre, aux hypocondres, dans les os, à la région du cœur ; bouche pâteuse, amère, langue chargée d'un enduit saburral grisâtre, ou d'une couche épaisse de couleur bilieuse ; ses bords et sa pointe peuvent être rouge, ainsi que ses papilles qui proéminent à travers l'enduit ; soif et anorexie ; les hypocondres et l'épigastre sont tendus ; le malade y rapporte toujours un sentiment de pesanteur et de gêne ; vomissements bilieux abondants et souvent selles de la même nature ; cette diarrhée, dans la suite de la maladie, est quelquefois remplacée par de la constipation ; la respiration est tantôt ample, suspireuse, tantôt courte, spasmodique, saccadée ; on a observé quelques sudamina dans la période de détente et de sueur ; les pétéchies et les taches roses lenticulaires ne se montrent que rarement dans l'état typhoïde consécutif ; l'abdomen peut être alors tendu, météorisé, et présenter du gargouillement cœcal ; urines rares, épaisses, colorées, sédimenteuses.

Cet ensemble de symptômes aigus caractérisait la recrudescence, qui avait presque toujours lieu le soir, et qui était souvent précédée de quelques frissons, seuls ou alternant avec des bouffées de chaleur. Cette recrudescence se prolongeait 8, 12, 24, 36 et même 48 heures ; son type était quotidien , tierce, souvent peu régulier ; elle se terminait quelquefois par de la sueur , rarement abondante ; celle-ci semblait d'un bon augure, amenait la détente, l'apyrexie. Dans la matinée le malade était mieux, la céphalalgie moins douloureuse , la fièvre moins vive, le pouls plus souple , mais ce n'était qu'une simple diminution dans les symptômes, il n'y avait pas apyrexie proprement dite. Le type était donc bien rémittent ; c'est par bien rares exceptions qu'on l'a vu vraiment sub-continu. A Civita-Vecchia, au contraire, les fièvres ont souvent revêtu ce caractère , comme nous le verrons en écrivant l'histoire de l'endémo-épidémie de cette ville.

La fièvre rémittente gastro-bilieuse , accompagnée de la vive et ardente réaction que nous avons spécifiée, cédait parfaitement et avec rapidité, sans l'emploi des antiphlogistiques, au traitement quinique et évacuant. Au huitième jour, écrit M. Molard, à en croire beaucoup de mes malades, je leur eusse déjà accordé leur sortie. Nous pouvons établir en règle que les cas réguliers se jugeaient les deuxième, troisième ou quatrième jours, et que la convalescence commençait dans le cours du second septénaire. Un évacuant et une dose de quinine à 1 gramme faisaient communément céder tous les symptômes ; une seconde dose, moins élevée, achevait d'amener l'apyrexie. Cette marche a été si habituelle que, dans les cahiers de visite de M. Mayer, je trouve rarement le sulfate de quinine administré trois jours de suite.

La solution de la maladie s'accompagnait assez souvent d'une sueur abondante, critique et salutaire ; M. Molard, à Rome, et nous-même , à Civita-Vecchia, nous avons observé quelquefois un urticaire général pendant cette sueur.

La convalescence, franche et nette dans beaucoup de cas, suivait une autre marche chez d'autres sujets : les forces restaient anéanties, l'état bilieux et saburral se prolongeait , un petit mouvement fébrile subsistait, la teinte jaune ne s'effaçait que lentement, l'appétit ne reparaissait point, et quelques malades avaient des rechutes à la fin du second septénaire ou dans le troisième ; ces rechutes, du reste, ne présentaient rien de grave. Dès lors, la couleur paludéenne, l'engorgement des viscères abdominaux , l'œdème se prononçaient, et le malade restait indéfiniment dans les hôpitaux ou n'en sortait que pour y rentrer bientôt.

La fièvre rémittente, que la violence des symptômes ferait juger si grave, n'a donné que très-peu de mortalité, grâce à l'intervention immédiate de la médication quinique et évacuante.

Le portrait que nous avons esquissé peint cette fièvre lorsqu'elle était simple et régulière. Il importe maintenant de décrire en peu de mots quelques-unes de ses variétés les plus tranchées.

Dans la forme ardente, la réaction était tellement vive, qu'une large inflammation, dans nos pays du Nord, ne suscite pas une fièvre plus violente : pouls large, plein, fréquent ; peau brûlante, face congestionnée, etc. Nous concevons qu'avant l'expérience que nous a donnée l'occupation de l'Algérie, on s'armât de la lancette, devant cette grande insurrection de toutes les forces actives de l'économie. On sait aujourd'hui qu'un vomitif ou un vomi-purgatif et une ou deux doses de sulfate de quinine amènent rapidement une pacification qu'on demanderait en vain à la lancette. Dans un seul service, dont l'existence n'embrasse pas un mois, les sangsues et les saignées furent assez largement employées, sans préjudice de doses un peu faibles de quinine. Cette médication a, outre ses inconvénients immédiats, le vice capital d'amener l'état typhoïde, de précipiter le sujet dans la cachexie paludéenne, d'accélérer le développement de l'anémie, de l'anasarque.

Les saignées, même dans cette variété ardente, sont d'une indication si restreinte que M. Mayer, sage praticien d'Afrique, n'en a pas fait une seule. Pour nous, nous pratiquons la phlébotomie dans les cas très-rares où chez un sujet jeune, très-sanguin, atteint pour la première fois, en proie à une fièvre trop ardente, un organe important, comme le poumon et le cerveau, est assez fortement congestionné pour le compromettre d'une manière prochaine et grave. La saignée est alors une véritable médecine de symptômes qui s'attaque à un accident ; les vomi-purgatifs et la quinine doivent être administrés contemporainement. Les sangsues aux jugulaires, aux tempes, à la nuque ont également été d'un emploi fort parcimonieux ; la céphalalgie ne semble pas exiger ce remède auxiliaire ; elles sont plus utiles contre la congestion cérébrale. Les applications d'oxycrat froid, ou encore d'eau sédative (Beylot), sont des moyens qu'on ne doit pas dédaigner, quand la céphalalgie est trop douloureuse.

Pour légitimer cette presque proscription des antiphlogistiques, nous donnerons, dans nos Leçons cliniques des hôpitaux de Rome et de Civita-Vecchia, quelques observations détaillées, qui feront voir clairement avec quelle rapidité ce cortége de phénomènes ardents s'évanouit après la médication quinique et évacuante.

La variété typhoïde réclame une attention spéciale. Le début de la fièvre rémittente est alors souvent accompagné de saignements de nez qui peuvent se répéter ensuite dans le cours de la maladie ; malgré les réactions vives que la fièvre semble avoir allumées, les forces sont entièrement prostrées, l'adynamie est profonde ; bientôt la bouche se sèche, les dents sont pulvérulentes, la langue se couvre de fuligo ; la céphalalgie est obtuse ; le malade est isolé de ce qui l'entoure, somnolent, sourd et en proie à un subdélire presque continu. On trouve quelquefois du gargouillement cœcal, avec ou sans diarrhée (car nous l'avons noté maintes fois sans flux intestinal) ; il n'est pas rare non plus de découvrir des taches rosées lenticulaires, voire même de véritables pétéchies. Enfin, à Civita, nous avons constaté que la poitrine était prise, et nous avons perçu du râle sibilant. Il va sans dire que, le plus souvent, la rate est augmentée de volume. Cet état typhoïde peut se dessiner immédiatement et donner d'emblée un caractère spécial à la fièvre rémittente ; ou bien il se manifeste d'autres fois tardivement. Une telle affection, si on ne prenait en considération que les symptômes observés à un moment donné, abstraction faite des autres éléments de diagnostic, en imposerait facilement pour une véritable dothinentérie. En étudiant avec soin la maladie dans toutes ses phases, on s'aperçoit, lorsqu'elle est consécutive. qu'elle ne consiste qu'en une forme, un état putride accompagnant la fièvre paludéenne. Quand elle est primitive, elle débute avec une telle rapidité que nous avons vu le fuligo et la stupeur exister déjà les deuxième et troisième jours à partir de l'invasion elle-même subite et sans prodromes. Dans la dothinenterie, les phénomènes se développent au contraire graduellement. Cette fièvre rémittente à forme typhoïde cède quelquefois avec une rapidité égale à celle de son développement, ce qui nous fournit encore un élément précieux de diagnostic. Enfin, à l'époque dont nous parlons, les militaires arrivés en Italie depuis l'occupation, n'ont peut-être pas présenté cinq fièvres typhoïdes pour toute l'armée.

Dans beaucoup de cas la terminaison de la maladie n'est complète et nette que sous certains rapports, le fuligo disparaît, la stupeur s'efface, l'appétit se développe, mais le malade est comme anéanti et reste 8 à 10 jours sans pouvoir quitter le lit.

La médication quinique et évacuante constitue le fond du traitement de la fièvre rémittente à masque typhoïde; des purgatifs légers doivent même être continués pendant quelques jours, ou repris après une courte période de cessation; les toniques seront utilement administrés de bonne heure, et, parmi eux, le choix nous semble devoir se porter sur la décoction de kina, le vin de cannelle composé et le café. L'acétate d'ammoniaque trouve aussi son indication quand la peau demeure sèche et que les fonctions circulatoires et perspiratoires ne prennent pas l'activité qui semble nécessaire pour la solution de la maladie. Quelques révulsifs et la potion avec camphre 0,5 et teinture d'opium 8 à 12 gouttes, nous ont réussi contre la persistance du subdélirium. Le flux intestinal, quand il existe, n'acquiert pas assez d'intensité pour mériter une attention particulière.

Forme scorbutique, ou, pour parler plus exactement, forme caractérisée par la dissolution des liquides et les hémorrhagies. Elle est beaucoup plus rare que la forme typhoïde, mais aussi bien plus grave. Nous ne nous souvenons pas l'avoir vue débuter d'emblée avec la fièvre, mais nous avons sous les yeux, à Rome, un sujet convalescent de fièvre, chez lequel un premier accès de rechute décomposa les liquides avec la rapidité d'une étincelle électrique. Teint cachectique, mat, jaunâtre, sale, pâle, langueur de toutes les fonctions, intelligence parfaitement nette jusqu'au bout; hémorrhagies incoercibles, buccales, nasales, cystiques, intestinales. Il est à remarquer que les muqueuses semblent seules servir de crible au sang, car nous ne nous souvenons pas avoir vu ni ecchymoses sous-cutanées, ni infiltrations internes, ni gencives scorbutiques; mais de pareils faits ont été observés à Maskara, ainsi que des gangrènes, par MM. Haspel et Mayer. L'autopsie permet de constater que les viscères sont pâles, exsangues; que le sang est diffluent, sans caillots, semblable à de la sérosité teinte.

Forme céphalique et nerveuse. La céphalalgie est extrêmement vive; M. Mayer l'a vue revêtir la forme névralgique sous-orbitaire, occipitale, etc., agitation,

614

plaintes , délire aigu , quelquefois mouvements convulsifs. Le coma peut survenir dans la dernière période de cette variété de la fièvre rémittente gastro-bilieuse ; mais, en général, cependant, elle est assez fugitive et cède, comme les
pyrexies rémittentes simples, au traitement quinino-évacuant. Quelques antispasmodiques ne peuvent être sans doute que d'utiles adjuvants , mais l'expérience
ne nous en a pas montré la grande utilité ; les compresses froides ou sédatives
nous ont semblé d'un certain effet. Les révulsifs et quelques sangsues aux jugulaires, rendent des services, quand le coma paraît dû à la congestion cérébrale ;
mais quand ce coma dépend d'un véritable collapsus *sine materia*, ce seront au
contraire les toniques et les excitants qui lutteront avantageusement contre la
maladie ; dans ce cas M. Molard se loue beaucoup du sulfate de quinine donné
dans du café, et M. Beylot de l'adjonction de l'éther au fébrifuge. Dans la fièvre
comateuse nous administrons depuis longtemps (1), comme M. Beylot, la quinine et l'éther ; et quand, ne pouvant nous adresser à l'estomac qui ne tolère pas
ces médicaments, nous avons recours à la voie intestinale, nous formulons ordinairement ainsi : Ajoutez à un demi-lavement à peine tiède, sulfate de quinine
1 gramme, éther 1 ou 2 grammes, et, pour favoriser la tolérance, 8 à 12 gouttes
de teinture d'opium.

Enfin la fièvre dont nous indiquons les diverses variétés se convertit quelquefois en cho);ériforme ou en algide, phénoménisation qui, malgré la spécialité de
sa forme, ne semble, selon l'expression de M. Molard, que le dernier degré de la
violence de la fièvre rémittente gastro-bilieuse. On peut, en effet, considérer ces
pyrexies algides et cholériformes comme le résultat d'une sorte de sidération de
notre économie par un poison si actif que la réaction n'est pas même possible,
du moins pour le moment.

Ici nous devons insister sur un point qu'il importe de bien établir. Le génie des
fièvres de 1850 a consisté en une gravité générale répandue sur toutes les fièvres
rémittentes gastro-bilieuses régnantes, bien plutôt que dans le grand nombre
des pernicieuses proprement dites (et j'appelle de ce nom les accès présentant
des symptômes assez graves pour faire craindre une issue funeste prochaine).
Beaucoup ont frisé la perniciosité, mais assez peu l'ont atteinte. En second lieu,
bon nombre de fièvres réellement pernicieuses ont été dues à la conversion en
une autre forme de la rémittente gastro-bilieuse, arrivée déjà à un certain degré
de son développement. Le régne de celle-ci a donc eu toute la généralité possible. Nous consacrerons plus tard quelques mots aux accès pernicieux ; il nous
reste, auparavant, à esquisser le traitement qui a été employé dans la rémittente
gastro-bilieuse. Nous avons déjà parlé des indications qui découlent de la phéno-

---

(1) Jacquot et Sonrier. Mémoire sur les fièvres comateuses qui ont régné
en 1847 dans la province d'Oran , notamment a Sebdou. Gaz. méd. 1847 et
1848.

ménisation de chacune de ces diverses formes; il ne nous reste donc qu'à indiquer le traitement commun et principal.

Il se compose de trois éléments : dès l'origine, évacuants et sulfate de quinine, et, consécutivement, toniques. Telle est la *méthode* qu'ont suivie les neuf médecins ou chirurgiens, excepté un, qui ont été chargés les uns en permanence, les autres pour un temps plus ou moins long, de services de fiévreux à Rome et à Civita-Vecchia. Ils n'ont différé que parce que nous pouvons appeler les *procédés* de la même *méthode*. Nous ferons connaître ces nuances; ce sujet nous semble avoir un intérêt tout à fait pratique.

Le vomi-purgatif commence le traitement, quand il n'y a pas péril en la demeure, et le sulfate de quinine est administré le lendemain. Dans les cas menaçants, le tour est renversé. Voilà la pratique usuelle; voici maintenant la mienne propre : au lieu de prescrire, dans les circonstances graves, la quinine le premier jour et l'évacuant le second, je fais prendre le sulfate de quinine au malade, à ma visite même, soit par la bouche, soit en lavement; puis, le même jour, après deux ou trois heures, temps suffisant pour obtenir une absorption complète, je donne une potion soit avec ipéca 1 gramme et tartre stibié 1 décigramme, soit avec ipéca et calomel, 1 gramme de chaque substance. Ces préparations sont les plus usitées dans nos hôpitaux militaires de Rome, et dans ceux de l'Algérie. Aussitôt que le vomitif a épuisé son action, je reviens au sulfate de quinine. La fièvre est alors ordinairement jugée.

Quand on n'est pas pressé par la gravité du mal, il est toujours bon de commencer par l'évacuant : il produit un flux ou des vomissements bilieux abondants qui dégagent le foie, toujours regorgeant de bile dans ces sortes de fièvres. Les évacuations spontanées par suite desquelles le malade rejetait la quinine, cessent bientôt, ou bien chacune d'elles finit par être séparée de la suivante par un long intervalle, et la tolérance du fébrifuge devient alors bien plus facile; enfin celui-ci agit plus efficacement quand la fièvre paludéenne est en partie simplifiée par la disparition ou l'amoindrissement de l'élément gastro-bilieux.

Dans les cas légers, il n'y a le plus souvent aucun inconvénient à ne donner la quinine que douze heures après le vomi-purgatif; mais dans les cas de moyenne intensité, on sera sage en administrant le fébrifuge aussitôt que les effets de l'évacuant auront cessé de se manifester. En aucune circonstance, le médecin ne devra oublier qu'il peut être surpris inopinément par un accès pernicieux.

L'expérience acquise en Algérie et à Rome nous a prouvé que la dose de quinine qu'il convient d'administrer d'emblée est de 1 gramme dans les cas ordinaires, et de 1 gramme et demi à deux dans les cas graves. A peu près tous mes collègues de l'armée d'Italie se sont tenus à ces quantités, dans les fièvres rémittentes de 1850. Si la pyrexie a notablement cédé, on réplique le lendemain par 0,8; puis on administre encore, le surlendemain, 0,6, pour achever de faire tomber la fièvre. Si, au contraire, la maladie n'a pas été modifiée par l'a première dose à 1 gramme, on la réitère le lendemain ou même on l'augmente de 0,5. Le plus souvent M. Mayer n'a été obligé de donner que deux doses en tout. L'efficacité héroïque du sulfate de quinine a donc reçu une nouvelle et éclatante confirmation, dans ces fièvres graves et compliquées qui ont constitué presque tout le règne pathologique de 1850.

Quand le sulfate de quinine a abattu les symptômes aigus de la fièvre, il y a quelquefois indication de revenir au vomi-purgatif; lorsque l'état bilieux persiste, quand l'estomac reste embarrassé, la bouche amère et bilieuse, ou fade et saburrale, l'épigastre lourd et un peu douloureux, l'hypocondre droit tendu, quand l'appétit ne renaît pas, qu'il y a des nausées, des vomissements, des selles bilieuses. Selon les cas, on formulera l'évacuant aux mêmes doses, ce qui est notre habitude, ou à doses moitié moindres, comme nous le faisons quelquefois.

Il est inutile de dire que la diète, les boissons délayantes ou acidulées sont de rigueur dans la période aiguë de la maladie.

Nous nous sommes suffisamment étendu sur l'indication des évacuants; un mot maintenant sur leurs contre-indications. Quand il y a menace d'état algide ou cholériforme, un vomitif et même un purgatif accélèrent assez souvent les phénomènes que l'on redoute; il faut, dans ce cas, s'en abstenir avec soin. MM. Mayer et Beylot insistent surtout sur ce point thérapeutique. Ce dernier même, se rapprochant en cela de la méthode italienne, n'administre que des minoratifs, répétés deux, trois et quatre jours de suite. La crainte des accidents a même porté M. Beylot à ne pas user des évacuants dans tous les cas de fièvre rémittente bilieuse. Ses succès, malgré ces différences thérapeutiques assez notables, ont été pareils à ceux de ses confrères de l'armée d'Italie. Au lieu de ces légers évacuants réitérés, M. Mayer, également instruit par une longue pratique d'Afrique, s'abstient tout à fait s'il redoute quelque accident, ou bien administre d'emblée une potion qu'il formule ordinairement à 2 grammes d'ipéca et à pareille dose de calomel. Notre expérience personnelle nous porte à penser que, dans les fièvres éminemment bilieuses, un évacuant énergique est nécessaire et ne peut être remplacé par la lenteur de petites doses successives. Nous avons déjà donné nos formules. Le génie épidémique fait, du reste, varier beaucoup les indications : dans telle année et dans tel pays les évacuants seront à peu près toujours salutaires, et, dans d'autres circonstances, leur utilité sera limitée. Ainsi, MM. Dutroulau et Raoul, aux Antilles et sur la côte ouest de l'Afrique, sont très-sobres d'évacuants, parce que, dit M. Dutroulau, ils déterminent quelquefois l'accès qu'on a intérêt à éviter. Nous pensons conséquemment que le médecin ne doit point avoir de formule inflexible déterminée d'avance, mais modifier sa thérapeutique selon le génie régnant (1).

____

(1) A propos du rôle des vomitifs, non plus dans les fièvres rémittentes bilieuses, mais intermittentes simples ou compliquées d'état bilieux et saburral de médiocre intensité, citons le résultat de l'étude de 282 fièvres de cette na-

Il ne nous reste plus qu'à dire un mot des principales variétés de traitement, des *procédés* de la *méthode* commune, selon notre expression. Or nous en avons déjà, chemin faisant, donné quelques notions· Appelons seulement l'attention sur la pratique de M. le chirurgien-major Mignot. Il faisait appliquer des ventouses sèches le long du rachis, et six à dix ventouses scarifiées sur l'épigastre, aux hypocondres, le long des attaches du diaphragme. Un purgatif et le sulfate de quinine à la dose moyenne d'un gramme complètent ce traitement, qui a donné de bons résultats. Nous avons aussi, à Cività-Vecchia, fait un usage assez large des ventouses, sèches et scarifiées, mais seulement dans certaines formes de fièvre. Nous ne nous en louons pas moins que M. Mignot. Nous discuterons ailleurs ces indications thérapeutiques.

Dans quelques fièvres rémittentes à symptômes hépatiques prononcés, les évacuations sanguines locales ont aussi paru fort utiles à MM. Lasserre et Molard, qui prescrivaient de 15 à 25 sangsues à l'hypochondre droit.

Quand la maladie est jugée et que la convalescence se dessine, le régime doit être fortifiant. C'est là le troisième élément de la médication qui convient à ces fièvres. Mais malheureusement les entraves si étroites que le règlement jette autour de nos mains, et qu'il resserre tous les jours, nous empêchent de remplir cette indication d'une manière complète, quant aux préparations alimentaires. La pharmacie militaire nous offre plus de ressources.

Pour achever l'esquisse des fièvres rémittentes gastro-bilieuses, il faudrait consigner ici le résultat des investigations nécroscopiques ; mais nous les décrirons en parlant de l'anatomie pathologique des fièvres pernicieuses, dont voici l'histoire en deux mots.

Sur un groupe de 44 fièvres pernicieuses dont nous trouvons les formes indiquées (services de MM. Molard, Beylot, Lasserre, Jacquot, Petronelli), nous comptons :

Algides.	14
Comateuses.	11
Cholériformes	7
Gastro-céphaliques.	6
Typhoïdes	2
	40

---

ture, traitées par nous à Rome en octobre, novembre, décembre 1849 et janvier 1850. La quinine, sans vomitif, a coupé net la fièvre 49,52 fois p. 100, et la quinine avec vomitif 50.47. D'après ces chiffres, l'adjonction des évacuants augmenterait peu l'efficacité du sulfate de quinine dans ces fièvres. L'arsenic sans vomitif a coupé net la fièvre 8,33 fois p. 100 ; avec vomitifs, 16,66 p. 100, c'est-à-dire que l'efficacité de l'arsenic, si peu marquée dans les fièvres endémo-épidémiques de Rome, est doublée par l'adjonction des vomitifs.

618

Report. 40

Épileptiforme. 1

Délirante 1

Dyspnéique et cardialgique . . . 1

Hématurique et scorbutique. . . 1

Total. 44 (1)

Quoique le groupe sur lequel nous avons opéré soit assez restreint et ne représente qu'une partie des fièvres pernicieuses de la saison, il suffit cependant
pour mettre en relief la prédominance très-marquée de certaines formes. La
forme algide a été la plus fréquente, et si on lui joint la forme cholérique, qui
offre beaucoup d'analogies avec elle, on arrive au chiffre 21 sur un total de
44 fièvres pernicieuses.

Nous pensons nous éloigner fort peu de la vérité en portant à 80 le nombre
total des fièvres pernicieuses qui se sont présentées dans l'endémo-épidémie
de 1850. 20 sujets ont succombé, c'est-à-dire 25 décès sur 100 fièvres pernicieuses.

Nous ne reviendrons pas ici sur le traitement de ces pyrexies, nous rappellerons seulement qu'il doit être double, pour ainsi dire, dans les formes dont on
peut rapporter la physionomie spéciale à certaines localisations soit organiques,
soit purement fonctionnelles qui alarment par leur intensité et par leur persistance. Il est bien entendu que le sulfate de quinine constitue toujours la base
de la médication, puisqu'il s'attaque au fond même de la maladie et non à ses
phénomènes.

M. Beylot et moi nous nous louons beaucoup de l'éther, soit administré par la
bouche, soit injecté dans l'intestin. Il nous semble agir en réveillant la vitalité
prête à s'éteindre dans le coma ou dans l'algidité. En novembre, on nous ap-
porta un militaire qui, atteint d'un accès pernicieux algide, était depuis plu-

____

(1) On a observé quelques cas de fièvre pernicieuse à forme hépatique, avec
ictère et accompagnée de divers phénomènes graves, forme que nous ferons connaître dans notre clinique. Cet article était terminé, quand la GAZ. MÉD. nous a
appris que notre excellent collègue M. Garnier-Léteurrié avait lu à l'Académie un
mémoire (PARALLÈLE ENTRE LA FIÈVRE JAUNE SPORADIQUE ET LES ICTÈRES GRAVES
OBSERVÉS PARMI LES SOLDATS DE L'ARMÉE D'ITALIE EN 1849, DESTINÉ A DÉMONTRER
LA PARFAITE IDENTITÉ DE CES MALADIES) dans lequel il arrive à reconnaître l'existence à Rome d'une *fièvre jaune spontanée et sporadique.* Pour nous tous, il
s'agit tout simplement de fièvres pernicieuses empruntant une physionomie particulière à une localisation morbide dans l'appareil hépatique, avec ictère et
décomposition du sang ; cette affection n'a rien de plus spécial que les formes
scorbutique, cholérique, etc., qui certes ne sont ni des scorbuts ni des choléra
vrais.

sieurs heures sans pouls, sans chaleur et sans connaissance ; nous lui fimes administrer immédiatement un lavement avec sulfate de quinine 2 grammes et pareille quantité d'éther ; huit ou dix minutes après l'injection, il manifesta le retour à la vie par des mouvements spasmodiques ; un quart d'heure plus tard il commença à prononcer quelques mots.

Dans certains cas fort graves, nous avons appliqué sur l'épigastre une compresse pliée en quatre doubles et trempée dans l'eau bouillante. Ce moyen est peut-être un peu cruel et produit quelquefois une brûlure longue à guérir, mais nous l'avons vu provoquer une réaction si vive et si prompte, que nous le conseillons lorsqu'il y a péril en la demeure. La vie est menacée si prochainement dans certains accès pernicieux, qu'il est d'un intérêt majeur de la ranimer d'abord par tous les moyens possibles, sauf à remplir ensuite l'indication non moins importante, mais postérieure en date, de prévenir l'accès suivant.

Dans plusieurs circonstances, l'accès pernicieux a fait subitement irruption, après quelques jours de prodromes peu significatifs, ou dans le cours d'une fièvre intermittente des plus simples ; le médecin a été positivement surpris. Dans deux cas, dont nous parlerons dans notre *clinique*, cet accès imprévu a été mortel. Ces enseignements graves, mais inévitables par le plus habile, recommandent une grande promptitude d'action, à l'époque de l'endémo-épidémie ; ils disent aussi et hautement que, dans de pareilles circonstances, sous la menace incessante d'accès pernicieux imprévus, la prudence ne permet qu'un fébrifuge, celui dont une vieille expérience a démontré la vertu dans le traitement des fièvres pernicieuses.

Enfin, à propos de ces affections, nous ne pouvons passer sous silence un fait des plus dignes de fixer l'attention du médecin. Les fièvres pernicieuses se groupent surtout en grand nombre à l'époque de l'apogée de l'endémo-épidémie, mais on en observe encore quelques cas isolés en novembre, décembre et même en janvier. Il est d'observation que ces cas tardifs revêtent alors la plus haute gravité. Ainsi, à Rome, j'ai eu dans mon service, en novembre et décembre, 3 fièvres pernicieuses seulement, mais toutes trois ont été mortelles. Chez l'un de ces sujets, 4 grammes de sulfate de quinine administrés dans un premier accès algide et pendant l'apyrexie qui a séparé celui-ci du suivant, n'ont pas empêché ce dernier, qui a emporté le malade le troisième jour de son entrée à l'hôpital. Le pilote du vapeur *le Tibre* a été également tué en trois jours par la fièvre pernicieuse algide, à peu près dans les mêmes temps.

L'autopsie des sujets qui ont succombé à la fièvre rémittente gastro-bilieuse, soit qu'elle ait conservé cette forme jusqu'au bout, soit qu'elle ait revêtu consécutivement une autre phénoménisation, n'a dévoilé qu'une particularité constante, c'est la pléthore bilieuse du foie, qui se trahissait bien moins par l'abondance de cette sécrétion dans le parenchyme même que dans la vésicule biliaire, énormément distendue, très-volumineuse, laissant transsuder une bile foncée qui teignait tous les organes en contact avec elle. La face inférieure du foie, dans un espace plus ou moins étendu, quelquefois sur toute sa superficie, était également teinte en vert très-foncé. En incisant l'organe, on découvrait que cette teinte pénétrait de quelques millimètres à 1 centim. ou 1 centim. 1/2, puis cessait brusquement, à peu près sans dégradation de teinte. Quant au parenchyme, examiné dans la profondeur de l'organe, il a présenté des variations très-nombreuses et en même temps des caractères trop peu marqués et trop inconstants, dans sa couleur et dans sa consistance, pour que nous puissions rattacher une altération définie à la fièvre que nous décrivons. — L'intestin, surtout le duodénum, étaient également teints par la bile ; ce dernier organe et l'estomac en contenaient souvent une très-grande quantité ; mais c'était dans la vésicule même qu'il fallait chercher les caractères du liquide biliaire : nous l'avons fréquemment trouvé épais, rempli de grumeaux si nombreux et si volumineux que la bile, s'échappant difficilement de la vésicule incisée, coulait plutôt comme une pulpe noirâtre que sous forme d'un filet liquide. Nous avons observé la même distension de la vésicule et la même consistance de la bile chez un sujet qui a succombé à un premier accès pernicieux algide. M. Beylot pense, en se fondant sur son expérience en Algérie et dans l'Agro Romano, que cet état des voies et de la glande biliaire se retrouve à peu près dans toutes les fièvres pernicieuses, quelle que soit leur forme. La rate est le plus souvent augmentée de volume. On la trouve pourtant normale chez les individus qui ont succombé rapidement à une première atteinte. M. Lasserre a perdu un homme d'accès pernicieux accompagné de triple rupture de la rate.

En octobre, l'endémo-épidémie a commencé sa période décroissante, les entrants, qui avaient été de 1,250 en août et de 1,070 en septembre, ne sont plus qu'au nombre de 662. Les fièvres intermittentes se mêlent aux rémittentes en proportion de plus en plus considérable, et finissent par les surpasser en nombre ; l'élément gastro-bilieux s'efface aussi graduellement, mais on a pu néanmoins en saisir les traces en novembre, mois où j'ai encore reçu, dans mon service à Saint-Dominique, quelques fièvres rémittentes avec embarras saburral et état bilieux. En octobre, on observe un certain nombre de fièvres de première invasion ; mais il n'en existe que des cas très-rares pendant le mois de novembre. Les services sont alors alimentés par les rechutes et par les cachexies paludéennes.

L'aspect général des services de médecine à la fin de l'endémo-épidémie a été celui que nous avons trouvé l'an passé à Rome, celui qui existe chaque automne dans les localités palustres de l'Algérie, moins les flux intestinaux et les affections du foie. Tous les hommes portaient le cachet paludéen. Mais, en 1850, les cachexies ont été moins profondes et un peu moins nombreuses qu'en 1849 ; de sorte que la bénignité comparative de l'endémo-épidémie s'est manifestée et par le peu d'élévation de la proportion des décès, et parce que les résultats de la fièvre elle-même se sont traduits par une moindre détérioration de l'économie.

Nous avons dit, dans notre compte rendu de 1849, que la cachexie paludéenne se développe à des époques bien différentes, que tantôt elle apparaît après trois à quatre rechutes, tandis que d'autres fois elle est à peine marquée après trois ou quatre mois de rechutes ou récidives rapprochées et nombreuses. Aujourd'hui nous sommes en mesure, et d'après notre expérience, et d'après celle de plusieurs collègues, de soutenir que la cachexie paludéenne peut se produire, par une absorption lente du miasme, sans donner lieu à aucun accès appréciable. Ce fait n'est pas commun, il est vrai, mais nous avons sous les yeux plusieurs militaires que trois accès en deux atteintes ont plongés dans la cachexie paludéenne.

A l'aide de la méthode suivante, nous évitons la plupart des cachexies paludéennes et nous venons à bout de celles qui sont reçues dans notre service ; les rechutes sont aussi le plus souvent prévenues ou éloignées par cette médication qui n'a rien de neuf, si ce n'est peut-être sa complexité et le point où nous l'avons poussée.

Dès que la fièvre a été coupée, nous accordons immédiatement une large alimentation et nous ordonnons, pendant une huitaine de jours, la décoction de quina et quelquefois l'infusion de centaurée. Après les fièvres simples, on peut presque toujours avoir immédiatement recours à ces moyens ; après les fièvres rémittentes compliquées, dont la terminaison n'est ni aussi prompte, ni aussi franche, on n'y arrive que graduellement. Un léger évacuant est quelquefois nécessaire pour faire renaître l'appétit.

Quand le sujet a déjà été modifié par l'absorption du miasme, quand son habitude extérieure trahit l'infection paludéenne, les rechutes sont imminentes, la cachexie, l'œdème, les engorgements et l'anémie menacent ; c'est ici que se présente l'indication majeure, puisque nous sommes en présence des accidents qui rendent pour de longs mois le militaire incapable de remplir ses obligations. Je prescris une alimentation généreuse et du vin ; je donne chaque jour une décoction de quina, un litre d'infusion de centaurée, du café et des ferrugineux. Après une période de huit à quinze jours, à l'époque du retour présumé de la fièvre, j'administre 0,6 à 0,8 de sulfate de quinine, avec un vomitif, si l'état des voies digestives en fournit l'indication.

Cette méthode a une très-grande efficacité pour prévenir le développement de la cachexie paludéenne ; c'est là un résultat très-net et très-positif. Quand cette cachexie est déclarée, cette médication lutte victorieusement contre elle, quoique avec lenteur, dans la grande majorité des cas. Il nous est arrivé plus d'une fois de nous étonner qu'un régime aussi animalisé, aussi généreux, que les toniques et les ferrugineux modifiassent si lentement les constitutions modifiées par le miasme. Nous avons dû, dans certains cas, insister pendant un à deux mois ; mais c'est encore un succès, puisque beaucoup de sujets qui ne sont pas soumis à cette médication tombent dans un état cachectique qui dure cinq et six mois, et va même jusqu'à les mettre dans l'impossibilité de supporter l'endémo-épidémie suivante. Il faut donc de la persévérance. Arrive un moment où le rétablissement de la santé marche avec rapidité. On dirait que, pendant un certain temps, les toniques n'agissent point en réconfortant, mais seulement en arrêtant le cours de la dissolution cachectique. Telle est la règle; mais dans un certain nombre de cas, les bénéfices de la méthode ont été plus marqués: des cachexies paludéennes des plus profondes, avec anémie, anasarque générale, ont cédé comme par enchantement. Nous ferons connaître ces faits dans notre clinique.

Quand on a affaire à des sujets plongés dans une cachexie profonde, il faut ajouter à la médication quelques boissons nitrées, des frictions abdominales avec les teintures de scille et de digitale, parfois des purgatifs légers. Le vin de cannelle composé nous a paru un utile stimulant. Le sulfate de quinine, à doses modérées, devra être prescrit tous les sept ou huit jours. La rate est quelquefois le siége de douleurs assez aiguës pour exiger quelques ventouses scarifiées. M. Mignot se loue des frictions térébenthinées le long du rachis, comme accélérant les fonctions nerveuses organiques, et partant la nutrition et la réparation.

Le second bénéfice de la méthode dont nous parlons, c'est de prévenir ou d'éloigner les rechutes. Pour arriver à ce résultat, il faut que l'alimentation, les toniques et les doses modérées de quinine tous les sept ou huit jours, soient prescrits et marchent en même temps. Les relevés pris dans nos cahiers de clinique nous ont prouvé qu'à l'aide de ces moyens, tantôt on évite tout à fait les rechutes, tantôt on rompt leur périodicité et on allonge peu à peu l'intervalle qui séparait primitivement deux rechutes. Nous avons essayé de ne pas prescrire de sulfate de quinine à certaines époques à peu près régulières, mais alors les succès ont été moindres, quoique bien évidents encore.

Les résultats que nous avons obtenus nous semblent devoir encourager l'emploi de ce traitement tonique, quinique et évacuant. Il est probable qu'il peut être rendu plus efficace encore, car notre ami le docteur Houneau nous écrit de Saint-Denis du-Sig (province d'Oran), qu'à l'aide d'un heureux emploi des toniques et des vomi-purgatifs, *il est parvenu à éviter toute rechute*, et, au moment d'adresser à l'Académie ce travail déjà terminé, nous apprenons par la presse médicale (GAZ. MÉD., 8 mars 1851) que notre ami le docteur Durand (de Lunel) a pu, à l'aide d'un traitement avec lequel le nôtre concorde, n'avoir plus que 6 rechutes pour 100, au lieu de 87.

L'arsenic, nous l'avons déjà dit, n'a point répondu, comme prophylactique, à la réputation qu'on voudrait lui faire. Si nous revenons sur ce sujet, c'est afin de donner quelques chiffres. L'arsenic, qui coupe net 13,88 fièvres 0/0, tandis que la quinine en coupe 50,00 0/0, a encore plus complétement échoué quand il s'est agi de prévenir les récidives; ainsi, pour citer quelques exemples seulement: 1° rechutes après vingt-cinq jours d'arsenic, de 0,01 à 0,03, suivis de deux jours de suspension de ce médicament; nouvelle rechute après douze jours d'arsenic, de 0,03 à 0,04, précédé d'un vomitif; la fièvre n'est pas coupée par un vomitif suivi de quatre doses d'arsenic, de 0,03 à 0,06. La médication quinique, précédée d'un vomitif, modifie immédiatement, puis coupe la fièvre; 2° rechute le dixième jour de l'administration quotidienne non interrompue de l'arsenic, précédé d'un vomitif; 3° rechute le dix-huitième jour de l'administration de l'arsenic; 4° accès pernicieux le septième jour, etc., etc. (1).

Si, dans les hôpitaux, on peut, avec des soins et de la surveillance, prévenir beaucoup de rechutes, il n'en est pas de même à la caserne, où tout cela manque à la fois. Qu'on nous permette ici une remarque entièrement pratique. La caserne et l'hôpital sont des milieux bien différents, quant aux causes occasionnelles et déterminantes, aux conditions hygiéniques de toute sorte, aux circonstances perturbatrices de l'action des remèdes; aussi obtient-on, avec la même dose de quinine, de bien meilleurs résultats dans les salles des hôpitaux qu'au quartier. Nous avons maintes fois vérifié ce fait. En Algérie, la plus grande dépense de sulfate de quinine est faite dans les corps de troupe mêmes et non pas dans les hôpitaux. Aussi n'est-ce qu'un rêve philanthropique, cette velléité de proposer de ne plus faire entrer aux hôpitaux les fébricitants, mais de leur distribuer, au guichet, une dose d'arsenic, en les renvoyant chacun dans leur caserne.

M. Beylot, dans le but d'expérimenter le sulfate de quinine comme prophylactique de rechutes, a eu l'idée de donner, chaque huit jours, 0,6 de ce sel à tous les fiévreux qui ne présentaient plus d'accès. Son service était, à cette époque, assez considérable pour lui permettre d'opérer sur des nombres élevés. Voici le résultat de ses expérimentations : les jours les moins chargés de rechutes pendant le mois, sont, par ordre d'immunité, le lendemain de l'administration, le surlendemain, le jour même, et le jour le plus chargé est la veille de l'expérience. M. Beylot fera connaître lui-même les chiffres précis (2).

----

(1) Depuis l'envoi au conseil de santé des armées de notre mémoire sur l'emploi de l'arsenic contre les fièvres à quinquina, MM. Cordier en Algérie, Armand en Italie, sont venus confirmer nos résultats par les leurs. Salvagnoli, dans son savant ouvrage sur les maremmes de la Toscane, dit que, sur 16 fièvres traitées par l'acide arsénieux, 15 ont été absolument rebelles à ce médicament et ont cédé aux moyens usuels. M. Minzi, médecin de l'hôpital central des marais Pontins, a renoncé à l'arsenic après l'avoir expérimenté sur 400 fiévreux à peu près. Il proteste contre l'assertion de M. Boudin, qui considère les médecins d'Italie comme favorables à ce médicament.

(2) Qu'il nous soit permis de revenir, à propos de la cachexie paludéenne avec extravasation séreuse, sur un fait dont nous avons déjà dit quelques mots dans nos travaux sur l'Algérie et sur l'Agro-Romano. Chez les individus placés dans ces conditions, les rechutes revêtent facilement la forme comateuse; M. Malard a noté avec soin cette fréquence de la somnolence et du coma chez

On se rappelle que, l'an passé, un dépôt de convalescents a été créé à Frascati, pour recevoir les hommes que le miasme avait profondément modifiés. En 1850, grâce aux sollicitations de M. Lacauchie, officier de santé en chef, on a pu faire profiter de l'air salubre de Frascati et d'Albano les hommes menacés de cachexie ; mais la détermination a été prise trop tard (25 septembre), et d'autre part, l'autorité militaire et l'administration n'ont pas consenti aux mesures nécessaires pour assurer aux convalescents le bénéfice complet de cette mesure. Il reste encore bien des choses à dire sur le changement de climat, conseillé aux individus qui présentent les conditions sanitaires dont il est question. Si on les envoie dans une localité dont l'air est pur, vif et frais, alors qu'ils ont contracté dans la plaine des germes malfaisants qui ont infecté toute l'économie, le miasme, jusqu'alors latent ou incubé, fait souvent irruption avec violence. Les médecins d'Albano ont dit à M. Viennet, chirurgien sous-aide chargé du dépôt de convalescents, que de pareils faits n'étaient pas rares dans cette localité, et que l'air d'Albano semblait avoir la propriété d'accélérer les rechutes, dans les premiers temps, mais qu'ensuite son bénéfice ne tardait pas à se faire sentir d'une manière durable. Il faudrait donc un séjour assez prolongé pour que les dépôts de convalescents fussent réellement utiles ; il serait également nécessaire de les ouvrir de meilleure heure, et de ne pas attendre que les hommes fussent trop profondément imprégnés pour les diriger sur ces établissements.

M. Dutroulau, médecin en chef de la marine aux Antilles, est arrivé à des principes pareils à ceux que professent les médecins d'Albano. Il ressort, des nombreux rapports qu'il a dépouillés, que, notamment sur les côtes de Madagascar, les marins qui ont le plus séjourné à terre sont le plus atteints, mais que les fièvres éclatent surtout, et avec une extrême violence, après le rembarquement des marins imprégnés, tandis qu'à terre, le caractère de ces pyrexies n'est point aussi grave.

---

ces sujets, tandis que les autres malades, non infiltrés, qui venaient à rechuter, ne présentaient que rarement ces phénomènes. Dans ces cas, c'est l'augmentation de l'épanchement séreux dans les méninges qui commande la forme. Un accès n'est pas même toujours nécessaire pour que le coma survienne chez ces individus ; nous avons vu certains sujets succomber à une véritable apoplexie séreuse dont les symptômes se sont brusquement déclarés. Non-seulement les cavités méningiennes et cérébrales contenaient de la sérosité, mais souvent la pulpe était elle-même humide, molle, comme macérée. A une certaine quantité de sérosité tolérée par le malade, ou qui ne produisait qu'un peu de somnolence, s'était ajoutée, soit par sécrétion, soit par une véritable métastase, une nouvelle quantité de sérosité, sous la pression de laquelle le cerveau avait cessé ses fonctions.

L'envoi en congé de convalescence, les soins de la famille sont nécessaires aux hommes cachectiques, anémiques, infiltrés, porteurs d'engorgements viscéraux. L'an passé, le général Barraguay d'Hilliers, comme nous l'avons dit, a largement et salutairement usé de ces congés de convalescence. Eh bien! cette année, on les a au contraire entièrement supprimés, au moment où ils étaient le plus nécessaires. L'envoi au dépôt du corps ne peut suppléer aux soins de la famille. Bien plus, on refusait même de diriger sur le dépôt les militaires de la classe de 1844, fussent-ils plongés dans la cachexie la plus profonde. La formule militaire prétendait réglementer la maladie. Ces énormités se commettront toujours tant qu'on persistera dans le système de prendre les plus graves résolutions médicales, sans consulter aucun médecin

Pour que les détails ne nuisent pas aux vues d'ensemble, nous avons suivi l'endémo-épidémie dans ses trois périodes d'augment, d'état, de décroissance, en envisageant seulement le genre paludéen dans son expression la plus générale, les fièvres à quinquina, et dans leur forme la plus commune, la fièvre rémittente gastro-bilieuse. Nous allons maintenant revenir sur nos pas, et dire quelques mots des autres formes moins générales qu'a revêtues le génie endémo-épidémique : nous voulons parler des diarrhées et surtout des dyssenteries, des affections du foie, et des accidents cholériformes.

Les diarrhées et les dyssenteries n'ont pas été plus fréquentes à Rome qu'elles ne le sont communément en France en temps ordinaires; elles n'ont pas non plus été graves, ainsi qu'on s'en assurera en jetant les yeux sur les colonnes de la mortalité pour les trois derniers trimestres de 1850. En 1849, nous avons observé un certain nombre de diarrhées idiopathiques; mais les plus dangereuses ont été ces flux intestinaux symptomatiques qui surviennent chez les cachectiques, surtout dans la période ultime de la maladie. La première espèce a été bien moins fréquente en 1850, et la seconde a également conservé la même infériorité. Nous avons dit, en effet, que les cachexies paludéennes ont été moins profondes; nous ajouterons qu'à intensité égale, elles impressionnaient bien moins vivement le tube digestif en 1850 qu'en 1849.

Les dyssenteries se sont présentées comme des faits rares, isolés; on n'en compte pas plus d'une quinzaine dans le cours de l'été et de l'automne. Elles n'ont pas eu de gravité.

Le peu de flux intestinaux que l'on a observés ont été attaqués par la médication dont l'excellence a été mise hors de doute par l'expérience des médecins militaires en Algérie : nous voulons parler des évacuants, notamment de l'ipéca uni au calomel. Pour nous, il est acquis à la science que ce traitement est le seul bon. Notre *clinique* nous fournira des faits recueillis à Civita-Vecchia et à Rome, qui nous paraissent propres à donner appui à cette vérité thérapeutique.

Dans notre compte rendu pour 1849, nous avons fait ressortir les différences qui existent entre la pathologie de l'Agro Romano et de l'Afrique septentrionale. En 1850, elles ont été plus marquées encore. Les flux intestinaux étaient si peu

nombreux que M. Lasserre nous écrit avoir noté plus de bronchites que de diarrhées et de dyssenteries.

Dans l'arrière-saison endémo-épidémique, la mortalité, en Algérie et principalement dans sa province occidentale, est due surtout aux diarrhées et aux dyssenteries. Rien de pareil dans l'Agro Romano. En 1849, il y a eu un certain
nombre de flux intestinaux primitifs et consécutifs; en 1850, ils ont été à peu
près nuls. Les fatigues furent pour beaucoup, sans aucun doute, pour la production de ces maladies en 1849 ; on sait que l'armée campée en plein air avait travaillé aux opérations du siége, et s'était trouvée ensuite, à Rome, dans de fort
mauvaises conditions hygiéniques. En 1850, il n'en a pas été de même ; nos
troupes ont joui du repos de la garnison, et leur casernement à reçu de notables
améliorations. On pourrait conséquemment avancer que ce sont les fatigues
seules qui établissent, quant aux flux intestinaux, ces différences entre la pathologie algérienne et romaine; mais il n'en est rien. En effet, en comparant
soit nos troupes en garnisons en Algérie et à Rome, à Cività-Vecchia, à Viterbe, etc., soit les populations civiles en Afrique septentrionale et dans les villes
de l'Agro Romano, on arrive à noter à peu près les mêmes différences. Seulement il reste établi que les fatigues, les privations, la mauvaise hygiène contribuent puissamment à la production des flux intestinaux.

Nous avons déjà dit que les hépatites automnales ne sont pas fréquentes à Rome
comme en Algérie. Cette opposition entre la pathologie des deux pays s'est encore
vérifiée en 1850. Le foie comme la rate, mais à un bien moindre degré, est le
siége d'une certaine congestion dans les fièvres paludéennes ayant présenté un
nombre suffisant d'accès. Cette congestion, soit active, soit passive, a été évidente dans plusieurs fièvres rémittentes gastro-bilieuses, mais l'hépatite proprement dite et les abcès n'ont guère été rencontrés que sur cinq à six sujets. Nous
avons vu que l'autopsie des individus emportés par les pyrexies paludéennes,
avait révélé une pléthore bilieuse bien plutôt qu'une congestion sanguine de
l'organe. En Algérie, comme nous l'apprennent MM. Catteloup et Haspel, ce
n'est guère qu'après un an de séjour que les affections organiques du foie se
développent. A Rome et à Cività, cette localisation du genre paludéen n'existe
pas, puisque nos troupes en ont très-peu souffert dans la seconde année de l'occupation, et que la population civile n'en est pas non plus notablement affectée.
Ces diverses manifestations de l'infection miasmatique n'ont rien qui doive
étonner quand on compare l'Agro Romano à l'Algérie, car elles se font même
sentir dans cette dernière région. En effet, les maladies du foie sont beaucoup
plus fréquentes dans la province d'Oran que dans les deux autres; ici, en revanche, les pyrexies palustres proprement dites sont plus communes. M. Dutroulau, médecin en chef de la marine, pense qu'on parviendra peut-être à rattacher certaine forme de l'affection paludéenne à certaine forme des foyers générateurs signalés dans notre premier mémoire à l'Académie. C'est là une belle
source de recherches.

Une des phénoménisations paludéennes les plus intéressantes à étudier, c'est la forme cholérique, qui a régné avec une certaine extension dans la dernière quinzaine de juillet et a encore présenté quelques cas au commencement d'août. On dirait que cette forme a tenté d'imprimer son cachet à l'endémo-épidémie, puis que la forme rémittente gastro-bilieuse a pris le dessus et a continué à dominer pendant toute la saison.

M. Mayer s'exprime ainsi dans son rapport pour le mois de juillet : « Une autre forme pathologique que nous devons rapporter à la même influence, aux mêmes conditions étiologiques et morbides, c'est la diarrhée cholériforme et le choléra sporadique, dont les cas n'ont pas laissé d'être nombreux et quelquefois de présenter un certain degré de gravité. » M. Mayer a perdu, en août, un sujet ayant présenté des symptômes tels qu'en temps d'épidémie on n'eût pas craint de diagnostiquer un choléra indien. MM. Beylot, Lasserre, Molard, Mignot, me signalent également ces accidents cholériformes, aux époques précitées. Nous nous rapprocherons beaucoup de la vérité en portant à une quarantaine le nombre des sujets qui ont présenté soit des accidents cholériformes symptomatiques de pyrexies paludéennes d'ailleurs bien caractérisées, soit le choléra sporadique proprement dit. Comme nous n'étions pas à Rome à cette époque, il nous serait difficile d'entamer ici cette question importante : Jusqu'à quel point ces accidents cholériformes doivent-ils être mis sur le compte de l'intoxication paludéenne (1), et ne serait-il pas possible d'y voir une manifestation mitigée du choléra épidémique qui régnait sur d'autres points de l'Italie? A Cività-Vecchia nous avons eu deux cas de choléra sporadique, dont l'un surtout eût compté, en temps d'épidémie, pour un choléra asiatique de moyenne intensité. Dans nos LEÇONS CLINIQUES, nous montrerons que ces accidents cholériformes n'étaient qui le masque d'une fièvre pernicieuse, et que le spécifique les a jugés avec sa rapidité et sa sûreté ordinaires.

Nous avons terminé l'esquisse de l'endémo-épidémie ; complétons l'histoire médicale en disant quelques mots des affections sporadiques intercurrentes ; elles figurent en petit nombre, comme cela a déjà été dit.

Les dothinentéries ont été très-rares en juillet, août, septembre ; on n'en compterait pas plus d'une dizaine pour tout Rome. En octobre et novembre, on en a observé autant que pendant tout le trimestre précédent ; et, à cette époque, ce chiffre a acquis une grande importance relative, à cause de la forte diminution du nombre total des malades.

L'an passé, au contraire, les dothinentéries ont été assez fréquentes, surtout dans les premiers mois, même en déduisant de leur chiffre total les fièvres pa-

---

(1) En Algérie, dans les localités palustres, on observe tous les ans des accidents cholériformes qui n'ont rien de commun avec le choléra indien. Nous en avons nous-même été témoin.

ludéennes à masque typhoïde, qu'on a souvent confondues avec elles par une erreur de diagnostic assez difficile à éviter.

Ces oscillations dans le règne de la dothinentérie s'expliquent parfaitement. L'expérience d'Afrique nous a appris, et M. Haspel vient de le confirmer dans son bon livre, que les dothinentéries ne sont pas rares chez les militaires arrivés nouvellement de France; mais qu'après un an de séjour ces affections ont à peu près disparu. En un mot, l'immunité contre la fièvre typhoïde croit avec la lon‑ gueur du séjour en Algérie.

Eh bien! la dothinentérie a suivi cette loi, à Rome, avec une remarquable précision. En 1849, nos troupes, fraîchement arrivées, souffrent des atteintes de la fièvre typhoïde; mais en 1850 celle-ci ne fait que de rares apparitions. Bien plus, MM. Mayer, Molard, Beylot et moi, nous nous sommes assurés que les trois quarts au moins des hommes atteints de dothinentérie arrivaient de France depuis quinze jours, un, deux ou trois mois. L'espèce de petite recrudescence d'octobre et de novembre s'explique très-bien par l'arrivée récente d'un très‑ grand nombre de recrues, destinées à compléter l'effectif des régiments. A Civita‑ Vecchia, où j'ai pris soigneusement l'observation de tous mes malades, je ne trouve, sur 5 dothinentéries, qu'un seul homme dont l'arrivée en Italie date de l'occupation.

Il nous semble que la loi pathologique relative à la dothinentérie dans les pays chauds ne peut pas recevoir une plus éclatante confirmation.

Parmi les autres affections sporadiques, nous découvrons peu de chose qui mérite d'être signalé.

Comme l'an passé, on a observé quelques cas isolés de méningite cérébro-spi‑ nale. Chez 7 sujets, on a pu vérifier le diagnostic par l'autopsie.

Le nombre des fièvres éruptives a été très-restreint; l'an passé elles se sont montrées plus nombreuses.

Les phthisies pulmonaires n'ont pas été rares; elles figurent pour 16 dans le tableau de la mortalité, c'est-à-dire qu'elles ont produit presque autant de décès que les fièvres pernicieuses qui ont causé la mort de 20 sujets. Pour tirer de ces chiffres quelques arguments relatifs à la question de l'antagonisme, il faudrait savoir si ces hommes arrivaient récemment de France, ou séjournaient en Italie depuis la conquête. Mais il est incontestable, et ce fait a plus de valeur, que la phthisie est loin d'être rare à Rome. Les précautions singulières qu'on prend pour empêcher la propagation de cette maladie réputée contagieuse, sont là pour le prouver.

Les affections inflammatoires de la poitrine sont des exceptions en été. La bronchite, la dyspnée, les douleurs pleurétiques ne se montrent guère que comme symptômes de certaines fièvres, encore cet épiphénomène a-t-il été rare à Rome en 1850, tandis qu'à Cività-Vecchia, comme nous le verrons dans un autre tra‑ vail, il a au contraire accompagné un assez grand nombre de fièvres pour impri‑ mer un cachet spécial au genre paludéen régnant.

A propos de la constitution de l'hiver, nous reviendrons sur les affections de poitrine.

Après avoir tracé l'histoire de l'endémo-épidémie de 1850, et avoir indiqué les maladies intercurrentes, résumons-nous en quelques mots, et caractérisons comparativement la constitution médicale de 1849 et de 1850.

1849.	1850.
Développement très-rapide de l'endémo-épidémie ; juillet est très-chargé en entrées : 8,50 sur 100 hommes d'effectif.	Développement moins rapide ; juillet est moins chargé en entrées : 3,79 pour 100.
Apogée de l'endémo-épidémie vers le milieu d'août.	Apogée dans les derniers jours d'août et dans les premiers de septembre.
Mortalité très-élevée dès l'origine : 6,50 sur 100 hommes traités, en juillet. C'est la plus forte du semestre.	La mortalité de juillet n'arrive qu'en quatrième ligne dans le semestre.
Gravité beaucoup plus grande de l'endémo-épidémie ; dans le deuxième semestre, 5,40 décès sur 100 hommes traités.	Gravité moindre ; dans le deuxième semestre 1851, 1,02 décès sur 100.
A l'apogée de l'épidémie, 14 hommes hors de service sur 100 valides.	A l'apogée de l'épidémie, 17 hommes hors de service sur 100 valides.
Donc l'épidémie, beaucoup plus grave, a un peu moins d'extension.	Donc l'épidémie, beaucoup moins grave, a un peu plus d'extension.
Beaucoup de fièvres pernicieuses du caractère le plus grave ; fièvres rémittentes gastro-bilieuses ; fièvres subcontinues nombreuses, surtout à masque typhoïde.	Moins de fièvres pernicieuses proportionnellement ; presque toute la pathologie est monopolisée par la rémittente gastro-bilieuse ; peu de fièvres subcontinues, peu de complication par l'état typhoïde bien prononcé.
Les fièvres paludéennes laissent tant de reliquats, que l'arrière-saison endémo-épidémique empiète sur 1851.	Les fièvres paludéennes laissent moins de reliquats ; l'arrière-saison finit avec l'année 1851.

1849.	1850.
Fièvres typhoïdes (dothinentéries) en nombre très-notable.	Elles sont fort rares et sévissent presque toujours, non sur les acclimatés, mais sur les nouveaux arrivés.
Diarrhées et dyssenteries idiopathiques en nombre notable.	Beaucoup moins fréquentes.
Diarrhées symptomatiques de cachexies paludéennes, nombreuses.	Beaucoup plus rares.
Une influence de typhus nosocomial se fait sentir ; elle aggrave, complique les maladies régnantes, et se manifeste même individuellement.	Rien de semblable en 1850.

Nous avons dit, au commencement de ce travail, que l'arrière-saison endémo-épidémique de 1850, rentrant dans la loi commune à laquelle avait fait exception l'épidémie précédente, s'était circonscrite dans les mois de novembre et de décembre, sans empiéter notablement sur l'année 1851. Il nous reste maintenant à esquisser le caractère de ces deux mois ; nous terminerons en montrant comment la constitution hivernale s'est établie en janvier 1851, et a duré jusqu'au milieu de mars.

A Rome, chez la population sédentaire, le génie inflammatoire règne moins qu'en France, mais plus que dans les localités chaudes et palustres de l'Algérie. Les phlegmasies ne sont pas purement et nettement inflammatoires, mais bien plutôt catarrhales, rhumatoïdes, membraneuses, rarement parenchymateuses profondes ; l'élément douleurs joue un rôle important ; le genre nerveux se met facilement de la partie. Les affections se montrent longues à disparaître, comme elles sont souvent lentes à s'établir ; les évacuants doivent être employés concurremment avec les antiphlogistiques. La saison endémo-épidémique laisse après elle tant de reliquats, qu'ils étouffent par leur nombre les affections sporadiques de novembre, de décembre, et quelquefois des premiers jours de janvier. Les inflammations ne prennent guère le dessus que pendant ce dernier mois, et leur règne éphémère ne dure que deux à trois mois.

L'état sanitaire de nos troupes a présenté des analogies et quelques différences avec celui de la population romaine. Dans l'hiver de 1849 à 1850, le nombre des cachexies paludéennes persistantes a prolongé jusqu'en mars 1850 l'arrière-saison endémo-épidémique, malgré le haut chiffre des vieux fébricitants envoyés en convalescence en France. La constitution hivernale a bien été catarrhale et rhumatoïde, mais sur ce fond commun, ont été brodées, pour ainsi dire, quelques phlegmasies profondes, bien légitimes et bien franches, avec fièvre vive. C'est que nos soldats, incomplétement modifiés par le climat, réagissaient encore comme dans leur pays natal. Ainsi nous comptons, en janvier et février 1851, 7 décès par suite de pleuropneumonie, et plusieurs de ces affections ont été nettement inflammatoires comme en France.

Les choses se passent différemment dans cet hiver de 1850 à 1851. Les reliquats de fièvres persistent en novembre et décembre; ces deux mois sont essentiellement marqués au coin du genre catarrhal et rhumatoïde. En 1851 s'établit la constitution hivernale avec les caractères qu'elle revêt ordinairement à Rome.

Esquissons rapidement les principaux traits de ces deux époques, savoir, d'une part, novembre et décembre 1850, et, d'autre part, janvier et février 1851.

Dans la première de ces deux périodes, les phlegmasies ont quelque chose de vague, de diffus, d'erratique; la douleur et l'hypersécrétion ont une part presque partout; la réaction, quoique vive dans certains cas, ne cède point franchement aux antiphlogistiques purs; les évacuants comme médecine substitutive, et l'émétique comme hyposthénisant doivent leur venir en aide. La subacuité est fréquente, même pour deux maladies qui sont ordinairement, chez nous, aiguës et rapides dans leur développement; nous voulons parler de la pleurésie et du rhumatisme articulaire. Les parenchymes sont rarement envahis par l'inflammation; les muqueuses et les séreuses constituent leur siége privilégié. Les bronchites, hypersécrétantes, quelquefois dyspnéiques, sont plutôt des catarrhes aigus que des inflammations pures. Les ventouses scarifiées, l'émétique, les vésicatoires composent la médication. On les déracine assez difficilement; elles se prolongent en mourant pendant trois semaines, un mois. L'expectoration demande quelquefois à être aidée par la scille et le kermès. Les rhumatismes articulaires et musculaires restent subaigus; leur durée est longue; ils parcourent tout le corps et envahissent plusieurs fois, à diverses reprises, la même articulation. Il arrive parfois que le malade se sente assez bien pour se croire guéri et se permettre la promenade, et que cette courte amélioration soit suivie d'une recrudescence plus vive que la première atteinte. Les alternatives peuvent durer d'un à trois mois. Les rhumatismes finissent, dans certaines circonstances, par s'enraciner tellement, qu'ils constituent une affection chronique dont les recrudescences irrégulières forcent le sujet à prendre le lit de temps en temps. Il est à remarquer que, même devenus chroniques, ils ne sont pas toujours tout à fait localisés, mais se transportent encore, quoique lentement, d'une articulation à l'autre, le plus souvent sans sortir du même membre. Le sang est couenneux. Une, rarement deux saignées, la poudre de Dower, de 0,5 à 1,0, le nitre à forte dose, des vésicatoires volants poursuivant le mal dans les diverses articulations, des cataplasmes, quand celles-ci ne sont envahies que pour un temps trop court: tel est le traitement qui nous a le mieux réussi. Les boissons nitrées doivent être continuées après la cessation du mal, pour éviter les rechutes toujours menaçantes. A Civita-Vecchia, nous avons eu, en plein été, une véritable petite épidémie de rhumatismes subaigus, dont nous dirons quelques mots en temps et lieu.

Les angines sont peu nombreuses, les coryza plus fréquents, les flux intestinaux fort rares et sans appareil inflammatoire.

Le développement des épanchements pleurétiques est des plus insidieux : le malade ne s'adresse souvent au médecin qu'à une époque où le niveau du liquide dépasse déjà le téton, et nous avons sous les yeux deux sujets chez lesquels la matité a atteint la clavicule, sans que nous ayons jamais observé de fièvre un peu notable. Arrivé à ce point, l'épanchement est des plus réfractaires à tous les moyens conseillés en pareil cas. Si la suffocation devient imminente, tout le monde est d'accord sur ce point, qu'il faut pratiquer la thoracentèse. Mais faut-il réellement attendre cette extrémité? Quand on a épuisé toute la thérapeutique sans le moindre résultat, ne doit-on pas opérer? On n'oubliera pas que l'on a, dans ces circonstances, d'autant plus de chances favorables qu'on temporise moins.

Un de nos confrères (le docteur Donzel), affecté d'un épanchement pleurétique insidieux, dont il ne s'est aperçu que trop tard, a dû la prolongation de sa vie pendant plusieurs mois à huit ponctions thoraciques, qu'il réclamait lui-même, comme une planche de salut, quand l'asphyxie le menaçait. Le calme amené par l'évacuation du liquide a été d'autant plus prolongé, et l'épanchement d'autant plus lent à se reproduire qu'on envisage les thoracentèses les plus rapprochées de la première. L'opération en elle-même a été d'une complète innocuité. L'autopsie a montré que la plèvre n'était plus qu'une couenne épaisse. Peut-être eussions-nous sauvé notre confrère en l'opérant avant cette incurable transformation.

Voici le tableau, par genre de maladies des fiévreux entrés à l'hôpital Saint-Dominique, en novembre et décembre 1850.

Tableau n° 7.

TABLEAU, PAR GENRE DE MALADIE, DES FIÉVREUX ENTRÉS A L'HÔPITAL SAINT-DOMINIQUE, EN NOVEMBRE ET DÉCEMBRE 1850.

Affections endémo-épidémiques.

Fièvres intermittentes de tout type	94
Fièvres graves et pernicieuses	3
Fièvres rémittentes	9
Cachexies paludéennes	20
Fièvre et diarrhée	10
Congestions hépatiques	3
Diarrhées	4
Dyssenteries	2
Total	145

Affections mixtes.

Fièvre avec bronchite ou point pleurétique. 13

Affections sporadiques.

Bronchites 10
Pleurésies avec ou sans épanchement. 5
Phthisie 3
Affection organique du cœur, asthme. 2
Rhumatisme articulaire et musculaire. 9
Embarras gastrique 1
Angine. 1
Fièvres éruptives. 3
Fièvre typhoïde 6

                          Total. 40

                   Total général. 198

Ce tableau est la preuve des propositions que nous avons avancées ; complétons-le par quelques réflexions. 1° Les affections endémo-épidémiques, ou plutôt leurs reliquats, sont encore en si grand nombre que la colonne à eux destinée porte le chiffre 145, tandis que les maladies sporadiques ne figurent que pour 40 dans le total général des 198 entrées. 2° Si la population des hôpitaux est encore en très-grande partie formée par les affections d'origine paludéenne, le miasme ne manifeste néanmoins plus guère son activité par des pyrexies de première invasion ; on n'observe presque plus que des rechutes et des accidents consécutifs à des imprégnations antérieures. En novembre, nous avons noté, dans notre service, 3 fièvres seulement de première invasion, mais l'intoxication a encore trahi sa haute énergie par deux fièvres pernicieuses suivies de mort ; en décembre, nous avons perdu un homme de fièvre pernicieuse comateuse, mais aucune pyrexie de nouvelle invasion n'a été notée. 3° Le genre catarrhal et rhumatoïde a été évident, non-seulement par l'existence d'affections sporadiques présentant ce caractère, mais plus encore par les complications qui marchaient avec les fièvres.

Un mot, maintenant, sur la constitution médicale de janvier et février 1851 ; nous ramènerons ainsi notre histoire au point où nous l'avons prise ; nous compléterons le cercle des phases que parcourt chaque année médicale.

Voici le tableau des entrées à l'hôpital en janvier et février 1851. Un seul hôpital existait alors. Notre relevé porte donc sur toutes les entrées fournies par la garnison.

Tableau n° 8.

TABLEAU, PAR GENRE DE MALADIES, DES FIÉVREUX ENTRÉS A L'HÔPITAL MILITAIRE DE ROME, EN JANVIER ET FÉVRIER 1851.

Affections endémo-épidémiques.

Fièvres intermittentes de tout type 103

Fièvres rémittentes 2

Fièvres graves et pernicieuses 3

Fièvre et diarrhée 1

Cachexies paludéennes 23

Congestions hépatiques 1

Diarrhées 2

Dyssenteries légères 4

Total 139

Affections mixtes.

Fièvre avec bronchite ou point pleurétique 28

Affections sporadiques.

Bronchites 12

Pleurésies avec ou sans épanchement 20

Phthisie 2

Pleuropneumonies 4

Pleurodynie 1

Affections organiques du cœur 2

Angines 2

Embarras gastrique 4

Ictère 1

Péritonites aiguës spontanées 3

Hématurie 1

Congestion cérébrale 3

Méningite cérébro-spinale 2

Manie furieuse 1

Fièvres éruptives 10

Fièvre inflammatoire 10

Fièvre typhoïde 2

Rhumatismes articulaire et musculaire 10

Érysipèles 2

Total 101

Total général 268

On voit que les affections sporadiques qui, en novembre et décembre 1850, n'ont été qu'au nombre de 40, tandis que les affections endémo-épidémiques atteignaient le chiffre 145, ont, en janvier et février 1851, presque égalé les maladies endémo-épidémiques, les premières ayant été de 101, les secondes de 139. De plus, les affections que nous appelons mixtes, c'est-à-dire ces fièvres accompagnées de bronchite ou de pleurésie ont également augmenté de fréquence. La constitution hivernale a exercé une influence plus étendue encore : une grande partie des accès de fièvre s'accompagnaient, comme épiphénomène, de toux sèche qui se montrait en même temps que l'accès et ne lui survivait que d'une heure ou deux. Cette toux symptomatique ne nous a semblé exiger aucun traitement spécial.

L'absence presque complète des flux intestinaux est assurément un fait fort remarquable, surtout si on compare cet état sanitaire avec celui qui existe en Algérie à pareille époque.

Les rhumatismes musculaires et surtout articulaires conservent les mêmes caractères et la même fréquence ; i's se montrent tout aussi rebelles et sortent aussi rarement de la sub-acuité ; plusieurs s'accompagnent d'amaigrissement du membre affecté, de gêne dans les mouvements, de déformation des jointures. Les pleurésies deviennent plus communes et revêtent un caractère plus franchement inflammatoire. Elles exigent des évacuations sanguines locales répétées, et quelquefois la phlébotomie. Les inflammations sont plus profondes et gagnent les parenchymes ; nous observons 4 pleuropneumonies. Les fièvres éruptives prennent de l'extension ; ce sont presque toutes des varioloïdes, et 2 varioles confluentes. Les fièvres typhoïdes demeurent rares ; nous en comptons seulement 2. Comme l'an passé, on observe quelques cas isolés de méningite cérébro-spinale. Nous appelons l'attention sur 3 péritonites spontanées, affection fort rare. L'une a été peu aiguë ; le sujet a guéri. Les deux autres ont été suraiguës et générales : un sujet a succombé le quatrième jour, le second a guéri, grâce à 320 sangsues, à 3 phlébotomies et à des frictions mercurielles à haute dose. Le symptôme douleur a été excessif, persistant, lorsque l'inflammation avait déjà cédé ; nous l'avons fait disparaître avec peine, en donnant la teinture d'opium à 60 et 80 gouttes par jour, et en faisant onctionner l'abdomen avec une pommade dans laquelle entraient 10 grammes d'extrait de belladone. L'individu atteint de manie furieuse, avec prédominance d'idées religieuses, a succombé le quatrième jour. Les méninges commençaient à s'enflammer.

En février, nous avions encore des cachexies paludéennes profondes, avec anasarque énorme, ascite, anémie, état scorbutique, quoique les envois au dépôt du corps ou en France nous eussent débarrassé de 50 malades chaque mois. Ici se vérifie donc cet énoncé qui a trouvé place plus haut : les reliquats de l'endémo-épidémie d'une année sont si nombreux et si persistants, qu'ils encombrent encore la pathologie de l'année suivante, remplissent les hôpitaux tout l'hiver et ne s'effacent guère qu'au printemps. En février, les reliquats de l'endémo-épidémie passée égalent encore en nombre les affections sporadiques, malgré les évacuations sur France, qui s'effectuent chaque mois. Chez les individus profondément attaqués, la cachexie et les lésions organiques persistent continuellement, pendant longues années ; chaque nouvelle saison endémo-épidémique les ranime, les entretient et les perpétue. Il faut alors quitter le pays définitivement, ou pour deux ou trois ans, si l'on ne veut se laisser entraîner au tombeau par la dissolution sans cesse progressive de son économie.

Les quinze premiers jours de mars 1851 se rangent dans la même catégorie que les deux mois précédents ; nous observons, dans le cours de ce mois, 3 méningites cérébro-spinales, toutes trois mortelles ; les bronchites continuent à compliquer les rechutes de fièvre ; nous recevons une dizaine de pneumonies. A cette époque, au froid sec avaient succédé l'humidité et des pluies abondantes. Il est à remarquer qu'à Rome, c'est plutôt avec ces dernières conditions qu'avec la première, que coïncident les pneumonies.

La plupart des pneumonies que nous avons observées à Rome, par les temps humides, étaient catarrhales ou lobulaires ; il nous semble utile d'en dire un mot. Elles paraissent quelquefois succéder à une bronchite catarrhale occupant les deux côtés du thorax, et n'en être, pour ainsi dire, que la localisation et la concentration. Des bruits ronflants et des râles muqueux s'entendent dans les deux poumons ; la sibilation aiguë est un peu plus rare ; les bronches semblent trop humides pour produire ce dernier son. Quand l'affection tourne à la pneumonie lobulaire ou catarrhale, une fièvre vive s'allume, la respiration et la circulation s'embarrassent, il y a de la dyspnée, la face est vultueuse, le pouls large, plein, fréquent, ou concentré par suite de l'oppression des forces, et les crachats deviennent rapidement rouillés, safranés. L'auscultation du côté malade fait entendre des bruits ronflants, sonores et bruyants, répandus dans tout le poumon, et souvent, dans des espaces plus circonscrits, des râles muqueux gros ou fins. L'oreille ne perçoit quelquefois, à cette époque, aucun râle crépitant. C'est un point sur lequel nous insistons. Avec une attention extrême et une exploration de chaque point en particulier de la région pectorale, on découvre parfois, mêlés aux autres bruits sonores, quelques râles crépitants. Il est rare que celui-ci soit net, sec, comme cela s'observe dans nos pneumonies franchement inflammatoires de France ; il est ordinairement humide, et se rapproche du râle sous-crépitant de la bronchite capillaire, ou bien ses bulles sont mêlées à d'autres bulles de râle muqueux ; dans d'autres circonstances, enfin, c'est plutôt un bruit de taffetas qu'un véritable râle crépitant, les bulles étant rapprochées, peu distinctes l'une de l'autre, presque confondues. Dans cette pneumonie catarrhale, la dyspnée et les crachats sanglants apparaissent hâtivement ; la nature des crachats indique déjà bien positivement une pneumonie, alors que l'auscultation la plus attentive ne découvre tantôt aucune espèce de râle crépitant, tantôt un râle crépitant dénaturé. Le râle crépitant n'a donc pas, dans les pneumonies catarrhales de Rome, et ce sont les plus nombreuses, la même valeur séméiologique

que dans nos pneumonies de France. Cela n'excuse que bien peu les médecins romains, qui ne connaissent le premier mot ni de l'auscultation ni de la percussion, et ne peut certes légitimer cette parole étrange prononcée en pleine clinique médicale : que *Laënnec n'était qu'un charlatan.* Il reste à l'auscultation un vaste champ d'utile application dans la bronchite, dans la pleurésie avec et sans épanchements, dans la phthisie pulmonaire, qui certes n'est pas rare, enfin dans les maladies du cœur, affections dont le diagnostic est déplorable à Rome.

Dans trois cas de pneumonie, le souffle bronchique et même tubaire s'est manifesté trois à quatre jours avant le râle crépitant, et la pneumonie avait elle-même trahi sa présence par des crachats safranés, quelques jours avant l'apparition du souffle bronchique. Dans ces cas, il faut admettre une de ces trois suppositions : 1° que la pneumonie, d'abord centrale, n'est devenue superficielle que consécutivement ; 2° que l'affection, d'abord disséminée dans quelques lobules et ne se trahissant que par des râles crépitants rares et étouffés par d'autres bruits, a envahi plus tard tout le parenchyme d'un lobe ; 3° que la pneumonie catarrhale peut exister sans râle crépitant, et que celui-ci se manifeste quand l'affection éprouve des modifications dans ses caractères. L'examen attentif de la maladie dans ses diverses périodes, la percussion, les caractères de ce râle ne nous ont pas permis de le considérer comme un râle crépitant de retour.

Ces trois pneumonies se sont accompagnées d'un état typhoïde et délirant fort grave qui a mis obstacle au large emploi des antiphlogistiques, dans l'emploi desquels, du reste, il faut toujours être réservé quand il s'agit de pneumonies catarrhales.

La pneumonie catarrhale nous a paru céder généralement, avec assez de rapidité, au double traitement antiphlogistique et émétique. Quelques cas ont été néanmoins assez longtemps réfractaires. Les crachats cessent très-vite d'être sanguinolents, mais la dyspnée et la fièvre persistent davantage. On doit insister six à sept jours sur l'émétique, qui est d'ordinaire bien supporté. Il ne faut pas non plus trop tarder de placer un vésicatoire ; ce révulsif, les boissons nitrées, l'émétique à petite dose et uni à l'opium, ou le kermès, achèvent la guérison commencée par les antiphlogistiques et l'émétique à forte dose. On devra quelquefois agir sur le tube intestinal, surtout quand il existe un état typhoïde. Il est d'autant plus nécessaire d'attaquer vivement cette pneumonie, quand elle se prolonge, qu'elle marche alors insidieusement vers l'état chronique, contre lequel nous possédons peu de ressources.

Les saignées ont été le plus souvent couenneuses au plus haut degré. Chez un de nos malades, la couenne avait 1 centimètre d'épaisseur ; nonobstant, le caillot n'était pas beaucoup rétracté. Nous n'avons jamais été obligé de dépasser 4 phlébotomies chez le même sujet. Les ventouses scarifiées ont presque toujours accompagné les évacuations générales. Dans l'administration de l'émétique, nous n'avons jamais franchi 6 décigrammes ; le sujet auquel nous avons prescrit cette dose l'a parfaitement toléré. Le plus souvent, mais pas toujours, nous aidons à la tolérance par l'adjonction de 12 gouttes de teinture d'opium.

Nous terminerons cet aperçu médical, en jetant un coup d'œil sur les probabilités de l'endémo-épidémie de 1851. La salubrité relative des diverses casernes est aujourd'hui parfaitement connue; le danger des gardes montées aux portes et surtout à certaines portes de la ville est également une vérité acquise. A l'aide de quelques boissons alcooliques supplémentaires, de prescriptions hygiéniques rigoureusement observées, de la défense de dormir hors du corps-de-garde; enfin avec le secours de manteaux de factionnaires, même en plein été, manteaux dont le port ne serait pas facultatif, mais ordonné pour la nuit; enfin en choisissant avec discernement le local destiné au corps-de-garde, on diminuerait certainement le danger de ces postes. Il ne serait pas non plus sans utilité de faire monter alternativement la garde des portes les plus insalubres par les différents corps de la garnison; en examinant la question de près, on ne tarde pas à se convaincre que cette mesure n'aurait pas seulement pour résultat de disséminer l'intoxication sur un plus grand nombre de régiments, ce qui ne constituerait réellement pas un grand bénéfice, mais aussi de rendre l'imprégnation moins profonde, puisque la cause morbide agirait moins souvent sur le même individu.

D'autre part, en abandonnant, autant que cela est permis au point de vue militaire, les casernes dont l'insalubrité est prouvée par l'expérience, on réduirait certainement de moitié, peut-être des deux tiers, le nombre des hommes atteints par l'endémo-épidémie. Ainsi donc, avec 500 hommes de moins à l'effectif de l'armée, on disposerait d'un pareil nombre de bayonnettes, et on serait surchargé de moins d'*impedimenta*. C'est donc un problème à la fois économique, politique et militaire, que la médecine peut résoudre ici. Eh bien ! le croirait-on, un chirurgien et médecin en chef d'armée n'a pas trouvé de place dans la commission de *logement et casernement*? La salubrité ne serait-elle plus une des conditions les plus importantes à étudier quand il s'agit d'asseoir une habitation? Ou bien le premier venu, malgré son ignorance complète dans la matière spéciale et des connaissances générales le plus souvent insuffisantes, serait-il plus apte que l'homme de l'art à juger une question médicale? Non, ce n'est rien de tout cela. Nous sommes une dépendance, une annexe de la haute administration militaire, et c'est elle qui nous représente, même en tant que médecins. Elle s'approprie notre expérience, notre observation, et les transmet plus ou moins dénaturées à l'autorité supérieure, en lui en réclamant souvent la récompense pour elle-même.

Parmi les améliorations qu'ont successivement introduites dans le régime hospitalier, les soins éclairés de plusieurs intendants et surtout la sollicitude incessante de M. Lacauchie, nous citerons la mise en usage d'effets d'habillements spéciaux, capotes et pantalons. Les premières sont des capotes d'infanterie hors de service ; les seconds sont confectionnés avec des manteaux de cavaliers également réformés. Chaque malade a, en outre, un bonnet de coton, des chaus-

settes de laine et des pantoufles. En traçant l'histoire des hôpitaux militaires de
Rome, nous avons fait sentir l'utilité de ces effets.

Les hôpitaux Saint-Dominique et Saint-André étaient les seuls ouverts au
commencencement de l'endémo-épidémie. Le couvent Sainte-Thérèse, déjà occupé l'année dernière, a été mis à notre disposition le 13 août. Mais le nombre
des malades croissait avec une si grande rapidité que ces trois établissements se
sont bientôt trouvés trop étroits. M. Lacauchie n'en dut pas moins faire les instances les plus vives, pour qu'on ouvrit Saint-Bernard, autre établissement également occupé par nous en 1849. L'état d'infimité dans lequel est reléguée la
médecine militaire est tel, que l'élément administratif domine de beaucoup l'élément médical. Il n'est pas toujours facile de faire admettre cette vérité si simple
et pourtant si souvent méconnue : un hôpital est un établissement destiné à traiter des malades, et non pas un local où l'on conserve des meubles et où l'on
remplit des registres.

Saint-Bernard, ouvert le 6 septembre, a été fermé le 30 du même mois ; Sainte-
Thérèse le 24 octobre. La réduction a été poussée plus loin encore à la fin de
l'année 1850 : Saint-Dominique a été fermé et Saint-André restera le seul hôpital de Rome jusqu'à la prochaine saison endémo-épidémique. L'administration
s'est trouvée ainsi singulièrement simplifiée, et l'on a réalisé une notable économie ; mais dès février 1851 le nombre des malades ayant dépassé les prévisions de l'autorité administrative, non pas les nôtres, il a fallu mettre des lits
dans des corridors froids, malsains, dans des chambres glaciales et mal exposées, tandis que Saint-Dominique possède une foule de cellules qui réunissent
les meilleurs conditions.

Le personnel médical s'est composé de MM. Mayer, Molard, Beylot, Jacquot,
Lasserre, médecins de l'armée. MM. les chirurgiens Pétronelli, Mignot, Bernet et
Renard ont été provisoirement chargés du service des fiévreux.

L'année 1850 s'est ouverte sous la présidence de MM. Faure-Villard, Lacauchie et Rollin, officiers de santé en chef ; puis cette triple direction s'est
réunie dans les mains de M. Lacauchie, dont le pouvoir médical s'étendait sur
le personnel des hôpitaux et des régiments. Au 1ᵉʳ janvier 1851, on a décapité
notre pauvre corps toujours si maltraité, en supprimant les fonctions de son
seul chef direct et normal. Adieu la centralisation scientifique, adieu le rapprochement des officiers de santé des corps et des hôpitaux, adieu les échanges
d'observations qui faisaient profiter même des fautes d'autrui, adieu nos
réunions hebdomadaires dans les salons de notre président, véritable petite
académie dont les séances étaient si bien remplies ! L'élément administration a
encore ici étouffé, absorbé, annihilé l'élément médecine.

Pour être complet, nous devons quelques mots sur le service des blessés et
des vénériens. Le premier a toujours été conservé par M. le chirurgien-major
Petronelli, depuis les ambulances de quartier général de Santucci, dont il était
chirurgien en chef. Le second était confié à M. Renard.

Nous sommes redevable à l'obligeance de M. Petronelli, de la communication
de ses rapports mensuels, desquels nous extrayons les documents qui suivent.
Nous regrettons de ne pouvoir donner un tableau complet du mouvement,
comme nous l'avons fait pour les fiévreux ; mais n'ayant pu dégager par mois
les 111 vénériens qui ont été admis dans le service de M. Petronelli, nos chiffres
détaillés porteraient sur une réunion d'affections différentes, ce qui ne rem-
plirait pas notre but.

385 blessés sont entrés à l'hôpital dans le cours de l'année ; parmi ce nombre,
on a constaté 9 décès dont voici l'indication :

1° Blessure de l'artère crurale ;

2° Carie du coude, érysipèle ;

3° Érysipèle gangréneux à la cuisse ;

4° Tubercules et carie ;

5° Pourriture d'hôpital et hémorrhagie ;

6° Fracture du crâne ;

7° Abcès par congestion, carie vertébrale ;

8° Arthrite coxo-fémorale purulente ;

9° Coup de feu dans la tête.

La pourriture d'hôpital s'est déclarée en mai dans le service des blessés placés au rez-de-chaussée de l'hôpital Saint-Dominique, composé de salles vastes
et belles, mais un peu humides et mal aérées. Les malades atteints ont été
immédiatement isolés, mais la maladie n'en a pas moins pris une telle extension
que toutes les plaies se sont plus ou moins ressenties de l'épidémie régnante.
Elle a manifesté sa première apparition sur un vésicatoire, puis elle n'a pas
tardé à produire les plus grands dégâts dans des plaies déjà graves par elles-
mêmes ; ainsi, un sujet a succombé aux énormes ravages de la pourriture d'hôpital qui, s'étant mise dans une plaie contuse du front, avait dénudé les os et
produit des hémorrhagies fort difficiles à réprimer. Les vers qui s'étaient développés par milliers sur la plaie ont résisté au camphre, mais ont disparu rapidement par la solution de bichlorure de mercure. Une affection cérébrale a
hâté la mort de ce malade. Un autre militaire a guéri après la dénudation d'une
grande partie des os crâniens, dont les téguments protecteurs avaient été rongés par la pourriture d'hôpital. Un pariétal tout entier a été éliminé, excepté
sa table interne, en trois ou quatre fragments, dont un porte même quelques
portions de la table interne. La régénération osseuse s'est faite assez rapidement. Un sujet opéré de paraphymosis quelques jours avant l'apparition de
l'épidémie, a perdu à peu près toute la verge, qui, envahie par la pourriture
d'hôpital, a dû être retranchée à deux centimètres de son insertion. Chez un
homme atteint de fracture de la jambe avec sortie des fragments qui avaient
traversé les téguments et le pantalon, les accidents sont devenus assez
graves pour nécessiter l'amputation ; des pseudo-membranes molles revê-
tant le moignon, ont fait craindre que la pourriture d'hôpital ne s'en empa-

rât ; la surface n'a heureusement pas tardé à se déterger, et l'amputé a guéri.

Les soins hygiéniques ont été l'objet de la sollicitude de M. Petronelli dès que l'épidémie s'est déclarée. Les topiques auxquels il a eu recours sont le nitrate acide de mercure, l'eau vinaigrée, le quinquina. Chez un malade pour lequel une petite opération était nécessaire, M. Petronelli a espéré éviter la pourriture d'hôpital en employant la potasse préférablement au bistouri, mais l'influence de l'épidémie ne s'en est pas moins fait sentir.

Parmi les cas les plus remarquables qui se sont présentés; nous citerons les suivants :

1° Guérison, avec trois pouces de raccourcissement d'une fracture du fémur, près du col, par arme à feu (1).

2° Un militaire reçoit un coup de stylet un peu au-dessous de l'ombilic et à droite; des excréments sortent par la plaie abdominale; le malade rend plus de deux litres de sang par l'anus; la plaie est pénétrante. Applications froides sur le ventre; antiphlogistiques; le malade reste deux jours dans un état très-alarmant; guérison.

3° Un soldat du 13ᵉ léger entre à l'hôpital le 19 novembre, se plaignant depuis dix jours d'une arthrite coxo-fémorale droite, dont le développement semble spontané. Les douleurs sont atroces le 21; réaction des plus vives; sangsues; trois saignees qui toutes sont couenneuses; émétique à haute dose. Le 26, frissons, symptômes de résorption purulente; on essaye le sulfate de quinine; mort le 2 décembre. Autopsie (je copie M. Petronelli) : « Collection de pus dans l'articulation; il est crémeux, de bonne nature; la membrane synoviale est entièrement détruite; une partie du liquide a traversé la capsule iléo-

---

(1) Ce cas nous reporte à une discussion soulevée par M. Marchal (de Calvi) dans le dernier volume des Mémoires de médecine militaire, au sujet de plusieurs cas analogues cités par M. Quesnoy, qui les a recueillis pendant l'expédition de Zaatcha. M. Marchal (de Calvi) persiste néanmoins à professer, avec M. Baudens, que les fractures du fémur par un projectile de guerre nécessitent rigoureusement l'amputation. Nous avons été témoin de plusieurs faits qui ne nous permettent pas d'être aussi absolu que notre savant inspecteur M. Baudens, et que l'éloquent professeur du Val-de-Grâce.

Les résultats obtenus par M. Quesnoy tendraient même à établir, — si on pouvait tirer de peu de faits une conclusion définitive, — que la temporisation dans les fractures de la cuisse par armes de guerre, donne plus de chances de salut que l'amputation, je ne dis pas de la cuisse, mais de l'une ou l'autre portion du membre pelvien. Ainsi : 5 fractures de cuisse, temporisation; 4 guérissent, le 5ᵉ meurt du choléra quinze jours après l'opération. 1 fracture de la cuisse, amputation, mort. 5 fractures de jambe, 3 morts par suite de l'opération, 1 mort du choléra, un seul guéri.

fémorale, les muscles obturateurs, l'aponévrose qui revêt le trou ovale, et forme dans le petit bassin une collection assez considérable. »

4° Un militaire entre atteint de hernie inguinale étranglée depuis plus de quatorze heures : le taxis a échoué à plusieurs reprises. M. Petronelli fait placer le malade dans un bain, où il reste trois heures ; au sortir du bain, il est couché sur un brancard, les jambes fléchies ; pendant qu'on lui pratique sur le ventre des affusions froides continues, M. Petronelli persiste dans le taxis. Cette manœuvre, qui lui a souvent très-bien réussi, a eu le même succès.

Parmi les opérations graves pratiquées à l'armée d'Italie, nous signalerons les plus importantes seulement :

Une ligature de l'artère crurale qui avait été lésée ; mort (M. Petronelli).

Amputation de la jambe ; guérison (*idem*).

Trépanation du sternum pour une carie de cet os (M. Philippe) ; mort.

Enfin, nous avons nous-même, quand nous remplissions, à Civita Vecchia, les doubles fonctions de médecin et de chirurgien en chef, amputé avec succès un bras entièrement broyé par une machine à vapeur. L'amputation a dû être faite le plus haut possible, les fêlures de l'os remontant presque jusqu'au col chirurgical, et les téguments se trouvant ecchymosés, lacérés, écrasés jusqu'aux environs de l'article. Ce marin était resté douze ou seize heures en mer, sur un bateau du commerce privé de chirurgien. Une étoupade épaisse avait arrêté l'hémorrhagie. Les os du coude et les parties molles ne formaient plus qu'une bouillie ; tous les muscles de la face antérieure de l'avant-bras avaient été enlevés par le balancier de la machine. Le sujet se trouvait dans un tel état de prostration, d'hyposthénie, d'accablement, que je n'ai pas voulu recourir au chloroforme. Pendant la demi-heure qui a suivi l'opération, ce marin, couvert d'une sueur froide et visqueuse, les extrémités glacées, le pouls imperceptible, tous les téguments pâles, les battements du cœur à peine saisissables, s'est trouvé dans un état semi-syncopal fort alarmant. Je crois que la ch'oroformisation l'eût tué. La guérison a été rapide.

Nous arrivons au service des vénériens confié à M. Renard, chirurgien aide-major.

Nous avons signalé, en 1849, quelques particularités dans la marche de la syphilis : rapidité d'apparition des accidents consécutifs, surtout des syphilides ; rareté des urétrites comparativement aux chancres ; existence incontestable des bubons d'emblée ; mauvais caractère qu'affectent souvent ceux-ci quand ils ont été ouverts.

En 1850, les syphilides ont continué à se montrer d'une manière prématurée ; on a plusieurs fois observé des taches cuivrées nombreuses chez des sujets dont la syphilis remontait à un mois et demi ou à deux mois, et qui n'avaient jamais été atteints antérieurement par la vérole. Chez un plus grand nombre, l'interrogation a fait découvrir qu'il y avait eu intoxication à une époque plus ou moins reculée. On peut penser ici que ces syphilides ont été produites par le virus de la première vérole, et que la dernière maladie n'a agi qu'en réveillant l'activité de ce virus, pour ainsi dire ; mais, dans le premier cas, il est bien clair qu'un mois et demi ou deux mois d'intoxication ont suffi pour faire naître ces taches syphilitiques. Celles-ci, selon l'observation de M. Renard, peuvent se montrer lorsqu'il existe encore des chancres. Ceux qui sont indurés ou dont la vaste surface envahit le gland et le prépuce, au dos de la verge, lui paraissent surtout favoriser l'apparition prématurée des syphilides.

Les syphilides papuleuses et tuberculeuses ont une apparition plus tardive. Chez les sujets scrofuleux, elles se sont montrées extrêmement opiniâtres.

Les exostoses sont très-rares.

L'iritis syphilitique a été fréquent en 1849 ; un certain nombre de militaires ont perdu un œil. En 1850, cette affection s'est beaucoup plus rarement montrée.

Les douleurs syphilitiques sont très-communes. M. Renard, de qui nous tenons ces renseignements, les traite avec succès avec l'iodure de potassium. Quand ces douleurs sont profondes, fixes et assez vives pour amener l'insomnie, huit jours suffisent, le plus souvent, pour les faire disparaître ; au contraire, elles sont beaucoup plus rebelles lorsqu'elles présentent les caractères suivants : mobilité erratique, subacuité, peu de douleur.

M. Renard à Rome, et Bartharez à Civita-Vecchia, n'ouvrent les bubons qu'avec le caustique de Vienne. Notre pratique a été la même lorsque nous avons provisoirement cumulé, à Civita-Vecchia, les doubles fonctions de médecin et de chirurgien en chef. L'ouverture avec le bistouri a donné des décollements si étendus, si réfractaires à tout traitement, qu'il a fallu renoncer à ce dernier mode chirurgical. Chez les individus scrofuleux, il est maintes fois arrivé que les glandes de l'aine se sont considérablement développées et que, malgré tous les efforts, la cicatrice n'a pu s'établir dans les sillons et les culs-de-sac compris entre les glandes tuméfiées. Nous avons eu nous-même dans notre service un officier dont la plaie n'était pas encore cicatrisée après un an. Très-souvent il ne persiste qu'une fistule, mais le décollement est étendu, et la surface des glandes donne un pus séreux que les injections de n'importe quelle nature ne parviennent pas à tarir. Il faut, dans ces cas, dit M. Renard, détruire toutes les glandes tuméfiées avec le caustique de Vienne ; ce chirurgien militaire n'a pas craint, dans ces circonstances, de revenir jusqu'à dix à quinze fois à l'application du caustique. Quand toutes les glandes malades ont été enlevées, la cicatrice s'établit rapidement. C'est ce qui est arrivé à l'officier dont nous avons parlé plus haut.

Les bubons ouverts ont plusieurs fois revêtu le caractère gangréneux.

Les bubons d'emblée se sont plus rarement montrés que l'année dernière.

La gravité générale de le syphilis a diminué ; nous ne dépassons pas aujourd'hui le niveau habituel de gravité qui existe en France. J'ai cependant perdu, à Civita-Vecchia, un homme atteint de vérole.

L'iodure de mercure est la préparation employée. La pratique de MM. Lacauchie et Renard réprouve la cautérisation des chancres. M. Lacauchie pense même que non-seulemet il faut respecter ces émonctoires pathologiques, mais favoriser le travail de dépuration en appliquant un vésicatoire au bras du syphilitique.

La source principale de la syphilis est le fractionnement, l'isolement de petits groupes de militaires, et l'affectation d'un même local à plusieurs usages, circonstances qui rendent facile l'introduction des filles dans les quartiers. Une douzaine d'hommes s'intoxiquent facilement avec la même femme, dans une seule nuit.

Les deux principaux hôpitaux de Rome ont eu pour pharmaciens en chef MM. Gillet et Dusseuil. Ces deux officiers de santé et M. Monsel ont fait l'analyse quantitative des deux sources thermales de Viterbe, dont l'une est sulfureuse, l'autre ferrugineuse.

La proximité de Viterbe devait naturellement engager à y envoyer les hommes dont l'état réclamait l'usage des eaux thermales. Soixante-huit hommes y ont fait une saison, du 25 avril au 5 juin, sous la direction médicale de M. Beylot. On a dû se contenter de cette saison trop hâtive, pour que l'établissement pût être livré aux baigneurs à l'époque habituelle. Mais les pluies, le froid, le mauvais temps ont apporté beaucoup d'obstacles à la prise régulière des eaux. Parmi les hommes traités se trouvaient 50 rhumatisants dont 10 ont été guéris, 40 soulagés. Nous ne pouvons entrer dans aucun détail au sujet des autres affections. M. Beylot a fait un rapport détaillé au conseil de santé, sur les résultats qu'il a obtenus et qu'il considère comme médiocrement encourageants. L'analyse des eaux a été envoyée à la même adresse, et de là à l'Académie.

XV.

§ I. — MALADIES DE LA POITRINE.

A M. Michel Lévy, médecin inspecteur, membre du conseil de santé des armées et de l'Académie nationale de médecine de Paris.

Nous devrions peut-être placer en tête de ces études une diatribe dirigée contre la médecine française par le docteur Puccinotti, dans un appendice à son Traité de médecine légale. Ce serait un contraste assez piquant que celui des injures prodiguées à nos savants et de la manière étrange dont l'art est compris par les savants de Rome. Mais nous supposons qu'on verra bien sans cela de quel côté sont *les oreilles d'âne*, et quels sont ceux qu'il convient le mieux de ranger parmi *les singes et les oisons*, ou des médecins français quand ils imitent par hasard les médecins italiens, ou des médecins italiens quand ils imitent les médecins français. Nous désirons éviter toute personnalité, plaindre les individus et ne blâmer que l'école, considérée comme enseignement, doctrine et direction. Les élèves sont sans doute excusables d'ignorer des procédés qu'on ne leur enseigne point; mais, devenus praticiens et conséquemment leurs propres maîtres, ils doivent puiser à toutes les sources; c'est ce qu'ils ne font jamais. Je ne connais pas, dans toute la ville de Rome, un seul médecin qui pourrait donner à Puccinotti le malin plaisir de le loger dans *la cage aux singes et aux oisons*. De l'auscultation, de la percussion, pas une notion, pas un mot à Rome. Telle est la triste vérité.

Pas de critique générale; des faits, rien que des faits. Un mois de fréquentation assez assidue de l'hôpital romain de Santo-Spirito, des visites irrégulières au même établissement, notre clientèle civile, assez restreinte, il est vrai, à

Rome et à Civita ; enfin, nos relations amicales avec plusieurs médecins de ces deux localités, ont suffi pour nous fournir une ample moisson. Nous serions accablé sous les matériaux si notre champ était plus vaste.

Le 9 juillet 1851, entre dans les salles de la clinique un sujet présentant les symptômes suivants : deux jours d'invasion, début par un frisson, puis fièvre ardente accompagnée d'une douleur vive à l'hypocondre gauche et de gêne de la respiration. A son entrée le malade présente : fièvre intense, toux petite, sèche, peu fréquente, exaspérant la douleur de l'hypocondre gauche, douleur qui remonte presque jusqu'au téton, mais dont le siége est surtout au-dessous des côtes ; pouls fréquent, fort, plein ; décubitus droit ; respiration courte, gênée. Diagnostic : *splénite aiguë* Ces symptômes vont en s'exaspérant ; la langue est sale ; les urines chargées, rougeâtres ; le pouls finit par devenir petit et faible ; agitation, inquiétude ; diarrhée ; l'intelligence reste nette pendant quelques jours, puis survient du subdélire le soir et la nuit ; saignement du nez ; le malade, presque dès son entrée à l'hôpital, ne peut plus s'exprimer qu'à l'aide de phrases courtes prononcées à voix basse ; la respiration est de plus en plus gênée ; accablement, adynamie. Dans les derniers temps, le décubitus droit est lui-même pénible, puis impossible, et le malade reste assis, courbé en avant. Splénite aiguë. Le traitement a été le suivant : 2 petites saignées, l'une au bras, l'autre au pied gauche, ce côté devant être choisi dans la splénite, de même que la saignée du côté droit est indiquée dans l'hépatite, comme le professeur a soin de l'indiquer dans ses leçons (1) ; 2 applications de 20 sangsues chacune sur l'hypocondre ; un minoratif ; puis potions avec digitale, médicament qui est donné comme hyposthénisant. Dans les derniers jours, lorsque le pouls faiblit, que les forces tombent, que les exacerbations vespériennes s'accompagnent d'un peu de délire, le professeur déclare qu'un état nerveux a succédé à un état inflammatoire. Il est opportun de prévenir qu'il existe une bonne douzaine de maladies ou d'états pathologiques qui, au point de vue de la doctrine romaine, se succèdent, se mêlent, alternent. L'eau distillée de laurier-cerise est prescrite contre cet état nerveux. — Entré le 9, le sujet succombe le 16.

Dès les premiers jours, j'avais appliqué *ma grande oreille d'âne* sur la poitrine du malade, et j'avais perçu de l'égophonie ; puis la percussion n'avait pas tardé à me montrer un épanchement qui s'élevait plus haut que le téton ; enfin, le refoulement du cœur à droite n'avait pas échappé à l'auscultation. C'est là un diagnostic d'élève de deuxième année ; rien au monde de plus facile ; cette *gymnastique*, comme l'appelle Puccinotti, est à la portée des plus simples et des plus débiles.

Autopsie : épanchement très-considérable dans la plèvre gauche, tapissée de

---

(1) Un lauréat de Saint-Esprit, avec lequel nous nous sommes trouvé en consultation quelque temps après, voulait toujours saigner du côté gauche, parce qu'il s'agissait d'une maladie du cœur et que cet organe est à gauche.

fausses membranes, surtout à la base, sur le diaphragme ; la sérosité est mélée
de flocons albumineux. Le poumon est revenu sur lui-même ; le cœur est refoulé à droite. Rate de dimension normale, un peu molle.

C'était tout bonnement une pleurésie ! elle siégeait surtout dans la région
diaphragmatique, d'où la douleur dans l'hypocondre gauche.

Voilà ce à quoi sert *une grande oreille d'âne !*

Quelque temps après, voici venir, dans un autre service professoral, un sujet
atteint d'emphysème pulmonaire : voussure, sonorité anormale, gène de la respiration, qui est grosse, un peu craquante, à bulles inégales. Saignées, saignées !... La dyspnée augmente... c'est parce que l'inflammation poursuit son
cours... saignez, saignez toujours. — Un élève de cinquième année, avec un
petit coup de doigt et en appliquant deux minutes *son oreille d'âne*, eût diagnos-
tiqué un emphysème.

Les médecins romains ne distinguent la pneumonie et la pleurésie que dans
les cas bien tranchés et arrivés à leur développement ; la pleurodynie est elle-
même confondue assez souvent avec la pleurésie, et *vice versâ*. C'est néanmoins avec étonnement que nous avons trouvé dans le compte rendu de la clinique (1), œuvre du professeur même, une *pleuritis vera* avec *expuitio
sanguinea* (p. 80), et une *pleuritis biliosa* avec *sputa subcruenta* (p. 17).
Cela nous donne fort à penser que ces pleurésies pouvaient bien être des pneumonies. En juillet, entre à Saint-Esprit un malade dont les crachats sont
safranés ; on diagnostique une pleurésie : 2 purgatifs, 2 saignées. Dans ces circonstances, l'erreur est moins pardonnable ; si on méprise les procédés de l'auscultation et de la percussion, qu'on tienne au moins compte des signes sur la
valeur desquels la médecine de tous les pays est édifiée depuis si longtemps. Ici
nous ne pouvons nous empêcher de blâmer, tandis qu'au contraire nous avons
pu nous contenter de plaindre nos confrères romains des erreurs inévitables
dans lesquelles ils tombent journellement par leur ignorance de si précieux
instruments de diagnostic.

M. Charlon, chargé alors du service sanitaire près les troupes françaises sta-
tionnées à Frascati, est appelé chez un malade d'une localité voisine. Le malheureux a subi déjà dix-huit saignées, le médecin parle d'une dix-neuvième et croit
le sujet phthisique ; il y a un peu de fièvre, de la toux, la respiration est très-
embarrassée ; c'est, dit-il, un reste d'inflammation qu'il faut éteindre. La percussion montre immédiatement à M. Charlon un épanchement pleurétique très-considérable et passé à l'état chronique.

A Rome, comme nous l'avons dit dans notre compte rendu de l'état sanitaire
de l'armée en 1850, les épanchements pleurétiques sont souvent insidieux, apyrétiques, et atteignent un très-haut degré sans avoir suscité des phénomènes bien

---

(1) Specimen de ratione medendi in romano clinico instituto, Romæ, 1850,
in-4°.

inquiétants pour le malade, voire même pour le médecin. Il faut donc les découvrir et les combattre dès leur origine, chose à peu près impossible sans le secours de l'auscultation et de la percussion.

La *pleuritis spuria*, d'après les leçons cliniques de Saint-Esprit, est l'inflammation des muscles intercostaux et de leurs enveloppes. On voit des *spuriæ* presque partout où il existe une douleur pectorale. Cette *spuria* se convertit facilement en *pleuritis vera* par la propagation de l'inflammation à la plèvre. Pour ma part, je confesse n'avoir jamais rencontré l'inflammation des muscles intercostaux ; c'est tout au moins une affection fort rare. L'école romaine voudrait-elle parler de la pleurodynie, maladie *sine materiâ* ? mais, certes, la pleurodynie est, par sa nature, essentiellement différente de la pleurésie ; une inflammation ne se développe pas à son contact, par continuité de tissu.

Voici un exemple remarquable de ces fantastiques conversions d'une affection pectorale dans une autre, et en même temps un curieux échantillon des erreurs dans lesquelles l'ignorance de nos procédés de diagnostic entraîne inévitablement des hommes d'ailleurs recommandables à d'autres titres et placés avec justice au nombre des savants.

Un malade entre à Saint-Esprit en juin. La douleur pectorale attire seule l'attention ; l'affection est donnée par le professeur comme siégeant dans les muscles. La maladie poursuit sa marche ; on prononce alors le mot de pleurésie vraie. La douleur et la fièvre cèdent aux antiphlogistiques. Le professeur déclare que le sujet est entré en franche convalescence. J'examine le malade, et je trouve sous chaque clavicule tous les signes qui trahissent une caverne, à savoir gargouillement des plus prononcés, et parfois souffle caverneux et pectoriloquie. Les symptômes suscités par une pleurésie intercurrente se sont calmés, mais la désorganisation pulmonaire poursuit son cours. Nous sommes bien loin d'une convalescence. Cependant un petit mouvement fébrile avec exacerbations vespériennes persiste, le malade maigrit, les crachats deviennent puriformes ; c'est alors qu'on inscrit le diagnostic : *suppuration du poumon*. En l'absence des ressources fournies par les procédés de Laennec et d'Avenbugger, il faudrait au moins tirer tout le parti possible des signes sensibles qu'on possède. C'est ce qui n'est pas fait. Pour savoir si le crachat est purulent, on le jette dans un verre d'eau ; c'est là tout, et ce n'est certes pas assez. Il n'est question ni de la réaction avec l'ammoniaque, ni de la combustion à la flamme d'une bougie , bien moins encore du microscope.

Le malade dont il est question, entré dans les premiers jours de juin, meurt le 29 juillet. Les deux poumons sont farcis, criblés de tubercules, la plupart en pleine suppuration, surtout au sommet. Au sommet du poumon gauche, existe une caverne où l'on pourrait loger un œuf de poule. Elle est remplie de pus. On trouve encore d'autres cavernes plus ou moins vastes. Quelques points sont hépatisés, par suite d'une pneumonie qui a accéléré la mort. Le poumon droit ne présente pas de lésions aussi avancées ; on trouve cependant au sommet trois cavernes assez grandes pour contenir chacune une noisette. Le péricarde est distendu par de la sérosité; les ganglions bronchiques sont malades.

Le professeur fait pratiquer l'autopsie : messieurs, vous le voyez, la nécroscopie vérifie le diagnostic; c'est bien une suppuration du poumon. — Le mot tubercule n'est pas plus prononcé après la mort que du vivant du sujet.

Certes, la phthisie ou tubercularisation pulmonaire est une affection bien établie, bien limitée, une, identique, une de ces affections, en un mot, dont l'individualité est le moins contestable. En serait-on encore aujourd'hui à Rome au point où nous nous trouvions nous-mêmes avant Laennec, que dis-je, avant Bayle? Oui, c'est là qu'ils en sont et ils s'en flattent, car ceux qui ont quitté les obscurités et le chaos du passé pour les lumières du présent, eh bien! ceux-là sont gratifiés des épithètes *d'oisons, de singes, de mimes et de grotesques!!!* C'est dans cette *cage* qu'on relègue sans doute l'infatigable Folchi, lequel dans son Traité d'anatomie pathologique (1) décrit les périodes de la tubercularisation pulmonaire, et a la prétention de tirer quelque lumière des lésions cadavériques !

Dans le Specimen de ratione medendi dont nous avons déjà parlé, on trouve des faits semblables à celui que nous avons rapporté. Il est question (p. 13) d'une suppuration du poumon; le malade a eu des hémoptysies, l'autopsie démontre des cavernes. Plus loin (p. 88) cependant, le mot tubercules est enfin prononcé : *affectio tubercularis secundi gradus.*

Il est inutile de dire que la phthisie pulmonaire n'est jamais reconnue ou présumée à son premier degré, qu'elle est rarement diagnostiquée à sa seconde période, et qu'on la méconnaît même souvent à son troisième degré. Il faut un groupe de symptômes bien caractérisés et bien complets pour mettre le médecin sur la voie du diagnostic. On ne semble même pas avoir remonté avec soin de certains phénomènes à leur cause ordinaire et présumable; ainsi, dans le Specimen de ratione medendi, je trouve l'histoire de deux individus de misérable constitution, qui avaient présenté des hémoptysies. En considérant les mauvaises conditions hygiéniques parmi lesquelles ils vivaient, en ayant égard à la débilité de leur économie, le professeur arrive à poser le diagnostic suivant : hémoptysie passive; on n'a pas l'air de soupçonner que des tubercules puissent se trouver dans le poumon et provoquer le crachement de sang.

Dans la période la plus avancée, la phthisie est souvent méconnue; nous en avons eu de nombreux exemples sous les yeux. On sait que la phthisie est considérée comme contagieuse à Rome, et l'on n'a pas oublié que les règlements sanitaires prescrivaient autrefois des purifications qui allaient jusqu'à la combustion des meubles et effets, dans toute chambre où un phthisique était

---

(1) Folchi, Exercitatio pathologica, seu multorum morborum historia per anatomen illustrata. 2 vol. in-8. 1840 à 1843.

mort. Aujourd'hui on est loin de cette sévérité, mais on croit encore généralement à la contagion. Il existe à Saint-Esprit une petite salle destinée aux phthisiques; eh bien! nous y avons rencontré des catarrhes pulmonaires chroniques, parmi les véritables phthisies tuberculeuses; et, d'autre part, nous avons trouvé dans les salles communes, et mêlés aux autres malades, des individus atteints de phthisie tuberculeuse. On vient de lire la relation de l'autopsie d'un des sujets qui ont présenté ce dernier cas. Dans le service d'un autre professeur, l'auscultation nous a dévoilé jusqu'à 3 tuberculisations avec cavernes bien manifestes.

En juillet, entre à l'hôpital Saint-Esprit, dans un service professoral, un individu fortement constitué, mais pâle, amaigri, débilité. Il est malade depuis le milieu de l'hiver. Chez lui, et à l'hôpital du *Ben Fratelli*, on lui a pratiqué quinze saignées, sans compter les frictions stibiées et les vésicatoires. A son entrée à Saint-Esprit, on prescrit une seizième évacuation sanguine, pour remédier à la gêne de la respiration. On n'a, bien entendu, ni percuté, ni ausculté. Je pose mon oreille sur la poitrine : il existe des râles sibilants généraux qui rendent difficile la perception des bruits sous-claviculaires; avec du soin et un peu d'habitude, on ne tarde cependant pas à découvrir qu'à droite l'expiration est prolongée, la respiration rude, accompagnée de craquement; à gauche on saisit le râle caverneux et les craquements humides. La bronchite intercurrente se passe, et les signes stéthoscopiques qui indiquent la phthisie deviennent plus évidents.

C'est un spectacle navrant de voir ces pauvres phthisiques saignés à blanc et plongés ainsi dans une débilité qui hâte le terme fatal, tandis qu'avec un bon régime, réparateur mais prudent, et le soin de réprimer les pleurésies et les pneumonies intercurrentes, on prolongerait leur existence de plusieurs mois, de plusieurs années même. Qui s'aviserait de le nier? Le diagnostic de la phthisie, dans ses commencements, est d'une importance thérapeutique capitale. Or ce diagnostic échappe à peu près toujours aux médecins romains. — Je ne multiplierai pas les exemples, quoique j'en possède plusieurs autres par devers moi.

La même ignorance qui fait saigner à outrance les phthisiques les fait également envoyer sous des climats qui leur sont essentiellement contraires. Un jeune Romain habitait une chambre garnie près de mon appartement; sa phthisie *crevait les yeux;* j'ai rarement entendu une plus belle pectoriloquie, un gargouillement plus manifeste. Cinq médecins romains l'avaient vu. On lui conseilla l'air vif des montagnes albanaises. Il s'en trouva fort mal et vint bientôt mourir à Rome (1).

____

(1) Ce jeune homme avait, jusqu'à l'époque dont nous parlons, habité la campagne à 3 milles de la porta Pia, lieu palustre, et souffrait depuis trois ans

Il existe une foule d'affections dans lesquelles l'auscultation et la percussion sont nécessaires. Nous avons eu dans notre service, à Saint-Dominique, un individu atteint de fièvre pernicieuse à forme pectorale ; la dyspnée était extrême, la fièvre ardente, la toux incessante, enfin la respiration éveillait des douleurs dans presque toute l'étendue de la poitrine. L'auscultation ne m'indiqua qu'un peu de râles sibilants. Je ne luttai contre tous ces symptômes, si alarmants en apparence, qu'à l'aide de ventouses sèches ; mais j'administrai largement le sulfate de quinine ; les phénomènes morbides tombèrent comme par enchantement, et très-peu de jours après son entrée, le malade se levait. Eh bien ! en pareil cas, un médecin romain, épouvanté par les désordres fonctionnels si intenses siégeant dans la poitrine, eût prodigué les saignées et tué peut-être son malade. Si la nature palustre de l'affection ne lui avait pas échappé, il n'en aurait pas moins dirigé un traitement antiphlogistique énergique contre l'inflammation thoracique, car, à Rome, existe le pernicieux usage de s'en prendre d'abord aux épiphénomènes, aux complications, à la forme de la fièvre, se réservant l'attaque de l'essence même de la maladie, lorsque celle-ci est simplifiée.

Il serait trop long de citer tous les cas dans lesquels l'ignorance de nos procédés opératoires conduit à des erreurs. En voici un dernier exemple : Un homme est frappé de deux coups de poignard, un de chaque côté de la poitrine, pendant que M. Charlon faisait le service sanitaire à Albano. Il paraît que les premiers symptômes observés n'avaient pas été assez caractéristiques ou assez bien interprétés pour résoudre cette question : la plaie est-elle pénétrante des deux côtés, superficielle des deux côtés, ou pénétrante d'un côté seulement, et, dans cette dernière supposition, est-ce celle de droite ou de gauche ? Les plaies se cicatrisent, le sujet meurt. Une enquête médico-légale est ordonnée ; les médecins romains ont annoncé que la plaie a été pénétrante d'un côté ; M. Charlon percute, trouve de la matité précisément du côté opposé, et soutient que ce dernier est le siége de la plaie pénétrante. L'autopsie vérifie ce diagnostic.

On n'attend pas de nous la critique de la médecine romaine, au point de vue du diagnostic des affections du cœur, qui, chez nous, malgré le secours de l'auscultation et de la percussion, est encore entouré de grandes difficultés. Passez-moi l'expression, à Rome on *n'y voit goutte* dans les neuf dixièmes des affections du cœur. Rétrécissement des orifices, insuffisance valvulaire, différentes sortes d'hypertrophie, d'atrophie, de dilatation, bruits organiques ou fonctionnels et anémiques, etc.; ce sont là tout autant d'x qui ne peuvent être dégagés qu'à l'aide de procédés que Rome ignore.

Ouvrons de nouveau le Specimen de ratione medendi :

« Dilatatio cavitatum sinistrarum cordis. » Il n'est pas question d'ausculta-

---

de fièvres rebelles. La phthisie marcha fort bien de pair avec la cachexie paludéenne.

tion ni de percussion. Voici comment le diagnostic est assis : « Alia enim de-
notabant dilatationem sinistri ventriculi, ut tussis, palpitationes cordis, animi
defectus, pulsus motui cordis non respondentes ; alia dilatationem auriculæ si-
nistræ, ut respiratio difficilis, sensus suffocationis, et impossibilis in sinistro la-
tere decubitus. » Le malade est sorti rétabli ; la vérification manque conséquemment.

Page 4, dans une autre observation intitulée : *Dilatatio cordis cum hyper-
trophiâ*, le professeur revient sur la valeur de ces signes, à savoir que, dans
l'hypertrophie du ventricule, il n'y a pas, comme dans celle de l'oreillette, impossibilité de se coucher sur le côté gauche, mais que cette hypertrophie ventriculaire s'accompagne d'anachronisme entre les pulsations des artères et du
cœur, etc. Tous ces signes sont insuffisants, inconstants ; ce n'est pas trop de
toutes les ressources de l'auscultation et de la percussion pour fournir les éléments d'un diagnostic précis. Dans la confusion des différents états pathologiques
organiques du cœur, il y a souvent plus de dommage pour la science que pour
la pratique, quoiqu'il existe cependant des cas qui commandent des traitements
tout opposés. Mais le danger est grand pour le malade, quand on confond les affections organiques avec celles qui sont purement nerveuses ou qui dépendent de
l'appauvrissement du sang ; or ces erreurs préjudiciables ne sont que trop fréquentes à Rome.

La méthode rasorienne pour le traitement de la pneumonie, c'est-à-dire le tar-
tré stibié à hautes doses réfractées, avec recherche de la tolérance, découverte
tout italienne, est loin d'avoir été repoussée par la pratique française par cela
qu'elle était d'origine étrangère. Il y a plus : cette méthode, vulgaire chez nous,
est presque inusitée aujourd'hui à Rome (1). On a gardé les erreurs théoriques
de Rasori et de Tomasini, leur brownisme renversé, leur dichotomie étroite et
aveugle, mais on a oublié ce que la pratique pouvait présenter de véritablement
utile. Dans une pneumonie, on fera 6, 8, 10, et jusqu'à 15 saignées, on administrera tout autant de minoratifs, mais on ne recourra pas au tartre stibié. Et
cependant, comme nous l'avons dit dans notre Histoire médicale de 1850, les
pneumonies de Rome, lobulaires, catarrhales, exigent le tartre stibié plus impérieusement que nos pneumonies franchement et purement inflammatoires. La
saignée abat la fièvre, mais laisse une queue qui ne peut être déracinée que par
le traitement stibié et révulsif ; si on s'obstine, dans ces sortes d'affections, à
vouloir faire disparaître ces reliquats par les antiphlogistiques, on jette le malade dans la prostration et dans l'anémie. Ces pneumonies catarrhales se compliquent assez souvent, dès la première saignée, d'état adynamique et typhoïde,

---

(1) Feu Folchi, l'un des médecins les plus avancés de Rome, pense que le tartre stibié n'agit dans la pneumonie que par la révulsion exercée par l'estomac
irrité. Il dit avoir été malheureux dans ses essais. V. Hygienes et therapiæ gene-
ralis compendium, Roma 1830. 1 vol. in-8.

comme nous en avons cité des cas dans le même compte rendu de l'état sanitaire en 1850. Enfin , dans les circonstances où la méthode antiphlogistique usitée à Rome ne produit pas d'emblée ces graves accidents, toujours est-il qu'elle rend les convalescences longues , pénibles , pleines de dangers, surtout quand il s'agit d'individus débilités par la haue températture et par les fièvres de la saison estivo-automnale.

Ici se termine notre tâche de critique; nous la reprendrons à propos de la doctrine romaine considérée en général et de la doctrine spéciale relative à la pyrétologie. Nous mûrissons ce dernier sujet depuis dix-huit mois. La gravité de la question demande de longues méditations préalables. A Rome, on traite les fièvres comme nous les traitions il y a vingt ans en Algérie ; c'est-à-dire que nous aurons beaucoup à critiquer ; mais nous trouverons cependant dans la *pratique* romaine certaines méthodes thérapeutiques qui , dégagées de ce qu'elles ont d'exclusif et de généralisation aveugle, peuvent certes être proposées à l'imitation de l'école pyrétologique algérienne actuelle.

II. — PYRÉTOLOGIE.

La pyrétologie est bien arrêtée aux écoles de Paris et de Strasbourg, en ce sens, du moins, qu'on s'accorde sur le nombre des espèces à admettre dans le cadre nosologique : ce sont les fièvres éruptives, variole, rougeole, scarlatine, suette; la fièvre éphémère et la fièvre inflammatoire; la fièvre typhoïde qui résume en elle tant d'entités diversement dénommées par les anciens; les fièvres à quinquina intermittentes, rémittentes, subcontinues, simples ou pernicieuses; des fièvres dont l'origine est étrangère, peste, fièvre jaune, choléra, typhus fever, fièvre bilieuse des pays chauds; le typhus des camps et des hôpitaux ; enfin la fièvre hectique, la fièvre puerpérale, la fièvre de lait. Les efforts de ces derniers temps ont surtout convergé vers ce but : faire rentrer dans la fièvre typhoïde les nombreuses fièvres essentielles, diversement nommées par les anciens.

A Montpellier, la centralisation de la fièvre typhoïde, qu'on me passe le mot, n'a point été aussi généralement admise, et des dénominations empruntées aux siècles passés, et que Paris considère comme surannées et oubliées, sont encore aujourd'hui dans la bouche de plus d'un professeur. Affaire de doctrine, réminiscence de l'ancienne école, dira-t-on ; nous avons marché pendant qu'ils restaient en arrière. A notre sens, ce reproche est infiniment trop sévère : les deux écoles de Paris et de Montpellier ne se rencontreront jamais et ne doivent pas se rencontrer. Ce que l'on croit n'être qu'une affaire de théorie est souvent fondé sur la nature même. Le règne pathologique diffère déjà notablement à Paris et à Montpellier, localités situées sous des ciels qui offrent plus de dissemblancs que d'analogies. Si les deux écoles s'entendaient jamais complétement, c'est que l'une d'elles ferait abstraction des faits et nierait la nature.

Poursuivez votre course vers des contrées plus méridionales encore, non pas en voyageur d'un jour, mais en praticien exerçant pendant plusieurs années sur un vaste terrain, et vous verrez que le règne pathologique se modifie de plus en plus profondément. Tantôt ce sont les mêmes maladies avec des physionomies symptomatologiques et des exigences thérapeutiques plus ou moins différentes; tantôt ce sont des espèces nouvelles qui apparaissent pendant que d'autres s'évanouissent. Et notez bien que ces métamorphoses et ces apparitions nouvelles ne s'échelonnent pas seulement suivant la latitude, mais aussi suivant la longitude, comme il est facile de s'en assurer en envisageant le choléra, la peste et la fièvre jaune dont le berceau, ou au moins l'origine principale, se trouvent dans trois parties du monde.

Un médecin qui n'a jamais exercé hors de son pays peut être un grand praticien et un savant dans sa localité; mais vous compromettrez et sa réputation et la santé des hommes, si vous voulez étendre ses principes et faire appliquer rigoureusement ses méthodes sous des climats notablement différents.

Arriver de Paris en Algérie ou dans les États romains et vouloir y exercer la médecine comme dans cette ville, c'est courir à des revers ; essayer de faire rentrer toutes les espèces de maladies qu'on y observe dans les cadres de sa nosologie, c'est violenter la nature.

Trois années de séjour en Algérie nous avaient mis en garde contre une telle conduite; mais cette expérience n'aurait pas encore suffi pour nous faire éviter complétement l'écueil, si les inductions tirées de principes et de faits acquis n'étaient venus à notre aide. Il eût été imprudent de décréter *à priori* le règne pathologique de Rome, en prenant une sorte de moyenne entre celui de l'Algérie et celui de la France ; ce procédé conduit sans doute à des résultats généraux exacts, mais il laisse échapper de grands ordres de faits tout entiers. Nous avons vu que la pathologie romaine diffère considérablement de celle de l'Afrique septentrionale, quant aux affections du foie et de l'intestin ; les considérations dans lesquelles nous entrerons au sujet des maladies appelées à Rome *fièvre nerveuse* et *fièvre gastro-reumatique,* montreront que les différences ne s'arrêtent pas là.

Jusqu'ici nous nous sommes contenté d'observer, d'étudier, de décrire; après trois ans, il nous est peut-être permis de juger. Nous avons commencé par la critique de l'école romaine, relativement aux maladies des organes thoraciques ; la tâche n'était pas difficile ; mais ici elle devient beaucoup plus vaste, car si, dans les pays froids, les inflammations et les localisations résument une grande partie de la pathologie, dans les pays plus chauds ce sont les fièvres qui dominent.

Nosologie pyrétologique a l'école de Rome. — Déclarons-le tout d'abord et nettement : tout n'est qu'obscurité et confusion dans cette nosologie ; on attend encore la main qui débrouillera ce chaos, dégagera les éléments simples de ces amalgames informes, et fera enfin sortir des êtres et des espèces de ces épaisses ténèbres. Toute la classification repose sur les symptômes, le plus souvent même sur l'examen d'un groupe incomplet de symptômes, de sorte que tantôt la même espèce morbide est éparpillée dans trois ou quatre classes, selon que ses symptômes peuvent affecter trois ou quatre physionomies, tantôt des maladies essentiellement distinctes sont réunies en une seule espèce, quand il leur arrive éventuellement de présenter des analogies dans leurs phénomènes.

Cette critique générale sera justifiée à chaque pas, si l'on veut bien nous suivre.

Ouvrons le livre classique étudié à l'école de Rome (1), et faisons remarquer que ce livre est officiel, car le règlement universitaire impose un ouvrage à suivre à chaque professeur. Il fait loi, fournit son texte au maître et nourrit les élèves ; ses doctrines sont dans la bouche de presque tous les médecins de Rome, dont la pratique est également en rapport avec ses indications. Il est d'ailleurs conforme à d'autres ouvrages consultés concurremment (2). Il est

---

(1) Institutiones medicinæ praticæ quas ad usum juventutis ligressit Petrus Aloysius Valentini, etc. — 10 vol. in-8°. — 1827 à 1847. — Le dernier volume, postérieur de vingt ans au premier qui traite de la pyrétologie, s'arrête, tout comme celui-là, à un demi-siècle ou à un siècle en arrière de nous. Pas un mot d'auscultation ni de percussion ; les maladies du cœur vont jusqu'à Corvisart, c'est-à-dire que leur étude s'arrête à Rome là où elles commencent dans le reste du monde médical. L'encéphalite n'est pas isolée de la méningite. Il n'est pas question de la maladie spéciale appelée ramollissement cérébral. Le cancer ne semble pas un produit à part ; le cancer de l'estomac est décrit avec la gastrite, dont il est un accident. La phthisie est tuberculeuse, pituiteuse, ulcéreuse, consécutive à diverses maladies, aux scrofules, à l'asthme, à la syphilis. Le croup est confondu avec l'angine striduleuse ; il est fort difficile de le dégager du fouillis dans lequel il se trouve perdu. Les symptômes sont décrits comme des maladies ; on voit figurer les *maladies coma, crampes, aphonie,* à côté de l'apoplexie. Pas un mot des hydropisies produites par la gêne de la circulation veineuse, ni sur les recherches micrographiques indispensables pour saisir les premiers phénomènes de l'inflammation. La cirrhose et l'albuminurie sont inconnues. On admet encore l'érysipèle du poumon, mais c'est à peine si on distingue la pneumonie de la pleurésie, etc., etc. Il n'y a guère à Rome qu'un seul médecin, le docteur Pantaleoni, qui pratique plus ou moins la percussion et l'auscultation.

(2) Entre autres à Borsieri, qui est dans les mains de beaucoup d'élèves. La pyrétologie de M. Valentini est à peu près la répétition de celle de Borsieri. Depuis que M. Valentini a quitté la chaire de pathologie interne, le professeur a un peu délaissé son livre pour celui de Pierre Franck. C'est un progrès ma-

dû à un médecin laborieux, consciencieux, très érudit, digne de toute estime, mais savant, bien savant, comme on l'était il y a cinquante ou cent ans, et dont le vaste appétit n'a jamais mordu aux productions ni aux découvertes dont se glorifie notre siècle.

Voici la classification acceptée par ce livre :

ORDO. I. Febres intermittentes.

> GENUS I. Febres intermittentes puræ.

>> *Species* I. Quotidiana intermittens.
>> II. Tertiana intermittens.
>> III. Quartana intermittens.

> GENUS II. Febres perniciosæ nervosæ seu perniciosæ.

>> *Species* I. Quotidiana perniciosa.
>> II. Tertiana id.
>> III. Quartana id.
>> IV. Subcontinua id.

ORDO. II. Febres continuæ.

> GENUS I. Febres continuæ continentes.

>> *Species* I. Synocha.
>> II. Nervosa.
>> III. Synochus.
>> IV. Febres hecticæ.

> GENUS II. Febres continuæ remittentes.

>> *Species* I. Quotidiana continua remittens seu amphimerina.
>> II. Tertiana continua remittens seu tritæophya.
>> III. Continua remittens modo quotidiana, modo tertiana.
>> IV. Continua remittens intermittenti juncta, seu semitertiana, seu hemitritea.

La critique d'une telle nosologie se fait à première lecture; aussi n'allons-nous entrer dans quelques détails qu'à propos des sujets qui peuvent nous fournir des considérations intéressantes.

---

nifeste ; mais il est à regretter qu'on n'accepte guère les idées de ce dernier, quand elles heurtent trop franchement les doctrines en vigueur à Rome.

On s'étonnera sans doute de ne voir figurer ni la fièvre jaune, ni la peste, ni le choléra, ni la fièvre typhoïde, etc. C'est que ces affections ne sont pas des individualités. Qu'on garde, du reste, son étonnement pour plus tard ; j'avertis qu'il en faudra une forte dépense.

Laissons de côté les intermittentes. Quant aux pernicieuses, demandons-nous s'il ne serait pas préférable de créer des espèces d'après la physionomie de ces fièvres ; c'est ainsi qu'ont agi les classiques. Une fièvre intermittente pouvant varier de type dans son cours, le type ne peut constituer une espèce ; c'est une simple variété.

Fièvres continues continentes : synocha. — La synocha comprend nos fièvres inflammatoire et éphémère, aussi bien que tous les états fébriles dans lesquels la réaction est franche, comme cela arrive dans les premiers jours de beaucoup de maladies, lorsque celles-ci ne se sont encore ni localisées ni spécialisées ; aussi, d'après la doctrine que nous critiquons, voit-on la synocha, surtout *quand elle est mal traitée ou qu'il y a putridité des humeurs, dégénérer en autre maladie*, en synochus entre autres ; or le synochus, comme nous le verrons bientôt, est une entité complexe qui comprend plusieurs affections. On fait donc une maladie à part, la synocha, des prodromes ou de la première période de plusieurs affections, et cela parce qu'on observe des phénomènes trahissant une vive réaction ! Voilà une première grosse erreur commise par cette nosologie qui s'appuie sur les symptômes seuls ; mais cela n'est encore rien comparativement à ce qui va suivre.

Nervosa. — Au mot fièvre nerveuse, nous comprenons que nous entrons à l'étranger. A Rome, on appelle de ce nom la fièvre qui affecte surtout le cerveau et le système nerveux en général. J'ai recueilli un autre caractère en conversant avec les professeurs et les internes de Santo-Spirito ; il réside dans la dissonnance des symptômes, par exemple, langue humide et soif vive, langue sèche et noirâtre sans soif, etc., etc. C'est une fièvre continue continente, mais qui peut devenir subséquemment rémittente sans changer de nature. Elle est d'une extrême irrégularité : tantôt très-aiguë, elle dure peu d'heures et se termine par la mort ; d'autres fois, sa gravité est bien moindre ; enfin, sa marche est lente dans d'autres circonstances. Elle peut présenter tous les symptômes possibles, diversement combinés ; du moment que l'axe cérébro-spinal trahira vivement l'offense qu'il a ressentie, ce sera une fièvre nerveuse. Pendant son cours, on peut observer : céphalalgie, insomnie, aliénation mentale, sopor, syncopes, soif, vomissements, anxiété précordiale, sueurs profuses, ictère, vomissements noirs, fuligo, bubons, charbons, pétéchies, taches lenticulaires, anthrax, gangrènes, parotidites, frénésie, angine, pleurésie, hépatite, diarrhée, etc. Un de ses caractères principaux réside dans la chute et l'anéantissement profond des forces : le pouls est petit, inégal ; les urines sont le plus souvent naturelles ; les yeux hagards ou défaits ; les symptômes nerveux dominent.

Soyons prudent : ne nions pas qu'il n'existe à Rome une affection spéciale qu'on appelle fièvre nerveuse, affection inconnue chez nous ; faisons nos réserves à ce sujet ; mais entrons pleinement et franchement dans le domaine de la critique ; voyons si, au cas où cette affection existerait, on a su la reconnaître, l'individualiser, la démêler et la différencier des maladies voisines. Or il n'en est rien, car dans ce chaos indicible qu'on appelle fièvre nerveuse, le livre classique fait rentrer toutes les espèces suivantes :

1° L'éphémère maligne sporadique, et l'éphémère maligne qui est quelquefois contagieuse. L'éphémère gangréneuse d'Hippocrate est une fièvre nerveuse.

2° La suette miliaire, par exemple celle qui a régné en 1483 en Angleterre.

3° La peste, par exemple celle qui a ravagé Marseille en 1720.

4° Le typhus bénin et le typhus grave. (La lente nerveuse d'Huxam rentre dans les typhus.)

5° La fièvre jaune.

6° La fièvre catarrhale maligne (t. I, p. 273).

7° La fièvre typhoïde. L'individualité de cette affection n'est pas plus soupçonnée que celle du typhus fever. La dothinentérie n'est en effet nommée nulle part ; mais on peut la reconnaître en rassemblant quelques lambeaux de description épars. Enfin, on nous a fait voir, au grand hôpital Santo-Spirito, des intestins d'individus ayant succombé à la fièvre nerveuse, intestins marqués de belles et bonnes plaques dothinentériques.

Est-il possible d'imaginer une pareille confusion ? Quoi ! la peste, la fièvre jaune, la suette, et nous dirons bientôt (1) qu'il faut y ajouter la fièvre pernicieuse, tout cela n'est *qu'une espèce, qu'une seule maladie !* Et l'on fait des espèces différentes des fièvres intermittentes, selon qu'elles sont quotidiennes, tierces, quartes ! Bien plus, on fait deux genres des fièvres palustres, intermittentes et rémittentes, comme nous le verrons quelques lignes plus bas ! !

Mais ce n'est pas tout. Puisque l'entité fièvre nerveuse ne repose que sur l'examen de quelques symptômes, on doit s'attendre à trouver sous ce nom des affections organiques accompagnées de symptômes nerveux assez intenses pour entourer de quelque difficulté la recherche de leur siége. C'est ce qui arrive en effet : nous avons vu des affections de poitrine cotées fièvre nerveuse. Folchi, l'un des médecins de Rome qui avaient essayé de suivre la science, Folchi, auteur d'un livre d'anatomie pathologique (2) qui lui a valu les sarcasmes de ses confrères étonnés qu'on perdît son temps à écrire sur un *inutile résidu*, sur un *caput mortuum*, Folchi fait également rentrer le typhus des camps dans la fièvre nerveuse contagieuse pétéchiale et miliaire. Les principaux désordres ana-

---

(1) Dans notre lettre sur la fièvre nerveuse.

(2) Folchi. EXERCITATIO PATHOLOGICA, SEU MULTORUM MORBORUM HISTORIA PER ANATOMEN ILLUSTRATA. — 2 vol. in-8°. Rome, 1840, t. I, p. 20.

tomiques de la fièvre nerveuse résident, d'après ce laborieux auteur, dans le cerveau et dans la moelle. En lisant ses observations de fièvre nerveuse spontanée, on reconnaît quelque chose qui ressemble fort à la méningite cérébro-spinale, et la nécroscopie vient pleinement justifier cette idée : méninges gorgées de sang, sérosité gélatineuse et lactescente dans les cavités, sur et entre les méninges cérébrales et spinales ; moelle vertébrale le plus souvent indurée comme un tendon et marquée de taches d'un rouge noirâtre. Dans une de ses observations, Folchi parle d'une membrane dense gélatineuse recouvrant toute la surface du cerveau.

Nous consacrerons plus tard une lettre spéciale à la critique de la fièvre nerveuse, en mettant la question sur le terrain de la pratique.

Synochus. — Le synochus est une fièvre qui dure deux ou trois septénaires ; il est formé de la synocha et du typhus ; à son origine, il ne diffère pas de la synocha, mais il s'en éloigne plus tard lorsque le typhus s'y adjoint. Les causes sont celles de la synocha, mais plus énergiques, et celles du typhus. Le synochus est quelquefois contagieux. Il atteint surtout les jeunes gens sanguins, débute par un frisson suivi de chaleur mordante, et présente, entre autres, les symptômes suivants : pouls fréquent, grand, dur, inégal, tandis qu'il est égal dans la synocha ; respiration fréquente, difficile, suspireuse ; urines crasseuses, troubles, mais sans sédiments, si ce n'est au déclin de la maladie, où elles laissent un dépôt blanc. La marche du synochus est continue et ascensionnelle ; bientôt on voit se déclarer : céphalalgie, vigil, somnolence, léger délire, débilité profonde, jactitation, décubitus dorsal, hémorrhagies diverses, tension hypogastrique, langue sèche et noire, etc. Je ne trouve dans le tableau de la maladie l'indication d'aucune tache, d'aucune éruption sur la peau. Ces symptômes se groupent différemment et s'accompagnent de divers autres phénomènes, selon que le synochus est sanguin ou bilieux, putride ou imputride. La putridité du synochus se reconnaît surtout à l'odeur des urines, des fèces, de la sueur, etc. Le synochus est une maladie inflammatoire. Les principales indications thérapeutiques peuvent ainsi se résumer : refrigerantia, diluentia, clysmata. Pour le dire en passant, ce dernier moyen intervient dans la thérapeutique de presque toutes les fièvres. — Pas un mot d'anatomie pathologique. A propos d'autres affections, on trouve quelques lignes ; mais ici, rien.

Certes, voilà encore une maladie qui, en tant qu'individualité, ne vaut guère mieux que cette fantastique fièvre nerveuse. On y trouverait probablement quelques formes ou quelques éléments de la fièvre typhoïde, et de certaines fièvres paludéennes. La synocha qui la précède n'est certainement que les prodromes et la première période de la maladie réelle.

C'est toujours la même classification d'après les symptômes. On comprend qu'en partant d'une pareille base, les espèces se soient indéfiniment multipliées ; aussi entend-on journellement parler à Rome de fièvre gastrique, gastro-reumatiques, gastro-nerveuse, gastro-vermineuse, gastro-stercoreuse, gastro-inflam-

matoire, gastro-bilieuse, semitertiane, hémitritée, synoque putride, etc., etc.
Autre conséquence : les symptômes n'affectant pas la même physionomie dans
toutes les périodes de la même affection, et les symptômes constituant la maladie pour les Romains, il a fallu bon gré mal gré professer, quand ces muta-
tions dans les phénomènes ont lieu, qu'une maladie se convertit en une autre,
dégénère en une autre, comme on dit à Rome. En effet, il n'est question que
de gastrique dégénérée en nerveuse, d'intermittente dégénérée en synochus ou
en nerveuse, de gastro-reumatique dégénérée de trois ou quatre façons, etc., etc.
On parle même d'affections locales, de pneumonies par exemple, qui subissent
des métamorphoses étonnantes. Bref, c'est un incroyable chaos de mots et
d'idées.

FIÈVRES CONTINUES RÉMITTENTES. — Pour nous, la rémittence est le degré intermédiaire entre l'intermittence et la continuité ; entre cette dernière et la rémittence se placent la subcontinuité et la pseudo-continuité qui est moins un type
qu'un masque sous lequel se cachent des fièvres de nature palustre. La rémittence est le type qu'affectent les fièvres de marais des pays chauds, pendant
la saison endémo-épidémique ; aussi, dans de telles conditions, le mot *rémittence*
implique-t-il presque toujours le recours au quinquina. A Rome, on professe que
les subcontinues, réputées des intermittentes masquées, sont attaquables par l'é-
corce du Pérou, mais que ce médicament est contre-indiqué, à moins qu'à titre de
tonique, dans les fièvres rémittentes. Une différence aussi tranchée, une opposition aussi entière sur un sujet pratique et d'application journalière, nous a tellement surpris, que nous avons d'abord pensé qu'il pourrait bien y avoir concordance au fond et malentendu dans les mots, à cause de l'acception différente
donnée à la même expression à Rome et en France. Mais il n'en est rien, la définition de la rémittence par le professeur Valentini montre bien que le même
mot représente la même chose : la fièvre rémittente est celle qui, ne présentant
pas d'intervalles apyrétiques, mais ayant un cours continu, est coupée d'exacerbations le plus souvent vespériennes, dont le type est quotidien, tierce, quarte,
simple ou double (1). En lisant la description des espèces, on voit que ces exacerbations peuvent présenter les trois stades des intermittentes (2).

Il n'y a donc pas à tergiverser : le remède que nous regardons comme le plus
souvent indispensable dans une grande classe d'affections est considéré comme
inutile et nuisible par les Romains.

Ils objectent qu'ils suivent Torti et que nous nous écartons des principes de ce
grand maître. Torti excluait en effet le quinquina du traitement des fièvres rémittentes. Mais l'erreur des Romains est grossière, car Torti, comme le montre la
définition ci-dessous (3), appelait subcontinues les fièvres que nous nommons

---

(1) *Loc. cit.*, t. I, p. 266, 267, 268.

(2) *Id.*, p. 268, 271, etc.

(3) Que les rémittentes sont celles qui sont caractérisées par une marche con-

rémittentes, et entendait par rémittentes nos fièvres continues non palustres, caractérisées par une marche accidentée de recrudescences irrégulières, comme fortuites, sans types, sans stades. Nous sommes d'accord avec Torti pour le fond, et les Romains n'ont de commun avec ce maître que la consonnance d'un mot auquel Torti donnait une signification opposée.

Certes Torti a eu grand tort en faussant ainsi l'acception du mot. Cela le jette dans maint embarras; par exemple, il ne peut s'entendre avec Morton, qui dit avoir guéri des rémittentes avec le quinquina; dans ce débat, Torti finit par s'apercevoir qu'il a bien pu, par la falsification d'un mot, donner lieu à un malentendu : *Ad tollendam prius æquivocationem, quæ meâ culpâ fortasse posset abrepere, ob aliam novitatem à me inventam sub nomenclaturâ remittentis febris, advertendum est...* Suit la définition que nous avons donnée.

Borsieri, auteur fort en vogue à Rome pour la pyrétologie, entend un peu la rémittence comme Torti; il dit à la vérité que la rémittence se place entre la continuité et l'intermittence, mais il ajoute qu'elle tient de plus près à la continuité que les subcontinues.

Le principal auteur de cette fatale erreur qui pousse les Romains à établir une différence essentielle entre les rémittentes vraies et les intermittentes, c'est leur Thomasini, dont le brownisme renversé règne encore dans leur immobile école. Pour ce novateur, les fièvres rémittentes sont symptomatiques et doivent faire repousser le quinquina. On ne suit que trop ses maximes : journellement, à Rome, des sujets affectés de fièvre rémittente sont tués par un accès pernicieux inopiné, ou languissent dans une longue maladie dont l'aboutissant est une profonde cachexie palustre.

Il y a pourtant bien longtemps qu'on a reconnu les rémittentes pour des fièvres appartenant à la même classe que les intermittentes. Pour Galien, la fièvre ardente est une tierce modifiée dans son type, et Celse écrivait que les intermittentes peuvent revêtir le type rémittent et même continu. Sydenham, Morton et une foule d'hommes éminents ont professé que la rémittente peut n'être au fond qu'une intermittente. Autour de Rome, à ses portes, dans ses

---

tinue avec exacerbations obscures revenant sans ordre fixe, et par des rémissions qui n'ont pas plus de régularité (p. 249, 250). Plus loin, p. 261, que ces recrudescences irrégulières ont lieu le matin, le soir, la nuit, le jour...; que dans ces fièvres, nées du ferment des continues, la rémittence est un accident, qui, ajoute-t-il dans un autre passage (p. 584), ne procède pas de leur essence, mais de circonstances fortuites intérieures ou extérieures. Quand les exacerbations arrivent à intervalles réguliers et que les stades commencent à se dessiner, Torti appelle les fièvres proportionnées, mot que nous expliquerons plus tard, et il introduit alors le quinquina dans sa thérapeutique (Torti, THERAPEUTICE SPECIALIS AD FEBRES QUASDAM PERNICIOSAS, MUTINÆ, 1712).

murs mêmes, on proteste contre cette funeste erreur. Minzi (1) déplore la décadence de la thérapeutique des fièvres et l'oubli des principes de Torti ; pour
ce savant laborieux, comme pour Salvagnoli Marchetti (2), pour Dorotea (3),
pour Bufalini (4), les types ne sont que des formes sujettes à subir des muta-
tions dans le cours d'une même maladie, sans que celle-ci change de nature.
Cette vérité a été érigée en axiome par les travaux de Faure, de Pallas, de Roux
sur les fièvres de Morée, de MM. Maillot (5), Worms (6), etc., sur les fièvres
d'Afrique. Aux bords du Gange (Twining), comme en Amérique (Stewardson, etc.), on professe les mêmes doctrines ; dans Rome se circonscrit et se perpétue l'hérésie.

Passons en revue chacune des quatre espèces de fièvres continues rémittentes
de l'école de Rome.

QUOTIDIANA CONTINUA REMITTENS SEU AMPHIMERINA. — Dans cette espèce, le
livre classique range d'abord la fièvre quotidienne des anciens, puis la fièvre
catarrhale bénigne, la fièvre reumatique, la catarrhale reumatique (7), dernier
groupe ne contenant, à notre sens, que des fièvres continues présentant l'exa-
cerbation vespérienne qu'on observe dans la fièvre typhoïde, dans une foule
d'affections aiguës, voire même dans les phlegmasies localisées.

Dans l'amalgame appelé à Rome amphimérine, on peut trouver la grippe,
peut-être quelques formes de la fièvre typhoïde, et la rémittente palustre quotidienne. L'auteur nous donne beau jeu quant à cette dernière, en reconnaissant
les miasmes des marais comme cause de certaines amphimérines.

TERTIANA CONTINUA REMITTENS SEU TRITÆOPHYA. — C'est le causus de anciens, la
fièvre ardente de la canicule. Cette fièvre est légitime ou non (spuria), dernière
catégorie dans laquelle elle rentre quand elle dépasse quatorze jours.

Elle se change souvent en intermittente, et exige alors le traitement de cette
dernière. Notez bien l'aveu. Elle est commune chez les chasseurs et les campagnards ; déclaration qui prouve encore la nature palustre de cette affection. Elle
peut s'accompagner de symptômes très-violents, et entraîner la mort les troi-

(1) Minzi, STUDI TEORICO-PRATICI SOVRA LA ENDEMIA PALUSTRE. Bologna, 1848.
1 vol. in-8.—SOPRA LA GENESI DELLE FEBBRI INTERMITTENTI. Roma, 1844. 1 vol. in-8.

(2) SAGGIO ILLUSTRATIVO SULLE TAVOLE DELLA STATISTICA MEDICA DELLE MAREMME
TOSCANE, etc. In-4°. 1844, 1845.

(3) Traducteur et commentateur de Torti.

(4) Bufalini, FUNDAMENTI DI PATOLOGIA ANALITICA.

(5) Maillot, TRAITÉ DES FIÈVRES OU IRRITATIONS CÉRÉBRO-SPINALES INTERMIT-
TENTES.

(6) DE L'HYGIÈNE EN ALGÉRIE, etc.

(7) Borsieri ajoute la fièvre gastrique aiguë, qui peut être épidémique et contagieuse, la fièvre de lait, la catarrhale maligne des Allemands, etc.

sième ou quatrième jours; d'autre part, on a vu ces fièvres ne se juger qu'après
plus de cent jours. Ses principaux symptômes sont : peau très-sèche, pouls fébrile,
respiration accélérée, chaleur de l'air expiré, langue aride, noire, âpre, soif ar
dente, urines enflammées, rouges, bilieuses, selles liquides ou dures, céphalalgie, vigil, anxiété, délire, coma, convulsions, voix cassée, etc.

La tritæophyée n'est autre chose qu'une rémittente palustre présentant des
phénomènes qui l'ont fait appeler *ardente;* mais n'en déplaise à l'école de Rome,
sa rémittence peut être quotidienne aussi bien que tierce. La croyance meurtrière que les rémittentes ne sont pas des fièvres à quinquina, fait omettre le
remède qui sauverait le malade ou, tout au moins, abrégerait son affection,
Quand l'évidence crève les yeux, et que l'intermittence se prononce, alors seulement on finit par où l'on aurait dû commencer, on donne le spécifique. Tous les
jours, dans nos hôpitaux militaires de Rome et d'Algérie, on jugule, c'est le
mot, ces fièvres ardentes, dont tous les symptômes si alarmants tombent avec
une promptitude qui ne nous étonne pas, parce que nous y sommes habitués;
dans les mains des médecins de Rome, au contraire, la maladie se prolonge,
s'accompagne d'état typhoïde, de désordres nerveux, d'adynamie, etc., et l'on
prononce alors les mots : causus dégénéré en fièvre nerveuse, en synochus, etc.

Continua remittens modo quotidiana modo tertiana, seu hemitritea. — Dans
cette espèce se confondent, pour le professeur Valentini, la fièvre puerpérale et
l'affection que les Romains appellent fièvre gastrique, fièvre gastro-reumatique.
Cette fièvre domine tellement la pathologie romaine dans la saison endémo-
épidémique, que nous lui consacrerons un chapitre spécial. Ce n'est qu'une rémittente palustre avec phénomènes de gastricité et adjonction de cet élément,
douleur rhumatique, comme on l'appelle ici, élément qui a une intensité spéciale
à Rome. Mais dans quelques cas, surtout au commencement et presque jusqu'aux derniers jours de juillet, il existe à Rome des *espèces* d'embarras gastriques qui s'adjoignent l'élément rheumatique, et constituent une affection
ayant une physionomie spéciale et curable sans quinquina. A ce petit groupe
doit se restreindre l'appellation de fièvre gastrique ou gastro-reumatique.

Pour combattre l'hémitritée, ont donné ou donnent le quinquina : Torti,
Pringle, de Haën, Bado, Restaurando, Negrisolo, Minzi, Puccinotti, etc. Aujour-
d'hui il n'en est plus question à Rome; aussi trouvons-nous tout naturel le
pronostic fâcheux de *la gastrique nerveuse épidémique,* pronostic qui le plus
souvent n'a pas d'autre cause que la non-appropriation du traitement à la maladie.

L'école de Rome fait encore rentrer notre fièvre typhoïde dans sa gastrique
nerveuse; on trouvera dans l'Exercitatio pathologica de Folchi des descriptions
anatomiques qui ne laissent pas l'ombre d'un doute à cet égard. Nous y reviendrons du reste.

Ainsi notre fièvre typhoïde, selon qu'elle revêt telle ou telle symptomatisation
dominante, est éparpillée, écartelée parmi les nerveuses, les synochi, les hémi-

tritées. Franchement, avouez que ce n'est pas là une classification; mais le chaos scientifique du moyen âge.

Continua remittens intermittenti juncta seu semitertiana. Voici une entité formée de deux éléments opposés conjoints, d'une fièvre rémittente (1) (de nature continue pour les Romains) et d'une fièvre intermittente. Dans cette singulière affection, on remarque des accès bien dessinés chaque deux jours, et des recrudescences moins caractérisées dans les jours intermédiaires aux accès. Si je ne me trompe, cela s'appelle tout simplement chez nous une double tierce.

La semitertiana, espèce artificielle disséquée dans les palustres, est, aux yeux des Romains, une fièvre de nature continue. Cependant ici encore la vérité est trop palpable pour ne pas arracher de temps en temps de caractéristiques aveux. On cite Galien, au témoignage duquel les fièvres hémitritées ont commencé par se montrer intermittentes à Rome, et ont fini par devenir continues. Le savant professeur que nous critiquons à regret avoue que l'hémitritée est quelquefois intermittente ; que beaucoup de médecins la rangent dans cette classe, et que, dans les cas où elle revêt ce caractère, elle est curable par le quinquina, mais que cette substance irrite, offense, enflamme l'estomac quand l'hémitritée est une continue légitime. Enfin les désordres que la prolongation de cette fièvre produit dans l'économie, et qui sont, suivant M. Valentini, les hydropisies, les obstructions, ne témoignent-ils pas encore en faveur de la nature palustre de l'hémitritée?

On a compris que les critiques auxquelles nous nous sommes livré ne roulent pas sur une simple question de nosologie ; il s'agit d'un fait pratique capital : Traiterez-vous telle maladie par le quinquina ou sans son secours, c'est-à-dire guérirez-vous ou laisserez-vous mourir? La question a toute cette haute gravité.

DES ÉLÉMENTS MORBIDES. — DES FIÈVRES PROPORTIONNÉES, MIXTES OU COMPOSÉES. — THÉORIES RELATIVES AUX PERNICIEUSES ET AUX RÉMITTENTES.—IDÉE DE L'ÉCOLE DE ROME SUR LES FIÈVRES PALUSTRES ; TRAITEMENT. — Ici nous quittons l'ouvrage du savant professeur Valentini pour quelques considérations de pathologie générale, et pour achever de faire connaître la manière dont les fièvres palustres et leur traitement sont compris à Rome.

Nous venons de voir que la fièvre semitertiana est considérée comme un être complexe formé de deux éléments différents, savoir une fièvre rémittente quotidienne non palustre et une intermittente tierce. Cette convergence de plusieurs éléments pour concourir à la formation d'une seule maladie est une doctrine assez répandue dans la pyrétologie romaine : ainsi nous avons le synochus, formé de la synocha et de l'élément typhique, la gastro-nerveuse, etc., etc. Non-seulement les éléments peuvent se combiner pour concourir à une formation unique,

____

(1) Pour Borsieri, c'est le synochus.

mais ils se succèdent les uns aux autres chez le même sujet, qui présente ainsi successivement des maladies dégénérées les unes dans les autres, comme on dit ici, par exemple une gastrique dégénérée en nerveuse, une synocha à laquelle succède un synochus putride, etc., etc. Certes nous sommes loin d'être ennemi de la doctrine des éléments morbides, acceptée dans de justes limites; mais quand nous voyons une école ne faire consister ces éléments que dans des groupes de symptômes, dans des formes, des accidents, des épiphénomènes, nous nous retirons immédiatement, de peur qu'on nous accuse de partager de telles erreurs.

Recherchons ce que la doctrine des éléments a fourni à la pyrétologie des affections palustres. A notre sens, les pyrexies palustres peuvent se diviser en trois grandes catégories, au point de vue qui nous occupe : 1° les unes sont simples et ne s'accompagnent que des symptômes qui caractérisent normalement leurs stades; si quelques épiphénomènes différents interviennent, ils sont sans importance comme sans gravité; 2° les autres marchent avec des phénomènes insolites, souvent des plus graves, tantôt purement fonctionnels, tantôt ayant leur point de départ dans des organes attaqués matériellement : ces phénomènes ont pris naissance sous l'influence de la fièvre palustre; selon les cas, ils disparaissent avec elle ou lui survivent plus ou moins; 3° enfin il est des fièvres qui se développent parallèlement et contemporainement à une autre affection non palustre, et ayant conséquemment une origine spéciale et une individualité indépendante. Dans les fièvres de la seconde espèce, le traitement des accidents a sans doute son importance; mais elle n'est que secondaire, subordonnée, et le plus souvent les phénomènes s'évanouissent d'eux-mêmes, quand le spécifique a eu raison de la fièvre. Mais il n'en est pas de même dans les pyrexies de la troisième classe : ici il y a deux maladies; il faut deux traitements. La nécessité de cette double thérapeutique a été reconnue déjà par Torti dans ces sortes de fièvres, qu'il nomme *proportionnées*. Borsieri admet aussi des proportionnées, encore appelées mixtes ou composées. Leur existence nous paraît en effet hors de doute, et l'on a pu remarquer, dans l'histoire médicale des années 1849 et 1850, que nous n'étions pas bien loin d'admettre la combinaison des deux éléments palustre et typhique.

M. Minzi, qui est peut-être le seul continuateur de Torti, à Rome, admet également les fièvres mixtes ou composées, et attache une importance majeure à leur diagnostic; cette importance n'est pas exagéré; il est du plus haut intérêt de savoir si le quinquina suffira à lui seul, ou si un autre traitement devra être employé parallèlement. Ce diagnostic est plein de difficultés, mais le médecin de l'hôpital des Marais-Pontins croit avoir résolu le problème à l'aide des signes suivants : Si la maladie dont on cherche la nature, s'accompagne d'urines troubles, rouges, briquetées; si la pression de la main éveille de la douleur dans la colonne vertébrale; si les gencives sont bordées d'un liséré rouge, c'est une fièvre palustre simple; si, à de tels signes, se joint la blancheur des gencives, semblable à la teinte qu'on aurait obtenue par la cautérisation à l'aide du nitrate d'argent, un élément étranger s'est adjoint à l'élément palustre; enfin, dans les pyrexies non palustres, ces trois signes, qui accompagnent les fièvres de marais n'existent pas, mais on observe la bandelette nacrée dont nous venons de parler. Malheureusement ces signes n'ont ni l'importance ni la valeur que leur attribue M. Minzi.

La doctrine des omopathies du célèbre professeur Puccinotti se rattache, sous certains rapports, à l'étude des proportionnées (1). Les fièvres pernicieuses et rémittentes, comme les comprend le savant professeur de Pise, tiendraient le milieu entre les fièvres simples légitimes et les proportionnées, ces affections palustres n'étant pas compliquées d'une maladie d'origine différente et marchant parallèlement, mais d'une maladie qui, tout en se développant sous l'influence de la fièvre même, acquerrait une individualité à part, et réclamerait un traitement spécial contemporain de la médication quinique. En deux mots, Puccinotti pense que, dans ces fièvres, surtout dans les pernicieuses, ce que nous appelons les accidents se transforme toujours en une véritable affection à part. Cette transformation, nous l'admettons dans un certain nombre de cas, mais certes pas dans tous; c'est d'après ces principes que nous avons assis notre thérapeutique, bien différente, selon que *l'accident reste un parasite dont la vie est liée à celle de la fièvre-mère, ou qu'il acquiert une existence indépendante.*

Puccinotti attribue, dans un passage, les types qui s'éloignent de l'intermittence pure à une omopathie. Pour lui, les pernicieuses, les rémittentes, les subcontinues sont donc toujours complexes. Le résultat de cette manière de voir, c'est la dualité du traitement; mais l'importance attachée à la thérapeutique, de la forme ou de la complication, ne lui fait pas négliger d'administrer immédiatement le sulfate de quinine, ce en quoi il diffère de l'école romaine, au grand bénéfice du malade.

A notre avis, la vérité est facile à démêler : une véritable complication ayant son individualité à soi, demande un traitement spécial; un symptôme même, malgré sa dépendance, appelle quelques moyens thérapeutiques, s'il est alarmant; mais, dans les autres circonstances, le traitement quinique emporte la maladie mère et ses épiphénomènes. Telle est, à notre sens, la saine manière de voir, celle qui dicte la thérapeutique la plus utile.

En Algérie, nombre de praticiens sont tombés dans l'excès opposé à celui de Puccinotti; le quinquina résume toute leur thérapeutique dans les fièvres pernicieuses (2).

La doctrine des omopathies appliquée aux fièvres rémittentes est comme un

---

(1) Puccinotti, Storia delle febbri intermittenti di Roma. Cet ouvrage, œuvre capitale et très-remarquable, en est à sa sixième ou septième édition.

(2) Entre autres, M. Gourand, auteur d'un bon livre intitulé : Études sur les fièvres intermittentes pernicieuses. Minzi professe les mêmes principes.

échelon intermédiaire entre deux autres doctrines, ainsi que nous allons le voir.

M. Maillot fait résider la rémittence, ou plutôt l'entretien d'un certain mouvement fébrile pendant le cours des fièvres intermittentes, dans une inflammation, dans une irritation. Son livre, qui tuait Broussais en Algérie, lui faisait donc cependant une dernière concession. Bufalini est également porté à penser que, dans la rémittence, c'est un élément sthénique qui empêche l'apyrexie de se prononcer franchement.

Depuis M. Maillot, les dernières racines des idées de Broussais ont été peu à peu extirpées. Aujourd'hui, en effet, la rémittence est mise à peu près uniquement sur le compte d'un degré d'empoisonnement plus intense que celui qui produit l'intermittence; on nie trop le rôle des complications, après l'avoir démesurément exalté. Dans notre lettre consacrée à la fièvre gastro-rhumatique des Romains, nous exposerons nos opinions à ce sujet, ainsi que les faits sur lesquels nous nous appuyons. En deux mots, nous confessons que l'intensité de l'intoxication éloigne, en effet, le type de l'intermittence pour le rapprocher de la continuité; mais nous soutenons que, dans beaucoup de cas, c'est l'adjonction d'autres éléments de nature diverse qui donne de la rémittence à une simple fièvre intermittente. Le double traitement quinique et évacuant qu'on dirige en Algérie contre les fièvres rémittentes gastriques prouve bien qu'on admet implicitement un autre élément et que l'on compte avec lui.

A Rome, on en est encore au point où nous nous trouvions en Afrique il y a vingt ans, lorsque nous prîmes possession de cette colonie. Le brownisme à l'envers de Rasori et de Thomasini, fait voir partout la diathèse sthénique, l'irritation, l'inflammation; les fièvres rémittentes sont le produit de cet élément; aussi est-il question de saignées, de sangsues, de légers purgatifs, d'adoucissants, mais non pas de quinquina. Bien plus, quand l'intermittence est si nette, si franche qu'on ne peut la nier, si l'affection s'accompagne d'épiphénomènes nés de la cause palustre même, on les met sur le compte d'un élément sthénique, on crie à l'inflammation, et, sous prétexte de dégager, de simplifier la fièvre avant de l'attaquer par son spécifique, on laisse la maladie se prolonger indéfiniment, quand elle ne se termine pas trop tôt par la mort du sujet.

Le sulfate de quinine est considéré comme un médicament tout à fait dangereux et incendiaire, tant qu'on n'a pas extirpé les dernières racines de cette diathèse sthénique (1). Aussi s'amuse-t-on pendant des semaines aux adoucissants,

---

(1) Luigi Metaxa (ANNALI MEDICO-CHIRURGICI, juin 1841, p. 16), pour transiger avec la nécessité et avec la théorie, a rangé, comme le font beaucoup d'autres en Italie, le sulfate de quinine parmi les hyposthénisants, et trouve son équivalent dans la saignée!! Quoi qu'il en soit de la singularité du raisonnement, toujours est-il que les deux Metaxa ont fait les plus louables efforts pour réhabiliter le quinquina à Rome; mais on n'a pas suivi leurs traces. Les professeurs et les in-

aux laxatifs, aux antiphlogistiques. Tous les jours, dans les mains des médecins
français, de Minzi, de Puccinotti, tous ces symptômes si redoutés, le délire, l'agitation, les douleurs, la fièvre ardente, s'anéantissent comme par enchantement
sous l'influence du sulfate de quinine donné d'emblée, et aidé souvent d'un
traitement concomitant énergique, par exemple d'un vomi-purgatif ; ces leçons
sont perdues. Aussi les fièvres deviennent-elles ce qu'on pourrait appeler chroniques ; la putridité, l'état typhoïde, les désordres nerveux les compliquent alors,
et les prolongent indéfiniment.

Nous avons recueilli les aveux du professeur Valentini, avouant que, dans telle
fièvre continue, la maladie débute quelquefois ou se termine par une intermittence franche, et déclarant que, dans ces cas, on doit recourir au quinquina.
Mais cette manifestation de l'intermittence et le succès du fébrifuge ne lui fournissent aucune induction, ne font naître aucun soupçon dans son esprit. Il était
pourtant bien naturel de se dire entre ces fièvres qui débutent ou qui finissent
par une intermittence pure, et ces autres de la même espèce qui restent rémittentes pendant tout leur cours, il y a une foule de degrés dans lesquels l'intermittence domine sur la rémittence et *vice versâ ;* la maladie ne serait-elle donc
pas la même au fond, malgré ces variétés infinies et ces nuances dans la forme
et dans le type ?

Il est bien rare qu'au sein même des erreurs les plus enracinées et les plus
répandues, quelques voix isolées ne s'élèvent pas contre les croyances générales.
Nous avons vu les protestations de Minzi, franches et décidées, mais en même
temps mesurées et scientifiques. Malgré les services réels qu'ont rendus les
docteurs Uffreduzzi et Pagani, ils ne méritent pas les mêmes éloges. Ce dernier
classe dans les *fièvres de miasme* les intermittentes, les pernicieuses, les nerveuses, les gastriques bilieuses, les putrides malignes, les ataxiques, les adynamiques, les méningo-gastriques, les gastro-entériques, les dothinentériques et les
méningiques (1). Le docteur Uffreduzzi a fait un grand éclat à Rome par son

---

ternes du grand hôpital Saint-Esprit nous disaient dernièrement, terrifiés encore par ce souvenir, avoir vu des médecins militaires français faire prendre en
une seule fois un gramme de sulfate de quinine, ce qui a *brûlé* les entrailles de
nos malades et a produit les diarrhées et les dyssenteries qui ont fait nombre de
victimes la première année de l'occupation. Malheureusement pour cette assertion, les mêmes faits se sont reproduits en 1850 et en 1851, et ces années ont
été remarquables par la bénignité et presque par l'absence d'affections gastrointestinales. Quant à la prise d'un gramme en une seule fois, elle était nécessitée
par l'incapacité des infirmiers et par le défaut de surveillance. Mieux valait faire
prendre une forte dose d'un seul coup que de s'exposer à ce que les trois quarts
n'en fussent pas ingérés.

(1) Pagani. Storia di una grave febbre nervosa curata del Dr Pagani secondo la nuova dottrina di G. Uffreduzzi. Macerata. 1851.

traitement des fièvres dites nerveuses, à l'aide de doses énormes de sulfate de quinine (1). La vieille école, habituée à n'employer dans ces graves affections que les antiphlogistiques, les purgatifs et autres moyens non spécifiques, crie à l'hérésie, à l'énormité, à la monstruosité, voire même à l'homicide ; Uffreduzzi continue à publier des faits de quasi-résurrection. Mais le tort de ce dernier consiste à administrer le sulfate de quinine dans toutes les fièvres dites nerveuses, groupe hétérogène comprenant des fièvres palustres et des affections de toute autre nature. C'est ici une affaire de diagnostic, c'est-à-dire une affaire inconnue à Rome. La méthode nouvelle, comme l'appelle son auteur, est loin de mériter cette qualification ; depuis longues années, nous l'employons en Algérie, mais en nous basant sur un diagnostic précis : parmi les fièvres qui s'accompagnent de grands désordres nerveux (fièvre nerveuse des Romains), nous n'attaquons avec le sulfate de quinine que celles qui sont palustres.

Notre pratique, en Algérie, a été désastreuse pendant plusieurs années ; les médecins militaires le confessent hautement. La prééminence du traitement en vigueur aujourd'hui est prouvée par les résultats les plus évidents. Notre thérapeutique d'alors était pire encore que la méthode romaine, en ce sens que nous redoutions ces purgatifs incendiaires, huile jetée dans le feu du tube gastro-intestinal envahi par une phlogose qu'on voyait partout. Bien heureusement, dans le fouilli d'erreurs de Thomasini s'est trouvé un principe thérapeutique d'une utile application. Les purgatifs légers, au lieu d'être des irritants, sont des contro-stimulants, des lénitifs, des rafraîchissants, des émollients. L'école actuelle a conservé ces principes ; il n'est pas rare qu'on fasse prendre dix à vingt laxatifs dans le cours d'une maladie de quelques septénaires. Comme on voit presque partout la diathèse sthénique, on administre des purgatifs dans presque toutes les affections. Sur 10 maladies prises au hasard dans la pratique romaine, je ne sais si on en trouverait une seule traitée sans évacuants. A la moindre indisposition, au premier malaise, vite un purgatif. Beaucoup de personnes en prennent à titre de préservatif. Rafraîchir, purger et saigner, telle est l'indication presque universelle. La thérapeutique romaine marche presque de pair, pour la simplification, avec celle de Broussais.

Autant les médecins de Rome sont prodigues de purgatifs légers (casse, tamarin, sulfate de soude ou de magnésie, petites doses d'huile de ricin), autant ils redoutent les vomitifs en général et les purgatifs un peu énergiques. Dans les fièvres rémittentes avec embarras gastrique et état bilieux, nous faisons communément disparaître ces complications en deux jours, grâce à la potion suivante : ipécacuanha, 1 gramme, et tartre stibié, 5 centigrammes, ou encore : ipéca et calomel, 1 gramme de chaque. Ces prescriptions paraissent des monstruosités à nos

---

(1) Par exemple, 144 grains en un jour, et 432 grains dans un septénaire. Uffreduzzi. CASI RECENTI DI FEBBRI NERVOSE ; in CORRISPONDENZA SCIENT. IN ROMA . 1851.

confrères de Rome, qui, devant les mêmes maladies, procèdent timidement par
des laxatifs répétés trois, quatre et cinq jours de suite, sans avoir jamais recours
au vomi-purgatif énergique qui produit une substitution et une perturbation si
utiles, et abrége de moitié la durée de l'affection.

P. S. Nous finirons comme nous avons commencé, par une protestation d'estime pour le professeur que la force des choses nous a porté nécessairement à
critiquer ; c'est précisément parce qu'il est un des plus illustres représentants de
l'école, parce que son livre est classique à Rome; en un mot, c'est à cause du
mérite de l'homme et de la réputation de l'œuvre, que la critique a dû le choisir entre tous les autres. En nous plaçant au point de vue romain, nous n'eussions trouvé qu'un tribut d'éloges à lui donner ; mais en le considérant, lui et
l'école, depuis une autre sphère, notre rôle s'est changé du tout au tout.

XVI.

DE ROME A NAPLES PAR LES MARAIS PONTINS.

À M. le docteur Maillot, inspecteur médical, membre du conseil de santé des armées.

Naples, 1ᵉʳ mai 1852.

Si vous voulez parcourir avec fruit le trajet de Rome à Naples, suivez les vieux us, prenez le vulgaire voiturin, lent véhicule par la portière duquel vous aurez tout le temps d'examiner le pays. Chaque jour on s'arrête deux heures pour faire reposer les chevaux, et l'on arrive assez tôt au gîte, le soir, pour jeter un coup d'œil sur le pays, pour jaser avec ses hôtes, et même pour converser quelque peu avec les médecins de l'endroit. De Rome à Naples, on met quatre journées, qui ne paraissent pas trop longues quand la compagnie est bonne et que l'on sait goûter ce que l'on voit.

La ville de Rome n'est séparée de la grande plaine pontine que par un seul accident de terrain, c'est le massif isolé des montagnes albanaises (1) ; en deçà et au delà, tout est plaine. Du rempart de Rome au pied de Cività Lavinia, où commence le fameux bassin patrie de la fièvre, on ne compte que vingt milles romains, à vol d'oiseau. La ligne fictive que nous tirons est presque suivie par la route ; elle traverse la ville d'Albano et franchit le massif montagneux à son extrémité S. O. La barrière protectrice de Rome s'est ici considérablement abaissée et rétrécie ; ce n'est plus qu'un groupe de collines.

De Rome à Albano s'alongeait autrefois une rue merveilleuse, la Via Appia, toute bordée de tombeaux, les uns modestes, la plupart fastueux, beaucoup monumentaux et gigantesques. Le vandalisme et la cupidité ont bouleversé les sé-

---

(1) Nous désignerons par ce nom tout le pâté montagneux groupé autour de Monte Cavi, pâté aux différentes parties duquel on a imposé des dénominations diverses.

pulcres afin de dépouiller de leurs ornements les cadavres et les cavaux ; aujour-
d'hui les vieilles tombes ressortent de terre, leurs pierres éparses se réunissent,
et bientôt, grâce à Pie IX, Rome aura, comme Pompéi, sa Voie des tombeaux.

Jadis la cité des morts était animée par la foule des visiteurs et des passants ;
aujourd'hui ces lieux sont plus solitaires et plus tristes qu'aux jours où la nécropole était debout : la cendre des morts a été dispersée, et les vivants fuient ces
champs fiévreux et mortels. La plaine romaine, inculte et sans arbres, se pare
d'elle-même d'un tapis de verdure que foulent les troupeaux à peu près sauvages
de chevaux et de bœufs ; mais l'œil cherche en vain une habitation, un bosquet,
un jardin. Nous n'avons pas besoin d'aller jusqu'aux marais Pontins pour trouver l'insalubrité ; elle existe aux portes de Rome et souvent dans Rome même.

Après avoir fait onze à douze milles, on arrive au pied de la barrière montagneuse. Avec la pente commencent les cultures : la vigne, les oliviers, les champs
de plantes potagères ont remplacé les monotones prairies. La salubrité renaît
avec l'altitude et avec la culture *arborescente* des terres, qu'on me permette
cette expression. On passe sous Castel Gandolfo qui se mire dans le beau lac où
se reflétait autrefois Alba Longa ; on traverse la ville d'Albano ; la route longe
la riche vallée d'Aricia, autrefois couverte par les eaux, sous le nom de lac de
Turnus ; le village d'Aricia se présente ensuite ; puis voilà Gensano, au bord
d'un vieux cratère où dort paisiblement le lac de Némi ; enfin Cività-Lavinia
est perchée sur un monticule qui domine la plaine pontine. Pour arriver à
Velletri, où nous devons coucher ce soir, il faut faire un coude à l'est.

Toutes ces localités, en exceptant cette dernière ville, qui se trouve hors de
la direction, sont échelonnées à courts intervalles sur une ligne qui n'a pas
plus de 7 milles d'étendue, tandis que de Rome à Castel-Gandolfo, durant un
espace d'environ 10 milles, on ne rencontre pas le moindre village. Ces dispositions sont bien significatives : dans la plaine, la maladie et la mort ; sur la
montagne, la salubrité et la vie. Au pied de Cività-Lavinia, la plaine recommence, et avec elle la solitude.

Albano est une ville très-saine comparativement à la campagne romaine,
mais les fièvres n'y sont cependant pas inconnues ; on y observe même quelques
pernicieuses, dont l'origine, du reste, doit très-probablement être recherchée
dans les voyages des Albanais à travers la campagne romaine. Qu'Albano ne
soit pas tout à fait exempt de fièvres, cela se comprend à merveille : cette ville
se trouve en effet située presque à l'extrémité du massif montagneux rétréci et
abaissé, comme nous l'avons dit, véritable promontoire dont le pied est baigné
de trois côtés par les effluves de la campagne romaine et de la plaine pontine.
Albano n'est guère, approximativement, qu'à 200 mètres au-dessus de la plaine,
ce qui, dans une pareille position topographique, ne lui vaudrait qu'une immunité incomplète, si la luxuriance des cultures qui entourent la ville et l'abri que
lui prêtent des accidents de terrain, ne venaient contribuer à sa salubrité. Les
Albanais le savent si bien que, sous l'administration française, du temps de

l'empire, ils vinrent à Rome pour réclamer en masse contre le projet de couper un bois qui garantissait leur ville du souffle pernicieux du sud.

Velletri, ville d'environ 10,000 âmes, est située sur d'anciennes laves, le long de la rampe qui regarde la plaine pontine : une certaine altitude et des cultures arborescentes qui descendent jusque dans la plaine, la protégent assez contre la malaria, pour que sa population ne soit pas en décadence. Dégageons-nous de son fouillis de rues étroites et grimpantes, pour nous diriger vers le palais Lancelotti. Deux cents marches de marbre blanc vont vous conduire à une terrasse de laquelle la vue peut se promener sur tous les alentours. Pour continuer notre comparaison, nous pourrions nous croire sur une île ; au N.-E. apparaît une autre terre élevée, couronnée de neige, c'est la chaîne de la Sabine ; à ses pieds se groupent quelques îlots plus bas. Sur toutes ces terres, les habitations, les fermes, les bourgs et les villes se pressent ; sur la plaine, ou, si l'on veut, sur la mer, on aperçoit à grand'peine quelques points blancs, voiles isolées et perdues dans l'immensité. La loi qui a présidé à la répartition des habitations reçoit donc ici une application nouvelle. La plaine pontine n'a point de villages, mais, sur les rampes des Lepini qui la dominent, on compte Sermonetta, Sezze, Norma, Ninfa, Basciano, Piperno, et San Felice perché sur le haut promontoire de Circé. Cette loi s'étend plus loin encore : quand un monticule d'une suffisante altitude s'élève, même isolé, au sein de la plaine, l'homme qui a intérêt à rapprocher sa demeure du centre de ses travaux, s'empresse de hisser son nid sur cette élévation. Ainsi, dans les environs de Tivoli, les monts Albins sont précédés de quatre mamelons isolés, sur lesquels on trouve Palumbara, Monticelli, Sant'-Angelo et le couvent de San Francesco. Les mêmes circonstances se représentent dans la vallée du Sacco, dans la plaine que nous avons sous les yeux et dans la partie qui nous échappe : Monte Fortino, Paliano, Rocca-Massini, Valmontone, Lugnano, Cora, etc., sont assis sur des hauteurs éparses ou alignées en petites chaînes.

Du palais Lancelotti, on domine la plaine pontine, resserrée entre la chaîne des monts Lepini au N.-E. et la mer au S.-O. La chaîne se rapproche de plus en plus de la mer en allant vers Terracine, et finit par atteindre le rivage au rocher pittoresque de l'antique Anxur. De notre observatoire, on aperçoit bien ce prolongement vertical du mont Caume, qui surplombe Terracine. La masse imposante du Monte Circeo, tout peuplé du souvenir d'Ulysse et de la magicienne, découpe sa silhouette sur la mer et sur la plaine, dont il est une sorte de promontoire. La plaine pontine se présente comme une surface unie d'un gris bleuâtre velouté, coupé de marbrures verdâtres qui sont des maquis et des fourrés. En allant vers la mer, ces taches se rapprochent et se réunissent ; le rivage est en effet occupé par des forêts et de vastes broussailles. Une longue ligne droite verdoyante ourlée d'un filet d'argent traverse la plaine dans toute son étendue, c'est la Via Appia, bordée d'arbres et longée par un large canal. A mesure que l'œil sonde des profondeurs plus lointaines des marais Pontins, les teintes se confondent et bleuissent, de sorte que la terre finit par ne plus présenter, comme la mer et les cieux, qu'un champ d'azur chatoyant. Un seul petit groupe d'habitations blanchit à nos pieds, c'est le malheureux village de Cisterna, situé à 8 milles de Velletri, dans la plaine pontine. Cisterna est le dernier effort de l'homme contre l'insalubrité ; nous devrions dire la dernière bravade, car nous n'appelons effort que l'emploi bien entendu de tous les moyens propres à s'assurer la salubrité, c'est-à-dire un desséchement complet dans un rayon suffisant, et une vaste ceinture de cultures arborescentes.

De Velletri à Cisterna, le village aux pâles habitants, on suit presque continuellement une pente douce. La campagne n'est pas tout à fait unie, mais ondulée par de petites crêtes le plus souvent coiffées de broussailles et de quelques arbres, et séparées les unes des autres par des vallées herbeuses.

Quelques historiens ne font commencer les marais Pontins proprement dits qu'à Tor dé Ponti, au delà de Cisterna. Il nous suffira de faire remarquer, pour établir que cette démarcation est arbitrairement tracée, que la bande de terrain comprise entre Cisterna et Tor dé Ponti, contient déjà 452 hectares de marais-type. Pour nous, nous employons communément la dénomination de plaine pontine, et nous faisons commencer celle-ci au pied des montagnes albanaises ; Cisterna est donc compris dans sa circonscription.

La plaine pontine est un segment irrégulier dont l'arc est formé par les monts albins et par la chaîne non interrompue des monts Lepini jusqu'au Cacume, et dont la corde, qui est le rivage, se dirige du N-.O. au S.-E., de Nettuno à Terracine, en rompant la droite pour projeter un angle ou promontoire qui se nomme Circeo ou San Felice. On compte 41 milles de Velletri à Terracine, et 8 à 10 milles de la montagne à la mer. Par abréviation, nous appellerons grand axe la première direction, et petit axe la seconde. La portion à laquelle on a restreint, à tort à notre sens, la dénomination de marais Pontins, se déroule depuis Tor dé Ponti sur une longueur de 24 milles. Comme cette portion a été mesurée avec soin, et que la plaine dans son ensemble n'a pas subi le même travail, il sera entendu que les évaluations en superficie s'appliqueront à la première, qui a une aire de 130,000 hectares.

Avant les temps historiques, un golfe baignait les pentes des mots Albins et Lepini ; une île, au large, portait le nom de Circé. Peu à peu ce golfe s'est rempli des terres arrachées aux montagnes et charriées par les eaux ; il a successivement passé à l'état de lagune, de marais et enfin de terre plus ou moins ferme. Les alluvions ont fini par empiéter tellement sur la mer, que, rejoignant l'île montagneuse de Circé, elles l'ont changée en promontoire. Les sondages exécutés par le baron de Prony et par Scaccia ont démontré que la couche de coquillages marins existe à des profondeurs variables, sous les terres alluviales tourbeuses et argileuses qui constituent aujourd'hui le sol. Telle est l'origine de la plaine pontine.

Le bassin dont nous parlons a une double, mais trop légère inclinaison, l'une

du N. O. au S. E., de Velletri à Terracine, c'est-à-dire suivant son grand axe,
l'autre des montagnes à la mer, c'est-à-dire suivant son petit axe. Malheureusement cette dernière pente ne peut être utilisée, quoique le plus simple coup
d'œil démoutre que c'est la ligne la plus courte pour les eaux qui naissent dans
la montagne et vont à la mer. En effet, le long de la côte règne une ligne non
interrompue de dunes qui constituent ainsi une contre-pente que les rivières
ne sauraient franchir. En second lieu, deux bandes de terrain, de 1,265 hectares,
sont plus basses que le niveau de la mer tyrrhénienne ; en les faisant traverser
par les rivières, les eaux de celles-ci s'étaleraient en nappe, ce qu'il faut à tout
prix éviter. Aussi les travaux de tous les ingénieurs ont-ils convergé vers le même
but : rectifier, creuser, encaisser les rivières et les diriger suivant le grand axe
du bassin, parallèlement au rivage. Un canal unique, nommé Partatore del Badino, recueille toutes les eaux et se jette dans la mer, aux environs de Terracine. A l'aide d'une gigantesque tranchée taillée dans les dunes et d'un canal
large et profond appelé Rio Martino, on avait songé autrefois à évacuer directement dans la mer, en prenant le petit axe de la plaine, les eaux d'une partie
de celle-ci ; mais ce grand travail ne remplit aucun rôle dans le système actuel.

Le bassin est très-riche en cours d'eau : les principaux sont l'Amaseno,
l'Uffente, la Schiazza, la Ninfa, la boueuse Teppia, la Cavatella, le Mortaccino,
la Stronzola, etc. Une foule de sources jaillissent en outre de presque tous les
points de cette terre profondément humide. Lors des terrassements exécutés
sous Pie VI, l'eau naissait pour ainsi dire sous les pieds des travailleurs Enfin
la haute vallée de Sacco, située derrière les montagnes qui encaissent les Pontins, laisse encore filtrer ses eaux dans ce bassin, à travers les stratifications
de la chaîne.

Sur ce vaste terrain presque horizontal, les eaux des fleuves hésitaient, dé-
crivaient des méandres, s'étendaient en nappe, une pente marquée ne sollici-
tant pas assez activement les eaux à prendre franchement une direction précise. Il a fallu remplacer par des lignes droites ces nombreux circuits : c'est
dire que le cours de presque toutes les rivières a dû être rectifié. Mais cela n'a
pas suffi : on a creusé des canaux destinés à recueillir les eaux éparses sur la
surface, et à les soutirer, pour ainsi dire, de la terre profondément abreuvée et
saturée d'humidité. Parmi ces canaux, deux remplissent un rôle capital : ils
reçoivent les eaux de presque toutes les rivières du bassin et convergent vers le
Portatore di Badino, seule bouche d'évacuation dans la mer. L'un, autrefois
ouvert par les Romains et rétabli par Pie VI, dont il porte le nom (Linea Pia),
baigne la Via Appia dans une partie de son trajet : c'est une ligne droite, de
24 milles de longueur, en comprenant le canal de navigation dans cette mesure. Il passe presque à égale distance des montagnes et de la mer, de Tor de'
Ponti à Terracine, et il reçoit la Schiazza, l'Uffente, l'Amaseno, etc. Le second,
appelé Fiume Sisto, court parallèlement au premier, entre celui-ci et la mer, et
s'enrichit des eaux de la Ninfa, de la Teppia, etc. La Fossa della Botte et la

Schiazza canalisée sont également deux grandes tranchées parallèles aux canaux dont nous venons d'indiquer le cours.

Les travaux dont nous avons parlé sont l'œuvre de bien des générations, et ce n'est qu'après cent alternatives, les unes bonnes, la plupart mauvaises, que la plaine pontine est arrivée à son état actuel, bien défectueux encore. Les Volsques, premiers habitants de cette contrée, y possédaient vingt-trois villes, dont plusieurs, notamment la florissante Pomœtia, occupaient des sites de la plaine très-insalubres aujourd'hui, et dont les autres s'étageaient sur la bordure de montagnes. A la dispersion de ce peuple, l'insalubrité, réprimée par des soins assidus, reprit bientôt le dessus. Au milieu du cinquième siècle de l'ère romaine, le censeur Appius jeta sur toute la longueur des marais une chaussée, appelée Via Appia, qui coûta mille peines, car en maint endroit les matériaux s'enfouçaient dans le gouffre des marais profonds. Cet ouvrage prodigieux avait 40 milles de longueur. Bientôt les terres pontines furent partagées aux Romains, qui les réclamaient instamment, et Cethegus, au sixième siècle de Rome, essaya un desséchement. Des postes habités, sur l'importance desquels on ne saurait se prononcer, Tres Pontinus, Tres Tabernæ, Ad Medias, s'échelonnèrent le long de la voie Appienne. Mais les guerres civiles et étrangères font de nouveau négliger ce pays, dont la demi-salubrité ne se maintenait que par la permanence des soins et par l'entretien des travaux. Les premiers Césars, Auguste, Trajan, Nerva, etc., dirigent de nouveau leur sollicitude sur ces malheureuses contrées : la voie Appienne, qui cédait, est renforcée et chargée de ces larges dalles dont les Romains pavaient leurs routes ; le grand canal est nettoyé, agrandi, et de splendides villas étalent leurs portiques et leurs bosquets sur la pente des montagnes, et même quelques-unes au bord de la mer. La plaine n'était néanmoins pas saine à cette époque, témoin ce vers de Martial :

« Et quos pestifera Pontini uligine campi. »

La chute de l'empire romain amène un abandon complet des marais Pontins. Il était réservé à un grand roi, d'une nation que les Romains appelaient dédaigneusement barbare, de reprendre sérieusement les travaux abandonnés depuis si longtemps. Les malheurs du moyen âge ont pour résultat un nouveau délaissement ; puis enfin les papes prennent à cœur d'anéantir l'hydre des Pontins, le monstre aux têtes sans cesse renaissantes : Boniface VIII, Calixte III, Léon X, Sixte V, Clément XIII et surtout Pie VI, lui portent des coups plus ou moins heureux. Ce dernier, aidé de l'ingénieur Rapini, crut un instant avoir remporté une victoire complète ; mais l'administration française, pendant l'occupation impériale, trouva encore bien des têtes à couper. Aujourd'hui le monstre affaibli a néanmoins trop de vie ; on ne s'expose pas à sa colère dans la plaine déserte, car on sait qu'on y serait infailliblement dévoré.

Jetons maintenant un coup d'œil sur la plaine pontine, telle que l'ont faite tous ces travaux successifs. D'après les calculs du baron de Prony (1), les nappes d'eau et les marais y occupent encore 30,329 hectares, sur une aire totale de 130,261, c'est-à-dire plus d'un cinquième. Les principaux marécages s'allongent en chapelet le long de la mer, derrière les dunes, sous les noms de lacs de Paola, de Caprolaco, de Monaci, et de Pagliano. Aux approches de Terracine, on trouve plusieurs marais-types, entre autres la Piscina della Calambria et le Pontano del Inferno. Nous avons déjà dit que la seule portion de la plaine comprise entre Cisterna et ce qu'on veut bien appeler commencement des marais Pontins, contient à elle seule 452 hectares de marais. Enfin, épars dans la plaine, depuis la montagne jusqu'au rivage, ou cachés sous les maquis et à l'ombre des forêts vierges, on trouve encore une foule de marécages. Mais si on cesse de se placer au point de vue trop exclusif du marais-type, et qu'on envisage, ainsi que nous en avons ailleurs démontré la nécessité (2), les autres surfaces palustres qui, tout en ne présentant pas la même physionomie, n'en sont pas moins des foyers fébrigènes très-actifs; oh! alors la proportion change considérablement : ce n'est plus un cinquième, mais les deux tiers de la plaine qu'on doit considérer comme un laboratoire d'effluves. Nous espérons que cette vérité ressortira de la description suivante.

Les terres alluviales de la plus grande partie de la plaine sont abreuvées d'humidité comme une éponge remplie d'eau ; celle-ci pénètre dans leurs profondeurs les plus intimes et s'élève jusqu'à leur surface, à cause de la faiblesse de la pente et de l'insignifiance de l'altitude. Foro-Appio, situé à 18 milles de l'embouchure du Portatore dans la mer, n'est qu'à 6 mètres 700 millimètres au-dessus du niveau des eaux tyrrhéniennes.

Les terrains de la plaine pontine peuvent se diviser en cinq catégories : les uns, bien desséchés, sont propres à être ensemencés en céréales ; d'autres, dont le desséchement n'est pas aussi complet, peuvent produire du maïs ; ceux qui restent toujours humides sont condamnés à ne servir qu'à la pâture ; de grands espaces, le long de la mer, sont couverts de forêts et d'humides maquis ; enfin viennent les marais-types et les surfaces aqueuses. Pour avoir une idée des résultats de ce qu'on décore trop souvent du titre ambitieux de desséchement, qu'on jette un coup d'œil sur les chiffres officiels qui suivent. Pie VI a desséché, dit-on, 18,651 hectares ; or, sur ces 18,651 hectares, 3,414 sont seulement aptes à la culture du froment, 2,585 à la production du maïs, 8,057 ne peuvent servir que de pâturages ; 4,194 hectares sont occupés par des maquis et par des marais ; enfin 401 hectares sont constitués par des canaux, routes, constructions, chaussées, etc. Imitons donc l'auteur d'un savant ouvrage sur

---

(1) Baron de Prony, DESCRIP. HYDROGR. ET HISTOR. DES MARAIS PONTINS. Paris, 1823. In-4° et atlas.

(2) Félix Jacquot, RECHERCHES SUR LES CAUSES DES FIÈVRES A QUINQUINA Premier mémoire adressé à l'Académie. (GAZ. MÉD, DE PARIS, 1848.)

les marais Pontins (1); parlons de *bonification*, mais non pas de *desséchement*.

Il ne faut pas s'en laisser imposer par la surface herbeuse qu'on a sous les yeux. Dans les maremmes toscanes, de Livourne à Pise, le chemin de fer traverse des campagnes verdoyantes; mais, quand l'œil pénètre sous ce tapis de plantes, il aperçoit bientôt que chaque touffe est comme un îlot entouré d'une eau peu profonde, et par cela même très-dangereuse (26 mars 1852). De grands espaces des marais Pontins présentent la même physionomie, et d'autres, non moins étendus, s'en rapprochent beaucoup, ainsi qu'en témoignent ces notes que nous écrivions à Tor dé Ponti, le 17 avril 1852. A cette date on avait la sécheresse depuis un mois.

« La teinte verte des prés est jaspée d'une foule de points bruns, qui ne sont autre chose que des gazons arrachés et retournés par le pied des animaux. L'humidité qui pénètre la terre est en effet si abondante, que le sol détrempé reste constamment meuble et sans consistance, de sorte que le pied des chevaux, des bœufs et des buffles, quand ils s'abattent et prennent la course, arrachent les gazons et les sèment sur la prairie. Partout où il y a une dépression, ne fût-elle que d'un à deux décimètres seulement, partout où l'on rencontre un petit fossé, voire même un sillon creusé par les roues dans le sol mou, aussitôt l'eau afflue et forme un diminutif de marais. Nous ne saurions donc trop le redire : cette terre est une éponge remplie d'eau.

» En avançant vers Foro-Appio et au delà, le caractère marécageux nous a semblé moins manifeste, au moins au bord de la route : l'eau n'apparaît plus autant à la superficie, mais sa présence, à une faible profondeur, se trahit encore par de nombreux îlots de plantes aquatiques, parmi lesquelles domine un iris à fleurs jaunes, îlots faisant saillie sur le gazon formé par des plantes plus courtes et de meilleure qualité. »

Une large bande de la plaine pontine, celle qui touche la montagne et occupe la moitié de la surface, est entièrement dépouillée de grands végétaux; la vue se perd dans les horizons monotones de campagnes unies. Des cloisons à claire-voie, comme celle de l'Agro-Romano, partagent ces vastes espaces en grands compartiments, peuplés de troupeaux de chevaux à peu près sauvages, de bœufs et de buffles, qui, été comme hiver, vivent en plein air, sans aucun abri. La bande maritime est, au contraire, envahie par la végétation désordonnée de maquis inextricables, et sur le rivage, par exemple autour du lac de Pagliano, par de véritables forêts vierges, où les arbres et les plantes naissent, croissent et meurent à l'aventure, parmi les mares croupissantes, ou dans les humides tourbières engraissées par les détritus accumulés. Les loups et les sangliers disputent seuls ces solitudes aux troupeaux de bœufs, de buffles, de chevaux et de porcs, tout aussi sauvages qu'eux. Dans ces tristes lieux, où l'on voit pointer de

______

(1) Monseigneur Nicolaï, Dei bonificamenti delle terre Pontine. In-4° avec plans. Rome.

loin en loin un misérable toit, et passer, comme des spectres, de pâles bergers,
Lucullus eut autrefois une splendide villa !!

Ces forêts, bien aménagées et améliorées, seraient d'un revenu considérable.
Quant à la partie non boisée de la plaine, son principal revenu consiste dans
l'élevage des bestiaux, dans la récolte du froment, du maïs et des fèves. Les
travaux ordonnés par Pie VI ont non-seulement diminué l'insalubrité, mais ont
augmenté les produits agricoles et fait hausser le prix des terres.

La Via Appia est solidement empierrée, très-large, et bordée de chaque côté
d'une double rangée de fort beaux arbres. Le grand canal romain, sur lequel
Horace fit son lent et monotone voyage, a 12 mètres d'une berge à l'autre au
plafond, et celui-ci se trouve à 2 mètres, en général, au-dessous du sol. Il suit
la face sud-ouest de la chaussée, dans l'espace de 24 milles. Les eaux restent
presque partout limpides et la pente est suffisante. Mais sur le flanc nord-est de
la Via Appia règne quelque chose que je ne puis en conscience appeler un petit
canal, car c'est un infect marécage, renflé d'espace en espace, et enterré sous
un chaos de plantes aquatiques. Un pareil état réclamerait des remèdes prompts ;
mais, dans les circonstances présentes, la haute sollicitude du souverain pontife,
pour tout ce qui est relatif au bien public, a dû s'appliquer à réparer des maux
accomplis avant de songer à des améliorations ou à des créations.

En suivant la voie Appienne, on rencontre successivement Tor dé Ponti, couvent et auberge, Foro-Appio, mauvaise taverne, et casin des Braschi, Mesa où
Pie VI avait fait construire des bâtiments d'exploitation ; puis, à Ponte-Maggiore,
on trouve le Foce di Badino, confluent de deux cours d'eau descendant de la
montagne, de la longue portion du grand canal venant de Cisterna et de sa courte
portion appelée Canal de navigation, et qui arrive de Terracine, enfin des marécages en chapelet qui bordent la berge du côté opposé au grand canal. Toutes
ces eaux, reçues dans une artère commune, le Portatore di Badino, gagnent la
mer tyrrhénienne. En quittant Foce di Badino, on n'a plus long chemin pour
arriver à Terracine, petite ville illustrée par Théodoric et par Pie VI, qui y bâtirent
chacun un palais, et dont les habitants frémissent encore au souvenir de Fra
Diavolo, dont la bande hantait les ruines du château du roi des Visigoths.

Avant de quitter Terracine pour les États napolitains, jetons encore un coup
d'œil en arrière, pour répondre aux principales questions qu'on s'adresse naturellement à propos du pays que nous venons de parcourir.

Comment se fait-il que les marais Pontins desséchés soient encore malsains ?
Nous avons démontré qu'il y avait bonification, mais en aucune façon desséchement. Une terre qui compte un cinquième de sa surface en nappes d'eau et marécages, d'après les évaluations officielles, et dont les trois quarts peut-être sont
constitués par des surfaces palustres, cette terre est fatalement malsaine. D'autre part, nous avons établi qu'il y a diminution de l'insalubrité, puisque ces localités, dont la population périclitait, sont aujourd'hui en progrès, les naissances
l'emportant sur les décès. Reste une dernière question : l'homme a-t-il fait tout

ce qu'il pouvait pour arriver à l'assainissement plus ou moins complet ? Évidemment non : là où florissait la puissante nation des Volsques, une autre nation pourrait vivre encore, en se plaçant dans des conditions pareilles à celles qui existaient autrefois. Ajoutons que, dans la succession des années, la nature vient au secours de l'homme, les bas-fonds se comblant peu à peu grâce à la déposition des matériaux arrachés aux montagnes par les eaux pluviales et fluviatiles. Quels sont donc enfin les moyens qui restent à employer pour achever l'œuvre commencée ? Ils sont de plusieurs ordres : les uns consistent dans l'aménagement des eaux et dans le desséchement complet des surfaces palustres : ce sont les moyens usuels, vulgaires, qu'on a le tort de considérer comme suffisant à eux seuls, tandis qu'il existe un autre ordre de travaux qui doivent trouver leur place dans le grand œuvre d'assainissement des marais pontins. Ce territoire immense, divisé en trente propriétés seulement et abandonné à la *grande culture*, devrait être morcelé et bonifié par la *petite culture arborescente*. En entrant dans la Terre de Labour, dans l'heureuse Campanie, nous allons voir quels résultats ont produits ce morcellement et cette *pet te culture*. L'expérience va ainsi mettre hors de doute l'efficacité du remède.

En quittant Terracine, la route est resserrée entre la mer et les pentes rocheuses des monts. Passons sous cette grande porte, bâtie près d'un vieux tombeau ; nous voici dans le royaume des Deux-Siciles. Aux marais Pontins fait immédiatement suite la plaine de Fondi, séparée des premiers par le prolongement du mont Cacume, aux grands rocs décharnés, comme du temps d'Horace :

« *Impositum saxis latè cadentibus Anxur.* »

Cette plaine, orientée comme les marais Pontins, est également encaissée en demi-cercle par des montagnes, et la corde du segment est aussi formée par le rivage de la mer. Elle est basse, humide, presque sans pente; le sinueux lac de Fondi, grand marécage-type, croupit dans ce bassin. Situé dans une dépression peu sensible, il se rétrécit chaque été à mesure que le soleil ardent et la terre avide pompent et absorbent les eaux. Les bords sont envahis par une végétation aquatique extrêmement puissante, parmi laquelle dominent les roseaux. Quant au rivage de la mer, il nous a paru bas et palustre. Certes voilà un bassin qui réunit des conditions d'insalubrité pareilles à celles de la plaine pontine. Eh bien ! la *petite culture*, inconnue, comme nous l'avons dit, dans la campagne de Rome, ainsi que dans les Pontins, parce qu'elle exige le morcellement des propriétés, des soins assidus et la présence, sinon permanente, au moins fréquente de l'homme sur les lieux mêmes, cette culture est florissante dans la plaine de Fondi. Le territoire, surtout en approchant de cette ville, est cultivé avec le plus grand soin, et la main de l'homme ne craint pas de pousser les plantations jusque sur les rives fangeuses du marais. Les végétaux alimentaires et les arbres fruitiers ne cessent que là où la bordure de plantes aquatiques leur dispute trop vigoureusement la place. La campagne est plantée d'oliviers, de figuiers, d'arbres à noyaux ; des haies vives séparent le petit domaine de chacun ; des touffes de *cactus opuntia* se groupent çà et là, près des jardins d'orangers et de citronniers. Mais la culture la plus répandue est celle de la vigne : des ceps gigantesques grimpent sur de hauts peupliers d'Italie à peine élagués, et jettent d'arbre en arbre leurs arcades feuillées. Sous cet abri, la terre se pare de céréales et de légumes ; de sorte que le même champ donne simultanément un triple produit, sans compter la possibilité de faire une double, voire même une triple récolte de plantes potagères. On ne rencontre pas, comme au nord et au centre de la France, de vastes champs sans ombrages, semés de plantes basses; partout, sur ces semis, flottent des vignes, suspendues aux branches des peupliers d'Italie. Ce genre de culture, qu'on trouve florissant dans toute la Campanie, mais surtout de Capoue et de Caserte à Naples, donne à la campagne une physionomie tout à à fait particulière : c'est un bosquet, un jardin perpétuel.

Si cette description n'était que pittoresque, ce serait chose fort oiseuse ici ; mais tel n'a pas été notre but. Le médecin comprend de suite qu'une pareille culture ait opéré des résultats qu'on eût vainement demandés au simple ensemencement des terres. Les marais, resserrés, étranglés par ces fouillis de verdure et d'arbres, exhalent leurs effluves dans les hauteurs de l'atmosphère; mais ces miasmes ne peuvent ni facilement ni directement se répandre en nappe sur les circonscriptions voisines. Les surfaces palustres sont réduites aux marais-type, la cherté des terrains et le grand soin des cultures ayant amené le desséchement de tous les points suspects, afin de les livrer à l'exploitation. Nous ajouterons que l'humidité du terrain est fructueusement consommée, en fournissant un des éléments nécessaires à cette puissante végétation. Ainsi, dans une contrée constituée comme celle dont nous parlons, chaque circonscription a, pour ainsi dire, son atmosphère propre, et se trouve beaucoup moins influencée que la rase campagne, par les émanations qui s'exhalent à une certaine distance.

Le bénéfice d'un tel état de choses est des plus évidents : l'insalubrité de ces plaines basses et marécageuses a été considérablement diminuée, de sorte que l'homme vit aujourd'hni sans grave danger dans des lieux qui lui fussent demeurés funestes si ses travaux n'en eussent préalablement changé la face. Il a fallu sans doute, dans les premiers temps, payer son tribut, et la lutte n'a pas été tout d'abord à l'avantage de l'homme, alors que les terres étaient nouvellement remuées et que les arbres n'avaient pas encore atteint leur développement; mais peu à peu l'activité et les travaux de l'agriculteur ont rétréci le domaine de la mort et agrandi celui de la salubrité et de la production.

La plaine de Fondi est salubre comparativement à la campagne de Rome et aux marais Pontins, mais non pas d'une manière absolue, comme on l'a sans doute présagé. Les habitations se groupent plutôt sur les hauteurs et sur les pentes que dans la plaine, c'est-à-dire qu'on cherche à mitiger les mauvaises influences par l'altitude. Monticello dé Fonti, sur la colline, est plus sain que

Fondi, bâtie dans la plaine. Cette petite ville, peuplée de 5,000 âmes, toute protégée qu'elle est par des cultures arborescentes très-fourrées, est néanmoins assez maltraitée par la fièvre; mais l'espèce humaine n'y subit pas cependant cette détérioration ni cette décroissance, triste apanage des localités essentiellement palustres. Nous n'avons lu sur le facies de ses habitants ni ces cachexies paludéennes acquises, ni cette dégnération héréditaire de l'espèce, qui condamnent à une caducité précoce et à une mort prématurée. Pour faire rentrer définitivement cette contrée dans le domaine de l'*aria fina*, que reste-t-il à faire? Le desséchement du lac de Fondi, ou son changement en un bassin où les eaux conserveraient un constant niveau. Un des deux ordres de travaux nécessaires pour l'assainissement complet faisant ici défaut, le résultat ne peut être entier.

L'utilité des cultures arborescentes est démontrée par l'amélioration sanitaire qui s'en est suivie dans les plaines campaniennes; son insuffisance ressort des considérations qui précèdent. Les desséchements sont également à la fois insuffisants à eux seuls, mais nécessaires; nous l'avons prouvé à propos de la plaine Pontine, où un demi-desséchement, sans l'introduction de la petite culture arborescente, n'a produit que des résultats mesquins. Dans la campagne romaine le fait est plus évident encore : le desséchement est poussé fort loin, mais la culture dont nous parlons n'existe pas ; aussi la salubrité n'est-elle pas rétablie. Là, au contraire, où l'on a fait marcher parallèlement les deux ordres d'amélioration, le succès a couronné l'œuvre : témoin le lac marécageux et malsain de Turnus, changé aujourd'hui en un vallon paré de belles cultures et baigné par un air salubre.

A Rome, des princes amis du peuple ont consacré des sommes considérables au desséchement de vastes contrées ; mais l'accumulation de pays entiers dans les mêmes mains, et très-probablement aussi le caractère des habitants, se sont opposés au complétement de l'œuvre par la petite culture et par l'établissement de colons sur les lieux mêmes, préalablement disposés et plantés. Le Napolitain, au contraire, a répondu aux avances de ses souverains par son travail, son courage, son activité et sa persévérance.

La plaine de Fondi est séparée de Mola di Gaëta par une chaine de montagnes qu'il nous faut franchir. Tout à l'heure l'homme luttait par son activité contre un sol insalubre; ici il a vaincu par son travail la stérilité du roc. La terre s'est étagée en terrasses qui grimpent jusque sur les sommets les plus escarpés, et se couvrent d'oliviers partout où les racines peuvent trouver quelque nourriture. Au pied de la montagne, la route taillée sur le flanc vertical du ravin, passe sous les murs d'Itri, petite ville bâtie sur un monticule coiffé d'un vieux château festonné de machicoulis.

Nous n'entrerons pas à Mola sans avoir salué le tombeau de Cicéron, mis à mort par ordre d'Antoine, aux environs de la villa que le grand orateur possédait dans ces environs; et nous n'en sortirons pas sans avoir cueilli sur les bords élyséens du golfe, un de ces beaux fruits des Hespérides qui disputent la palme à ceux de Sorrente et de Palerme.

Une belle plaine commence bientôt après Mola di Gaëta, et ne se termine qu'aux monts Auranco et Massico, entre lesquels on passe pour atteindre un autre bassin. Elle est traversée par le fleuve Garigliano, qu'on franchit sur un pont de fer, le premier, et je crois le seul qui ait été établi dans la basse Italie. De nombreux groupes d'habitations se pressent sur la montagne, mais nous ne rencontrons pas un seul village dans cette plaine riche et bien cultivée. C'est que des conditions palustres se rencontrent sur plusieurs points. Jadis existaient dans ces parages la ville de Minturne, dont on voit encore les aqueducs, et les marais dans lesquels Marius se cacha pour échapper aux fureurs de Sylla.

La délicieuse vallée qui se creuse entre les monts Auranco et Massico aboutit au petit poste de Santa Agata, où l'on se repose, après la troisième journée de voyage, dans une auberge de peu de ressources. De Santa Agata à Naples se déroulent, sans interruption et sans barrières montagneuses, les fertiles plaines de Carniola, de Capoue et d'Aversa. Jusqu'à la ville de Capoue, l'homme semble encore fuir la plaine; mais de là jusqu'à Naples, les habitations foisonnent partout. Le desséchement et la végétation luxuriante des cultures ont produit une salubrité complète. Les plages qui s'étendent de Capoue à la mer, sont, au contraire, basses, humides, peu habitées; le Volturno, qui baigne de ses eaux lentes les murs de la ville, serpente dans une plaine dont l'inclinaison n'est pas assez prononcée. Au nord et au sud de ce fleuve, coulent les rivières appelées Savone et Patria qui, peu de temps avant de se jeter dans la mer, s'étalent en marécages. Toute la côte, de Baïa jusqu'au golfe de Gaëte, est malsaine et palustre; on énumère, du sud au nord, les lacs marécageux de Mare-Morto, Fusaro, Licola, Patria, enfin un autre à la hauteur de Sezza. Ce long espace insalubre est compris entre des plages favorisées par *l'aria fina*, à savoir, le golfe de Gaëte au nord, et au sud l'arc du golfe de Naples qui s'étend de la pointe de Pausilippe à Massa, et auquel fait suite le golfe non moins salubre de Salerne.

Capoue, malgré l'apparence guerrière que lui prêtent ses remparts bâtis par Vauban, doit encore être une molle et paresseuse cité. Son atmosphère humide, lourde et chaude, n'a en effet aucune des propriétés excitantes et toniques nécessaires pour donner de l'énergie et de l'activité au jeu des fonctions ni à l'élaboration de la pensée.

Je laisserais volontiers le lecteur à Capoue, au sein des délices annibalesques; mais, en conscience, ce serait me donner un démenti, à moi qui ai représenté l'activité napolitaine bravant le danger et poussant courageusement ses plantations jusque sur le bord des marécages. A Naples, nous allons retrouver la nation dans toute son activité travailleuse.

Où donc est le lazzarone, cet être poétique qui n'a pour abri que la voûte du ciel ou le portique des églises, ce lézard qui s'étend au soleil des quais pendant l'hiver, et s'endort à l'ombre de monuments dans la saison d'été; cet heureux de la terre qui ne pense jamais au lendemain et ne sort de son sommeil de boa qui digère, que pour ouvrir une oreille aux déclamations de l'improvisateur des rues? Le lazzarone est un être apocryphe, une fiction, tout comme le sphynx, le dragon et le vampire. Dans la magnifique, industrieuse et bruyante capitale, la population s'agite, cherche, travaille tout autant qu'à Paris. Voyez sur les places, sur le port, dans les rues : on se heurte, on se coudoie, tout le monde est affairé, mais pas un lazzarone ; les chiens seuls dorment dans l'angle des maisons sans s'inquiéter du lendemain. Naples est une cité féerique où l'on s'extasie à la fois devant l'œuvre de l'homme et devant l'œuvre de la nature, et qu'on ne quitte jamais qu'à regret en répétant : *Veder Napoli e poi morir.*

XVII.

DES SÉPULTURES CHEZ LES ANCIENS ROMAINS, AU POINT DE VUE DE L'HYGIÈNE
ET DE LA MÉDECINE (1).

Decès, embaumement, funérailles, combustion, *puticuli*, tombeaux, *columbaria*,
catacombes.

**A M. Dubois (d'Amiens), secrétaire perpétuel de l'Académie impériale
de médecine de Paris.**

Rome, 1ᵉʳ décembre 1852.

Le soin des funérailles n'a pas été imposé aux anciens par les exigences de
l'hygiène, mais par les croyances religieuses. Celles-ci, du reste, ne sont souvent
que des préceptes hygiéniques, dont les fondateurs des religions, plus éclairés

---

(1) Rien n'est basardé dans cet article; le plus mince détail est puisé à la
source authentique des auteurs de l'antiquité. Nous laissons des lacunes, plutôt
que de les remplir par des suppositions, même très-probables. Nous supprime-
rons les citations sèches, qui engendrent bientôt l'ennui, pour ne laisser de place
qu'à des vers épars, propres à fleurir un sujet aride. — Les compilateurs que
nous avons consultés, en outre des textes mêmes, sont : Nibby, ROMA NELL' ANNO
1838; Roma, 1839, 2 vol. in-8°; — Desobry, ROME SOUS AUGUSTE, Paris, 1835,
4 vol. in-8°; — Guasco, RITUI FUNEBRI DI ROMA PAGANA, in-4°, Lucca, 1758; —
Nieupoort, RITUUM QUI OLIM APUD ROMANOS OBTINUERUNT, SUCCINCTA EXPLICA-
TIO, etc.; Venetis, 1802, in-8°; — Fr. Gorio, MONUMENTUM SIVE COLUMBARIUM LI-
BERTORUM ET SERVORUM LIVIÆ AUGUSTÆ; Florentiæ, 1728, in-4°; — les ouvrages
de Gruter et de Fabrettus sur les inscriptions tumulaires, etc., etc. — Enfin,
pendant notre séjour de quatre années en Italie, nous avons exploré avec soin les
tombeaux, sépulcres, etc., de Rome, Naples, Pompéi, etc. — Consulter, pour les
catacombes, les ouvrages de Raoul Rochette, de l'abbé Gerbais et du père Mar-
chi, etc.

que leurs contemporains, ont voulu rendre l'exécution plus assurée, en les promulguant sous forme de lois divines.

L'âme qui s'exhalait d'un corps sans sépulture errait cent ans sur les sombres rives du Styx :

Centum errant annos, volitantque hæc littora circum.

(Virg., ENÉIDE.)

On conçoit qu'en partant de pareils principes, la mort par le naufrage devait être redoutée entre toutes. Pour racheter de cet exil de cent ans un parent mort sans sépulture, les siens lui faisaient ériger un cénotaphe, tombeau sans cadavre. Les passants qui rencontraient des restes humains abandonnés devaient jeter dessus quelques pierres : d'où résultait bientôt un monceau qui ressemblait fort sans doute aux redjem (1), que les Arabes modernes élèvent dans un but à peu près semblable. Dans l'ancienne Rome, ceux qui manquaient à cette pieuse obligation étaient tenus d'expier leur faute en sacrifiant une truie à Cérès.

En Égypte, où la conservation des cadavres, non-seulement de l'homme, mais aussi des animaux, était l'objet d'un art poussé à une si grande perfection, où des rois consommaient tout leur règne à se construire une dernière demeure, faisant travailler un peuple entier à ces œuvres gigantesques, et, à bout de ressources, allant jusqu'à prostituer leurs filles pour se créer de nouveaux moyens ; en Égypte, où l'on compte encore, après les ravages des siècles et des hommes, des myriades de momies entassées dans les sombres détours des hypogées, il fallait que les croyances religieuses imposassent des obligations plus rigoureuses encore que le paganisme grec et romain. En effet, la vie de l'âme était limitée par la durée du corps ; aussi cherchait-on à préserver celui-ci de la dissolution à l'aide de l'embaumement, et de la profanation par l'entassement de ces montagnes pyramidales dont la masse nous étonne, ou par le mystère de ces nécropoles, desquelles la main profane de l'industrie tire aujourd'hui les momies pour en faire des couleurs ou pour en orner nos musées.

L'introduction des cultes de Myrrha et d'Isis à Rome semble avoir, à une certaine époque, infiltré quelque chose de ces idées, et fait abandonner, pour un certain temps, l'incinération en faveur de l'inhumation du cadavre intact. Nous verrons bientôt que ces deux modes de sépulture ont, successivement et à plusieurs reprises, joui de la faveur ou enduré la désuétude. Mais auparavant, suivons le cadavre depuis le moment où la vie a fui jusqu'à celui où le sépulcre se referme, et recherchons, parmi les antiques usages, ceux qui peuvent nous intéresser comme médecin.

Nous supposons que la mort a visité une riche maison ; nous parlerons plus tard des simples funérailles du peuple. Les assistants, les plus proches parents

----

(1) F. Jacquot, EXPÉDITION DU GÉNÉRAL CAVAIGNAC DANS LE SAHARA ALGÉRIEN, 1 vol. gr. in-8° avec planches, p 40. Paris, 1849.

d'ordinaire, ferment les yeux au mort, pour les rouvrir lorsque le cadavre sera mis sur le bûcher. Le fils colle sa bouche aux lèvres de son père pour recueillir son dernier soupir, puis le défunt est appelé plusieurs fois à voix haute ; enfin le cadavre, couché par terre, est lavé à l'eau chaude, pratiques qui semblent avoir pour but de s'assurer si l'âme a bien réellement quitté sa demeure mortelle. Le décès n'est pas constaté par un médecin ; la déclaration en est faite au temple de Vénus *libitina*, d'où l'on mande les *libitinarii*. Ces derniers, munis de tout ce qui est nécessaire à leurs opérations, se rendent à la maison mortuaire, et le cadavre est remis entre leurs mains. Il est d'abord lavé avec beaucoup de soin, puis commencent les onctions méthodiques et prolongées avec divers aromates, huiles et onguents, dont les substances actives sont la cannelle, l'amôme, le lis, les glands, le cinnamôme, le narcisse, le nard, la myrrhe, l'aloès, etc. Toutes les ouvertures naturelles, la bouche, les narines, etc., sont ensuite obturées pour empêcher l'exhalaison des mauvaises odeurs. Vient enfin le *pollinctor*, qui farde les joues du cadavre pour déguiser la pâleur de la mort. Cette espèce d'embaumement terminée, le cadavre, enveloppé de linges blancs, est drapé dans la toge, revêtu de ses insignes, ceint d'une couronne, et exposé, visage et pieds découverts, sur un lit dressé, jusqu'au huitième jour, dans le vestibule de la maison. Des tentures noires et des cyprès annoncent que le deuil attriste cette demeure.

Des considérations hygiéniques et médicales se présentent immédiatement ici. Et d'abord, on se demande s'il est bien possible qu'un cadavre resté exposé sept ou huit jours, sans graves inconvénients, dans un pays dont la température est si élevée. Quelques antiquaires, en s'appuyant sur Acron (1), ont prétendu que les funérailles se faisaient le troisième jour ; mais Dacier les a victorieusement réfutés. Les textes, entre autres Servius (2), sont aussi explicites que possible. Desobry, Guasco, Nieupoort, Nibby, etc., regardent comme incontestable cette célébration des funérailles le huitième jour. A l'armée seulement, ou encore pour les enfants et pour la gent pauvre, ce terme était devancé ; Cicéron parle d'un enfant brûlé le lendemain du décès. Le fait accepté, recherchons si les manœuvres des *libitinarii* et des *pollinctores* avaient assez d'efficacité pour retarder la putréfaction pendant ce laps de temps. Il le faut bien croire, car il est à présumer que la police sanitaire n'eût pas toléré l'exposition de cadavres fétides dans l'*atrium* des maisons, et l'on s'expliquerait difficilement la pieuse coutume des baisers donnés par la famille au cadavre, au moment de le mettre sur le bûcher, c'est-à-dire huit jours après le décès, si ces baisers eussent dû rencontrer des lèvres vertes et molles de putréfaction. Il le faut bien croire, disons-nous ; mais nous ajouterons que les manœuvres et les opérations sur lesquelles nous trou-

---

(1) Acron, IN HORAT., epod. 17, V, 48.
(2) Servius, d OFNEID, VI, 218.

vons à peine quelques détails épars dans les auteurs, nous paraissent suffire à grand'peine pour un embaumement provisoire capable d'enrayer pendant huit jours la dissolution organique, dans une contrée aussi chaude que Rome. Ces manœuvres et ces procédés, nous les avons indiqués déjà. Les onctions avec divers aromates et des huiles chargées de principes volatils, ne pouvaient protéger que les parties superficielles, pour un petit nombre de jours. Parmi les substances énumérées par les auteurs, je n'en trouve aucune douée de puissantes vertus astringentes, et conséquemment tannantes et conservatrices. Il est probable que la putréfaction s'emparait à peu près avec la rapidité ordinaire des parenchymes gorgés de sucs, et que l'exhalaison de l'odeur était empêchée par les tampons que les *libitinarii* enfonçaient dans toutes les ouvertures. Dans aucun auteur je n'ai lu ni qu'ils vidassent les cavités splanchniques, ni qu'ils remplaçassent par quelques substances embaumantes les parenchymes absents. C'est seulement au moment de brûler le cadavre qu'on lui coulait dans la bouche une certaine composition destinée, comme nous le verrons bientôt, à le rendre plus facilement combustible.

Parmi les procédés d'embaumement provisoire, il ne faut pas oublier celui qui consistait à envelopper le corps dans des linges blancs, expressions vagues qui nous laissent la latitude de penser à quelque chose de pareil, quoiqu'en diminutif, à l'enveloppement si soigné et si méthodique des momies égyptiennes. Chacun a vu dans les musées ces bandes enroulées autour du corps et des membres, sur lesquels elles décrivent tant de tours qu'elles finissent par former une carcasse épaisse de plusieurs centimètres. L'emmaillottement ne laissant à découvert que la figure et les pieds, l'occlusion de toutes les ouvertures, les onctions générales et la peinture de la face, pouvaient suffire à la rigueur pour masquer les ravages de la putréfaction et pour empêcher, pendant quelques jours, les blessantes exhalaisons.

L'embaumement temporaire était fort dispendieux, et le prompt enlèvement des pauvres le troisième jour, avait pour cause principale l'impossibilité de conserver plus longtemps le cadavre, faute des opérations coûteuses des *libitinarii*.

A une époque où le médecin n'intervenait pas dans la constatation du décès, cette période de huit jours eût été une excellente garantie contre l'ensevelissement ou l'ustion d'un vivant cru mort, si l'occlusion de la bouche et des narines n'eût mis obstacle au rétablissement de la respiration. Le lavage à l'eau chaude et les onctions des libitinaires avaient plus d'efficacité pour rappeler la vie, avant l'embaumement temporaire.

Le huitième jour, destiné aux funérailles, était annoncé en ces termes aux parents, aux amis, aux clients et à la population avide de tout genre de spectacle : *Exequias* (suivait le nom) *quibus ire commodum est, jam tempus est; ollus effertur.* Le corps était alors chargé sur une litière que portaient les parents. C'étaient les premières corporations qui remplissaient cet office aux funérailles des chefs de l'État ; ainsi le cadavre du dictateur J. César fut porté par les magistrats, celui d'Auguste par les sénateurs, et l'urne de Sévère par les consuls. Le *designator*, chef des pompes funèbres, précédait l'immense convoi, où l'on voyait figurer les licteurs vêtus de noir, les affranchis coiffés du bonnet de liberté, les parents et les amis en habits de deuil et dépouillés de leurs insignes comme marque d'affliction, des danseurs exécutant une danse appelée *sicinne*, des musiciens et des chœurs jouant des airs nommés *nœniœ*, coupés de déclamation et de récitatif ; enfin des *prœficœ*, pleureuses, s'arrachant les cheveux et mêlant à leurs larmes payées le sang que leurs ongles faisaient jaillir, ridicule comédie dont Horace se moque dans une ode à Mécènes :

> Absint inani funere næniæ,
> Luctusque turpes, et quærimoniæ, etc.

Autour de la litière du mort, on portait les insignes des dignités dont il avait été revêtu, les trophées conquis par lui à la guerre, les images de ses ancêtres, etc., etc. Le cortége se rangeait sur le *forum*, et un proche, le plus souvent le fils du défunt, montait aux *rostres* et prononçait l'oraison funèbre ; puis on se rendait au bûcher ou à la sépulture de la famille. A ces funérailles se développaient souvent une pompe et un luxe inouïs ; ainsi aux obsèques du dictateur Sylla, dont le cadavre était porté sur une litière d'or, figuraient 2,000 couronnes d'or, envoyées par les villes d'Italie, et un nombre infini de splendides trophées conquis par le rival heureux de Marius.

Dans les premiers temps de Rome, il était loisible aux familles d'enterrer les leurs dans la maison même ; cette latitude engendra des abus et des inconvénients que les ordonnances durent bientôt réprimer ; aussi lit-on dans la loi des XII tables : *Hominem mortuum in urbe neve sepelito neve urito.* Le privilége de la sépulture intra-muros ne fut conservé que pour les vestales, pour les chefs de l'État, et pour les citoyens héroïques auxquels le peuple décernait des funérailles et érigeait un tombeau aux dépens du trésor public ou à l'aide d'une souscription volontaire. On voit que l'ancienne Rome a pris de bonne heure cette importante mesure d'hygiène publique ayant pour but d'empêcher l'entassement des morts avec les vivants, mesure si négligée chez nous au moyen âge, et dont Rome moderne avait peu souci avant que le règne de Pie IX ne vînt rappeler à une plus saine pratique. Quant à la partie du texte qui prohibe l'ustion dans la ville, elle est autant dictée par la sûreté publique que par l'hygiène. Certes la combustion d'un cadavre en place publique devait être une source de fétides dégagements, mais le plus grand danger consistait dans la possibilité de la propagation de l'incendie. Aux séditieuses funérailles de Claudius, tué par Milon, le feu prit, en effet, à la *Curia ostilia*, et se communiqua à la basilique *Porcia*. En l'an de Rome 716, les consuls Claudius et Narbonus firent décréter que le bûcher devait, non-seulement être élevé hors de la ville, mais que deux milles au moins le sépareraient désormais des murs d'enceinte.

Reprenons le cortége que nous avons laissé au Forum, entourant la tribune aux harangues. Le panégyrique est terminé, et la foule se dirige vers le bûcher. Celui-ci, appelé *pyra*, était élevé en pleine campagne ou dans l'*ustrina*, sorte de petite enceinte de pierre en forme de foyer, attenante à la sépulture de la famille, et dont on peut se faire une juste idée au tombeau de Porcius, sur la voie des tombeaux de Pompéi. Le bûcher était construit en forme d'autel élevé, et des bois de facile combustion, des résineux, par exemple, servaient à sa confection. Des guirlandes le paraient, et des cyprès se dressaient autour de lui. On rouvrait les yeux du mort, puis, avant de le placer sur le bûcher, on lui jetait de l'huile odorante, les parents lui en aspergeaient la face, et le bûcher était lui-même prodigalement arrosé de liqueurs précieuses. Nous avons dit qu'on versait également dans la bouche du cadavre une composition destinée à fournir au feu un aliment plus facile. Cette composition, appelée *murrhata*, semble avoir été un liquide dans la composition duquel figurait la myrrhe. Le luxe des bûchers devint si exorbitant à Rome, que le législateur crut urgent de fixer la quantité de liqueurs qu'on pouvait répandre, et défendit de façonner les bûches destinées à la *pyra :* *Rogum ascia ne polito.* Le sage Numa, pour éviter les inutiles prodigalités du bûcher, avait encouragé l'ensevelissement sans ustion, et ordonné qu'on procédât ainsi à ses funérailles. Le second roi de Rome a également laissé une loi posthume interdisant d'arroser de vin le bûcher : *Vino rogum ne respergito.* Quand le luxe prit ces colossales proportions qui caractérisent l'époque impériale, pas n'est besoin de dire que ces prescriptions tombèrent en désuétude.

Les parents du défunt mettaient le feu à la *pyra*, en détournant la tête. Le bûcher enflammé prenait alors le nom de *rogum*, d'après Servius. C'est quand la fournaise petillait qu'on sacrifiait le plus follement à la prodigalité : on y jetait des habits précieux, l'or et la pourpre, les armes, les insignes, les trophées du défunt, et les femmes y joignaient les tresses de leurs cheveux coupés en signe de deuil. Ces présents aux dieux mânes s'appelaient *munera*. La loi fut encore obligée d'intervenir pour mettre un frein à ces dispendieux sacrifices ; elle défendit, par exemple, de livrer aux flammes plus de trois robes de deuil, et de rendre plus d'une fois les honneurs funèbres au même individu. Le besoin de représentation était en effet devenu si impérieux qu'on répétait plusieurs fois les funérailles pour diverses parties du corps séparées au préalable du cadavre, pratique qu'il ne faut pas confondre avec la section d'un doigt que l'on faisait communément pour sacrifier la partie détachée aux dieux mânes.

Quand le bûcher était à demi consumé, *bustus ou bustuarium*, commençaient les offrandes sanglantes. Pour apaiser les mânes, divinités qui à la fois aiment le sang et agréent les paisibles libations de lait, on immolait les animaux favoris du défunt; ainsi Pline parle d'un père faisant périr sur le bûcher de son enfant *mannulos multos, canes majores minoresque, luscinias, psit-*

tacos, merulas. Plus tard, ce fut le sang humain qui fut appelé à apaiser ces terribles dieux mânes, le sang des prisonniers, des esclaves et des gladiateurs appelés *bustuarii.* Un adieu touchant terminait ces scènes barbares ; le plus proche parent congédiait la foule par ces belles paroles : *Æternum vale; nos te, ordine quo natura jusserit, cuncti sequemur.*

Les assistants se purifiaient en passant sur le *bustuarium* presque éteint, puis retournaient à la maison mortuaire. Celle-ci était également purifiée en la balayant avec de la verveine. Les parents et les intimes se plongeaient dans le bain et se rendaient au *triclinium* pour prendre le repas funèbre. Ainsi se terminait le huitième jour.

Le lendemain, les parents et les amis retournaient au bûcher pour recueillir les cendres. On les lavait dans du vin, puis, après y avoir mêlé des fleurs et des parfums, on les renfermait dans l'urne funéraire, *urna cineraria, sepulcralis, ossuaria.* Nous avons puisé des cendres dans plusieurs cippes et dans des *ollæ :* c'est une cendre douce et soyeuse, d'un gris noirâtre, parsemée de petites particules blanches et mêlée de fragments osseux plus ou moins considérables, parmi lesquels on reconnaît surtout des lames et des apophyses vertébrales.

Un peu après Auguste, on commença à se servir communément de linceuls d'amiante qui, sans gêner la combustion, empêchaient la cendre révérée du cadavre de se mêler aux immondes débris du bûcher. Au musée bourbonien de Naples, nous avons vu une toile d'amiante soigneusement tissée, qui, lorsqu'elle fut trouvée dans un vieux tombeau de la Pouille, contenait encore les cendres du cadavre. Une autre toile, plus grossière, existe également à la bibliothèque vaticane de Rome.

Nous ne nous expliquons pas comment on pouvait recueillir les cendres, quand on ne se servait pas de la toile isolante d'amiante, c'est-à-dire pendant toute l'époque romaine antérieure à Auguste et sous le règne de cet empereur. Le cadavre, posé sur un bûcher élevé, devait mêler sa cendre à celle du bois, et les différents objets qu'on jetait dans les flammes, aussi bien que les animaux immolés, augmentaient encore la confusion. Nieupoort admet, en s'appuyant sur certains passages obscurs, que le corps n'était point placé sur le bûcher, mais posé dans un trou ménagé au centre de celui-ci, et qu'il était ainsi consumé par les flammes qui le recouvraient comme d'une voûte de feu. Il ajoute qu'à l'aide de grandes tringles, on empêchait les bûches environnantes de couvrir le corps de leurs débris fumants. Nos propres recherches établissent péremptoirement qu'on plaçait le cadavre sur un lit de fer posé sur le bûcher, et ce mode est mis hors de doute par la découverte d'un de ces lits, qui figure dans l'intéressante galerie du marquis Campana, à Rome. C'est un gril rectangulaire de la longueur d'un homme, formé d'étroites et minces bandes de fer qui se croisent en laissant entre elles des jours lozangiques. Une sorte d'oreiller de même métal recevait la tête. Mais, quoi qu'il en soit, ces précautions de-

vaient être insuffisantes, et nous pensons que, sous peine de recueillir un ra-
massis hétérogène, on devait se contenter de récolter quelque peu de cendre
grasse et onctueuse et des fragments d'os, c'est-à-dire les parties dont la pro-
venance était la plus évidente. Les archéologues n'ont pas, que je sache, agité
la question de cette récolte partielle ou totale. Notre opinion, qui penche pour
la première supposition, est corroborée par la remarque suivante, qui nous
appartient : nous avons lu en plusieurs endroits sur les *tituli* de *loculi* contenant deux *ollæ*, ou même à propos d'une seule *olla* : *Sibi suisque libertis et
libertabus, posterisque eorum.* On ne peut raisonnablement admettre qu'une
ou deux *ollæ* de la capacité de quatre litres environ chacune, ait pu devenir le
réceptacle des cendres de toute une maison, les affranchis compris, et il faut
bien supposer que, dans certains sépulcres, chaque corps était représenté par
une quantité assez minime de résidu incinéré. Nous verrons bientôt, à propos
des *columbaria* découverts près de la porte *Capœna*, que le plus récent, postérieur à Auguste, tandis que les autres sont contemporains de cet empereur,
contient des *ollæ* de famille, cinq ou dix fois plus amples que celles des *columbaria* plus anciens, ce qui tend encore à établir que la récolte était partielle
avant l'usage de l'amiante, et qu'elle devint ensuite plus complète.

Les pauvres n'étaient pas inhumés avec le dispendieux cérémonial que nous
venons de décrire. Il a été dit déjà que, faute des manœuvres conservatrices
trop coûteuses des libitinaires, on les enterrait le troisième jour. On jetait dans
une bière banale, appelée *arca* ou *sandapila*, le cadavre enveloppé dans une
grossière robe brune, dont on le dépouillait ensuite pour la faire servir à un
autre. Quatre vespillons portaient ce corbillard, le soir, et le cadavre était précipité dans les *puticuli*.

> Quatuor inscripti portabunt vile cadaver.
>
> MARTIAL.

Je trouve dans ce même satirique, au sujet des vespillons, croque-morts de
bas étage de ces temps-là, quelques vers qui sembleraient peu honorables pour
la profession médicale. Il s'agit d'un médecin qui se fit vespillon, et qui exerçait même simultanément les deux fonctions :

> Nuper erat medicus, nunc est vespillo Diaulus.
> Quod vespillo facit, fecerat et medicus.

Et ailleurs :

> Chirurgus fuerat, nunc est vespillo Diaulus.

Ce passage établirait-il que la profession médicale était alors assez infime
pour qu'il n'y eût qu'un pas entre elle et les viles fonctions de vespillon ? Non :
il prouverait plutôt que ce fut là une grande dérogation, une insigne anomalie,
puisqu'elle a mérité l'attention du satirique. On ne signale pas les faits usuels,
mais les faits exceptionnels.

Les *puticuli* ou *puticulæ*, sur lesquels Raoul Rochette a savamment discuté dans son livre sur les catacombes de Rome, et qui nous intéressent tant au point de vue de l'hygiène publique, étaient aussi appelés *culinæ*, *polyandriæ*. Il paraîtrait que ce n'était autre chose que les renflements profonds qu'on trouve le long des couloirs des catacombes, cryptes communiquant avec l'air extérieur par un puits dans lequel on précipitait pêle-mêle les cadavres des pauvres gens. Varron et Horace nous apprennent qu'ils existaient surtout aux environs de l'Esquilin, aux portes du jardin de Mécènes :

> Hoc miseræ plebi stabat commune sepulcrum.
>
> HORACE.

Puticulæ quod putescebant ibi cadavera projecta, quis locus publicus extra Esquilias.

VARRON.

Horace représente les cadavres pourrissant dans les puits et les ossements jonchant le sol, hideux spectacle dont son noble protecteur délivra l'Esquilin, moins sans doute dans l'intérêt de la santé publique que pour la salubrité de ses jardins, et afin de ne pas être attristé en se rendant dans ses domaines :

> Huc prius angustis ejecta cadavera cellis
> Conservus vili portanda locabat in arca.
> Nunc licet Æsquiliiis habitare salubribus, atque
> Aggere in aprico spatiari : quo modo tristes
> Albis informem spectabant ossibus agrum.
>
> HORACE, sat. 8.

Quoi qu'il en soit, toujours est-il que si les sépultures des riches remplissaient, comme nous le verrons bientôt, les conditions désirables au point de vue de l'hygiène publique, il n'en était pas de même des *pourrissoirs* plébéiens, pour employer une expression conforme au tableau tracé par Horace et par Varron.

Quelquefois les pauvres avaient les honneurs du *rogus*, mais alors on les entassait sur un bûcher peu élevé et sans ornements. Comme les cadavres n'étaient pas oints de ces huiles parfumées qui rendent la combustion plus facile et que leur bouche n'avait pas reçu la *murrhata*, on mettait sur le bûcher un corps de femme au moins pour dix hommes, les vespillons ayant remarqué que les cadavres de femmes *renfermaient plus de calorique*, et aidaient ainsi à la combustion du monceau entassé sur le pauvre bûcher. Cette observation est assez curieuse pour que nous citions les sources : Macrob., SATURN. VIII, 7, et Plut., SYMPOS., III, 4. Nous nous demandons si les Romaines d'alors n'auraient pas été, comme celles d'aujourd'hui, sujettes à une obésité précoce et quelquefois monstrueuse, et s'il ne faudrait pas rechercher dans l'abondance du tissu graisseux sur les cadavres de femme, la cause de la singulière coutume dont nous parlons.

Il a été jusqu'ici longuement question de l'incinération des cadavres, mais peu de l'ensevelissement du corps en entier ; ces deux modes ont pourtant été successivement en vigueur à Rome, et il nous reste conséquemment une seconde face de la question à considérer.

Pline dit très-explicitement que les Romains des premiers âges ne brûlaient pas les cadavres : *Ipsum cremare apud Romanos non fuit veteris instituti; terra condebantur.* Puis le même auteur rapporte une loi posthume de Numa : *Vino rogum ne repergito,* et nous apprend que ce sage monarque ordonna que son corps fût enseveli et non livré aux flammes : d'où il résulte bien évidemment, d'après l'encyclopédiste lui-même, qu'on brûlait déjà du temps du second roi de Rome. D'autres documents viennent déposer dans le même sens, entre autres la découverte d'urnes cinéraires dans les sépultures des familles si antiques des Furii èt des Turpilii, trouvées au pied de la colline Tusculane.

A Rome, les deux modes de sépulture semblent avoir toujours été employés contemporainement, mais avec prépondérance plus ou moins étendue de l'un et désuétude plus ou moins marquée de l'autre. L'incinération prévalut peu à peu, à partir du moment où les Romains s'engagèrent dans des guerres italiques de plus en plus lointaines, à cause de la facilité de rapporter dans la patrie l'urne contenant les cendres. Les guerres civiles contribuèrent aussi à propager l'usage du bûcher, l'*olla* pouvant facilement être cachée et soustraite ainsi aux profanations du parti vainqueur, tandis qu'un corps contenu dans un lourd sarcophage n'offrait pas les mêmes sûretés. Quelques familles, cependant, au temps où l'incinération était presque universelle, conservèrent la coutume de l'ensevelissement, entre autres la noble famille Cornelia, dont les trois branches étaient les Scipions, les Lentulus et les Sylla. La vérité de cette assertion de Pline et de Cicéron a été vérifiée en 1780 par la découverte du sépulcre des Scipions, où l'on a trouvé les cadavres entiers. Sylla est le premier personnage de la souche cornélienne qui ordonna que son corps fût brûlé. Le dictateur voulait ainsi se soustraire aux représailles des partisans de Marius, dont il avait profané la dépouille mortelle.

Au deuxième siècle de l'ère chrétienne, on revint graduellement à l'ensevelissement, comme l'indique le nombre si considérable des sarcophages à cette époque; les musées de Rome en regorgent. Dans les cours des palais et dans les villas (villa Ludovisi, etc.), ils servent de bassins ou de vases à fleurs. Leur époque n'est pas indiquée par le millésime, car les Romains n'en mettaient jamais; mais le caractère et le style de la sculpture sont un guide auquel on peut sûrement se fier.

Cette diversité dans le mode de sépulture a pour conséquence nécessaire la diversité des tombeaux. Ceux-ci peuvent être divisés en trois classes : tombeaux à cendres, à cadavres, tombeaux mixtes. Une autre distinction, qui intéresse également le médecin hygiéniste, repose sur la quantité d'individus enfermés dans le même sépulcre : 1° les fosses communes, ou *puticuli*, où les cadavres étaient entassés pêle-mêle; 2° les cimetières, dans lesquels les familles ou les individus avaient une place bien distincte et bien séparée des autres, par exem-

ple les *columbaria* et les catacombes chrétiennes ; 3° les monuments destinés
à une seule famille, comme les mausolées d'Auguste, d'Adrien, les tombeaux
des Scipions, de la famille Plautia, etc., dont on voit encore aujourd'hui les
restes ; 4° enfin les tombeaux érigés à un seul individu : exemple, les sépulcres
de Bibulus, de Caïus Cestius, de Cecilia Metella, etc., qui, après tant de siècles
et malgré les barbares, sont encore actuellement debout.

Quant à la forme, tous les tombeaux antiques de Rome peuvent se grouper
autour de quatre types, savoir, la forme ronde (Cecilia Metella, Plautia,
Adrien, Auguste), la forme pyramidale (Caïus Cestius), la forme quadrilatère
(Aterius, Bibulus), enfin la forme de chapelles ou de petits temples. Ils sont
élevés au-dessus du sol, ce qui est la règle très générale ; ou souterrains à
l'exemple des hypogées d'Égypte ou d'Étrurie, tels sont le sépulcre des Scipions,
les catacombes et les *puticuli* ; ou bien encore ils se trouvent moitié au-dessus
et moitié au-dessous du sol ; enfin un tumulus artificiel couvre quelquefois le
tombeau, comme au mausolée d'Auguste.

En Égypte, la double précaution de l'embaumement et des hypogées empêchait
toute émanation cadavérique. On sait qu'à ces sages coutumes de l'antiquité a
succédé l'entassement des cadavres presque à fleur de terre, près des habitations et jusque sous les appartements même, pernicieux usage dans cette
contrée torride dont le Nil détrempe profondément le sol chaque année ; et l'on
n'a pas oublié qu'un esprit brillant et judicieux a cru trouver dans ces conditions la cause de la peste, dont l'Égypte est le principal foyer d'irradiation.

Les Étrusques, prédécesseurs des Romains dans l'Italie moyenne, les Étrusques
dont l'art offre, dans sa première période, tant d'analogie avec l'art égyptien,
ensevelissaient également dans des hypogées. Nous avons visité, à quelques
lieues de Cività-Vecchia, à Cornetto, l'ancienne Tarquinies, une colline toute
criblée de caves sépulcrales, dont quelques-unes, notamment les tombes dites
du Typhon, du Triclinium et du voyage de l'âme, conservent, après deux ou
trois mille ans, des peintures toutes fraîches encore. Les cadavres entiers sont
enfermés dans des sarcophages de tuf sonore, sur lesquels sont quelquefois couchées des statues, et rangés ces magnifiques vases étrusques dont on admire la
légèreté et l'inimitable vernis. Dans la cave du voyage de l'âme, vaste hypogée
soutenue par quatre piliers, et qui semble avoir été un cimetière pour le public,
les corps étaient enterrés sous terre, chacun dans une fosse séparée ; mais la
plupart de ces cryptes étaient des tombeaux individuels ou plus souvent encore
des sépultures de famille. A Cervetri, l'ancienne Cerceres, on trouve deux étages
souterrains de caveaux ; les plus profonds passent pour presque contemporains
de la guerre de Troie. On pénétrait dans tous ces tombeaux par une porte étroite
à laquelle conduisait un escalier droit. Les Romains se sont quelquefois servis
de ces hypogées pour ensevelir leurs morts, témoin une inscription latine et des
peintures postérieures à l'art étrusque, trouvées dans la nécropole de Cornetto.

51

Les anciens habitants de Rome ne semblent pas avoir senti la nécessité d'éloigner le plus possible les cadavres de la demeure des vivants, en confiant les dépouilles à des cryptes souterraines. Les carrières de Pouzzolane, dont le réseau s'entrelace sous la ville de Rome, s'offrait naturellement comme lieu de sépulture, mais les maîtres du monde se sont contentés d'en utiliser quelques parties sous le nom de *puticuli;* ce sont les chrétiens persécutés qui en ont fait l'asile des morts, comme nous le verrons bientôt. Mais les Romains, les plus grands entasseurs de pierre après le peuple de Pharaon, semblent avoir recherché la difficulté : ne voulant creuser leurs tombeaux ni sous le roc ni sous la terre, ils ont forcé le roc et la terre à s'entasser sur leurs tombeaux. La courte description de quelques-uns des plus fameux montrera facilement que de véritables montagnes ou des rochers s'élevaient sur les sépulcres et les isolaient autant que s'ils eussent été confiés aux entrailles de notre mère commune.

A quelques milles de Rome, sur la voie Appienne, surgit le grandiose tombeau élevé à Cecilia Metella, femme du riche Crassus, vers l'an 700 de Rome. C'est une tour ronde de 100 pieds de diamètre, revêtue de gros blocs de travertin encore admirablement joints, et couronnée par une superbe frise en marbre blanc représentant des festons et des bucrânes ; elle repose sur un soubassement carré, et sa hauteur totale est de 60 pieds. La chambre sépulcrale ne mesure que 30 pieds de diamètre, et les parois ont conséquemment tout autant et même plus d'épaisseur. A cette chambre, terminée jadis en voûte conique, aujourd'hui éboulée, on arrive par un étroit couloir qui a près de 40 pieds de longueur, et qui se fermait par une double porte, dont l'une extérieure, et l'autre située à 27 pieds de l'entrée. La solidité de ce tombeau est telle que, surmonté de créneaux au moyen âge, elle a servi de tour féodale, citadelle d'un manoir occupé successivement par les Gaetani, les Savelli, les Colonna, les Orsini, et que défendue en 1312 par Jean de Sabello, elle soutint un siége en règle contre l'empereur Henri, auquel elle ne se rendit que faute de vivres. Si cette imposante masse de pierre n'avait pas été concédée comme carrière d'exploitation en 1588, elle serait encore intacte aujourd'hui après plus de dix-huit cents ans, les injures des saisons glissant sans l'entamer sur ce grand rocher séculaire ; mais les démolisseurs en ont jeté à bas une tranche, entamant un flanc et une partie du sommet.

Le tombeau de la famille Plautia, à l'entrée du pont de Lucano, en allant à Tivoli, a également servi de forteresse au moyen âge.

Le monument de Caïus Certius, aujourd'hui enchâssé dans les murs de Rome, appelle l'attention au même titre que celui de Cecilia Metella, c'est-à-dire comme construction d'une véritable crypte dont les épaisses parois étouffaient toutes les émanations. C'est une pyramide quadrilatère, toute revêtue de marbre blanc ; elle a 125 pieds romains de hauteur verticale, et chaque côté de la base en mesure 100 au niveau de la base du soubassement de travertin sur lequel elle repose. La chambre sépulcrale, dont on ignore l'entrée antique, n'a que

20 pieds de long sur 12 de large et 15 de hauteur. Ce grand monument, qui surpasse en élévation le quart de la pyramide de Chéops, fut bâti en trois cent trente jours, selon les désirs de Caïus Cestius, l'un des septemvirs des Épulons, en l'an 719 de Rome.

Les deux mausolées les plus fameux de Rome étaient celui d'Adrien et celui d'Auguste. Celui-ci, vaste rotonde, égale au dôme du Panthéon ou à celui de Saint-Pierre, entourée de quatorze chambres sépulcrales, était une véritable hypogée, un tumulus, grâce à la montagne de terre sous laquelle on l'avait enfoui. Des arbres croissaient sur cette hauteur artificielle, qui servait de promenade et se terminait par la statue équestre de l'empereur. Le soubassement de ce tombeau avait 225 pieds sur chacune de ses faces. Manoir féodal au moyen âge, le mausolée d'Auguste sert aujourd'hui de cirque et d'amphithéâtre à l'usage des écuyers et des saltimbanques.

Mais le monument qui donne la plus vaste idée de la solidité et du grandiose de ce genre de construction, c'est sans contredit le mausolée d'Adrien, appelé aujourd'hui môle ou fort Saint-Ange. A Nerva, dernier empereur qui avait trouvé place au mausolée d'Auguste, succéda Trajan, qui fut enseveli sous la colonne qui porte son nom. Adrien construisit une nouvelle nécropole impériale, immense tour ronde dont le soubassement carré a 275 pieds de face, et qui elle-même aujourd'hui, malgré les arrachements barbares qui l'ont dégradée, a encore 200 pieds de diamètre. Elle était entièrement revêtue de plaques de marbre et ornée de pilastres surmontés d'un riche entablement. Des groupes équestres et des centaines de statues garnissaient la tour et le soubassement. Un char pouvait monter jusqu'au sommet par une rampe peu rapide en spirale qui s'enroulait dans l'épaisseur massive du monument; cette rampe aboutissait vers le centre du pâté, à une petite chambre sépulcrale dans laquelle on a trouvé la magnifique et gigantesque urne de porphyre, dont le couvercle sert aujourd'hui de fonts baptismaux à Saint-Pierre. Pour le dire en passant, la main impie du fanatisme a souillé les urnes les plus sacrées pour en disperser la poussière au vent. Ainsi, lorsque l'on découvrit, en 1780, le sépulcre des Scipions, les ossements de cette vieille race de héros furent dispersés sur la terre, et ces nobles dépouilles fussent restées mêlées aux débris immondes des brutes, si une main pieuse ne les eût recueillies et transportées loin de Rome. Trop vraie parole de Scipion mourant dans l'exil : Ingrate patrie, tu n'auras pas mes os, puisque, après vingt siècles, sa patrie semble encore répudier les glorieux restes de cette race héroïque !

Pour donner une juste idée de la solidité et de la masse du mausolée d'Adrien, nous ajouterons que cet indestructible rocher sert, depuis des siècles, de citadelle à Rome. C'était l'inexpugnable repaire d'où de nobles brigands s'abattaient sur le peuple et faisaient la guerre aux papes. C'est là que la trop fameuse Marosie usa trois maris au métier difficile de rechercher la souveraineté de Rome ; c'est là encore que plusieurs papes, enlevés par leurs rebelles feudataires, gémirent emprisonnés ou périrent par la faim, la corde ou le poison. Je ne sais combien de siéges soutint cette citadelle romaine, depuis celui où les gens de Bélisaire, à court de munitions, écrasèrent les Goths en précipitant sur eux les statues de marbre dont les arts déplorent aujourd'hui la perte. Contre ses murs bien des efforts échouèrent, voire même ceux de l'empereur Frédéric, en 1167. Le peuple, las enfin d'être pillé et exploité par les nobles, et voulant détruire leurs repaires, décréta, au commencement du XIVe siècle, sa démolition, qui avait été déjà tentée en vain en 1191 ; mais le vieux rocher d'Adrien résista, son écorce seule fut écorchée.

On va bientôt voir, quand nous aurons parlé de la voie Appienne, que ces descriptions ne sont pas oiseuses au point de vue de l'hygiène publique.

Sans doute un certain nombre de tombeaux se trouvait dans l'enceinte de la ville, malgré les lois, à cause des exceptions admises, et bien plus encore par suite de l'extension successive de la muraille d'enceinte ; mais la plupart garnissaient les voies romaines, à partir des portes, notamment les voies Appienne, Latine, Flaminienne, etc. La *via Appia*, sur une longueur de 12 milles, de Rome à Albano, était une véritable rue de morts, où les tombeaux, pressés les uns contre les autres, se succédaient sans interruption des deux côtés. Nibby a compté 200 tombeaux hors de terre, dans ce trajet; les fouilles ordonnées par Pie IX démontrent qu'il y en a plusieurs milliers. Dans tous ces tombeaux, dont un grand nombre fastueux, on reconnaît toujours les mêmes principes : d'épaisses murailles et des clôtures hermétiques isolent complétement les cadavres et donnent les bénéfices de l'ensevelissement souterrain. De solides sarcophages de tuf, de travertin ou de marbre reçoivent les cadavres et se referment soigneusement sur eux, et ces sarcophages sont eux-mêmes recélés par des chambres sépulérales ménagées dans la maçonnerie massive. Il y a plus : quelques sépulcres n'ont pas de caveau central, et l'urne funéraire figure comme une pierre perdue dans la masse des autres matériaux ; tel est le tombeau du boulanger Eurysacès, à la porte Majeure.

Le long de la voie Appienne, si intéressante aujourd'hui surtout, on remarque un certain nombre de grands *tumuli* artificiels, entre autres deux, fort considérables, situés en face l'un de l'autre. Le visiteur s'arrête ordinairement à la *casa tonda*, immense tombeau en forme de tour ronde, sur la plate-forme de laquelle on a bâti une maison d'exploitation et planté un verger de vingt oliviers! Les portes des sépulcres ne s'ouvraient jamais sur les voies, mais du côté des champs; sur la route, une inscription indiquait les noms et les qualités des individus inhumés, et, selon la belle expression de Varron, rappelait aux passants qu'ils payeraient un jour leur tribut a la mort : *Et ideo secundum viam, quo prætereuntis admoneant et se fuisse et illos esse mortales.*

Ces détails n'ont pas besoin de commentaires; il en ressort bien évidemment que, grâce aux principes qui présidaient à la construction des sépultures dans l'ancienne Rome, aucun inconvénient pour la salubrité publique ne pourait résulter de l'existence de tombeaux sans substructions, dans l'intérieur de la ville et à ses portes le long des voies.

Le mode de sépulture qui nous paraît digne, entre tous, de mériter l'attention du médecin et de l'économiste, c'est le *columbarium*. On appelle ainsi des caveaux dont les murailles sont creusées, comme un colombier, de niches ordinairement demi-circulaires destinées à recevoir les urnes cinéraires. Sur la voie des tombeaux, à Pompeï, on nous a montré un petit *columbarium* appelé Tombeau des Gladiateurs ; le sépulcre de Virgile, sur la grotte de Pausilippe, à Naples, n'est autre chose qu'un *columbarium;* nous avons aussi rencontré de pareilles sépultures sous la colline de Bauli, près du cap Mysène, le long de la rampe où Virgile place les Champs-Élysées ; mais c'est Rome qui possède les *columbaria* les plus vastes et les mieux conservés. Le plus remarquable était celui qui a été découvert, en 1721, sur la voie Appienne, et dont Gorius nous a laissé une description complète. Il contenait, dans ses niches demi-circulaires, les cendres de 1,500 individus ; il était destiné aux gens de la maison de Livie, femme de l'empereur Octavien Auguste. On n'a pas respecté ce monument si digne d'intérêt, dont on ignore même aujourd'hui la place précise, mais dont beaucoup d'inscriptions sont conservées au Vatican. Le marquis de Campana, protecteur et savant ami des arts et de l'antiquité, ayant découvert en 1830, près de l'ancienne porte Latine, un *columbarium* intact, orné encore de fresques gracieuses et fraîches, garni de cippes, d'urnes, de sarcophages, embelli par des chapelles et des bas-reliefs en stuc, se fit un devoir de conserver chaque chose à sa place ; de sorte qu'aujourd'hui on peut, pour ainsi dire, surprendre les habitudes romaines sur le fait. Ce monument, connu sous le nom de *Columbarium de Pomponius Hylas*, semble avoir été destiné à recevoir un petit nombre de personnes de distinction.

Non loin de là, existent deux autres grands *columbaria*, véritables cimetières, qui méritent toute notre attention. Ce sont de vastes caveaux qui occupent chacun un espace de 25 pieds en longueur comme en largeur, et dont l'élévation en atteint 35 ou 40. Chaque paroi est percée de 9 étages de niches, *loculi*, en forme de gueules de four, construites en voûtes à l'aide de petites pierres de travertin taillées avec le plus grand soin, et recouvertes de stucs et de peintures. Dans chaque niche on voit l'ouverture de 2 vases de terre, *ollæ* maçonnés jusqu'à la gueule dans l'épaisseur de la cloison qui sépare les étage. Ces *ollæ*, de la capacité de 3 à 4 litres, sont les urnes cinéraires. On en compte, y compris celles qui sont engagées dans des sortes de plates-bandes, le long des murs, 1,200 dans un columbarium et 1,500 dans l'autre. Dans ces niches étaient rangés des vases de toute forme destinés aux libations et à recevoir les mets offerts aux dieux mânes. En regard de chaque *olla*, une inscription, *titulus*, rappelle le nom du défunt, ses titres, ses qualités, et bien souvent les regrets de ceux qui lui survivaient. On y retrouve presque les mêmes phrases que dans nos cimetières modernes ; le cœur a eu le même langage à toutes les époques du monde et la voix de la douleur est toujours la même : *filio pientissimo; dulcissimæ conjugi; matri carissimæ; patrono indulgentissimo; conjugi benemerenti; sit tibi terra levis; hic est et non est; amorem habuit; ne tangito, o mortalis, reverere manes deos*, etc., etc. Parmi ces inscriptions touchantes nous en avons remarqué une, souvent répétée, qui nous a paru impertinente, c'est le regret des veuves à leurs maris, *indulgentissimi !*

Un très-petit nombre de niches, plus vastes et mieux ornées, contiennent un cippe de marbre ou un vase cinéraire de matière précieuse, ou encore un buste, un bas-relief ; ce sont les sépultures des gens plus riches qui voulaient se distinguer du commun, ou des personnages auxquels leur mérite faisait décerner ces honneurs posthumes.

Les *comlumbaria* anciens étaient destinés soit à une famille, soit aux gens d'une grande maison, ou bien, cimetière pour le public, recevaient les cendres de ceux qui achetaient une place, enfin, comme à Naples aujourd'hui, aux sociétaires d'une confrérie. Des deux *columbaria* que nous venons de décrire, l'un a toujours servi aux gens de l'impératrice Livie, et l'autre, fondé pour la maison de Pompée le Grand, reçut plus tard la même destination que le premier. Dans les cimetières construits dans un but de spéculation, les familles achetaient une ou plusieurs urnes, ainsi qu'on peut le lire sur les *tituli*, indiquant l'acquisition d'un nombre déterminé d'*ollæ*. Ces inscriptions spécifient que la sépulture était individuelle, *sibi*, ou destinée également à la famille, *sibi et suis*, et même qu'elle devait servir aux affranchis et à leur postérité, *sibi et suis, libertis libertabusque et posteris eorum*. Certaines lettres signifient que le monument et l'*olla* ne devaient pas se transmettre en propriété aux descendants N. H. S. *Non heredes sequitur*, ou bien qu'au contraire il devait revenir aux héritiers. H. M. H. S. *Hoc monumentum heredes sequitur*. Enfin d'autres initiales apprennent que le défunt avait pensé, de son vivant, à se ménager une dernière demeure, V. S. P. *Vivus sibi posuit.*

Au moment où nous écrivons, un autre *columbarium* vient d'être découvert et déblayé, près des deux dont nous nous sommes occupé. Il semble être d'un ordre plus relevé et d'une date postérieure aux deux autres, puisqu'il commence à recevoir la cendre des morts, sous le règne de Tibère, époque de la clôture des deux précédents. Ses murailles ne sont plus creusées par des niches uniformes, mais recèlent des *loculi* de configuration et de capacité très-diverses. La plupart sont de véritables sépultures de famille, fermées quelquefois par une petite porte en marbre blanc taillé à jour, et contenant soit une *olla* gigantesque, soit plusieurs *ollæ* de moindre dimension. Un ambassadeur étranger, mort à Rome pendant sa mission, a reçu la sépulture dans ce *columbarium*. Nous l'avons déjà dit, les dimensions si considérables données à cette époques aux *ollæ*, ou encore leur multiplication pour une même famille, fait comparé à l'exiguïté des urnes du temps d'Auguste et à l'affectation d'une seule ou d'un petit nombre à une famille, y compris sa descendance, ont pour nous une évidente signification.

Jusqu'au temps d'Auguste, l'enveloppement du cadavre dans l'amiante n'était que très-peu ou pas usité ; aussi recueillait-on seulement quelques parcelles de cendres, qu'une *olla* exiguë suffisait à contenir ; mais, postérieurement à cet empereur, on put isoler et récolter toute la cendre, aussi fallut-il agrandir la capacité ou multiplier le nombre des *ollæ*.

L'autorité s'est inquiétée à bon droit, dans nos grandes villes, notamment à Paris, des vastes espaces que la dernière demeure des morts ravit à l'exploitation des vivants ; de là, ces obstacles opposés à l'obtention des concessions à perpétuité, et les règlements relatifs au relèvement des cadavres à certaines époques. Mais, d'autre part, la piété filiale dans toutes les classes, et, dans la caste élevée, l'esprit de race, si noble et si utile quand il est bien entendu, se sont émus en pensant que les vieux ossements de leurs pères seraient un jour ravis à leur culte et confondraient leurs débris avec la commune poussière. Le mot *tombe de mes aïeux*, autrefois si rempli d'émotions, d'encouragement pour les bons, de reproches pour les pervers, n'a plus de sens aujourd'hui, grâce aux progrès de l'esprit et à la décadence des sentiments, et les ordonnances semblent avoir pris à tâche d'accélérer la dissolution en formulant des prescriptions qui sont loin d'en retarder la marche.

Nous avons vu que, dans l'ancienne Rome, la génération vivante visitait à chaque instant la génération passée, le long de la voie publique ; mais cette profusion de tombeaux sur le sol le plus utile allait jusqu'à l'abus, et le législateur moderne se serait à juste titre inquiété de la perpétuation d'un tel usage. Les *columbaria*, au contraire, nous semblent réaliser la conservation individuelle de la dépouille des morts sans empiétement notable sur le domaine de l'activité humaine, et sans la moindre influence nuisible sur la salubrité publique.

De temps en temps, notamment aux Férales, aux Lémurales, ces petites nécropoles, mornes et religieuses, mais sans terreur et sans dégoût, étaient animées par les parents qui, ne voulant pas que la mort rompît les liens de la famille, venaient faire des libations, semaient la tombe de fèves, offraient le repas funèbre aux mânes, et jonchaient de fleurs l'urne chérie et le sol d'alentour :

> . . . . . *Manibus date lilia plenis,*
> *Purpureos spargam flores.* . . . .
>
> (Virgile, Enéide.)
>
> *Floribus innumeris et olenti spargere tymbra.*
>
> (Stace.)

Douce offrande qui faisait disparaître l'urne de la mort sous le tapis d'un printemps perpétuel comme le regret et le souvenir :

> *Spirantesque crocos, et in urnd perpetuum ver.*
>
> (Juvénal.)

Nous aurons une idée assez complète, quoique succincte, des sépultures de l'ancienne Rome, quand nous aurons dit un mot de la grande nécropole appelée catacombes, inextricable labyrinthe qui s'enlace sous la ville entière et dans ses environs.

Les catacombes, *arenariæ*, n'ont été autre chose, dans l'origine, que des carrières ouvertes pour l'extraction de la pouzzolane, *arena*, dont les veines ou filons sont suivis par les corridors souterrains. Nombre des premiers chrétiens, qui appartenaient pour la plupart à la classe ouvrière, y ont travaillé eux-mêmes, comme l'indiquent des inscriptions, où ils se qualifient de *fossores, fossorii*. Un empereur condamna en masse les chrétiens à ces durs labeurs, *ad arenam fodiendam*. Familiarisés avec ce labyrinthe, ils y célébrèrent les mystères de la religion naissante et y ensevelirent leurs morts, qu'ils ne voulaient pas voir confondus avec les cadavres des païens. Pour remplir leur nouvelle destination, les catacombes durent subir des changements et des augmentations consistant surtout en couloirs nouveaux, *cryptæ novæ*, en évasement ou chambres pouvant servir de chapelles ou de lieu de réunion, enfin en ciels ouverts ménagés dans les endroits déserts de la campagne. Le nombre des adorateurs du Christ allant toujours en croissant, il fallut multiplier en proportion les nouvelles voies souterraines, qui prirent une telle extension, qu'à Sainte-Agnès extra-muros, par exemple, elles surpassent beaucoup en développement les carrières primitives. Là, un simple coup d'œil suffit pour faire distinguer les catacombes païennes des catacombes chrétiennes ; les premières sont irrégulières, tortueuses, et on leur a donné, pour extraire le plus possible de pouzzolane, des dimensions aussi grandes que le permettait la consistance du terrain. Immédiatement au-dessous de la portion des carrières que nous avons visitées à Sainte-Agnès, se trouvent les catacombes chrétiennes, formant un étage plus profond ; les deux labyrinthes superposés sont mis en communication par des escaliers et par des puits s'abouchant dans l'un et dans l'autre. Mais la nécropole chrétienne a des caractères qui ne permettent pas de douter qu'elle n'ait été expressément creusée pour sa destination.

Les corridors qui la constituent forment des allées ordinairement droites, se croisant avec d'autres couloirs également rectilignes. On leur a donné juste les dimensions nécessaires pour servir à la sépulture, sans s'inquiéter de la recherche de la pouzzolane. A Sainte-Agnès ils n'ont d'ordinaire que la largeur et l'élévation nécessaires pour laisser passer commodément un homme ; d'autres fois pourtant, mais par exception, ils acquièrent un peu plus d'amplitude, en hauteur surtout. Ils présentent les mêmes caractères aux catacombes de Saint-Sébastien, appelées aussi cimetière de Saint-Calixte. Ces réseaux d'étroits corridors forment un seul ou plusieurs étages superposés. Leurs parois verticales sont criblées de niches sépulcrales disposées suivant trois ou quatre lignes ou rangées, à peu près comme un casier à trois ou quatre étages. Dans les *arenariæ* ou véritables carrières qu'on nous a montrées à Sainte-Agnès, les parois sont arquées, inégales, sans tombeaux, et la section perpendiculaire à la longueur donnerait une surface cinq à six fois aussi étendue que la même coupe pratiquée sur les catacombes chrétiennes. Telle est la multitude de ces cases à cadavres que, d'après des calculs approximatifs, plusieurs centaines de mille, on dit même des millions de chrétiens, auraient été ensevelis dans ce labyrinthe dont les nombreuses branches, mises au bout les unes des autres, formeraient, il est vrai, des centaines de kilomètres. Les niches, fouillées dans la pâte consistante d'un tuf arénacé, ont presque toujours la dimension d'un cadavre, mais quelques-unes sont si exiguës qu'elles n'ont jamais reçu que des débris de corps d'adultes ou des cadavres d'enfants. Quelques autres, au contraire, comme l'indiquent ces mots de basse latinité : *bisomus, trisomus*, ont recueilli plusieurs morts. Ces niches sépulcrales étaient fermées par des briques placées de champ, jointes et recouvertes par un solide mortier, ou bien encore par une table de pierre, voire même de marbre blanc. Une petite ampoule contenant autrefois du sang, aujourd'hui de la poussière, et fixée dans le mortier, vers la tête, ou d'autres symboles, par exemple une palme, indiquent que les saintes reliques d'un martyr reposent dans les tombeaux que ces signes distinguent. Quand, à la lueur des flambeaux, on parcourt ces lugubres replis, si bien faits pour être la dernière demeure des hommes, on voit encore blanchir au fond de leur bière entr'ouverte et à peine éclairée, de vieux ossements qui tombent en poussière quand on veut les saisir ; et le *reverteris in pulverem* revient à la mémoire au milieu de circonstances qui en augmentent singulièrement la terreur et la solennité.

De temps en temps des portes donnent entrée dans des caveaux, *cubiculœ*, destinés aux assemblées, au catéchisme, ou à la célébration des mystères sacrés. Ces chambres sont en général peu spacieuses ; parmi les douze ou quinze que nous avons visitées dans les catacombes de Sainte-Agnès et de Saint-Sébastien, nous n'en avons pas trouvé qui pussent contenir plus de vingt-cinq à trente personnes ; mais on dit qu'il en existe ailleurs d'un peu plus vastes, ou encore qu'on les trouve réunies en groupes dont la contenance totale peut aller à cent personnes environ.

La messe se célébrait, dans ces chapelles, sur le tombeau des martyrs, qui alors ne consistent plus dans une excavation en forme de bière, mais dans une sorte de sarcophage placé sous une arcade taillée dans le vif des parois. Des stucs tapissant les murs et la voûte, et recouverts de fresques qui manquent souvent d'art, mais non de sentiment, un ou deux fauteuils de pierre pour les prêtres, des bancs grossièrement taillés pour les fidèles, quelques lampes suspendues au plafond ou placées dans des niches, composent la simple ornementation et l'ameublement de ces églises primitives. Quelquefois aussi, dans ces sombres profondeurs, on rencontre une source ou un puits destinés au baptème des catéchumènes, et dont l'eau pure et vierge n'a jamais été troublée par aucun usage profane, depuis ces époques lointaines de foi et de mystère.

Ces *cubiculœ*, taillées architecturalement, n'ont le plus souvent aucun ciel ouvert; mais cependant quelquefois un puits les fait communiquer avec l'air extérieur. Des profondeurs de la terre, le chrétien persécuté pouvait apercevoir, comme une espérance, un lambeau du ciel, à travers les ronces et les clématites qui pendent encore aujourd'hui en festons dans l'antique sanctuaire, et plus d'un passant surpris dut s'arrêter au bord du soupirail d'où s'exhalaient des chants mystérieux.

Maintenant que les principaux caractères de la nécropole chrétienne nous sont connus, reprenons notre rôle de médecin et recherchons si, en nous plaçant à ce point de vue, nous ne pourrions pas interpréter quelques faits obscurs du passé.

On sait que les catacombes servaient de refuge aux chrétiens aux époques de persécution; mais la multitude y cherchait-elle asile pour un temps plus ou moins prolongé, ou les groupes les plus menacés s'y cachaient-ils quelques heures ou un jour seulement? C'est à cette dernière supposition qu'il faut évidemment s'arrêter. Ces étroits couloirs ne sont que des lieux de passage, et non point de rassemblement ni de séjour; on n'y marche guère qu'un à un : c'est à peine si deux personnes peuvent s'y croiser. Quant aux *cubiculæ*, nous avons vu quelle est leur exiguïté; les mystères s'y célébraient pour des groupes, et non pas pour une population. Trois autres circonstances devaient aussi s'opposer au séjour d'un nombre élevé de chrétiens.

C'est d'abord la prompte viciation de l'air non renouvelé de ce labyrinthe. Lorsque, dans notre exploration des catacombes de Sainte-Agnès, nous nous trouvions tous six, munis de petites bougies, dans une chapelle, nous sentions bientôt notre respiration gênée. Or les ciel-ouverts, moins rares alors qu'aujourd'hui, n'ont cependant jamais été nombreux, comme il est facile de s'en assurer par l'intégrité des voûtes, et leur efficacité était d'ailleurs d'autant moins grande qu'ils s'ouvraient dans ces étages profonds et ignorés dans lesquels les chrétiens eussent demandé probablement un asile plus secret dans les temps de persécution.

Parmi les ciel-ouverts des catacombes de Sainte-Agnès, il en reste un dont le percement avait sans doute été impérieusement exigé par l'accumulation des fidèles sur ce point. A partir de la superficie du sol, il s'évase en forme de silos ou d'entonnoir renversé, et sert comme de grande antichambre intermédiaire à deux chapelles, dans lesquelles on pénètre par de petites portes. Ces sanctuaires, l'un destiné aux hommes, l'autre aux femmes, pouvaient contenir chacun vingt-cinq personnes environ.

En second lieu, pensez-vous que le mode d'occlusion des niches sépulcrales était si hermétique que des fissures et des filtrations ne livrassent passage ni aux exhalaisons ni aux détritus de ces milliers de cadavres incrustés dans toutes ces parois, tellement criblées qu'elles ressemblent à un rayon de miel? Non sans doute. Ajoutons enfin que les persécutions arrivant par bourrasques, les inhumations se faisaient par centaines, sinon par milliers; de sorte qu'une partie des catacombes devenait sans doute inhabitable dans ces jours mauvais, où ce refuge était précisément le plus nécessaire.

En troisième lieu, le manque de ressources alimentaires eût accéléré l'agonie des fidèles, dans ces noirs souterrains où ils eussent trouvé une mort presque aussi certaine et bien moins glorieuse que celle du martyr confessant son Dieu, à la face du ciel et de la multitude accourue aux jeux sanglants de l'amphithéâtre.

Il résulte de ce qui précède que les catacombes chrétiennes sont essentiellement une nécropole, et que la foule des disciples du Christ n'a pu leur demander asile pendant un nombre de jours suffisant pour laisser passer la persécution. Les carrières, proprement dites, eussent pu, à la rigueur, cacher quelque temps un certain nombre de chrétiens, mais elles étaient trop connues des païens pour offrir un refuge sans danger. Le labyrinthe souterrain a servi probablement de voies secrètes pour sortir de la ville, ou pour s'échapper d'un lieu menacé ou cerné, et se répandre de là dans la campagne. Des groupes d'individus, objets d'une persécution particulière, ont également pu leur demander une plus longue retraite. Enfin, l'initiation et l'instruction des catéchumènes avait sans doute souvent lieu dans les catacombes, et on y disait l'office pour un nombre restreint d'individus, quand la surveillance était trop active contre le culte extérieur ; mais la foule des chrétiens a eu besoin de plus vastes lieux pour ses réunions et pour la célébration des mystères sacrés.

Les catacombes de Naples ont un tout autre caractère que celles de Rome. Ce n'est plus un dédale de ruelles étroites, mais de larges et hautes allées, et parfois, par exemple à Saint-Janvier-des-Pauvres, de véritables cathédrales souterraines, avec leurs pilastres et leurs vastes nefs. On prétend que 40,000 hommes pourraient séjourner dans ces immenses carrières de tuf. Quoi qu'il en soit, nous concevrions que les chrétiens y eussent pu trouver un refuge en masse et pour un certain temps, tandis que cette supposition n'est point admissible pour les catacombes romaines. Les excavations napolitaines ont aussi servi de nécropole, et l'on y trouve encore de grandes niches contenant les ossements entassés de nombreux cadavres, mais il y a loin de là à la profusion des sépultures dans les cryptes de Rome ; aussi, les premières, plus curieuses que celles-ci comme local, n'offrent pas le même intérêt comme souvenirs chrétiens, et ne remplissent point l'âme de celui qui les parcourt, de ces sentiments solennels et religieux qui font déborder le cœur dans la nécropole chrétienne de la ville éternelle.

XVIII.

LES MÉDECINS SOUS LES PREMIERS EMPEREURS ROMAINS, ET NOTAMMENT A LA
COUR D'AUGUSTE.

A M. Lemaire, chef du bureau des hôpitaux au ministère de la guerre.

Rome, 20 février 1853.

Nombre d'écrivains, feuilletant les auteurs de l'antiquité, en ont exhumé tout ce qui a rapport à la médecine et aux médecins de ce temps-là. Ne voulant pas les répéter, nous n'avons nulle envie de tracer ici un portrait complet ; nous nous bornerons à jeter sur le papier quelques traits épars, dont la plupart sont encore inédits. Pour compléter les documents connus, nous irons fouiller un terrain vierge encore : c'est sur les inscriptions lapidaires et sur les pierres sépulcrales que nous chercherons à lire le passé.

Comme les siècles civilisés se ressemblent à travers les temps, sous certains rapports du moins ! De Caton l'Ancien à Molière, on a lancé des sarcasmes contre les médecins, et toujours, néanmoins, chacun leur a donné son obole en échange de leur science. L'austère Caton avait coutume de répéter à son fils : « Les Grecs veulent nous exterminer tous avec leurs médecins ; je t'interdis les médecins. » Sénèque accusait les médecins d'aggraver et de prolonger les maladies, afin de les soigner plus longtemps et plus lucrativement. Pline les traite de fieffés charlatans et prétend, dans sa vanité patricienne, que la dignité romaine dédaigne de s'abaisser à l'art de guérir, et en laisse l'exercice aux étrangers. Tibère soutient, qu'à moins d'être un sot, tout homme arrivé à 30 ans doit savoir se soigner, sans recourir à un médecin. Pline rapporte l'épitaphe accusatrice d'un individu qui se plaint d'avoir succombé sous le nombre des médecins : *Turbâ se medicorum periisse.*

Tout cela était bel et bon à dire au *triclinium*, après un copieux souper, ou dans l'*Exedra* de Lesbie ; mais chacun, grave ou débauché, n'en avait pas moins recours aux médecins, qui croissaient toujours en nombre, en considération, en honneurs et en richesses.

Le grave Caton, si rabâcheur avec son *delendaque Carthago*, avait donc une double marotte ! Il avait juré à la fois extermination de la cité africaine et de la médecine alors naissante à Rome. On ne trouve plus que les ruines de la première ; mais la seconde, si elle n'a la fin de la tour de Babel, s'élèvera toujours de plus en plus haut.

Pline, amiral et grand babillard, est bien chatouilleux sur l'honneur romain ! Comme les gens qui parlent et écrivent beaucoup, il écrit quelquefois à tort et à travers. On se souvient peut-être que nous l'avons mis en contradiction avec lui-même dans notre lettre sur les sépultures. Ici il est en contradiction avec les faits.

On sait qu'*Archagatas*, né dans le Péloponèse, fut le premier médecin qui s'établit à Rome, en l'an 535 de l'ère de Romulus ; qu'on lui accorda le droit de cité, et qu'on lui donna un établissement aux frais du trésor. Pendant quelque temps, les médecins furent tous des Grecs, mais ils firent bientôt des élèves parmi les Romains. Seulement ceux-ci allaient, les uns achever, les autres commencer et compléter leur instruction médicale en Grèce. N'inspirait point de confiance qui n'avait point été étudier de l'autre côté de l'Adriatique. Sous Auguste, bon nombre de Romains exerçaient déjà la médecine, or, de la mort de ce premier empereur à celle de Pline, qui périt par la grande irruption du Vésuve en 79 après Jésus-Christ, il y a 63 années, pendant lesquelles la propagande avait dû se continuer. Si Pline eût parlé de la dignité sénatoriale, et non de la dignité romaine en général, on eût pu compter avec son opinion. César avait donné aux médecins le droit de cité ; Auguste, pendant une famine, avait expulsé de Rome tous les étrangers, excepté les médecins ; mais la munificence impériale ne s'arrêta pas là, car le vainqueur d'Antoine leur accorda l'anneau d'or, ce qui veut dire qu'il les fit chevaliers. Pline est donc un raconteur, car les plébéiens romains, au lieu de déroger en s'occupant de médecine, y eussent gagné de passer dans une caste plus élevée ; les chevaliers, en se faisant médecins, eussent trouvé leurs pairs ; restent donc les seuls patriciens, que nous abandonnons volontiers au narrateur.

La médecine passe pour avoir été libre à Rome : se disait médecin et pratiquait qui voulait. Cela n'a pu être que passager, car, du temps d'Auguste, par exemple, que de plébéiens ne se fussent pas dits disciples d'Esculape pour monter d'un cran dans la hiérarchie sociale ! On sait que Sylla, plus de trente ans avant Auguste, punissait d'exil et même de mort les accidents imputables à l'impéritie des médecins. Cette loi paraît ne pas avoir duré ; elle était, en effet, peu sage et peu prévoyante : il faut prévenir, et non punir pour des fautes accomplies. Il semblerait, d'après les autorités anciennes (Ulpien, cité par le Digeste), que les décurions et les propriétaires agréaient les médecins, après s'être enquis de leur capacité. N'exerçait donc point qui voulait.

Il nous reste un critique, l'horrible Tibère, le monstre de Caprée. Que ne s'est-il brisé la tête la première fois qu'il descendit la roide montagne sur laquelle est perché son château, pour aller se plonger dans la mer azurée qui borde son île! Le mot de Tibère est peut-être une sorte de réaction amenée par la foule onéreuse de médecins qu'engraissait son prédécesseur Octave Auguste.

Pline accusait, avons-nous dit, les médecins d'être de fieffés charlatans. C'est le cas de répéter que les siècles se ressemblent, car, certes, il devait y en avoir alors comme aujourd'hui, et comme il y en aura toujours.

Les médecins se trouvaient encore, comme de nos jours, de pair et compagnie avec les orateurs, les avocats et autres bableurs, qui ne leur cédaient pas en charlatanisme, témoin celui qui, les jours où il plaidait, louait une bague en sardoine, afin de paraître un homme opulent qu'on ne peut que grassement payer, et témoin aussi le passage où Quintilien leur reproche de piller leurs clients, *piraticus mos*. Il faut bien le dire, les médecins consultants d'alors avaient des altercations point du tout parlementaires, et quelquefois, sur le lit d'un moribond, on allait bien plus loin encore!!! Bah! pur exercice gymnastique, la chose étant en grand honneur à Rome! MM. les avocats ne se traitaient certainement pas mieux entre eux : témoin le prince des orateurs romains, qui, lorsqu'il le voulait, savait mieux dorer la pilule que le plus habile pharmacopole, et qui pourtant, dans ses discours, va jusqu'à appeler son adversaire *le plus vil non-seulement des hommes, mais aussi des animaux terrestres.* De là au coup poing il n'y aurait qu'un pas, si les avocats étaient aussi forts sur le faire que sur le dire.

En consultant l'histoire, on est bien obligé de reconnaître que le charlatanisme semble avoir été fort de mode chez les médecins : beaucoup de ceux qui ont fait époque et fortune, sont arrivés à ce but en flattant les goûts régnants et en décriant leurs devanciers, au système desquels ils en substituaient un autre tout opposé. Asclépiade, du temps de Pompée, arrêtant un cercueil qu'on portait et déclarant que l'individu n'était pas mort, artifice préparé d'avance sans aucun doute ; Asclépiade criant partout qu'il consentait à passer pour un sot s'il était jamais malade, fanfaronnade dans laquelle les événements lui furent favorables ; Asclépiade enfin, avec ses moyens faciles, commodes, voluptueux même, par exemple ses bains chauds suspendus et balancés, ne vous paraît-il pas un insigne charlatan? Autre temps, autres mœurs, dira-t-on ; ces manières d'être étaient peut-être alors monnaie courante. Cela n'est pas probable, car, dans ce cas, on n'eût point songé à qualifier injurieusement des faits normaux et considérés comme non répréhensibles. Il me semble fort que si ce petit Hippocrate refusa de se rendre à la cour de Mithridate, c'est qu'on était mieux à Rome que dans le royaume du Pont. A sa louange on doit dire qu'il composa pour Mithridate, roi un peu médecin, des traités qu'il écrivit peut-être par reconnaissance. *Antonius Musa*, disciple d'Asclé-

piade, voulut attirer les clients en préconisant des moyens opposés à ceux
qu'employait son maître, les bains froids, toujours froids, au lieu des bains
chauds, toujours chauds. Par ce système, il sauva Auguste d'une grave maladie ; mais Dion prétend qu'il tua *Marcellus*. *Chamis*, tout jeune médecin,
arrivé de Marseille, fit également fortune à Rome en allant à l'encontre de ses
devanciers.

Sous Auguste, les médecins se multiplièrent énormément ; c'était, en effet,
une profession fort appétissante, puisqu'elle donnait la dignité chevaleresque,
comme nous l'avons vu, et de beaux et bons millions, comme nous le verrons
bientôt. A cette époque déjà, toutes les familles riches avaient leurs médecins
habitant la maison ; si les uns portaient l'anneau d'or, on en rencontrait d'autres
parmi les esclaves. La cour d'Auguste donnait le ton ; les médecins étaient décidément à la mode.

C'est ici que, pour établir cette proposition, nous allons commencer l'ingrat
métier de déchiffreur de vieilles inscriptions brisées par le temps et usées par
les mousses et les intempéries des météores.

On dit généralement que le premier archiâtre date de Néron. Or voici une
curieuse inscription, publiée d'abord par Mercurialis (1), commentée plus tard
par Gruter (2), et enfin par Gorius (3), pierre trouvée près San-Sebastiano, hors
des murs de Rome, et qui, d'après le dernier auteur par nous cité, pourrait bien
provenir d'un columbarium de la maison de Livie, et faire ainsi remonter l'ar-
chiâtrie à Auguste.

M . LIVIO . CELSO . TABVLARIO
SCHOLAE . MEDICORVM
M . LIVIVS . EVTICHVS
ARCHIATROS . OLL . D . II
IN . FR . PED . IIII ,

Cette inscription nous fait également connaître l'existence d'une école de médecine, qu'on sait avoir été établie sur l'Esquilin. Si cette pierre a l'antiquité
que *Gorius* serait porté à lui attribuer, il en résulterait qu'une école de médecine existait du temps d'Auguste, époque où précisément les Romains eux-
mêmes commencèrent à se livrer à cette étude. Il serait, du reste, fort étonnant que cet empereur, sous lequel les lettres, les arts et les sciences fleurirent
à un si haut degré, n'eût pas institué d'école de médecine, lui qui protégeait si
hautement cette science et admettait à sa cour tant de disciples d'Esculape.

Le personnel médical de la maison d'Auguste et de Livie était fort nom-

---

(1) Mercurialis, De arte gymnastica, lib. I, cap. 7.

(2) Gruterius, Inscrip. antiq., DCXXII, 4.

(3) Fr. Gorius, Monumentum sive columbarium libertorum et servorum Liviæ
Augustæ, etc., p. 122.

breux (1) ; il avait son organisation, sa hiérarchie, des subordonnés et des chefs. Ceux-ci avaient le titre de décurions, ou étaient qualifiés par ces mots : *supra medicos*, ou encore *superpositus medicorum*, comme en témoignent les pierres suivantes, trouvées dans le columbarium de la maison d'Auguste et de Livie (Gorius) :

M . LI

BOETH

DEC

MEDICO

Le reste de la pierre est brisé. Le texte se rétablit ainsi : MARCUS LIVIUS BOETHUS DECURIO MEDICORUM.

Voici l'autre inscription :

M. LIVIVS

LIVIAE . L. ORESTES

SYPRA . MED

Gruter parle (INSCRIPTION DLXXX, 7) d'un autre *superposé* aux médecins de la cour d'Auguste : T. FLAVIUS POEDEROS ALCHIMIANUS AUGUSTI LIBERTUS SUPERPOSITUS MEDICORUM.

A un médecin militaire, habitué à obéir humblement à des gens qui ne connaissent rien à son art, l'idée vient immédiatement de se demander si ces décurions et ces superposés n'auraient pas été des sortes d'intendants comme les nôtres, n'étant pas de la robe et commandant à la robe. Heureusement rien n'en était. *Pœderos*, qualifié *alchimianus*, était évidemment un médecin, ou quelque chose de bien approchant. Quant à *Boethus*, le doute n'est pas permis, car, avant de trouver sa dernière demeure dans une *olla* de ce *columbarium*, il avait généreusement donné un *loculus* à *Speratus* et à *Iole*, et le *titulus* de cette pierre indique que le donateur était médecin :

M. LIVIVS   IOLE . L.

BOETHVS   SVAE

MEDICVS . DAT

M . LIVIO . SPERATO . ET

Dans ce même columbarium, on a trouvé les deux pierres suivantes, nous transmettant les noms d'autres médecins de la cour d'Octavien Auguste et de l'impératrice Livie : TYRANNUS LIVIÆ MEDICUS ; — PROCULUS L. AUG. L. HILARUS C. MEDICUS CHIRURGUS. Gruter a publié l'inscription d'un autre médecin-oculiste appartenant à la maison impériale : TI. JULIUS AUG. ET AUGUSTÆ L. CUTISONUS MEDICUS OCULARIUS. H. S. E. Si nous avons bien fait cette petite addition, cela

---

(1) Dans Guther (DE OFFICIIS DOMUS AUGUSTÆ, Paris, 1708) on ne trouve pas un mot sur les médecins de la cour impériale.

nous donne, pour la cour d'Auguste, six médecins dont les noms sont parvenus jusqu'à nous. Nous devons ajouter, parmi bien d'autres, le plus célèbre d'entre eux, *Antonius Musa*, et cet *Eudemius* que Tacite dit médecin et ami de Livie. Mais quand on songe au titre de décurion, de *supra medicos, superpositus medicorum*, donnés à des médecins, quand on pense que ces inscriptions nous sont parvenues à travers les siècles et malgré les ravages des barbares du Nord, sans compter les profanations des modernes, qui emploient trop souvent de précieuses inscriptions comme moellons à bâtir, quand on réfléchit à tout cela, on trouve ces documents bien suffisants pour établir que le personnel médical de la cour d'Auguste était fort nombreux et régulièrement organisé.

Comme preuve, rien n'est plus authentique que les inscriptions ; ce sont des originaux, et non des manuscrits plus ou moins altérés par les copies successives. Aussi est-il fort intéressant de chercher sur ces vieilles pierres historiques quelles étaient les différentes dénominations données aux médecins, selon qu'ils se livraient à telle ou telle spécialité. Nous avons vu le *medicus*, sans aucune autre appellation, le *medicus chirurgus*, le *medicus ocularius*, l'*alchimianus ;* sur une pierre incrustée aujourd'hui dans le portail de l'église Sainte-Marie-de-la-Minerve, à Assisi, on lit le nom d'un *medicus clinicus chirurgicus ocularius :*

P. DECIMIVS . P. L. EROS

MERVLA . MEDICVS

CLINICVS . CHIRVRGVS

OCVLARIVS . VI . VIR

HIC . PRO . LIBERTATE . DEDIT . IIS . IƆƆ .

Enfin, on sait qu'il y avait des chirurgiens herniaires et des dentistes. Nous dirons un mot des *coloratores*.

On n'a pas découvert l'inscription d'*Antonius Musa*. Au rapport de *Gorius*, qui ne l'a point vue, mais qui a recueilli ce bruit, on aurait trouvé dans la partie supérieure, la plus noble, du columbarium dont nous avons parlé, une pierre avec le nom d'ANTONIUS MUSA DISCREPTUS A POPULO ; mais nous sommes porté à croire qu'un si haut personnage, qui avait une statue d'airain dans le temple d'Esculape, fut enseveli sur la *via Appia*, ou sur toute autre voie consulaire, sous l'abri d'un monument digne de sa fortune et de sa réputation.

On a disserté sur les médecins femelles dans l'ancienne Rome. Leur existence a paru prouvée à quelques savants par le mot *medica*, mais d'autres archéologues nous semblent avoir établi que cette expression ne voulait pas dire que les femmes auxquelles elle s'applique, pratiquassent la médecine en général ; ce mot signifierait simplement *obstetrix*, accoucheuse. L'*obstetrix* de l'impératrice Livie était *Antonia Thallusa*, comme nous l'apprend l'inscription suivante, rapportée par Gruter (INSCR. DCXXXVI, 5) :

ANTONIAE : AVG. L

THALLVSAE

OBSTETRIC

On doit supposer qu'à la cour de Livie, dans une organisation médicale aussi complète, on n'avait pas oublié le *valetudinarium*, infirmerie destinée, selon toute probabilité, à recevoir les gens de la maison, quand ils tombaient malades. Nous trouvons, en effet, à Florence deux pierres faisant mention de préposés au *valetudinarium* : HELPIS LIVIÆ AD VALETUDINAR. — et PHILARGURUS..... AD VALETUD. La première est relative à une infirmerie de la maison de Livie, la seconde à un infirmier dont le patron est inconnu, son nom, remplacé par des points dans notre citation, ayant été écorné par le temps.

Les bains, qui commencèrent à être en grande faveur sous Auguste, époque où l'édile Agrippa ouvrit pour la première fois des thermes au public, devaient également être, à la cour de Livie, l'objet d'un soin particulier. On a trouvé, dans le columbarium de ses gens, les inscriptions suivantes, qui nous transmettent le souvenir d'un baigneur et le nom d'un employé, chargé probablement de veiller sur l'aménagement et sur l'emploi des eaux : LIVIÆ AUGUSTÆ L. THERMUTARIO (le nom manque sur cette pierre brisée); — SECUNDIO LIVIÆ AUG. AQUARIUS DAT OLLA ADVENÆ CONJUGI PIÆ.

Voici une autre inscription qui mérite commentaire :

ANTEROS

LIVIAE

COLORATOR

S'agit-il encore ici d'un médecin, ou bien d'un peintre, ou bien de l'enlumineur des joues impériales de Livie? La question paraît étrange au premier abord. On se demande quels rapports il peut y avoir entre un peintre en bâtiments et un docte disciple d'Esculape. Mais il parait qu'on appelait autrefois *medici coloratores* ceux qui, par des moyens surtout hygiéniques, aidés quelquefois de médicaments, et consistant surtout dans l'exercice, l'habitation à la campagne, l'insolation, rendaient au corps sa force, aux chairs leur fermeté et leur frais *coloris, colorem*, d'où *coloratores*.

La cosmétique touche de bien près à la médecine et à l'hygiène, quand il ne lui arrive pas d'aller tout à fait à leur encontre. La galante Livie n'a pas dû oublier ce que cet art était susceptible d'ajouter de charmes à sa personne, ni l'apparence menteuse qu'ils pouvaient lui emprunter quand les années les eurent flétris. Aussi trouve-t-on des inscriptions d'*ornatrices* en général, une autre relative à une *ornatrix auricularum*, enfin des *unctrices*. Auguste lui-même avait des *unctores*, expression qui ne représente pas seulement des parfumeurs, mais des individus, espèces de masseurs, dont les fonctions avaient une toute autre importance au point de vue médical.

La cosmétique et en général tout ce qui peut ajouter aux attraits et ralentir en apparence les ravages des ans, a été poussé à un plus haut point que chez nous, dans l'ancienne Rome, où la beauté physique, plastique, était l'objet d'un véritable culte. Notre époque n'a pas été témoin d'extravagances pareilles à celle de Poppée, femme de Néron, qui, en voyage, se faisait suivre par cinq cents ânesses nourrices, afin de pouvoir prendre en tous lieux ses bains de lait !! Pline rapporte qu'il était reçu de son temps que, pour entretenir la fraîcheur du visage, la souplesse et la douceur de la peau, il fallait se laver soixante-dix fois par jour avec du lait d'ânesse. On trouvera dans Desobry (ROME AU SIÈCLE D'AUGUSTE) une pittoresque description de la toilette d'une femme ; le boudo**r** de nos plus raffinées courtisanes n'a jamais vu rien de semblable.

Il nous reste à faire connaître le degré de considération dont jouissaient les médecins du temps d'Auguste et sous les premiers empereurs, et à rechercher si cet art menait facilement à la fortune.

Il n'est pas douteux que les médecins, rangés dans la classe des chevaliers, ne fussent très-considérés à l'époque dont nous parlons. Nous avons dit, d'après Tacite, qu'*Eudemius* était non-seulement médecin, mais encore ami de Livie. On sait qu'on éleva à *Antonius Musa*, qui venait de guérir l'empereur d'une grave maladie, une statue d'airain dans le temple d'Esculape. Il est bien certain que ce ne fut pas la seule qu'on lui érigea, car l'Esculape, belle statue de marbre du Vatican, dans le nouveau bras Chiaramonti, n'est autre, selon toute probabilité, que *Musa* lui-même, représenté avec les attributs du dieu d'Épidaure. Si l'on peut juger des honneurs accordés aux disciples d'après le culte décerné au dieu leur patron, on ne peut nier que la médecine ne fût en odeur de sainteté, car les statues d'Esculape qui nous sont parvenues figurent dans les musées en nombre qui rivalise avec celui des effigies des grandes divinités de l'Olympe. Les villas étaient sous la protection d'Esculape, qui y avait toujours un temple ou un simulacre. La moderne villa Borghèse, à la porte de Rome, a perpétué ce souvenir ; on y voit une statue d'Esculape sous une belle arcade, bâtie au sommet d'un rocher d'où l'eau tombe en cascade, et un riche temple dédié à ce dieu, au milieu d'une île plantée de rosiers et baignée par un lac entouré de grands arbres.

Ce qui fit la faveur des médecins au siècle d'Auguste, ce fut non-seulement la haute protection accordée par ce prince aux lettres et aux sciences, mais probablement aussi le fréquent besoin qu'il avait de leurs secours. *Tranquillus* dit, dans la VIE D'AUGUSTE, que cet empereur fut sujet pendant toute sa vie, mais principalement après ses victoires sur les Cantabres, à de graves et fréquentes maladies, qu'il qualifie de cette manière : *Quasdam et anniversarias ac tempore certo recurrentes expertus est. Nam sub natalem suum plerumque languebat; et initio veris præcordiorum inflatione tentabatur; austrinis autem tempestatibus gravedine.*

Oui, certes, le temps d'Auguste et de ses premiers successeurs était un bon temps pour les médecins ! *Cassius*, médecin de l'empereur, recevait annuellement 250,000 sesterces ou 50,000 fr. *Stertinius*, également attaché à la famille impériale, disait qu'il avait bien voulu se contenter du modeste traitement de 500,000 sesterces, ce qui veut dire près de 100,000 fr. par an, et il prétendait en gagner en outre 600,000 en ville, ou près de 120,000 fr. Lui et son frère, Napolitains d'origine, après avoir dépensé des sommes énormes à embellir royalement leur ville natale, laissèrent à leur mort 30 millions de sesterces ou près de 6 millions de francs. Les chirurgiens gagnaient davantage encore : *Chamis*, jeune médecin marseillais, demanda 200,000 sesterces ou près de 40,000 fr. pour aller faire une cure à la campagne, et *Alconte* amassa en peu d'années 10 millions de sesterses ou près de 2 millions de francs. Que devait donc gagner *Antonius Musa*, le médecin de l'empereur ? Peut-être un million par an ! Pline, car c'est lui je crois, avait donc bien raison de dire : L'art de guérir est devenu le plus lucratif de tous. Les orateurs paraissent, en effet, avoir fait de moins colossales fortunes; ainsi l'encyclopédiste cite deux orateurs de son temps *Marcellus Epirus* et *Vibius Secundus*, qui amassèrent chacun, dans leur profession, 3 millions de sesterses, ou à peu près 550,000 fr. Quelle misère !

Il est curieux de rapprocher ces chiffres des sommes gagnées par les acteurs à la même époque. Or l'humanité a toujours été aussi sotte et aussi injuste : on paye davantage son plaisir que son utilité, on est moins généreux pour la vaillante épée d'un grand capitaine que pour le larynx d'un sot chanteur ou pour la déclamation d'une tragédienne quelquefois sans cœur ! Le célèbre tragédien Roscius gagna jusqu'à 600,000 sesterces ou 122,750 fr. par an, et *Æsopus*, autre tragédien en renom, laissa à son fils, malgré de monstrueuses prodigalités, 20 millions de sesterces ou 4 millions de francs, amassés sur la scène ! Nous sommes, sous ce rapport, bien au-dessous des Romains, et c'est tant mieux ; mais s'ils payaient bien leurs acteurs, ils payaient mieux encore leurs fonctionnaires, tandis que chez nous c'est tout le contraire, et c'est bien tant pis.

Ces sommes paraissent fabuleuses quand on se reporte à la rareté du numéraire à cette époque. Il est vrai que cette rareté était réelle partout hors de Rome, mais que la capitale du monde était comme un abîme où venait s'engouffrer l'or de toutes les nations. Aussi voyons-nous les dépenses de tout genre en rapport entre elles quant à leur énormité, de sorte qu'on ne peut pas taxer d'exagération ce que nous avons dit relativement à la médecine. Auguste donne 20,000 fr. à un pauvre Grec qui lui avait remis quelques vers à sa louange; un simple particulier, *Nomentanus*, fait présent de près de 200,000 fr. à son chasseur, pour épingles sans doute; *Lollia Paulina*, qui devient plus tard femme de Caligula, avait sur elle pour plus de 8 millions de francs de pierreries, à un repas presque sans cérémonie. Il y a quelques jours à peine, j'ai vu, dans les mêmes lieux, après dix-huit siècles, la princesse de Piombino porter pour un peu plus d'un million de diamants; la pauvre femme disait n'en pouvoir plus sous sa charge. *Claudius*, la victime de Milon, avait acheté sa maison plus de 3 millions de francs; le consul Pison, gouverneur de Macédoine, recevait annuellement plus de 3,500,000 fr., sans compter chars, mules, vaisseaux, tentes, palais, lits, argenterie, équipage militaire, et cela avant Auguste, avant le faste impérial. Pompée, après ses conquêtes, versa au trésor près de 140 millions de francs, donna 1,228 fr. à chaque soldat, et dota sa patrie d'incommensurables richesses en vases d'or, pierreries, objets d'art, etc. César, le grand, le sage César, prétendit dépenser en un repas les revenus d'une province; lui et ses convives mangèrent en une seule fois 21 millions de francs! C'est là un appétit vraiment impérial.

Je suis ébloui, ébahi! Les pierreries, les couronnes d'or, les banquets sardanapalesques, les triomphes et les millions tournoient dans ma tête! Grâce, en voilà bien assez! Nous sommes à dix-huit siècles de ce bon temps. Oui, *Cassius*, *Stertinius*, *Chamis*, *Alconte*, vous avez gagné des millions; mais arrière votre souvenir; car comment ferai-je pour suivre pédestrement dans la boue, sans murmurer, mon régiment d'infanterie, et que deviendrait la philosophie du médecin de village, réveillé la nuit durant la tempête, pour aller chercher, bien loin dans la campagne, une malheureuse pièce de cent sous, juste le QUARANTE-MILLIÈME de la bagatelle demandée par le jeune *Chamis* ?

XIX.

**A M. Baudens, inspecteur médical, membre du conseil de santé
des armées.**

Saint-Dié (Vosges), 10 mai 1851.

Médecin en chef à Civita-Vecchia pendant huit mois de l'année 1850, nous
avons consacré nos loisirs à recueillir nous-même l'histoire de nos malades et à
suivre pas à pas les diverses phases de l'endémo-épidémie. Nous avons également
ment pris les observations météorologiques, de manière à pouvoir établir un
rapprochement entre leur règne et celui de l'endémo-épidémie.

Mais avant d'entamer cette relation médicale, il est nécessaire de tracer en
quelques mots la topographie de Civita-Vecchia. Nons n'insisterons que sur les
points qui offrent une connexion étroite avec le sujet qui nous occupe, c'est-
à-dire avec le genre paludéen considéré dans ses causes et dans ses manifestations. Donner une topographie complète serait d'ailleurs impossible; les documents officiels manquent; la municipalité s'occupe à les rassembler au moment où nous écrivons. Aucune table météorologique n'existe; nos observations personnelles portent heureusement sur août, septembre et octobre, époque
la plus intéressante de l'endémo-épidémie.

Nous ne nous appuyons pas seulement sur notre propre expérience, mais
nous empruntons au livre de Torraca (1), à la notice topographique de M. Orsi,
à divers travaux de M. Gerolami (2), savant modeste et obligeant, enfin au travail manuscrit si consciencieux que M. Dussourd, notre prédécesseur à Civita-

---

(1) Torraca, DELLE ANTICHE TERME TAURINE DI CIVITA-VECCHIA... E DELLE NATIVE
ED AVVENTIZIE QUALITA DI SUA ATMOSFERA. Roma, 1761.

(2) Gerolami, CONSIDERAZIONI SOPRA IL CLIMA DI CIVITA-VECCHIA ED ALCUNE
PRINCIPALI O ENDEMICHE MALATTIE CHE VI DOMINANO. — INTORNO AD UNA COSTITU-
ZIONE EPIDEMICA SERVATA IN CIVITA-VECCHIA, STAGIONE ESTIVO-AUTUNNALE DELL'
ANNO 1850. In CORRISP. SCIENT. DI ROMA, 1850.

Vecchia, a adressé au conseil de santé des armées. Torraca, **M.** Gerolami et moi, nous arrivons à cette conclusion, que le site de Civita-Vecchia et les circonstances palustres qui y sont accumulées, constituent un foyer miasmatique suffisant pour se rendre compte de l'endémo-épidémie annuelle. MM. Orsi et Dussourd ne sont pas de cet avis. Repoussant l'étiologie miasmatique, ils font résider les causes des fièvres à quinquina dans les agents météorologiques, notamment dans les perturbations thermiques. **M.** Dussourd conclut à peu près ainsi : Deux causes principales contribuent au développement des fièvres : la qualité particulière du liquide sanguin (appauvrissement, anémie), les vicissitudes de la température et surtout la froide humidité des nuits.

Nous espérons démontrer que les causes miasmatiques sont très-nombreuses, et qu'il n'existe dans la météorologie de Civita-Vecchia que des conditions communes à un grand nombre de localités où la fièvre n'est pas endémo-épidémique.

Civita-Vecchia a succédé, après les vicissitudes des temps et des événements, à l'ancienne Centumcellæ, qui remonte à l'époque étrusque. Son lustre ne date guère que de Trajan, qui y fonda des thermes et une villa impériale, et fit établir un port dont les modernes ont à peu près conservé le dessin, puisque les murs actuels reposent sur les vieilles constructions réticulaires romaines. Au moyen âge, Civita-Vecchia subit le sort commun des villes latines ; ruinée bien des fois, elle se releva péniblement. En 1632, elle ne compte que 546 habitants ; en 1761, elle en nourrit déjà 4,000 ; elle est peuplée aujourd'hui de 7,500 âmes.

Par 42° 5′ 24″ lat. nord et 29° 17′ long. est, sur les dernières ondulations de collines qui viennent mourir dans la mer, Civita-Vecchia est assise le long du rivage, qui court du N.-N.-O. au S-S-E. Les collines s'élèvent rapidement, en s'enfonçant dans les terres, et ne tardent pas à se grouper en une chaîne dont la direction est à peu près celle du rivage. Le résultat capital de cette grande disposition, c'est de frustrer presque entièrement la ville du bénéfice des vents salubres de l'est. Quelques chaînons se détachent du massif principal et se projettent vers la mer ; mais, vu leur peu d'altitude et leurs interruptions, ils ne constituent pas un rempart contre les vents qui viennent, d'une part, du nord et du nord-est, d'autre part, du sud-ouest, après avoir balayé le rivage bas et palustre de la mer tyrrhénienne. Les vents terrestres du nord se font plus sentir que les vents terrestres du sud. En effet, la côte maremmatique de Toscane, en courant du sud-est au nord-ouest, empiète sur la mer, s'étale sur Civita qu'elle couvre, et multiplie ainsi les terres au nord, tandis qu'au sud, celles-ci fuient et font retrait vers le sud-est, abandonnant pour ainsi dire la place à la mer, sur laquelle passent les vents du sud et du sud-ouest, si fréquents dans ces contrées.

Une chaîne de collines, qui s'allonge au sud-est de Civita et va se perdre dans la mer, contribue également à sa protection de ce côté. Ainsi l'on ne devra pas s'étonner que la partie sud de Civita-Vecchia ne soit pas la plus malsaine, puisque les vents méridionaux sont surtout marins, et partant relativement plus salubres, et les vents du nord, surtout terrestres, c'est-à-dire moins sains.

Les vents marins du sud, peu miasmatiques par eux-mêmes, ont une autre influence malfaisante, comme nous allons le voir.

Nous avons dit que la ville de Civita est couverte à l'est par une chaîne montagneuse; elle reçoit, au contraire, directement tous les vents du sud et du sud-ouest, de l'ouest et du nord-ouest. Si une large coupure existait dans le rempart montagneux, ces vents, y trouvant une issue, établiraient ainsi un courant continu d'air marin et salubre qui passerait par Civita pour se perdre dans les terres; mais il n'en est pas ainsi; leur écoulement se trouve gêné dans l'est, les montagnes les arrêtant en partie et les repoussant vers le rivage.

Quand les vents du sud et du sud-ouest, marins et peu miasmatiques par eux-mêmes, viennent à souffler, ils agissent néanmoins défavorablement à la santé publique, en favorisant, par leur chaleur et par leur humidité, la dissolution des miasmes charriés par les vents terrestres, soit dit sans préjudice de leur action énervante, due à la chaleur humide.

Caractérisons en peu de mots les vents qui soufflent à Civita-Vecchia : le nord est froid; le nord-ouest froid et humide; c'est un mistral modifié par son passage sur la mer; le nord-est froid et sec, souvent impétueux pendant l'hiver, on l'appelle *tramontana;* l'est est assez doux et sec; l'ouest, zéphyr, favonien, doux et humide. Tous les vents du sud sont chauds; le sud-est s'appelle *sirocco;* le sud-ouest amène des tempêtes; la fin de l'été et l'automne sont leur époque de prédilection. Nous ne parlons pas du jeu alternatif bien connu des vents de terre et des brises de mer; il n'offre point de particularité qui le fasse sortir des lois générales indiquées par la physique et par l'expérience.

La campagne de Civita-Vecchia est désolée, nue, inculte; on peut aujourd'hui encore l'appeler *desolata campagna*, qualificatif que Torraca lui donnait il y a près d'un siècle. Si on en excepte quelques villas éparses et quelques fermes rares dont les clos sont égayés par des arbres, on ne rencontre que terrains incultes, pentes ravinées, landes dépouillées et sèches, maquis sauvages, parsemés de quelques parcelles où la main du laboureur sème des céréales, chaque trois ou quatre ans. Si la nature ne faisait croître, sans le secours de l'homme, de l'herbe sur les collines nues et dans les plaines, la campagne de Civita-Vecchia offrirait l'image du désert.

Il suffit, dit Torraca, qu'un territoire soit inculte et inhabité, surtout quand il est bas, pour que l'air y soit mauvais et fiévreux. C'est là une observation qu'on a pu répéter maintes fois en Algérie. Sans chercher nos exemples si loin, nous en trouvons aux portes mêmes de Civita-Vecchia. Corneto, dit M. Gerolami, est beaucoup plus salubre depuis que l'industrie agricole, inconnue à Civita, a entouré la première de ces deux villes d'une large zone de culture et d'arbres.

Toute la plage de Civita-Vecchia, en allant au nord et au sud, est si basse que,

pendant l'été, par les mers calmes, on peut parcourir trente à quarante pas
entre le rivage et l'eau, en foulant une litière formée d'algues accumulées, de débris en putréfaction, et coupée, d'espace en espace, de flaques où pullulent des
myriades d'animaux maritimes et d'insectes terrestres en décomposition. Quand
le flot se soulève, ou seulement par le flux léger de la Méditerranée, cette bande
est noyée par l'eau ; puis la mer basse la laisse de nouveau à l'air, pénétrée d'une
nouvelle humidité.

Torraca et M. Gerolami ont déjà insisté sur ces dispositions. Le fait est que le
rivage se trouve comme ourlé d'une bordure de plantes maritimes si épaisse qu'en
certains endroits, cette couche, incessamment battue par l'eau, atteint jusqu'à
un mètre et plus de hauteur (1). Dans quelques petites anses, ces amas d'algues
constituent de véritables marais-types, par exemple, sous la ville même, derrière la Darsena et le Lazaret. Ajoutez que, vers le même point, un marécage d'eau
douce s'accumule dans les fosses des fortifications et répand une odeur des plus
pénétrantes.

Thouvenel, dans son livre sur le climat de l'Italie, a décrit des criques qui
s'enfoncent dans la terre du rivage tyrrhénien, et sont encaissées de telle sorte par
les rochers, les monticules et même les bois, que non-seulement les eaux y croupissent, mais que l'atmosphère stagnante peut y être considérée comme un véritable marais aérien, idée qui a été ressuscitée par le professeur Puccinotti, sous
le nom de *marais aérostatique*. Or, de pareilles anses déchiquètent la plage tyrrhénienne, au nord et surtout au sud de Civita-Vecchia.

Ces nombreux foyers palustres ne sont pas les seuls qui existent autour de la
ville ; nous avons à en signaler d'autres encore ; mais quelques données sont
préalablement nécessaires sur la contrée que nous étudions.

L'ossature des montagnes est volcanique ; les tufs de même origine s'étendent
en vastes couches sous la campagne. Cette couche est quelquefois si superficielle
que, sur la route de Corneto, en quittant Civita, les berges de la route sont taillées dans le tuf vif. Les tombeaux étrusques qu'on trouve à peu près au même
endroit, et les innombrables hypogées de l'ancienne Tarquinies, sont également
creusés dans la même matière rocheuse. Nous ajouterons qu'on trouve des pierres
ponces tout le long du rivage. Nous tenions à établir ces faits, parce que M. Dussourd, dans son bon travail, a contesté, après M. Orsi, la nature volcanique de
ce territoire (2). L'origine plutonienne est encore établie par d'autres faits géolo-

---

(1) Ces monceaux de plantes marines accumulées le long du rivage, sont un
phénomène si remarquable, qu'un auteur qui a traité de la géographie en général, a arrêté son attention sur ce petit coin du globe, pour signaler cette particularité. Christophorus Cellarius, NOTITIA ORBIS ANTIQUI, SIVE GEOGRAPHIA PLENIOR,
Lipsiæ, 1701, t. 1, p. 88.

(2) M. Vuillet, chirurgien-major du 32ᵉ, dans son rapport sur l'état sanitaire de ce régiment, travail qu'il nous a obligeamment communiqué, signale,

giques. Dans les maquis qui bordent la route de Civita à Corneto, entre cette première ville et la Torre-Orlando, et au delà même, de nombreuses sources fortement sulfureuses sourdent de terre, et s'étendent en flaques dont les eaux louches et opalines et les vives exhalaisons trahissent assez la nature. A quelques milles de Civita-Vecchia, existent, en outre, des sources thermales salines et sulfureuses très-abondantes, sur l'une desquelles Trajan avait établi les thermes auxquels nous consacrerons un chapitre spécial. Cervetri a ses sources minérales. Strabon dit de l'antique Thuscia, dont le territoire de Civita fait partie : *Thuscia nec minus abundat quam Baiæ*, en faisant allusion à sa richesse en eaux thermales.

Dans le territoire de Civita, tout indique que le sol, poreux et volcanique, est travaillé par des élaborations incessantes et profondes, qui se manifestent au dehors sous forme d'exhalaisons sulfureuses. On sait quel rôle important on a fait jouer, dans ces derniers temps, aux émanations de cette nature, considérées comme agents fébrigènes.

On reconnaît trois couches dans le sol de Civita. Les profondeurs sont occupées par des dépôts océaniques ; entre ces gisements et les couches superficielles, s'étendent des produits volcaniques, notamment des tufs dont les longues plaques horizontales non interrompues retiennent les eaux en les empêchant de filtrer dans les entrailles de la terre. Enfin on foule aux pieds un sol gras alluvial, dans lequel on rencontre de longs gisements argileux, qui s'opposent à l'écoulement des eaux et perpétuent ainsi l'humidité à la surface de la terre. Ajoutons que le sol est souvent déprimé en godets sans issue, comme cela arrive communément dans les terrains que la main de l'homme n'a pas aménagés pour les besoins de la culture. C'est là une cause évidente de stagnation aqueuse temporaire.

Le territoire de Civita-Vecchia n'est pas riche en sources ni en cours d'eau ; mais, comme nous l'avons établi ailleurs (1), l'humidité atmosphérique, qui est à son maximum sur les rivages, les pluies, les rosées nocturnes si abondantes quand un sol nu rayonne vers les espaces planétaires, suffisent à fournir aux matières végéto-animales les particules aqueuses qui leur sont nécessaires pour entrer en putréfaction. Les rosées sont telles, à l'époque fiévreuse, qu'en se promenant le soir au bord de la mer, on sent ses habits tout poisseux d'humidité saline.

Au nord et au sud de la ville, plusieurs cours d'eau se jettent dans la mer,

---

comme nous, la nature volcanique du sol, et des gisements d'argile d'une grande puissance qui retiennent les eaux à la superficie.

(1) Félix Jacquot, RECHERCHES SUR LES CAUSES DES FIÈVRES A QUINQUINA EN GÉNÉRAL, ET EN PARTICULIER SUR LES FOYERS QUI LEUR DONNENT NAISSANCE EN ALGÉRIE ; mémoire présenté à l'Académie le 28 juillet 1846. — DE L'ORIGINE MIASMATIQUE DES FIÈVRES A QUINQUINA ; deuxième mémoire présenté à l'Académie en mai 1851.

Au nord, la Mignone, rivière assez forte, a son embouchure à 3 lieues de Civita-Vecchia; ses bords sont bas, et les plaines souvent inondées au loin par les eaux gonflées : c'est encore là une source de dégagements miasmatiques. A un mille de la ville, une petite rivière, qui passe sous le vieux pont Trajan et au pied du Campo-Santo (cimetière), cesse d'être courante pendant l'été, mais conserve toujours des flaques fétides et croupissantes, notamment sur les deux points que nous venons de nommer. Au sud de la ville, on rencontre trois ruisseaux, dont le premier, à un mille des murs, garde de l'eau une partie de l'été, tandis que les deux autres se dessèchent vers les derniers jours du printemps. Ces trois cours d'eau recèlent toute l'année de petites mares croupissantes, éparses, entretenues par des sources, et des espaces humides et fangeux couverts de végétation palustre.

L'embouchure des cours d'eau voisins de Civita présente une particularité qu'il ne faut pas perdre de vue. Pendant l'été, quand les eaux sont basses, la barre est si forte qu'elle forme, entre la bouche et la mer, une digue non interrompue limitant une sorte de mare, dont les eaux ne se rendent à la mer qu'en filtrant entre les galets de cette digue; mais le flot marin soulevé franchit aisément cette barre, et mêle ses eaux salées aux eaux douces qui stagnent dans le petit lac. Cette particularité est surtout évidente sous le Campo-Santo. Ce mélange, comme on le sait, est généralement considéré comme des plus délétères.

Dans les deux mémoires cités, nous avons établi qu'il existe, outre le marais type, une foule de conditions palustres qui engendrent la fièvre à quinquina. A chaque pas, en Afrique comme en Italie, on s'aperçoit qu'il était indispensable de bien établir cette doctrine, basée sur l'expérience. Les marais types ne figurent effectivement qu'en seconde ligne parmi les foyers d'intoxication dont l'influence se fait sentir à Civita-Vecchia; on ne trouve guère que trois marécages dans les environs de Cervetri, à plusieurs lieues au sud de la ville, et quelques autres au nord, à une distance à peu près pareille. Nous ne parlons pas de la vaste saline située au bord de la mer, sous Corneto, à quelques lieues au N.-N.-O. de Civita-Vecchia, parce que nous n'avons pas étudié son degré de nocuité, qui paraît faible du reste. Nous ajouterons qu'on pourrait parfaitement considérer comme marais-type certaines parties du rivage et les criques de la côte, où les matières organisées s'accumulent et se décomposent, ainsi que les flaques en chapelet qui persistent l'été dans le lit des rivières.

Nous ne pouvons passer sous silence certaines sources miasmatiques dont le siége est éloigné, mais qui présentent une surface telle et une puissance si grande, que leur influence ne saurait être révoquée en doute.

Pline disait de la côte : *Tota pestilentia*, qualification fort exagérée à cette époque (1). En effet, le long de la mer on trouvait des villes considérables, par

______

(1) Strabon, d'ailleurs, spécifie très nettement les localités insalubres semées

exemple Ostie, qui paraît avoir contenu 30,000 âmes ; les marais Pontins nourrissaient le peuple volsque ; aux environs de Civita-Vecchia, aujourd'hui déserts
et incultes, florissaient cinq villes étrusques ; enfin, vers l'embouchure du Tibre,
aujourd'hui empestée, Pline lui-même avait une splendide villa , et non loin de
celle-ci s'étalaient d'autres propriétés sénatoriales, appartenant aux Hortensius,
aux Scipion, aux Lælius, etc. Mais de nos jours rien de plus vrai que le mot de
Pline : La côte est fiévreuse et mortelle, de la Toscane aux confins du royaume
de Naples.

Le comte de Tournon (1) établit que les surfaces aqueuses (notons bien qu'on
n'y trouve pas un seul lac limpide) occupent 1/27ᵉ de la superficie du littoral,
tandis que, dans la Sologne, elles ne figurent que pour 1/32ᵉ (2). Les *marais
types proprement dits* occupent, entre le rivage toscan et la plage napolitaine,
22,600 hectares, vaste étendue qui n'est rien encore comparativement aux *autres surfaces palustres de tout genre* rentrant dans les catégories que nous
avons décrites ailleurs.

Au sud de Civita-Vecchia, on trouve entre la frontière de Naples et le Tibre :
d'abord les marais Pontins ; les terrains humides de Porto-Anzio ; les flaques de
la forêt de Netbuno ; les surfaces palustres de Salzane, auxquelles Folchi (3)
attribue 750 hectares environ, de grands marais désignés sous le nom de Pan-
tana, non loin des embouchures des Rio-Torto et Rio-Felto ; enfin le marais si
insalubre d'Ostie (Stagno ostiense). Après avoir passé ce fleuve, en s'approchant
de Civita-Vecchia, ville éloignée de 12 lieues de l'embouchure, on trouve le petit marais de l'ancien port de Trajan, Porto Trajano, et le grand marais de Mac-
carse ; l'antique Fregenæ, dont Silius disait déjà : *Obsessæ campo squalente
Fregenæ.* Enfin nous ne pouvons passer sous silence le Campo-Salino, *Campus
Salinus major* des anciens, où les Véiens allaient récolter du sel, surface marécageuse de 1,400 hectares, d'après Folchi.

On comprend qu'on puisse, qu'on doive même nier l'influence d'un petit marécage situé à une certaine distance : ses dégagements se diluent dans l'atmosphère et sont dispersés au loin ; mais, quand un pays tout entier est marécageux, la masse de l'atmosphère s'empoisonne, et les colonnes d'air que déplacent
les vents pour les transporter ailleurs, sont évidemment saturées d'effluves.

---

sur l'*heureux Latium* : « Omne Latium felix est, et omnium rerum ferax, ex-
» ceptis locis, quæ palustria sunt, atque morbosa, qualis est ardeatinus ager
» inter Antium et Lavinium, usque ad Pomœtiam, et Selini agri quædam, et
» circa Terracinam. »

(1) Comte de Tournon, Études historiques sur Rome. Paris, 1831.

(2) Travaux de M. Machat, ingénieur en chef des ponts et chaussées.

(3) Folchi. Voy. ses deux mémoires sur l'étiologie des fièvres de Rome, le premier inséré au Journal arcadique de Rome, t. XXXIX, année 1829 ; le second,
brochure. Rome, 1845.

Nous avons étudié les conditions palustres du rivage, au sud de Civita ; faisons la même opération pour la plage qui court au nord de cette ville. Ce rivage se trouve dans d'aussi mauvaises conditions à peu près. Civita n'est séparée des maremmes toscanes, dont on connaît l'insalubrité, que par 8 ou 9 lieues d'un rivage bas, inondé, encombré d'algues amoncelées. La Mignonne, la Marta et la Fiora parcourent cette plage, couvrent souvent la campagne, et produisent des stagnations aqueuses, De Tournon (t. II. p. 220) compte 184 hectares de marais-type entre ces deux dernières rivières. On n'a pas oublié qu'aux frontières toscanes, vers l'embouchure de la rivière Chiarone, un peu avant laquelle on entre dans les maremmes, la côte avance fortement vers l'occident, et charge ainsi d'effluves les vents du N.-O. fréquents à Civita-Vecchia.

Nous sommes convaincu que les études de topographie médicale doivent ainsi embrasser un vaste espace, pour y saisir les causes qui, pour être lointaines, exercent cependant une influence puissante. Si, en Algérie, on ne se fût pas contenté d'explorer un voisinage restreint, on n'eût pas *à priori* décrété salubres des localités, sur lesquelles on a bâti des postes dont l'expérience a subséquemment démontré l'insalubrité.

Résumons-nous. Les sources d'intoxication paludéenne sont nombreuses autour de Civita-Vecchia et suffisent pour se rendre compte de l'endémo-épidémie annuelle : marais immenses sur le littoral, inculture et nudité du territoire, inondation de la plaine par les rivières, stagnations temporaires, amas de matières végéto-animales le long de la mer, abondance des rosées et humidité constante de l'atmosphère.

A Civita-Vecchia, la température est beaucoup plus égale qu'à Rome, soit qu'on la considère dans l'espace d'une année, soit dans un nycthémère. La moyenne hivernale est plus élevée de 3°, la moyenne estivale plus basse de 2° à 3°. Ce bénéfice est dû au voisinage de la grande nappe méditerranéenne, qui réchauffe l'atmosphère en hiver, et la rafraîchit en été (1).

Cette égalité de température existe également dans le cours de chaque nycthémère, ainsi que nous l'avons dit. On peut s'en assurer par le tableau suivant, où les mesures sont prises à l'aide du thermomètre centigrade.

	Août. 2ᵉ quinzaine.	Septemb.	Octobre. 1ʳᵉ quinzaine.
Oscillation thermom. nycthémérale moyenne.	6,00	8,00	7,50
— — — maxima..	11,00	11,00	10,50
— — — minima. .	2,00	2,00	2,00
Température moyenne.	24,50	22,50	18,50
— maxima	30,00	29,00	25,00
— minima	19,00	16,00	12,00

(1) Il y a les mêmes différences météorologiques, à peu près, entre les maremmes du littoral toscan et Florence, qu'entre la côte de Civita-Vecchia et Rome. (Salvagnoli Marchetti, STATISTICA MEDICA DELLE MAREMME TOSCANE.)

N'ayant pas de thermomètre à minima, nous avons fait nos observations tous les jours vers quatre heures et demie du matin, de sorte que le point le plus bas de la colonne thermométrique n'a peut-être pas toujours été saisi, et que, autre conséquence importante, la température moyenne de chaque mois, extraite de la moyenne des maxima et des minima absolus, est probablement trop élevée. Nous avons dû indiquer ces causes d'erreur.

Les registres de l'Observatoire romain, de 1843 à 1850, donnent les résultats suivants :

	Température moyenne centigr.	Oscillation nycthémérale moyenne centigr.
Juillet.	23,72	12,09
Août.	22,92	12,00
Septembre. . . .	20,36	11,31
Octobre	16,91	10,65

Ou bien la cause d'erreur que nous avons indiquée a eu une influence considérable, ou en 1850 l'été a été plus chaud à C.vita qu'à Rome ; car la moyenne de chaque mois est supérieure de près de 2 degrés dans la première localité. Cette dernière supposition est très-admissible, et expliquerait la gravité vraiment insolite de l'endémo-épidémie de Civita-Vecchia en 1850.

Maintenant que le territoire et la météorologie de Civita-Vecchia nous sont connus, un mot sur la ville elle-même.

Le port de Civita est formé par deux jetées qui, partant de la terre, s'avancent au large. Sur l'étroite jetée du nord est bâti le lazaret, tandis que la citadelle, appelée aussi fort Michel-Ange, s'élève à l'origine de celle du sud. Une autre jetée, l'*ante-murale*, surmontée d'un phare, s'étend entre les deux extrémités libres des premières, laissant une passe entre elle et chacune de celles-ci. Le port est salubre, aéré, les eaux s'y renouvellent facilement. Un point seulement laisse à désirer, c'est l'angle qui se trouve entre la *Santé* et la petite porte du quai ; les eaux y sont basses, les algues s'y accumulent, et un égout y vomit des résidus fermentescibles qu'agitent sans cesse des myriades de petits poissons attirés par cet appât. Dans le port, entre le lazaret et le palais des papes, s'ouvre par un goulot étroit le bassin appelé Darsena, darse. Des murs élevés l'entourent, empêchent les courants d'air de brasser son atmosphère, concentrent l'humidité et s'opposent aux rayons solaires. L'eau de la *Darsena* n'a pas non plus la transparence de celle du port. C'est là qu'est situé le bagne, où sont enfermés 1,400 1,500 forçats. Le scorbut et les fièvres putrides y ont fait quelques apparitions, devenues plus rares aujourd'hui.

Les rues neuves de Civita sont larges, renflées par des places, embellies par des palais ; les autres, notamment l'artère principale, sont étroites, humides. L'enceinte fortifiée est trop resserrée, malgré l'extension qu'on lui a donnée en joignant le saillant de deux bastions, opération qui a nui à la défense, mais a permis de construire le nouveau quartier dit Guetto. Pour loger la population exubérante, il a fallu gagner en hauteur ce qu'on ne pouvait prendre en superficie; aussi voit-on des maisons de cinq étages. La hauteur des constructions fait paraître les rues plus étroites encore et empêche le renouvellement de l'air. Les logements sont fort rares à Civita pour les étrangers, et les habitants peu aisés s'accumulent par familles dans d'étroites pièces. La malpropreté exagère encore ces vices dans l'hygiène; les rues sont médiocrement propres, mais les escaliers des maisons sont surtout de véritables fumiers. Les appartements laissent aussi à désirer, et les personnes bien plus encore.

L'eau douce n'est pas en rapport avec les besoins de la ville. Les vaisseaux dont l'équipage est nombreux, sont quelquefois obligés d'aller chercher une aiguade à quelques lieues plus loin. Un vieil aqueduc de Trajan, restauré et presque refait par le pape Clément XI, amène de la montagne une eau d'assez médiocre qualité. Elle n'a pas cette saveur fraîche, légèrement piquante, qu'on trouve à beaucoup des eaux consommées à Rome. Elle est un peu lourde et a quelque chose de sirupeux, de sorte qu'agitée et tournoyant dans un verre, elle laisse une mince couche qui persiste quelques instants sur les parois, au lieu de retomber immédiatement au fond du vase. En une nuit d'été, cette eau prend souvent une odeur repoussante, à cause de la quantité de matières végéto-animales qu'elle contient. Elle ne dissout pas non plus parfaitement le savon.

Des égouts solides et suffisamment multipliés courent sous la ville. L'abattoir et le Campo-Santo (cimetière) sont hors des murs, au nord de Civita-Vecchia.

On compte deux hôpitaux romains à Civita-Vecchia : l'un, destiné aux femmes, contient trente lits; l'autre, qui reçoit les hommes, civils et militaires, peut loger 300 malades. Dans le premier (Orsi cité par M. Dusourd), la mortalité a été, pendant dix ans, de 5 p. 100, et dans le second de 4 1/16. La mortalité à l'hôpital du bagne serait la même qu'à l'hôpital des hommes. Notre hôpital militaire a occupé jusqu'en 1851 le *Quartierone*, fort belle caserne que nous avons dû céder à la troupe à cette époque. Le soldat valide y a gagné beaucoup; on peut mettre 900 hommes dans le *Quartierone*. Auparavant, la troupe était disséminée sur plusieurs stations, dont quelques-unes, notamment près de la *Chiesa della Morte* (1), laissaient à désirer pour la salubrité. Mais le soldat malade a beaucoup perdu, par sa translation dans l'aile de l'hôpital civil destinée autrefois aux militaires romains. Ce bâtiment présente les inconvénients qui suivent : situation à la périphérie de la ville, dans une région moins saine que celle du Quartierone; voisinage des terres du rempart dont il n'est séparé que par une étroite tranchée; humidité provenant de ce voisinage et d'un lavoir public mal entretenu; salles du premier obscures et sans air; les salles du second sont

----

(1) L'insalubrité de cette caserne, qui a fourni les cas les plus nombreux et les plus graves, était peut-être temporaire, et aurait tenu alors à ce que les fenêtres manquaient de châssis et de vitres.

belles ; un bout de rempart a été converti en promenoir, avantage que n'offrait pas le premier hôpital.

La salubrité de Civita-Vecchia doit être considérée à un double point de vue : sous le rapport des fièvres endémo-épidémiques palustres et sous celui des autres affections.

Les premières atteignent surtout la périphérie de la ville, du côté de la terre ; la face septentrionale est aussi fiévreuse que la face méridionale. L'insalubrité de la périphérie est un fait acquis à l'histoire médicale; en voici un nouvel exemple frappant. Au sud et en dehors de la ville, à cent pas du rempart, existe une maison spacieuse dont les jardins servent d'entrepôt de charbon; en peu d'années, le père, la mère et quatre enfants y sont morts de la fièvre. De l'autre côté du rempart, dans la ville, l'insalubrité est incomparablement moindre. L'ermite qui dessert la chapelle de François de Paule, à un mille de Civita, près de la villa Guglielmotti, n'échappe à la fièvre qu'à la condition de venir coucher chaque nuit en ville, pendant la saison d'été et d'automne.

Les quelques fermes et villas situées autour de Civita cessent d'être habitables à la fin de juillet; il n'y reste que le nombre d'hommes strictement nécessaire pour les besoins les plus urgents des cultures et de l'habitation. Ces malheureux, en proie à des rechutes de fièvre qui se reproduisent à courts intervalles, ne peuvent travailler la moitié du temps ; au bout de quelques années, ils deviennent pourtant plus réfractaires aux miasmes, mais leur constitution reste profondément modifiée et altérée.

Beaucoup de campagnards finissent par être si intimement imprégnés par le poison paludéen, leurs liquides sont tellement modifiés, leurs organes si lésés dans leur jeu et dans leur texture, que leur vie n'est plus qu'une longue maladie et une perpétuelle souffrance. En mars, avril et mai, époque la plus éloignée de l'endémo-épidémie passée, nous avons encore rencontré, par 'es campagnes, des espèces de spectres qui se traînaient tremblants pour chercher un rayon de soleil ; leur teint anémique et jaune, leur maigreur, leur ventre proéminent et la gracilité de leurs membres, disaient assez qu'ils étaient frappés par cette cachexie paludéenne presque incurable qui ne finit guère que dans la tombe ou par l'émigration dans un autre climat.

On peut vérifier à Civita-Vecchia cette loi, qu'il faut une certaine altitude pour garantir une localité des miasmes de la plaine ou du rivage. Sur une colline de peu d'altitude, mais tournée vers la mer, à un mille à peu près de Civita, est bâti le couvent des capucins. Il est si insalubre que les religieux sont obligés de le quitter à l'approche de l'endémo-épidémie, pour venir occuper le petit couvent du lazaret. En 1755, d'après Torraca, douze capucins ayant passé l'été dans le grand couvent, ont tous eu la fièvre.

La Talfa et Allumiera, bourgs situés dans la montagne, à plusieurs centaines de mètres d'altitude, sont préservés de l'endémo-épidémie.

L'endémo-épidémie, au dire des habitants et des médecins du pays, et d'après notre propre expérience, suit à peu près la même marche chaque année. Son maximum de gravité arrive lors des premières pluies de la fin de l'été. L'abondance des rosées favorise également le dégagement miasmatique. L'année 1850, dont nous allons tracer l'histoire, n'a, sauf peut-être son intensité et son maximum un peu tardif, pas fait exception à la règle; c'est dans les dix premiers jours d'octobre qu'il faut placer l'apogée des fièvres pendant cette année. En Algérie, les fièvres pernicieuses sont également nombreuses, et surtout extrêmement graves en septembre et octobre (Cas. Broussais, Bertherand, Sonrier et Jacquot, etc., etc.). Ces faits s'expliquent très-facilement par l'étiologie miasmatique; ces pluies et ces rosées détrempent la terre, à une époque où la chaleur est encore assez vive pour activer les élaborations qui se passent sur la terre et dans son sein. L'hypothèse météorologique n'a, au contraire, rien à faire ici.

Il n'est pas facile de comparer rigoureusement Civita-Vecchia à Rome, sous le rapport de l'intensité de l'endémo-épidémie. Certes on ne rencontre pas dans l'enceinte de Civita, habitée sur tous les points, des régions aussi insalubres que certains quartiers qui, pour être dans les murs de Rome, n'en sont pas moins presque déserts; mais, d'autre part, je ne pense pas qu'il existe, dans n'importe quel endroit de Civita, une presque immunité pareille à celle dont on peut se flatter dans quelques lieux privilégiés de Rome. Aussi l'adage suivant a-t-il cours à Civita : Jusqu'en août et septembre, une bonne habitation et un sage régime préservent de la fièvre; mais à partir de cette époque, personne ne peut se flatter d'y échapper. Somme toute, et en tirant une sorte de moyenne de salubrité, on peut, je crois, avancer que Civita-Vecchia est moins insalubre que la capitale. Cependant, d'après les statistiques officielles que M. Philippe, chirurgien-major à l'hôpital militaire de Civita-Vecchia, a eu l'obligeance de compulser pour nous, la mortalité, de 1841 à 1851, aurait été de 2,71 p. 100, tandis que, d'après monseigneur Morichini (1), à Rome, de 1831 à 1841, elle n'aurait atteint que 2,68 p. 100. Il est nécessaire de faire remarquer que les périodes d'observation ne sont pas les mêmes, et que la comparaison n'est conséquemment pas rigoureuse.

Nous avons parlé de la salubrité des différentes parties de la ville au point de vue des fièvres paludéennes; livrons-nous à la même investigation au point de vue de toutes les maladies considérées en bloc.

Les quartiers les moins sains sont les rues étroites dans lesquelles s'entasse une nombreuse population. La nouvelle *rione* du *Guetto,* ou Sant'Antonio, habitée par des gens peu aisés, est pourtant, grâce à ses rues spacieuses, plus saine que les autres quartiers plus riches, mais plus resserrés. La Grande rue, qui part de la place de la Cathédrale et se termine à la place d'Armes, le Corso de Civita-Vecchia, rue commerçante et si populeuse, pèche par la salubrité, ainsi que les

---

(1) Morichini, Degli instituti di carita pubblica in Roma, etc. 2 vol. in-8°. Rome, 1842.

tuelles étroites qui se rendent dans cette artère principale ou qui la suivent parallèlement. Étreinte par de hautes maisons, humide et privée de soleil, elle exhale souvent une insupportable odeur provenant des cuisines, des denrées alimentaires qui encombrent les boutiques et des monceaux de morues accumulés dans les magasins. Nous avons déjà parlé des conditions également défavorables qui se rencontrent au bagne et à la Darsena. Or ces deux derniers lieux, la rue principale et les aboutissants, appartiennent aux deux *rioni Santa-Maria* et *San Francesco*, relativement insalubres, comme on va bientôt le voir. Ce dernier quartier a été récemment assaini par l'établissement des deux vastes places dont l'une porte son nom, et dont l'autre conserve celui du fondateur du port de Civita-Vecchia (piazza Trajana). La statistique suivante, puisée par M. Philippe dans les registres officiels, mettra en évidence ces différences de salubrité selon les quartiers :

MOUVEMENT DE LA POPULATION A CIVITA-VECCHIA, DE 1841 à 1851.

Localités.	Population.	Naissances.	Décès.	Mariages.
Paroisse Sant'Antonio ou Guetto	2,800	781, ou 2,78 p. 100	584, ou 2,08 p. 100	181, ou 0,64 p. 100
Paroisse San-Francesco. .	2,600	1,102, ou 4,23 p. 100	769, ou 2,95 p. 100	284, ou 1,09 p. 100
Paroisse Santa-Maria. . .	2,100	894, ou 4,25 p. 100	655, ou 3,11 p. 100	244, ou 1,05 p. 100
Moyenne pour toute la ville.	7,500	3,75	2,71	0,93

D'après M. Orsi, chez les militaires romains, les décès seraient de 2,00 p. 100, et de 3,50 chez les forçats.

Nous ferons simplement remarquer, à propos de cette statistique, que, par une sorte de prévoyance de la nature, qui semble avoir réellement *horreur du vide* en fait de population, dans les quartiers où la mortalité est la plus élevée, les naissances et les mariages se multiplient également, de manière à combler les lacunes.

Avant que la ville ne fût agrandie et percée de nouvelles rues et de places spacieuses, l'entassement, aujourd'hui limité à certains points, existait presque partout. Nous concevons que Torraca ait parlé, à cette époque, du scorbut, des affections cutanées pustuleuses, de la difficile résolution des tumeurs, de la tendance aux suppurations et à l'état putride. Aujourd'hui, M. Gerolami met encore au nombre des affections fréquentes, la chlorose, la leucorrhée, etc., et d'autres maladies qui trahissent la débilité.

Nous ajouterons que les tempéraments lymphatiques outrés, les scrofules, le rachitisme, ne sont pas rares à Civita-Vecchia. La race est néanmoins assez belle, et le tempérament dominant se rapproche du bilioso-sanguin. Le tempérament sanguin est rarement sans mélange, l'élément lymphatique intervenant presque toujours.

Torraca signale déjà la fréquence des affections nerveuses; c'est un point commun à Rome et à Civita-Vecchia. Les phlegmasies pures et franches ne sont pas nombreuses, et ne se manifestent guère que pendant trois mois de l'année, ou quand viennent à régner des conditions météorologiques accidentelles. Le bagne semble être l'endroit de la ville où les affections inflammatoires sont le plus fréquentes; mais cela tient peut-être davantage au genre de vie des forçats qu'au site qu'ils occupent. On rencontre à Civita-Vecchia un nombre fort notable de phthisiques, mais cependant moins qu'en France. M. Gerolami regarde la fièvre typhoïde comme extrêmement rare. Gardons-nous de précipitation dans nos conclusions, car les Romains éparpillent la dothinentérie dans la classe des fièvres nerveuses, des fièvres gastriques, et parmi les *sinochi;* cette affection n'en existe pas moins, pas commune il est vrai, comme nous nous en sommes assuré nous-même, et d'après les autopsies pratiquées par M. Gerolami lui-même.

C'est en vain que, pour établir la fréquence relative et même la simple existence des différentes maladies, on feuilleterait les registres des hôpitaux. Le diagnostic local est fort négligé par les médecins italiens, et leur manière de considérer la pathologie diffère essentiellement de la nôtre. Voici quelques diagnostics pris à l'hôpital du bagne :

Fièvre gastrique dégénérée en nerveuse ;

Fièvre gastrique dégénérée en intermittente ;

Fièvre reumatique dégénérée en lente nerveuse ;

Fièvre gastro-reumatique dégénérée en péripneumonie.

Dans une de nos LETTRES précédentes, nous avons fait la critique de ces dénominations et de la doctrine romaine.

L'histoire de 1850, objet de la LETTRE suivante, pourra, jusqu'à un certain point, combler cette fâcheuse lacune, mais non pas complétement ; en effet, nos soldats, qui ne subissent les influences du climat que depuis quelque temps, ne peuvent point servir d'étalon pour étudier la pathologie indigène de Civita-Vecchia.

Nous avons dit un mot du caractère général de la population de la ville ; complétons le tableau en consacrant quelques traits à une classe importante, aux mariniers. C'est la race la plus robuste de Civita-Vecchia ; si les travaux de la campagne déserte sont dangereux autour de la ville, en revanche la vie maritime est profitable à la santé. Malheureusement le séjour à terre vient trop souvent détruire une partie des bénéfices dus à la vie de mer. Malgré cette circonstance, et nonobstant la frugalité de leur nourriture, les mariniers sont pleins de vigueur, et sous la peau hâlée de leur torse et de leurs membres presque toujours nus, l'œil sent le relief de muscles bien charnus attachés à une solide charpente.

Il est fort heureux qu'une topographie médicale ne soit pas tenue à tracer le caractère moral des habitants. Nous ne serons ainsi pas obligé de dire que ce sont des gens sans aménité, sans hospitalité, et si peu sociables qu'ils ne se fréquentent pas même entre eux.

Le médecin qui retrouve dans sa mémoire un peu de chimie ne manque pas de visiter, pour compléter l'exploration de Civita-Vecchia, les fameuses mines d'Allumiera, d'où l'on extrait l'alun dit de Rome. On sait que ce sel double doit sa juste réputation à sa pureté ; il ne contient pas de fer, ce qui le rend précieux pour la fixation des couleurs employées en teinture. Cette exploitation a beaucoup perdu de son importance depuis qu'on fait de l'alun de toutes pièces, à l'aide des doubles décompositions. Les procédés d'exploitation sont d'ailleurs assez grossiers ; avec une meilleure entente de la fabrication, on produirait davantage et à moindre prix.

Dans ces montagnes salubres de la Tolfa et d'Allumiera, on trouve une source ferrugineuse qui n'est pas exploitée et que nous ne faisons que signaler en passant. Importantes sont au contraire les sources qui alimentaient les thermes de Trajan ; nous consacrerons une LETTRE à leur étude.

XX.

**A M. le docteur Judas, médecin principal de première classe, secrétaire du
conseil de santé des armées.**

Rome, 15 mai 1851.

La ville de Civita-Vecchia possède des ressources précieuses qu'elle pourrait
exploiter au profit de sa prospérité, mais dont l'insouciante inactivité italienne
ne tire aucun parti : nous voulons parler des trois groupes d'eaux thermales
appelés sources *Trajanes* ou *Taurines*, sources *della Ficoncella* et enfin
Sferra Cavalli, situées sur les premiers gradins de la montagne, les deux premières à trois milles de Civita, la dernière à quatre milles. L'eau *Taurine* sort
du sol à 624 pieds d'altitude, la *Ficoncella* à 564. Nous ne parlerons pas des
sources de *Sferra Cavalli*, plus éloignées et non utilisées ; leurs caractères se
rapprochent beaucoup, du reste, de ceux des deux autres sources.

Le groupe *della Ficoncella* donne en abondance une eau saline et sulfureuse qui marque 55° centigr. Les dépôts calcaires abandonnés par ces sources
se sont accumulés en masse telle, qu'on a été obligé de creuser dans ces concrétions d'une blancheur éclatante, d'étroites tranchées, profondes d'un à 3 mètres,
pour rétablir l'écoulement des eaux. Tout le sol des alentours est également
formé d'un tuf blanc qui se pulvérise sous le pied. Une longue ligne de fumerolles s'échappe de chaque tranchée, et, pendant l'hiver, les dessine de loin à
l'œil du voyageur. Quelques maigres touffes de figuier qui croissent éparses sur
ce sol blanchâtre et poudreux, quelques grands blocs épars taillés par le puissant
ciseau romain, l'absence de toute habitation et le silence, achèvent de donner à
ce site un caractère mélancolique et désolé qui ne manque pas de charme.

C'est à la *Ficoncella* qu'on vient puiser dans des tonneaux l'eau destinée
aux bains qu'on prend ensuite en ville.

Sur la source *Taurine* appelée aujourd'hui *Trajane*, l'empereur dont elle porte le nom avait établi de vastes thermes. Un beau massif de ruines aux arcades hardies atteste seul cette splendeur passée. Aujourd'hui les eaux *Taurines* se réunissent à celles de la *Ficoncella* pour aller faire tourner un moulin ! Il n'existe pas même une masure pour recevoir les baigneurs. Ces ruines ne sont fréquentées que par les curieux et par quelques soldats français qui, au risque de se rôtir, s'y donnent le plaisir du bain chaud gratis, en se plongeant dans les deux trous d'où s'échappent les eaux, ou mieux dans le ruisseau auquel elles donnent naissance. Elles marquent 45° centigr , c'est-à-dire 10° de moins que la *Ficoncella*.

Nous avons dit que les bains *Trajan* sont situés à trois milles de Civita, à 564 pieds d'altitude, sur la rampe qui part de la mer et s'élève jusqu'aux sommets d'Allumiera et de la Tolfa. A quelques centaines de pas, commencent les belles forêts qui tapissent toute la montagne jusqu'à la cime. Ce lieu, autrefois salubre et fréquenté, ne passe pas pour être favorisé aujourd'hui par l'*aria fina*, et ne serait purgé de toute suspicion qu'à l'aide de plantation qui le garantissaient des vents chargés d'effluves pernicieux. Il est même probable que ce site ne recouvrirait toute son antique salubrité, que si la campagne, jadis cultivée et populeuse, de nos jours déserte et inculte, n'éprouvait elle-même de notables améliorations.

Trajan, fondateur du port de Civita-Vecchia, alors Centumcellæ, bâtit un établissement thermal sur les eaux *Taurines* et une splendide villa célébrée par Pline. *Evocatus*, dit cet auteur, *in consilium à Cæsare nostro ad Centumcellas, maximam ibi cepi voluptatem..... Villa pulcherrima cingitur viridissimis agris.* Qui reconnaîtrait aujourd'hui, à ce portrait, les tristes alentours de Civita-Vecchia ? Les eaux *Taurines* attirèrent beaucoup de monde dans l'antiquité ; plusieurs empereurs les honorèrent de leur présence. *Scribonius Largus* et *Marcellus Empiricus* parlent d'un préteur qui fut guéri d'une affection calculeuse par ces *Aquæ Vericariæ* qui, selon quelques antiquaires avec lesquels nous ne sommes pas d'accord, seraient les eaux de Civita-Vecchia. *Rutilius*, séduit par la beauté du site, a écrit une véritable idylle sur les thermes de Civita ; citons-en quelques vers qui nous serviront plus tard quand il s'agira d'appréciation au point de vue chimique :

> Nosse juvat Tauri dictas de nomine thermas.
>
> . . . .
>
> Non illic gustu latices vitiantur amaro,
>   Lymphaque fumifico sulphure tincta calet ;
> Purus odor, mollisque sapor dubitare lavantem
>   Cogit, qua melius parte petantur aquæ (1).

---

(1) Rutilius, Itinerarium poeticum ad Centumcellas.

On trouve dans *Lampridius* (*Lampridius ad Commodum*) un passage qui nous intéresse à plus d'un titre; le voici : *Auspicium crudelitatis apud Centumcellas dedit anno XII ætatis, nam cum tepidus forte lotus erat, balneatorem in fornacem conjici jussit.*

Cette fournaise, ce fourneau étaient-ils destinés à augmenter encore le degré de l'eau, marquant alors comme aujourd'hui 45° centigr., afin de pouvoir chauffer les étuves; ou bien les eaux n'étaient-elles pas alors aussi chaudes qu'aujourd'hui, et fallait-il en élever artificiellement la température pour les bains ordinaires ? On voit que nous soulevons ici la question d'identité entre ces eaux considérées dans les temps antiques et à l'époque actuelle. Ou il faut avouer que nous nous trompons en appelant *Taurines* les sources que nous décrivons, ou bien il faut admettre qu'elles ont éprouvé des modifications depuis les anciens âges. La première supposition n'est pas admissible; la concordance est bien établie entre les sources appelées autrefois *Taurines* et nommées aujourd'hui *Trajanes;* la seconde, au contraire, va cesser d'être une supposition pour devenir chose démontrée. *Rutilius* dit, en effet, bien positivement que les eaux *Taurines* n'étaient pas sulfureuses; or les sources *Trajanes* le sont à un degré très-notable. Enfin, à une époque plus rapprochée de nous, *Mercurialis* les dit ferrugineuses. *Torraca*, qui écrivait en 1761, pense qu'il s'agit bien des mêmes sources, mais que leur nature a changé. Cet auteur dit qu'il y avait primitivement un groupe salin et un groupe sulfureux, et que, peu avant son époque, la première source, par suite de l'incurie, et peut-être de bouleversements terrestres, a disparu comme individualité, et s'est mêlée à la seconde, pour constituer les eaux à caractère complexe dont nous nous servons aujourd'hui (1).

Quoi qu'il en soit, qu'il nous suffise d'ajouter quelques mots pour compléter l'historique de ces eaux. Les vastes thermes de Trajan, d'après les recherches de *Manzi*, paraissent avoir été ruinés par les Sarrazins vers 828 ou 832.

Arrivons à la partie médicale et chimique.

Torraca, en 1761, en fit l'analyse qualitative; *Morichini*, de nos jours, analysa quantitativement les eaux *Taurines* et celles de la *Ficoncella.*

Voici les résultats obtenus par ce chimiste, dont les travaux méritent toute confiance. Notre collègue, le docteur Lasserre, a bien voulu opérer la réduction en chiffres décimaux, réduction nécessaire pour établir des comparaisons avec les analyses des autres eaux thermales.

---

(1) Torraca, *loc. cit.*

	FICONCELLA.	TAURINE.
Température	45° centigr.	55° centigr.

Un litre d'eau donne :

	centim. cub.	centim. cub.
Gaz acide carbonique	220,000	218,000
hydrogène sulfuré	0,311	0,284
air atmosphérique	0,311	0,283

Principes fixes :

	centigr. cub.	centigr. cub.
Hydrochlorate de chaux	10,4165	8,8785
— magnésie	»	1,3022
— soude	41,6663	49,5081
Sulfate de soude	49,5081	54,6873
— magnésie	39,0621	36,4488
Carbonate de chaux	93,7489	78,1242
Sulfate de chaux.	13,3156	7,8086
Silicate de fer	18,1109	7,8086
Principes fixes contenus dans un litre d'eau,	265,8284	244,5663
Perte		5,2083

Ces eaux sont limpides, ont à la source une odeur sulfureuse évidente, marquent 1,0014 de pesanteur spécifique à 37,5 cent. et 1,0020 à 25° centigr. Elles laissent spontanément déposer une matière blanche abondante, à mesure qu'elles se refroidissent. Les dépôts de la *Ficoncella* contiennent du carbonate de chaux avec une certaine quantité de sulfate de chaux et de silicate de fer. Ce dernier se recueille d'autant plus abondamment qu'on opère plus loin de la source, son peu de solubilité amenant sa précipitation à mesure que l'eau se refroidit.

Les canaux de la *Ficoncella* s'exhaussent bien vite par les dépôts qui se précipitent et se concrètent sur leurs parois ; dans les endroits où le cours n'est pas rapide, il se forme à la surface une pellicule assez consistante pour que des insectes puissent s'en servir comme d'un pont.

Morichini et la commission dont il faisait partie, ont étudié la question de la création d'un établissement d'eaux thermales. Dans l'état actuel de la campagne de Civita-Vecchia, on aurait probablement à craindre l'insalubrité, si on élevait des habitations sur la source même. Conduire l'eau à Civita dans des canaux ouverts n'est pas chose possible, car, rendue à la ville, elle ne serait plus qu'à la température ambiante. Des canaux couverts n'ont pas semblé praticables à *Morichini*, à cause de leur encroûtement, de la difficulté du nettoyage, et du refroidissement qui s'opérerait, notamment par suite de la nécessité de laisser des ciels ouverts d'espace en espace, pour permettre le dégagement des vapeurs. Aujourd'hui, on vient puiser à la *Ficoncella* dans des tonneaux qu'on bouche soigneusement, et l'eau, arrivée à Civita-Vecchia, marque encore tout près de 44° centigr., d'après le chimiste déjà nommé.

Abordons maintenant la question principale, celle des effets thérapeutiques de ces eaux. Malheureusement nous serons bientôt à bout de documents; aucun travail n'existe à ce sujet, quoique Civita soit aux portes de Rome et le port de cette ville.

Puisque ces eaux ont changé de nature, depuis les temps où les thermes de Trajan étaient en si grande vogue dans le monde romain, il ne faudrait pas arguer de leur efficacité passée à leur vertu actuelle. Néanmoins citons *Rhodius* à titre de renseignements. Les eaux *Taurines*, dit-il, ne sont pas utiles en boisson, mais sous forme de bains; puis il ajoute, sans autres détails, qu'elles trouvent leur indication dans les maladies des nerfs, les ulcères, les affections chroniques de la peau, les maladies du foie, mais non dans les affections des autres viscères. André Baccio ne fait pas mention des sources de Civita-Vecchia dans son grand ouvrage sur les eaux minérales, ce qui nous porte à croire qu'elles étaient à peu près oubliées au commencement du neuvième siècle.

Mercurialis se prononce nettement sur la vertu des eaux *Taurines* : elles sont utiles dans les maladies des viscères, et de son temps elles étaient très-fréquentes pour ces sortes d'affections. Mais cet auteur les désigne sous le qualificatif de *ferrugineuses;* or les eaux actuelles, quoique contenant très-notablement du fer, n'ont point les caractères physiques facilement saisissables, la couleur, la saveur et surtout les dépôts ocracés dont on avait besoin, à l'époque de *Mercurialis*, pour appeler une eau *ferrugineuse*.

Au milieu du dix-huitième siècle, *Torraca* publia la monographie dont nous avons parlé. Il vante les eaux, sous forme de bains, dans les rétractions musculaires et tendineuses, les rhumatismes, les hydarthroses, la goutte, les obstructions des viscères du bas-ventre, les strumes, les ulcères anciens, les maladies de la peau, les calculs urinaires, les maladies chroniques vénériennes, scorbutiques, bilieuses.

Un confrère de *Torraca* s'était réuni à lui pour remettre en vogue les bains Trajan; mais, après avoir tenu des registres exacts pendant quinze ans, il mourut avant d'avoir publié son travail (1). Nous sommes donc réduits à de bien vagues indications sur la valeur thérapeutique de ces eaux.

On trouve dans le SPECTATEUR DE MILAN, année 1826, une lettre d'un certain chevalier *Tambroni*, qui déclare avoir été guéri de la goutte chronique par les eaux de Civita-Vecchia.

Enfin arrive, dans ces derniers temps, la commission envoyée sur les lieux par le gouvernement pontifical. Nous avons extrait du travail de *Morichini* l'ana-

---

(1) Ce médecin s'appelait *Constantino Nucci*.

lyse des eaux *Taurines* et de la *Ficoncella ;* nous n'y trouvons rien de neuf au point de vue de la thérapeutique.

Chaque année on voit arriver à Civita un certain nombre de baigneurs ; nous en avons nous-même soigné quelques-uns, mais pas avec assez de suite pour que nous puissions apprécier les effets des eaux. M. *Gerolami*, médecin à Civita-Vecchia, nous a assuré qu'à chaque saison il compte de nouvelles cures; mais ces vagues renseignements sont loin de suffire pour asseoir des indications précises et détaillées. Il faut, pour arriver à quelques notions, comparer les sources *Taurines* et de la *Ficoncella* avec des eaux minérales dont on connaît à la fois et la composition chimique et les effets thérapeutiques. Après avoir procédé par cette double voie, on ne peut douter de l'efficacité des eaux de Civita-Vecchia pour la cure de beaucoup de maladies.

D'après l'analyse de *Morichini*, on devrait, ce nous semble, ranger les eaux de Civita parmi les thermales salines proprement dites, c'est-à-dire dans ce groupe qui, n'étant caractérisé ni par une alcalinité, ni par une acidulité notables, contient différents sels altérants, apéritifs, diurétiques, sudorifiques, purgatifs. L'abondance du sulfate de soude, du sulfate de magnésie, du chlorhydrate de soude, etc., légitime cette classification. L'acide carbonique n'est pas en assez grande quantité pour les faire classer parmi les acidules; la faible quantité de 0,311 et de 0,284 centimètres cubes d'acide sulfhydrique, ne peut être prise qu'en considération très-secondaire ; enfin il n'y a pas assez de fer pour qu'on puisse appeler ces eaux ferrugineuses. Elles sont donc essentiellement salines, secondairement hydrosulfuriquées, en troisième lieu ferrugineuses, dernière propriété sur laquelle on devra peu compter, quoique, par comparaison chimique quantitative, les sources de la *Ficoncella* contiennent plus de sels de fer, 18 centig. par litre, que les eaux réputées essentiellement ferrugineuses de Pyrmont, 10 centig.; de Spa, 6 ; de Forges, 5, etc. Mais tout dépend de la nature du sel de fer, et de l'ensemble de la composition des eaux.

Morichini ne signale, dans les eaux de Civita, trace ni d'iode, ni de brôme, ni d'arsenic, substances dont on ne savait pas encore alors déceler de minimes parties, et dont quelques-unes seraient peut-être découvertes par une nouvelle analyse.

Les eaux de Civita semblent utiles contre les affections suivantes : engorgements viscéraux chroniques appelés obstructions, reliquats d'inflammations, goutte, gravelle, calculs biliaires et vésicaux, pléthore, prédisposition aux apoplexies, aux congestions, aux irritations, certaines maladies nerveuses, et, en général, dans les affections qui exigent plutôt un traitement altérant, une modification dans la crase du sang, ou une dérivation, que l'excitation, la *poussée*, qui résultent des sulfureux, ou que la révivification du sang qui est la conséquence de l'absorption des ferrugineux. Dans notre prochaine et dernière lettre, nous verrons qu'à Viterbe, ville également occupée par nos troupes, existent de puissantes sources ferrugineuses qui rendraient les plus grands services à nos anémiques, et une autre source bromurée, iodurée et hydrosulfuriquée que déjà nous utilisons chaque année.

Les eaux de Civita trouveraient aussi leur emploi dans les blessures anciennes, rétractions musculaires, ankyloses, rhumatismes chroniques, dans certaines affections de la peau, certaines paralysies, et surtout probablement dans quelques affections anciennes des organes digestifs, soit de la muqueuse gastro-intestinale, soit des annexes, comme le foie, la rate.

Les eaux de la *Ficoncella*, plus riches en sels altérants que les sources *Trajanes*, le sont également davantage en silicate de fer, 18 centigrammes au lieu de 7. Chacune de ces eaux répondrait probablement à une nuance différente d'indication; celles de la *Ficoncella* sembleraient préférables contre les affections dont la cure exige un changement de crase profond dans les humeurs, en évitant leur appauvrissement, lorsqu'existeraient par exemple les éléments scrofules, anémie, cachexie palustre. Dans la goutte, la gravelle, les calculs hépatiques et vésicaux, la pléthore, la prédisposition aux apoplexies, les eaux *Taurines* seraient peut-être préférablement indiquées, quoique moins riches en sels altérants, parce qu'elles contiennent seulement 7 centigr. au lieu de 18 de sels de fer, principe à éviter, d'ordinaire, en pareils cas.

Puisque, pour la cure d'une partie des affections que nous avons successivement énumérées, on compte surtout sur les propriétés altérantes de ces eaux, il est bien évident qu'elles doivent être alors administrées non-seulement en bains, mais aussi et surtout en boissons. Dans les affections locales qui exigent des douches, cette indication sera remplie à l'aide des appareils ordinaires; mais ce procédé ne pourra pas facilement être appliqué en grand, à cause de la nécessité de se servir plus ou moins rapidement de l'eau, qui se refroidirait si l'on attendait trop longtemps.

Nous supposons ici qu'on utilise les eaux transportées en ville; c'est en effet la seule manière aujourd'hui, puisqu'il n'y a pas d'établissement sur place. Ce transport ne leur enlève, du reste, aucune propriété essentielle, puisque l'acide sulfhydrique qui en perd en route, est, vu sa faible quantité, un principe sur lequel nous n'avons pas un instant compté pour la cure des maladies que nous avons signalées.

Il nous semble que les eaux de Civita pourraient être utilisées pour nos soldats, sans dépense pour le gouvernement.

Et d'abord, à l'aide du train des équipages, on pourrait transporter l'eau à l'hôpital. Aujourd'hui, l'industrie indigène se contente de hisser des tonneaux remplis, sur des charrettes ouvertes à tout vent, ou plutôt sur des espèces de brancards montés sur des roues. Avec des moyens de transport, de protection et d'isolement convenables, on parviendrait sans doute à conserver quelques degrés de plus à l'eau thermale rendue en ville.

Nous possédons à Civita un établissement hospitalier permanent, muni de tout ce qui est nécessaire en personnel et en matériel. Civita est notre ville la plus importante, après Rome ; il est même certain que nous ne l'évacuerons que postérieurement à la capitale. Civita est le point obligé où passe tout ce qui arrive de France et tout ce qui part de Rome. Entre Rome et Civita existe un service régulier et purement militaire, à l'aide d'un petit vapeur qui parcourt le Tibre et côtoie le rivage de la mer. Civita est ainsi sur *tout chemin*. Donc, rien de plus simple que d'y évacuer les malades de Rome, qui auraient besoin de ses eaux ; ils pourraient les prendre dans une salle ou dans une succursale de l'hôpital, convenablement disposées. Avec quelques baignoires seulement, et la précaution de faire alterner les jours de bains par groupes d'hommes, on traiterait facilement tout ce que notre armée de 10,000 hommes à peine, fournirait d'affections indiquant la prise des eaux de Civita.

Resterait toujours Viterbe, dont les eaux répondent à de toutes autres indications, comme nous le verrons dans la prochaine lettre, notre dernière LETTRE D'ITALIE.

XXI.

RETOUR EN FRANCE PAR VITERBE, LE LAC DE BOLSÈNE, SIENNE, FLORENCE, PISE
ET LIVOURNE.

I.

Adieu à Rome. Le mont Soracte ; le royal ermite. Viterbe ; topographie, météorologie,
pathologie, eaux minérales, leur analyse et leurs vertus thérapeutiques.

A mon ami le docteur Armand.

Florence, 24 mars 1853.

Le 20 mars 1853, au soir, j'attendais dans son cabinet, pour lui dire un dernier adieu, mon savant ami l'abbé don Pietro Matranga, helléniste et antiquaire.
Il était déjà arrivé depuis quelques minutes, mais je ne l'apercevais pas. Il
habite le mont Pincio, aimé de N. Poussin, de Claude Lorrain et de Salvator
Rosa. De sa haute fenêtre, mon regard embrassait, pour une dernière fois, ma
chère ville de Rome, déjà paisible, à cette heure, entre ses collines déchique-
tées par la silhouette des villas princières et des pins-parasols. Il remarqua ma
préoccupation et ma tristesse : *Mi sento quasi sul piangere*, lui répondis-je,
perché vedo per l'ultima volta mia carissima città di Roma! Un tel sentiment n'est-il point naturel, après quatre années de séjour dans cette Italie aux
puissantes séductions, où la gloire offre tant de souvenirs, les arts tant de réalités, les ruines tant de rêveries, où tout est plein de sentiment et de poésie, et
la terre avec ses horizons déserts et harmonieux, et ce beau ciel à la fois étincelant et velouté?

Je pars demain matin. Je n'ai point habitué à trop de mélancolie le lecteur
qui a bien voulu me suivre dans ce long voyage de quatre ans ; je vais tâcher
de laisser mes tristes pensées à Rome, et de me charger d'un peu de gaieté

pour la dernière étape que nous devons faire ensemble. Partons donc ; mais, je vous le proteste : *Mi sento quasi sul piangere.*

Traversons une dernière fois cette grandiose et déserte campagne romaine qui a inspiré le Poussin et Claude Lorrain, cette campagne qui parle si éloquemment à ceux qui ont un esprit et un cœur, mais qui laisse froid ou désillusionné le prosaïque voyageur, l'industriel ou le mathématicien, intelligentes et utiles machines qui n'ont point à fonctionner ici. On passe bientôt le *Ponte Molle, Milvius* des Latins, fameux par la victoire de Constantin sur Maxence, et par l'arrestation des députés Allobroges, complices de Catilina. Puis on s'engage plus avant sur la plage romaine, inculte, fertile pourtant, ondulée par de légères collines, et sillonnée de ravines herbeuses où serpentent quelques filets d'eau. Le pauvre village de Baccano reste à gauche. A Monte-Rosi, autre maigre bourgade perchée sur une petite crête, les accidents de terrain se prononcent davantage, et recèlent dans leurs replis un lac marécageux de peu d'étendue. A Ronciglione, bourg situé le long d'un pittoresque ravin qui nous a rappelé les déchirures qui forment un fossé naturel à la poétique Sorrente, la campagne est moins nue, et commence à s'égayer d'arbres et de cultures. Nous abordons la chaîne du mont Cimino, qui encaisse de ce côté le bassin de Rome. En s'écartant de la route, on va, à travers les vieilles forêts, visiter le fameux palais-forteresse de Caprarola, chef-d'œuvre de Vignole, l'une des riches et nombreuses habitations de la famille éteinte des Farnèse, qui avait le plus beau palais de Rome et la villa la plus architecturale des environs.

Nous grimpons le Cimino ; la route est suspendue sur son flanc. Nous parcourons une région élevée : au 21 mars, il fait encore froid, le ciel est terne, voilé, et il tombe un peu de neige ; mais bientôt le soleil dissipe les brumes et illumine une admirable perspective. Sous nos pieds, à gauche, dort le lac de Vico, au fond d'un cratère éteint, dont les bords forment comme un cirque gigantesque peuplé d'arbres au lieu de spectateurs. A droite, la vue s'égare sur une vaste plaine unie, coupée d'arbres épars ou groupés, qui tigrent sa surface glauque de taches d'un vert plus prononcé. Cette belle plaine semble peu habitée. Au milieu, comme une immense cathédrale gothique, s'élève la crête isolée, rocheuse et déchirée du mont Soracte, qui ne se montre point couronné de neiges, comme dans le portrait que nous en trace Horace :

> Vides ut alta stet nive candidum
> Soracte...

mais auquel son austère majesté mérite toujours l'épithète de sacré, de vénérable :

> . . . . . Sancti custos Soractis Apollo.
> VIRGILE.

L'horizon est borné au lointain par la haute chaîne de la Sabine et de l'Apennin, dont les sommets neigeux resplendissent au soleil ou bleuissent dans une demi-ombre transparente.

Déjà nous descendons le Cimino, et nous apercevons Viterbe. Nous ferons ici une longue pose, car cette ville possède des eaux thermales qui nous intéressent. Mais avant de perdre tout à fait de vue ce Soracte, aujourd'hui mont Oreste, dont le village, sis à mi-côte, a déjà disparu, tandis que l'ermitage hissé sur sa crête pointe encore à l'horizon, il faut que j'évoque un souvenir tout français, précisément à propos de cet humble et pieux asile. Un oncle de Charlemagne, un fils de Charles Martel, Carloman, y fut ermite. Le sang répandu dans une bataille gagnée l'avait fait réfléchir, et quel lieu est plus propre à la réflexion qu'une hutte d'écorce et de mousse sur le Soracte solitaire? Et cependant d'indiscrets voyageurs vinrent troubler par de fréquentes visites le royal ermite, qui fut obligé de réclamer un autre refuge au mont Cassin, où, pour lui donner le loisir de réfléchir tout à l'aise, on le nomma gardeur des oies du couvent.

Viterbe est située dans la partie supérieure du bassin de la Marta, rivière à laquelle donne naissance le lac de Bolsène, et qui se jette dans la mer sur le rivage de Cornetto. De l'ouest à l'est, de la mer jusqu'à Viterbe et même un peu au delà, le terrain va en montant, jusqu'à une altitude qu'on a trop généreusement, je crois, estimée à 400 mètres. Puis bientôt, à cinq ou six milles à l'est de Viterbe, l'ascension du plan se termine à une sorte d'arête, au delà de laquelle commence le bassin du Tibre, bien reconnaissable à la descente du terrain en sens opposé. Vers les plages tyrrhéniennes, le bassin de la Marta n'a point de limites bien nettement dessinées; il se confond avec les plaines voisines; mais dans sa partie supérieure il est resserré entre le Cimino, au sud, et le massif montagneux du Bolsène, au septentrion. Ces deux pâtés ne sont que le squelette de deux volcans, et les deux lacs qui en occupent le centre, le reste de leurs cratères. Toute la plaine intermédiaire est volcanique; mais on rencontre pourtant des terrains fluviatiles et marins dans les parties basses que la couche de lave n'a pas recouvertes. Les nombreuses et abondantes sources thermales qui jaillissent aux environs de Viterbe, démontrent que les soupiraux du feu intérieur y sont encore voisins de l'écorce terrestre.

La ville de Viterbe, occupée par nos troupes, compte 17,000 âmes. Elle est divisée en quatre parties par deux sillons qui se croisent presque à angle droit, et au fond desquels coulent les deux gros ruisseaux qui, réunis, forment la rivière de Faule, tributaire de la Marta. Quatre villes étrusques se jalousaient jadis dans ces quatre presqu'îles; devenues romaines par la conquête, elles continuèrent à être rivales; Desiderius, dernier roi lombard, les réunit enfin en une seule commune, et les entoura d'une même muraille. La fusion d'intérêts a eu, outre ses résultats moraux, une conséquence physique : les ravins qui séparaient les quatre villes rivales, se sont comblés peu à peu en maints endroits, de sorte qu'il devient même difficile d'en bien suivre partout les traces.

Viterbe a quelques vieux quartiers, mais en général la ville est percée de grandes et belles rues, pleines d'air et de lumière et pavées de larges dalles de lave. Certaines rues et quelques places ont conservé le caractère grandiose et sévère des anciennes villes d'Italie, entre autres la grand'place, qui a un aspect tout féodal, avec ses façades symétriques et solides en pierres de taille noircies par le temps, avec ses colonnes isolées surmontées d'animaux héraldiques et de blasons, avec son palais public ou communal, édifice qui ne manque pas de grandeur, et dont la longue galerie, d'une mâle architecture, est formée de larges arcades reposant sur une colonnade. Cette richesse ne doit point étonner; Viterbe a eu sa puissance et sa splendeur. Au douzième siècle, les troupes romaines furent même battues par les soldats de la république viterboise. La guerre, disent les chroniques, avait été allumée par une autre Hélène, par Galiana, la plus belle femme de son temps; et tels étaient l'empire et la fascination de la beauté, que les Romains vaincus demandèrent à contempler une dernière fois Galiana ; elle leur fut, en effet, montrée d'une tour que votre cicerone vous indiquera près de l'ancienne porte Sant'Antonio.

D'autres débris des anciens âges rappellent, non plus les guerres des petits États entre eux , mais les querelles intestines dans les villes mêmes : nous voulons parler de ces innombrables tours, croulantes pour la plupart, qui, à Viterbe comme à Cornetto, élancent leurs créneaux par-dessus les maisons qu'elles dépassent, comme ces grands arbres qui, ménagés par la hache dans la coupe d'une forêt, dominent longtemps encore les taillis naissants.

Les eaux potables de Viterbe, abondantes et de bonne qualité, sont amenées, notamment par un aqueduc antique, dans de grandes et élégantes fontaines. Viterbe mérite son surnom de ville aux belles fontaines et aux belles filles. La population y est en effet d'un beau type et d'une solide construction, remarque qui n'a point échappé au comte de Tournon, préfet du Tibre, dont nous avons déjà plusieurs fois cité l'estimable ouvrage. Cette population , assez active , est agricole et industrielle. Elle trouve des bénéfices dans l'exploitation du lin et du chanvre, et ne dédaigne ni les céréales, ni les mûriers et la sériciculture. Les environs de Viterbe se parent, en outre, d'oliviers et des arbres fruitiers de nos pays. Quelques orangers et de très-rares palmiers sont cultivés dans les jardins. Mais Viterbe n'est guère qu'une oasis. En descendant vers l'ouest, on retrouve bientôt la plaine inculte et dépouillée. Toscanella, autre île de verdure, fleurit à l'horizon ; la caravane rencontre ensuite Cornetto, la vieille Tarquinies étrusque, puis l'œil s'égare sur les plages bleues du désert des mers.

L'industrie de Viterbe consiste surtout en tannerie , mégisserie , travaux en fer , filatures. La vigne est cultivée; mais le vin , plus capiteux qu'agréable, produit quelquefois une ivresse qui va jusqu'à la fureur.

Nous ne connaissons la météorologie de Viterbe que par les observations prises par notre ami le docteur Armand, chargé de la direction des eaux (service de l'armée) pendant les années 1851 et 52 (1). Elles ne comprennent que

____

(1) Armand , DES EAUX MINÉRALES THERMALES DE VITERBE ET DE SON CLIMAT,

l'été, et il était impossible qu'improvisées sans observatoire et assumées volontairement par un seul homme, dévoué, actif, consciencieux au dernier point, il est vrai, elles pussent répondre à toutes les exigences. Telles qu'elles sont, elles nous seront d'un grand secours.

Viterbe étant à près de 400 mètres au-dessus du niveau de Rome, on peut estimer approximativement, en s'appuyant sur les observations de Humboldt, Boussingault, Bravais, Kœmtz, etc., que la moyenne de sa température doit être au plus de 2 degrés cent. inférieure à celle de Rome, soit 13,20° cent. au lieu de 15,20° cent., en supposant que l'altitude de Viterbe n'ait pas été exagérée. La répartition de la chaleur selon les saisons ne nous est pas bien connue; nous ne savons pas si le climat de Viterbe ne serait pas de ceux que l'on a appelés excessifs, à cause de leurs hivers très-froids et de leurs étés très-chauds. Le thermomètre se maintiendrait-il à un certain degré l'hiver, puisque les orangers et quelques *phœnices dactyliferæ* croissent dans les jardins? Mais on sait qu'à Rome même on enferme souvent les orangers dans des espèces de serres, improvisées pour la mauvaise saison, ce qui doit *à fortiori* avoir lieu à Viterbe. Quoi qu'il en soit, l'olivier croit sans aucun soin, ce qui nous empêche de considérer les hivers de cette ville comme plus froids que ceux du midi de la France.

D'autre part, les étés de Viterbe ne semblent pas trouver dans l'altitude du lieu un correctif à la chaleur, comme le croit notre ami; car, d'après les chiffres qu'il fournit lui-même, les trois mois sur lesquels nous possédons des documents de comparaison auraient été beaucoup plus chauds à Viterbe qu'à Rome, ainsi qu'en témoignent les chiffres suivants :

	Viterbe.	Rome.
Juillet	21° R.	18,18° R.
Août	23 (1)	18,31
Septembre	14 1/2	13,90

Viterbe est comme Rome, mais à un moindre degré, tributaire de l'endémo-épidémie palustre annuelle. D'après M. Armand, dans les six mois compris

---

AVEC RECHERCHES SUR LES THERMES ROMAINS, brochure consciencieuse et distinguée par laquelle un médecin français, à la demande de la municipalité de Viterbe, a doté cette ville d'une notice qu'elle avait vainement attendue des médecins du pays. Nous nous servons amplement du bon travail de notre ami le docteur Armand, travail dont la GAZETTE MÉDICALE a déjà donné intégralement la seconde partie, consacrée aux thermes de l'ancienne Rome.

(1) A Viterbe comme à Rome, on remarquera cette particularité météorologique, que le mois d'août, normalement moins chaud que juillet, l'a surpassé en température en 1851.

entre mai et octobre, 126 malades seraient entrés à l'hôpital, sur un effectif moyen de 350 hommes. Pendant le même intervalle, à Rome, 2,620 malades étaient admis aux hôpitaux, sur un effectif de 8,400, c'est-à-dire que, proportionnellement, la garnison de Viterbe a eu plus de malades. De plus, dans cette ville, les fièvres ont été deux fois aussi nombreuses que les autres affections, et sur 40 fièvres, notre ami le docteur Armand en a trouvé 6 pernicieuses. Il n'y a pas eu de morts ; c'est le plus beau de l'affaire ; mais toujours est-il que nous ne sommes pas bien rassuré, d'après ces documents du moins, sur la salubrité vantée de la ville de Viterbe, où l'on vit vieux, dit-on pourtant.

Viterbe possède, à quelques milles de ses murs, de grandes richesses en eaux thermales. Citons d'abord l'abondante source du *Bullicame* qui jaillit d'un véritable gouffre, en bouillonnant et en projetant des bulles d'hydrogène sulfuré, d'azote et d'acide carbonique. Cette source, qui suffirait à un vaste établissement, marque 60 à 63° c. d'après M. Armand, 58° d'après M. Gillet ; non utilisée pour les bains, elle alimente des routoirs. Elle a été autrefois fréquentée, sous le nom d'*Aquæ Caiæ*, par les Romains, dont l'exploitation nous est encore signalée par des ruines étendues.

Les sources utilisées, parmi d'autres délaissées, sont celle *della Grotta*, ferrugineuse, *della Crociata* pareille au *Bullicame*, et une petite source magnésienne à laquelle on a recours comme laxative, mais dont les vertus ne sont pas très-prononcées, au dire des médecins du pays. Ces trois sources alimentent un établissement consistant dans un seul corps de logis isolé, assis dans un ravin. On y trouve 23 baignoires, 5 appareils pour les douches et une piscine pouvant recevoir 15 à 20 personnes. Les malades habitent presque tous Viterbe et viennent prendre leurs bains dans cet établissement, où cependant quelques-uns pourraient trouver gîte et nourriture, s'ils se contentaient du bien-être d'une simple auberge de petite ville.

L'eau ferruginense, qui marque 45° c., est en même temps arséniquée, brômurée et iodurée, et légèrement hydrosulfuriquée. En fait de sels de fer, c'est le carbonate de peroxyde qui la minéralise ; 1,000 grammes d'eau en contiennent 73 milligr. Les boues ferrugineuses sont infiniment plus riches, comme cela a toujours lieu, puisqu'elles recèlent 20 grammes du même sel ; l'acide arsénique y figure aussi en quantité très-notable, 140 milligr. sur 1,000 gr.

Arrivons à la source dite sulfureuse de la *Crociata*, dont la composition est semblable à celle du *Bullicame*. Ces eaux ont été d'abord analysées par MM. Gillet, Dusseuil et Monsel, qui, obligés de procéder à une œuvre aussi délicate, sans moyens, sans laboratoire, presque sans instruments, sont arrivés à des résultats remarquables d'exactitude, qu'on ne pouvait certes espérer dans de telles circonstances, mais qu'a modifiés postérieurement l'analyse opérée, au laboratoire du Val-de-Grâce, par M. Poggiale.

Voici cette analyse :

	gr.
Acide carbonique libre ou provenant des bicarbonates.	0,4520
Acide sulfhydrique.	0,0097
Carbonate de chaux	0,7320
— de magnésie	0,0140
Sulfate de chaux.	1,2440
— de magnésie.	0,1470
Chlorure de calcium	0,0290
— de magnésium.	0,0070
Iodure de sodium	0,0130
Bromure de sodium	traces.
Alumine	0,0150
Carbonate d'oxyde de fer	0,0290
Fluorure de calcium.	traces.
Matières organiques.	0,1980
	2gr,8897

Les boues sulfureuses contiennent 22gr.,752 de soufre sur 1,000 grammes. Elles sont fort utiles dans les affections cutanées; on en transporte à Rome, et l'on prétend qu'elles peuvent se conserver une année.

On a jusqu'ici attribué au soufre les propriétés de ces eaux; cette manière de voir ne nous paraît point exacte. L'action de ces sources est évidemment très-complexe, grâce aux deux puissants altérants brôme et iode, au reconstituant fer, et enfin, à l'acide sulfhydrique.

La quantité de celui-ci, représentée par 6 centim. cubes, d'après M. Gilet, qui a opéré à la source même, paraîtra peu considérable, si on la compare à celle que contiennent les eaux essentiellement sulfureuses d'Aix-la-Chapelle, d'Aix en-Savoie, etc. Même au sortir de la source, l'eau est claire, limpide, non opaline; versée dans les baignoires, elle ne répand plus d'odeur; au bout de quelques heures d'exposition à l'air, les réactifs n'y décèlent plus un atome de soufre; administrée en bains, quelle que soit l'insistance qu'on y mette, elle ne guérit point la gale. En parlant des effets physiologiques de ces eaux, M. Armand ne dit pas un mot de la *poussée*, que M. Beylot a cependant obtenue, mais peu marquée et sur très-peu d'hommes (1). Bref, le nom exclusif d'eau sulfureuse me semble usurpé par cette source; car, de l'avis de M. Poggiale, les autres principes minéralisateurs jouent certes un rôle très-important. Le brôme et l'iode agissent puissamment, même à des doses très-mi-

____

(1) Beylot, RAP. SUR L'ETABL. THERM. PRÈS VITERBE, *in* REC. DE MÉM. DE MÉD. MIL., t. X, année 1853. Ce rapport, dû à notre ami le docteur Beylot, contient des documents que nous avons utilisés.

nimes; ils se prélent, de plus, ici un mutuel secours, à cause de leur similitude d'action. Le fer ne figure que pour 0,0290, selon M. Poggiale, tandis que, d'après l'analyse de MM. Gilet, Dusseuil et Mousel, il s'y trouverait 0,58 de carbonates et de sulfates, ce qui diffère du tout au tout, car cette dernière analyse ferait classer le *Bullicame*, comme richesse, bien avant Pyrmont, Spa, Farges et tant d'autres eaux réputées essentiellement ferrugineuses.

Trois années d'observation des effets curatifs de ces eaux sur nos militaires de l'armée d'Italie, permettent déjà de se faire une assez juste idée de leurs vertus thérapeutiques.

Les maladies de la peau sont heureusement attaquées par les eaux dites sulfureuses, puisque, sur 15 cas, M. Beylot a obtenu 14 améliorations ou guérisons. Il est vrai que M. Beylot aidait aux bains par l'application de boues sulfureuses provenant du *Bagnaccio*, bas-fond marécageux situé à 4 milles de Viterbe, et qui parait être l'ancien *Lacus Vadimonis*, célèbre dans l'histoire. M. Armand place également en première ligne les affections *psoriques*, mais il fait la remarque, déjà rapportée par nous, que la gale n'est point guérie par les eaux *della Crociata*. M. Armand donne l'observation de 26 maladies de la peau, dont 15 guéries, 11 améliorées (1).

Arthrites, engorgements articulaires, hydarthroses, ankyloses, douleurs rhumastimales articulaires et musculaires.

M. Armand a obtenu 6 guérisons, 4 améliorations, et M. Beylot, sur 27 cas, 19 améliorations et 4 guérisons.

Ajoutons qu'en 1850, année où M. Beylot fut chargé des eaux, la saison s'ouvrit prématurément le 25 avril et fut close le 15 juin, à l'époque où elle s'ouvre pour tout le monde. Ces circonstances ont contrarié le traitement.

Sur huit militaires blessés huit mois auparavant au siége de Rome, et chez lesquels persistaient des douleurs et de la faiblesse de la partie affectée, deux seulement ont éprouvé de l'amélioration. Mais les ulcères, les plaies indolentes, les trajets fistuleux sont très-avantageusement modifiés par l'usage combiné des eaux dites sulfureuses et des sources martiales.

M. Beylot a trouvé les eaux de Viterbe médiocrement utiles dans les affections syphilitiques; M. Armand a été plus heureux, car, sur 22 cas, il a obtenu 9 guérisons et 9 améliorations; restent 4 cas peu ou pas modifiés. Les douleurs syphilitiques, si fréquentes à Rome, ont été guéries 9 fois sur 20, 7 fois améliorées, et sont 4 fois restées stationnaires. Dans ces deux catégories de faits, notamment dans la première, un traitement antisyphilitique ayant été employé contemporainement aux eaux thermales, ces résultats ne doivent pas être considérés comme très-significatifs.

Les phlegmasies et les engorgements chroniques semblent exiger beaucoup

---

(1) M. Armand ne dit point sur combien d'hommes traités. Nous croyons cependant que ces 26 comprennent tous les sujets mis en traitement.

de prudence dans leur traitement par les eaux de la *Crociata*, parce que ces affections se raniment souvent sous l'empire de ce puissant moyen d'excitation, phénomène dont on peut tirer parti pour la guérison, mais qu'il faut contenir dans de justes limites.

M. Armand n'avait pas jugé les eaux de Viterbe bien utiles contre les névralgies dans sa première année d'observation; mais en 1852 il a obtenu quelques succès, puisque deux sciatiques ont été guéries, et une névralgie hémicranienne soulagée.

Enfin les eaux ferrugineuses sont utiles aux anémiques, aux individus plongés par les fièvres dans la cachexie palustre et porteurs d'engorgements des viscères abdominaux. Ces sujets demandent en outre à être quelquefois soumis aux eaux altérantes et hydrosulfuriquées de la *Crociata*, desquelles on peut espérer une excitation passagère propre à donner un coup de fouet à l'économie languissante, et une modification dans la crase du sang qui, dans ces cas, exige autre chose qu'une simple réconfortation, qu'une simple révivification. Nous l'avons dit en effet ailleurs, les ferrugineux ont une action bien lente dans la cachexie palustre; il semble qu'il faille déplacer, neutraliser un *quid* circulant avec le sang; et le brôme et l'iode, altérants par excellence, peuvent donner l'espoir de remplir cette indication.

II.

Une aventure de brigands. Le lac de Bolsena; ses anguilles, et le vin de Montefiascone; salubrité de ses bords. Acquapendente; séance au cabaret; Jérôme Fabrice d'Acquapendente. Caractère de l'Italien. Le brigand-médecin de Radicofani. Sienne: tombeau de Mascagni; sainte Catherine; le Sodôme

A M. le docteur baron Hippolyte Larrey.

Civita-Vecchia, 31 avril 1853.

Nous avons terminé notre longue pause à Viterbe. Je pense n'y point avoir apporté la tristesse qui aurait bien pu monter en croupe derrière moi, après la scène sentimentale et presque larmoyante de chez mon bon ami le docte abbé; mais je suis malheureusement sûr aussi de ne point avoir du tout amusé; qui sait si j'ai même réussi à intéresser un peu? C'est là un défaut capital, quand on veut voyager en compagnie. De côté donc la vieille et aride science, et naviguons en plein dans le pittoresque, l'artistique, la description, l'anecdote, entrelardés de tranches de médecine, précaution nécessaire, sous peine de tomber dans la pure impression de voyage! Or que Dieu vous garde de l'impression de voyage, cela peut vous conduire à tout, même à la mort; c'est ce que je vais démontrer incontinent.

Un confrère, que je ne nommerai pas, avait lu dans de célèbres Impressions de voyage, qu'il existait, en Italie, des brigands à cent sous, à dix francs, etc., selon la catégorie plus ou moins relevée à laquelle appartenaient ces braves gens. Il eut le malheur de prendre cela au sérieux. Or, arrêté sur la route de Civita-Vecchia à Rome, il tira assez gaillardement de sa bourse un écu, et le tendit au brigand, en demandant : *Quanto*, combien ? Le brigand, qui était probablement un bandit libre et non embrigadé, saisit brutalement la bourse tout entière, en répondant : *Tutto*, tout. Le confrère se fâcha, croyant être *volé*, et se vit bientôt face à face avec la gueule béante d'un tromblon, à la suite de quoi il donna sa montre en plus.

Continuons donc notre route, en évitant l'impression de voyage.

On entre dans Viterbe, au sud, presque au bas de la descente du pâté montagneux dont les replis cachent le lac de Vico ; il faut, au contraire, parcourir quelques milles dans la plaine, avant d'atteindre la barrière qui limite le bassin de l'autre côté, c'est-à-dire au nord. Ce second massif est creusé d'une énorme perte de substance, en forme de gigantesque entonnoir, vieux cratère qui après avoir couvert toute la contrée de ses déjections, en croisant ses feux aériens et ses coulées de lave avec les fleuves incandescents vomis par le volcan de Vico, recèle de nos jours, entre ses flancs refroidis, le grand lac de Bolsène (Bolsena), *lacus Vulsiniensis* des anciens Romains. Cette vaste nappe d'eau n'a pas moins de 13 kilomètres dans son plus grand diamètre, et ses bords, margelle de lave de cet immense puits, s'élèvent en plusieurs endroits à quelques centaines de mètres au-dessus du niveau du lac. Le long de la rampe, la plus riche végétation ondoie en flots verdoyants entre les pics et les murs d'arides rochers, et de nombreux groupes d'habitation, hissés sur les crêtes ou perdus dans le feuillage, se mirent aux eaux transparentes du Bolsène. Toutes ces localités méritent d'être vues, entre autres Orvieto, situé à quelque distance du lac, dans la position la plus pittoresque qu'imagination de peintre puisse rêver, Orvieto, renommé pour son agréable vin blanc riche en acide carbonique, Orvieto, pauvre petite ville dont nos plus grandes cités de France envieraient la merveilleuse cathédrale gothique, admirable comme monument, inépuisable comme musée d'arts.

Du sein du Bolsène surgissent deux îles : l'une, l'*Isola Martana*, âpre, rocheuse, taillée à pic, servit de prison et de tombeau à la reine Amalasonte, fille du grand Théodoric, et l'autre, l'*Isola Bisentina*, boisée et riante, fut un des lieux de plaisance des Farnèse, embelli, comme leur palais de Rome, par le brillant et gracieux pinceau du Carrache. De toute cette splendeur passée, rien ne reste debout. Ces îles ne sont pas toujours abordables, tant le lac a quelquefois de terribles tempêtes. Mais aussi, quelles bonnes anguilles il nourrit ! Elles sont célèbres de par tous les États pontificaux, voire même au delà ! Le Dante condamne au jeûne et au purgatoire notre compatriote, le pape Martin V, pour les avoir trop aimées :

> . . . . . e purga per digiuno
> L'anguille di Bolsena in la vernaccia.

Les bords du lac de Bolsène sont pleins de séductions gastronomiques, entre autres Montefiascone, bourg sous les remparts duquel passe notre carrosse de voyage. C'est à Montefiascone qu'avait son habitation privilégiée, un autre compatriote, le pape Urbain IV, l'un des pontifes dont s'enorgueillit la tiare. Entrons dans une chapelle, on dirait mieux cave, de l'église de Saint-Flavien ; on y lit l'épitaphe célèbre de l'évêque ou cardinal allemand Fuger, mort pour avoir trop honoré le fameux *moscatello*, vin muscat de Montefiascone : *Est, est, est, et propter nimium est, Joannes de Fuger, dominus meus, mortuus est.* Voici la clef de l'énigme. Le prélat, fort amateur de bon vin, faisait prendre les devants à son serviteur, qui écrivait le mot *est*, *c'est là*, à la porte des *osterie* dont le vin était digne d'être honoré par le saint homme Fuger. Le serviteur écrivit trois fois le signal *est, est, est* (et c'était trop. *nimium*), à l'entrée de Montefiascone, de sorte que le prélat honora le *moscatello* jusqu'à ce que mort s'ensuivît, *mortuus est*. On ajoute qu'il légua ses équipages au couvent, afin qu'on arrosât chaque année sa pierre sépulcrale avec son cher *moscatello*, mais que les moines croient, et justement, rendre un plus éclatant hommage au bon goût du défunt, en s'en arrosant eux-mêmes, sur sa tombe, qui ne laisse pas ainsi d'en recevoir quelques précieuses gouttes.

Toutes les localités situées autour du lac, ne paraissent pas également saines. Celles dont les maisons se mêlent aux arbres des vergers et des forêts, et s'étagent sur les crêtes, n'ont rien à craindre du mauvais air. Il en est de même des habitations situées non loin du niveau du lac, dans les endroits où ses eaux profondes baignent des falaises plus ou moins escarpées. Mais la fièvre sévit au contraire, à divers degrés, contre certains bourgs ou hameaux étalés sur la lisière plate et basse du lac, entre les eaux et le cirque montagneux. Nous avons remarqué plusieurs endroits où ces conditions existent : le long de la lande marécageuse abandonnée par le retrait du lac, pullulent des espèces palustres qui vivent, meurent et se putréfient sur un riche terreau que les eaux baignent et délaissent par intervalles, selon l'élévation du niveau de Bolsène, sa tranquillité ou son agitation. La petite ville de Bolsène nous a paru se trouver dans ces conditions défavorables : une partie de la ville s'étend sur la plage basse, tandis que le quartier haut, enfermé entre de vieilles murailles à mâchicoulis, coiffe un monticule d'une élévation insignifiante. Montefiascone est située à une altitude déjà considérable, et la belle végétation qui tapisse sa verte montagne doit en outre contribuer à sa protection et à son assainissement.

Près de Montefiascone existent des eaux minérales dont il est fort peu parlé ; nous n'avons point la prétention de les illustrer.

Le village de Saint-Laurent-le-Neuf, *San Lorenzo Nuovo*, que nous traversons ensuite, est dû à la munificence de Pie VI, qui le substitua à *San Lorenzo*

Vecchio, situé au fond d'un ravin humide et marécageux, où ses habitants trouvaient une décrépitude et une mort prématurées.

Il était nuit quand nous arrivâmes à Acquapendente, nom cher à la chirurgie. Le carrosse se brisa sur les grandes dalles mal jointes du pavé. Il pleuvait à torrents. Je laissai les femmes dans la voiture qu'on réparait, et j'allai frapper à une petite porte dont le vitrail, d'une transparence douteuse, laisait tamiser un peu de lumière. C'était un étroit et mauvais café, où quelques grands et beaux jeunes hommes hasardaient une partie de *tre sette*, loin de l'œil paternel. Ils sortirent bientôt, et je restai seul avec le patron du lieu, vrai type du brigand du Sonnino, tout barbu, tout noir, au front bas et froncé, à l'œil oblique et petillant par intervalles. C'était un homme auquel on ne peut dire que des choses fort aimables. Je commençai par lui vanter la *bella città d'Acquapendente*, la cascade qui lui donne son nom, et que je n'avais pas vue, ses eaux minérales, dont personne ne sait la composition ni les vertus, et je finis par lui dire que sa patrie avait donné le jour à une illustration, à Fabrice d'Acquapendente. Ce nom dérida le rébarbatif cabaretier, qui se mit à m'en conter sur Jérôme Fabrice plus que je n'en savais moi-même : qu'il florissait à la fin du seizième siècle et au commencement du dix-septième; qu'il occupa la chaire de chirurgie de Padoue, et s'y attira l'admiration par ses talents, et l'estime par sa bienfaisance et son désintéressement. Fabrice succéda, en effet, à Fallope dans la chaire de chirurgie de Padoue. Il ne manqua à la biographie tracée par le limonadier que l'indication des œuvres principales de son compatriote. Ses travaux sur l'anatomie et la physiologie ont été réunis en un volume in-folio, à Leipsick en 1687, et à Leyde en 1738. Son TRAITÉ DE CHIRURGIE, édité à Padoue en 1666, in-folio, a été traduit en français (Rouen, 1658, et Lyon, même année); enfin c'est sous le titre de DE VENARUM OSTIOLIS que Jérôme Fabrice a consigné sa découverte des valvules des veines.

Cette petite anecdote est bien significative. Si le peuple italien n'a guère de gloires actuelles, il est loin de renier ses vieilles gloires; il en est fier, il s'en enorgueillit, il les rappelle à chaque instant au voyageur, pour lui dire que s'il n'est plus rien, il a été quelque chose. Chez nous, les hommes instruits connaissent sans doute les illustrations de leur endroit ; mais les gens du peuple et même les marchands enrichis, hauts seigneurs, s'en soucient fort peu et en ignorent jusqu'au nom. Près de ma fraîche petite ville natale de Saint-Dié, dans les Vosges, existe une humble ferme où Delille écrivit plusieurs chants de son ÉNÉIDE, et dont il chanta les prairies et la bruissante cascatelle. Personne n'a jamais pu me l'indiquer précisément ; de sorte que, si je me prends à vouloir rêver où rêvait Delille, j'hésite entre deux on trois petites cascades dont les murmures m'appellent, entre deux ou trois fermes dont les murs blancs disparaissent sous la treille. Aussi, de crainte de me tromper, je ne rêve jamais.

Il existe chez l'Italien une poésie naturelle, un sentiment artistique inné, une aspiration au beau idéal, qu'il ne faut point demander aux enfants du Nord, froids comme leur atmosphère, ternes comme leur ciel, et dont les sentiments expansifs semblent étouffés par les brumes éternelles qui pèsent sur leurs montagnes. Un misérable cabaretier me parle avec entraînement de Fabrice d'Acquapendente; un homme du peuple murmure les vers de Pétrarque le long des allées des *Cascine* de Florence; les pêcheurs du golfe de Naples récitent des strophes du Tasse en face des poétiques rochers de Sorrente, où pendait l'habitation du chantre de Jérusalem... Mais nous, peuple français, nous n'avons sur les lèvres que des chansons pour boire, d'indécents et nauséeux couplets, ou encore quelquefois la gloire militaire, vaine comme la fumée, rouge comme le sang. C'est que la populace n'oublie pas les grands hacheurs de chair qui l'ont envoyée à la gueule du canon ennemi, tandis que les noms de ses poëtes, de ses artistes, de ses savants, de ses philosophes, de tous les grands *découvreurs*, sont mots inconnus à son oreille.

Laissez-moi donc regretter l'Italie; je voudrais y être né, car je pourrais l'aimer sans partage. Certes ce n'est ni la plus belle ni la meilleure patrie; mais je sens que c'est bien celle qu'on doit aimer le plus passionnément.

Le lendemain, au jour, nous étions en Toscane, pays civilisé, heureux; nous nous trouvions au milieu d'un peuple dont l'aménité et la prévenance sont des qualités plus prononcées encore que chez nous, les gens polis et courtois par excellence, dit-on, et surtout disons-nous.

En passant à Radicofani, je ne puis me dispenser de vous conter la cure merveilleuse qui s'y est opérée, il y a bien longtemps déjà, dans les beaux jours des brigands et des abbés. Il était une fois un étudiant en médecine nommé Ghino di Tacco, qui, trouvant peu de son goût les vieux et ennuyeux livres, les longues et endormantes études, se fit bravement chef de brigands. Ce fut un des plus nobles, des plus généreux et des plus audacieux brigands de ces temps-là. Vous savez, du reste, qu'alors chef de brigands était une véritable position sociale, une profession tout comme une autre, qui n'a pas manqué d'être célébrée, honorée par les écrivains, témoin le Jean Sbogar de Charles Nodier. Ghino di Tacco s'établit au château de Radicofani, repaire qui dominait un étroit passage, dans une contrée toute labourée de profondes crevasses, toute hérissée de pics volcaniques, vrai pays de détrousseurs ou de barons féodaux, ce qui est souvent tout un. Or, vint à passer un beau jour le gras et riche abbé de Clugny, qui, n'en pouvant plus d'aise et de bien-être, allait demander aux eaux de Sienne un remède à sa surabondance de santé. Il était goutteux, graveleux et menacé d'apoplexie, quelque chose comme cela. Magnifique et nombreux était le cortége qui défilait sous Radicofani; car je vous ai dit que c'était le bon temps des abbés. Mais vous allez voir que c'était aussi le bon temps des brigands. Ghino di Tacco attaqua bravement la caravane et s'empara du gros abbé. — Où allez-vous, cher abbé? — Hélas! monseigneur le brigand, vous le voyez, je crève de survie, je suis trop gras, et j'allais me dégraisser aux eaux de Sienne. — Par la madone! cher abbé, c'est votre bonne étoile qui vous a conduit chez moi; on en sort toujours plus léger qu'en entrant. Je consens à entreprendre votre cure; autant laisser votre argent ici qu'à Sienne.

Ghino di Tacco mit le replet abbé au pain et au vin blanc, avec quelques minces accessoires vraiment anachorétiques. L'abbé dégraissa, urina clair et beaucoup, comme une abondante source des rochers, tant et si bien qu'il fut radicalement guéri par ce régime, dont la durée ne m'est pas exactement connue, lacune thérapeutique fort regrettable sans doute.

Quel honnête brigand! prendre la bourse et rendre la santé! ce n'est que le strict droit de la profession; c'est de la plus parfaite honorabilité médicale. Que de confrères, qui ne sont point réputés brigands, prennent gros argent et ne donnent pas un grain de santé en échange! Voilà les vrais brigands pourtant, non pas de grand chemin, mais de cabinet, c'est-à-dire avec complication de vol de confiance.

Nous ne restâmes qu'un jour à Sienne, belle et noble ville située sur une montagne, et dont les habitants prétendent, chose en tout flatteuse pour nous, descendre d'une émigration des Gaulois de Sens. Un seul jour! c'est trop peu pour visiter ses vénérables palais aux fenêtres géminées, si pleins de style et de caractère, avec leurs gros blocs rustiques et leurs murailles surmontées de somptueux entablements; c'est trop peu pour explorer ses nombreuses églises si riches en objets d'art, pour se perdre et rêver sous les voûtes étoilées de sa vaste et superbe cathédrale, toute construite en marbre blanc et noir disposé par assises successives. Dans la pièce appelée bibliothèque, à cause des nombreux et grands missels qu'on y conserve, pièce ornée de fresques peintes par le Pinturiccio sur les cartons de Raphaël, et où l'on admire le groupe grec des trois Grâces, qui semblent tirer sur leurs nus quelque pans de draperies pour paraître moins indécemment dans une église, dans cette pièce, nous avons avisé, en face de la sépulture du gouverneur Giulio Bianchi, le tombeau de l'anatomiste siennois Mascagni. Sur le sarcophage, une femme s'appuie tristement et déroule une inscription où sont gravées les principales découvertes de l'illustre défunt. Cet élégant tombeau, en marbre blanc, est dû au ciseau de M. Ricci. On sait que Mascagni est né en 1752 et mort en 1815, qu'il a enseigné l'anatomie à Sienne, à Pise, à Florence, et que l'Institut de France l'a admis au nombre de ses membres associés; qu'il compléta la riche collection des pièces anatomiques de Florence; que son œuvre capitale, posthume, est un grand ouvrage intitulé Traité d'anatomie universelle, orné de superbes planches, qui parut à Pise, de 1823 à 1832.

Sienne et Pise ont été le berceau des arts en Italie; Florence et surtout Rome ne viennent qu'après. Au musée de Sienne, on peut se repaître des productions de ces vieux maîtres antérieurs au siècle de la renaissance, et voir combien il y avait de grandeur et surtout de sentiment exquis et naïf dans ces œuvres primitives.

La ville est toute remplie du souvenir de sainte Catherine de Sienne, l'une des plus grandes saintes de l'Église. Dans sa maison, on a trouvé moyen de bâtir trois chapelles, dont l'une est fort riche. On montre encore le pommeau de la canne sur laquelle elle s'appuyait quand elle allait visiter les malades, la lanterne de chagrin qui l'éclairait dans ces courses pieuses, et le flacon où elle portait des cordiaux destinés à ranimer leurs forces défaillantes. Sa chambre, voûtée, étroite et longue, est percée d'une fenêtre par laquelle la sainte fille du teinturier siennois faisait l'aumône aux pauvres. Catherine joua un rôle actif dans les événements politiques de son temps. Quoique ne sachant pas écrire, elle dicta à ses secrétaires des lettres d'une pureté et d'une correction qui donnent un démenti à cette remarque de Buffon, que les gens éloquents qui écrivent comme ils parlent, quoique parlant bien, écrivent mal. Mais quand on est dans les saints et dans les saintes, il s'agit bien de chercher à faire rentrer leurs actes dans les règles communes et dans le naturel !

A Sienne existent de nombreuses productions du Sodôme, admirable, gracieux, idéal artiste dont le talent n'est pas assez connu. Sa fresque des *Noces d'Alexandre et de Roxane*, à la Farnésine de Rome, peut être regardée encore, après les merveilles raphaëlesques de l'étage inférieur ; je ne saurais en faire un plus bel éloge. Le Sodôme, quel grand peintre et quel nom abominable ! Il est vraiment presque comparable au peintre d'Urbain, dans sa *Sainte Famille* du palais public de Sienne, dans sa *Sainte Catherine* de l'église Saint-François, dans sa *Déposition* et son *Christ à la colonne* de Saint-Dominique. Ses hommes sont aussi frais, aussi jolis, aussi gracieux, aussi *femmes* que ses femmes ; son Alexandre vaut certes sa Roxane. Ne serait-ce pas là une conséquence de ce vice qui, joint à beaucoup d'autres, le conduisit à l'hôpital où il finit obscurément des jours qui eussent pu être si honorés, si lumineux ? Le Sodôme ne paraît-il pas le sexe masculin des grâces et des appas que son aberration des sens eût désiré y rencontrer toujours ? Cette observation, que nous n'avons lue nulle part, revenait à un médecin, parce qu'elle touche aux questions des déviations du sentiment et de l'intelligence.

Comme les mœurs et le caractère d'un artiste influent sur toutes ses œuvres ! L'austère et sombre Michel-Ange ne pouvait être un peintre léger et gracieux, et l'aimable Raphaël n'était point appelé à reproduire par le pinceau des scènes dantesques. Vous savez comme le Sodôme en a subi l'influence.

Nous partons ce soir pour Florence ; à demain.

III.

Florence : les Médicis et leur blason ; illustration de la médecine et de la pharmacie :
Lasca, Palmieri, Antonio Cocchi ; les esprits encyclopédiques ; bibliothèque Magliabecchiana, Cinelli Calvoli ; le cadavre de Landino ; muséum de Florence, anatomie en
cire, botanique, tribune de Galilée ; pharmacie de Sainte-Marie-Nouvelle ; campagne
de Florence. — Pise : le professeur Puccinotti, tombeau de Vacca, Galilée. — Livourne. Retour en France.

A M. le docteur Hubert-Valleroux.

A bord du *Pluton*, 1er avril 1853.

Je dirai peu de chose de Florence, la ville d'Italie la plus agréable à habiter,
parce que, si je commençais, il me faudrait plusieurs lettres, même avec l'intention d'être bref. Florence est un petit Paris, ayant en moins cette horrible fièvre d'agiotage et de mercantilisme que je hais à mort, et en plus le sentiment du
beau infiltré jusque dans le bas peuple.

On sait que plusieurs auteurs ont prétendu que la glorieuse race des Médicis,
Medici, était primitivement une famille de médecins, *medici;* et l'on a vu des
pilules sur le blason de cette famille qui nous a fourni deux reines, pas des meilleures il est vrai. On croit généralement aujourd'hui que ces figures héraldiques
sont des balles, des billes, *palle*. Mais, au fait, la médecine pouvait, tout aussi
bien, et même à plus juste titre que des marchands de coton et de denrées
d'Orient, ceindre la couronne ducale et souveraine.

La médecine et même la pharmacie ont atteint, à Florence, les plus hautes
dignités de l'État. L'illustre nouvelliste et poëte Antonio Francesco Grazzini,
surnommé Lasca, fondateur de l'Académie de la Crusca dont les fastes sont si
brillants, avait été apothicaire, et l'on montre encore son officine, à l'enseigne
du Maure, *del Moro*, dans la rue des *Marignolli*, non loin du baptistère de
Saint-Jean.

Bien plus, un autre médecin-pharmacien, Matteo Palmieri, l'un des hommes
illustres de Florence, savant de premier ordre, politique éminent, grand historien, fut plusieurs fois ambassadeur et devint même gonfalonier de la République.
Matteo Palmieri est auteur d'un poëme à la fois théologique et philosophique,
qui, non imprimé, devint cependant célèbre par sa condamnation ; l'inquisition fulmina contre l'auteur ; d'après celui-ci, nos âmes seraient des anges
qui, pour être restés neutres dans la révolte des mauvais anges que Dieu
envoya, vaincus et terrassés, peupler les enfers, ont été punis par leur juxta-
position à une vile matière et par leur passage dans cette vallée d'épreuves et
de larmes, dont les sorties sont la porte étroite du paradis, et les gouffres béants

de Lucifer. Il paraît que la neutralité n'était pas plus permise au paradis, au temps où il avait aussi ses révolutions, que dans la République des anciens et vrais Romains.

La superbe villa Palmieri ou *de' tre visi,* où Boccace rassemble les gracieuses et un peu gaillardes *novellatrice* du Décaméron, a été la propriété de Mathieu Palmieri. C'est de nos jours une prosaïque maison anglaise, la villa Farnhill, dont les alentours sans bosquets ne rappellent plus en rien la description de Boccace : *con pratelli dattorno e con giardini maravigliosi,* et qui ne conserve non plus aucun souvenir du docte et puissant Matteo Palmieri. C'est singulier, comme Albion refroidit, embrume et dépoétise les plus illustres terres italiennes, quand elle s'y établit avec son confortable compassé de marchand enrichi ou de nabab engraissé !

Florence a généreusement et justement ouvert son Panthéon à ses illustrations médicales. Entrons dans l'austère et grandiose basilique de Sainte-Croix, œuvre d'Arnolfo di Lapo, l'architecte de la merveilleuse cathédrale Santa-Maria-del-Fiore. Les basses-nefs et les chapelles sont toutes peuplées de tombeaux portant les noms impérissables de Michel-Ange, du Dante, d'Alfieri, de Machiavel, de Galilée, etc. Antonio Cocchi a mérité une place parmi cette illustre compagnie de morts, Cocchi, savant médecin, antiquaire, philosophe, infatigable bibliothécaire, littérateur, chimiste, ami et correspondant de Newton et de Boerhaave, Cocchi auquel on doit ce pittoresque dicton, qui dépeint si bien les hivers inconstants, froids et pluvieux de Florence, et ses étés si salubres, si agréables qu'au rebours de ce qui se fait ailleurs, on quitte alors la campagne pour la ville : « Il est impossible de vivre à Florence l'hiver, et d'y mourir l'été. »

Cocchi n'eut pas beaucoup d'originalité médicale ; il s'efforça de propager les doctrines de Redi, l'un des médecins les plus remarquables qu'ait produits Florence ; mais il eut tant d'autres talents et tant d'initiative !

Antoine Cocchi, Palmieri, étaient de ces vastes esprits qui s'épanouissent par la culture de plusieurs sciences, des lettres et des arts, loin de s'étioler, comme chez nous et dans nos temps, entre les limites du cercle étroit d'une spécialité. Le génie s'en va. Où sont-ils ces hommes qui excellaient à la fois dans la peinture, la sculpture, l'architecture et la poésie, comme Michel-Ange ? Peintre, mécanicien, mathématicien, ingénieur, musicien et poëte, tel était Léonard de Vinci ! On a de l'esprit, mais plus de génie ; de l'habileté, mais plus de larges conceptions. La desséchante industrie absorbe toutes les intelligences, atrophie tous les nobles sentiments ; les âmes qui se plaisent à rêver, à penser, à méditer sur l'idéal et le beau, sont obligées de se soustraire au présent et de vivre dans le passé. Et dire qu'il faut faire comme les autres, sous peine d'être chassé de Babylone ou de mourir de faim dans un coin ! Jadis les sciences expérimentales et abstraites trouvaient place dans le même cerveau, à côté des arts et de la poésie ; Haller était un grand poëte et un physiologiste de premier ordre ; mais aujourd'hui l'opinion et même les tendances individuelles imposent à chacun son petit terrain ; un médecin qui aurait le malheur de faire des vers ou qui se délasserait dans la peinture, se verrait réputé détestable, et personne n'en voudrait, et cependant ce serait peut-être tout simplement un homme plus complet que les autres.

Si, aux époques éloignées de Palmieri, de Léonard et de Michel-Ange, on voyait la même intelligence, qui enfantait avec labeur les œuvres du jugement et de la réflexion, lancer en même temps les rapides étincelles d'un esprit imaginatif et improvisateur ; si, plus tard, comme Antoine Cocchi en est un exemple, on rencontra encore des conceptions encyclopédiques, ce n'étaient pas là les seuls contrastes ; je dis contraste, en me plaçant à notre point de vue actuel. Les caractères les plus fougueux, les plus irascibles, les plus effervescents, les hommes dont la vie était bouleversée par des aventures, des traverses, des disputes sans cesse renaissantes, déposaient tout leur ferment, calmaient tous leurs bouillonnements à la porte du cabinet, et s'y livraient aux travaux les plus minutieux, les plus ingrats, les plus ardus, exigeant la méditation la plus froide, et l'esprit le plus patient et le plus calme. Cinelli Calvoli, médecin et philologue célèbre, en est bien la preuve. Il réunit à un haut degré la turbulence, l'instabilité, l'emportement dont nous avons parlé, et sa vie fut un tissu de contrariétés, de colères et d'aventures ; eh bien ! enseveli dans les bibliothèques une grande partie de ses jours, il composa laborieusement un immense ouvrage intitulé BIBLIOTECA DEGLI SCRITTORI FIORENTINI E TOSCANI, dont l'abrégé, entrepris par le chanoine Biscioni, comprend encore douze volumes in-folio ! !

Cocchi et Cinelli Calvoli étaient attachés au fondateur de la bibliothèque Magliabecchiana, qui, après avoir été quarante ans orfèvre sur le Pont-Vieux, devint bibliothécaire du grand-duc Cosme III, et amassa lui-même une immense collection de livres. *Il mangeait, dormait, vivait* (je ne dis pas tout encore) parmi ses livres, en compagnie des insectes sauteurs, fileurs, rampants, tous piqueurs, les plus incommodes et les plus immondes ; Cocchi et Cinelli Calvoli méditaient à ses côtés, impassibles au milieu de cette petite guerre. Quels hommes ! la semence en est perdue ! On rirait presque d'eux aujourd'hui, car on sait à peine reconnaître ce qui est vraiment beau, bon et méritoire. Ma foi ! la main sur la conscience, je crois qu'ils m'amuseraient aussi ; je travaille mal quand une puce me pique.

A la même bibliothèque MAGLIABECCHIANA, dont les lettres multipliées par 10 représentent juste le nombre de volumes, se trouvent des commentaires sur le Dante, œuvre estimée qui valut le don d'un palais à leur auteur Landino. Cela pourrait nous intéresser si de tels exemples n'étaient complétement perdus ; mais voici qui, médicalement, nous regarde davantage. On montre encore, dans cette vieille résidence, le cadavre fort bien conservé du savant Landino, phénomène toujours remarquable, quoique nous en ayons des exemples, entre autres dans le caveau d'une tour, à Bordeaux. Mais à ce cadavre, il manque quelque chose. Comme cette chose était fort bien conservée, un bon curé, qui attendait la visite de la princesse Béatrix de Bavière, la coupa sans tergiverser, net et ras, afin de ménager la pudeur de la noble dame. Ce curé était un ignorant, car la feuille de vigne est connue depuis Noé, et même avant, puisque Noé inventa le vin et non la vigne, qui doit être contemporaine de notre premier père. La première impression de la princesse fut si pénible, qu'elle poussa un petit cri, puis, moitié plaisantant et tout entière dépitée, dit au bon curé rouge de honte d'avoir si mal réussi, qu'il mériterait la peine du talion, pour une mutilation si cruelle même après la mort. — Ce fait historique est rapporté par Valery, l'une des mines dont nous extrayons aujourd'hui quelques minerais.

Je ne puis quitter Florence sans vous parler de l'admiration que m'ont causée, au muséum de physique et d'histoire naturelle, les collections d'anatomie et de botanique, dont les pièces sont exécutées en cire avec un art merveilleux. Un herbier est un bien triste spécimen, un aride squelette de plantes, et une gravure coloriée ne sera jamais qu'une plate image. A Florence, les types des familles et des espèces sont représentés en cire, sous forme de plantes poussant dans des pots rangés derrière un vitrail. L'imitation est si parfaite, l'illusion si complète, tant les tiges, les feuilles, les fleurs et leurs organes les plus ténus, sont reproduits avec une exquise délicatesse, que nous y eussions été pris, n'était l'impossibilité d'avoir une foule de plantes fleuries toutes à la fois et vivant sous une verrière fermée où l'air manquerait bien vite. Nos descriptions seraient inutiles pour donner une idée de cette perfection inouïe, de ce tour de force vraiment miraculeux.

La physiologie végétale, représentée avec un grossissement considérable des organes, n'a pas été oubliée dans cette belle collection.

L'art de mouler la cire est très-ancien à Florence ; il existait déjà au quinzième siècle, mais n'était alors appliqué qu'à la confection d'*ex-voto* plus ou moins grotesques. Ce ne fut qu'au temps de Ludovico Cigoli, qu'on commença à représenter les diverses parties du corps humain. Sous Cosme III, le Sicilien Michele Zummo atteignit déjà un haut degré de perfection dans cet art. C'est au grand duc Léopold Ier, qu'on doit l'idée de créer un muséum complet d'anatomie en cire, idée qui fut mise en pratique sous la direction du chevalier Felice Fontana. Dans les neuf ou dix salles du musée d'anatomie, sont représentées complétement, par des morceaux d'ensemble ou par des préparations détaillées et partielles, l'ostéologie, la myologie, la syndesmologie, la splanchnologie, l'angéiologie et la névrologie. Plusieurs pièces d'ensemble représentant soit l'angéiologie, soit la névrologie, sur un corps entier, méritent un éloge sans restriction. Nous n'avons rien, en France, qui soit à la fois si complet, si vrai et si beau que ce muséum d'anatomie en cire.

Un cabinet fermé au public représente, à l'aide de pièces qui se démontent, toutes les phases de la grossesse et de l'accouchement, ainsi que des cas curieux de grossesse extra-utérine, avec une perfection qui ne le cède en rien au reste. On verra avec intérêt quelques vieilles, mais déjà bien belles cires de Michele Zummo, et des pièces d'anatomie *décomposables et recomposables*, comme les faisait Auzoux, exécutées en bois par Fontana, à la fin du dix-huitième siècle.

On montre aussi, dans un autre cabinet réservé, des groupes de figurines en cire représentant les diverses pestes de Florence, ou plutôt tous les degrés de la putréfaction cadavérique, avec hideux accompagnement d'ulcères, de crevasses des chairs, de météorisme, de bavures, de hernie d'organes putrescents, de teintes verdâtres, de rats et de vers, horrible et trop vrai spectacle rendu plus saisissant encore par les scènes qui sont jouées, dont vous ferez bien d'épargner la vue à vos compagnes de voyage, et à vous-même, si vous n'avez pas le cœur bien solide et le bol alimentaire au delà du pylore.

Les diverses branches de l'histoire naturelle sont dignement représentées dans les autres galeries du musée vraiment *royal et impérial* de Florence. Si on réunit dans sa pensée, à cette riche collection, les musées *degli Uffizj* et de *Pitti*, et les chefs-d'œuvre étalés à profusion dans les églises monumentales, dans les palais, et jusque sur les parois délabrées des humbles demeures, on s'étonnera de trouver tant de merveilles de la nature et surtout des arts, dans une ville de cent mille âmes, dans la capitale d'un petit État. Mais l'Italie est la terre classique du beau, et Florence, grâce au régime si facile, si paternel, si libéral de ses souverains, n'a point négligé les sciences depuis Galilée et Toricelli, les études historiques depuis Guicciardini et Machiavel, la peinture depuis Michel-Ange et André del Sarto, la littérature et la poésie depuis Boccace, Pétrarque et le Dante. Aussi, s'il fait bon vivre physiquement à Florence, à cause du bien-être à vil prix, l'esprit ne se trouve pas moins satisfait, dans cette atmosphère toute intellectuelle, scientifique et artistique.

Galilée est le père de la physique, l'une des sciences accessoires de la médecine ; aussi ne pouvons-nous nous dispenser de visiter la Tribune, temple élevé à la mémoire de ce grand homme, et que son génie suffit seul à peupler. L'une des fresques de ce splendide monument représente l'expérience si fameuse faite par l'Académie *del Cimento*, pour s'assurer si la glace envoie des rayons frigorifiques au foyer d'un miroir, comme le feu émet des rayons calorifiques. D'autres fresques, ayant pour sujet les principales découvertes de Galilée, celle du pendule comme mesure de temps, du télescope, etc., offrent certes plus d'intérêt que ces grandes batailles des temps passés et modernes, qui épuisent tout le talent de nos peintres. Les pas de l'humanité dans la voie du progrès sont plus justement représentés par les inventions utiles, que par ces horribles boucheries, reste des temps barbares, qui reconnaissent des causes trop souvent futiles, injustes et même ridicules.

On conserve dans des armoires plusieurs des instruments dont se servait Galilée, entre autres les deux premières lunettes qu'il fit. Ce sont vraiment de saintes et de précieuses reliques de la science, et la nation qui les conserve avec tant de soins, qui leur donne un si riche reliquaire, un temple si splendide, se montre digne d'avoir produit de tels génies.

La statue de Galilée, principal ornement du temple, paraît plus gigantesque encore par les proportions que l'imagination et les souvenirs prêtent à l'effigie d'un tel homme. Ses élèves et les principaux savants de Florence, dont les bustes décorent des niches et des médaillons, forment comme la cour du prince de la science. Tout est splendide dans ce temple : les voûtes et les parois sont couvertes de fresques, de moulures, de dorures, de plaques et de colonnes de marbres précieux ; on n'ose presque pas marcher, de crainte d'user ces belles figures allégoriques du parvis, imitations de celles de Beccafumi à la cathédrale de Sienne, chefs-d'œuvre d'un genre inconnu aux anciens.

L'officine pharmaceutique, qui comptait autrefois Lasca le poëte, et Palmieri le gonfalonier et l'ambassadeur, n'est pas aujourd'hui sans quelque éclat à Florence. L'immense pharmacie de Sainte-Marie-Nouvelle, protégée par plusieurs grands ducs, est un véritable palais auquel rien ne manquerait, pas même la salle de bal, si pouvaient danser ou donner à danser les blancs Dominicains, jadis farouches inquisiteurs et faiseurs d'auto-da-fé, aujourd'hui inoffensifs distillateurs de simples, et pacifiques savants. Oui, une salle de bal, car, pour recevoir les visiteurs de distinction, un humble frère a fait construire à ses frais un grand salon avec dôme, tout resplendissant de dorures, de fresques et de glaces, dans lequel un roi ne dédaignerait pas de donner un bal aux dames de sa cour. Et notez, par parenthèse, que celles-ci y trouveraient à se parfumer avec une variété infinie d'essences et d'eaux de senteur pour mouchoir, *pel fazzoletto*, car ce sont là les produits dans lesquels les moines excellent surtout. Des soins intelligents sont aussi apportés à la confection des médicaments, dont cette pharmacie, très-bien tenue, a un grand débit en ville.

La pharmacie de Sainte-Marie-Nouvelle ne possède pas seulement des appareils bien lustrés, des bocaux bien rangés, des eaux de senteur sentant vraiment, mais aussi de bons tableaux et des fresques de Salviati, de Roselli, de Romei, etc. Vous voyez où les arts vont se nicher à Florence! Ils habitaient bien pis, la boutique des bonnetiers ; car Gelli, estimable poëte comique, entremêla toute sa vie ses vers aux mailles des populaires chaussettes de coton et des bas de soie aristocratiques.

Saint-Marc, autre couvent de Dominicains, possède aussi une belle apothicairerie, mais nous l'avons négligée, détournés par le souvenir du fameux tribun Savonarole, prieur du couvent, qui finit par être brûlé, et par la paisible souvenance de deux grands peintres du même ordre, Angelico de Fiesole et Fra Bartolommeo.

Notre visite au musée et chez les Dominicains, nous a conduits fort loin. Déjà nous quittons la belle plaine de Florence, surnommée le jardin de l'Italie, où la culture et les travaux entretiennent une salubrité qui contraste avec la *malaria* de la campagne déserte et inculte de Rome. La plaine florentine est basse comme les plages du fleuve romain, le terrain moins ondulé même encore, et l'Arno ne semble pas un fleuve beaucoup plus commode, beaucoup plus fidèle à ses rives que le vieux Tibre; mais à Florence l'activité humaine est vivace, tandis qu'elle est mourante à Rome. Il faut gravir la montagne de Fiesole pour juger de la richesse du bassin de l'Arno et de la population de la plaine, semée de bourgs, de fermes et de villas, tout comme la banlieue de notre grande cité parisienne.

Embaumée par ce vaste jardin, égayée par ces belles cultures émaillées de fleurs, Florence, *Florenzia*, *Firenze*, mérite bien son nom, qui veut dire la ville des fleurs; et l'on peut répéter, avec le poëte Uberti :

> Alfine gli abitanti per memoria.
> Poich' era posta in un prato di fiori
> Le denno il nome bello onde s'ingloria.

C'est en chemin de fer qu'on va de Sienne à Florence, à Pise, à Livourne. Que Dieu garde ma chère ville de Rome des chemins de fer! Pour qu'elle conserve son caractère, son charme et son prestige, il faut qu'elle reste isolée dans son désert; celui qui prétendrait lui donner ce qu'elle n'a pas, lui enlèverait tout ce qu'elle a. En Italie, je ne comprends guère que le lent et classique voiturin, surtout dans les contrées où la plus petite ville présente une foule d'intéressants objets. Quand il y aura partout des chemins de fer, on ira d'une capitale à l'autre, mais on ne visitera plus, on ne connaîtra plus l'Italie.

J'en dis et j'en pense du mal, mais je m'en sers; allons donc à Pise en *strada ferrata*.

On suit la vallée du fleuve florentin, de l'Arno, qui traverse aussi Pise, un peu avant de se jeter dans la mer. Le pays est pittoresque, accidenté, garni de bouquets d'arbres, bien cultivé et arrosé par des eaux abondantes. Aux blanches maisons modernes se mêlent les vieilles tours des manoirs féodaux, jadis habités par de turbulents seigneurs dont les sanglantes querelles désolaient le pays, mais aujourd'hui repaire des corneilles, ou pigeonniers de la ferme voisine. Cette belle contrée est salubre, si ce n'est sur quelques points où croupissent des eaux marécageuses, et dans les bas-fonds qu'un écoulement suffisant ne saigne pas de l'humidité qui en détrempe la terre.

Forcé de ne donner qu'une demi-journée à Pise, je me trouvais dans l'alternative de la visiter en artiste seulement ou en médecin. Or, en si peu de temps, on peut à peine voir les murs de l'École de médecine et échanger quelques mots de politesse avec ses professeurs, mais il ne faut point songer à étudier l'esprit et la portée de l'enseignement. Nous eussions cependant été désireux de rencontrer le professeur Puccinotti, avec lequel nous avions précédemment correspondu, car c'est un esprit fécond, original, actif, philosophique, et un excellent écrivain, en un mot une de ces vieilles et larges natures italiennes que ne produit plus guère le sol épuisé de la péninsule. Mon Dieu! ne vous lâchez pas, aimés Italiens, votre terre donnait beaucoup quand la nôtre donnait peu ; c'est à notre tour aujourd'hui ; un peu d'engrais, et ça pourra revenir chez nous.

La concordance de nos idées sur l'étiologie des fièvres palustres nous avait rapproché du professeur Puccinotti. La même rencontre nous a valu des rapports avec le docteur Salvagnoli-Machetti, inspecteur médical des maremmes toscanes, savant que nous avons eu le bonheur de voir à Florence, après avoir correspondu souvent avec lui.

Tournant donc le dos à la science, nous allâmes droit à la place, où l'on a rassemblé, comme pour la plus grande commodité du voyageur, quatre chefs-d'œuvre, la cathédrale ou *duomo*, le baptistère, la tour penchée, le *camposanto* ou cimetière. Vous allez voir que je trouverai bien moyen de vous faire entrer un instant dans chacun d'eux, sous un prétexte médical.

Et d'abord nous pénétrons dans la cathédrale, parce que c'est là que Galilée, jeune encore, considérait les mouvements d'une lampe suspendue à la voûte, muette contemplation qui nous valut la mesure du temps par le pendule. Ceci n'est point la pure médecine, mais science accessoire. Étant dans la cathédrale, je ne puis me dispenser d'en dire deux mots ; en conscience, avouez-le. Les cinq nefs séparées par une forêt de colonnes, le transsept, le chœur, tout est vaste et grandiose, et l'extérieur, du lourd roman ou lombard de l'époque, a au moins de la majesté. Les murs sont couverts de grandes toiles des plus illustres artistes ; il nous faudrait des journées pour les voir. Les portes de bronze datent du commencement du douzième siècle, époque de complète barbarie artistique chez nous. Elles sont belles ; mais quand on a vu les fameuses portes de Ghiberti à Florence, les portes du paradis, comme disait Michel-Ange, connaisseur, je crois, que peut-on admirer encore en ce genre ? Jean Bologne compte plusieurs statues de bronze dans cette cathédrale, dont l'architecte est Buschetto. Elle a été un peu bâtie sur le modèle des basiliques latines, à l'aide de matériaux antiques tirés de Rome et même de la Grèce. Avec de tels exemples sous les yeux, Buschetto devait mêler quelque chose du goût antique au style alors en faveur ; en effet, dans ce monument, antérieur de quatre siècles à la renaissance, on saisit déjà des indices de la régénération qui devait s'opérer si longtemps après.

Le baptistère, du douzième siècle, est une vaste et haute coupole, dont l'extérieur, avec ses gables à jour, n'est déjà plus du lombard. Je vous y ai fait pénétrer pour vous montrer les fonts baptismaux, bassin de marbre dans lequel on faisait entrer les adultes qu'on voulait baptiser. Or, sous cette voûte froide, dans l'eau froide, on devait souvent s'enrhumer. C'est ce que je voulais vous dire. La chaire est un chef-d'œuvre de Nicolas de Pise, père de Jean de Pise, qui travaillaient au treizième siècle comme nous ne le pûmes faire qu'au quinzième.

La fameuse tour penchée est également du douzième siècle. Peut-on gravir son tournant escalier et considérer ses flancs inclinés, sans penser qu'elle servit à souhait, grâce à sa construction même, Galilée dans ses expériences sur la vitesse des corps qui tombent et sur la pesanteur en général. Du sommet on jouit d'une magnifique vue sur les plages péninsulaires et sur les plages tyr-rhéniennes.

Le *campo-santo* de Jean de Pise date du treizième siècle. Un vaste cloître ogival, dont les larges baies sont festonnées de meneaux gothiques, entoure une enceinte sacrée, où l'herbe, mêlée de violettes, croît sur la terre sainte apportée de Jérusalem, en 1228, sur cinquante galères de la république pisane. On assure qu'elle avait la vertu de consumer les corps en vingt-quatre heures, mais qu'aujourd'hui il en faut le double, parce que les sels corrosifs qu'elle contenait se sont épuisés et ont été entraînés par les eaux. Ce fait me rappelle que les capucins de Rome prétendent également posséder de cette terre sainte et merveilleuse, et lui attribuent la même action sur les cadavres. Les parois du *campo-santo* sont toutes couvertes de fresques extrêmement curieuses des maîtres des quatorzième et quinzième siècles, notamment d'Orgagna, de Giotto, etc. Le cloître est une espèce de musée d'art et d'antiquités, où les débris de la statuaire et de la sculpture antiques sont pêle-mêle avec les débris des hommes célèbres de Pise. Parmi les tombeaux, nous avons remarqué celui de Vacca Berlingieri, grand chirurgien mort depuis trop peu de temps pour qu'il soit nécessaire de rappeler ses titres à la célébrité, encore tous présents à la mémoire. Ce beau mausolée est dû à l'un des premiers sculpteurs des temps modernes, au Danois Thorwaldsen.

Un naturaliste gît non loin de là, sous un tombeau sculpté par Ricci ; cela nous regarde un peu. C'est Pignotti, naturaliste, poëte, physicien, antiquaire, homme de lettres, l'un de ces esprits encyclopédistes, en un mot, que nous avons admirés tantôt.

Mais, j'y réfléchis, — mieux vaut réfléchir tard que jamais, — ne me serai-je extasié sur tant d'esprits encyclopédistes italiens que grâce à leurs faciles compatriotes qui, fort portés pour les *panthéons des grands hommes*, dont toute ville a le sien qu'il faut remplir, donnent un nom et une place dans chaque science, pourvu qu'on en ait effleuré quelque chose ? Je ne sais vraiment ; mais je préfère garder mon illusion. La question vaut pourtant qu'on y songe. Chez nous un homme est célèbre alors seulement qu'il s'est acquis une réputation française, et les illustrations de province ne sont trop souvent que des grands hommes de village, c'est-à-dire des magisters parmi les rustres de campagne, des lettrés parmi les ignorants. Or, en Italie, tout est province, ou encore, tout est centre et capitale, ce qui revient absolument au même ; la multiplication des États souverains, et le souvenir de l'ancienne indépendance de villes aujourd'hui annexées, s'oppose à la centralisation, amène la diffusion, l'éparpillement des sciences et des arts, ce qui a son bon et son mauvais côté. Les gloires actuelles de l'Italie ne sont donc guère que des gloires de clocher. Cependant, nous devons le dire, si l'unité politique italienne nous paraît devoir être long-

temps un rêve, à cause des antipathies et des haines intrapéninsulaires, l'unité
scientifique n'est point un mythe, car le commerce des intelligences se fait
librement par-dessus toute frontière, et si un esprit éminent surgit dans un État
quelconque, tous les autres revendiquent leur part de gloire, au nom de la solidarité, de l'unité italienne.

Nous parcourûmes pendant une heure ou deux les rues silencieuses de Pise,
où vingt mille hommes, reste de cent vingt mille qu'elle eut jadis, se trouvent
aujourd'hui comme perdus. Le temps fut beau, de sorte que nous ne quittâmes
pas la ville en lui lançant la malédiction d'Alfieri :

> Mezzo dormendo ancor domando : piove ?
> Tutta la intera notte egli è piovuto.
> Sia maledetta Pisa ! ognor ripiove :
> Anzi, a dir meglio, e' non é mai spiovuto.

On sait que le climat de Pise, très-pluvieux, a l'avantage d'être moite, doux,
comme émollient et *cataplasmant* (1), passez-moi ce mot, ce qui le rend précieux pour les phthisiques chez lesquels domine l'excitation et l'état nerveux,
tandis que les lymphatiques semblent au contraire y trouver, au lieu d'un bien-
être passager, l'aggravation de leur mal avec l'accélération des ravages tuberculeux.

De Pise à Livourne, on parcourt une plage unie, basse, entachée d'insalubrité. Livourne est une grande *villasse* de commerce, la plus *indocte* de l'Italie, comme dit Valery. Fi donc! autant et mieux valent Marseille, Lyon, Rouen,
et autre prose! Partons vite; le vapeur chauffe.

Je rentrai en France par Civita-Vecchia et Toulon.

L'avouerai-je? En débarquant sur le sol de la patrie, je ressentis plus de
peine d'être loin de ma belle Italie, que de joie de me retrouver dans mon pays.
Quand on quitte un ami, on lui dit : Je t'écrirai; quand on s'en va d'une terre
bien-aimée, on se promet d'y revenir. Je l'ai promis bien sincèrement. Puissent
les événements de la vie me permettre d'accomplir ce pèlerinage ! J'aurai bien
des années de plus, mais il me semble que, sous un rayon du ciel d'Italie, aux
émanations de sa poësie, aux parfums de ses beaux arts, la plus vieille fibre, si
elle a jamais tremblé d'émotion, se réveille et vibre, et que les plus frais sentiments doivent un instant refleurir, comme un bouton de jeunesse sur un tronc
vermoulu auquel on ne croyait plus de séve.

---

(1) Celui de Rome est pinguifiant et pigrifiant.

FIN.

TABLE DES MATIÈRES.

LITTÉRATURE MÉDICALE.

LETTRES D'ITALIE.

FIN DE LA TABLE DES MATIÈRES.

Paris. — Imprimé par E. Thunot et Cᵉ, rue Racine, 26, près de l'Odéon.